中华医学百科全书

临床医学

血液病学

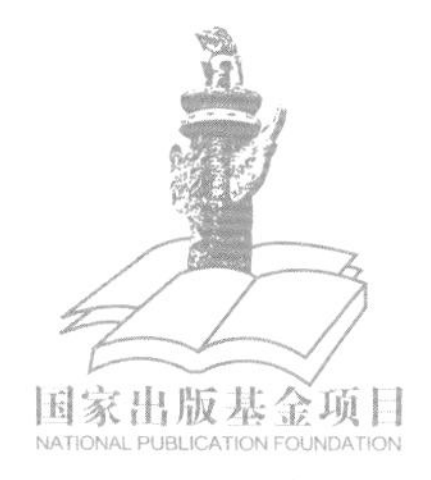

中国协和医科大学出版社

图书在版编目（CIP）数据

血液病学／阮长耿主编．—北京：中国协和医科大学出版社，2018.11
（中华医学百科全书）
ISBN 978-7-5679-0969-4
Ⅰ．①血… Ⅱ．①阮… ②周… Ⅲ．①血液病－诊疗 Ⅳ．① R552
中国版本图书馆 CIP 数据核字（2018）第 104206 号

中华医学百科全书・血液病学

主　　编：阮长耿
编　　审：陈永生
责任编辑：沈冰冰　戴申倩

出版发行：中国协和医科大学出版社
（北京东单三条九号　邮编 100730　电话 010-6526 0431）
网　　址：www.pumcp.com
经　　销：新华书店总店北京发行所
印　　刷：北京雅昌艺术印刷有限公司

开　　本：889×1230　1/16 开
印　　张：32.25
字　　数：900 千字
版　　次：2018 年 11 月第 1 版
印　　次：2018 年 11 月第 1 次印刷
定　　价：362.00 元

ISBN 978-7-5679-0969-4

《中华医学百科全书》编纂委员会

米玛　许媛　许腊英　那彦群　阮长耿　阮时宝　孙宁
孙光　孙皎　孙锟　孙长颢　孙少宣　孙立忠　孙则禹
孙秀梅　孙建中　孙建方　孙贵范　孙海晨　孙景工　孙颖浩
孙慕义　严世芸　苏川　苏旭　苏荣扎布　杜元灏　杜文东
杜治政　杜惠兰　李龙　李飞　李东　李宁　李刚
李丽　李波　李勇　李桦　李鲁　李磊　李燕
李冀　李大魁　李云庆　李太生　李曰庆　李玉珍　李世荣
李立明　李永哲　李志平　李连达　李灿东　李君文　李劲松
李其忠　李若瑜　李松林　李泽坚　李宝馨　李建勇　李映兰
李莹辉　李继承　李森恺　李曙光　杨凯　杨恬　杨健
杨化新　杨文英　杨世民　杨世林　杨伟文　杨克敌　杨国山
杨宝峰　杨炳友　杨晓明　杨跃进　杨腊虎　杨瑞馥　杨慧霞
励建安　连建伟　肖波　肖南　肖永庆　肖海峰　肖培根
肖鲁伟　吴东　吴江　吴明　吴信　吴令英　吴立玲
吴欣娟　吴勉华　吴爱勤　吴群红　吴德沛　邱建华　邱贵兴
邱海波　邱蔚六　何维　何勤　何方方　何绍衡　何春涤
何裕民　余争平　余新忠　狄文　冷希圣　汪海　汪受传
沈岩　沈岳　沈敏　沈铿　沈卫峰　沈心亮　沈华浩
沈俊良　宋国维　张泓　张学　张亮　张强　张霆
张澍　张大庆　张为远　张世民　张志愿　张丽霞　张伯礼
张宏誉　张劲松　张奉春　张宝仁　张宇鹏　张建中　张建宁
张承芬　张琴明　张富强　张新庆　张潍平　张德芹　张燕生
陆华　陆付耳　陆伟跃　陆静波　阿不都热依木·卡地尔　陈文
陈杰　陈实　陈洪　陈琪　陈楠　陈薇　陈士林
陈大为　陈文祥　陈代杰　陈红风　陈尧忠　陈志南　陈志强
陈规化　陈国良　陈佩仪　陈家旭　陈智轩　陈锦秀　陈誉华
邵蓉　邵荣光　武志昂　其仁旺其格　范明　范炳华　林三仁
林久祥　林子强　林江涛　林曙光　杭太俊　欧阳靖宇　尚红
果德安　明根巴雅尔　易定华　易著文　罗力　罗毅　罗小平
罗长坤　罗永昌　罗颂平　帕尔哈提·克力木
帕塔尔·买合木提·吐尔根　图门巴雅尔　岳建民　金玉　金奇
金少鸿　金伯泉　金季玲　金征宇　金银龙　金惠铭　郁琦
周兵　周林　周永学　周光炎　周灿全　周良辅　周纯武
周学东　周宗灿　周定标　周宜开　周建平　周建新　周荣斌
周福成　郑一宁　郑家伟　郑志忠　郑金福　郑法雷　郑建全
郑洪新　郎景和　房敏　孟群　孟庆跃　孟静岩　赵平

赵　群　赵子琴　赵中振　赵文海　赵玉沛　赵正言　赵永强
赵志河　赵彤言　赵明杰　赵明辉　赵耐青　赵继宗　赵铱民
郝　模　郝小江　郝传明　郝晓柯　胡　志　胡大一　胡文东
胡向军　胡国华　胡昌勤　胡晓峰　胡盛寿　胡德瑜　柯　杨
查　干　柏树令　柳长华　钟翠平　钟赣生　香多·李先加
段　涛　段金廒　段俊国　侯一平　侯金林　侯春林　俞光岩
俞梦孙　俞景茂　饶克勤　姜小鹰　姜玉新　姜廷良　姜国华
姜柏生　姜德友　洪　两　洪　震　洪秀华　洪建国　祝庆余
祝蔯晨　姚永杰　姚祝军　秦　川　袁文俊　袁永贵　都晓伟
晋红中　栗占国　贾　波　贾建平　贾继东　夏照帆　夏慧敏
柴光军　柴家科　钱传云　钱忠直　钱家鸣　钱焕文　倪　鑫
倪　健　徐　军　徐　晨　徐永健　徐志云　徐志凯　徐克前
徐金华　徐建国　徐勇勇　徐桂华　凌文华　高　妍　高　晞
高志贤　高志强　高学敏　高金明　高健生　高树中　高思华
高润霖　郭　岩　郭小朝　郭长江　郭巧生　郭宝林　郭海英
唐　强　唐朝枢　唐德才　诸欣平　谈　勇　谈献和　陶·苏和
陶广正　陶永华　陶芳标　陶建生　黄　峻　黄　烽　黄人健
黄叶莉　黄宇光　黄国宁　黄国英　黄跃生　黄璐琦　萧树东
梅长林　曹　佳　曹广文　曹务春　曹建平　曹洪欣　曹济民
曹雪涛　曹德英　龚千锋　龚守良　龚非力　袭著革　常耀明
崔　蒙　崔丽英　庾石山　康　健　康廷国　康宏向　章友康
章锦才　章静波　梁显泉　梁铭会　梁繁荣　谌贻璞　屠鹏飞
隆　云　绳　宇　巢永烈　彭　成　彭　勇　彭明婷　彭晓忠
彭瑞云　彭毅志　斯拉甫·艾白　葛　坚　葛立宏　董方田
蒋力生　蒋建东　蒋建利　蒋澄宇　韩晶岩　韩德民　惠延年
粟晓黎　程　伟　程天民　程训佳　童培建　曾　苏　曾小峰
曾正陪　曾学思　曾益新　谢　宁　谢立信　蒲传强　赖西南
赖新生　詹启敏　詹思延　鲍春德　窦科峰　窦德强　赫　捷
蔡　威　裴国献　裴晓方　裴晓华　管柏林　廖品正　谭仁祥
谭先杰　翟所迪　熊大经　熊鸿燕　樊飞跃　樊巧玲　樊代明
樊立华　樊明文　黎源倩　颜　虹　潘国宗　潘柏申　潘桂娟
薛社普　薛博瑜　魏光辉　魏丽惠　藤光生

《中华医学百科全书》学术委员会

梁文权　　梁德荣　　彭名炜　　董　怡　　温　海　　程元荣　　程书钧
程伯基　　傅民魁　　曾长青　　曾宪英　　裘雪友　　甄永苏　　褚新奇
蔡年生　　廖万清　　樊明文　　黎介寿　　薛　淼　　戴行锷　　戴宝珍
戴尅戎

《中华医学百科全书》工作委员会

任汉云　　北京大学第一医院
刘　霆　　四川大学华西医院
刘开彦　　北京大学人民医院
刘代红　　中国人民解放军总医院
刘启发　　南方医科大学南方医院
许兰平　　北京大学人民医院
阮长耿　　江苏省血液病研究所
克晓燕　　北京大学第三医院
李建勇　　南京医科大学第一附属医院
李津婴　　中国人民解放军海军军医大学附属长海医院
杨仁池　　中国医学科学院血液病医院
杨林花　　山西医科大学第二医院
肖志坚　　中国医学科学院血液病医院
吴德沛　　苏州大学第一附属医院
邱录贵　　中国医学科学院血液病医院
沈志祥　　上海交通大学附属瑞金医院
张凤奎　　中国医学科学院血液病医院
张连生　　兰州大学第二医院
陈苏宁　　苏州大学第一附属医院
邵宗鸿　　天津医科大学总医院
金　洁　　浙江大学医学院附属第一医院
赵永强　　中国医学科学院北京协和医院
胡　豫　　华中科技大学同济医学院附属协和医院
侯　明　　山东大学齐鲁医院
侯　健　　中国人民解放军海军军医大学附属长征医院
黄晓军　　北京大学人民医院
赖永榕　　广西医科大学第一附属医院

前　言

《中华医学百科全书》终于和读者朋友们见面了！

古往今来，凡政通人和、国泰民安之时代，国之重器皆为科技、文化领域的鸿篇巨制。唐代《艺文类聚》、宋代《太平御览》、明代《永乐大典》、清代《古今图书集成》等，无不彰显盛世之辉煌。新中国成立后，国家先后组织编纂了《中国大百科全书》第一版、第二版，成为我国科学文化事业繁荣发达的重要标志。医学的发展，从大医学、大卫生、大健康角度，集自然科学、人文社会科学和艺术之大成，是人类社会文明与进步的集中体现。随着经济社会快速发展，医药卫生领域科技日新月异，知识大幅更新。广大读者对医药卫生领域的知识文化需求日益增长，因此，编纂一部医药卫生领域的专业性百科全书，进一步规范医学基本概念，整理医学核心体系，传播精准医学知识，促进医学发展和人类健康的任务迫在眉睫。在党中央、国务院的亲切关怀以及国家各有关部门的大力支持下，《中华医学百科全书》应运而生。

作为当代中华民族“盛世修典”的重要工程之一，《中华医学百科全书》肩负着全面总结国内外医药卫生领域经典理论、先进知识，回顾展现我国卫生事业取得的辉煌成就，弘扬中华文明传统医药璀璨历史文化的使命。《中华医学百科全书》将成为我国科技文化发展水平的重要标志、医药卫生领域知识技术的最高“检阅”、服务千家万户的国家健康数据库和医药卫生各学科领域走向整合的平台。

肩此重任，《中华医学百科全书》的编纂力求做到两个符合：一是符合社会发展趋势。全面贯彻以人为本的科学发展观指导思想，通过普及医学知识，增强人民群众健康意识，提高人民群众健康水平，促进社会主义和谐社会构建；二是符合医学发展趋势。遵循先进的国际医学理念，以“战略前移、重心下移、模式转变、系统整合”的人口与健康科技发展战略为指导。同时，《中华医学百科全书》的编纂力求做到两个体现：一是体现科学思维模式的深刻变革，即学科交叉渗透/知识系统整合；二是体现继承发展与时俱进的精神，准确把握学科现有基础理论、基本知识、基本技能以及经典理论知识与科学思维精髓，深刻领悟学科当前面临的交叉渗透与整合转化，敏锐洞察学科未来的发展趋势与突破方向。

作为未来权威著作的“基准点”和“金标准”，《中华医学百科全书》编纂过程中，制定了严格的主编、编者遴选原则，聘请了一批在学界有相当威望、具有较高学术造诣和较强组织协调能力的专家教授（包括多位两院院士）担任大类主编和学科卷主编，确保全书的科学性与权威性。另外，还借鉴了已有百科全书的编写经验。鉴于《中华医学百科全书》的编纂过程本身带有科学研究性质，还聘请了若干科研院所的科研管理专家作为特约编审，站在科研管理的高度为全书的顺利编纂保驾护航。除了编者、编审队伍外，还制订了详尽的质量保证计划。编纂委员会和工作委员会秉持质量源于设计的理念，共同制订了一系列配套的质量控制规范性文件，建立了一套切实可行、行之有效、效率最优的编纂质量管理方案和各种情况下的处理原则及预案。

《中华医学百科全书》的编纂实行主编负责制，在统一思想下进行系统规划，保证良好的全程质量策划、质量控制、质量保证。在编写过程中，统筹协调学科内各编委、卷内条目以及学科间编委、卷间条目，努力做到科学布局、合理分工、层次分明、逻辑严谨、详略有方。在内容编排上，务求做到“全准精新”。形式“全”：学科“全”，册内条目“全”，全面展现学科面貌；内涵“全”：知识结构“全”，多方位进行条目阐释；联系整合“全”：多角度编制知识网。数据“准”：基于权威文献，引用准确数据，表述权威观点；把握“准”：审慎洞察知识内涵，准确把握取舍详略。内容“精”：“一语天然万古新，豪华落尽见真淳。”内容丰富而精炼，文字简洁而规范；逻辑“精”：“片言可以明百意，坐驰可以役万里。”严密说理，科学分析。知识“新”：以最新的知识积累体现时代气息；见解“新”：体现出学术水平，具有科学性、启发性和先进性。

《中华医学百科全书》之“中华”二字，意在中华之文明、中华之血脉、中华之视角，而不仅限于中华之地域。在文明交织的国际化浪潮下，中华医学汲取人类文明成果，正不断开拓视野，敞开胸怀，海纳百川般融入，润物无声状拓展。《中华医学百科全书》秉承了这样的胸襟怀抱，广泛吸收国内外华裔专家加入，力求以中华文明为纽带，牵系起所有华人专家的力量，展现出现今时代下中华医学文明之全貌。《中华医学百科全书》作为由中国政府主导，参与编纂学者多、分卷学科设置全、未来受益人口广的国家重点出版工程，得到了联合国教科文等组织的高度关注，对于中华医学的全球共享和人类的健康保健，都具有深远意义。

《中华医学百科全书》分基础医学、临床医学、中医药学、公共卫生学、军事与特种医学和药学六大类，共计 144 卷。由中国医学科学院/北京协和医学院牵头，联合军事医学科学院、中国中医科学院和中国疾病预防控制中心，带动全国知名院校、科研单位和医院，有多位院士和海内外数千位优秀专家参加。国内知名的医学和百科编审汇集中国协和医科大学出版社，并培养了一批热爱百科事业的中青年编辑。

回览编纂历程，犹然历历在目。几年来，《中华医学百科全书》编纂团队呕心沥血，孜孜矻矻。组织协调坚定有力，条目撰写字斟句酌，学术审查一丝不苟，手书长卷撼人心魂……在此，谨向全国医学各学科、各领域、各部门的专家、学者的积极参与以及国家各有关部门、医药卫生领域相关单位的大力支持致以崇高的敬意和衷心的感谢！

《中华医学百科全书》的编纂是一项泽被后世的创举，其牵涉医学科学众多学科及学科间交叉，有着一定的复杂性；需要体现在当前医学整合转型的新形式，有着相当的创新性；作为一项国家出版工程，有着毋庸置疑的严肃性。《中华医学百科全书》开创性和挑战性都非常强。由于编纂工作浩繁，难免存在差错与疏漏，敬请广大读者给予批评指正，以便在今后的编纂工作中不断改进和完善。

刘德培

凡　例

一、《中华医学百科全书》（以下简称《全书》）按基础医学类、临床医学类、中医药学类、公共卫生类、军事与特种医学类、药学类的不同学科分卷出版。一学科辑成一卷或数卷。

二、《全书》基本结构单元为条目，主要供读者查检，亦可系统阅读。条目标题有些是一个词，例如“炎症”；有些是词组，例如“弥散性血管内凝血”。

三、由于学科内容有交叉，会在不同卷设有少量同名条目。例如《肿瘤学》《病理生理学》都设有“肿瘤”条目。其释文会根据不同学科的视角不同各有侧重。

四、条目标题上方加注汉语拼音，条目标题后附相应的外文。例如：

pínxuè
贫血（anemia）

五、本卷条目按学科知识体系顺序排列。为便于读者了解学科概貌，卷首条目分类目录中条目标题按阶梯式排列，例如：

溶血性贫血 ……………………………………………………………………
　红细胞膜异常 ………………………………………………………………
　　遗传性球形红细胞增多症 ………………………………………………
　　遗传性椭圆形红细胞增多症 ……………………………………………
　　　遗传性干瘪红细胞增多症 ……………………………………………
　红细胞酶缺陷 ………………………………………………………………
　　葡萄糖-6-磷酸脱氢酶缺乏症 …………………………………………

六、各学科都有一篇介绍本学科的概观性条目，一般作为本学科卷的首条。介绍学科大类的概观性条目，列在本大类中基础性学科卷的学科概观性条目之前。

七、条目之中设立参见系统，体现相关条目内容的联系。一个条目的内容涉及其他条目，需要其他条目的释文作为补充的，设为“参见”。所参见的本卷条目的标题在本条目释文中出现的，用蓝色楷体字印刷；所参见的本卷条目的标题未在本条目释文中出现的，在括号内用蓝色楷体字印刷该标题，另加“见”字；参见其他卷条目的，注明参见条所属学科卷名，如“参见□□□卷”或“参见□□□卷□□□□”。

八、《全书》医学名词以全国科学技术名词审定委员会审定公布的为标准。同一概念或疾病在不同学科有不同命名的，以主科所定名词为准。字数较多，释文中拟用简称的名词，每个条目中第一次出现时使用全称，并括注简称，例如：甲型病毒性肝炎（简称甲肝）。个别众所周知的名词直接使用简称、缩写，例如：B超。药物名称参照《中华人民共和国药典》2015年版和《国家基本药物目录》2012年版。

九、《全书》量和单位的使用以国家标准GB 3100~3102—1993《量和单位》为准。援引古籍或外文时维持原有单位不变。必要时括注与法定计量单位的换算。

十、《全书》数字用法以国家标准GB/T 15835—2011《出版物上数字用法》为准。

十一、正文之后设有内容索引和条目标题索引。内容索引供读者按照汉语拼音字母顺序查检条目和条目之中隐含的知识主题。条目标题索引分为条目标题汉字笔画索引和条目外文标题索引，条目标题汉字笔画索引供读者按照汉字笔画顺序查检条目，条目外文标题索引供读者按照外文字母顺序查检条目。

十二、部分学科卷根据需要设有附录，列载本学科有关的重要文献资料。

目　录

xuèyèbìngxué

血液病学（hematology） 研究血液系统相关疾病的病因、发病机制、临床表现、预防、诊断、治疗和康复的临床学科。血液系统由血液和造血器官组成，血液包括血浆和悬浮其中的血细胞（红细胞、白细胞及血小板）；造血器官包括骨髓、胸腺、淋巴结、肝及脾等。

简史 数千年前，人们即已认识到血液是维持生命的重要因素。但在17世纪以前的相当长时期内，人们对血液的成分及其功能一无所知。16世纪末至17世纪初显微镜的发明和不断改良为发现血细胞创造了条件。1673年荷兰微生物学家安东尼·列文虎克（Antony Leeuwenhoek）在显微镜下观察到人红细胞。1749年法国医师约翰·塞纳克（John Sénac）观察到白细胞。1841年英国医师乔治·格列佛（George Gulliver）发现血小板。

19世纪中叶以后，血液病学进入形态血液学的阶段。1852年德国医师卡尔·冯·维罗尔特（Karl von Vierordt）使用刻度管进行了红细胞计数。1878年英国医师威廉·高尔斯（William Gowers）研制出血红蛋白测定计，由此红细胞计数和血红蛋白定量逐渐推广应用。1868年德国病理学家恩斯特·诺伊曼（Ernst Neumann）和意大利医师朱利奥·比佐泽罗（Giulio Bizzozero）同时发现红细胞由骨髓中有核细胞产生，使得血液病学的研究领域由单纯的血液拓展到了造血组织。1880年德国免疫学家保罗·埃尔利希（Paul Ehrlich）发明血细胞染色法，为形态血液学奠定了基础。

1900年奥地利医学家卡尔·兰德斯坦纳（Karl Landsteiner）等发现了人血液中的同种凝集原和凝集素，确立了ABO血型系统和同型输血原则，成为现代输血医学的开端。1926年美国医师乔治·迈诺特（George Minot）及威廉·P. 墨菲（William P. Murphy）成功使用肝脏治疗恶性贫血，将病理生理学的研究模式引入血液病学，结束了形态血液学的时代。其后恶性贫血患者内因子缺陷的发现及叶酸、维生素B_{12}的发现，成为医学史上通过病理生理学和生物化学的方法解决临床问题的典范。1935年阿蒙德·詹姆斯·奎克（Armand James Quick）建立了一期凝血酶时间试验，推动了凝血因子的实验研究和血液凝固理论的形成和发展。1949年通过对镰状细胞贫血患者血红蛋白分子结构的鉴定，确立了第一种分子疾病，由此开创了疾病分子生物学研究的先河。20世纪40年代氮芥和叶酸拮抗剂甲氨蝶呤应用于白血病和淋巴瘤患者的治疗，开启了肿瘤化疗的新时代。20世纪80年代全反式维A酸治疗急性早幼粒细胞白血病的成功，使诱导分化治疗恶性肿瘤成为可能。2001年酪氨酸激酶抑制剂伊马替尼被批准用于慢性髓细胞性白血病，它是第一个基于对肿瘤细胞信号转导机制认识而成功开发的小分子药物，它的问世标志着进入了研发小分子化合物靶向治疗肿瘤的新时代。利妥昔单抗、硼替佐米等靶向药的成功使用也从根本上改变了淋巴增殖性肿瘤及多发性骨髓瘤的治疗模式。异基因造血干细胞移植的技术体系日益成熟，成为多数血液病最重要的根治手段。此外，对血小板膜糖蛋白的研究显著提高了对血小板病理生理意义的认识，推动了抗血栓药物的研制。随着基因芯片和第二代基因测序技术等高通量检测技术的快速发展和广泛应用也从根本上改变了人们对多数血液病，特别是恶性血液病遗传学背景的认识。

随着生物医学技术的发展和各学科间的相互渗透，血液病的实验室诊断技术发展迅速，已从单纯的形态学诊断发展为形态学、免疫学、生物化学、细胞生物学、细胞遗传学和分子生物学等多种方法、多项技术和多个学科相互融合的实验诊断体系，这一变化充分体现了血液病依赖于实验室检测、分型越来越细、治疗个体化的趋势。血液病学领域的上述进展，也对整个医学事业的发展起到了巨大的推动作用。随着单克隆抗体、重组DNA技术、细胞遗传学和分子生物学等基础医学的理论和技术的发展，血液病的病因、发病机制等基础研究有了新的进展，诊断、治疗技术进一步提高，尤其是恶性血液病的治疗已从既往的化疗、放疗和骨髓移植治疗进展到生物免疫治疗、靶基因治疗、表观遗传学修饰治疗，以及外周血、脐血干细胞移植治疗等。

研究范围 血液病指原发或主要累及血液和造血器官的疾病，包括各类贫血，红细胞及血红蛋白的异常，各种良恶性白细胞疾病，各类出凝血性疾病，以及血浆中各种成分发生异常所致疾病。一般分为以下几类。

红细胞疾病 量的改变如各类贫血、红细胞增多症等；质的改变如遗传性椭圆形红细胞增多症、高铁血红蛋白血症、血红蛋白合成缺陷的卟啉病等。

白细胞疾病 量的减少有先天性、药物、感染、免疫等因素引起。量的增多大多是急性感染、

炎症、出血、溶血等引起。质的改变如血液系统恶性肿瘤，包括各类急慢性白血病、淋巴瘤、多发性骨髓瘤等。

出凝血性疾病 可分为血小板异常、凝血功能障碍及血管壁异常三大类。血小板量的异常包括血小板减少症，增多有原发性血小板增多症。质的改变如血小板无力症等。凝血功能障碍中有凝血因子缺乏，如各类血友病等。抗凝物质的增多也可引起出血，如抗磷脂抗体或抗因子Ⅷ抗体等。血管壁异常可分为免疫因素所致过敏性紫癜和遗传性出血性毛细血管扩张症等。

血栓性疾病 可分为动脉血栓形成性疾病，如心肌缺血和梗死、脑动脉栓塞、肠系膜动脉栓塞、肢体动脉栓塞。静脉血栓形成性疾病，如深静脉血栓形成等。微循环血栓形成性疾病，如弥散性血管内凝血、血栓性血小板减少性紫癜等。

脾功能亢进 感染、肿瘤、门静脉高压等原因引起脾大、脾功能亢进，进一步导致血细胞减少，通常为全血细胞减少。

研究方法 由于现代实验技术的发展，检查方法日趋增多，但临床医师首先必须重视询问病史，详细查体，在此基础上，运用专业知识，作出判断分析，再选择必要的检查以确诊。病史的询问重点包括有无发热、出血、肝脾淋巴结肿大、既往血液病病史等。血液病的主要实验检查方法如下。

血细胞计数和白细胞分类计数 是血液系统疾病诊断最基础的工作。血液分析仪已基本取代传统的人工显微镜计数法进行血常规检测，这类仪器可同时测出红细胞数、血红蛋白含量、血细胞比容、红细胞分布宽度、平均红细胞体积、平均红细胞血红蛋白含量、平均红细胞血红蛋白浓度、血小板数、血小板分布宽度、平均血小板体积、白细胞数、白细胞分类计数，有的仪器尚可检测网织红细胞计数。上述仪器虽可提供多项指标，但对白细胞、红细胞及血小板形态病理变化的分析仍需经涂片染色显微镜检查确立。

骨髓检查 包括以下几项。

骨髓涂片检查 在血液病诊断及疗效评定中有重要作用，用以了解造血细胞生成的质和量的变化，是许多血液病诊断的重要依据。骨髓涂片检查首先观察骨髓增生程度，以成熟红细胞与有核细胞的比值表示。增生极度活跃见于白血病，尤其是慢性髓细胞性白血病；增生明显活跃见于白血病、增生性贫血；增生活跃见于正常骨髓或某些贫血；增生减低见于造血功能低下；增生极度减低见于造血功能明显低下，如再生障碍性贫血。其次，观察各系细胞比例是否正常，是否有异常细胞。若发现有原始细胞增多，则考虑急性白血病，需进一步做免疫分型明确细胞起源。

骨髓活组织检查 骨髓涂片检查不能了解骨髓增生的全貌，可选择骨髓活检术取骨髓组织做切片进行组织病理学检查补充。对于再生障碍性贫血、骨髓增生异常综合征、骨髓纤维化、骨髓硬化症、恶性肿瘤骨髓转移等疾病的诊断有较大帮助。

流式细胞术 是结合近代细胞生物学、分子生物学、分子免疫学、单克隆抗体技术、激光技术、电子计算机技术等多学科高度发展、交叉形成的一门高新技术。它以高能量激光照射高速流动状态下被荧光素染色的单细胞或微粒，测量其产生的散射光和发射荧光的强度，能对大量的单个细胞（含细胞组分）同时进行多个物理和化学参数检测，成为当代最先进的细胞定性和定量分析技术。特点如下：①所有组织细胞均可用于分析。②极短时间内可分析大量细胞。③可同时分析单个细胞的多种特征，在短时间内即可获得单细胞的多种信息，使细胞亚群的识别、计数更准确。④定性或定量分析细胞。

不同细胞表达的抗原谱不同，据此可进行免疫表型分析，从而推测出所要研究细胞的起源。利用流式细胞仪进行免疫表型分析，具有快速、准确、定量的优点，极大地推动了白血病的诊断、分型及微小残留病的监测；有助于了解免疫分型与临床进程、疾病预后和治疗反应的关系；有助于正确选择化疗药物，并为靶向药的研制创造条件。

细胞遗传学检查 主要包括常规染色体检查及荧光原位杂交（fluorescence in situ hybridization，FISH），对血液病的诊断、预后判定及发病机制的研究有重要意义。如急性早幼粒细胞白血病有染色体 t（15；17），确诊需此核型异常或其相应的融合基因 *PML-RARA* 阳性。

骨髓细胞染色体制备方法包括短期培养法、直接法、同步法及高中期相法等。短期培养法是指骨髓经有核细胞计数后按一定的细胞密度 $(1\sim3)\times10^6$/ml 接种到培养基内，经过 24 或 72 小时培养后再收获细胞制片。直接法是指骨髓自体内取出后不经培养立即予以各种处理后制片。同步法是指应用甲氨蝶呤（MTX）或氟脱氧尿嘧啶核苷处理细胞 17 小时，使其同步化，再用秋水仙酰胺作用短时间，即可得到大量的晚前期、前中期、早中期和中中期的有丝分裂象，使单套染色体的带纹数达到400条、800条甚至1000条以上，以显著提高分辨力。MTX法需换洗细胞去除MTX以解除其对细胞的阻滞作用，程序较复杂；氟脱氧尿嘧啶核苷法由于省去中间换洗的步骤，程序较简便。高中期相法是指通过延长有丝分裂阻滞剂对细胞的作用时间（12~24小时），使尽可能多的细胞停留在分裂中期，以得到大量的分裂象。该法可提高白血病标本的有丝分裂指数。

FISH利用的是DNA变性后双链解开变成单链，在适宜温度和离子强度下退火后可与互补DNA链形成稳定的异源双链的原理。它的技术种类甚多，已衍生为一个系列，包括间期FISH、染色体涂抹、比较基因组杂交、光谱核型分析技术、多色FISH。间期FISH由于不受细胞分裂象质和量的影响，染色体异常检出率明显提高，特别是对低增殖性肿瘤如慢性淋巴细胞白血病、多发性骨髓瘤等。它是应用最广泛的FISH技术。血液病的染色体异常包括数量和结构异常，前者分为整倍体异常和非整倍体异常；后者有断裂、缺失、重复、易位和倒位等。

分子生物学检查　血液病学是分子生物学渗透最深入、应用最早和最广泛的学科。白血病及其他恶性血液病常见分子生物学异常主要形式包括染色体易位形成融合基因、基因突变及基因表达变化等，如*TP53*基因突变、*RUNX1*（*AML1*）基因突变、*EVI1*基因过表达、*ERG*基因过表达及*WT1*基因过表达等。针对白血病的分子生物学异常进行检测将进一步补充细胞形态学、免疫表型及细胞遗传学检查的不足，有效监测微小残留病，也为深入阐明白血病的发病机制及最终达到靶向治疗的目的打下坚实的基础。

组织病理学检查　除骨髓活检外还有淋巴结活检、脾活检，以及体液细胞学病理检查。淋巴结活检主要用于淋巴结肿大的疾病，如淋巴瘤的诊断及其与淋巴结炎、转移癌的鉴别；脾活检主要用于脾显著增大疾病的诊断。体液细胞学检查包括胸腔积液、腹水和脑脊液中瘤细胞（或白血病细胞）的检查，对诊断、治疗和预后判断均有价值。

影像学检查　对淋巴瘤的诊断和分期有重要意义，对多发性骨髓瘤及朗格罕斯细胞组织细胞增生症诊断也有重要价值。特别是已广泛应用的正电子发射体层显像计算机体层扫描（PET-CT）技术，对淋巴瘤诊断、疗效判定有重要意义。磁共振成像在检出局灶性骨髓浸润方面有优越性，补充了骨髓涂片和骨髓活检的不足，能帮助判定恶性血液病脊椎压缩性骨折的病因。

血液病的治疗方法　包括一般支持治疗（营养能量支持、输血、抗感染、造血因子的应用）、病因治疗、补充治疗、免疫治疗、放疗、放化疗、造血干细胞移植（hematopoietic stem cell transplantation，HSCT）和靶向治疗。由中国科学家发现的全反式维A酸（all-trans retinoic acid，t-RA）、三氧化二砷对急性早幼粒细胞白血病有极高的缓解率和肯定疗效，同时也揭示了诱导分化治疗的分子生物学机制，是中国科学工作者对人类的贡献。

HSCT是给予患者进行大剂量放化疗或其他免疫抑制剂等预处理，清除患者体内的肿瘤细胞、恶性克隆细胞或异常造血干细胞，然后将异体或自体的造血干细胞移植到体内，担负起造血功能，包括红细胞系、白细胞系、巨核细胞系及免疫功能的重建，达到治疗目的。据估计全世界每年进行HSCT的例数达到3万~4万例。HSCT根据移植物的免疫学特征分为自体造血干细胞移植、异基因造血干细胞移植、同基因造血干细胞移植。根据造血干细胞的来源分为骨髓移植、外周血干细胞移植和脐血干细胞移植。异基因造血干细胞移植又分为同胞造血干细胞移植、非亲缘供者造血干细胞移植。根据人类白细胞抗原（human leukocyte antigen，HLA）相合程度分为HLA相合HSCT和HLA不完全相合或半相合HSCT。

靶向治疗直接作用于靶基因或其表达产物达到治疗目的，使治疗恶性血液病具有高度选择性。临床常用的有抗CD20单抗（利妥昔单抗）、酪氨酸激酶抑制剂（伊马替尼、尼罗替尼、达沙替尼等）、DNA甲基转移酶抑制剂（地西他滨）及新的小分子药物等。靶向治疗将血液病的疗效推向了新的高度，由于毒副作用小，更多患者尤其是老年患者获得临床长期生存。

同邻近学科的关系　自17世纪首次发现血细胞以来，血液病学的发展已历经了400多年。如今，血液病学与众多相关学科相互促进、密不可分：如血栓与止血领域的发展与心脑血管疾病的预防、早期诊断和干预息息相关；恶性血液病的诊断技术、发病机制研究、靶向药的研发、治疗策略也多处于肿瘤领域的领先水平，对于推动包括实体肿瘤在内的整个肿瘤领域的发展起到了良好的带动作用；免疫学、细胞遗传学、细胞生物学、分子生物学、影像医学、核医学等相关学科和纳米科技的研究成果已在血液病的诊断、治疗和基础研究中广泛应用，而血液病学的发展也对相关学科的发展起到了良好的推动作用。

有待解决的问题 尽管业内对血液病学已有较深入的认识，在其发病机制、诊断和治疗方面取得了显著进步，部分类型恶性血液病实现基本临床治愈，但是血液病学领域仍有诸多障碍亟待克服，如异基因造血干细胞移植后复发、感染、移植物抗宿主病等并发症仍然是导致患者死亡或降低生活质量的重要威胁；多数恶性血液病的分子生物学背景及发病机制尚未完全阐明；传统治疗方式对恶性血液病的疗效已接近瓶颈，亟需根据血液肿瘤细胞的分子或免疫特征研发更多有效的靶向小分子药物或细胞治疗药物，并积极探讨如何更合理地将靶向药与传统治疗模式整合；如何更经济、有效地将基因芯片、第二代基因测序技术等高通量检测技术与传统的形态学、免疫学、细胞遗传学和分子遗传学诊断技术整合，提高血液病诊断的敏感性、准确性和稳定性，实现血液病的准确诊断、精细分层和个体化治疗。相信在血液病学工作者的团结协作、辛勤努力下，我们将会在血液病学的基础和临床方面取得更加辉煌的成就。

（阮长耿）

zìdòng xuèxìbāo fēnxī

自动血细胞分析（automated analysis of blood cells）

用血细胞分析仪进行血液分析检查的方法。是血常规筛查的首选临床检验手段，与显微镜手工检查法相比具有快速、精确、重复性好等优点，利于大批量检查。

适应证 用于全血细胞计数、白细胞分类计数以及网织红细胞相关参数检测等其他血细胞计数分类。

禁忌证 无。

检查方法和参考值 主要综合电阻抗法和光散射法两种原理进行检测。仪器种类不同，检测原理也不同。

红细胞参数分析 ①红细胞（red blood cell，RBC）计数：参考值范围是成年男性（4.0~5.5）×10^{12}/L，成年女性（3.5~5.0）×10^{12}/L，儿童（4.0~4.5）×10^{12}/L，新生儿（6.0~7.0）×10^{12}/L。②血红蛋白（hemoglobin，Hb）浓度：主要应用非氰化高铁血红蛋白法原理进行检测。参考值范围为成年男性120~160g/L，成年女性110~150g/L，儿童120~140g/L，新生儿170~200g/L。③血细胞比容（hematocrit，Hct）：红细胞在血液中所占的容积比值，通过RBC和平均红细胞体积（mean corpuscular volume，MCV）计算求得。参考值范围是男性0.42~0.50，女性0.37~0.48。④MCV、平均红细胞血红蛋白含量（mean corpuscular hemoglobin，MCH）、平均红细胞血红蛋白浓度（mean corpuscular hemoglobin concentration，MCHC）：均为红细胞平均指数，参考值范围为分别是80~100fl、27~34pg和320~360g/L。MCV通过血细胞分析仪测量，MCH和MCHC通过RBC、Hb和Hct计算得出。⑤红细胞体积分布宽度（red blood cell distribution width，RDW）：反映外周血红细胞体积大小变异的参数，参考值范围11.5%~14.5%。

白细胞参数分析 ①白细胞（white blood cell，WBC）计数：成人（4~10）×10^9/L，儿童（5~12）×10^9/L，新生儿（15~20）×10^9/L。②白细胞分类：自动血细胞分析是白细胞分类和筛选的首选方法，但仅用于健康人，不能完全代替显微镜手工检测对异常白细胞的鉴别分类（表）。

血小板参数分析 ①血小板（platelet，PLT）计数：参考值范围（100~300）×10^9/L。②平均血小板容积（mean platelet volume，MPV）：反映血小板平均体积大小，参考值范围7~11fl。③血小板分布宽度（platelet distribution width，PDW）：反映血小板体积大小的离散度，变异参考值范围15%~17%。④血小板比容：血小板在血液中所占容积的比值，参考值范围0.11~0.28。

网织红细胞分析 ①百分数参考值范围成人0.5%~1.5%，新生儿2%~6%，儿童0.5%~7.5%。②绝对计数（24~84）×10^9/L。

临床意义 包括以下几方面。

红细胞参数异常 生理性

表　成人白细胞分类的参考值范围

白细胞分类	百分数（%）	绝对计数（×10^9/L）
中性粒细胞	50~70	2~7
淋巴细胞	20~40	0.8~4.0
单核细胞	3~8	0.12~0.80
嗜酸性粒细胞	0~1	0.05~0.50
嗜碱性粒细胞	0~1	0.00~0.01

RBC和Hb增多可由强烈体育运动、高原生活等引起；病理性增多主要见于真性红细胞增多症、继发性红细胞增多症如慢性肺源性心脏病、肿瘤、肾脏疾病等；严重呕吐、腹泻、烧伤等造成血浆容量减少，红细胞容量相对增多。生理性RBC和Hb减少可见于妊娠中晚期、婴幼儿及儿童生长迅速期、部分老年人；病理性减少主要见于各类贫血。Hct增高见于血容量减少，有助于补液量的控制；Hct减少见于各类贫血。MCV、MCH、MCHC和RDW主要作为贫血的分类依据。

白细胞参数异常 生理性中性粒细胞增多常见于妇女月经期、妊娠期、分娩期、剧烈运动等；病理性增多包括反应性增多和异常性增生，前者见于急性感染和炎症、组织损伤或坏死、急性溶血、急性失血、急性中毒和恶性肿瘤等，后者多见于白血病和骨髓增殖性肿瘤。中性粒细胞减少见于部分感染如伤寒、流感、疟疾、血液系统疾病、理化因素损伤、单核-巨噬细胞系统功能亢进、自身免疫病、过敏性休克等。嗜酸性粒细胞增多见于变态反应性疾病、寄生虫病、皮肤病、血液病、某些恶性肿瘤、传染病、高嗜酸性粒细胞综合征；嗜酸性粒细胞减少见于长期应用糖皮质激素、急性传染病如伤寒等。嗜碱性粒细胞增多见于血液系统疾病、变态反应性疾病、恶性肿瘤等。生理性淋巴细胞增多见于儿童期，病理性见于感染性疾病（如麻疹、传染性单核细胞增多症、病毒性肝炎、百日咳、结核等）、血液系统疾病、急性传染病恢复期和器官移植排斥反应；淋巴细胞减少见于应用糖皮质激素、烷化剂、接触射线、免疫缺陷病、丙种球蛋白缺乏症等。生理性单核细胞增多见于儿童及婴幼儿，病理性增多见于某些感染、血液病、急性传染病或急性感染的恢复期。

血小板参数异常 PLT增多见于骨髓增殖性肿瘤、急性感染、溶血、肿瘤等；PLT减少见于原发性免疫性血小板减少症、系统性红斑狼疮、弥散性血管内凝血、再生障碍性贫血、急性白血病、脾大、输入大量血浆等。MPV增多见于骨髓功能代偿期或恢复期，减少见于骨髓造血功能不良及白血病等。PDW增高见于白血病、脾切除、血栓性疾病等。

网织红细胞异常 网织红细胞增多表示骨髓红系生成旺盛，常见于贫血（如溶血性贫血、缺铁性贫血、巨幼细胞贫血等）患者治疗期、脾功能亢进、造血干细胞移植后造血恢复期。网织红细胞减少代表红系造血功能低下，多见于再生障碍性贫血、恶性肿瘤、肾病等所致慢性贫血。

（吴德沛）

gǔsuǐ chuāncì

骨髓穿刺（bone marrow puncture） 用骨髓穿刺针吸取少量骨髓液并涂片，以了解各类血细胞的数量、形态、有无寄生虫等情况的检查方法。简称骨穿。该检查创伤小、并发症少、无后遗症。

适应证 ①不明原因红细胞、白细胞、血小板数量增多或减少及形态学异常。②不明原因肝、脾、淋巴结肿大。③不明原因发热、骨痛、恶病质的诊断与鉴别诊断等。④各种血液病的诊断、鉴别诊断及治疗随访。

禁忌证 有明显出血倾向者，如血友病、血小板数极度低下、穿刺部位有局部感染。

检查方法 ①髂前上棘和髂后上棘为最常见穿刺部位，若全血细胞减少，前两部位穿刺失败者也可采用胸骨柄穿刺，腰椎棘突穿刺很少用。②胸骨及髂前上棘穿刺时取仰卧位，髂后上棘穿刺时取侧卧位。③常规消毒皮肤，用2%利多卡因局部浸润麻醉直至骨膜。④将骨穿针固定器固定在适当长度上，右手持针于骨面垂直刺入（若为胸骨柄穿刺，穿刺针与骨面呈30°~40°斜行刺入），穿刺针接触到骨质后则左右旋转，缓慢钻刺骨质，若感阻力消失，且穿刺针已固定在骨内，提示已进入骨髓腔。⑤接上注射器，用适当力度缓慢抽吸，可见少量红色骨髓液进入注射器内，骨髓液抽吸量以0.1~0.2ml为宜，取下注射器，将骨髓液推于玻片上，迅速制作涂片5~6张，送检细胞形态学及细胞化学染色检查。⑥若需做骨髓培养或基因、染色体检查，再接上注射器，抽吸骨髓液5~6ml注入培养液内。⑦抽吸完毕，插入针芯，轻微转动拔出穿刺针，随将消毒纱布盖在针孔上，稍加按压，用胶布加压固定。

临床意义 随着生物医学的迅速发展，骨髓已用于细胞培养、免疫学、遗传学和分子生物学检查。骨穿不仅已成为血液系统疾病重要诊断手段，而且在评价血液系统疾病治疗疗效、监测疾病状态方面也发挥重要作用。骨穿主要检查项目如下。①骨髓涂片细胞和原虫检查：主要用于血液系统疾病和非血液系统疾病的诊断和鉴别诊断，以及原虫感染的检查。②骨髓培养：对于不明原因发热患者，外周血未得到阳性的检查结果，骨髓细菌和真菌培养可提高检出率。③骨髓细胞免疫分型检查、骨髓细胞基因检查及骨髓细胞染色体检查等：骨髓细胞免疫分型广泛应用于研究血细胞的分化发育、功能状态、细胞亚群分布，结合基因和染色体检查用于血液病如白血病、淋巴瘤、骨髓增生异常综合征等的诊断与分型、疗效观察和预后判断。

并发症 骨穿严重并发症罕见，最常见的是穿刺后12~24小时局部有轻微疼痛，其他并发症包括局部感染、局部血肿和出血不止。

注意事项 ①骨穿前应检查出血时间和凝血时间，有出血倾向者行骨穿术时应特别注意。②注射器和穿刺针必须干燥，骨穿针头进入骨质后避免摆动过大，以免针头折断，骨髓液吸出后应立即推注于载玻片，并立即推片，避免骨髓液稀释，避免强行操作。③若骨穿出现反复“干抽”，应行骨髓活检。

（吴德沛）

gǔsuǐ huójiǎn

骨髓活检（bone marrow biopsy, BMB）

用特制的穿刺针取0.5~1.0cm长的圆柱形骨髓组织做病理学检查，以观察骨髓组织结构和空间定位的检查方法。是骨髓穿刺涂片检查的有效补充。活体组织经不脱钙的石蜡包埋，切片不但可做免疫组织化学染色，还可进行荧光原位杂交。组织细胞经处理后尚可用于聚合酶链反应、比较基因组杂交、基因重排和芯片技术等分子诊断。骨髓活检对骨髓“干抽”患者的诊断显得尤为重要。

适应证 ①怀疑骨髓硬化症、原发性骨髓纤维化、继发性骨髓纤维化，尤其是恶性肿瘤（如乳腺癌、肺癌、前列腺癌、胃癌等）的骨髓转移所致骨髓纤维化及某些白血病（如毛细胞白血病）、淋巴瘤患者的骨髓穿刺术失败者。②血象显示全血细胞减少，反复骨髓穿刺结果均为“外周血稀释”或骨髓增生低下且怀疑再生障碍性贫血、骨髓增生异常综合征及低增生性白血病患者。③某些贫血、原因不明发热、脾或淋巴结肿大，骨髓穿刺术不能确诊者。④对白血病疗效的观察有指导价值。有时骨髓涂片已达到完全缓解，但骨髓活检切片内仍可检出白血病性原始细胞簇。因此，在急性髓细胞性白血病的缓解后化疗及长期无病生存期间，应定期做骨髓双标本取材。若骨髓涂片未达复发标准，而切片内出现异常原始细胞簇，提示已进入早期复发，应及时对症治疗。

检查方法 ①取材部位可选髂后上棘或髂前上棘。②选择髂后上棘作为穿刺部位者应侧卧，幼儿侧俯卧（腹下放一枕头）。侧卧时上面的腿向胸部弯曲，下面的腿伸直，使腰骶部向后突出，髂后上棘一般明显突出于臀部之上，或可在相当于第5腰椎水平，旁开约3cm处用手按之，为一钝圆形突起。此处骨皮质薄，骨髓腔大，易刺入，多被选用。③局部消毒，皮下注射2%普鲁卡因（1~2ml）麻醉局部皮肤、皮下组织并深至骨髓，按摩注射处至药液扩散为止。④术者左手拇指和示指将穿刺部位皮肤压紧固定，右手将针管套在手柄上，顺时针方向进针达骨皮质部。⑤拔出针芯（连手柄），在手柄上串进长的（2cm）或短的（1.5cm）接柱，插入针座和针管内，继续按顺时针方向进针至一定深度（约1cm），再转动几下，扭断骨髓组织。⑥按顺时针方向退针至体外，取出活检骨髓组织，置入备好10%甲醛液的玻璃小瓶中固定，备检切片之用。⑦穿刺部位轻压数分钟，敷以消毒纱布。

临床意义 ①了解骨髓增生程度：可较全面而准确了解骨髓增生程度，造血组织、脂肪组织或纤维组织所占比例；了解粒红比值及骨髓内铁储存情况，对某些疾病（如再生障碍性贫血、缺铁性贫血及骨髓增生异常综合征）及化疗后骨髓抑制程度有确诊价值。②发现病理变化：可发现骨髓穿刺涂片检查不易发现的病理变化，若骨髓增生极度活跃或极度低下，纤维组织增多及骨质增生而发生“干抽”或骨髓稀释时活检显得格外重要，如低增生性白血病、毛细胞白血病、原发性骨髓纤维化、骨髓坏死、恶性肿瘤累及骨髓等。对相关疾病的诊断、骨髓造血微环境及骨髓移植的研究有重要意义。③预测疾病预后：因活检比涂片能更早、更全面地发现早期的病理改变，对各种急慢性白血病和骨髓增生异常综合征有确诊和判定预后的意义，对骨髓转移癌、恶性组织细胞病、戈谢病和尼曼-匹克病等诊断的阳性率比骨髓涂片高。④协助诊断：活检可协助诊断慢性骨髓增殖性肿瘤，如真性红细胞增多症、原发性血小板增多症、原发性骨髓纤维化等。

（肖志坚）

túpiàn xíngtàixué jiǎnchá

涂片形态学检查（smear morphology）

对抽取的骨髓液和血液进行涂片、染色，观察骨髓和血细胞形态的检查方法。1887年德国科学家埃尔利希（Ehrlich）建立血细胞染色法，开创了血细胞分析的新纪元，但真正的血细胞形态学是在经梅（May）、吉姆萨（Giemsa）及怀特（Wright）等对埃尔利希的血细胞染色法进行改进后（May-Grunwald 和 Wright 染色）在20世纪20年代后才得以普及，到20世纪30年代前后逐渐形成了现代骨髓象检查的基本方法和报告模式。从1976年开始，法-美-英（FAB）协作组在推出急性白血病、骨髓增生异常综合征、慢性髓细胞性白血病相关性疾病和慢性B细胞和T细胞白血病等诊断标准及修订标准时，对血细胞形态辨认和计数方法先后提出很多细化的规定，提高了诊断的准确性。2001年（第三版）和2008年（第四版）世界卫生组织（WHO）造血与淋巴组织肿瘤分类中，对相关疾病的诊断标准作出全面界定，成为国际统一的现行诊断标准。尽管后者以细胞形态学和组织病理学结合免疫表型、细胞遗传学、分子遗传学、生物学及临床特征的分类方法取代了FAB诊断分型标准，但血细胞形态学分析依然是诊断、分型的基础。

检查方法 ①骨髓涂片形态学：骨髓细胞分类需计数500个细胞。肉眼主要观察油滴和小粒；镜下主要观察分析：增生程度；各系统比例关系，各系各阶段比例关系；单个细胞形态有无异常；有无骨髓中不应发现的细胞及其他情况；骨髓中有无小粒，小粒中造血髓及脂肪髓的比例关系。②血涂片形态学：外周血需计数200个细胞。应强调指出检查骨髓象应同时检查血涂片，两者互相对照，可增加对形态的识别。

临床意义 可分为骨髓涂片和血涂片形态学两种。

骨髓涂片形态学 各系统变化意义如下。

粒系增多（多伴成熟阶段的变化） ①原粒、早幼粒细胞增多为主：30%~90%，见于急性髓细胞性白血病、慢性髓细胞性白血病（chronic myelogenous leukemia，CML）急性变（伴血细胞形态异常）。②中幼粒细胞增多为主：20%~50%，见于骨髓增生异常综合征等。③晚幼粒、杆状核粒细胞增多为主：见于急性感染、代谢障碍（尿毒症、酸中毒等）、某些毒素和药物（汞中毒、洋地黄中毒、注射异种蛋白）、大面积烧伤、急性失血、大手术、消化道肿瘤、CML等。④嗜酸性粒细胞增多：见于过敏性疾病、寄生虫感染、某些血液病（部分急性髓细胞性白血病、CML、嗜酸性粒细胞白血病、急性粒-单核细胞白血病伴嗜酸性粒细胞增多、高嗜酸性粒细胞综合征、淋巴瘤）。⑤嗜碱性粒细胞增多：见于CML、嗜碱性粒细胞白血病。

红系增多 ①原红、早幼红细胞增多为主：主要见于红白血病。②中幼红、晚幼红细胞增多为主：见于原发性免疫性血小板减少症出血时、珠蛋白生成障碍性贫血、黑热病等。③晚幼红细胞增多为主：见于缺铁性贫血、阵发性睡眠性血红蛋白尿症、再生障碍性贫血（aplastic anemia，AA）、溶血性贫血、巨幼细胞贫血。

粒系红系均增多 主要见于红白血病。

红系减少 主要见于纯红细胞AA。化脓性感染可出现红系相对减少。

粒系红系均减少 主要见于化学、物理、生物因素及不明原因的急性或慢性AA。

淋巴细胞系增多 原淋、幼细胞增多为主见于急性淋巴细胞白血病；成熟淋巴细胞增多为主见于慢性淋巴细胞白血病、传染性单核细胞增多症及某些感染（如百日咳）。

单核细胞系增多 原单核、幼单核细胞增多为主见于急性单核细胞白血病；成熟单核细胞增多为主见于慢性粒-单核细胞白血病、结核病、亚急性细菌性心内膜炎。

浆细胞增多 原浆、幼浆细胞增多为主见于多发性骨髓瘤、浆细胞白血病等；成熟浆细胞增多为主可见于亚急性细菌性心内膜炎、肝硬化、重型AA等；组织嗜碱细胞增多可见于AA、组织嗜碱细胞白血病、系统性肥大细胞增多症；网状细胞增多主要见于重型AA。

巨核细胞异常 正常人巨核细胞51.1个/片，有血小板形成巨核细胞23.4/50。巨核细胞增生与分化受抑制主要见于AA和急性白血病，增生与分化亢进可见于ITP、缺铁性贫血、原发性血小板增多症和急性巨核细胞白血病等。发育异常的巨核细胞包括淋巴样小巨核细胞、单圆核小巨核细胞、多圆核小巨核细胞、大单圆核小巨核细胞和多分叶巨核细胞，见于骨髓增生异常综合征、ITP和骨髓增殖性肿瘤等。

血涂片形态学 各系统变化意义如下。

粒系增多 ①原粒、早幼粒细胞增多（占20%~90%）为主：见于急性粒细胞性白血病和慢性髓细胞性白血病急粒变，此时常伴粒细胞形态异常。这两种情况的骨髓象有时很难鉴别，在慢性髓细胞性白血病急粒变时，细胞的胞质和胞核发育不平衡更显著，嗜碱性粒细胞比例常增多。②中性晚幼粒、杆状核粒细胞增多为主：常见于各种急性感染（包括细菌、螺旋体、病毒和原虫等）、代谢障碍（尿毒症、糖尿病酮症酸中毒、痛风等）、某些毒素和药物影响（如汞中毒、洋地黄中毒、注射异种蛋白等）、严重烧伤、急性失血、大手术后、迅速生长的消化道肿瘤和慢性髓细胞性白血病等。在急性感染、代谢障碍、药物中毒和严重烧伤时，粒细胞还有形态异常，如细胞体积增大，常有伪足，细胞核肿胀，染色质疏松粗糙，胞质中特异颗粒减少，出现中毒颗粒、空泡及被吞噬的异物。急性感染或烧伤者还可见到杜勒（Döhle）小体（球形包涵体）。③嗜酸性粒细胞增多：常见于过敏性疾病（支气管哮喘、吕夫勒综合征、热带嗜酸性粒细胞增多症等）、寄生虫感染（肠寄生虫、肺吸虫、血吸虫等）及某些血液病（如慢性髓细胞性白血病、嗜酸性粒细胞白血病、霍奇金淋巴瘤等）。④嗜碱性粒细胞增多：多见于慢性髓细胞性白血病及嗜碱性粒细胞白血病等。

粒系减少　见于各种化学、物理因素及严重感染所致粒细胞缺乏症及其他血液病（AA、非粒细胞性急性和慢性白血病）。粒细胞缺乏症时常有成熟停滞及粒细胞形态异常，如中毒颗粒及空泡等。

粒系形态异常　各种白血病、感染、放射损伤及某些遗传性疾病均可发现粒细胞形态异常，偶见多核粒细胞。多核粒细胞常见于严重烧伤、感染（如重症伤寒）及某些肿瘤。从原粒细胞至分叶核粒细胞皆可出现多核粒细胞，但多见于中性粒细胞，而嗜酸性粒细胞和嗜碱性粒细胞少见。

红系增多　以原红和早幼红细胞增多为主者十分少见，红血血病可有这种情况。各种增生性贫血、急性原发性免疫性血小板减少症、珠蛋白生成障碍性贫血及黑热病等以中幼及晚幼红细胞增多为主。缺铁性贫血及慢性AA则以晚幼红细胞增多为主。红白血病、某些溶血性贫血及巨幼细胞贫血除有红系比例关系改变外，且有红系形态异常（多核红细胞及巨幼红细胞等）。

红系减少　见于纯红细胞AA。

粒系红系均增多　见于红白血病，此病原粒和早幼粒细胞，原红及早幼红细胞比例均可增多，细胞形态也有异常。形态异常可表现为粒系有核质发育不平衡及胞质中有奥尔（Auer）小体；红系有巨幼样变及多核和分叶核红细胞。

粒系红系均减少　见于各种化学、物理因素所致及原因不明的急性和慢性AA，此时淋巴细胞相对增多及巨核细胞明显减少。

淋巴细胞系增多　见于急性和慢性淋巴细胞白血病、传染性单核细胞增多症、传染性淋巴细胞增多症、百日咳及流行性出血热等。其中急性淋巴细胞白血病以原淋巴细胞及幼淋巴细胞增多为主，其余各病则以成熟淋巴细胞增多为主，但有程度及细胞形态不同。慢性淋巴细胞白血病的淋巴细胞显著增多，多在50%以上。传染性疾病淋巴细胞增多不显著。传染性单核细胞增多症时可见较多异常淋巴细胞，传染性淋巴细胞增多症只见少数异常淋巴细胞。

单核细胞系增多　多见于急性和慢性单核细胞白血病，前者原单核及幼单核细胞增多，且有形态异常，如胞质中有空泡及Auer小体等，后者则以成熟单核细胞为主。白血病前期、疟疾、结核病等亦可有成熟单核细胞增多。

巨核细胞系增多　慢性髓细胞性白血病、部分红白血病、原发性免疫性血小板减少症、急性失血可有巨核细胞增多。慢性髓细胞性白血病以幼稚型及成熟型有血小板形成者增多为主；原发性免疫性血小板减少症时以幼稚型及成熟型无血小板形成者增多为主，巨核细胞形态有变性；急性失血以成熟型有血小板增多为主。

巨核细胞系减少　急性和慢性AA、各种急性白血病及部分阵发性睡眠性血红蛋白尿症均有巨核细胞减少。

巨核细胞系形态异常　巨幼细胞贫血及红白血病时，巨核细胞的核常分叶成多个、散在分布的椭圆形核。白血病前期时小型巨核细胞多见。

其他细胞病变　急性和慢性AA及急性放射病时，网状细胞、浆细胞及组织嗜碱细胞增多。多发性骨髓瘤不成熟浆细胞增多。恶性组织细胞病及白血病性网状细胞增生症组织细胞增多，且有形态异常。有些传染病（如黑热病）也可有网状细胞增多。

注意事项　骨髓象与血涂片的关系可分为下述几种情况。①骨髓象相似而血涂片有显著区别：如神经细胞母细胞瘤骨髓转移时，骨髓涂片显示弥散的瘤细胞，它与急性髓细胞性白血病的骨髓象酷似，但两者血象却有显著区别。②骨髓象有显著区别而血涂片近似：如一些急性白血病与AA血涂片皆可显示明显白细胞及血小板减少，而骨髓象二者却有明显区别。③骨髓象大致正常而血涂片有显著变化或骨髓象有显著变化而血涂片大致正常：前者如传染性单核细胞增多症，后者如多发性骨髓瘤、戈谢病等。④血涂片是骨髓片的继续：急性白血病的诊断一般不困难，但有时确定其细胞类型却非易事，将血涂片或骨髓片反复检查对此则有很大帮助。因较成熟的细胞才进入血循环，故血涂片的细胞成熟程度通常比骨髓好，细胞越成熟越易辨认，故骨髓片不易确定类型时，可参考血涂片确定类型。

（肖志坚）

xìbāo huàxué rǎnsè

细胞化学染色（cytochemical staining） 以细胞形态学为基础，结合运用化学反应的原理对血细胞内的各种化学物质做定性、定位和半定量分析的方法。经典细胞化学从1830年问世以来已逐步完善。20世纪50年代哺乳动物和人白细胞的髓过氧化物酶、碱性磷酸酶、酯酶、溶酶体等染色技术相继出现，并不断完善。近代细胞化学则在此基础上，吸收并运用生物化学、免疫学、细胞生物学和分子生物学的基本原理与技术，从细胞分子水平研究细胞形态与功能的关系，发展了放射自显影、免疫荧光、免疫酶标等免疫组织化学新技术。对研究核蛋白的合成、细胞动力学、细胞胞质和表面免疫球蛋白合成、细胞分化抗原表达及癌变研究发挥了巨大的作用。原位杂交细胞化学，通过染色体基因定位、核酸分子原位杂交、原位聚合酶链反应，洞察单个细胞内原癌基因的激活、扩增及表达变化等，为探索癌变发生机制、肿瘤早期诊断、治疗、预后判断及肿瘤防治展现美好前景。

髓过氧化物酶染色 髓过氧化物酶（myeloperoxidase，MPO）是一类糖蛋白，分子量约为150kD，是人类中性粒细胞含量最多的蛋白质，占细胞干重的3%~5%，是否表达MPO是区别急性淋巴细胞白血病（acute lymphocytic leukemia，ALL）与急性非淋巴细胞白血病（acute non-lymphocytic leukemia，ANLL）的重要标志。检测方法有联苯胺染色法和二氨基联苯胺染色法。急性白血病MPO反应强弱顺序：$M_3>M_{2b}>M_{2a}>M_6$（粒）$>M_4>M_1>M_5>$急性混合表型白血病（hybrid acute leukemia，HAL）>ALL。适用于急性髓细胞性白血病（acute myelogenous leukemia，AML）与ALL的鉴别和不同类型髓细胞性白血病的鉴别。

20世纪50年代至今有人主张MPO>3%，哈斯坡（Haspo）主张MPO>5%为AML。随着免疫技术的发展，检测手段增多，提示若MPO低阳性率，多为急性混合表型白血病。AML患者MPO多为阳性，ALL患者MPO为阴性，慢性淋巴细胞白血病（chronic lymphocytic leukemia，CLL）患者MPO为阴性。

原粒细胞MPO阴性或弱阳性反应（+~++），阳性反应物颗粒粗大、聚集。早幼粒细胞以下阶段随着细胞分化成熟而增强，中幼粒和晚幼粒细胞阳性物质充满胞质，少部分盖在细胞核上，（++~++++）。M_{2b}以异常中幼粒细胞增生为主，MPO表现为强阳性，部分M_{2b}中异常中幼粒细胞MPO阳性物在细胞核的凹陷处聚集成团，呈团块状反应。急性早幼粒细胞白血病（acute promyelocytic leukemia，APL）MPO呈强阳性反应（+++~++++），阳性物深棕黄色充满胞质，细胞外液一般为阴性。细胞遗传学分析表明，70%~90%的M_3存在15和17号染色体易位，M_3的MPO显著高水平提示可能与这一易位相关。用*MPO*探针与M_3患者骨髓染色体中期细胞杂交结果表明*MPO*基因从17号染色体易位至15号染色体，t（15；17）其断裂点位于17q11.2，且部分M_3患者存在*MPO*基因分子水平重排，表明*MPO*基因转位、重排和形成断裂点对于M_3亚型的形成具有发病学意义。

嗜酸性粒细胞MPO呈强阳性，对花青苷不敏感。嗜碱性粒细胞阴性或弱阳性。ANLL中奥尔（Auer）小体MPO可为阳性。有些粒细胞白血病表现MPO缺乏。尼尔森（Nielsen）等报道AML患者出现严重感染时中性粒细胞出现MPO缺乏。有个别M_3也表现出阴性，可能由于在转录过程中出现异常。若有部分细胞表现强阳性，提示*MPO*基因表达并未完全丧失，可能源于部分转录或产生不稳定的无效RNA。原单核细胞溶解度小，缺乏MPO活性，呈阴性和弱阳性。幼单核细胞MPO呈阴性或弱阳性反应，少数可见较强阳性。阳性反应物颗粒细小，散在分布于细胞质与细胞核上。原巨核及幼巨核细胞MPO阴性，浆细胞MPO阴性。网状细胞MPO阴性或弱阳性。戈谢细胞、尼曼-皮克细胞和组织嗜碱细胞MPO阴性，海蓝细胞MPO阴性或阳性。原红及幼红细胞MPO呈阴性，急性白血病时偶见弱阳性反应。

苏丹黑B染色 苏丹黑是脂溶性染料，可溶解于脂类，显示组织细胞内脂类，以苏丹黑B（Sudan black B，SBB）的染色力最强，既可显示大的脂肪滴，也可显示微细结构中的隐性脂类，不受标本陈旧的影响。适用于急性白血病类型的鉴别。

SBB染色比MPO染色出现早，反应强度更强。急性白血病反应强弱顺序：$M_3>M_{2b}>M_{2a}>M_6$（粒）$>M_4>M_1>M_5>$HAL>ALL。各

阶段淋巴细胞SBB均呈阴性反应，但国内外均有报道ALL的SBB染色可见阳性。

原粒细胞SBB染色阴性，分化较好原始粒细胞在核周高尔基体开始出现弱阳性反应，阳性物颗粒粗大、聚集、浓缩；早幼粒及以下阶段粒细胞SBB为阳性，阳性强度（++~++++）。M_{2b}中分化不好的异常中幼粒细胞SBB在细胞核的凹陷处，呈团块状反应；发育好的异常中幼粒细胞阳性物充满胞质，呈强阳性反应。APL异常早幼粒细胞SBB反应最强，强度为（+++~++++）。

ANLL细胞内Auer小体表现强SBB染色。原单核和幼单核细胞呈阴性或弱阳性，阳性物颗粒细小，散在分布于细胞质与细胞核上。原巨核及幼巨核细胞MPO阴性，浆细胞MPO阴性。网状细胞MPO阴性或弱阳性。戈谢细胞、尼曼-皮克细胞和组织嗜碱细胞MPO阴性，海蓝细胞MPO阴性或阳性。原红和幼红细胞MPO呈阴性，ALL时偶见弱阳性反应。

过碘酸希夫反应 又称糖原染色，过碘酸能将血细胞内含乙二醇基的多糖类物质氧化产生双醛基，后者与希夫染液中无色品红结合，产生紫红色化合物，定位于含多糖类物质的胞质中。阳性反应的强弱与细胞内乙二醇基的含量成正比。适用于急性白血病类型的鉴别和其他疾病的鉴别与诊断。

原淋和幼淋细胞过碘酸希夫（PAS）染色阴性或阳性，阳性反应物呈中粗颗粒、粗颗粒、珠状和块状围绕核周。成熟淋巴细胞为细颗粒、中粗颗粒、粗颗粒散在分布。原粒及早幼粒细胞呈阴性或弱阳性，阳性反应物多为细颗粒弥散状。APL的异常早幼粒细胞的PAS反应呈强阳性，阳性反应物为密集的细颗粒弥散状，胞质边缘及外液处多分布粗大颗粒，部分病例细胞质内易见柴束状结晶，少数病例在细颗粒弥散状基础上可见1~2个小珠。原单核和幼单核细胞PAS较粒细胞强，阳性反应呈细颗粒弥散状分布，部分夹杂中粗颗粒、粗颗粒，胞质边缘及伪足处呈大粗颗粒，少部分在此基础上可见小珠，少数可见裙边样反应。M_4Eo异常嗜酸性粒细胞PAS可见深粉红色小珠。AML患者Auer小体PAS阳性。微分化型ALL（M_0）PAS可为细颗粒、中粗颗粒散在分布；部分在此基础上可见小珠。

原巨核细胞PAS呈阴性或阳性反应，部分为强阳性，阳性反应物可呈细颗粒弥散状，可呈中粗颗粒、粗颗粒散在分布，部分可见小珠或块状。小巨核细胞PAS呈细小颗粒弥散状，边缘处为粗颗粒及小珠。嗜碱性粒细胞白血病的嗜碱性粒细胞PAS为强阳性，阳性物多表现粗颗粒、珠状、块状。与幼淋巴细胞PAS较难鉴别。浆细胞PAS弱阳性，一般呈淡粉色看不清颗粒，极少数病例可见粗颗粒和小珠。AHL的PAS部分细胞呈细颗粒弥散状，部分细胞呈粗颗粒、珠状。

红系有核细胞正常人和再生障碍性贫血呈阴性，各类ALL、骨髓增生异常综合征、缺铁性贫血、重型珠蛋白生成障碍性贫血呈强阳性，溶血性贫血、原发性免疫性血小板减少症、CLL等呈弱阳性。

戈谢细胞呈强阳性反应，尼曼-皮克细胞PAS染色为阴性或弱阳性，空泡中心阴性，用PAS染色可鉴别戈谢细胞和尼曼-皮克细胞。非霍奇金淋巴瘤细胞PAS呈阴性或阳性反应，阳性反应物为中粗颗粒、粗颗粒散在分布，里-施（R-S）细胞则为弱阳性或阴性反应。骨髓转移瘤细胞PAS大部分呈强阳性，腺癌细胞PAS呈强阳性反应，表现为红色颗粒或块状。组织嗜碱细胞PAS强阳性，细颗粒弥散状，部分可见大粗颗粒。

氯乙酸AS-D萘酚酯酶染色 萘酚酯酶（chloroacetate esterase，CE）通常被看成是粒细胞及肥大细胞的标志酶，可水解长链脂肪酸，分布局限，很多报道都强调其对粒细胞有较强的特异性。1953年戈莫理（Gomori）用萘酚AS-D乙酸作为酯酶染色的底物，中性粒细胞能显示强阳性，首先证明中性粒细胞含特异性酯酶。莫隆（Molong）从中受到启发，于1960年和布斯托内（Bustone）等探讨了特异性酯酶染色原理，并比较多种合成萘酚AS-D氯乙酸酯的反应强度和酶抑制的效果，合成新的底物，提出此酶主要存在于粒系，在粒系白血病、原粒细胞为强阳性反应，但成熟粒细胞的酶反应下降。国外1960年开始应用于临床。急性白血病其阳性率强弱顺序为$M_3>M_{2b}>M_5>M_{2a}>M_4>M_6>M_1>$ALL。

原粒及早幼粒细胞一般阴性，少部分可见弱阳性反应（+~++）。自中幼粒阶段以下阶段反应较强，阳性物充满胞质，反应强度为（+++~++++）。部分M_{2b}阳性物在细胞核的凹陷处呈团块状反应。M_3异常早幼粒细胞呈强阳性反应。易见柴束样结晶。嗜碱性粒细胞阴性，个别弱阳性。嗜酸性粒细胞阴性或弱阳性。AML中Auer小体CE呈强阳性。原单核细胞多呈阴性反应，幼单核细胞阴性或弱阳性反应（+~++），阳性物为颗粒状散状分布。原淋巴细胞和幼淋巴细胞呈阴性反应。大颗粒淋巴细胞白血病中自然杀伤细胞为阳性，阳性率约为50%。巨核细胞阴性。戈谢细胞和尼曼-皮克细胞阴性。海蓝细胞阴性或弱阳性。浆细胞阴性。发现1例多发性骨髓瘤浆细胞呈阳性反应。组织嗜碱细胞强阳性。

α-丁酸萘酚酯酶染色 α-萘酚丁酸酯酶（alpha-naphthyl butyrate esterase，α-NBE）比其他底物对单核细胞特异性强，敏感性差。主要用于急性白血病类型的鉴别，此试验比酸性α-乙酸萘酚酯酶特异性强、敏感性差。

原粒细胞和早幼粒细胞α-NBE呈阴性反应，少数为弱阳性反应。中幼粒及晚幼粒细胞可见弱阳性反应。原单核和幼单核细胞α-NBE多强呈阳性反应，能被氟化钠（NaF）抑制，部分可呈弱阳性和阴性。原淋和幼淋巴细胞α-NBE常呈阴性反应。毛细胞白血病细胞α-NBE呈细小颗粒弥散分布的阳性反应，亦可聚成半月形的粗颗粒，不被NaF抑制。异常组织细胞可呈阳性，但不被NaF抑制。巨核细胞阴性，少数可见弱阳性反应。

α-乙酸萘酚酯酶染色 血细胞中的酯酶在酸性pH环境下，将基质液中α-乙酸萘酚水解，产生α-萘酚，与六偶氮副品红偶联形成不溶性棕红色沉淀，定位于胞质内。酸性α-乙酸萘酚酯酶（alpha-naphthol acctate esterase，α-NAE）主要分布在人和小鼠T细胞和单核细胞里，又称淋巴细胞标志酶。巨核细胞、血小板、巨噬细胞和网状细胞呈阳性反应。据文献报道，正常人外周血63%~70%淋巴细胞呈点样反应，约90%扁桃体淋巴细胞呈点样反应，约30%胸腺细胞呈局灶性反应。B细胞阴性或5%~12%阳性。

各阶段单核细胞α-NAE呈弥散状阳性反应，部分呈强阳性反应。原粒细胞多呈阴性或弱阳性反应，颗粒增多的异常早幼粒细胞阳性反应较强。T-ALL α-NAE为点状或块状阳性。B-ALL多表现为局灶型。T细胞淋巴瘤、有C3b和C3d受体的B细胞非霍奇金淋巴瘤、多发性骨髓瘤及毛细胞白血病均为阳性。恶性组织细胞病α-NAE为强弥散状反应。

该染色可区分T细胞和B细胞：大多数T-ALL α-NAE染色在胞质中可出现点样颗粒或块状局灶型阳性反应；T-CLL常呈阴性；B-ALL多为阴性反应，偶见弱阳性反应；B-CLL可出现很高的α-NAE阳性。

非特异性酯酶染色 非特异性酯酶（non-specific esterase，NSE）是一组能在酸性、中性或碱性pH条件下水解各种短链脂肪酸酯或芳香酯的酶，为单核系（巨噬细胞）的标志酶。它分布很广，几乎存在包括巨核细胞、浆细胞在内的所有血细胞，甚至上皮细胞的溶酶体内。

原单核细胞NSE阳性率和反应强度较低，大部分呈局灶型反应，少数为颗粒型。幼单核细胞可呈阴性、弱阳性和强阳性。阳性物颜色鲜艳呈细小颗粒弥散状，加NaF后阳性率及指数明显降低或为阴性。原粒及早幼粒细胞阴性或弱阳性反应，酶型多为弥散型、局灶型，少数为颗粒型。M_3部分可呈强阳性反应，阳性物弥散型分不清颗粒，且都不被NaF抑制。中幼粒细胞阴性或中等强度，部分M_{2b}可呈团块样反应，较强，部分被NaF抑制。原淋和幼淋巴细胞α-NAE呈阴性或阳性反应，阳性反应物为颗粒型或局灶型，部分可被NaF抑制。原巨核、幼巨核细胞α-NAE部分可呈强阳性，表现弥散型和颗粒型，易被NaF抑制，可用α-丁酸萘酚盐试验区别单核细胞和巨核细胞。浆细胞α-NAE呈强阳性，阳性反应物颗粒粗大或呈珠状。有核红细胞NSE可呈阳性，阳性物多表现为局灶型。网状细胞α-NAE呈较强的阳性反应，阳性物多呈弥散状。戈谢细胞、海蓝细胞等一些非造血细胞为强阳性反应，且不被NaF抑制。

酸性磷酸酶染色 酸性磷酸酶（acid phosphatase，ACP）是一组可在酸性pH条件下水解磷酸酯的酶，它定位于溶酶体中，并被认为是这些细胞器的标志酶，溶酶体外的ACP一般与膜结合，对右旋酒石酸不敏感，溶酶体内的ACP游动快，对热稳定，对右旋酒石酸敏感。ACP是一组同工酶，人类白细胞的ACP中共有7种同工酶（ACP 0、1、2、3、3b、4、5）：同工酶0存在戈谢细胞、单核细胞和巨噬细胞；1、2、4存在于中性粒细胞；1、4存在于单核细胞；3b存在于各型急性白血病的原始细胞；3存在于淋巴细胞；5存在于毛细胞。适用于毛细胞白血病的诊断和其他疾病的诊断。毛白血病ACP多表现阳性，大部分为强阳性，有抗酒石酸功能。国外有报道一些恶性淋巴增殖性疾病也有抗酒石酸的功能。

戈谢细胞ACP呈强阳性反应，并有抗酒石酸功能，尼曼-皮克细胞呈阴性或弱阳性反应，因此可用于戈谢细胞和尼曼-皮克细胞的鉴别。ACP对T-ALL和B-ALL也有鉴别意义。在人体发育中，T细胞的ACP出现在发育早期阶段即胸腺细胞阶段，并持续到成熟，定位于高尔基体中，所以大多数急性和慢性T细胞增殖性疾病均表现ACP活性，阳性物多呈颗粒型，也可为阴性，以T-ALL的反应最强，B细胞增殖的ACP反应弱阳性或阴性。ACP阳性率>50%考虑T-ALL，反之为B-ALL。

原单核和幼单核细胞ACP为强阳性反应，原粒细胞对ACP反应不一，早幼粒细胞和中幼粒细胞ACP较弱，异常早幼粒细胞较强。巨核细胞ACP呈较强的阳性反应。浆细胞ACP呈较强的阳性反应，阳性物为大粗颗粒和珠状散在分布于细胞质内。转移瘤细胞为阳性，部分可呈强阳性。

铁染色 正常骨髓中存在一定量的储存铁，被称为细胞外铁。它以铁蛋白和含铁血黄素的形式存在，主要分布在网状细胞内，二者在铁被动员时均能释放出铁供血细胞利用以合成血红蛋白。骨髓中可染色铁的多少，通常认为可代表储存铁主要场所即肝和全身单核-巨噬细胞系统中铁的储存情况。幼红细胞中有非血红素的含铁颗粒称细胞内铁，少数正常红细胞也含铁小粒称为铁粒红细胞。铁染色旨在了解体内铁的储存和利用情况。

缺铁性贫血患者细胞外铁为阴性，细胞内铁在早期缺铁时不减少或轻度减少，以Ⅰ型为主，重症缺铁性贫血铁粒幼细胞比例明显减少，甚至为阴性。经铁剂治疗起效者细胞内、外铁逐渐增多至恢复正常。真性红细胞增多症患者内外铁较低。有较多量的环形铁粒幼细胞出现是诊断铁粒幼细胞贫血的重要依据，铁粒幼细胞比例高，且含铁粒量多、粗大，细胞外铁亦增加。环形铁粒幼细胞难治性贫血细胞外铁增多，细胞内铁阳性率增高，可见环形铁粒幼细胞。在伴环形铁粒幼细胞难治性贫血中环形铁粒幼细胞占骨髓有核红细胞15%以上。溶血性贫血、巨幼细胞贫血、再生障碍性贫血及白血病等，细胞内、外铁均正常或偏高。感染、肝硬化、慢性肾小球肾炎、尿毒症、血色病及多次输血后，骨髓外铁增加。

（肖志坚）

gǔsuǐ xìbāo yíchuánxué jiǎnchá

骨髓细胞遗传学检查

骨髓细胞遗传学检查（cytogenetic examination of bone marrow） 利用骨髓细胞在细胞层面进行的遗传学检查。按肿瘤染色体研究的标本必须取自肿瘤组织本身的原则，白血病染色体研究通常以骨髓为宜。白血病是获得性造血干细胞突变所致的克隆性疾病。细胞遗传学研究揭示了许多具有诊断和预后意义的染色体异常，对于白血病的诊断、分型、预后估计、治疗方案的选择，以及发病机制的研究和探索新的治疗手段都有重要价值。

适应证 各类恶性血液病或遗传性疾病。

禁忌证 无。

检查方法 主要是常规显带核型分析技术。取骨髓5~6ml，肝素抗凝，用不经培养的直接法或有核细胞计数后按（1~2）×10^6/ml加入含20%小牛血清的无菌RPMI 1640培养基中，于37℃孵箱中孵育24小时。然后加入秋水酰胺，使终浓度为0.05μg/ml，处理1小时，收获细胞，制备染色体并用R显带技术进行核型分析。若疑诊B细胞增殖性疾病，需额外加入DSP30及白介素-2（interleukin-2，IL-2）刺激剂培养72小时；若疑诊T细胞增殖性疾病时则加入植物血凝素（phytohaemagglutinin，PHA）刺激培养72小时。染色体核型描述按照《人类细胞遗传学国际命名体制ISCN 2005》。男性正常参考值：46，XY，女性：46，XX。

临床意义 可用于诊断或鉴别以下疾病。

慢性髓细胞性白血病 约92%慢性髓细胞性白血病（chronic myelogenous leukemia，CML）患者有典型t（9；22）（q34；q11）易位，其余患者则有涉及3条或更多染色体（其中必定包括9和22号染色体在内）的复杂易位。分子学研究证实，原位于9q34的*ABL1*原癌基因易位到22q11上和*BCR*基因的部分融合，产生*BCR-ABL1*融合基因。10%~15%的Ph染色体阳性CML患者有衍生9号染色体长臂的部分序列缺失，可应用荧光原位杂交技术对其进行检测。衍生9号缺失是预后不良的指标：伴der（9）患者有较短慢性期，较快疾病进展速度和较短生存期。CML加速期、急变期，80%患者可发生核型演变，即出现额外的染色体异常以致染色体总数增至47~50。最多见的为+Ph、+8、i（17q）、+19和+21。额外异常通常比临床或血液学急变征象早出现2~4个月。因此CML病程中定期检测染色体有助于早期诊断CML进展。

骨髓增生异常综合征 克隆性染色体核型异常是最主要的克隆性造血的证据，是骨髓增生异常综合征（myelodysplastic syndrome，MDS）的确诊条件之一。2008年世界卫生组织（WHO）标准中明确了MDS的重现染色体异常。①非平衡异常：+8，-7或del（7q），-5或del（5q），del（20q），-Y，i（17q）或t

(17p), -13 或 del(13q), del(11q), del(12p)或 t(12p), del(9q), idic(X)(q13), 其中+8、del(20q)和-Y, 在不符合形态学标准的情况下不能作为 MDS 的确诊依据。②平衡异常: t(11; 16)(q23; p13.3), t(3; 21)(q26.2; q22.1), t(1; 3)(p36.3; q21.1), t(2; 11)(p21; q23), inv(3)(q21q26.2), t(6; 9)(p23; q34)。由于细胞少, MDS 患者通常出现染色体检测不理想的情况。针对-5/5q-、-7/7q-、20q-、+8、-Y 等染色体异常的 MDS 探针亦可作为补救或筛查手段。染色体核型与疾病预后危险程度密切相关。其中低危组包括: 正常核型、单纯-Y、单纯 5q-或单纯 20q-; 高危组: -7/7q-、复杂异常或核型演变; 中危组: 其他异常如+8 等。

急性髓细胞性白血病 克隆性染色体异常见于 80%~90%的急性髓细胞性白血病(acute myelogenous leukemia, AML)患者。最常见异常如+8、-7, 可见于大部分 AML 亚型。WHO 的最新分型将细胞遗传学异常作为一个主要分类标准。t(15; 17)是急性早幼粒细胞白血病(acute promyelocytic leukemia, APL)特征性的染色体异常, 此易位形成 *PML-RARA* 融合基因。全反式维 A 酸可诱导 APL 细胞分化。砷剂在低浓度时诱导白血病细胞分化, 高浓度时诱导其凋亡。二者均是针对 *PML-RARA* 融合基因的靶向治疗药, 它们的应用使 APL 成为可治愈的白血病。伴 t(8; 21)的 AML 占 18%, 此类白血病可形成 AML1-ETO 融合蛋白, 对大剂量阿糖胞苷反应佳, 预后较好。在 t(8; 21)异常中, M_2 占 92%, M_4 占 7%, 个别为 M_1 型。75%患者可同时伴额外染色体异常, 其中以缺失性染色体最多见(73%), -X, 41%女性, -Y, 61%。9q-为 11%, 7q-为 10%, +8 为 7.5%, 少见+4。AML 伴骨髓异常嗜酸性粒细胞 inv(16)(p13; q22)或 t(16; 16)(p13; q11), 占 AML 的 8%, 此种核型异常者对化疗反应较好, 5 年生存率达 75%, 但一般常规染色体显带不易检出。核型中出现+22 通常提示 inv(16)的存在。涉及 11q23 的异常见于约 35%的急性粒-单核细胞白血病和急性单核细胞白血病的患者中。位于 11q23 的 *MLL* 基因可与不同伙伴基因发生嵌合, 已知的至少有 47 种, 见于 AML 的主要包括 1q21、2q21、6q27、9p22、10p11.2、17q25、19p13.3、19p13.1 等。白血病除 t(9; 11)外, 伴 11q23/*MLL* 重排提示预后不良。此外复杂核型异常、-5/5q-、-7/7q-、inv(3)、t(3; 3)、t(6; 9)、t(9; 22)均为预后差的染色体异常。

治疗相关性 AML 和 MDS 治疗相关性白血病是强烈的化疗和放疗诱发的一种严重并发症。主要有两种类型: 一种是由烷化剂如环磷酰胺等治疗实体瘤引起, 其细胞遗传学特征为-5/5q-和(或)-7/7q-异常, 临床上潜伏期较长(5~7 年), 对化疗反应差, 长期生存者少见; 另一种是由 DNA 拓扑异构酶Ⅱ抑制剂如依托泊苷等治疗引起, 其细胞遗传学特征为涉及 11q23 和 21q22 的染色体平衡易位, 临床上潜伏期较短(1~2 年), 但对化疗相对反应好, 长期生存者多见。烷化剂或羟基脲治疗所致 17p 缺失综合征, 主要源于 17 号染色体短臂和其他染色体的不平衡易位, 如 t(5; 17)(p11; p11)和 t(7; 17), 较小程度上也可由于 17 号染色体单体或 i(17q)引起。

急性淋巴细胞白血病 70%成人急性淋巴细胞白血病(acute lymphocytic leukemia, ALL)和 80%儿童 ALL 有克隆性染色体异常, ALL 的特异性染色体重排和白血病细胞的免疫表型相关。B 系列常见易位主要有 t(9; 22)(q34; q11)、t(4; 11)(q21; q23)、t(1; 19)(q23; p13)、t(12; 21)(p13; q22)等; T 系列常见易位有 t(11; 14)(p13; q11)、t(10; 14)(q22; q11)、t(8; 14)(q24; q11)等。伴超二倍体或 t(12; 21)的 ALL 提示预后较好, 伴 t(9; 22)或涉及 11q23/MLL 如 t(4; 11)、t(11; 19)的 ALL 预后较差。超二倍体异常根据数目不同又可分为 47~50 和 51~60 两组, 其中后一组在儿童中多见, 约占 30%, 成人则<5%。数目增加的染色体常见为 4、6、10、14、17、18、21 和 X, 其中 21 出现的频率最高。4、10、6 和 17 的出现提示预后较好, 5 和 i(17q)则提示预后不良。t(12; 21)由于该异常十分微小, 常规核型分析难以发现, 只有用反转录聚合酶链反应或双色荧光原位杂交技术才能检出。该型 ALL 在初诊和复发 ALL 患者中的频率大致相同, 提示该易位可能与延迟复发有关。伴 t(9; 22)的 ALL 患者中约 70%存在附加染色体异常, 包括+Ph、+21、9p 异常、+8、-7、+X。7 号染色体单体与不良预后紧密相关。

非霍奇金淋巴瘤 90%的非霍奇金淋巴瘤患者存在克隆性染色体异常, 其中很多异常与淋巴瘤的组织学及免疫学亚型相关, 如 t(14; 18)见于 70%~90%的滤泡淋巴瘤，t（3；22）（q27；q11.2）、t（3；14）（q27；q32）常见于弥漫性大B细胞淋巴瘤，t（8；14）（q24.1；q32）、t（2；8）（p12；q24）、t（8；22）（q24；q11）见于伯基特淋巴瘤，t（11；14）（q13；q32）为套细胞淋巴瘤所特有，其中约50%伴附加染色体异常，常见的有11q－、13q－、3q异常、+12、6q－、1q－、9q－等。涉及14q32上*IGH*基因重排常出现在B细胞淋巴瘤中，涉及T细胞受体基因位点所在的14q11.2、7q34、7p14等的异常则多见于T细胞淋巴瘤。

慢性淋巴细胞白血病 是低度恶性的淋巴增殖性疾病，约占西方国家白血病患者总数的30%，约占中国白血病患者总数的3.4%。95%患者为B细胞性，T细胞性仅占约5%。用外周血加入PHA和（或）IL-2刺激培养72小时的方法，常规细胞遗传学检查仅能检出约50%的染色体异常。有报道用CpG-ODN和IL-2共刺激，可显著提高白血病细胞的有丝分裂指数及异常检出率。按异常出现频率依次为：13q－（55%），11q－（18%），12q三体（16%），17p－（7%），6q－（6%）。各种核型与预后（中位生存期）的关系：17p－（32个月），11q－（79个月），正常核型（111个月），12q三体（114个月），13q－（133个月）。

多发性骨髓瘤 90%患者为非整倍体核型，其中超二倍体最常见（30%~70%），最多见的染色体结构异常为14q32易位（约75%）、13号染色体部分或全部缺失（－13/13q－）（约40%）、1号染色体结构异常（1p/1q）、11q和17p缺失等。针对14q32上*IGH*基因易位包括t（11；14）（q13；q32）、t（4；14）（p16.3；q32）、t（6；14）（p21；q32）、t（14；16）（q32；q23）和t（14；20）（q32；q11），分别涉及*CCND1*、*FGFR3*、*MMSET/WHSC1*、*CCND3*、*MAF*和*MAFB*伙伴基因，易位导致上述原癌基因过表达。其中t（11；14）在临床上与外周血及骨髓中浆细胞数量密切相关，恶性度高，进展迅速，中位生存期短（8.1个月）；伴t（4；14）（p16.3；q32）、t（14；16）（q32；q23）和t（14；20）（q32；q11）提示预后极差；亚二倍体和13号染色体缺失（13单体和部分缺失）是传统化疗和大剂量化疗加自体造血干细胞移植的负性预后指数；超二倍体预示疾病对化疗敏感，预后较好。

骨髓增殖性肿瘤 通常指真性红细胞增多症（polycythaemia vera，PV）、原发性血小板增多症和原发性骨髓纤维化。未治PV患者中14%有异常克隆存在，已治PV中则异常克隆检出率可达39%。若PV转变为AML，85%患者可检出克隆性染色体异常且常为多发性异常。染色体数目增加以+8（15%）或+9（20%）最常见。许多PV患者同时有+8和+9，此种现象很少见于其他血液病，可能为PV所特有。染色体结构重排中del（20q）最多见（30%），其次为1q重复（20%）。原发性血小板增多症中仅5%的患者有明确染色体异常，但未发现一致性异常类型。35%原发性骨髓纤维化患者有克隆性染色体异常。其类型和其他髓系疾病相似，最常见者为+8、－7、del（7q）、del（11q）、del（20q）及del（13q），后者常累及13q14。核型演变常提示向白血病转化。

（李建勇）

fēnzǐ yíchuánxué jiǎnchá

分子遗传学检查

（molecular genetic examinations） 通过荧光原位杂交、聚合酶链反应及基因芯片等技术，从分子水平对生物遗传和变异机制进行分析的检查方法。随着分子生物学技术的发展，血液病的基因表达和治疗、细胞之间和细胞内的信号转导、特异的血液病基因或融合基因的检测及应用已成为血液分子生物学检验的主要内容和方向。分子遗传学检查在血液学检验领域已广泛应用于血液病基因分析、基因诊断、白血病分型、指导治疗、判断预后和微小残留病（minimal residual disease，MRD）检测等。

适应证 各类恶性血液病或遗传性疾病的诊断、疗效监测及预后判断。

禁忌证 无。

检查方法 主要包括荧光原位杂交、聚合酶链反应（polymerase chain reaction，PCR）及基因芯片技术等分子生物学技术。

荧光原位杂交 将DNA（或RNA）探针用特殊核苷酸分子标记，然后将探针直接杂交到染色体或DNA纤维切片上，再用与荧光素分子偶联的单克隆抗体与探针分子特异性结合，检测DNA序列在染色体或DNA纤维切片上的定性、定位、相对定量分析。该技术种类甚多，发展迅速，其实现需获得能与靶序列互补结合的探针。

PCR 应用一对寡聚DNA引物，通过加温变性-退火-DNA合成周期的多次循环，使目的DNA片段得到扩增。这种扩增产物以对数形式积累，经过25~30个循环，扩增倍数可达10^6，可测得样品中单一可拷贝的DNA片段。以PCR为基础的相关技术在

血液学及检验领域应用非常广泛，主要有下列几种。①反转录PCR：以细胞内总RNA或mRNA为模板进行的体外扩增技术，常用于克隆cDNA、合成cDNA探针及分析基因表达等。②实时定量PCR：一种核酸定量检测技术，主要是通过监测患者融合基因或某种特定基因拷贝数判断治疗效果和预后情况，以及预测复发可能。③多重PCR：在同一反应体系中加入多对引物，同时扩增DNA样品中多个不同序列的靶片段。引物必须满足反应条件较为接近及各扩增片段的大小不同，以便检测时能通过电泳将各片段分离开。④差异显示PCR：一种以反转录PCR为基础，结合PCR扩增功能和变性聚丙烯酰胺凝胶电泳的高分辨率的技术，通过对不同来源的细胞进行比较，发现差异表达的基因。⑤原位PCR：组织固定处理细胞内的DNA或RNA，并以其作为靶序列进行PCR反应。该技术已成为研究靶基因序列的细胞定位、组织分布和基因表达检测的重要手段。

基因芯片技术　又称DNA微阵列。主要是利用原位合成法或将已合成好的一系列寡核苷酸以预先设定的排列方式固定在固相支持介质表面（硅片、玻片或尼龙膜等），形成高密度的寡核苷酸的阵列用于杂交分析。主要应用于白血病的免疫分型、细胞的基因表达检测、基因异常检测及单核苷酸多态分析等。

临床意义　主要用于以下疾病的诊断和鉴别。

恶性血液病基因检测　白血病染色体相互易位是导致染色体重排的最常见原因，在分子水平上常形成融合基因及其融合蛋白是疾病的特异性分子标志。基因检测对疾病的诊断、分型、治疗方案的选择、预后判断及MRD的检测均有重要意义（表）。

慢性髓细胞性白血病是第一个被发现其发生与染色体异常有关的疾病，*BCR-ABL1*融合基因及其融合蛋白是其发病的分子基础。*BCR-ABL1*还可出现于Ph染色体阳性急性淋巴细胞白血病中。监测*BCR-ABL1*可观察患者疗效、指导临床用药并预测疾病进展。

t（8；21）（q22；q22）是在急性髓细胞性白血病中第一个被发现的染色体异常，是第8号染色体的*ETO*基因与第21号染色体的*AML1*基因易位形成*AML-ETO*融合基因，合成AML1-ETO融合蛋白，形成白血病克隆干细胞。

表　细胞遗传学和分子遗传学与相关疾病

染色体易位	基因重排	疾病名称
t（9；22）	*BCR-ABL1*	慢性髓细胞性白血病/Ph染色体阳性急性淋巴细胞白血病
t（15；17）	*PML-RARA*	急性早幼粒细胞白血病
t（8；21）	*AML1-ETO*	急性髓细胞性白血病部分分化型
inv（16）或t（16；16）	*MYH11-CBFB*	急性单核细胞白血病伴嗜酸性粒细胞增多
t（12；21）	*AML1-TEL*	儿童急性B细胞型淋巴细胞白血病
t（14；18）	*IGH-BCL2*	非霍奇金淋巴瘤
t（4；11）	*MLL-AF4*	急性淋巴细胞白血病
t（9；11）	*MLL-AF9*	急性单核细胞白血病
t（11；19）	*MLL-ENL*	急性髓细胞性白血病
t（11；14）	*IGH-CCND1*	套细胞淋巴瘤
t（2；5）	*NPM-ALK*	间变性大细胞淋巴瘤

t（15；17）（q22；q21）是仅见于急性早幼粒细胞白血病的染色体异常，患者有t（15；17）和*PML-RARA*融合基因者对全反式维A酸、砷剂疗效较好。少数经细胞形态学、细胞化学、免疫组化检测确认此病患者，对全反式维A酸不敏感，细胞遗传学检查无t（15；17），也无*PML-RARA*融合基因，经分子水平检测为*PLZF-RARA*、*NuMA-RARA*、*NPM-RARA*或*STAT5B-RARA*等。

*CBFB-MYH11*融合基因是由于inv（16）（p13；q22），形成*CBFB-MYH11*融合基因。急性单核细胞白血病伴嗜酸性粒细胞增多患者的*CBFB-MYH11*融合基因阳性率为达85.7%，且*CBFB-MYH11*阳性者预后好，可作为诊断、疗效观察及MRD诊断的分子标志。

*AML1-TEL*融合基因是t（12；21）（p13；q22）的易位，是儿童急性B细胞型淋巴细胞白血病最常见的染色体异常之一，其阳性率可达20%～25%，阳性表达者预后较好，可作为急性淋巴细胞白血病诊断、疗效观察及MRD诊断的分子标志。

*IGH-BCL-2*重排是人类淋巴瘤最常见的染色体异常，位于18q21-qter的凋亡抑制基因*BCL-2*主要在两个热点区断裂，主要断裂簇区和次要断裂簇区，位于14号染色体的*IGH*基因断裂点则相对恒定，主要在J区。以*IGH−BCL-2*基因重排为克隆标志开展MRD的检测，可评估病程和预后。

*MLL*基因位于11q23，急性白血病时*MLL*基因发生重排，形成

融合基因如t（4；11）（q21；q23）的易位，使位于11q23的*MLL*基因于8~12号外显子之间断裂，与位于4q21的*AF4*基因在3~7号外显子之间断裂后融合，形成*MLL-AF4*融合基因。还有t（9；11）（p21-22；q23）形成*MLL-AF9*融合基因；t（11；19）（q22；p13）形成*MLL-ENL*融合基因。95%的*MLL-AF4*融合基因见于ALL，*MLL-AF9*见于86%的AML中的M_5型，*MLL-ENL*几乎全为AML。

约95%的套细胞淋巴瘤中可检测到t（11；14）（q13；q32），易位使位于11q13上的*CCDN1*癌基因处于14q32上*IGH*基因增强子的调控下被激活，使其编码的cyclin D1过度表达。通过免疫学和分子遗传学方法检测cyclin D1表达和t（11；14）（q13；q32）可作为区别套细胞淋巴瘤和其他小B细胞淋巴瘤的重要手段。

60%~85%的间变性大细胞淋巴瘤病例表达间变性淋巴瘤激酶（anaplastic lymphoma kinase，ALK）融合蛋白，最常见的是t（2；5）（p23；q35）形成融合基因*NPM-ALK*，表达融合蛋白为NPM-ALK蛋白。

IGH和TCR基因重排的检测 淋巴增殖性疾病（lymphoproliferative disorder，LPD）是一组病理形态、免疫表型、临床特征高度异质性的疾病。*IGH*及*TCR*基因重排分别作为B或T细胞单克隆增殖的主要分子标志，可通过检测基因重排判别是否存在恶性单克隆增殖。尤其是在2003年欧洲协作组合作设计BIOMED-2多重引物系统后，显著提高了PCR法检测*IGH*及*TCR*基因重排的敏感性及特异性，在以组织细胞为研究对象的基因重排研究中，已取得80%~90%的诊断率。

遗传性血液病的诊断 血红蛋白病是常见的遗传性溶血性疾病，血友病是常见的遗传性出血性疾病。基因缺陷包括基因缺失、点突变、插入、倒位等。对于基因重排，可通过反转录PCR进行检测；对于点突变则可用PCR结合酶切位点分析；对于与限制性内切酶位点无连锁的点突变，可用PCR结合特异寡核苷酸探针反相杂交（斑点杂交）进行诊断。

人类白细胞抗原基因多态性检测 用PCR扩增产物的反相杂交进行人类白细胞抗原（human leukocyte antigen，HLA）基因多态性检测十分简便、有效。此法适合异基因造血干细胞移植的HLA基因配型及HLA基因与疾病相关性分析等。

肿瘤细胞多药耐药基因的检测 肿瘤多药耐药性是指肿瘤细胞接触一种抗肿瘤药物并产生耐药，同时对结构和作用机制不同的多种天然来源的抗肿瘤药物也产生交叉耐药性。*MDR*基因编码P-170糖蛋白与耐药相关，通过检测对急性髓细胞性白血病患者治疗进展和判断预后有重要作用。

基因治疗 旨在应用DNA重组技术和基因转移技术，将野生型基因导入患者体细胞内，成为正常基因产物，补偿缺陷基因功能，使疾病得到纠正。基因治疗的靶细胞是造血干细胞或间质干细胞等，常用载体是反转录病毒和腺病毒。

（李建勇）

miǎnyì biǎoxíng jiǎnchá

免疫表型检查（immunophenotyping analysis） 用流式细胞仪和一组标记不同荧光素的单克隆抗体对细胞表面或细胞内标志进行分析的检查方法。又称流式细胞术（flow cytometry，FCM）。是结合近代细胞生物学、分子生物学、分子免疫学和单克隆抗体激光技术、电子计算机技术等多学科高度发展、交叉形成的一门高新技术。随着流式细胞仪性能的不断改进和测定方法与技术的迅速发展，其在临床检验医学中的应用范围不断拓宽，为生物和临床医学的发展提供了一个全新的视角和强有力的手段。FCM有如下几个特点：①可用于分析所有组织细胞。②极短时间内可分析大量细胞。③可同时分析单个细胞的多种特征，短时间内即可获得单细胞的多种信息，使细胞亚群的识别、计数更准确。④定性或定量分析细胞。检测时将待测标本制备成单细胞悬液，对细胞中感兴趣部分特异性标记荧光染料，后者将在细胞通过激光检测区时受激发产生特定波长的荧光，通过一些有波长选择通透性的滤色片，可区分不同波长的散射光、荧光信号，经过一系列信号转换、放大、数字化处理，在计算机上直观地统计各种细胞各自的百分率。若对具有某种特征的细胞感兴趣，可用流式细胞仪的分选功能将其分选出来，以便于进一步培养、研究。

适应证 ①白血病和淋巴瘤的免疫分型。②微小残留白血病细胞监测。③干细胞计数。④人类免疫缺陷病毒免疫分型，$CD4^+$ T细胞绝对计数。⑤肿瘤细胞的周期和倍体分析。⑥网织红细胞和网织血小板计数。⑦移植前交叉配型和免疫状态监测。⑧检查HLA-B27。⑨血小板功能检查及相关疾病。

禁忌证 无。

检查方法 FCM在血液病的

发病机制、诊断、分类、治疗和预后判断诸方面有广阔的应用前景，特别是随着大量单克隆抗体的问世，使血液病的诊断和治疗达到了一个更精确、更客观的水平。①样本来源于临床标本，如外周血、骨髓穿刺液、骨髓活检物、淋巴样组织活检物、浆液、脑脊液、皮肤、黏膜（内镜活检物）、细针穿刺物等。②外周血标本可用乙二胺四乙酸（EDTA）或肝素抗凝。若用同一份血标本做白细胞计数和流式分析，则应用EDTA抗凝；骨髓穿刺液可用肝素。③肝素抗凝的血和骨髓通常可保存48~72小时，EDTA抗凝的血和骨髓可保存12~24小时，样本应尽可能在采集后立刻处理和染色，对经过长时间运输和储存的样本，需首先对样本行细胞活性检测，淋巴等组织样本可用轻柔的机械方法快速分离，并保持收获细胞的相对完整。④白血病免疫分型的抗原大多数在细胞膜上，但一些胞内特异性抗原如TdT、MPO、胞质CD3、胞质CD22的检测对白血病的免疫分型尤为重要，操作中应保证固定和透膜的步骤不影响有关标记的抗原性及与抗体的结合。⑤去除红细胞应尽可能用最接近原始溶血方法，如用溶血素溶血。⑥通常每个标本至少应获取$(1\sim2)\times10^4$个有核细胞的荧光和散射光信号，造血干细胞分析则需获取8×10^4个细胞，微小残留病（minimal residual disease，MRD）分析则尽量获取1×10^6个细胞。恶性细胞常有较宽的大小和颗粒度范围，获取时最好收集无门的数据，以获取所有未知异常细胞群体的所有特性。

临床意义 多用于以下疾病的分型、诊断和鉴别。

白血病免疫分型 白血病细胞有肿瘤细胞的特征，其抗原表达又不完全同于正常血细胞，常可出现某些抗原缺乏、过度表达、与细胞大小不匹配、系列交叉表达某一系列或阶段不应有的抗原，这一表现称为白血病相关免疫表型。其有利于免疫分型对白血病的诊断及MRD的监测。通常用CD45/SS设门方法，将骨髓细胞清晰地分出淋巴细胞、单核细胞、成熟粒细胞、幼稚细胞和红细胞群。CD45在成熟细胞表达强，在原始细胞表达减弱。红细胞（中幼红细胞、晚幼红细胞和成熟红细胞）、血小板和巨核细胞不表达CD45。SS反映细胞的颗粒性，成熟粒细胞SS最高，依次为单核细胞、淋巴细胞、幼稚细胞、红细胞、巨核细胞、血小板。

急性淋巴细胞白血病免疫表型 急性淋巴细胞白血病（acute lymphocytic leukemia，ALL）按免疫学分型可分为B细胞型和T细胞型。其中急性B淋巴细胞白血病（B-ALL）大致分类如下。①早前B细胞型ALL：原始细胞一般FS、SS信号弱，细胞表面或胞质内不表达免疫球蛋白，处于B细胞成长的最原始阶段。一般TdT^+ $HLA\text{-}DR^+$，$CD19^+$。此型又分为两个亚型，$CD10^+$和$CD10^-$，前者预后好，多数病例$CD24^+$ $CD34^+$，CD20表达随成熟度增加而增加。②前B细胞型ALL：细胞一般为$CD19^+CD24^+HLA\text{-}DR^+$，胞质$CD22^+$、$CD10^+$，TdT随CD20变化，CD34多为阴性，胞质内表达免疫球蛋白重链而不表达轻链。前B亚型被认为比B祖型预后更差，这与t（1；19）相关，其表型为$CD19^+CD10^+$，不同程度CD20表达，确认此表型有助于诊断基因上不确定的病例。③成熟B细胞型ALL：此型比B祖细胞型ALL有更大的FS和SC，在CD45/SS图上出现在淋巴和单核细胞区域，表型为CD19、CD20、CD22、CD24且膜表面Ig阳性（多数为IgM），CD34多为阴性。多数病例$CD10^-$。成熟抗原及膜表面Ig使之区别于更早的B系ALL。Ph染色体阳性病例经常表达髓系抗原如CD13、CD33。

急性T淋巴细胞白血病（T-ALL）细胞不局限在CD45弱表达和SS信号低的原始细胞区域，可与成熟淋巴细胞和单核细胞混合出现。T-ALL的共同特征是下调表达T系抗原或出现异常的抗原联合表达，多数表现为胸腺亚型，最常见亚型为皮质晚期表型：CD1、CD2、CD5、CD7、CD4/CD8双阳，膜表面CD3、TdT多为阳性。另一常见亚型为皮质早期表型：CD2、CD5、CD7、TdT强表达。髓质期亚型表达CD2、CD5、CD7与$CD3^+CD4^+/CD3^+CD8^+$，很少见TdT表达。前T细胞亚型，表达CD7，胞质$CD3^+$，且无其他T细胞抗原，CD7是T-ALL的敏感指标，但其特异性不强，近30%的急性髓细胞性白血病同样阳性，肿瘤细胞CD4/CD8表达多样化，但是总与正常T细胞表达不同。

急性髓细胞性白血病免疫表型 M_0的幼稚细胞FS和SS信号低，在CD45/SS图上出现在特征性的幼稚细胞位置上，至少表达一个髓系标志，通常为CD33、CD13或CD117，但MPO比CD13与CD33更特异、敏感，缺乏髓系成熟分化抗原CD11b、CD15和CD16。一般淋系标志阴性，但也可表达CD7或CD4。M_0的幼稚细胞一般HLA-DR、CD34阳性。M_1与M_0相似不易区分，但M_1细胞

大小及颗粒度较 M_0 稍大，与原粒细胞接近，至少伴随一种髓系抗原，一般 MPO^+ $CD13^+$ $CD33^+$ $HLA\text{-}DR^+$，CD34 表达少于 M_0，>3%的幼稚细胞表达胞质 MPO，不表达 CD11b、CD15、CD16 等。M_2 细胞已进一步分化，幼稚细胞减少，粒细胞增多并与原始细胞相连，占优势的白血病细胞，SS 信号很弱，表达 CD34、CD33、CD13、MPO，多数病例 $HLA\text{-}DR^+$，偶有 CD15 表达。SS 的变化大致与细胞成熟过程平行：随着 SS 信号的逐渐增强，细胞开始失去 CD33 并获得 CD13、CD15 和 CD11b 抗原。伴 t（8；21）的病例常有 CD19 阳性。M_3 肿瘤细胞因其胞质内多颗粒，细胞有很强的自发荧光，粗颗粒性，有较高的 SS 信号，但 CD45 较成熟细胞少，多数情况 CD34 与 HLA-DR 阴性或表达减少，CD33、CD13 一般弱阳性，CD14、CD11b 阴性。细颗粒型者可伴 CD2 表达。M_3 与 M_{3v} 在免疫表型上无区别。部分病例中 CD9 特征性阳性，但不是完全特异。典型 M_4 病例 CD45/SS 图中会出现一群异常的单核细胞和一群骨髓幼稚细胞，肿瘤细胞比 M_0、M_1 细胞的 FS 和 SS 信号增强。有时这两群细胞相互叠加占据幼稚细胞和成熟单核细胞位置。重要表型为 CD13、CD33、HLA-DR、CD64、CD14 和 CD15，CD33 表达可强于 CD13，不成熟抗原 CD34、CD117 通常情况下缺失。CD64 和 CD14 在髓系细胞上的表达很低，只有强表达时才可视为在单核细胞。CD2 表达与 M_4EO 相关。M_5 与 M_4 表型相似，肿瘤细胞从细胞大小、颗粒度和 CD45 表达均向成熟单核细胞过渡，形成一大细胞群体。M_{5a} 较 M_{5b} 细胞稍大，与成熟单核细胞相比 CD45 表达弱但不独立成群。表型特征为：$CD33^+$、$CD13^{+/-}$、$CD4^+$、$CD34^{+/-}$、$CD64^+$、$CD14^{+/-}$，部分可见 $CD56^+$。M_6 一般 HLA-DR、CD34、CD13、CD33 阴性，CD45/SS 图显示主要为红系成分，CD36 与 CD71 强阳性，一些红细胞稍成熟病例中血型糖蛋白 A 阳性，纯红细胞白血病细胞对溶血试剂很敏感，可能造成流式细胞仪计数与形态学计数之间的差异，仅根据免疫分型很难得出正确诊断，必须结合形态学加以确定。M_7 的诊断必须依靠免疫分型，幼稚细胞 CD45/SS 信号均不强，此特征与 B-ALL、M_6 的肿瘤细胞相似，一般 CD61（GPⅢa）和（或）CD41（GPⅡb）阳性，但必须注意由于血小板黏附在原始细胞上造成的假阳性。可联合使用 CD61 与 CD42b 识别血小板，CD42b 表达于血小板但不表达在巨核细胞。

急性混合表型白血病　指急性白血病两系同共被累及的一组疾病，根据 2008 年世界卫生组织（WHO）分型，髓系表达 MPO 或有两个以上单核细胞分化标志：NSE、CD11c、CD14、CD64；T 系胞质 CD3；B 系若 CD19 强阳性需至少伴 CD79a、胞质 CD22 或 CD10 其中一个标志，若 CD19 弱阳性需伴 CD79a、胞质 CD22 或 CD10 其中两个以上标志。

急性未分化型白血病　少数患者的白血病细胞仅表达早期细胞膜抗原，如 HLA-DR、TdT、CD34 和 CD7，缺乏 CD13、CD33、CD22、CD19、CD3、GPA 和 CD61 等膜分化抗原的表达，一般不表达 CD15、CD11b 或 CD14。胞质内也缺乏系特异性抗原 CD79a、CD22、CD3 和 MPO。

慢性淋巴增殖性疾病　在形态学上相似，但在免疫表型上却各有特点。①慢性淋巴细胞白血病（chronic lymphocytic leukemia，CLL）：表达成熟 B 细胞标志如 CD19、CD20、CD23，同时表达 CD5，CD79a 阳性，CD11c、CD20、CD22 弱阳性，FMC7、CD79b 阴性或弱阳性，CD10、cyclin D1 阴性，轻链只有 κ 或 λ 链中的一种。②套细胞淋巴瘤：表达 CD19、CD20、CD22、CD79a 和 CD5，瘤细胞膜表面 IgM、IgD 和 FMC7 阳性，而 CD10、CD23、Bcl-6 常阴性，CD20 和 CD79b 表达比 CLL 强。③毛细胞白血病：表达 CD19、CD20、CD22 和 FMC7，SS 增高，几乎所有患者均表达 CD11c、CD25、HC2 和 CD103，膜表面 Ig 表达中等至强阳性，而 CD5 和 CD43 阴性，其中 CD103 对此病诊断的特异性最高。④B 幼淋巴细胞白血病：表达 CD19、CD20、CD22、CD79b、膜表面 Igμ 阳性，FMC7 阳性可高达 100%，CD5 和 CD23 大多阴性，极少数 CD5 阳性，但抗原表达弱，可与 CLL 鉴别，CD11c、CD25 和 CD103 均为阴性。⑤滤泡淋巴瘤：表达 CD19、CD20、CD22、CD79a、CD10、Bcl-2、Bcl-6，限制性表达 Ig 轻链，CD20 荧光强度强于正常淋巴细胞，部分患者 FMC7 和 CD23 阳性。⑥脾 B 细胞边缘区淋巴瘤：表达 CD19、CD20、CD22、CD24，而 CD5、CD23、CD10、CD38 阴性，若用 CLL 积分标准多<2 分，CD79b、FMC7 和膜表面 Ig 表达强度明显高于 CLL。

其他血液病的应用　①MRD：FCM 根据白血病相关表型特点检测 MRD，敏感性可达 $10^{-5}\sim10^{-3}$，随着 8 色、10 色等多参数 FCM 的推广应用，MRD 检测的敏感性和特异性进一步提高。②慢性髓细胞性白血病：FCM 对加速期和急变期的诊断有极高价值。急变期免疫分型同急性白血病，原始细胞主要表现为髓系，偶为淋系。③骨髓增生异常综合征（myelodysplastic syndrome，MDS）：多数患者骨髓原始细胞具有与 AML 和正常原始细胞截然不同的免疫表型。MDS 原始细胞表达 CD34、CD33、CD13、CD38、HLA-DR，CD7 在 MDS 原始细胞中常阳性。MDS 出现多系列的抗原表达异常，如成熟髓系 CD15 抗原缺失，SS 明显减低等。④多发性骨髓瘤：异常浆细胞表达 CD138、CD38，轻链为克隆限制性表达，通常 $CD19^-CD56^+$，而正常浆细胞表面标志为 $CD19^+CD56^-$。⑤阵发性睡眠性血红蛋白尿症（paroxysmal nocturnal hemoglobinuria，PNH）：依据 CD55、CD59 缺乏或减少程度，可将 PNH 患者细胞分为 3 型。Ⅰ型：CD55、CD59 表达完全阳性，其荧光强度与正常人阳性峰的荧光道数相近。Ⅱ型：CD55、CD59 表达的荧光强度介于Ⅰ型和Ⅲ型之间。Ⅲ型：CD55、CD59 完全阴性。FCM 检测嗜水气单胞菌溶素变异体（Flaer）成为 PNH 克隆的最敏感方法，PNH 患者髓系细胞可出现 Flaer 表达缺失。⑥CD34 检测：ISHAGE 方案被认为是 CD34 检测的标准方案，可对 CD34 准确定量。⑦血液免疫性疾病：如自身免疫性溶血性贫血、原发性免疫性血小板减少症、免疫性粒细胞减少症等，可通过检测红细胞、血小板、粒细胞相关 IgG、IgM 和 C3 等，用以辅助和鉴别诊断及监测临床疗效。⑧在血栓与止血研究中的应用：巨血小板综合征为血小板膜 GPⅠb/Ⅸ（CD42b/CD42a）减少或缺陷；血小板无力症则为血小板膜 GPⅡb/Ⅲa（CD41/CD61）减少或缺陷。检测活化血小板时，若原来存在于血小板内颗粒膜上的 GP 在质膜上大量表达，则成为活化血小板的分子标志物，如 CD62P、CD63 等。FCM 可检测血小板功能，如 GPⅡb/Ⅲa 上纤维蛋白原受体缺陷可引起血小板聚集障碍而出血。应用纤维蛋白原单克隆抗体及 ADP 等诱导剂，在 FCM 上观察纤维蛋白原结合的百分率及荧光强度。⑨定量分析：用标记已知数量的荧光素分子的标准微球作参照，可计算每个细胞抗原决定簇个数，用于检测细胞特异性标志物和 CD4、CD34、CD38 等定量计数及可溶性物质（如细胞因子）的高通量定量检测。

（李建勇）

gǔsuǐ miǎnyì zǔzhī huàxué jiǎnchá

骨髓免疫组织化学检查（bone marrow immunohistochemical test）

利用抗原与抗体间特异性结合原理和特殊标记技术，对骨髓组织和骨髓细胞内的特定抗原或抗体进行定位、定性或定量分析的检查方法。

适应证 疑诊淋巴系统肿瘤、急性白血病、浆细胞病、骨髓增殖性肿瘤、骨髓增生异常综合征和骨髓转移瘤者。

禁忌证 无。

检查方法 包括以下步骤。①烤片：旨在将带有蜡的骨髓组织切片牢固地黏在载玻片上，以免染色过程中切片脱落。高温干燥可加速组织中抗原氧化，对抗原有破坏作用，故烤片温度控制在 8~60℃。②脱蜡和水化。③抗原修复。④细胞膜打孔。⑤灭活内源性酶及封闭内源性生物素。⑥非免疫血清封闭：抗体能被组织切片中富有电荷的胶原和结缔组织成分吸附，导致背景着色，故宜在特异性抗体处理切片前选择与二抗种属相同的非免疫血清封闭电荷，阻止一抗与之结合，以抑制非特异性背景着色。⑦一抗孵育：滴加特异性一抗（表）于切片上，4℃孵育 24~48 小时，或室温孵育过夜，也可在 37℃孵育 1~2 小时。之后用 PBS 冲洗 3 次，每次 5 分钟。一抗分为多克隆抗体和单克隆抗体。多克隆抗体的抗原专一性较差，非特异性反应较明显，但其制备简便，价格低廉，抗体效价较高，稀释度一般为 1 :（100~1000），高者可达 1 : 数万。单克隆抗体特异性强，无交叉反应，质量和效价稳定，非特异性反应较少，标记结果可靠，在应用中有更多的优越性，但其制备复杂，价格昂贵，抗体效价较低，稀释度在 1 :（50~100）。⑧生物素标记二抗孵育：滴加稀释度合适（按说明书推荐的稀释度或预实验摸索）的生物素标记二抗于切片上，室温孵育 1 小时，随后 PBS 漂洗 3 次，每次 5 分钟。二抗分为抗鼠、抗兔和抗羊等抗体，特异性应与一抗匹配，否则一抗和二抗连接有误可导致假阴性染色结果。例如，兔抗鼠或人的一抗需与抗兔的二抗匹配，小鼠抗大鼠或人的一抗需与抗小鼠的二抗匹配。生物素化二抗多以即用型形式存在于 SABC 或 SP 免疫组织化学试剂盒中，故不需考虑其浓度。⑨SABC-POD 或 SABC-AP 孵育：滴加稀释度合适（按说明书推荐的稀释度或预实验摸索）的 ABC-POD 或 SABC-AP 于切片上，室温孵育 10~30 分钟，随后 PBS 漂洗 4 次，每次 5 分钟。SABC 或 SP 试剂盒中的即用型试剂不需稀

表　骨髓活检免疫组化抗体选择建议

淋巴细胞性疾病的基本标志物：CD3、CD20、CD79a、IRF4/MUM1
浆细胞肿瘤（诊断时）：
1. 基本淋系标志物（见上）
2. 扩展的浆细胞标志物，如κ、λ、CD6、CD138、cyclin D1、EMA
3. 若不知道重链类型，需加入IgA、IgG、IgD（IgM）
浆细胞肿瘤（随访时）：
IRY4/MUM1、CD138、κ、λ，若诊断时有其他阳性标志物也应加入
B-NHL（诊断时）：
1. 基本淋系标志物（见上）；
2. 扩展的B细胞标志物，如CD5、CD10、CD23、Bcl-6、cyclin D1、Ki-67
3. 若疑诊HCL，需加入CD25、CD123、TRAP和DBA44
4. 若疑诊大细胞淋巴瘤，需加入Bcl-2
5. 若疑诊伯基特淋巴瘤或急性淋巴细胞性白血病，需加入CD34、TdT
B-NHL（分级和随访时）：
1. CD3、CD20、CD79a、Ki-67，加入诊断时明显阳性的标志物；
2. 治疗后加入TdT以排除原始细胞
T-NHL（诊断时）：
1. 基本淋系标志物
2. 扩展的T细胞标志物组合，如CD2、CD4、CD5、CD7、CD8、CD25、CD45RO、Ki-67
3. 若需分亚型，可加入CD10、CD30、CD56、CD57、CD246、EBV-EBER、TIA1、TdT
HL（诊断时）：
1. 基本淋系标志物（见上）
2. 若疑诊HL/间变大细胞性淋巴瘤，需加入CD45、CD30、CD15、EBV-LMP1、CD246、EMA
HL（分级时）：
1. 基本的淋巴细胞分子CD30
2. 若诊断时EB病毒为阳性，需加入EB病毒
骨髓增殖性肿瘤和骨髓增生异常综合征：
1. 基本髓系标志物组合：CD34、MPO、CD68、NE、CD15、MAC387、CD14、CD68R、血型糖蛋白A或C、CD42b或CD61、CD117、Ki-67
2. 若疑诊CMML，需加入CD56
3. 若疑诊炎症性骨髓性改变，需加入MUM1
4. 若疑诊肥大细胞增生，需加入CD2、CD5
转移性实体瘤：
1. 基本标志物组合：CD45、CAM5.2或MNF116、EMA、S-100、Melan A
2. 若疑诊非鳞癌，可加入CK7、CK20、TTF1、CD56
3. 若疑诊男性腺癌，可加入PSA、PrAP
4. 若疑诊女性腺癌，可加入ER、PR、Her-2

注：B-NHL：非霍奇金淋巴瘤；HL：霍奇金淋巴瘤；CMML：慢性粒-单核细胞白血病

释。⑩显色：是免疫组化染色的最后关键步骤，一般过氧化物酶的检测系统选用DAB或AEC显色。前者显色为棕色，后者为红色。应在镜下严格控制，以检出物达到最强显色效果而背景五色为终止点。根据经验，DAB在配制后最长放置时间是30分钟以内，过时则不能使用，DAB滴加到组织切片时作用时间最长不宜超过10分钟（最好在5分钟内），否则不论有无阳性结果均应终止反应。对富含内源性酶的组织用DAB显色时极易出现背景色，应尽早在镜下控制，以达到最佳分辨效果。若上述步骤使用链霉亲和素-生物素-碱性磷酸酶复合物，则需选用NBT/BCIP作为显色系统，阳性结果为蓝黑色。显色后蒸馏水或自来水冲洗。用碱性磷酸酶作为标记物底物时，染色过程中缓冲液用0.02mol/L TBS（pH 8.2）较好。⑪苏木精复染细胞核：为使组织切片清晰的显示组织结构，便于准确定位，常对切片进行复染。最常使用的细胞核染料为苏木精，也可根据情况使用甲基绿和核快红。染色约10秒，镜下控制着色程度，效果好时自来水冲洗返蓝。⑫封片：若用DAB显色，则切片经过梯度乙醇脱水（80%乙醇2分钟，95%乙醇2分钟），100%乙醇两次，每次各5分钟，二甲苯两次，每次各透明5分钟，最后中性树脂封固；若用AEC显色，则切片不能经乙醇脱水，冲洗后拭干直接用水性封片剂封片。

临床意义　①白血病：选用MPO、CD68、CD15、CD33、血红蛋白A、血型糖蛋白A、CD41、CD42b、CD61、CD10、CD20、CD45RA、CD79a、CD3、CD5、CD45RO、TdT、HLA-DR等区分急性髓细胞性与淋巴细胞白血病，并结合细胞形态学对急性髓细胞性与淋巴细胞白血病分型。②淋巴瘤：选用CD45RA、CD19、CD20、CD22、CD45RO、CD3、TdT、CD15、CD30、CD5、CD10、CD23、CD43、cyclin D1、CD38、CD56、TIA1、CD138、κ、λ、Ki-67、P80、EMA等对淋巴瘤进行诊断与分型。③组织细胞肿瘤：选用CD68、溶菌酶、CD1、S-100、CD21、CD35等可诊断组织细胞肿瘤。④非造血系统肿瘤：选用LCA、CK、EMA、波形蛋白、肌红蛋白、肌动蛋白、S-100Nb、SE、HMB45等鉴别造血与非造血组织肿瘤。

注意事项　①DAB有致癌作用，故操作时应戴手套，尽量避免与皮肤接触，用后及时洗手，接触DAB的实验用品应经洗液浸泡24小时后再次使用。②AEC显

色系统的弊端是易溶于有机溶剂，封片时应以水性封片剂为主，故染色切片不能长期保存。③免疫酶染色时，酶底物浓度的增加或孵育时间的延长，均可增强染色强度。④过氧化物酶显色时，H_2O_2 浓度较大使显色反应过快而致背景加深，且过量 H_2O_2 可抑制酶活性，故 H_2O_2 浓度应适中。

（肖志坚）

xuèhóngdànbái fēnxī

血红蛋白分析（hemoglobin analysis） 用于了解血红蛋白结构和功能异常的一系列检查方法。

6种不同的珠蛋白链组合成人类的6种不同的血红蛋白（Hb），即Hb Gower Ⅰ（$\zeta_2\varepsilon_2$）、Hb Gower Ⅱ（$\alpha_2\varepsilon_2$）、Hb Portland（$\zeta_2\gamma_2$）、HbF（$\alpha_2\gamma_2$）、HbA（$\alpha_2\beta_2$）和 HbA_2（$\alpha_2\delta_2$）。上述各种血红蛋白在发育的不同阶段先后交替出现。在胚胎发育早期，合成胚胎血红蛋白Hb Gower Ⅰ、Hb Gower Ⅱ、Hb Portland。胎儿期（从8周至出生为止）主要是合成HbF。正常人在出生后有3种血红蛋白：血红蛋白A（HbA），占正常成人及6岁以上儿童血红蛋白总量的90%以上。胚胎2个月时，HbA即有少量出现，初生时占10%~40%，出生6个月后即达成人水平。血红蛋白 A_2（HbA_2），自出生6~12个月起，占血红蛋白的2%~3%。胎儿血红蛋白（HbF），初生时占体内血红蛋白的70%~90%，以后渐减，至生后6个月含量降至血红蛋白总量的约1%。

血红蛋白是一种结合蛋白，分子量64kD。每个红细胞内含有约2.8亿个血红蛋白分子，每个分子由四个亚单位构成，每一个单位由一条珠蛋白肽链和一个血红素辅基组成，即血红蛋白分子是由两对珠蛋白链构成的球形四聚体。其中一对是类α链（α链和ξ链），由141个氨基酸组成，含有较多组氨酸，其中α87位（即F8）组氨酸与血红素铁结合在运氧中具有重要的生理作用。另一对是类β链（ε、β、γ和δ链），β链由146个氨基酸组成，β93半胱氨酸易被氧化而降低血红蛋白的稳定性。δ链亦由146个氨基酸组成，仅10个氨基酸与β链不同。其正电荷大于β链，HbA_2（$\alpha_2\delta_2$）等电点升高，电泳时靠近负极。γ链虽由146个氨基酸组成，但与β链有39个氨基酸不同，且含有4个异亮氨酸，为α、β与δ链所缺如，因此可用分析异亮氨酸的方法测定HbF（$\alpha_2\gamma_2$）含量。

适应证 疑诊异常血红蛋白病和珠蛋白生成障碍性贫血者。

检查方法 包括以下几种。

电泳 血红蛋白电泳是检测和鉴定异常血红蛋白最主要、最常用的方法。该法按照电荷多少分离蛋白质，故其不能鉴别未引起电荷变化的氨基酸取代，特别是一些不稳定血红蛋白及氧亲和力增高的血红蛋白。常规方法是用醋酸纤维素膜，可用于多种类型的电泳装置上。利用此法可在30~120分钟完成血红蛋白电泳，将条带洗脱、分光光度计计数或扫描条带可定量检测。通过与HbS标准物的泳动度比较，异常Hb可分为五大组（表）。若更细致且加额外标准物，还可观察到异常Hb泳动度的进一步差异，但通常不够确切，需进一步分析才可识别阳性结果。

缓冲系统中加入6mol/L尿素及β-巯基乙醇可使α链、β链解离，而在电泳中分开。等电聚焦电泳有许多优点，其血红蛋白带可精确定位，只用此一步便可得到上述4种电泳结合使用所获得的全部信息，且可进行大系列样品的筛查，其分辨率较高。但等电聚焦电泳某些试剂价格昂贵，尚未广泛应用。HbM可通过用氰化铁将所有Hb转化为高铁血红蛋白，然后进行pH 7.1的淀粉凝胶电泳而与HbA分开。

层析 用于分离Hb的层析柱主要是各种离子交换树脂，包括二乙氨乙基纤维素、二乙氨乙基交联葡聚糖凝胶、羧甲基纤维素、羧甲基纤维素-交联葡聚糖凝胶、Amberlite IRC-50树脂。高效液相层析的优点是快速，且仅需低于1mg的Hb，可分离其他技术检测不到的变异物，有效地分开HbA与HbF、HbH与HbI、HbC与HbO及HbE。层析法亦可用于HbC存在下对 HbA_2 进行定量。

放射免疫分析 用于识别Hb变异物比电泳、层析法更特异，但需要应用抗体。已制备出40余种常用变异物单特异性抗体。该法敏感性高，可测定培养的红系

表 碱性pH下某些Hb在醋酸纤维素膜的泳动度

级别	泳动度	主要Hbs
C	慢于S；HbC作标准	C，E，A_2，O Arab
S	慢；HbS作标准	S，D，G，Lepore
A	HbA作标准	A，M，某些不稳定Hbs氧亲和力增高的Hbs
J	比A快，HbJ作标准	J，K，N Baltimore
H	比J快	H，I，Bart's

祖细胞中血红蛋白的合成。

基于物理或化学性质改变的试验 ①HbS 试验：HbS 可通过其镰状特征进行检测，亦可测定 Hb 的溶解性。HbS 病可用溶解度差异试验与镰状细胞贫血鉴别。测定 HbS 的溶解性试验中不稳定血红蛋白可能产生假阳性。②HbF 碱变性试验：在低水平下，HbF 可通过碱变性试验定性。HbA 在室温下暴露于标准 KOH 溶液（pH 12.7）1 分钟则变性，而 HbF 在此条件下不变性。变性的 Hb 可经硫酸铵沉淀下来，溶液中的 Hb 则可通过分光光度计测定计数。该试验可检测>0.5%的 HbF，且准确度较高。Hb Bart's 及 Hb Rainier 亦可抗碱变性。若 HbF>15%，可用醋酸纤维素膜上的碱性电泳进行定量。HbF 的细胞分布可利用差式染色技术进行测定。③热变性试验：利用不稳定血红蛋白比正常血红蛋白更易于遇热变性这一特性，对不稳定血红蛋白进行筛选，用于检测不稳定血红蛋白。血红蛋白溶液在56℃磷酸缓冲液中温育 1~2 小时或 60℃温育 30 分钟，不稳定血红蛋白易发生沉淀，可用肉眼观察或用分光光度计测定沉淀多少。同样条件下，正常血红蛋白仅微量发生沉淀。④异丙醇沉淀试验：含 7 种不稳定 Hb（Christchurch、Sydney、Koln、Wien、Niteroi、Shepherds Bush 及 Southampton）的溶血产物 5 分钟时可观察到明显混浊，20 分钟可形成絮状沉淀。含有 HbH 溶血产物在 10 分钟时有少许混浊。沉淀物可用于进一步化学分析。⑤海因茨（Heinz）小体：含有不稳定血红蛋白的红细胞经体外活体染色（甲基紫或水晶紫）可证明包涵体的存在。该小体并非不稳定血红蛋白病所特有，它们亦出现在葡萄糖-6-磷酸脱氢酶缺乏症及相关疾病中。此试验的特异性及敏感性均低于热变性试验及异丙醇变性试验。

杂交试验 用于测定含有取代氨基酸的异常 Hb 多肽链。α 链、β 链在低 pH 条件下解离后与同样解离的犬 Hb 重新组合。淀粉凝胶电泳分析上述产物，有 4 种 Hb 人犬及 2 种杂交型。异常链可通过杂交型 Hb 电泳带位置改变进行识别。

肽分析 大多数实验室进行结构分析用自动层析柱分离肽片，异常肽片通过其变化的洗脱体积发现。单个肽片可从“印迹”洗下或柱子上收集，进行化学分析以测定氨基酸序列，一般用埃德曼（Edman）降解法或自动测序仪。肽分析及氨基酸序列技术一般只用于需精确识别或检测一个新的变异物。

珠蛋白合成速率测定 一般数值用 β 链活性与 α 链活性的比值表示。正常 Hb 中 β 链与 α 链比值接近 1。β-珠蛋白生成障碍性贫血患者比值降低，α-珠蛋白生成障碍性贫血患者比值升高。镰状细胞贫血、血红蛋白 C 病及血红蛋白 S 病患者该比值正常。该法简单、准确、应用广泛，对珠蛋白生成障碍性贫血或有异常血红蛋白的珠蛋白生成障碍性贫血的诊断及产前诊断均有意义。

（赖永榕）

miǎnyìqiúdànbái kèlóngxìng fēnxī

免疫球蛋白克隆性分析（clonal analysis of immunoglobulin）

用免疫学原理判断体液（血液、尿液、浆膜腔液等）中是否存在克隆性免疫球蛋白或其片段的检查方法。单克隆免疫球蛋白是由单克隆 B 细胞或浆细胞大量增殖产生的具有相同氨基酸顺序和蛋白质结构的免疫球蛋白分子或其片段，简称 M 蛋白，又称副蛋白、骨髓瘤蛋白、M 成分。临床上常见于多发性骨髓瘤（multiple myeloma，MM）、瓦氏巨球蛋白血症、重链病、原发性淀粉样变性、意义未明单克隆免疫球蛋白血症（monoclonal gammopathy of unidentified significance，MGUS）等淋巴细胞或浆细胞克隆增殖性疾病。

适应证 用于所有怀疑为意义未明单克隆免疫球蛋白血症、冒烟型或活动性 MM、孤立性浆细胞瘤及原发性系统性淀粉样变性等疾病的筛查、诊断和鉴别诊断；适用于上述疾病疗效评估、病情监测及预后判断。

检查方法 包括下述方法。

血清蛋白电泳 是一种既简单又廉价的 M 蛋白筛选方法，检测时用高分辨率琼脂糖凝胶电泳检测 M 蛋白。根据蛋白质分子量和等电点不同，该法将血清蛋白分成 5 个区带：白蛋白、α_1、α_2、β 和 γ 区带。各种免疫球蛋白是 γ 区的主要组分。M 蛋白在琼脂糖凝胶上呈现为致密、清晰的条带，在光密度扫描图上则显示为底窄峰尖的图形。浆细胞多克隆增殖时，各类免疫球蛋白均增加，相应的其他区带减少，多见于慢性肝病、结缔组织病、慢性感染或淋巴增殖性疾病等。由于 β 和 γ 区大量增殖，导致两区之间空隙消失，称为 γ-β 桥，又称 γ-β 联，扫描时 β 消失，出现一高而宽的 γ 峰。轻链型、不分泌型或 IgD 型 MM 患者常伴低丙种球蛋白血症，表现为 γ 成分减少（血清 IgG<6g/L），通过检测血清 IgG、IgA 和 IgM 水平可明确。

血清免疫固定电泳 1964 年阿丰索（Afonso）和威尔逊

(Wilson)分别建立了免疫固定电泳(immunofixation electrophoresis,IFE)技术,该法有较高的特异性和敏感性。IFE 仍是 M 蛋白鉴定的金标准。进行血清 IFE 时,待检血清至少分为 6 份样本同时进行电泳,一是作为参考,其他 5 份电泳后加不同的特异性抗体(抗 γ、抗 μ、抗 α、抗 κ 及抗 λ 抗体,若疑为 IgD 或 IgE 类型则用抗 δ 或抗 ε 抗体)进行抗原-抗体反应,以形成沉淀而固定在电泳介质醋酸纤维素膜上,洗去非结合蛋白并染色显示条带。确定 M 蛋白存在需同时具备两点:①血清标本仅与一种抗重链抗体形成一条狭窄完整的条带。②仅与一种抗轻链抗体形成一条狭窄完整的沉淀带,且该条带与抗重链抗体形成的沉淀带处于同一位置。IFE 是诊断和评估浆细胞疾病疗效的重要检测手段。

尿免疫固定电泳 尿 IFE 是鉴定尿 M 蛋白的标准方法。国际骨髓瘤工作组推荐所有浆细胞病患者同时行血、尿 IFE 鉴定,即使患者尿常规显示尿蛋白阴性、24 小时尿蛋白定量正常或浓缩尿标本蛋白电泳未显示单株峰条带。在 IFE 图谱上,与抗 κ 或 λ 抗血清之一形成一条清晰的条带是尿单克隆轻链的特征。

血清免疫电泳 将琼脂糖凝胶电泳和琼脂免疫双扩散相结合的免疫化学技术,1953 年由格拉巴(Grabar)和威廉姆斯(Williams)创立,作为免疫学的基本技术,曾作为异常免疫球蛋白诊断的常规方法。其原理是当有各种带电点的混合物在均匀电场中电泳时,由于静电荷不同,不同带电微粒或分子的移动速度不同,被分离于不同的区带。停止电泳,在电泳前方平行的位置挖沟,加入抗血清任其扩散进一步进行抗原-抗体反应,即可在相应位置上形成肉眼可见的沉淀弧。因为电泳时加样孔为圆形,被分离的抗原在各自区带仍大致保持圆形,在抗原-抗体相互扩散时,它们呈放射状扩散,而抗体弥散常呈直线状,这样形成的沉淀线一般均呈椭圆形弧状。根据对这些沉淀弧的分析,即可达到定性分析抗原(包括 M 蛋白)的目的。在技术上免疫电泳比 IFE 容易,且费用便宜,但敏感性较差。

血清游离轻链 指血清中无与免疫球蛋白重链结合的轻链。其检测可从量上判别轻链的克隆性,结合 IFE 和血清游离轻链(free light chains,FLC)检测,可提高 M 蛋白的检出率。20 世纪 90 年代中期有学者用多克隆抗体,用免疫比浊法检测血清 FLC,由于抗体与完整免疫球蛋白之间有交叉反应及游离轻链易形成多聚体,导致检测结果不准确。随后人们开发出针对轻链“隐藏区”表位(轻链通过二硫键与重链结合的表位)的免疫比浊法检测试剂,该试剂作为抗体只与 FLC 结合,而不与完整免疫球蛋白上的轻链结合,能检测每升数毫克水平的 FLC,是一种敏感性高、特异性强、快速方便的定量检测方法。运用上述检测方法,在诊断 MM 及单克隆免疫球蛋白增殖性疾病时,不需收集 24 小时尿液,但轻链淀粉样变性除外。在筛查轻链淀粉样变性时,即使包括血清 FLC 在内的血清学检测未发现 M 蛋白的证据,仍需进行尿免疫固定电泳。基线的血清 FLC 水平是浆细胞肿瘤主要预后指标。对寡分泌型 MM 和大多数曾被称为不分泌型 MM 患者,血清 FLC 检测有助于判断克隆性和监测病情。对淀粉样变性患者的疗效监测,血清 FLC 测定也比血清蛋白电泳和免疫固定电泳相更有优势。

尿 M 蛋白鉴定 对尿液中单克隆轻链的定性和定量诊断,是诊断和评价 MM 患者疗效的重要指标。

热试验法 本周蛋白是一种异常尿蛋白,在酸性条件下,加热至 40~60℃ 时产生沉淀,继续加热至 100℃ 时沉淀溶解,再度冷却至 40~60℃ 时沉淀重新出现。该试验的假阳性主要见于肾功能不全者,由于肾小管重吸收减少,多克隆轻链从尿液中排泄增多,热试验也可呈阳性反应。不推荐热试验用于本周蛋白的鉴定。

浸渍片法 是检测尿蛋白常用的筛选方法,但对本周蛋白不敏感。

磺基水杨酸法 试验原理为在略低于蛋白质等电点的 pH 条件下,蛋白质带有正电荷的氨基与带负电荷的磺基水杨酸根相结合,形成不溶性蛋白质盐而沉淀。该试验可检测到白蛋白、球蛋白、本周蛋白、多肽和蛋白酶的存在。检测蛋白尿的敏感性为 0.05~0.10g/L。青霉素及其衍生物、甲苯磺丁脲的代谢产物、磺胺异噁唑的代谢产物和一些对比剂可导致假阳性。

尿蛋白电泳 尿 M 蛋白在琼脂糖凝胶电泳时呈现一致密而局限的条带,密度扫描显示为底窄峰尖的图形。该法可作为尿 M 蛋白的筛选手段,但不能完全确定轻链的单克隆属性,亦无法明确轻链类型。

临床意义 血清蛋白电泳和 IFE 技术的出现奠定了浆细胞病的诊断基石,尿 M 蛋白鉴定是对尿液中单克隆轻链的定性和定量诊断,都是诊断和评价浆细胞病患者疗效的重要指标。血清 FLC 检测比血清蛋白电泳和 IFE 技术敏感性更高、操作更简便。除轻链淀粉样变性外，血清 FLC 可取代 24 小时尿 IFE 对单克隆蛋白的筛查。血清 FLC 对克隆性轻链的判断不受肌酐水平影响。国际骨髓瘤工作组（International Myeloma Working Group，IMWG）已颁布血清 FLC 的临床指南。建议将血清 FLC 检测、血清蛋白电泳和血清 IFE、尿 M 蛋白鉴定相结合，作为浆细胞恶性增殖性疾病的敏感检测指标。

（侯　健）

róngxuè jiǎnchá

溶血检查（hemolysis test）

直接或间接反映红细胞破坏过多的检查方法。溶血性贫血患者除贫血外，常伴黄疸、胆结石、尿色加深和肝脾大等。实验室检查贫血同时伴骨髓红细胞造血旺盛征象和红细胞破坏增多的证据，如外周血网织红细胞增多、嗜多色红细胞增多、骨髓红系造血旺盛，血液生化检查乳酸脱氢酶（LDH）水平明显增高、非结合胆红素明显增高，血清游离血红蛋白增高、结合珠蛋白下降等。临床上常根据患者个体溶血表现不同而选用不同的分类方法，以更便捷地进行诊断。溶血性贫血和代偿性溶血状态除是否贫血及红细胞寿命缩短程度不同外，其临床表现和血液学改变相似，因此溶血检查方法一致。

适应证　①临床上所有疑诊溶血性贫血、不明原因黄疸、肝脾大、易栓症和骨髓造血衰竭者。②药物、感染伴发贫血和一过性再障危象者。③遗传性溶血性贫血患者家族成员筛查。④判断红细胞破坏场所，决定脾功能亢进患者是否行脾切除。⑤遗传性溶血性贫血高发区婚前检查。

禁忌证　无明确禁忌证。

检查方法　包括红细胞破坏增加和代偿性生成加速两方面。溶血性贫血的诊断一经确立，应根据患者临床及溶血特征，选用更为特异性的实验方法以最终确定特定的溶血性贫血。

红细胞破坏增加的证据　包括以下几方面。

血清胆红素　外周血胆红素含量取决于胆红素来源与肝脏处理胆红素的能力。溶血性贫血时血清胆红素水平增高，但也可在正常范围，升高的胆红素主要是非结合胆红素，而结合胆红素正常，尿中胆红素不增多。新生儿期和有肝功能异常的溶血性贫血，血清胆红素明显升高，其他溶血患者>85.5μmol/L 者少见。

血清 LDH　溶血性贫血时 LDH 水平增高，可能与红细胞破坏时该酶由细胞释出有关，血清 LDH 增高并非溶血性贫血特有，伴组织损伤的其他疾病也可升高。

血清结合珠蛋白　由肝脏间质细胞合成，其血浆半衰期为 3.5～5 天。血管内结合珠蛋白可与血红蛋白不可逆性结合，形成非共价复合物。此时半衰期明显缩短至 9～30 分钟。尽管结合珠蛋白与血红蛋白的结合仅在血管内进行，但血管内溶血与血管外溶血都可伴该蛋白的耗竭。伴骨髓无效造血的其他疾病也可出现结合珠蛋白减低。结合珠蛋白的含量根据其结合血红蛋白的能力而确定，但某些结合珠蛋白与血红蛋白的结合力很弱，因此某些人的结合珠蛋白的实际含量虽不低，但测定值可低至 25mg/L。结合珠蛋白是急性期蛋白，在炎症、感染、烧伤、肾病、结缔组织病、胆道梗阻、慢性动脉疾病、心肌梗死、肿瘤等情况时可增高，而在肝病和遗传性结合珠蛋白缺陷时可减低。因此，在有上述疾病存在时，对血清结合珠蛋白测定值的意义应谨慎解释。

红细胞寿命　红细胞寿命测定是确定溶血性贫血的最直接指标，但测定方法繁琐、耗时。临床通过仔细分析患者病史及查体资料、血常规、网织红细胞计数及胆红素水平等，多能较准确地判断是否溶血性贫血，简便易行，而加测红细胞寿命对诊断多不能提供更多帮助。因此，临床很少用该法进行溶血诊断。

一氧化碳生成　内源性一氧化碳生成分析可精确估算血红素代谢情况。溶血性贫血时内源性一氧化碳生成可增加至正常的 2～10 倍。该项目检测方法繁琐，临床较少使用。

粪尿胆原　溶血性贫血时粪尿胆原排出增多，该法测定用于判断溶血性贫血受影响因素较多，故要求条件严格，临床很少使用。

血红蛋白血症　正常人衰老红细胞 10%～20% 在血管内主要以碎裂形式破坏，这些缓慢释放进入血浆中的血红蛋白几乎全部与结合珠蛋白结合，最后经肝代谢。正常人血浆中游离血红蛋白<10mg/L。绝大多数遗传性溶血性贫血血浆游离血红蛋白水平正常；严重的获得性免疫性溶血性贫血血浆游离血红蛋白浓度可升高，有时可达 1000mg/L。血浆游离血红蛋白浓度>10 000mg/L 仅见于血管内溶血。

血红蛋白尿　游离血红蛋白分子量较小，可经肾小球滤过。若血浆中游离血红蛋白超过结合珠蛋白所能结合的量，多余的血红蛋白便可经肾小球滤过形成血红蛋白尿，尿色呈淡粉红色、深红色或可乐色。血红蛋白尿可通过尿隐血试验和分光镜检查证实。某些药物和食物摄入也可使尿色加深，黄疸及卟啉病患者尿色也可改变，但尿隐血试验阴性。血红蛋白尿与血尿（尿中有形态完整红细胞）经显微镜检查易区分。因肌红蛋白尿也可使尿色加深、尿隐血试验阳性，故应注意鉴别。肌红蛋白尿的发生与大量肌肉创伤、溶解有关，常有相应病史支持。肌红蛋白分子量小，不与结合珠蛋白结合，能很快经肾小球滤过，故血液中无积聚，血浆颜色正常，血清结合珠蛋白水平不降低，血清胆红素也不增高，可与血红蛋白尿鉴别。

含铁血黄素尿　血红蛋白经肾小球滤过后可被近曲小管重吸收，血红蛋白沉积于肾小管上皮细胞内被分解为铁蛋白和含铁血黄素。肾小管上皮细胞脱落随尿排出即成为含铁血黄素尿，是近期曾出现过血红蛋白血症的有力证明。含铁血红素尿多见于慢性血管内溶血，其中以阵发性睡眠性血红蛋白尿症（paroxysmal nocturnal hemoglobinuria，PNH）尤为多见。急性血管内溶血发生血红蛋白尿数天后才可出现含铁血黄素尿，但停止溶血后仍可持续阳性数天。慢性血管内溶血，如PNH，尽管血红蛋白尿间断发作，但含铁血黄素尿可持续阳性。

高铁血红素白蛋白血症　若血浆游离血红蛋白大量增加，其中部分血红素与血浆中白蛋白结合形成高铁血红素白蛋白，后者可在循环血中存在数天，由单核-巨噬细胞系统代谢转变为胆红素。正常人血浆中无高铁血红素白蛋白，它的出现提示存在血管内溶血。若血浆存在高铁血红素白蛋白，血清可呈金黄色或棕色，可用分光光度计或用醋酸纤维素膜电泳法测定血清结合珠蛋白时同时测出。

尿铁含量　正常尿铁含量<0.1mg/d，血管内溶血时可增至3~11mg/d。检测尿铁含量主要用于监测祛铁治疗效果，较少用于溶血性贫血。

红细胞代偿性生成加速　急性溶血3~6天后和所有慢性溶血均表现为红细胞加速生成的实验室证据，后者同样见于失血及造血原料缺乏性贫血补充相应原料后。

骨髓红系代偿性增生　骨髓涂片突出表现为红系增生，有丝分裂象多见，有核红细胞比例明显增高，粒红比例降低甚至倒置。慢性溶血患者体内叶酸储存耗竭后，骨髓象可有类似巨幼细胞贫血的表现，长期有血红蛋白尿者失铁多，可伴缺铁的形态学改变。

网织红细胞增多　网织红细胞计数是最方便、最常用的反映骨髓红系造血功能的参数。溶血性贫血时网织红细胞比例增高，多在5%~20%，急性溶血甚至可高达50%~70%。溶血性贫血时网织红细胞绝对值常>100×10^9/L。

以百分率计算网织红细胞常不能正确反映骨髓红系统造血状态，还需加以校正。也可以网织红细胞比例（%）乘红细胞计数值，求网织红细胞绝对值。由于外周血网织红细胞数量除取决于骨髓红系造血旺盛程度外，还与网织红细胞从骨髓向外周血释放的早晚和快慢有关，释放越早越快，血中网织红细胞越多。因此将释放因素加以考虑，进行二次校正获得的外周血网织红细胞值更能真实反映骨髓红系造血状况。正常情况下网织红细胞在骨髓中生成后需再经3天进一步成熟后才释放入血循环，在末梢血中再经过1天才成为完全成熟的红细胞。某些情况下（特别是溶血性贫血），骨髓中红系代偿性增生，网织红细胞生成及释放均增快，此时末梢血中网织红细胞不仅多，而且因为离开骨髓较早，所以更较年轻，外周血中等待完全成熟所需要时间也比正常网织红细胞长，即以网织红细胞的形式在末梢血中存在的时间比正常情况长。贫血越重，年轻红细胞从骨髓中释出越早，外周血中成熟所需要时间越长。一般可在外周血中成熟时间为2天对溶血性贫血的网织红细胞进行二次校正。

红细胞形态改变　溶血性贫血时红细胞生成代偿性增加，外周血出现有核红细胞和带有核残余物的红细胞（如胞内有包涵体如豪-焦小体），成熟红细胞大小不等、形状不一，出现嗜多色红细胞和嗜碱性点彩红细胞。由于红细胞过早自骨髓中释放，以及红细胞生成素刺激红细胞合成血红蛋白增加，溶血性贫血时外周血中大红细胞常明显增加。溶血性贫血常伴中性粒细胞和血小板计数增多，急性溶血时更明显。长期有血红蛋白尿者失铁多，红细胞可有中心淡染区扩大等缺铁表现。

红细胞糖化血红蛋白及肌酸含量测定　血红蛋白β链N末端与葡萄糖结合成糖化血红蛋白。红细胞中糖化血红蛋白含量取决于血糖浓度，但也与红细胞年龄有关，红细胞越年轻，含量越低。因此，外周血红细胞糖化血红蛋白减低，也说明年轻红细胞比例增高，反映骨髓红系增生旺盛，红细胞生成释放加快，是溶血的一个间接参考依据。红细胞内肌酸与有核红细胞发育过程中蛋白质合成的供能机制有关，红细胞越年轻，肌酸含量越高。红细胞肌酸含量增高也有助于溶血的诊断。

用于诊断特定溶血性贫血的实验检查　包括以下几方面。

红细胞形态异常　光学显微镜红细胞形态检查用于溶血性疾病的诊断最简便实用，某些特殊形态异常检出常提示诊断或明显缩小疾病诊断范围，这在遗传性红细胞膜病和血红蛋白病诊断表现尤为突出。外周血红细胞形态及对溶血性贫血的提示意义如下（表1）。

库姆斯（Coombs）试验　又称抗人球蛋白试验，用于诊断免疫性溶血性贫血，阳性表明红细胞膜上有自身抗体和（或）补体（主要为 IgG、C3）。该试验分直接试验和间接试验两部分。直接试验是以患者红细胞加 Coombs 试剂后在 37℃温育，发生红细胞凝聚即阳性，表示红细胞表面有自身抗体 IgG 和（或）C3。间接试验是以正常 O 型 Rh（+）红细胞与患者血清在 37℃温育，血清中自身抗体可被吸附于正常红细胞表面，再以此细胞做试验，步骤同直接试验。若发生红细胞凝聚即间接 Coombs 试验阳性，表明患者血清中有较多自身抗体。多数自身免疫性溶血性贫血患者直接 Coombs 试验阳性，2%～5%患者由于红细胞膜上自身抗体量较少也可出现阴性结果。高度怀疑免疫性溶血性贫血而直接 Coombs 试验阴性者，还可用更敏感的分析方法检测红细胞膜结合抗体，如补体固定抗球蛋白消耗分析、酶联抗球蛋白试验、放射性核素标记抗 IgG 和流式细胞术法。间接 Coombs 试验不敏感，其阴性并不能说明血清中无自身抗体。需注意，偶尔正常人也可 Coombs 试验弱阳性，而 34%无溶血证据的获得性免疫缺陷综合征患者可阳性。

红细胞渗透脆性试验　用于检测红细胞对渗透压溶血的抵抗能力，将红细胞加入不同浓度的低张盐水溶液中，测定红细胞的溶解情况。红细胞渗透脆性增加见于遗传性球形红细胞增多症，也可见于免疫性溶血性贫血和其他溶血性贫血。孵育后的红细胞渗透脆性试验诊断遗传性球形红细胞增多症更敏感，若临床考虑该病而红细胞渗透脆性试验正常，应进行孵育后试验以进一步验证。激光衍射黏度计检测红细胞可塑性结合形态学也可用于遗传性红细胞膜异常溶血性贫血和镰状细胞贫血。

酸化甘油溶血试验　红细胞在一定浓度甘油试剂中溶解速度的不同，导致溶解率在 50%的时间不同（$AGLT_{50}$），作为遗传性球形红细胞增多症的筛选试验。$AGLT_{50}$ 时间缩短还见于自身免疫性溶血性贫血、遗传性胎儿血红蛋白持续、丙酮酸激酶缺乏症、严重葡萄糖-6-磷酸脱氢酶缺乏症、妊娠妇女、透析治疗中慢性肾衰竭和骨髓增生异常综合征。

伊红-5-马来酰亚胺（EMA）结合试验　用流式细胞术进行。遗传性球形红细胞增多症 EMA 标记红细胞荧光强度减低。该法用于诊断遗传性球形红细胞增多症敏感性 92.7%，特异性 99.1%。

外周血细胞 CD55 和 CD59 检测　以往诊断 PNH 的实验检查依赖于哈姆（Ham）试验、热溶血试验、糖水溶血试验及补体敏感试验等，方法多不敏感或出现假阳性，不同实验室间也难以标准化统一。流式细胞术检测外周血红细胞、粒细胞 CD55 和 CD59 表达是最敏感、最可靠的 PNH 的检查诊断指标，不仅能准确提示 PNH 细胞克隆大小，还可量化锚联蛋白缺失程度，检测方法方便快速，已取代上述的传统检查（图）。

荧光标记灭活毒素气溶素与细胞膜锚蛋白结合更特异、更敏

表1　外周血红细胞形态及对溶血性贫血的提示意义

异常红细胞形态	临床意义
球形红细胞	遗传性球形红细胞增多症、温抗体型自身免疫性溶血性贫血、烧伤、低磷血症、新生儿溶血症、某些化学品中毒等
椭圆形红细胞	遗传性椭圆形红细胞增多症
口形红细胞	遗传性口形红细胞增多症、酒精性肝病
靶形红细胞	珠蛋白生成障碍性贫血、血红蛋白C病、血红蛋白D病、血红蛋白E病、梗阻性黄疸、脾切除术后
镰状红细胞	镰状细胞贫血
棘刺红细胞	无β脂蛋白血症、肝硬化
咬缺红细胞（水泡红细胞）	葡萄糖-6-磷酸脱氢酶缺乏症
破碎红细胞	微血管病性溶血性贫血、机械创伤性溶血
锯齿状红细胞	尿毒症、脾切除术后、微血管病性溶血性贫血、丙酮酸激酶缺乏症
HbH 小体（$β_4$ 包涵体）	血红蛋白H病
红细胞凝集	冷凝集素综合征

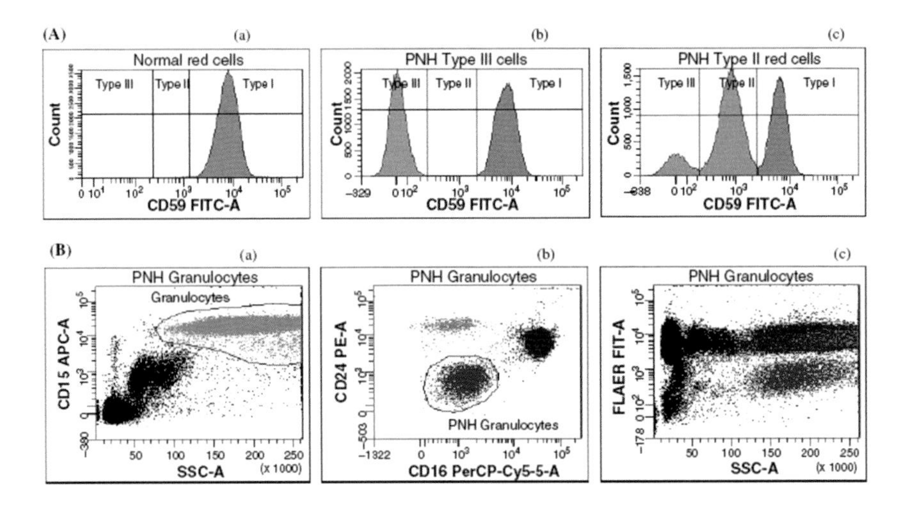

图　流式细胞术检测红细胞（A）和粒细胞（B）PNH 克隆

感，用于诊断 PNH 优于 CD59 表达检测。

其他检查　①血红蛋白病：可做血红蛋白电泳、抗碱血红蛋白测定、不稳定血红蛋白测定、血红蛋白肽链鉴定、血红蛋白结构分析等。随着生物化学和分子生物学技术的进步，还可对血红蛋白病进行基因分析，做产前诊断。②葡萄糖-6-磷酸脱氢酶缺乏症：可做高铁血红蛋白还原试验、还原型谷胱甘肽稳定试验、海因茨（Heinz）小体生成试验、测定红细胞内该酶活性及理化特性。③冷热溶血试验：即多纳特-兰德施泰纳（Donath-Landsteiner）试验，简称 D-L 试验，用于诊断阵发性冷性血红蛋白尿症。④红细胞酶缺乏：丙酮酸激酶活性测定、嘧啶-5′-核苷酸酶测定等。⑤包涵体生成试验：主要用于检测血红蛋白 H 病。在不稳定血红蛋白病，该试验也可呈阳性，但孵育时间在 24 小时才会出现。⑥热变性试验和异丙醇试验：主要用于检测不稳定血红蛋白病。血红蛋白 H 病亦可呈阳性。⑦碱变性试验和血红蛋白电泳：用于诊断地中海贫血综合征和其他血红蛋白病。

临床意义　溶血检查用于诊断溶血性贫血。其诊断可分两步进行：首先确定是否为溶血性贫血，然后确定是何种溶血性贫血或原因。

确定是否为溶血性贫血　诊断溶血性贫血最直接、最可靠的证据是确定红细胞寿命缩短。但由于放射性核素实验技术操作繁琐、观察时间长，临床并不适用。多以测定红细胞破坏过多和代偿性红细胞造血增加指标推断红细胞寿命缩短，诊断溶血。除少数反映血管内红细胞破坏增多指标外，这些检测指标对于溶血性贫血多不特异，且受影响因素较多，应用时应密切结合患者临床特征谨慎解释，以免漏诊和误诊。

贫血和网织红细胞增高是提示溶血性贫血简便而重要的线索。慢性溶血性贫血患者除表现有红细胞破坏过多的临床与实验室证据外，骨髓代偿性红细胞生成加速的各种表现常也较典型，诊断不难。急性溶血发生后的前 2 天内，代偿性红细胞造血增加的征象缺如或不明显，若患者贫血发生急骤、血红蛋白快速下降，除外失血性贫血和血液稀释后尽管网织红细胞不明显增高也应考虑溶血性贫血。若患者同时有血红蛋白尿和其他血管内溶血临床和实验室证据，诊断多也不难。

失血性贫血和造血原料缺乏所致贫血，补充造血原料后不久贫血尚未纠正，骨髓红系有效造血已明显增加，此时也可同时表现贫血和网织红细胞增多，详细询问病史、查体易识别。上述两种情况的贫血患者也多无黄疸，造血原料缺乏贫血治疗后网织红细胞增高伴血红蛋白上升，而非贫血加重，可与溶血性贫血区分。营养性巨幼细胞贫血骨髓红系无效造血较明显，红细胞原位溶血增多，患者出现轻度巩膜黄染，经叶酸、维生素 B_{12} 治疗后短时间内可同时表现有贫血、黄疸和网织红细胞增多，应与溶血性贫血鉴别。

无效性红细胞生成所致贫血也常伴黄疸和骨髓红系明显增生，但外周血网织红细胞绝对值不增高，网织红细胞比例正常或可增高，但增高不明显，与患者贫血程度和骨髓红系增生程度不成比例。尤其易误诊为溶血性贫血的情况见于体腔或组织内出血。患者贫血发生快，随之出现网织红细胞增多，存在体内的血红蛋白分解产物再吸收致使血清非结合胆红素水平也升高，与典型溶血性贫血非常相似。与溶血性贫血鉴别依赖于仔细病史询问和全身查体，找出基础疾病和出血部位。该类型的失血性贫血临床表现与急性溶血贫血相似，出血局部症状常表现更突出，实验室检查则缺乏血管内溶血的特征表现。

某些先天性胆红素代谢异常和其他血液系统疾病也需与溶血性贫血鉴别（表 2）。某些伴发疾病或异常可使溶血性贫血表现不典型，尤其这些因素影响骨髓红

表 2 易误诊为溶血性贫血的疾病及状况

同时有贫血和网织红细胞增多	出血、造血原料缺乏性贫血治疗恢复期、骨髓造血衰竭恢复期
同时有贫血和黄疸	无效性红细胞生成（原位溶血）、体腔或组织内出血
黄疸无贫血	胆红素结合缺陷、克里格勒-纳贾尔（Crigler-Najjar）综合征、吉尔伯特（Gilbert）综合征
骨髓浸润	原发性骨髓纤维化、骨髓转移瘤
肌红蛋白血症	

系造血，网织红细胞可增多不明显或不增多，甚至减少或缺如，如伴造血原料缺乏、PNH、基础病影响骨髓造血、一过性再障危象、自身免疫性溶血性贫血自身抗体作用于骨髓幼红细胞等，易漏诊溶血性贫血，应注意识别。

确定是何种溶血性贫血 确定溶血性贫血后尚需根据病史、查体、外周血细胞参数分析及血涂片形态观察，结合直接 Coombs 试验进行过筛分析，将患者分为五类，然后再根据不同类别中患者个体情况选择进行适当检测方法，得出结论，并最终确诊。经过上述系统检查仍不能确定是何种溶血性贫血或溶血原因，患者很可能是某些少见的红细胞酶缺乏，确诊需进行特殊分析，十分困难。①有明显感染、化学毒物接触、服用某些药物、大面积烧伤等病史者，诊断基本上已经很明确。②Coombs 试验阳性表示自身免疫溶血性贫血，可进一步做检查：血清免疫学试验以明确抗体性质（温抗体、冷抗体，免疫球蛋白类型、亚类和补体），查明原发病性质，如系统性红斑狼疮、淋巴瘤等。③Coombs 试验阴性而血涂片出现球形细胞，考虑遗传性球形红细胞增多症，进一步做红细胞在 37℃ 温育后的渗透脆性试验及酸化甘油溶血试验等。④家族中若发现有同样疾病患者有助于诊断，但家族史阴性并不排除此病。红细胞形态有特殊改变，如靶形红细胞，提示珠蛋白生成障碍性贫血、血红蛋白 E 病、血红蛋白 C 病等，进一步做血红蛋白电泳、血红蛋白碱变性试验、血红蛋白 H 包涵体检查等。家族调查亦有助于诊断。椭圆形细胞，提示遗传性椭圆形细胞增多症。盔形或碎裂细胞，表示机械性溶血性贫血，进一步查明原发病。镰形细胞，表示镰状细胞贫血，可进一步做镰变试验、血红蛋白电泳等。⑤红细胞形态无异常，Coombs 试验阴性。这一类中还有多种溶血性贫血，常需进一步做一些特异性或筛选试验，如流式细胞术检测外周血细胞 CD55 和 CD59 表达，或 Ham 试验用于诊断或除外 PNH。异丙醇试验及（或）热变性试验，阳性结果表示不稳定血红蛋白。高铁血红蛋白还原试验或荧光点试验，阳性结果表示葡萄糖-6-磷酸酶缺乏。丙酮酸激酶活性测定、葡萄糖-6-磷酸酶活性测定、嘧啶-5′-核苷酸酶测定，若活性降低至正常以下，可确诊为相应红细胞酶缺乏。

（张凤奎）

chūxuè shíjiān cèdìng

出血时间测定（measure ment of bleeding time） 检测在一定条件下人为刺破皮肤毛细血管后从血液自然流出到自然停止所需时间的试验。检测方法用模板法。参考值为（6.9±2.1）分钟。出血时间延长见于血小板数量异常、血小板质量缺陷，血管性血友病、低（无）纤维蛋白原血症和弥散性血管内凝血等，还见于血管疾病，如遗传性出血性毛细血管扩张症。

（王学锋）

āsīpǐlín nàiliàng shìyàn

阿司匹林耐量试验（aspirin tolerance test，ATT） 检测服用一定量阿司匹林后出血时间是否延长的试验。服用阿司匹林后出血时间较服药前延长>2 分钟者为阳性。该试验有助于轻型血小板病和血管性血友病的诊断。

（王学锋）

xuèguǎnxìng xuèyǒubìng yīnzǐ cèdìng

血管性血友病因子测定（detection of von Willebrand factor）

检测血管性血友病因子抗原及其活性等以了解血管内皮细胞功能的试验。血管性血友病因子（von Willebrand factor，vWF）是第 12 号染色体短臂编码的糖蛋白。vWF 可同时与胶原纤维和血小板结合，血管破裂时大量血小板以 vWF 为介导，黏附在胶原纤维上，形成血栓，得以止血。vWF 是一种重要的血浆成分，在止血过程中主要有两种作用：①与血小板膜糖蛋白（glycoprotein，GP）Ⅰb-Ⅸ复合物及内皮下胶原结合，介导血小板在血管损伤部位黏附。②与因子Ⅷ（FⅧ）结合，作为载体有稳定 FⅧ的作用。vWF 也能结合 GP Ⅱb-Ⅲa，参与血小板的聚集过程。

正常人血浆 vWF 浓度约为 10mg/L。在内皮细胞受刺激或损伤及机体处于应激状态时，血浆 vWF 水平升高。vWF 及某些止血与纤溶成分都是血栓性疾病的独立危险因素。相反，若 vWF 基因发生缺失、插入点突变、剪切点替换或提前形成转录终止信号，导致血浆 vWF 量显著减低或有质的缺陷，不能完成其正常的止血功能，即为血管性血友病（von Willebrand disease，vWD）。

参考值 ①血浆的血管性血友病因子抗原（vWF：Ag）：41.1%~125.9%（O 型）；61.3%~157.8%（其他血型）。②vWF 活性（vWF：A）：38.0%~125.2%（O 型）；49.2%~169.7%（其他血型）。③血浆瑞斯托霉素辅因子活性（vWF：RC）、vWF 胶原结合试验（vWF：CBc）、vWF：FⅧBC：70%~150%。瑞斯托霉素诱导的血小板聚集（Ristocetin-induced platelet aggregation，RIPA）：> 20%（瑞斯托霉素浓度为 0.5g/L）及 > 60%（瑞斯托霉素浓度为 1.5g/L）。④多聚体分析：正常人及 1 型 vWD 患者的 vWF 多聚体结构为分子量从大至小的序列，可多至 15~17 条区带。

临床意义 其检测主要用于以下疾病。

遗传性 vWD 或获得性 vWD ①vWF：Ag：1 型患者可减低至 5%~30%，2 型患者可减低或正常，3 型患者可完全缺乏或很少。在自身免疫病中出现特异性 vWF 的自身抗体也可导致严重的获得性 vWD。②vWF：A/vWF：Ag 和 FⅧ：C/vWF：Ag 比值：若 vWF：Ag 减低，两个比值均接近于 1 时（以 0.7 为临界值），可诊断为 1 型 vWD。若 vWF：A/vWF：Ag 比值<0.7，多为 2 型 vWD。③多聚体异常：1 型正常，2 型可正常或异常，3 型无多聚体。④ RIPA：vWD 患者缺乏 vWF：RC 活性，RIPA 减低或无凝集；2B 型患者血小板膜 GPⅠb 与 vWF 结合增强，血浆中的 vWF 与血小板自发结合，用高浓度（1.5g/L）瑞斯托霉素时 RIPA 增高，低浓度（0.5g/L）时 RIPA 也 > 20%；2N 型 RIPA 正常，vWF：FⅧBC 下降。⑤vWF：RC：除 2B 型可正常外，其余亚型均减低。

血栓性疾病 vWF：Ag 显著升高。

急性时相反应 vWF 是一种急性时相蛋白，在类风湿关节炎、血管炎、恶性肿瘤、器官移植后、大手术后等情况时显著升高。

（王学锋）

nèipísù-1 cèdìng

内皮素-1 测定（detection of endothelin 1） 检测血浆内皮素-1 水平以了解血管内皮细胞功能的试验。内皮细胞受到刺激合成并释放血浆内皮素-1（endothelin 1，ET-1），其调控主要在基因转录水平。刺激 ET-1 合成的因素包括肾上腺素、血栓素、血管加压素、血管紧张素、胰岛素、细胞因子、血管壁剪切力与压力的变化及缺氧等理化因素，刺激 ET-1 合成的过程需要有 Ca^{2+} 的参与。抑制 ET-1 合成的因素有一氧化氮、前列环素、心房利钠尿肽及肝素等。ET-1 在血浆中的半衰期很短（<5 分钟），很快与组织上的受体结合，其清除部位主要在肺和肾，ET 降解酶很快将其分解。参考值为<5ng/L。其水平升高可见于血栓性疾病及弥散性血管内凝血等。

（王学锋）

níngxuèméitiáojiédànbái cèdìng

凝血酶调节蛋白测定（detection of thrombomodulin） 检测凝血酶调节蛋白抗原及其活性以了解血管内皮细胞功能的试验。血浆凝血酶调节蛋白（thrombomodulin，TM）为一单链的跨膜糖蛋白，与凝血酶结合后可降低凝血酶的凝血活性，加强其激活蛋白 C 的活性。被激活的蛋白 C 有抗凝作用。因此，TM 是使凝血酶由促凝转向抗凝的重要血管内凝血抑制因子。TM 在调节血栓形成过程中作用复杂，它在不同水平通过不同机制调节机体凝血与抗凝的平衡，并可作为细胞黏附分子的一员，参与调控肿瘤细胞的增生和侵袭。血浆凝血酶调节蛋白抗原（TM：Ag）为 20~35μg/L，血浆凝血酶调节蛋白活性（TM：A）为 68%~120%。血浆 TM 减低见于 TM 缺乏症。累及血管内皮损伤的疾病，血浆 TM 可增高，且与血管性血友病因子增高呈正相关。

（王学锋）

6-tóng-qiánlièxiànsù $F_{1α}$ cèdìng

6-酮-前列腺素 $F_{1α}$ 测定（detection of 6-keto-prostaglandin $F_{1α}$） 检测 6-酮-前列腺素 $F_{1α}$ 水平以了解血管内皮细胞功能的试验。正常生理状态下，前列环素（PGI_2）和血栓素 A_2 在血浆中的浓度保持相对恒定。PGI_2 半衰期短（2~3 分钟），迅速转化为 6-酮-前列腺素 $F_{1α}$，故测定 6-酮-前列腺素 $F_{1α}$ 完全可代表 PGI_2。其参考值为（17.9±7.2）ng/L。先天性花生四烯酸代谢缺陷或口服阿司匹林，6-keto-$PGF_{1α}$ 或去甲基 6-keto-$PGF_{1α}$ 可显著减低。血栓性疾病者可明显减低。

（王学锋）

qùjiǎjī 6-tóng-qiánlièxiànsù $F_{1α}$ cèdìng

去甲基 6-酮-前列腺素 $F_{1α}$ 测定（detection of DM-6-keto-prostaglandin $F_{1α}$） 检测去甲基 6-酮-前列腺素 $F_{1α}$ 水平以反映血管内皮细胞功能的试验。见 6-酮-前列腺素 $F_{1α}$ 测定。

（王学锋）

xuèguǎnxìng xuèyǒubìng yīnzǐ lièjiě dànbáiméi huóxìng jiǎncè

血管性血友病因子裂解蛋白酶活性检测（detection of von Willebrand factor cleavage protein） 检测血浆和血清血管性血友病因子裂解蛋白酶活性以了解血管内皮细胞功能的试验。血管性血友病因子裂解蛋白酶（von Willebrand factor cleavage protein，vWF-CP）是一种大分子量的单链糖蛋白，属金属蛋白酶亚家族，可预防微血管内血小板血栓形成。参考值：血浆和血清血管性血友病因子功能（vWF：CBA）检测分别为2.1%～40.5%（21.9%±9.2%）和2.4%～52.0%（20.5%±10.8%）。此检查可用于以下疾病检测。①血栓性血小板减少性紫癜-溶血性尿毒症综合征：vWF：CBA结果为48.1%～96.5%（78.2%±20.0%），反映患者vWF-CP明显降低。②血管性血友病（von Willebrand disease，vWD）：1型患者vWF：Ag/vWF：CBA比值≈1.0；2型vWF：Ag/vWF：CBA比值>2.0；3型vWF：Ag与vWF：CBA都极低，其vWF：Ag/vWF：CBA比值有可变性。③恶性肿瘤：vWF-CP活性水平显著低于正常人，伴远处转移者更低。

（王学锋）

kěróngxìng nèipíxìbāo dànbái C shòutǐ jiǎncè

可溶性内皮细胞蛋白C受体检测（detection of soluble endothelial protein C receptor） 检测可溶性内皮细胞蛋白C受体水平以了解血管内皮细胞功能的试验。可溶性内皮细胞蛋白C主要由血管内皮细胞分泌产生，是蛋白C系统重要组成成分之一，也是反映血管内皮细胞功能的重要标志。血浆可溶性内皮细胞蛋白C受体参考值为（115.2±20.7）μg/L。其增高反映血管损伤和抗活化蛋白C抗凝作用。

（王学锋）

xuèxiǎobǎn jùjí shìyàn

血小板聚集试验（platelet aggregation test） 富含血小板的血浆中加入诱聚剂以检测血小板之间相互黏着能力的试验。诱聚剂包括腺苷二磷酸（ADP）、胶原（COL）、花生四烯酸（AA）、肾上腺素（EPI）、瑞斯托霉素（RIS）等，血小板发生聚集反应致其血浆浊度减低，透光度增加。将此光浊度变化记录于图纸上，形成血小板聚集曲线。根据血小板聚集曲线中透光度的变化了解血小板聚集功能。血小板膜上存在着ADP特殊受体，ADP可使血小板聚集。ADP主要来源于血管损伤部位发生血小板黏附后的损伤组织和红细胞释放，但主要是由血小板释放内源性ADP使血小板聚集，若血小板释放内源性ADP量不足或不能释放，血小板解聚而恢复正常形态。

参考值 最大聚集率：①ADP（1.0mmol/L）为62.7%±16.1%，ADP（0.5mmol/L）为37.4%±14.3%。②COL（3mg/L）为71.7%±19.3%。③AA（20mg/L）为69%±13%。④EPI（0.4mg/L）为67.8%±17.8%；RIS（1.5g/L）为87.5%±11.4%。

临床意义 可用于以下疾病检测。①遗传性血小板功能缺陷病：血小板无力症，ADP、COL、AA诱导的血小板聚集减低或不聚集，RIS诱导的血小板聚集（Ristocetin-induced platelet aggregation，RIPA）正常；巨血小板综合征，ADP、COL、AA诱导的血小板聚集正常，但RIPA减低或不聚集；血小板贮存池缺陷症，致密颗粒缺陷时ADP诱导的血小板聚集减低，COL和AA诱导的聚集正常；α颗粒缺陷时血小板聚集正常；血小板花生四烯酸代谢缺陷症，ADP诱导的血小板聚集减低，COL和AA均不能诱导血小板聚集，RIPA正常。②获得性血小板功能缺陷症：可见血小板聚集功能减低。③药物影响：抗血小板药可显著抑制血小板聚集功能。④血栓前状态与血栓性疾病：即使用低浓度诱导剂也可致血小板明显聚集。

（王学锋）

xuèxiǎobǎnmó tángdànbái jiǎncè

血小板膜糖蛋白检测（test of platelet glycoprotein） 检测血小板膜糖蛋白以评价血小板功能和活化状态的试验。血小板膜糖蛋白（glycoprotein，GP）分为质膜糖蛋白和颗粒膜糖蛋白，前者包括GPⅠb-Ⅸ-Ⅴ、GPⅡb-Ⅲa、GPⅠa-Ⅱa等，后者包括CD62P和CD63。CD62P又称P选择素、血小板α颗粒膜蛋白-140（granular membrane protein-140，GMP-140），在未活化的血小板上，CD62P分子仅表达于颗粒膜上。活化后CD62P分子在质膜呈高表达。CD63在静止血小板仅分布于溶酶体膜，血小板活化后随脱颗粒而表达在血小板膜表面。因此，CD62P和CD63在质膜上高表达被视为血小板活化的分子标志物。以荧光素标记的抗血小板膜GP单克隆抗体为探针，用流式细胞术测定GP。

参考值 ①血小板膜GP阳性血小板百分率：GPⅠb（CD42b）、GPⅡb（CD41）、GPⅢa（CD61）、GPⅨ（CD42a）为95%～99%，CD62P（GMP-140）<2%，CD63<

2%，纤维蛋白原受体（fibrinogen receptor，FIB-R）<5%。②静止与活化血小板部分糖蛋白分子数如下（表）。

临床意义 可用于以下疾病检测。①血小板功能缺陷病：巨血小板综合征，血小板膜GPⅠb-Ⅸ-Ⅴ含量显著减少；血小板无力症，血小板膜GPⅡb-Ⅲa含量显著减少或缺乏，分子结构异常的变异型患者含量可正常或轻度减少，但经腺苷二磷酸（ADP）活化后不能表达FIB-R，CD62P在静止与活化血小板表达均无异常；血小板贮存池缺陷症，致密颗粒缺乏患者，活化血小板膜CD62P表达正常。α颗粒缺乏或α颗粒与致密颗粒联合缺陷（Ⅲ型）患者，活化血小板膜CD62P表达减低或缺乏，但GPⅠb、GPⅡb、GPⅢa、GPⅤ和GPⅨ表达正常。②血栓前状态与血栓性疾病：循环血小板膜FIB-R、CD62P或CD63表达增加是血小板活化的特异性分子标志物。

（王学锋）

xuèxiǎobǎn huóhuà fēnxī

血小板活化分析（platelet activation analysis） 用于检测血小板活化状态的试验。

参考值 ①血小板：磷脂酰丝氨酸（PS）阳性<30%；纤维蛋白原受体阳性<5%；CD62P（P选择素）和CD63阳性<2%。②血浆：血小板微粒为（0.64～1.78）×10^8/L；血小板球蛋白为19.4～31.2μg/L（放射免疫分析法）；血小板4因子为1.6～4.8μg/L（放射免疫分析法）；血栓素B_2为28.2～124.4ng/L（酶联免疫吸附试验）。

临床意义 可用于以下疾病检测。①血栓前状态与血栓性疾病：上述指标呈不同程度升高。②抗血小板药物监测：有助于药物选择和疗效观察。③血小板功能缺陷病：体外用腺苷二磷酸、胶原、凝血酶受体活化肽等激活血小板，血小板3因子功能缺陷症患者血小板PS表达不增高，血小板无力症患者血小板纤维蛋白原受体表达不增高，血小板α颗粒缺乏症患者血小板CD62P表达和血浆血小板球蛋白、血小板4因子浓度不增加。血小板环加氧酶或血栓素A_2合成酶缺乏症，服用抑制环加氧酶或血栓素A_2合成酶药物者显著降低。

（王学锋）

xuèxiǎobǎn zìshēn kàngtǐ jiǎncè

血小板自身抗体检测（detection of antithrombocytic antibody）

检测血小板中存在的针对多种血小板膜表面和细胞质内蛋白质抗原的自身抗体的试验。参考值为阴性。原发性免疫性血小板减少症、继发性免疫性血小板减少症、服用某些药物或同种免疫反应时，机体可产生血小板自身抗体。抗血小板膜糖蛋白（glycoprotein，GP）Ⅱb-Ⅲa、GPⅠb-Ⅸ、GPⅠa-Ⅱa、GPⅣ、HLA-ABC自身抗体可以是一种或几种同时阳性。

（王学锋）

xuèxiǎobǎn shēngcún shíjiān cèdìng

血小板生存时间测定（test of platelet survival time） 根据口服阿司匹林后测定血小板花生四烯酸代谢产物丙二醛和血栓素B_2生成量的恢复曲线，推算血小板生存时间，以了解血小板生成与破坏之间平衡的试验。阿司匹林可不可逆性抑制血小板花生四烯酸代谢过程中环加氧酶活性，使其代谢产物丙二醛（MDA）和血栓素B_2（thromboxane B_2，TXB_2）生成减少。与此同时，因新生血小板未受阿司匹林的抑制，故其MDA和TXB_2含量正常。该法在血小板计数过低时敏感性较差。参考值：TXB_2法为（9.3±1.7）天，MDA法为（10.8±4.2）天。血小板生存时间缩短见于：①血小板破坏增多性疾病。②血小板消耗过多性疾病。③血栓性疾病。

（王学峰）

huóhuà níngxuè shíjiān cèdìng

活化凝血时间测定（measurement of activated clotting time）

静脉血放入试管中，观察血液接触试管壁开始至凝固所需要的时间。该试验反映因子Ⅻ被负电荷表面激活到纤维蛋白形成，即反映内源性凝血系统的凝血过程。参考值为（1.70±0.76）分钟。临床上活化凝血时间（activated clotting time，ACT）延长见于：①血友病A、血友病B及因子Ⅺ缺乏症，因子Ⅷ减少还见于部分血管性血友病患者。②严重凝血酶原、因子Ⅴ、因子Ⅹ和纤维蛋白原缺乏。③纤溶活性增强，如继发性和原发性纤溶亢进及循环

表 血小板膜GP平均分子数的参考范围

种类	静止血小板（个分子）	TRAP活化血小板（个分子）
GPⅠb（CD42b）	25 000～43 000	6 000～22 000
GPⅡb（CD41）	30 000～54 000	46 000～80 000
GPⅢa（CD61）	42 000～60 000	52 000～80 000
CD62P（GMP-140）	<500	>10 000

注：TRPA：凝血酶受体活化肽

血液中有纤维蛋白（原）降解产物。④血循环中有抗凝物质，如抗因子Ⅷ或Ⅸ抗体、狼疮抗凝物等。ACT缩短见于：①高凝状态。②血栓性疾病。肝素化后使ACT保持在450~600秒为宜，在肝素中和后ACT应<130秒。

（王学锋）

huóhuà bùfen níngxuèhuóméi shíjiān cèdìng

活化部分凝血活酶时间测定

（measure ment of activated partial thromboplastin time） 在受检血浆中加入活化部分凝血活酶时间试剂（接触因子激活剂和部分磷脂）和Ca^{2+}后，观察血浆凝固所需要的时间。是内源性凝血系统较敏感和最常用的筛选试验。参考值为（37±3）秒。受检者测定值比正常对照值延长超过10秒才有病理意义。临床意义同活化凝血时间测定。

（王学锋）

níngxuèméiyuán shíjiān cèdìng

凝血酶原时间测定

（measure ment of prothrombin time） 在受检血浆中加入Ca^{2+}和组织因子或组织凝血活酶观察血浆凝固所需要的时间。是外源性凝血系统较敏感和最常用的筛选试验。

参考值 不同方法、不同试剂检测结果有较大差异。凝血酶原时间（prothrombin time，PT）平均值为（12±1）秒，超过正常对照值3秒为异常。凝血酶原时间比值（prothrombin time ratio，PTR）=所测患者PT（秒）/所测正常参比血浆PT（秒），参考值为1.00±0.05。

国际标准化比值（international normalized ratio，INR）=PTR^{ISI}，参考值因国际敏感指数（international sensitivity index，ISI）而异。

临床意义 PT延长见于先天性因子Ⅱ、Ⅴ、Ⅶ、Ⅹ缺乏和无（或）低纤维蛋白原血症，弥散性血管内凝血、原发性纤溶症、维生素K缺乏症、肝病等获得性疾病，以及血循环中有抗凝物质如肝素、纤维蛋白降解产物及抗因子Ⅱ、Ⅴ、Ⅶ、Ⅹ的抗体。PT缩短见于因子Ⅴ增多症、高凝状态和血栓性疾病等。尚可用于监测口服抗凝药，中国人INR控制在1.5~2.5用药较安全、有效。

（王学锋）

níngxuèyīnzǐ huóxìng cèdìng

凝血因子活性测定

（test of blood coagulation factor） 检测人体内各种凝血因子活性以了解凝血功能状态的试验。

参考值 一期法测定。因子Ⅷ：C为（103.0±25.7）%，因子Ⅸ：C为（98.1±30.4）%，因子Ⅺ：C为（100.0±18.4）%，因子Ⅻ：C为（92.4±20.7）%，因子Ⅱ：C为（97.7±16.7）%，因子Ⅴ：C为（102.4±30.9）%，因子Ⅶ：C为（103±17.3）%，因子Ⅹ：C为（103±19.0）%。

临床意义 ①凝血因子活性增高主要见于高凝状态和血栓性疾病，肝病时因子Ⅷ：C升高。②因子Ⅷ：C减低见于血友病A、血管性血友病（1型、3型）和弥散性血管内凝血（disseminated intravascular coagulation，DIC）。因子Ⅸ：C减低见于血友病B，其次见于肝病、维生素K缺乏症、DIC和口服抗凝药等。因子Ⅺ：C减低见于因子Ⅺ缺乏症、肝病和DIC等。因子Ⅻ：C减低见于先天性因子Ⅻ缺乏症、DIC和肝病等。因子Ⅱ：C、Ⅴ：C、Ⅶ：C、Ⅹ：C减低见于先天性因子Ⅱ、Ⅴ、Ⅶ、Ⅹ缺乏症，但较少见。获得性减低见于维生素K缺乏症、肝病、DIC和口服抗凝药等。若血循环中有上述凝血因子抑制物，这些因子的血浆水平也减低。

（王学锋）

xiānwéidànbáiyuán jiǎncè

纤维蛋白原检测

（test of fibrinogen） 检测纤维蛋白原含量以了解凝血功能状态的试验。受检血浆中加入一定量凝血酶，使血浆中的纤维蛋白原转变为纤维蛋白，根据比浊原理计算纤维蛋白原含量的方法。参考值为2~4g/L。其增多见于血栓前状态和血栓病，严重感染、结缔组织病、多发性骨髓瘤、休克、大手术后和恶性肿瘤等。其减少见于弥散性血管内凝血、原发性纤溶症、重型肝炎和肝硬化等，也见于蛇毒治疗和溶栓治疗，是其监测指标之一。

（王学锋）

níngxuèyīnzǐ kàngyuán jiǎncè

凝血因子抗原检测

（test of clotting factor antigen） 检测凝血因子抗原及其活性以了解凝血功能状态的试验。

参考值 因子Ⅷ：Ag为（96.1±28.3）%，因子Ⅸ：Ag为（98.2±29.5）%，因子Ⅺ：Ag为（97.2±25.1）%，因子Ⅻ：Ag为（100±22）%，因子Ⅱ：Ag为（98.5±15.5）%，因子Ⅴ：Ag为（102±24）%，因子Ⅶ：Ag为（106±21）%，因子Ⅹ：Ag为（96±18）%，因子ⅩⅢα：Ag为（100.4±12.9）%，因子ⅩⅢβ：Ag为（98.8±12.5）%。

临床意义 凝血因子抗原增高见于高凝状态与血栓性疾病；降低见于交叉反应物质阴性型，即因子活性和抗原均减低或缺如；产前诊断时抽取胎儿脐血，检测胎儿凝血因子活性及抗原性等指标，通过与正常结果比对，有助于胎儿相应凝血因子缺乏症诊断。

（王学锋）

kàngníngxuèméi cèdìng

抗凝血酶测定（test of antithrombin） 检测抗凝血酶含量及活性以了解抗凝系统功能状态的试验。受检血浆中加入过量凝血酶，使抗凝血酶与凝血酶形成1∶1复合物，剩余的凝血酶作用于发色底物S-2238，释出显色基团对硝基苯胺。显色深浅与剩余凝血酶含量、活性呈正相关，与抗凝血酶（antithrombin，AT）呈负相关，根据受检者吸光度（A值）从标准曲线中计算出AT∶A的含量。参考值：血浆AT∶A为（108.5±5.3)%，AT∶Ag为（290±30.2）mg/L。临床意义如下：①遗传性AT缺陷症，Ⅰ型患者AT含量及活性均减低；Ⅱ型患者AT含量正常但活性减低。AT缺陷症患者常并发静脉血栓形成和肺栓塞。抗凝治疗中若出现肝素治疗无效，应注意检查有无AT缺乏。②获得性AT减低，肝实质损伤可致AT合成减少。肾病综合征时，AT随尿蛋白排泄而丢失增多。多种病理情况，AT因消耗增多而减少。

（王学锋）

dànbái C cèdìng

蛋白C测定（test of protein C） 检测蛋白C含量及活性以了解抗凝系统功能状态的试验。从蛇毒液中提取的protac为蛋白C（protein C，PC）特异性激活剂，被激活后的PC（即APC）作用与特异性发色底物Chromozym PCA，释放出对硝基苯胺而显色，显色深浅与PC∶A呈正相关。参考值：血浆PC∶A为（100.24±13.18)%，PC∶Ag为（102.5±20.1)%。临床上可用于以下疾病检测：①遗传性PC缺乏症，PC含量或活性减低，患者易出现复发性静脉血栓形成，尤其见于年轻人。②肝病、弥散性血管内凝血、维生素K缺乏症时，PC可减低。外伤或脓血症所致的急性呼吸窘迫综合征，PC常减低。③口服抗凝药治疗初期，PC比其他依赖维生素K性凝血因子的半衰期短，首先迅速减低40%～50%，导致产生短暂性血液高凝状态。若患者存在PC缺乏症，则极易发生血栓栓塞并发症或香豆素诱导的皮肤坏死。

（王学锋）

dànbái S cèdìng

蛋白S测定（test of protein S） 检测蛋白S含量及活性以了解抗凝系统功能状态的试验。总蛋白S（total protein S，TPS）抗原包括游离蛋白S（free protein S，FPS）抗原和与补体C4结合的PS抗原。用火箭电泳法，在琼脂板上同时测定TPS和FPS，即在待测血浆中加入一定量的聚乙二醇6000，与补体C4结合的PS抗原沉淀下来，上清部分即为FPS抗原。参考值：FPS抗原（FPS∶Ag）为（100.9±11.6)%，TPS抗原（TPS∶Ag）为（96.6±9.8)%。临床上可用于以下疾病检测：①获得性PS缺乏症，见于肝病、维生素K缺乏症、急性呼吸窘迫综合征等。口服抗凝药、避孕药者，PS降低。妊娠及新生儿PS偏低。②遗传性PS缺乏症，Ⅰ型患者TPS、FPS和PS活性（PS∶A）均减低；Ⅱa型患者TPS∶Ag正常，但FPS∶Ag和FPS活性（FPS∶A）减低；Ⅱb型患者TPS∶Ag和FPS∶Ag正常，但FPS∶A减低。

（王学锋）

zǔzhīyīnzǐ tújìng yìzhìwù cèdìng

组织因子途径抑制物测定（test of tissue factor pathway inhibitor） 检测组织因子途径抑制物含量及活性以了解抗凝系统功能状态的试验。血浆组织因子途径抑制物（tissue factor pathway inhibitor，TFPI）是控制凝血启动阶段的一种体内天然抗凝蛋白，它对组织因子途径（即外源性凝血途径）有特异性抑制作用。用双抗体夹心法测定。参考值：血浆TFPI活性（TFPI∶A）为（99.96±5.0)%，TFPI抗原（TFPI∶Ag）为（97.5±26.6）μg/L。临床多为获得性TFPI缺乏，各种原因所致弥散性血管内凝血、脓毒血症、大手术等因凝血功能亢进消耗而减少。TFPI由血管内皮细胞合成，若一些疾病导致广泛性血管内皮损伤，血浆TFPI可增多，见于致死性败血症、慢性肾衰竭等。

（王学锋）

xuèjiāng gānsù cèdìng

血浆肝素测定（test of plasma heparin） 动态监测血液透析及抗凝治疗患者血浆中游离肝素，以保证肝素疗效及降低出血危险性的试验。一般方法在正常人中不能检测到肝素。肝素抗凝治疗时浓度若维持在0.3～0.7U/ml，可取得较好疗效。

（王学锋）

xuèjiāng gānsùyàng wùzhì cèdìng

血浆肝素样物质测定（test of heparin-like substance in plasma） 检测血浆中化学结构与肝素类似、有抗凝血活性的酸性物质以了解抗凝系统功能状态的试验。自发性循环中肝素样抗凝物增多少见，严重肝病、系统性红斑狼疮、流行性出血热、过敏性休克等可有肝素样抗凝物增多。正常人体内无法检测到。

（王学锋）

níngxuèyīnzǐ yìzhìwù jiǎncè

凝血因子抑制物检测（detection of coagulant factor inhibitor） 检测凝血因子抑制物以了解抗

凝系统功能状态的试验。凝血因子抑制物是一种获得性抗体，可中和各种凝血因子的特殊促凝活性，二者结合后被快速灭活。可由患者遗传性因子缺乏（同种抗体）或有（或无）自身免疫病（自身抗体）所引起。因子Ⅶ抗体最常见，血友病A患者中可高达15%，抗体可因输血或凝血因子替代疗法而产生，但也可在以前未证实有高凝状态的患者中发现。正常为阴性。临床较常见的是因子Ⅷ抑制物，常见于反复输血、因子Ⅷ浓缩制剂应用的血友病患者，也可见于一些自身免疫病和妊娠期间。

（王学锋）

lángchuāng kàngníngwù jiǎncè

狼疮抗凝物检测（detection of lupus anticoagulant） 检测狼疮抗凝物以了解抗凝系统功能状态的试验。狼疮抗凝物（lupus anticoagulant，LAC）是一种针对带负电荷磷脂的自身抗体，是抗磷脂抗体的一种，可通过识别脂结合凝血酶原影响凝血反应，阻断活化的因子Ⅴ与凝血酶原作用，抑制纤维蛋白的形成，使凝血时间延长。正常为阴性。LAC可干扰磷脂依赖的止血反应和体外凝血试验，如活化部分凝血活酶时间、硅化凝血时间、鲁塞尔蝰蛇毒时间等。血浆LAC阳性可见于自身免疫病（如系统性红斑狼疮）、病毒感染、骨髓增殖性肿瘤、习惯性流产等，有24%~36%患者可发生血栓形成。

（王学锋）

huóhuàdànbái C dǐkàng shìyàn

活化蛋白C抵抗试验（activated protein C resistance test） 受检血浆中加入因子Ⅻ激活剂和部分凝血活酶启动凝血途径，再加入活化蛋白C，测定活化部分凝血活酶时间是否明显延长的试验。参考值：活化蛋白C敏感性比值（activated protein C sensitivity ratio，APC-SR）> 2.0，标准化APC-R（n-APC-R）>0.84。临床意义：①APC-SR异常即表明存在APC-R，欧美白种人中发生率较高，多为因子Ⅴ Leiden突变所致。②因子Ⅴ基因的1691位核苷酸G→A突变，导致因子Ⅴ分子506位上的精氨酸（Arg506）被谷氨酰胺（Gln）取代。Leiden突变使活化因子Ⅴ不被APC降解，导致凝血反应亢进而易形成血栓。因子Ⅴ Leiden突变患者的APC-SR<2.0，纯合子（n-APC-R）<0.4，杂合子为0.4~0.7。

（王学锋）

xiānwéidànbái（yuán）jiàngjiě chǎnwù cèdìng

纤维蛋白（原）降解产物测定（detection of fibrin/fibrinogen degradation product） 检测血浆纤维蛋白（原）降解产物含量以反映纤溶系统功能状态的试验。受检血浆中加入血浆纤维蛋白（原）降解产物（fibrin/fibrinogen degradation product，FDP）单克隆抗体包被的乳胶颗粒悬液，若血液中血浆纤维蛋白（原）降解产物浓度≥5mg/L，乳胶颗粒发生凝集。根据受检血浆的稀释度可算出血浆纤维蛋白（原）降解产物含量。参考值：<5mg/L。弥散性血管内凝血患者FDP显著升高。深静脉血栓、肺梗死、急性早幼粒细胞白血病、原发性纤溶亢进症和溶栓治疗者可见FDP显著升高。

（王学锋）

D-èrjùtǐ cèdìng

D-二聚体测定（detection of D-dimer） 定性或定量检测血浆D-二聚体以了解纤溶系统功能状态的试验。D-二聚体是纤维蛋白降解后的特异性产物，测定血浆D-二聚体可判断纤维蛋白是否已生成，为鉴别原发性和继发性纤溶亢进症提供重要依据。参考值：胶乳法正常为阴性，酶联免疫吸附试验正常值<0.256mg/L。临床上可用于以下疾病检测。①血栓前状态与血栓性疾病：活动性深静脉血栓形成与肺栓塞时，血浆D-二聚体显著升高。由于血浆D-二聚体有较高的阴性预测值，临床怀疑有深静脉血栓形成与肺栓塞者，若D-二聚体<0.5mg/L，发生急性或活动性血栓形成的可能性较小。动脉血栓性疾病血浆D-二聚体增高一般不如静脉血栓显著。②原发性与继发性纤溶亢进：原发性纤溶亢进时无血栓形成，仅有血浆纤维蛋白（原）降解产物增多，D-二聚体不增高。继发性纤溶亢进指原发病所致局部凝血或弥散性血管内凝血而继发的纤溶亢进，纤维蛋白（原）降解产物与D-二聚体均增高。③溶栓治疗监测：溶栓治疗有效后，血浆D-二聚体增高，以后逐渐下降。

（王学锋）

qiànróngméiyuán cèdìng

纤溶酶原测定（detection of plasminogen） 检测血浆纤溶酶原含量和活性以了解纤溶系统功能状态的试验。血浆纤溶酶原（plasminogen，PLG）被激活后变成纤溶酶，可降解纤维蛋白原、纤维蛋白和多种凝血因子，发挥对抗凝血和溶栓的生理作用。血浆纤溶酶原测定有助于判断纤溶系统活性。参考值：血浆PLG活性（PLG：A）为（85.55±27.83）%，血浆PLG抗原（PLG：Ag）为（0.22±0.03）g/L。其改变有以下临床意义。①肝实质损伤，PLG合成减少，活性和含量均减低。②弥散性血管内凝血、脓毒血症、溶栓治疗、原发性纤溶亢进症，PLG 因消耗增多而减少。③某些恶性肿瘤、糖尿病时可增高。④异常纤溶酶原血症：PLG 含量一般正常，但活性减低。

（王学锋）

zǔzhīxíng xiānróngméiyuánn jīhuówù cèdìng

组织型纤溶酶原激活物测定（detection of tissue-type plasminogen activator） 检测血浆组织型纤溶酶原激活物活性或其抗体以了解纤溶系统功能状态的试验。组织型纤溶酶原激活物（tissue-type plasminogen activator，t-PA）为内皮细胞中可将纤溶酶原转变为纤溶酶的丝氨酸蛋白酶，可特异性切割精氨酸-缬氨酸之间的肽键，其三环Ⅱ结构域能识别并结合血浆纤维蛋白提高其活性，更易活化与血栓结合的纤溶酶原，起到特异性溶栓作用。参考值：血浆 t-PA 活性（t-PA：A）为 0.3～0.6U/ml（发色底物法），血浆 t-PA 抗原（t-PA：Ag）为 1～12μg/L。临床上可用于以下疾病检测。①纤溶活性亢进：见于原发性与继发性纤溶亢进症，如弥散性血管内凝血等。②纤溶活性减低：见于血栓前状态与血栓性疾病，如深静脉血栓形成、动脉血栓形成、缺血性脑梗死、高脂血症、口服避孕药等。③溶栓治疗监测：静脉注射 t-PA 10～20 分钟后，血浆 t-PA：A 或 t-PA：Ag 达到参考范围上限的 2～3 倍时可取得较好疗效。

（王学锋）

xiānróngméiyuán huóhuà yìzhìwù-1 cèdìng

纤溶酶原活化抑制物-1 测定（detection of plasminogen activator inhibitor-1） 检测血浆纤溶酶原活化移植物-1 活性或其抗体以了解纤溶系统功能状态的试验。受检血浆中加入纤溶酶原激活物（plasminogen activator，PA）和纤溶酶原（plasminogen，PLG），血浆中纤溶酶原活化抑制物与 PA 形成复合物，剩余的 PA 使 PLG 转变成纤溶酶（plasmin，PL），PL 作用于发色底物，释出硝基苯胺而显色，其颜色深浅与 PL 活性呈正相关，血浆中 PL 与纤溶酶原活化抑制物-1（plasminogen activator inhibitor-1，PAI-1）活性呈负相关，得出 A 值，可计算出血浆中 PAI-1 的水平。参考值：血浆 PAI-1 活性（PAI-1：A）为 0.1～1.0 抑制单位/毫升，PAI-1 抗体（PAI-1：Ag）为 4～43 ng/ml。临床意义：PAI 减少，增加出血风险；PAI 增加可导致血栓风险增加，部分深静脉血栓患者有 PAI-1 释放增多或组织型纤溶酶原激活物减少。手术前血浆 PAI-1 水平与术后深静脉血栓形成有显著相关性。PAI-1 水平升高增加急性心肌梗死或再梗死的风险。在不稳定性心绞痛患者中也观察到有 PAI-1 升高。血浆 PAI-1 属于一种急性时相蛋白，急性感染、炎症、脓毒血症、恶性肿瘤及手术后可见其暂时性升高。肝功能异常者 PAI-1 清除减少，血浆浓度可增高。还发现吸烟、肥胖、高脂血症、原发性高血压、体力活动较少者，血浆 PAI-1 水平也相对增高；戒烟、减轻体重、加强体育锻炼后血浆 PAI-1 水平可降低。

（王学锋）

α_2-kàngxiānróngméi cèdìng

α_2-抗纤溶酶测定（detection of α_2-antiplasmin） 检测血浆 α_2-抗纤溶酶活性或其抗体以了解纤溶系统功能状态的试验。α_2-抗纤溶酶（α_2-antiplasmin，α_2-AP）由肝脏合成分泌，含 452 个氨基酸的单链糖蛋白，分子量为 70kD，属于丝氨酸酶抑制物家族成员之一，是人血浆中主要的纤溶酶抑制物，在控制纤溶过程中起关键作用。参考值：血浆 α_2-AP 活性（α_2-AP：A）为 80%～120%，α_2-AP 抗原（α_2-AP：Ag）为 0.06～0.10g/L。临床意义如下。①生理变化：妊娠、分娩后和月经期，血浆 α_2-AP 增加。②遗传性 α_2-AP 缺陷症：较少见，为常染色体隐性遗传，纯合子患者出血风险增加，伤口愈合差，杂合子携带者出血并发症不明显，α_2-AP 为 35%～70%。③获得性 α_2-AP 缺陷症：肝病时因合成减少而导致血浆 α_2-AP 减少；弥散性血管内凝血和大外科手术时，α_2-AP 与 PL 形成纤溶酶-抗纤溶酶复合物消耗血浆 α_2-AP，引起其减少；感染性疾病时，白细胞酶类可水解 α_2-AP，使其减少；全身淀粉样变性患者，可因尿激酶活性增高，使 α_2-AP 消耗增多；用链激酶、尿激酶或组织型纤溶酶原激活剂溶栓时，大量纤溶酶原转变为纤溶酶，血浆 α_2-AP 因消耗增多而减少。④血浆 α_2-AP 增高：见于动脉与静脉血栓形成、恶性肿瘤等。

（王学锋）

qiànróngméi-kàngqiànróngméi fùhéwù cèdìng

纤溶酶-抗纤溶酶复合物测定（detection of plasmin-antiplasmin complex） 检测血浆纤溶酶-抗纤溶酶复合物含量以了解纤溶系统功能状态的试验。参考值：0.12～0.70mg/L。临床意义如下。①弥散性血管内凝血（disseminated intravascular coagulation，DIC）：因与纤溶酶形成纤溶酶-抗纤溶酶（plasmin-anti-plasmin，PAP）复合物，血浆 α_2-抗纤溶酶因消耗而减少，PAP 明显增多。由于 DIC 是继发于凝血的纤溶亢进，血浆凝血酶-抗凝血酶（thrombin-anti-thrombin，TAT）复合物也必然升高。原发性纤溶亢进时，PAP 增多，但 TAT 不增加。PAP 与 TAT、D-二聚体联合测定，可在 DIC 发作前约 7 天确定前其存在。②溶栓治疗监测：链激酶、尿激酶和组织型纤溶酶原激活剂溶栓治疗时，血浆 PAP 升高。③肿瘤：许多实体肿瘤，尤其是转移性肿瘤可诱发 DIC；急性早幼粒细胞白血病时，大量白血病细胞破坏易引发 DIC，血浆 PAP 浓度显著升高。④风湿病：系统性红斑狼疮、肾病综合征等血浆 PAP 可增高。

（王学锋）

quánxuè niándù cèdìng

全血黏度测定（detection of whole blood viscosity） 综合反映血浆黏度、血细胞比容、红细胞变形性和聚集能力、血小板和白细胞流变特性的血液流变学检测方法。全血黏度是血液随不同流动状况（切变率）及其他条件而表现出的黏度。切变率低时血黏度高，随切变率的逐渐升高黏度逐渐下降，最后趋向一个平稳的数值。参考值：全血黏度 200s^{-1} 男性 3.84～5.30mPa·s，女性 3.39～4.41mPa·s；50s^{-1} 男性 4.94～6.99mPa·s，女性 4.16～5.62mPa·s；5s^{-1} 男性 8.80～16.05mPa·s，女性 6.56～11.9mPa·s。临床意义：①黏度增高，见于冠心病、心肌梗死、原发性高血压、脑血栓形成、深静脉血栓形成、糖尿病、高脂血症、恶性肿瘤、肺源性心脏病、真性红细胞增多症、多发性骨髓瘤、原发性巨球蛋白血症、烧伤等。②黏度减低，见于贫血、重度纤维蛋白原和其他凝血因子缺乏症。

（王学锋）

xuèjiāng niándù cèdìng

血浆黏度测定（detection of plasma viscosity） 检测血液流动性的方法。血浆黏度为全血黏度的 1/8～1/4，是反映血液流动性的指标之一。通常血浆黏度主要依其高分子化合物的变化而改变，如纤维蛋白原、球蛋白、血脂和糖类等。血浆黏度增加导致血流不畅，甚至阻断，可反映淤血存在。参考值：毛细管式黏度计法测得男性（4.25±0.41）mPa·s；女性（3.65±0.32）mPa·s。临床意义：血浆黏度增高见于血浆球蛋白和（或）血脂增高的疾病，如多发性骨髓瘤、原发性巨球蛋白血症、糖尿病、高脂血症、动脉粥样硬化等。

（王学锋）

xuèyè chéngfèn qùchú

血液成分去除（hemapheresis）

通过血液成分分离机，在连续体外血液循环的过程中分离采集血液中的特定成分并将其去除而回输其他血液成分的治疗方法。又称治疗性血液成分单采（therapeutic apheresis，TA）。该方法广泛用于健康献血者的成分献血、供者外周血造血干细胞和供者淋巴细胞的采集，以及去除血液中引起疾病的特定成分，回输其余或替代成分，对血细胞或血浆成分数量和质量异常所致疾病可起到快速而有效的初始治疗作用。按照治疗目的不同可分成血细胞去除、血液成分置换和血液成分调整三类。

适应证 美国血细胞分离协会（American Society for Apheresis，ASFA）根据循证医学的证据将 TA 适应证分为四大类。Ⅰ类：治疗性单采是标准治疗，推荐用于初始治疗或首选治疗。Ⅱ类：被广泛接受作为支持性或辅助性的治疗措施。Ⅲ类：现有证据尚不足以证实治疗性单采的有效性或有更好的风险/受益比，仅用于常规治疗无效时或被批准的临床研究。Ⅳ类：对照研究显示无益或非对照研究结论有争议，此类不被推荐。TA 的常用适应证（Ⅰ类、Ⅱ类）和采用程序如下（表）。

TA 仅去除了异常血浆和细胞成分，并未改变疾病本身，所以仅是一种对症治疗。对于一些特定疾病，如高白细胞性白血病、血小板增多症、血栓性血小板减少性紫癜、镰状细胞贫血、异常免疫球蛋白增多性疾病、急性炎症性脱髓鞘病（吉兰-巴雷综合征）、重症肌无力等，有较好疗效。尤其是在疾病初期或症状显著而危急时，TA 可快速控制症状、改善病情，为下一步的病因治疗创造条件。

禁忌证 ①对血浆、人血白蛋白等有严重过敏史者（指血浆置换时）。②药物难以纠正的全身循环衰竭者。③非稳定期的心肌梗死、脑梗死者。④颅内出血或重度脑水肿伴脑疝者。

治疗方法 血细胞去除主要用于去除过多的血小板、白细胞和红细胞。血液成分置换以异常血浆和红细胞为目标，血浆置换用于分离含有致病因子的患者血浆，以正常供者的血浆、白蛋白或胶体（晶体）液代替，减少患者血浆内致病因子（如致病抗体）；红细胞置换是分离患者红细胞并以正常供者红细胞和（或）胶体液代替，减少病态的红细胞量（如镰状红细胞）。血液成分调整包括选择性血浆成分分离和光

表 TA常用适应证、采用程序和分类（ASFA）

适应证	采用程序	ASFA 分类	去除的有害成分
神经/精神疾病			
吉兰-巴雷（Guillain-Barré）综合征	TPE	Ⅰ	髓鞘抗体
急性播散性脑脊髓炎	TPE	Ⅰ	髓鞘抗体、补体和细胞因子
慢性炎性脱髓鞘多发性神经根性神经病	TPE	Ⅰ	髓鞘抗体
兰伯特-伊顿（Lambert-Eaton）综合征	TPE	Ⅱ	钙通道抗体
重症肌无力	TPE	Ⅰ	乙酰胆碱受体抗体
副蛋白增多的多发性神经病			
IgG/IgA 型	TPE	Ⅰ	克隆性 IgG/IgA
IgM 型	TPE	Ⅱ	克隆性 IgM
儿童链球菌相关自身免疫性神经精神疾病	TPE	Ⅰ	链球菌抗体
Rassmussen 脑炎	TPE	Ⅱ	GluR3 抗体
多发性硬化	TPE	Ⅱ	髓鞘抗体、细胞因子
视神经脊髓炎	TPE	Ⅱ	水通道蛋白 4 抗体
血液病			
冷球蛋白血症	TPE	Ⅰ	冷球蛋白
白细胞增多症伴白细胞淤滞	LCP	Ⅰ	白血病细胞
单克隆球蛋白性高黏滞症	TPE	Ⅰ	单克隆球蛋白
镰状细胞贫血			
威胁生命和器官的并发症	RBCE	Ⅱ	镰变的红细胞
预防脑卒中	RBCE	Ⅱ	
预防输血性铁负荷过多	RBCE		
血小板增多症	血小板去除	Ⅱ	过多的血小板
血栓性血小板减少性紫癜	TPE	Ⅰ	ADAMTS13 抗体
妊娠红细胞异源免疫	TPE	Ⅱ	抗 A、抗 B 凝集素
皮肤 T 细胞淋巴瘤（红皮病）	ECP	Ⅰ	T 细胞淋巴瘤细胞
纯红细胞再生障碍性贫血	TPE	Ⅱ	红细胞抗体
自身免疫性溶血性贫血（冷凝集素病）	TPE	Ⅱ	冷凝集素
器官移植			
ABO 血型不合造血干细胞移植	TPE	Ⅱ	抗 A、抗 B 凝集素
急性/慢性移植物抗宿主病（皮肤型）	ECP	Ⅱ	T 细胞介导的排斥反应
ABO 不相合实体器官移植			
肾脏移植	TPE	Ⅱ	抗体介导的排斥和活体供者 HLA 抗体脱敏
心脏移植（预防排斥反应）	ECP	Ⅰ	T 细胞介导的排斥反应
心脏移植（治疗排斥反应）	ECP	Ⅱ	T 细胞介导的排斥反应
肺移植	ECP	Ⅱ	T 细胞介导的排斥反应
代谢性疾病			
家族性高胆固醇血症	选择性去除 LDL	Ⅰ	LDL
植烷酸贮积病	TPE	Ⅱ	植烷酸
毒蕈中毒	TPE	Ⅱ	毒素
暴发性肝豆状核变性	TPE	Ⅰ	血 Cu（++），炎症介质
肾脏疾病			
ANCA 相关急进性肾小球肾炎	TPE	Ⅰ	ANCA（MPO/PR3 抗体）

续 表

适应证	采用程序	ASFA 分类	去除的有害成分
肺出血-肾炎综合征	TPE	Ⅰ	肾小球基膜抗体
局灶性节段性肾小球硬化	TPE	Ⅱ	Non-Ig 蛋白
溶血性尿毒症综合征	TPE	Ⅱ	溶血性尿毒症综合征致病补体、抗体
骨髓瘤管型肾病	TPE	Ⅱ	M 蛋白
风湿病/自身免疫病			
难治性类风湿关节炎	IA	Ⅱ	类风湿因子
抗磷脂综合征	TPE	Ⅱ	抗磷脂抗体
系统性红斑狼疮（狼疮脑病、弥漫性肺泡出血）	TPE	Ⅱ	抗原-抗体复合物
传染性疾病			
重型疟疾	RBCE	Ⅱ	感染的红细胞
巴贝西虫病	RBCE	Ⅰ	感染的红细胞

注：TPE：治疗性血浆置换；IA：免疫吸附；ECP：体外光分离置换法；RBCE：红细胞去除；LCP：白细胞去除

分离置换法。选择性血浆成分分离是将血浆经过进一步滤过、吸附等技术去除致病血浆中某一成分（如免疫球蛋白），光分离置换法是分离采集患者单个核细胞，在体外以补骨脂素和紫外线 A 光照处理去除活化的淋巴细胞后回输给患者，多用于免疫性疾病的治疗。

不良反应 TA 的总不良反应发生率约 5%，包括输血浆反应、低血压、迷走神经功能亢进、心动过速、呼吸窘迫、肌肉痉挛或寒战等。血液成分分离需要静脉通道，静脉穿刺或插管可能引起皮下出血、静脉硬化、血栓形成及感染等风险。分离过程中随着血液和液体的流出和流入可导致某些患者血容量变化，其症状的严重程度取决于患者的血细胞比容、心肾功能。分离过程需要枸橼酸盐抗凝，大多数患者枸橼酸盐可被快速代谢，但碳酸氢盐排泄受损的肾脏病患者可能发生碱中毒。枸橼酸盐可与 Ca^{2+} 结合，引起低钙血症，发生口周或肢端刺痛、麻木、头晕、恶心和味觉改变，心电图表现为 QT 间期延长。Ca^{2+} 与置换液中的白蛋白结合，或者与输入的供者血浆中的枸橼酸盐结合也可导致或加重低钙血症。轻症者口服补充钙剂即可，症状持续或严重者，需静脉滴注或缓慢推注钙剂，常用 10% 葡萄糖酸钙 10ml；若不及时治疗，可产生严重症状，如肌肉收缩、手足抽搐和癫痫发作。TA 可能需要输入大量的血液制品，增加了传播血源性感染性疾病（如人类免疫缺陷病毒、人类嗜 T 淋巴细胞病毒、肝炎病毒、细菌和寄生虫感染）的风险，以及发生溶血、发热、变态反应、同种异体免疫的过敏反应、输血相关急性肺损伤等非感染性疾病的风险。

（刘 霆）

xuèjiāng zhìhuàn

血浆置换（plasma exchange，PE）

以正常人新鲜血浆或血浆替代物取代患者血浆中异常成分的治疗方法。在除去患者异常血浆成分的同时，以同等速率等量回输正常血浆或置换液给患者，为患者补充白蛋白、凝血因子等生物活性物质，用于血浆成分异常疾病的治疗。

原理 ①可及时、快速清除血循环中的致病因子，如抗体、免疫复合物、同种异体抗原及血循环中的毒素等，这是 PE 治疗的主要作用机制。②可改善机体的免疫功能，PE 可改变体内抗原、抗体之间量的比例，封闭单核-巨噬细胞系统。③可降低血浆中炎症介质，如补体产物、纤维蛋白原的浓度，改善相关症状。④可从置换液中补充机体所需血液成分和电解质。需要强调的是 PE 不是病因治疗，因此在 PE 治疗的同时，不能忽视针对病因的处理及必要的药物治疗。

适应证 ①神经系统疾病：重症肌无力、吉兰-巴雷（Guillain-Barré）综合征、兰伯特-伊顿（Lambert-Eaton）综合征、多发性硬化、慢性炎症性脱髓鞘性多发性神经病等。②肾脏疾病：抗肾小球基膜病、急进性肾小球肾炎、难治性局灶性节段性肾小球硬化、系统性小血管炎、重症狼疮性肾炎等。③血液系统疾病：巨球蛋白血症、多发性骨髓瘤、高 γ 球蛋白血症、冷球蛋白血症、冷凝集素病、血栓性血小板减少性紫癜、新生儿溶血性疾病、ABO 和 Rh 血型不合的妊娠、获得性凝血因子抑制物、输血后紫癜（抗人血小板抗原 HPA-1a）等。④消化系统疾病：重症肝炎、严重肝衰竭、肝性脑病、胆汁淤积性肝病、高胆红素血症等。⑤风湿免疫病：系统性红斑狼疮（尤其是狼疮性脑病）、难治性类风湿关节炎、系统性硬化症、抗磷脂综合征等。⑥器官移植：器官移植前去除抗体（ABO 血型不合移植、免疫高致敏受者移植等）、器官移植后排斥反应。⑦自身免疫性皮肤疾病：大疱性皮肤病、天疱疮、类天疱疮、中毒性表皮坏死松解症、坏疽性脓皮病等。⑧内分泌代谢性疾病：纯合子型家族性高胆固醇血症、甲状腺危象等。⑨药物（毒物）中毒：药物过量、与蛋白结合的毒物中毒等。

禁忌证 对血浆、人血白蛋白等有严重过敏史者，余见血液成分去除。

治疗方法 PE 前需估算血浆容量和置换液，PE 中需考虑置换液补充方式。

估算血浆容量和置换液 进行 PE 之前，首先应较准确地估算出患者的血浆容量（plasma volume，PV）。临床较常用的方法是按每公斤体重 PV 量 35～40ml 计算，血细胞比容（hematocrit，Hct）正常者取 35ml/kg 来计算，Hct 低于正常者按 40ml/kg 估算，也可按下列公式预测 PV。PV＝[0.065×体重（kg）]×(1－Hct)。理论上置换一个血浆容量的血浆可降低 65%的异常物质浓度，第二个血浆容量的置换只能降低约 23%的浓度，可见置换前期效率更高，所以通常限定每次一个血浆容量的置换量。由于存在置换后机体内再平衡的情况，PE 对去离子作用不大。PE 对血浆药物浓度也有影响，尤其是存在于血液循环中的药物，如静脉注射免疫球蛋白、单克隆抗体类的生物药物、蛋白结合率高（>80%）的药物或分布容积低（<0.3L/kg）的药物更易于被置换掉。其他影响因素还包括 PE 次数、血浆置换量、药物半衰期等。环孢素、他克莫司、泼尼松、泼尼松龙、苯妥英钠、苯巴比妥、丙戊酸、卡马西平等不易被 PE 清除，故试图用 PE 减少和降低上述药物在体内的浓度不适宜。

补充置换液 ①等量置换，且置换液输入速度应与血浆滤出速度基本相等，以免引起血容量波动。②保持血浆胶体渗透压正常，即血浆蛋白浓度接近正常水平。③维持水电解质平衡。④适当补充凝血因子和免疫球蛋白。根据不同疾病及治疗需要，可选择不同的置换液，包括新鲜冷冻血浆、4%～5%人白蛋白、晶体液等。4%～5%人白蛋白是等渗液，不良反应比血浆少，不会传播病毒，无过敏反应，但缺乏凝血因子及其他血浆蛋白。新鲜冷冻血浆含有凝血因子及血浆蛋白，但是必须考虑 ABO 血型相合、过敏反应、传播病毒及供应不足的问题，因此更推荐以 4%～5%人白蛋白代替血浆作置换液。

并发症 PE 是一种比较安全的治疗方法，但也可能出现各种并发症，治疗相关死亡率仅为 0.03%。选择新鲜冷冻血浆作为置换液时并发症比白蛋白多，两者的发生率分别为 20%和 1.4%。按出现原因并发症可分为三大类。①与血管通路有关的并发症：包括穿刺局部血肿、气胸等，选择有经验的术者操作可明显减少此类并发症。②与抗凝药有关的并发症：包括抗凝药过量导致出血，枸橼酸盐的输入可导致代谢性碱中毒和低钙综合征，后者可有心律失常、低血压、肢端麻木及刺痛等。③与置换有关的并发症：包括血浆过敏、低血压（体外循环容积过大或回输液胶体渗透压偏低）、水肿、出血（血浆凝血因子丢失）、血液成分丢失，PE 过程中可能丢失 30%的血小板、10%的血红蛋白，但对白细胞影响不大。

（刘 霆）

báixìbāo fēnlíshù

白细胞分离术（leukapheresis）

通过力度梯度离心使血细胞分层，在连续体外循环的过程中分离采集（去除）白细胞成分的治疗方法。根据离心力设置的不同，可分为白细胞分离术和单个核细胞分离术。白细胞分离术包括白细胞去除和白细胞采集，前者是分离去除过多致病的白细胞成分，后者是分离获取用于移植或细胞治疗的正常细胞。在单个核细胞分离术的基础上，给予补骨脂素和紫外线 A 光照处理，然后将细胞回输给患者的方法称为光分离法，可用于淋巴细胞去除。

适应证 ①白细胞过多症，是白细胞去除的主要适应证，通常指外周血中白细胞计数>10×10^9/L，常见于各种急性、慢性白血病。②塞扎里（Sézary）综合征。③白细胞分离结合体外光化学治疗，如 Sézary 综合征、慢性移植物抗宿主病。④造血干细胞及其他血液成分细胞采集。

禁忌证 循证医学证据提示，急性早幼粒细胞白血病合并白细胞过多时，不宜用白细胞去除术，因可增加出血的风险。

治疗方法 每次治疗性白细胞去除最适处理血量为患者血容量的 1.5 倍，单采前白细胞计数越高，去除的细胞比例也越大，通常一次单采可使白细胞减少25%~50%。单采后白细胞减少的幅度通常少于根据采集细胞量计算的结果，这与单采后血容量减少、白细胞增生和白细胞从组织中动员有关。白细胞单采通常需要3~4次才能达到治疗目的。多次单采后，应酌情给予患者输注红细胞或血小板以补充采集分离时的损耗。造血干细胞及其他血液成分细胞采集应根据治疗目的设定采集数量标准，以满足治疗标准要求设定采集次数。

临床意义 白细胞过多可引起白细胞淤滞与血栓形成，损害肺血管，造成肺梗死和肺出血，出现气促、呼吸窘迫，甚至早期死亡，也可引起冠状动脉梗塞、脾梗死、阴茎异常勃起、脑血管坏死和脑出血。治疗性白细胞去除可快速去除过多白细胞，消除白细胞淤滞状态，同时可避免化疗杀伤大量细胞后引起的肿瘤溶解综合征，减少因高尿酸血症、高磷酸盐血症、高钾血症、低钙血症、氮质血症和急性肾衰竭等影响治疗进程。Sézary综合征是皮肤T细胞淋巴瘤的白血病期，多次白细胞去除可减低外周血肿瘤细胞并减轻皮肤损害。白细胞分离结合体外光化疗可治疗Sézary综合征，口服补骨脂素后做白细胞单采分离，然后用紫外线照射后回输，对于Sézary综合征的红皮病期可取得较长期的稳定疗效。该法也可用于去除活化T细胞，已广泛用于造血干细胞移植术后移植物抗宿主病的防治。通过白细胞分离术采集所得的细胞产物（如单个核细胞），是细胞治疗和基因治疗的良好选材。单个核细胞采集物中含有造血干细胞、T细胞、自然杀伤细胞、树突状细胞等对肿瘤或病原体有免疫应答作用的细胞。造血干细胞用于重建患者造血和免疫功能，输入一定量的供者T细胞可增强移植物抗宿主效应，促进完全嵌合体的产生，防止复发，增加移植物抗白血病（肿瘤）的作用。

（刘　霆）

hóngxìbāo fēnlíshù

红细胞分离术（erythropheresis） 通过力度梯度离心使血细胞分层，在连续体外循环的过程中分离采集（去除）红细胞成分的治疗方法。分为红细胞分离和红细胞置换。对于红细胞增多症的患者，以代血浆替换患者红细胞可快速降低血细胞比容而不减少血容量，可用于早期治疗真性红细胞增多症，比单纯静脉放血和祛铁治疗更快速有效。对红细胞异常的疾病，如镰状细胞贫血，是用含正常血红蛋白的红细胞替换异常的红细胞，以减轻红细胞危象的致命表现，故镰状细胞贫血发生致死性并发症时，红细胞置换是美国血细胞分离协会（American Society for Apheresis，ASFA）推荐的Ⅰ类适应证。红细胞置换还可用于治疗恶性疟疾和巴贝西虫病，减少体内寄生虫数量，为进一步药物治疗成功创造条件。

（刘　霆）

xuèxiǎobǎn fēnlíshù

血小板分离术（plateletpheresis） 通过力度梯度离心使血细胞分层，在连续体外循环的过程中分离采集（去除）血小板成分的治疗方法。血小板分离术包括血小板单采和血小板去除，前者主要用于志愿献血者血小板的采集，后者主要用于血小板增多症的治疗，对有显著临床症状需尽快减少血小板计数或不能耐受药物治疗者，可选择血小板去除。每次分离通常可减少一半的血小板量。血小板分离术去除过多的血小板可减轻心肌梗死、脑缺血、肺栓塞和胃肠道出血的临床表现，但是否能预防血栓和出血危险尚不明确。有报道可防止血小板增多症妊娠妇女发生胎盘梗死和死胎发生。

（刘　霆）

zàoxuègànxìbāo yízhí

造血干细胞移植（hematopoietic stem cell transplantation，HSCT） 将正常造血干细胞输注给放、化疗后的患者，以之代替患者病态或衰竭的骨髓，使患者造血和免疫系统重建的治疗方法。随着移植适应证的扩大，移植时机和患者选择的优化，供者来源的拓宽，干细胞采集技术的成熟及移植方案和支持治疗的改进，HSCT的数量日益增加。世界范围内每年HSCT例数在55 000~60 000，其中自体HSCT例数在35 000~40 000，异基因HSCT例数在15 000~20 000。中国有100余家医院具有HSCT的资质，每年例数在5000~6000，其中自体HSCT约占20%，异基因HSCT约占80%。

根据移植物的来源可分为骨髓、外周血和脐血移植；根据供受者的关系可分为异体和自体移植，异体移植又可分为同基因和同种异基因移植，同种异基因移植又包括HLA配型相合或不合的亲缘或非亲缘移植。世界范围：①从疾病分布来看，异基因HSCT中白血病占65%~70%，淋巴瘤占12%~15%，多发性骨髓瘤比例<5%，非恶性血液病占10%~15%。自体HSCT中多发性骨髓瘤占45%~48%，淋巴瘤约占40%，实体瘤约占10%，白血病<5%。②在异基因HSCT中，

从供者来源来看，同胞 HLA 全相合 HSCT 约占 50%，非亲缘关系 HSCT 约占 40%，亲缘 HLA 不合移植约占 10%，脐血移植约占 10 岁以下儿童非亲缘移植的 55%。世界范围内有超过 1100 万的非亲缘志愿者登记，最大的登记中心美国国家骨髓库（National Marrow Donor Program，NMDP）拥有超过 700 万的非亲缘志愿者；已建立的脐血库有超过 30 万份冻存的脐血干细胞。③在异基因 HSCT 中，从干细胞来源来看，外周血 HSCT 约占亲缘关系移植的 70% 和非亲缘关系移植的 60%。中国范围：①从疾病分布来看，异基因 HSCT 中急性髓细胞性白血病（acute myelocytic leukemia，AML）占 35%，急性淋巴细胞白血病（acute lymphoblastic leukemia，ALL）占 25%，慢性髓细胞性白血病占 8%，急性再生障碍性贫血占 11%，骨髓增生异常综合征占 9%，其他疾病约占 10%。②在异基因 HSCT 中，从供者来源来看，同胞 HLA 全相合 HSCT 占 38%，非亲缘 HSCT 占 18%，亲缘 HLA 不合移植约占 41%，脐血移植占 2%。中华骨髓库（Chinese Marrow Donor Program，CMDP）有超过 110 万的非亲缘志愿者登记，到 2017 年 11 月完成了 1807 例非亲缘关系 HSCT；前卫生部批准建立的脐血库共有 7 个，有数万份冻存的脐血干细胞。

适应证 疾病尚未侵犯骨髓或虽然侵犯骨髓但已得到良好控制，可用于霍奇金淋巴瘤、非霍奇金淋巴瘤、AML、ALL、多发性骨髓瘤、淀粉样变性及多种实体肿瘤。上述疾病获得完全缓解后即可进行自体造血干细胞动员和采集。

若供者与需要进行 HSCT 患者 HLA 配型符合移植要求，供者查体也未发现捐献 HSCT 的禁忌证，即符合适应证。符合移植的配型有以下几种情况：①同胞全相合供者，A、B、DRB1 位点完全相合。②亲缘不全相合供者，符合单倍体相合的条件。③非亲缘配型相合或基本相合供者，A、B、C、DRB1、DP8～10 个位点高分辨相合，同时符合 A、B、DRB1 5～6 个位点高分辨相合。④脐血，中等水平分辨检测 HLA 配型 5～6 个位点相合。

禁忌证 无绝对界限，随着移植技术的提高，既往的禁忌证变为相对禁忌证，如高龄、严重感染、脏器功能不全。

治疗方法 包括动员、采集、采集物处理和回输冻存细胞。

动员 ①患者自体干细胞动员：多用化疗药和细胞因子联合方案。常用药物有环磷酰胺、依托泊苷、阿糖胞苷、柔红霉素和顺铂等。常用细胞因子有粒细胞集落刺激因子（granulocyte colony-stimulating factor，G-CSF）、粒细胞-巨噬细胞集落刺激因子（granulocyte-macrophage colony-stimulating factor，GM-CSF），还有尝试应用其他细胞因子，如人类造血干细胞因子、FLT-3 配体、重组人血小板生成素等及新型动员剂 AMD3100。②异基因健康供者动员：G-CSF 应用 4～5 天是 HSC 动员的标准方案。G-CSF 加用 GM-CSF 并不比单用 G-CSF 有明显优势，其他因子如白介素-3、造血干细胞因子等并未在健康供者得到应用，因为对于健康供者联合其他细胞因子没有必要且增加潜在的严重毒性。供者应用 G-CSF 耐受性良好，未发现长期不良反应。急性毒性最常表现为骨痛、头痛和乏力，一般轻至中度，动员结束后 48 小时后恢复，不需终止动员或取消采集。G-CSF 副作用发生率和严重程度均为剂量依赖性，因此建议尽可能用低剂量。

采集 ①骨髓采集：通常取自供者的髂前上棘或髂后上棘，全麻或局麻下进行。采集骨髓血的量通常为 10～15ml/kg，肝素抗凝，过滤去除脂肪或骨颗粒。健康供者可根据需要提前储备一定量的自体血在采髓时应用。②外周血造血干细胞采集：利用血细胞分离机将患者或供者的外周血分成不同组分，收集其中富含造血干细胞的单个核细胞层。采集外周血造血干细胞的设备有多种，可分为持续血流量和非持续血流量两类，前者如 COBE Spectra 和 Fresenius AS104，需要两条静脉通路，短时间可处理较多容量血液，后者如 Hemanatic 系列，需要一条静脉通路。各种机器均可应用，根据需要和经验而定。采集时机：自体移植患者的外周血造血干细胞采集时机为细胞因子动员后白细胞由最低点回升至 $(3\sim5)\times10^9/L$，血小板达 $50\times10^9/L$ 时。健康供者 G-CSF 应用后 5～7 天动员效果最显著，一般在第 4 或第 5 天开始采集。目标采集量一般单个核细胞为 $(6\sim8)\times10^8/kg$，$CD34^+$ 为 $2\times10^6/kg$。③脐血采集：脐血是胎儿娩出脐带结扎并离断后残留在脐带和胎盘中的血液，其内富含造血干细胞。两种技术：一为胎盘仍在子宫内时在产房里收集；另一种是在生产结束后在相邻的房间里收集。前一种方法在产房里由产科医师或助产士完成，优点是若夹闭时间早收集即刻开始，采集到的细胞多，缺点是对生产过程有影响，不太可行；后一种方法在产后采集，较容易，可安排专人收集，缺点是细胞数少，细菌污染和凝集风险增加。

采集物处理 造血干细胞纯化：$CD34^+$细胞富集，使其比例从不足1%升到70%~95%。应用在自体HSCT中，可减少$CD34^-$肿瘤细胞的污染，在同种异基因HSCT中，去除T细胞可降低移植物抗宿主病的发生率。在同种异基因HSCT中，若ABO血型不合，直接输注可能发生溶血反应。ABO血型不合分为主要不合和次要不合，前者指受者有针对供者红细胞抗原的血型抗体，输注过程中可能发生急性溶血；次要不合指供者有针对受者红细胞抗原的血型抗体，很少导致输注过程中急性溶血，但输入的B细胞产生凝集素可导致移植后7~12天发生迟发型溶血，称为过客淋巴细胞综合征。通过在主要不合时去除骨髓中红细胞、次要不合时去除骨髓中血浆，可起到减少或避免溶血的作用。

回输冻存细胞 回输前需要解冻复温，合理的解冻方法是快速复温，即在40℃水浴中快速解冻，解冻后不需洗涤和稀释直接输注，以复苏后不超过10分钟最佳。通常采用中心静脉输注。恶心、呕吐常见，偶有发热、咳嗽、气促，为二甲基亚砜所致不良反应，减慢输注速度可恢复。健康供者的骨髓或外周血造血干细胞直接输给患者，一旦离体后应尽早输注。

临床意义 疗效与移植前疾病诊断、疾病状态、干细胞来源、移植方式、预处理方案等因素密切相关。

AML 国际骨髓移植登记处（International Bone Marrow Transplant Registry，IBMTR）的最新数据显示，AML移植前处于第一次完全缓解期（first complete response，CR1）、行清髓同胞HLA完全相合骨髓移植、外周血干细胞移植或自体移植的5年无白血病生存（leukemia-free survival，LFS）率分别为61%、54%和47%（P=0.13）；对有不良染色体异常的AML移植前处于CR1、行清髓同胞HLA全相合移植、非亲缘HLA完全相合移植或非亲缘HLA部分相合移植的3年LFS率分别为42%、34%和29%（P=0.08）；AML移植前处于复发状态或原发诱导失败（primary induction failure，PIF）行清髓异基因HSCT 3年LFS率为19%。中国医学科学院血液病研究所数据显示，AML移植前CR1行清髓异基因HSCT 3年LFS率为54%；北京大学血液病研究所数据显示，AML行清髓单倍型HSCT，移植前CR1/CR2或难治/复发3年LFS率为71%和59%。

ALL IBMTR的最新数据显示，ALL移植前处于CR1/CR2行清髓性或减低预处理剂量的异基因HSCT的LFS率分别为43%和38%（P=0.39）；ALL移植前处于复发状态或PIF行清髓异基因HSCT 3年LFS率为16%。北京大学血液病研究所数据显示，AML行清髓单倍型HSCT，移植前CR1/CR2或难治/复发3年LFS率为56%和25%。

骨髓增殖性肿瘤 IBMTR的最新数据显示，原发性骨髓纤维化行清髓同胞HLA全相合移植、非亲缘移植或配型不合亲缘移植的5年LFS率分别为33%、27%和22%；对慢性髓细胞性白血病（chronic myelogenous leukemia，CML）处于CP1的患者，酪氨酸激酶抑制剂已作为首选治疗，IBMTR最新发布了1978~1998年间CML-CP1行同胞HLA全相合清髓移植或非亲缘移植后生存期超过5年的患者，其15年总生存（overall survival，OS）率为88%和87%。中国广州南方医院报道CML移植前处于慢性期和加速/急变期行异基因HSCT的5年LFS率为72%和33%（P<0.001），北京大学血液病研究所报道CML行清髓同胞HLA全相合移植5年LFS率为89%。

淋巴瘤 IBMTR的最新数据显示，弥漫性大B细胞淋巴瘤自体HSCT或清髓异基因HSCT的5年无进展生存（progress-free survival，PFS）率分别为43%和22%；淋巴瘤自体HSCT后复发患者再行非清髓异基因HSCT的1年和5年PFS率为30%和19%。

浆细胞疾病 IBMTR的最新数据显示，IgD型多发性骨髓瘤自体移植后3年PFS率和OS率分别为38%和69%；IgM型多发性骨髓瘤自体移植后3年PFS率和OS率分别为47%和68%；与同期IgG型和IgA型多发性骨髓瘤自体移植疗效相当。多发性骨髓瘤非清髓同胞HLA全相合移植后3年PFS率和OS率分别为35%和56%。原发性浆细胞白血病自体移植或异基因移植后3年PFS率为34%和20%，OS率为64%和39%。

非恶性血液病 IBMTR的最新数据显示，重型再生障碍性贫血非亲缘骨髓移植或外周血干细胞移植后3年OS率为76%和60%（P=0.02）；非亲缘脐血移植治疗珠蛋白生成障碍性贫血OS率和无病生存（disease-free survival，DFS）率为62%和21%，镰状细胞贫血OS率和DFS率分别为94%和50%。

注意事项 非亲缘供者的年

龄18~50岁，自体移植的患者和亲缘供者移植的供者无具体年龄限制，可根据具体情况选择最佳供者。若供者有高凝状态，慎用细胞因子动员。脐血收集对供者本人无任何影响，适于所有健康产妇，脐血应用于患者时，访视供者确保无遗传病。自体HSCT，若疾病累及骨髓尚未得到充分治疗，不宜动员和采集，以免肿瘤细胞污染；若血小板尚未恢复，不宜直接采集以免造成出血。供者患以下疾病不宜接受造血干细胞动员和采集：①感染性疾病，病毒（乙型肝炎病毒除外）、细菌、寄生虫、真菌等感染。②先天性疾病，如酶缺陷性疾病（戈谢病）、血红蛋白病（珠蛋白生成障碍性贫血、镰状细胞贫血）。③获得性疾病，如自身免疫病、恶性血液系统疾病、非血液系统恶性疾病等。

（黄晓军　许兰平）

HLA pèixíng

HLA配型（human leukocyte antigen matching）　用血清学、细胞学或分子生物学方法检测个体淋巴细胞表面的特异性人类白细胞抗原（human leukocyte antigen，HLA）或HLA基因型，选择与受者有相同HLA抗原或等位基因供者的技术。是临床器官移植中选择合适供者的主要依据。HLA是位于6p21.3上一组紧密连锁的基因群，是人体中具有最复杂多态性的遗传系统，其编码的HLA分子（抗原）是机体内特异性免疫识别和免疫应答的主要成分，是影响器官组织移植成功的关键因素之一。与免疫紧密相关的HLA基因群主要有Ⅰ类和Ⅱ类基因，其中Ⅰ类基因区域包括*HLA-A*、*HLA-B*和*HLA-C*及其他一些功能未明的基因，其编码的α链和15号染色体编码的β_2-微球蛋白组成Ⅰ类抗原，Ⅰ类抗原存在于所有有核细胞的表面，负责提呈内源性抗原给$CD8^+$T细胞；Ⅱ类基因区域主要在D区（HLA-DR、HLA-DQ和HLA-DP），其编码的α和β链组成Ⅱ类抗原，Ⅱ类抗原主要存在于成熟B细胞及抗原提呈细胞表面，负责提呈内源性抗原给$CD4^+$T细胞。

血清学　微量淋巴细胞细胞毒试验主要用于HLA-Ⅰ类抗原分型。1964年美国寺崎（Terasaki）等将其引入HLA分型研究，1970年被美国国立卫生研究院（National Institutes of Health，NIH）指定为国际通用标准技术。淋巴细胞膜表面有HLA抗原，在补体存在的情况下，HLA特异性抗体（IgG或IgM）与淋巴细胞膜上相应抗原结合后，细胞膜通透性改变，细胞膜破损。显微镜下可见被活性染料着色的死细胞，通过计数死亡细胞与活细胞的比例判断抗原、抗体的反应程度。由于HLA等位基因序列的高度同源性，使血清学出现较强的交叉反应，获得特异性高的抗体受到限制，影响分型结果的正确性。

细胞学　混合淋巴细胞培养（mixed lymphocyte culture，MLC）主用于测定HLA-Dw和HLA-DPw抗原特异性。双向MLC是直接将未经任何处理的两个体的淋巴细胞混合培养，若HLA相合，则相互刺激作用很小，细胞无明显增殖；反之，则细胞被活化并产生增殖，增殖程度与两个体HLA不相合程度成正比。在双向MLC中，双方淋巴细胞均有刺激能力和反应能力。单向MLC是将一个体的淋巴细胞先用丝裂霉素或X线照射使其失去应答能力，但仍保持刺激能力，然后与另一个体淋巴细胞培养。此法能分别检测出每一方淋巴细胞的刺激强度和应答强度。由于分型所需细胞来源及细胞表面抗原复杂，且方法繁琐，细胞学方法已逐渐被淘汰。

分子生物学　80年代末、90年代初期，由于聚合酶链反应（polymerase chain reaction，PCR）技术的发明，HLA的研究进入了DNA分型的研究阶段。HLA多态性源于基因中核苷酸序列突变。同一基因的不同等位基因之间核苷酸序列大多相同，变异集中在几个DNA片段中。在这些片段中，不同等位基因有特定序列，测定这些片段的DNA序列即可确定等位基因。

限制性片段长度多态性分析　利用限制性内切酶能识别DNA分子的特异序列，并消化和切割这些特异性酶切位点，形成各种大小不等的DNA片段，经电泳、转膜、变性，与相应探针杂交，即可进行限制性片段长度多态性分析。由于不同等位基因碱基序列的不同和限制性酶切位点分布的不同，使限制性内切酶的识别位点和酶切点数目改变，产生数量和长度均不同的酶切片段，出现不同DNA条带型，由此可鉴定HLA基因特异性。该法存在诸多缺点：①操作复杂，易产生差错。②不适合大样本量检测。③检测时间较长，应用较少。

PCR寡核苷酸探针杂交　利用PCR技术对HLA多态区域进行扩增，然后针对PCR扩增产物根据碱基配对原则设计系列特异性寡核苷酸探针（sequence-specific oligonucleotide probe，SSOP），最后将PCR产物与探针杂交，判断结果。根据固定在杂交膜上的是PCR产物或特异性探针将其分为正向SSOP和反向SSOP。由于正向

SSOP操作复杂，受设备、环境和人为因素影响较大，广泛采用的是反向SSOP的方法。2000年美国One Lambda公司将荧光流式细胞术和免疫荧光标记技术相结合，推出了序列微珠综合分析实验系统（Lambda array beads multi-analytic system，LABMAS™）。该法的基本原理同反向SSOP，特殊之处是探针载体不是杂交膜而是众多微球体。其优点：①技术成熟稳定。②敏感性高、特异性强，结果精确、可靠。③检测快速，非常适合脐血库和骨髓库的大样本量的配型要求。

PCR序列特异性引物是根据HLA核苷酸碱基序列的多态性和已知的DNA序列，设计一系列等位基因型别特异性序列引物，通过特定PCR反应体系扩增各等位基因的型别特异性DNA片段，产生相应的特异性扩增产物条带，然后通过凝胶电泳检测PCR产物。根据是否得到PCR产物及产物的片段大小分型。其特点：①操作简单，实验设备要求不高。②结果读取快速、简捷。③适合小样本量检测。该法需设计大量引物，对引物设计和PCR条件要求较高，易产生假阳性。

以碱基序列测定为基础的HLA分型是以测定DNA序列为基础的HLA分型方法。前述几种分型方法只能测定HLA表型，无法确定该表型的DNA序列。表型相同的DNA序列可能有较大差异，同时由于HLA的高度复杂多态性，上述方法很难确定所有等位基因，因此直接对HLA的DNA序列进行检测是最可靠、最准确和最彻底的分型方法，更有助于发现新的序列。随着自动核酸测序仪的日益普及，这一分型技术有望被广泛应用。其缺点主要是测序仪价格昂贵，而手工测序操作复杂、时间长。

（黄晓军）

zàoxuègànxìbāo yízhí yùchǔlǐ

造血干细胞移植预处理（pretreatment of hematopoietic stem cell transplantation）

造血干细胞输注前给予患者大剂量化疗或化疗加放疗，以使移植物顺利植入并最大限度清除异常细胞或肿瘤细胞的方法。是造血干细胞移植（hematopoietic stem cell transplantation，HSCT）的关键环节，自体造血干细胞移植（auto-hematopoietic stem cell transplantation，auto-HSCT）预处理旨在最大限度地杀灭体内的肿瘤细胞，而同种异基因造血干细胞移植（allo-geneic hematopoietic stem cell transplantation，allo-HSCT）目的如下：①清除体内残存的肿瘤细胞或骨髓中的异常细胞群。②抑制或摧毁患者的免疫系统以免植入物被排斥。③为异基因造血干细胞植入形成必要的“空间”。

allo-HSCT预处理方案根据骨髓抑制程度分为清髓性和非清髓性。清髓性预处理方案指采用的预处理剂量达到对骨髓不可逆的摧毁作用，而对其他脏器的非血液学毒性是可耐受的。患者接受清髓性预处理方案后必须有造血干细胞支持，否则造血功能难以恢复。根据预处理的强度，清髓性预处理方案分标准强度、加强型和减低强度预处理3种。环磷酰胺（Cy）联合全身照射（total body irradiation，TBI）和白消安（BU）联合Cy是常规清髓性方案的经典预处理方案。非清髓性预处理方案是通过免疫抑制加强达到造血嵌合状态，通过供者淋巴细胞输注产生移植物抗白血病效应，不导致长期骨髓抑制和全血细胞减少。减低预处理强度的方案可达到即刻清髓的目的，也有可能通过免疫平台逐渐达到完全供者植入。

适应证 ①标准剂量预处理方案：适于年轻具有配型相合供者的恶性血液病患者。②加强型预处理方案：毒性大，在可能降低疾病复发率的同时没有改善疗效，仅适用于难治复发的恶性血液病患者。③减低剂量及非清髓性预处理方案：原则是在减低毒性的情况下消除疾病，一般用于年龄大或合并其他疾病的患者。这些患者采用标准剂量预处理时有高的发病率和病死率。临床前的研究已经明确供者植入需要的最低剂量，还可能通过供者淋巴细胞输注将混合嵌合转化为全部植入。人类白细胞抗原（human leukocyte antigen，HLA）不合的程度越大，需要的免疫抑制强度也越大。配型不合的非亲缘或亲缘供者移植或脐血移植，通常加用抗胸腺细胞球蛋白（ATG）。④特殊治疗方案：适于某些疾病如重症联合免疫缺陷病患者免疫功能极为低下，不能排斥移植入的骨髓，若进行同胞相合移植可不用预处理，因为无宿主细胞需清除；再生障碍性贫血无大量细胞需清除，仅用Cy和ATG足以使患者达到免疫抑制可接受骨髓的程度；对珠蛋白生成障碍性贫血和镰状细胞贫血，Cy需联合高剂量的BU以清除增生性造血。

禁忌证 活动感染性疾病如结核或人类免疫缺陷病毒感染，肝硬化，心肺功能不全。TBI相对禁忌证：年龄>50岁，既往有肺部疾病，严重吸烟史，应用2个以上疗程博来霉素，一氧化碳弥散度<75%，既往大范围或纵隔照射和脊柱照射量>45Gy等。

治疗方法 包括以下几项。

治疗恶性肿瘤采用的经典方案 BU-Cy 与 Cy-TBI 两个。同样用于急性髓细胞性白血病、慢性髓细胞性白血病、急性淋巴细胞白血病、多发性骨髓瘤和淋巴瘤，临床研究比较两种方案有相同的植入率、复发率和存活率。

加强型预处理 在经典方案的基础上加强，如 BU-Cy/TBI，BU-Cy+依托泊苷，或 BU-Cy+阿糖胞苷等，预处理相关毒性及死亡率上升，加强型预处理不仅未能改善总无病生存率，甚至使其降低。其他药物替代 Cy-TBI 组合，如 TBI 加美法仑（MEL）、阿糖胞苷或依托泊苷。

减低强度预处理 非清髓 HSCT 时，预处理相关毒性低，组织及细胞损害小，细胞因子释放减少。理论上可能减少移植物抗宿主病的发生率，但许多研究结果不一。理论上讲骨髓抑制较轻，感染发生率可能会降低，但由于免疫抑制的加强，病毒和真菌的感染率反而上升。

针对特殊疾病方案 ①重型再生障碍性贫血：同基因 HSCT 时，采用 Cy 预处理后，植入成功率达 90%以上。HLA 相合的同胞 HSCT 时，Cy 和 ATG 预处理毒性不大，90%以上患者持久植活。用胸腹部照射联合 Cy 进行预处理同样取得了满意的效果。非亲缘或 HLA 不合的亲缘供者移植，在 Cy 和放疗基础上可再加用免疫抑制剂，如氟达拉滨或低剂量放疗。对有异常克隆的重型再生障碍性贫血，用白血病的预处理方案。对珠蛋白生成障碍性贫血和镰状细胞贫血，用 BU-Cy 以清除增生性造血。②重症联合免疫缺陷病：患者免疫功能极为低下，不能排斥移植入的骨髓。若进行同胞相合的移植可不用预处理，因为无宿主细胞需要清除。③淋巴瘤（霍奇金淋巴瘤和非霍奇金淋巴瘤）：auto-HSCT 最常用为 BEAM 方案（卡莫司汀+依托泊苷+阿糖胞苷+美法仑）；allo-HSCT 最常用为 BEAM 方案和 CBV 方案（环磷酰胺+卡莫司汀+依托泊苷），Cy-TBI 是标准预处理方案，BU-Cy 也有应用。④多发性骨髓瘤：auto-HSCT 最佳预处理方案为 MEL。allo-HSCT 标准预处理方案为 Cy-TBI。

针对特殊人群方案 儿童患者对预处理的耐受性好于成人，但预处理对生长发育的影响较大。TBI+Cy 和（或）依托泊苷用于 2 岁以上的急性淋巴细胞白血病患者，Cy+BU/MEL 用于急性髓细胞性白血病、慢性髓细胞性白血病和骨髓增生异常综合征患者。

（许兰平）

yìjīyīn zàoxuègànxìbāo yízhí zhìliáo èxìng xuèyèbìng

异基因造血干细胞移植治疗恶性血液病（allogeneic hematopoietic stem cell transplantation for hematologic malignancy）

植入人类白细胞抗原相合的或单倍型亲缘供者或无亲缘关系的造血干细胞治疗恶性血液病。异基因造血干细胞移植（allo-geneic hematopoietic stem cell transplantation，allo-HSCT）早年多用于传统治疗无效的晚期白血病患者，1969 年美国西雅图移植中心开始对进展期白血病患者进行同胞人类白细胞抗原（human leukocyte antigen，HLA）全相合的骨髓移植。20 世纪 70 年代末开始了对早期白血病患者移植的尝试。1979 年托马斯（Thomas）等报道了急性髓细胞性白血病第一次完全缓解期（first complete response，CR1）的 allo-HSCT 病例。由于供者选择、HLA 配型、预处理方案和支持治疗技术的进步，allo-HSCT 的适应证迅速而大幅度地扩大。据估计，每年全球 allo-HSCT 为 55 000~60 000。处于疾病早期接受移植的患者疗效好于疾病晚期移植者。

适应证 狭义上指适合接受移植的疾病类型、病期及移植与非移植治疗措施利弊的比较与权衡。广义上还包含患者的身体与精神状态、供者因素、HLA 配型、患者经济来源甚至家庭成员与社会环境的支持等。

随着 HSCT 技术体系的进步，移植适应证与 30 年前相比发生了巨大变化。①造血干细胞来源多样化：除传统的同胞全相合供者来源之外，非亲缘供者、人类脐血造血干细胞及亲缘单倍型供者都可用于移植，且各类供者来源移植的疗效逐渐接近同胞供者移植。②预处理改进技术：以减低剂量预处理方案为代表的预处理改进技术使得过去那些无法耐受常规剂量移植的高龄患者、脏器功能不全者可接受移植。③靶向药：如酪氨酸激酶抑制剂（tyrosine kinase inhibitor，TKI）的应用使得过去那些不易达到完全缓解的急性白血病，如 Ph 染色体 t（9；22）阳性的急性淋巴细胞白血病获得缓解与移植的机会，而对初诊慢性髓细胞性白血病而言结束了以移植作为其一线治疗方式的时代。④支持治疗技术完善：使得移植的安全性与疗效大幅提高，过去需要移植而不具备移植条件的患者得以接受移植。

疾病类型中，最常见的适应证是急性白血病、慢性白血病、骨髓增生异常综合征和骨髓增殖性肿瘤，约占总数的 70%，约

15%是其他恶性疾病，如非霍奇金淋巴瘤、霍奇金淋巴瘤、多发性骨髓瘤等。

禁忌证 绝对禁忌证仅为严重心理精神疾病。移植适应证与禁忌证之间并非不可融合，必须权衡移植早期死亡发生的概率与非移植方法治疗后的生存率及生存质量的利弊。

供者选择 具备合适的供者是患者接受allo-HSCT的前提。恶性血液病最适合的是HLA完全相合的同胞兄弟姐妹，15%~30%的患者可拥有合适的同胞全相合供者。在不具备同胞全相合供者时，非亲缘供者在许多大规模的移植中心成为首选。1979年汉森（Hansen）等报道了首例非亲缘供者移植成功治疗白血病的病例。有经验的移植中心非亲缘供者移植疗效已接近同胞全相合供者移植的疗效。美国国家骨髓库（National Marrow Donor Program，NMDP）在过去20年中迅速发展，现有库容7400万登记者，9万份脐血，欧洲供者资料库有接近的容量。选择非亲缘供者时，配型要求HLA-A，-B，-C，-DQ，-DRB1，其中-DQ位点相对次要。

脐血干细胞也可成为干细胞来源。脐血可在婴儿产出后安全地采集并长期保存于脐血库中。脐血中含有相当数量的造血干细胞，用于allo-HSCT重建造血系统。由于新生儿免疫系统相对的纯真性，用于allo-HSCT的脐血HLA配型不需与受者全相合：HLA-A、-B、-DR位点中不超过两个位点不合均可应用。脐血移植的另一优势是供者无风险，造血干细胞来源易得到，移植计划便于安排调整；其不足是移植后恶性血液病复发或植入失败而需要再次输注供者细胞时将无法再次得到同一份脐血细胞。一个脐血单位中所含的$CD34^+$细胞数量仅约为等量骨髓移植物的1/10，因脐血所含造血干细胞数量相对少，成人患者allo-HSCT受到植入困难和移植物被排斥的影响而难以广泛开展。解决这一问题的方法集中于尝试双份脐血移植、体外扩增及联合输注第三方间充质干细胞。

亲缘单倍型相合供者具有极易得到、可灵活安排调整移植计划、易于移植后细胞治疗等优势，但长期以来体外去除T细胞的移植模式难以克服植入率低及免疫重建延迟带来的诸多并发症，长期生存率<40%。该模式以输注大剂量的$CD34^+$细胞进行改进之后，植入率提高到90%以上，生存率也得到提高，但恶性血液病移植后复发的问题难以被跨越。因此，这一移植模式迄今也只用于少数移植中心的有限病例。中国血液学家为亲缘单倍型移植新模式的建立与疗效提高作出了独特的贡献，使得非体外去T细胞的亲缘单倍型移植治疗恶性血液病的疗效与同胞全相合供者移植及非亲缘供者移植疗效相当。北京大学血液病研究所报告的非体外去T细胞单倍型移植模式取得了优于体外去T细胞移植的疗效。该体系应用粒细胞刺激因子（granulocyte colony-stimulating factor，G-CSF）动员的骨髓联合外周血造血干细胞，植入率达99%以上，急性重度移植物抗宿主病发病率、移植后无病生存率均与同胞全相合移植及非亲缘供者移植相当。这一模式的成功结束了异基因移植史上供者来源匮乏的时代。

具备allo-HSCT适应证的患者移植之前需进行供受者体检，满足以下条件后进行移植：供者移植前查体合格；患者移植前查体合格同时无活动性感染、人类免疫缺陷病毒抗体阴性、无重要脏器功能不全或疾病、无妊娠、无精神疾病。患者及其法定委托人或监护人具备经济支持能力并签署移植知情同意书。随着移植技术体系的整体进步，供受者的年龄已非绝对禁忌。供者体重应>40kg。

临床意义 allo-HSCT治疗恶性血液病的预处理方案仍以清髓性的白消安（BU）/环磷酰胺（Cy）或全身放射（total body irradiation，TBI）/Cy为基础。减低预处理剂量或非清髓移植已兴起，与清髓性预处理方案相比，其毒性发生率与致死率均有所减低，使allo-HSCT可在老年人和有基础疾病的患者中施行。

治疗急性髓细胞性白血病

急性髓细胞性白血病（acute myelogenous leukemia，AML）在诱导化疗后可达到完全缓解，为长期维持缓解状态尚需进一步维持治疗。对有t（15；17）染色体改变的急性早幼粒细胞白血病应用诱导剂和化疗预后较好，进入难治复发状态时考虑移植；有inv 16或t（8；21）改变的AML在无其他高危因素的情况下，完全缓解后经中大剂量阿糖胞苷巩固治疗后可考虑自体造血干细胞移植。除上述类型的急性白血病，确诊后开始诱导化疗，达到完全缓解后进行HLA配型。在足够疗程的巩固强化后应考虑进行allo-HSCT。对于年轻、处于CR1的AML患者，清髓异基因移植可能使疾病得到根治，但应用移植治疗时亦应考虑到移植相关死亡与移植相关并发症的风险。与化疗相比，非亲缘供者移植治疗恶性血液病也与同胞全相合移植一样可显著降低复发率。移植前处于完全缓解期、年龄<50岁、在有经验的移植中心接受移植、未发生急性重度移植物抗宿主病是获得较好预后的先决条件。HLA配型技术的进步使非亲缘供者移植疗效在部分移植中心接近同胞全相合移植疗效。

治疗急性淋巴细胞白血病 新诊断的急性淋巴细胞白血病(acute lymphocytic leukemia, ALL)80%以上可经化疗达到完全缓解,若无后续清除微小残留病变的治疗,数月后几乎所有患者复发。缓解后治疗强度以危险度分层为基础而制订,影响完全缓解时间和长期生存的最重要因素是高龄和Ph染色体阳性。其他提示预后不良因素包括诊断时高白细胞和诱导治疗3~4周以上才达到完全缓解。标危ALL患者缓解后的最佳治疗并未达成共识,allo-HSCT在高危患者中有肯定的治疗优势。一项前瞻研究表明,50岁以下标危及高危患者早期接受清髓移植疗效更佳,高危50岁以上患者移植相关死亡率高,抵消了allo-HSCT降低复发率的优势。另一项来自荷兰-比利时血液肿瘤协作组的研究报告结果相似,即标危ALL患者CR1期接受同胞全相合供者的异基因移植,5年无病生存率显著高于无供者而接受自体造血干细胞移植患者(60% vs 42%)。Ph染色体阳性ALL在CR1期接受移植长期生存率显著高于非移植患者,移植后5年无病生存率81.5% vs 33.5%。伊马替尼的应用改变了其诱导化疗方式,使更多患者获得完全缓解,有机会以allo-HSCT来寻求疾病的根治。有研究报告老年ALL患者中减低预处理剂量的移植。欧洲血液和骨髓移植学会(European Society for Blood and Marrow Transplantation, EBMT)报告老年ALL患者中减低预处理剂量的移植后2年总生存率31%,CR1期患者疗效远好于CR2和CR3期患者,2年生存率分别为52%、27%和20%。

治疗慢性髓细胞白血病 在TKI问世之前,allo-HSCT一直被认为是治愈慢性髓细胞性白血病(chronic myelogenous leukemia, CML)的最佳手段。以往建议慢性期患者若具备同胞全相合供者,应在诊断1年之内、处于慢性期时接受移植以取得最佳疗效。伊马替尼的应用显著改善了CML患者的预后,成为初治患者的首选治疗用药。allo-HSCT作为二线TKI治疗失败后的三线选择,应严格掌握适应证。

加速期或急变期患者如以TKI治疗后回复到第二次慢性期应尽早接受allo-HSCT。北京大学血液病研究所对进展期CML应用伊马替尼或接受allo-HSCT的疗效比较分析,两组患者6年无进展生存率分别为55.7%和92.9%,高危患者中移植疗效优势更显著,两组生存率分别为18.8%和100%。中国慢性髓细胞性白血病诊断与治疗指南2016年版建议:加速期或急变期患者如经伊马替尼回复到慢性期,有合适供者应及早接受allo-HSCT,有T315I突变或第二代TKI不敏感的基因突变CML患者应及早接受allo-HSCT。

治疗骨髓增生异常综合征 allo-HSCT是可能治愈骨髓增生异常综合征(myelodysplastic syndrome, MDS)的唯一方法。若有同胞全相合供者,移植时机参照国际预后评分系统(International Prognostic Scoring System, IPSS)。中危Ⅱ和高危患者应尽早移植,而中危Ⅰ和低危患者应在疾病进展时进行移植,感染及出血风险使得患者生存期在3~6个月内时亦应考虑尽早移植。2016年中国报道了多中心移植治疗MDS的疗效,亲缘单倍型和同胞全合移植后4年总生存率分别为62%和69%。

治疗淋巴瘤 难治复发或有高危复发倾向的淋巴瘤患者具备供者时可考虑接受allo-HSCT以求根治。除少数年轻、一般状况较好的患者应用清髓移植外,淋巴瘤患者多应用减低预处理剂量,疗效依淋巴瘤组织学类型和分期不同而有差异。最佳疗效见于惰性淋巴瘤,根据患者选择、移植时机及其他因素不同移植后3~5年无进展生存率43%~85%。除少数化疗敏感者外,高度侵袭性淋巴瘤由于移植后复发率高而疗效不佳。套细胞淋巴瘤非清髓移植疗效最好。对霍奇金淋巴瘤患者,allo-HSCT可作为其自体干细胞移植无效后的挽救治疗方法,但复发仍是阻碍移植成功的主要障碍。

治疗多发性骨髓瘤 自体干细胞移植是新诊断的多发性骨髓瘤的标准治疗方法。自体干细胞移植后序贯异基因移植尚限于临床试验研究阶段。allo-HSCT一般用于治疗多发性骨髓瘤高危患者,多用减低预处理剂量方案,在自体造血干细胞移植后半年内进行,一般用于有HLA同胞全相合供者的年轻患者。

(刘代红)

yìjīyīn zàoxuègànxìbāo yízhí zhìliáo fēi'èxìng xuèyèbìng

异基因造血干细胞移植治疗非恶性血液病(allo-geneic hematipoietic stem cell transplantation for non-malignant hematologic disease) 植入人类白细胞

抗原相合或单倍型亲缘供者或非亲缘供者的造血干细胞治疗非恶性血液病。异基因造血干细胞移植（allogeneic hematopoietic stem cell transplantation，allo-HSCT）是治疗许多非恶性重型血液病的重要手段，适应证因各自疾病特点而不同，需根据其预计生存期、患者生活质量、疾病相关并发症的严重程度、是否有合适供者及患者及其监护人意见决定。供者来源多首选同胞人类白细胞抗原（human leukocyte antigen，HLA）全相合或同基因者。

适应证 ①重型再生障碍性贫血（severe aplastic anemia，SAA）：单纯采用输血等支持治疗将有超过50%的患者于诊断后6个月内死亡，50岁以下患者应争取尽早移植。②镰状细胞疾病：<16岁患者的移植指征是患者出现下列一个或更多并发症：脑卒中或中枢神经系统事件持续超过24小时、神经心理功能受损和大脑磁共振成像及血管造影异常、复发性急性胸腔综合征、复发性血管闭塞疼痛现象或复发性阴茎持续勃起综合征、镰状细胞肾病（肾小球滤过率为预测值的30%~50%）。其他可考虑的指征包括经颅多普勒扫描异常、肺动脉高压及无症状性脑梗死。③重度联合免疫缺陷病（severe combined immunodeficiency，SCID）：重症患儿通常在3~8个月时才会引起医学注意，移植应在严重机会性感染之前进行。④骨硬化病：婴儿患者疾病早期累及视力和血液系统时应尽快移植，疾病呈慢性进展者可寻找合适的非亲缘或脐血造血干细胞。⑤范科尼（Fanconi）贫血：最佳时间是<10岁，<20次红细胞或血小板输注，发生骨髓增生异常综合征或白血病之前；严重脏器损伤或>35岁的患者移植后并发症发生率及死亡率高，建议推迟移植。

禁忌证 同异基因造血干细胞移植治疗恶性血液病。

临床意义 可用于治疗以下疾病。

治疗再生障碍性贫血 需HSCT的再生障碍性贫血（aplastic anemia，AA）患者首选同基因供者。国际骨髓移植登记处（International Bone Marrow Transplant Registry，IBMTR）报告的世界范围内40例同基因移植资料提示可尝试不使用预处理，移植失败后加用预处理的二次骨髓移植通常会成功且不影响总生存率。迄今SAA接受移植者最多用来自同胞HLA相合供者。美国国家骨髓库（National Marrow Donor Program，NMDP）资料显示以HLA高分辨配型技术筛选供者所进行的非亲缘移植比免疫抑制治疗AA有更高的长期生存率。北京大学血液病研究所对免疫抑制治疗反应差、不具备同胞全相合供者的17例SAA患者实施了亲缘单倍型移植，随访9.5个月，11例患者无病存活。中国异基因造血干细胞移植治疗血液系统疾病专家共识（Ⅰ）——适应证、预处理方案及供者选择（2014年版）建议若免疫抑制治疗结果不满意，患者在不具备同基因或同胞全相合供者时可考虑非亲缘或亲缘单倍型移植。预处理应用环磷酰胺（Cy）或与抗胸腺细胞球蛋白联用。不推荐用全身放疗，因其与移植后间质性肺炎、生长发育障碍及继发性实体肿瘤的发生相关，移植后总生存率低。AA患者接受移植遇到的最大问题是移植物被排斥，通常以二次移植挽救。移植后监测T细胞嵌合程度可用于预测排斥。AA移植应避免粒细胞集落刺激因子动员的外周血干细胞作为造血干细胞来源。

1991~1997年1699名SAA患者接受HLA相合同胞供者移植的IBMTR数据显示，<20岁患者5年生存率为75%；21~39岁患者为68%；40岁以上患者为35%。欧洲血液和骨髓移植学会（European Society for Blood and Marrow Transplantation，EBMT）的移植数据确认并扩展了IBMTR的结论。移植年代、患者年龄、诊断到移植之间的治疗方式均影响移植结果。生存率逐步提高（1997~2002年：80%；1996年之前74%）；儿童（年龄<16岁）患者实际生存率为91%，成人为74%。移植预处理方案中增加抗胸腺细胞球蛋白总生存率提高（81%）。

治疗珠蛋白生成障碍性贫血 同胞相合造血干细胞移植治疗珠蛋白生成障碍性贫血最早由美国西雅图（Seattle）和意大利佩萨罗（Pesaro）移植中心在1981年完成。意大利在2003年报告511例17岁以下患者同胞全相合移植的疗效。预处理方案为白消安（BU）与Cy。移植后无病生存率、排斥率和非排斥死亡率在1期患者中分别为87%、1%、11%；2期患者中分别为82%、4%、13%。

治疗镰状细胞病 尽管HSCT是根治疾病的手段，但是治疗镰状细胞贫血数量少，迄今仅用于重症患者。鉴于羟基脲和规律输注红细胞很少伴随近期毒性，部分无同胞全相合供者的患者仍可考虑非移植方法。迄今报道的同胞全相合供者移植治疗镰状细胞贫血移植后无病生存率均在80%以上。

治疗SCID 尽早明确引起

SCID 的基因突变可提高婴儿宫内诊断的比例，在新生儿期早期确诊并移植可提高生存率至 90% 或更高。体外去除 T 细胞的亲属单倍型移植治疗该病可追溯到 20 世纪 80 年代早期，适用于所有 SCID 患者。通过技术改进，移植失败率及严重 GVHD 发病率均持续降低，采用这一方法的中心报道大样本量患者中持续植入的无病生存率及 T 细胞免疫重建率 >70%。用未经处理的非亲缘供者移植也可达到相近疗效。

治疗骨硬化病 HSCT 是治愈婴儿型恶性骨硬化病的唯一方法，迄今报告的移植后形成完全嵌合体者最终均无病生存。移植首选 HLA 完全相合的健康同胞供者，移植后需定期连续监测骨髓植入状态和长骨影像学表现，后者是大多数患者纠正骨硬化的标志。

治疗范科尼贫血 尽可能应用同胞全相合供者和减低剂量、不含放疗的预处理方案。IBMTR 数据显示同胞全相合移植后植入失败率为 8%，生存率 66%，91% 生存者生活质量 Karnofsky 评分>90%。

治疗贮积症 HSCT 是迄今最有可能使此类疾病患者获得长期疗效的治疗手段。已报道治疗成功病例涉及黏多糖贮积症中各种亚型；在糖蛋白代谢性疾病中，α-甘露糖贮积症早期移植疗效好，移植治疗岩藻糖苷贮积症例数少，对天冬氨酰葡萄糖胺尿症的长期疗效尚不确定，戈谢病的治疗非首选移植。

治疗巨噬细胞疾病 allo-HSCT 是根治此病的唯一方法，移植前应予足够的相应治疗促使疾病进入缓解状态。进入移植程序前，患者所有亲属中可能成为供者的人员均应进行 HLA 检测。来自父母的去除 T 细胞的亲缘单倍型移植疗效已与同胞全相合或非亲缘移植疗效相当。多用高剂量预处理方案，如 BU 联合 Cy、Cy 联合全身放疗。同胞全相合移植、非亲缘全相合移植、非亲缘不相合移植、亲缘单倍型移植后 3 年无病生存率分别为 71%、70%、54%、50%。大多数生存者的生活质量良好，可停用全部疾病相关药物，神经系统症状的稳定与改善很常见。

注意事项 鉴于输注血制品可造成组织抗原致敏，建议所有患者移植前后应接受经辐照或滤除白细胞的血制品。

（刘代红）

zìtǐ zàoxuègànxìbāo yízhí zhìliáo èxìng xuèyèbìng

自体造血干细胞移植治疗恶性血液病（auto-hematopoietic stem cell transplantation for hematologic malignancy） 植入预先冻存的患者自身造血干细胞治疗恶性血液病。自体造血干细胞移植（auto-hematopoietic stem cell transplantation，auto-HSCT）多用于低度、中度复发风险的血液淋巴系统恶性疾病，化疗敏感者疗效优于化疗不敏感者。与异基因造血干细胞移植（allogenetic HSCT，allo-HSCT）相比，其移植相关死亡率低、无移植物抗宿主病（graft versus host reaction，GVHD）发生，但恶性病复发率较高。越来越多的临床证据表明，随着 allo-HSCT 安全性的提高，中高危急性白血病/骨髓增生异常综合征（myelodysplastic syndrome，MDS）的患者更多地从 allo-HSCT 中获益，而 auto-HSCT 治疗急性白血病将更适于有预后良好的细胞遗传学或分子生物学标志、低危、对化疗敏感的类型，也会使多发性骨髓瘤（multiple myeloma，MM）、淋巴瘤等患者受益。

为减少 auto-HSCT 后恶性血液病的复发而进行的自体干细胞体外净化以清除其中肿瘤细胞的措施多见于动物模型研究，未获正式批准，临床上尚无应用。评价恶性血液病是否应该接受 auto-HSCT 还应同时参考患者就诊地区或国家化疗、auto-HSCT 和 allo-HSCT 的实际治疗水平。

为降低移植后复发率，恶性血液病接受 auto-HSCT 前应进行有效诱导缓解及巩固化疗，自体干细胞采集物中应检测微小残留病（minimal residual disease，MRD）以预测移植后复发风险，移植后必须长期随访监测 MRD 已及时发现可能的病情变化。

适应证 ①除急性早幼粒细胞白血病（acute promyelocytic leukemia，APL）之外，急性髓细胞性白血病（acute myelogenous leukemia，AML）第一次完全缓解期（first complete response，CR1）有预后良好核型的患者；第二次完全缓解期（AML-CR2）应限于老年人、有合并症、无同胞人类白细胞抗原（human leukocyte antigen，HLA）全相合供者的群体，尤其是复发风险较低（如第一次缓解时间长）的老年患者；复发早期、肿瘤负荷较低及 CR1 至复发时间较长者，auto-HSCT 仍可获得较好效果，此类患者移植前是否必须经化疗达再次 CR 尚无定论。auto-HSCT 治疗 AML 的疗效在过去 10 年中并无改善，故 auto-HSCT 治疗 AML 的绝对适应证是老年人、APL 第二次分子生物学缓解期及不具备异基因供者的年轻患者。②成人急性淋巴细胞白血病（acute lymphocytic leukemia，ALL）经巩固化疗后及自体干细胞采集物中 MRD 均呈阴性者。③MM 是欧洲及北美国家最多见的 auto-HSCT 适应证。大剂量化疗后跟进 auto-HSCT 是 65~70 岁以下 MM 患者的标准治疗。④化疗敏感的复发性霍奇金淋巴瘤（Hodgkin lymphoma，HL）、弥漫性大 B 细胞淋巴瘤；CR1 患者的巩固治疗或治疗化疗敏感的复发性外周 T 细胞淋巴瘤、套细胞淋巴瘤。

临床意义 可用于以下疾病的治疗。

治疗 AML 20 世纪 80 年代早期始有 auto-HSCT 治疗 AML-CR1 的报告。国际骨髓移植登记登记处（International Bone Marrow Transplant Registry，IBMTR）报告的 1998~2004 年 auto-HSCT 治疗 1934 例成人患者，3 年生存率为 44%。随着世界卫生组织（WHO）对 AML 进行危险度分层这一概念的普及，auto-HSCT 病例中少有高危核型者。德国 AML 01/99 研究显示，预后不良核型与诱导化疗第 15 天骨髓幼稚细胞>5%的高危 AML-CR1 患者 234 例中，移植后 4 年生存率同胞全相合供者移植组为 68%，非亲缘供者移植组为 56%，auto-HSCT 组为 23%（$P=0.01$）。回顾性研究中 AML-CR2 自体移植后 5 年生存率为 40%，同期（1998~2004 年）非亲缘供者移植后为 42%。复发患者接受自体移植者极少，一项包含 38 例 AML 复发患者的研究显示，采用 CR1 时保存的骨髓，进行 BU/Cy 方案预处理，自体移植后应用白介素-2，部分患者合用淋巴因子激活的杀伤细胞治疗，8 例存活。

治疗 APL 首次复发后可考虑 auto-HSCT。德波顿（De Botton）报告 APL 复发后 7 年无事件生存率 auto-HSCT 组为 60.6%，allo-HSCT 组为 52.2%，维持化疗组为 30.4%。自体造血干细胞采集的骨髓或外周血采集物中 MRD 监测应为阴性。

治疗 MDS 与骨髓增殖性肿瘤 原理是基于患者骨髓内尚存正常造血干细胞群这一假设，临床报道极少。

治疗 MM 建议 MM 患者在疾病早期而非复发后进入 auto-HSCT。这主要是由于疾病早期患者对治疗耐受力较好；自体移植后因治疗间歇被延长，患者有更好的生活质量；长期以新药维持治疗的费用将比 auto-HSCT 费用更加昂贵。auto-HSCT 后 MM 即使复发，新药治疗仍有效，而长期接受新药维持治疗的患者对 auto-HSCT 前大剂量白消安预处理疗效如何并不清楚。

研究显示，三药联合化疗已成为 auto-HSCT 前 MM 患者的标准诱导治疗，如硼替佐米+沙利度胺+地塞米松、硼替佐米+雷利度胺+地塞米松及硼替佐米+环磷酰胺+地塞米松。>90%的 MM 患者有效，3~6 个疗程后约 1/3 患者达到 CR，进入 auto-HSCT 的最佳时机。新药的介入对 auto-HSCT 前的治疗并未起到替代作用，而是成为有利的补充。法国（IFM）、英国（MRC）、意大利（IMMSG）的前瞻随机对照研究均显示大剂量化疗跟进自体移植与标准剂量化疗相比显著延长总体生存期至 55~58 个月。法国（MAG91）等研究则肯定了自体移植在总体反应率与无事件生存率方面的优势。

MM 患者在 auto-HSCT 前的化疗中应避免用烷化剂（如美法仑）。美法仑 $200mg/m^2$ 是自体移植的标准预处理方案。初步研究尝试美法仑联合硼替佐米进行预处理，尽管数据有限，法国（IFM）报道与同期配对的单用美法仑患者相比，联合方案预处理移植后 CR 率显著升高（分别为 11%和 35%）。

治疗经典型霍奇金淋巴瘤 auto-HSCT 可使复发或耐药患者获得持续缓解，仅限于高危患者的治疗选择，包括早期复发（治疗后 12 个月内）或诱导失败；挽救性化疗后第二次复发；系统性复发，即使发生在治疗 12 个月后。auto-HSCT 不作为一线治疗推荐。晚期霍奇金淋巴瘤国际预后因素研究项目提供了包含 5141 例患者的最大宗的数据，发现 7 个不良预后因素：Ⅳ期疾病、男性、年龄>45 岁、血红蛋白浓度<105g/L、白细胞计数≥$15×10^9$/L、淋巴细胞计数<$0.6×10^9$/L 和（或）低于白细胞计数的 8%、血清白蛋白浓度<40g/L。每个因素都可减少患者 7%的 5 年无进展生存率。预后因素的发现有益于预测 auto-HSCT 治疗复发或耐药患者的临床结果。auto-HSCT 治疗时，二线治疗有反应者比无治疗反应者有更好的疗效。大规模临床试验结果显示：第一次复发者在 auto-HSCT 后 5 年无事件生存率为 35%~60%。移植治疗结果与初始诱导治疗的结果在一定程度上存在相关性。在初始诱导治疗后完全缓解期超过 12 个月的患者复发后进行 auto-HSCT，5 年无进展生存率为 47%~60%，而首次缓解时间<12 个月的患者为 32%。诱导治疗未达完全缓解的患者结果更差。auto-HSCT 后 3 年无事件生存率为 34%~38%，5 年为 32%。3 年总生存率为 50%，5 年为 36%。

霍奇金淋巴瘤患者 auto-HSCT

最常用的预处理方案是 CBV（环磷酰胺+卡莫司汀+依托泊苷）和 BEAM（卡莫司汀+依托泊苷+阿糖胞苷+美法仑）。分次全身照射（total body irradition，TBI）通常与依托泊苷和环磷酰胺联合应用，出于对放疗后肺损伤的顾忌，其应用已越来越少。其他清髓性方案包括连续大剂量化疗和 BEAM、大剂量白消安和依托泊苷、环磷酰胺等。

治疗结节性淋巴细胞为主型霍奇金淋巴瘤 auto-HSCT 作为复发/转化结节性淋巴细胞为主型霍奇金淋巴瘤（nodular lymphocyte predominant Hodgkin lymphoma，NLPHL）的二线治疗可取得肯定疗效，且与患者对化疗是否敏感及移植前病理类型有关。由于 NLPHL 细胞表达 CD20，利妥昔单抗在一线方案和挽救性治疗中单用或与化疗联合应用显示出令人鼓舞的疗效，也可作为预处理方案的一部分，更有效地进行体内净化。

治疗弥漫性大 B 细胞淋巴瘤 auto-HSCT 适用患者的要求在不同国家和不同移植中心有所不同。美国血液和骨髓移植学会（American Society for Blood and Marrow Transplantation，ASBMT）发布 HSCT 治疗 DLBCL 的 2010 声明：化疗敏感的复发性弥漫性大 B 细胞淋巴瘤（diffuse large B cell lymphoma，DLBCL）推荐以 auto-HSCT 作为挽救性治疗；尽管老年人的治疗结果不如年轻人，年龄并非 auto-HSCT 的禁忌；外周血是 auto-HSCT 标准的干细胞来源；不推荐两次或多次连续的 auto-HSCT。

具备一个或多个下列因素者不适合 auto-HSCT：①结合胆红素＞34.2μmol/L。②血清肌酐＞221μmol/L，长期稳定透析治疗的患者不包含在内。③美国东部肿瘤协作组（Eastern Cooperative Oncology Group，ECOG）的行为状态评分为 3 分或 4 分，因骨痛所致 3 分或 4 分不包含在内。④心功能Ⅲ或Ⅳ级（纽约心脏协会分级）。

化疗敏感的复发患者或化疗敏感但从未获得完全缓解的患者，auto-HSCT 后 3～5 年无病生存（disease free survival，DFS）率为 30%～60%。而二线化疗耐药的 DLBCL 患者 auto-HSCT 后，DFS 率不足 10%～20%。多中心随机试验（PARMA 试验）在 215 例化疗敏感的复发性侵袭性非霍奇金淋巴瘤（主要是 DLBCL）患者中进行了 auto-HSCT 与巩固化疗的比较。中位随访 5 年以上，auto-HSCT 显示了更高的无事件生存率（分别为 46% 和 12%）和总生存率（分别为 53% 和 32%）。综上所述，建议二线方案化疗后获得部分缓解以上疗效的患者进行 auto-HSCT。

尚无最佳预处理方案的共识，多用清髓性预处理方案。常用的有：BEAM（卡莫司汀+环磷酰胺+阿糖胞苷+美法仑）；白消安和环磷酰胺；美法仑、白消安和 TBI；环磷酰胺（加或不加依托泊苷）加全身照射；BeEAM（苯达莫司汀+依托泊苷+阿糖胞苷+美法仑）。对化疗敏感患者接受 auto-HSCT 后不建议进行利妥昔单抗的维持治疗。

治疗外周 T 细胞淋巴瘤 CR1 患者比第二次及以上 CR 或部分缓解（partial response，PR）的患者更能通过 auto-HSCT 获益。耐药患者无长期无病生存者。高和中国际预后指数（International Prognostic Index，IPI）评分、处于 CR1 的患者，一般给予 auto-HSCT 作为强化。因为这类患者在联合化疗治疗后 5 年生存率<20%。

auto-HSCT 的效果根据淋巴瘤亚型和 IPI 评分而有变化。Ⅱ期临床试验中，未经治疗的外周 T 细胞淋巴瘤（peripheral T cell lymphoma，PTCL），如非 ALK 阳性间变性大细胞淋巴瘤（anaplastic large cell lymphoma，ALCL）进行 6 个周期的双周（环磷酰胺+多柔比星+长春新碱+依托泊苷+泼尼松）治疗，72% 达到 CR 或 PR，auto-HSCT 治疗相关死亡率 4%。中位随访 60.5 个月，5 年总生存（overall survival，OS）率和无进展生存（progression-free survival，PFS）率分别为 51%（95% CI=43%～59%）和 44%（95% CI=36%～52%）。ALK 阴性 ALCL 与其他组织类型患者相比有更好的结果。不同组织学类型 5 年 OS 率和 PFS 率分别为：ALK 阴性 ALCL（31 例）70% 和 61%；血管免疫母细胞淋巴瘤（30 例）52% 和 49%；肠病相关性 T 细胞淋巴瘤（21 例）48% 和 38%；PTCL，非特指型（62 例）47% 和 38%。

治疗套细胞淋巴瘤 虽然 auto-HSCT 并不能达到治愈目标，但部分患者可经历长时间缓解，中位无事件生存期接近 3 年。诊断时套细胞淋巴瘤 IPI 是 HSCT 后生存的最强预测因素（危险比为 3.5；95% CI=2.1～6.0）。对年轻、健康的患者，建议在常规化疗后进行高剂量化疗和 auto-HSCT，常规化疗方案如 R-CHOP（利妥昔单抗+环磷酰胺+多柔比星+长春新碱+泼尼松）、R-CVP（利妥昔单抗+环磷酰胺+长春新碱+泼尼松）、BR（苯达莫司汀+利妥昔单抗）。

（刘代红）

yízhíwù kàngsùzhǔbìng

移植物抗宿主病（graft versus host disease，GVHD） 移植物中所含免疫细胞识别不相容的受者组织抗原并发动免疫攻击所致的疾病。是异基因造血干细胞移植后的主要并发症，也是影响移植后长期生存的主要因素之一。根据发生时间的不同，可分为急性GVHD和慢性GVHD。前者指异基因造血干细胞移植（allogeneic hematopoietic stem cell transplantation，allo-HSCT）后100天内出现的以皮疹、腹泻和黄疸为主要表现的一系列独特的临床综合征；后者指移植100天后发生的GVHD。

1966年美国学者比林厄姆（Billingham）定义该病发生应具备3个条件：①移植物中必须含免疫活性细胞，研究认为是成熟T细胞。动物模型和临床试验均证实GVHD的严重度与输注的供者T细胞数正相关。②宿主必须缺乏针对移植物发动有效免疫反应的能力，使移植物有充足的时间组织免疫反应。正常的免疫系统能够排斥异体细胞，但在allo-HSCT时，受者接受供者干细胞之前经历了化疗或放疗等预处理后处于免疫抑制状态。③宿主必须具备供者移植物缺乏的异体抗原。这一领域曾经是研究焦点，发现了主要组织相容性复合体，人类白细胞抗原是其基因产物，表达于人类所有有核细胞表面，是异基因T细胞发生免疫反应的基础。

（黄晓军）

jíxìng yízhíwù kàngsùzhǔbìng

急性移植物抗宿主病（acute graft versus host disease，AGVHD） 异基因造血干细胞移植后100天内出现的以皮疹、腹泻和黄疸为主要表现的移植物抗宿主病。

病因及发病机制 见移植物抗宿主病（graft-versus-host disease，GVHD）。

临床表现 较复杂，主要受累器官是皮肤、胃肠道和肝脏。皮肤是最早也是最常受累的器官。最初表现为斑点样皮疹伴瘙痒或疼痛，常出现在手掌、耳郭、颜面、颈部和躯干，也可遍及全身。严重的皮疹可融合成片，发展为表皮松解伴水疱形成，而后发生溃疡。表皮坏死是最严重的类型。超急性GVHD可伴发热，全身广泛性皮疹。表皮突起部位细胞凋亡是典型的病理表现。胃肠道GVHD最常累及小肠和结肠，通常表现为恶心、食欲缺乏、疼痛、水样分泌性腹泻，外观呈黄绿色水性黏液与脱落的细胞混合。严重患者胃肠道功能受损，导致蛋白丢失性肠病、低白蛋白血症、血性腹泻，甚至肠梗阻。肝脏GVHD最常表现为黄疸，但肝衰竭、肝性脑病少见。

诊断 主要依靠临床表现，分级和分度根据皮肤、肝脏和胃肠道受损情况评分决定（表1、表2）。

鉴别诊断 ①以皮疹为主要表现的AGVHD需排除药物性皮疹、病毒感染。发生在指端的水泡样皮疹可能与预处理毒性有关，如全身照射，多发生在第2周，表现与Ⅱ度烧伤相似。典型的AGVHD皮疹多始于头颈部、耳后、面部、躯干上部，较多累及手掌、足底，无症状或仅有轻度瘙痒或疼痛；重度可扩展至全身大疱和表皮剥脱。需检查C反应蛋白、病毒感染证据及皮肤活检。②以腹泻为主要表现的胃肠道AGVHD需与药物不良反应、细菌感染、病毒感染鉴别，或与感染并存，应进行实验室检查和病理检查。上消化道GVHD通常表现

表1 AGVHD分级（西雅图标准）

分级	累及器官		
	皮肤*	肝脏	胃肠道**
1级	皮疹面积<25%	血胆红素34.2~51.0μmmol/L	腹泻量>500ml/d，持续恶心***
2级	皮疹面积25%~50%	血胆红素51.0~102.6μmmol/L	腹泻量>1000ml/d
3级	皮疹面积>50%	血胆红素102.6~256.5μmmol/L	腹泻量≥1500ml/d
4级	全身红斑伴水疱形成	血胆红素≥256.5μmmol/L	严重腹痛伴或不伴肠梗阻

注：*：采用九分法计算皮疹面积；**：适用于成人；***：持续恶心需胃或十二指肠内镜活检证实GVHD病史

表2 AGVHD分度（西雅图标准）

分度	皮肤	肝脏	胃肠道	功能受损
0度	0	0	0	0
Ⅰ度	1~2	0	0	0
Ⅱ度	1~3	1	1	1
Ⅲ度	2~3	2~3	2~3	2
Ⅳ度	1~4	2~4	2~4	3

为不易解释的食欲缺乏、恶心、呕吐，需与疱疹病毒感染、念珠菌病和非特异性胃炎鉴别。上消化道GVHD应用糖皮质激素治疗常有效，若不及时处理可能进展为下消化道GVHD。肠镜表现从正常到广泛水肿、黏膜剥脱，以盲肠、回肠、升结肠最重，也可累及胃、十二指肠及直肠，多表现为龟纹样改变和浅溃疡，而巨细胞病毒肠炎多为深溃疡。③以肝功能异常为主要表现的GVHD需与其他原因引起的肝损害鉴别，如病毒感染、药物副作用、肝小静脉闭塞病等。与病毒性肝炎相比，AGVHD症状轻，以胆红素升高为主而非以转氨酶升高为主，破坏部位在胆小管而非肝细胞；肝毒性药物如环孢素或雌激素所致肝损害，通过药物调整可改善肝功能；革兰阴性杆菌感染可引起无其他肝脏炎症表现的单纯高胆红素血症；与肝小静脉闭塞病相比，肝GVHD很少导致体重增加、肝区疼痛和腹水。

治疗 治疗开始时间因不同移植类型和移植中心而异。配型相合的造血干细胞移植，Ⅰ度不需治疗，但应密切观察；Ⅱ度通常累及多个器官，若不积极治疗通常很快进展为重度GVHD；Ⅲ度为严重GVHD；Ⅳ度是致命性GVHD，必须尽早治疗，否则常导致死亡。对配型相合或非亲缘供者的移植，一旦诊断GVHD应立即治疗。甲泼尼龙（MP）是GVHD治疗的一线药物或首选药物。应注意大剂量使用易并发致死性感染。若MP治疗3天后GVHD仍进展；7天后临床征象无改善；或14天治疗后仅见部分反应，即一线治疗失败，需二线治疗，包括单克隆抗体如抗CD3单抗、抗白介素-2受体单抗、抗肿瘤坏死因子-α单抗、甲氨蝶呤、抗胸腺细胞球蛋白、吗替麦考酚酯等，可与一线药物联合或2~3个二线药物联合使用。

疗效评估 ①完全缓解：所有脏器积分为0（皮疹完全消退，胆红素正常，无因GVHD而出现的腹泻）。②部分有效：GVHD症状未完全消失，但至少一个脏器减少至少一个级别，其他脏器无恶化。③无效：各个器官症状进展或无改善。

预防 减少严重GVHD的发生和降低移植相关死亡的关键在于预防GVHD的发生。①供受者因素：供受者间HLA的相合程度是决定GVHD发生及严重度的关键。供受者巨细胞病毒血清学检测均阴性，也可降低移植后GVHD的发生率。②环境：肠道无菌处理和层流病房可降低GVHD的发生率。③免疫抑制剂：短程甲氨蝶呤联合6个月环孢素治疗是预防GVHD的标准方案。也可用他克莫司代替环孢素，作用比后者强10倍。吗替麦考酚酯也可用于预防GVHD，采用环孢素+短程甲氨蝶呤+吗替麦考酚酯作为预防方案用于配型不合移植，GVHD发生率并无明显增加。④T细胞去除：将成熟T细胞从移植物中有效去除可降低GVHD的发生率和严重度。有多种方法可用于T细胞去除，但大部分方法在降低GVHD发生率和严重度的同时，增加了植入失败和白血病复发风险。⑤预处理方案：预处理过程加入抗胸腺细胞球蛋白或降低预处理强度可明显降低GVHD发生率。⑥细胞因子：如粒细胞集落刺激因子通过多种途径诱导移植物的免疫耐受，可降低GVHD的发生率和严重度。

（黄晓军）

mànxìng yízhíwù kàngsùzhǔbìng

慢性移植物抗宿主病（chronic graft-versus-host disease，CGVHD） 移植100天后发生的移植物抗宿主病。

病因及发病机制 见移植物抗宿主病。

临床表现 皮肤是最常见的受累器官，早期为扁平苔藓皮损，可散在分布也可融合成片，晚期可见皮肤异色病。部分患者表现为广泛型改变，外分泌腺管炎症，毛囊炎症导致纤维化，遍及真皮及皮肤附属器。全身性硬皮病可导致关节挛缩或残疾。肝脏表现主要是胆红素异常，罕见门静脉高压、肝硬化、肝衰竭死亡者。眼部征象主要表现为干燥性角结膜炎，可有烧灼感、刺激性疼痛、畏光。口腔干燥，对酸或辛辣食物刺激敏感，可发展为溃疡，可见口腔黏膜增厚、萎缩。胃肠道受累并不常见，可有吞咽困难、体重减轻，食管蹼或狭窄。肺部主要表现为支气管扩张功能丧失的阻塞性肺病。累及肾脏表现为肾病综合征。其他征象有神经肌肉病、多发性肌炎，女性可患阴道炎和阴道狭窄。

诊断 诊断分级依赖临床医师对口腔黏膜、皮肤活检的组织学改变进行判定。根据累及器官CGVHD分为局限型和广泛型。局限型（具备以下一项或两项）：①局部皮肤受累。②CGVHD导致的肝功能异常。广泛型（具备以下两项之一）：①全身性皮肤累及。②局部皮肤累及和CGVHD导致的肝功能异常。③肝脏组织学显示为慢性活动性肝炎、桥接坏死或肝硬化；或眼部受累（泪液分泌试验滤纸湿润长度<5mm）；或唾液腺受累；或唇腺活检提示口腔黏膜受累；或任何其他靶器

官受累。

治疗 ①一线治疗：最常应用的是环孢素加泼尼松。根据肾功能和血药浓度调整剂量。若2周后CGVHD稳定或改善，泼尼松和环孢素减量。若治疗3个月以上CGVHD仍不能完全恢复，需对病情重新评估。若治疗3个月无效或疾病进展，应开始挽救性治疗。②二线治疗：对一线治疗无效者可给予硫唑嘌呤、大剂量巯嘌呤冲击、他克莫司、沙利度胺等治疗。补骨脂素、体外光化学疗法对难治性皮肤CGVHD也有效。

疗效评估 激素耐药指用糖皮质激素和环孢素的标准免疫抑制剂治疗，至少2个月无改善或1个月疾病进展。①完全有效：所有CGVHD的表现消失。②部分有效：CGVHD症状未能完全消失但恢复50%以上。③无效：疗效<50%。④恶化：治疗情况下疾病进展。

预防 延长环孢素用药时间，加用抗胸腺细胞球蛋白或沙利度胺，甚至采取基于皮肤或口唇活检结果对亚临床GVHD进行抢先治疗等措施可能降低CGVHD的发病率。

（黄晓军）

zàoxuègànxìbāo yízhíhòu gǎnrǎn

造血干细胞移植后感染（infections following haematopoietic stem cell transplantation）

造血干细胞移植者因免疫功能受损而并发的病原微生物感染。是*造血干细胞移植*（haematopoietic stem cell transplantation，HSCT）患者的主要并发症和死亡原因，病原体可为外源性或内源性，其转归与患者免疫功能低下的程度和持续时间密切相关。

病因及发病机制 移植后感染的病原学分布有一定规律，早期以细菌和单纯疱疹病毒感染多见，中期以真菌和巨细胞病毒感染多见，而晚期则以胞内菌感染多见。

细菌感染 移植后不同时期细菌感染分为早、中、晚三个阶段。①早期（植活前）：粒细胞缺乏期间首次感染90%以上为细菌，主要是革兰阴性菌，大肠埃希菌、肺炎克雷伯菌和铜绿假单胞菌最多见。感染门户通常为破坏的胃肠道黏膜，其次为肛裂、皮肤破损和静脉置管处。随着抗革兰阴性菌抗生素的广泛应用，革兰阳性菌有增多趋势，常见的是表皮葡萄球菌、金黄色葡萄球菌、α-溶血性链球菌。侵入门户为深静脉置管，也可通过胃肠道或颊黏膜。②移植后恢复中期（植活后至移植后100天）：此阶段真菌和病毒感染多见，但当移植物抗宿主病（graft-versus-host disease，GVHD）发生时，胃肠道黏膜屏障破坏导致革兰阴性菌感染，或深静脉置管导致革兰阳性菌感染。③移植后恢复晚期（移植后100天后）：若有慢性GVHD，由于$CD4^+$T细胞低、单核-巨噬细胞系统功能差和中和抗体水平低下，反复的胞内菌感染多见，包括肺炎链球菌、流感嗜血杆菌、脑膜炎奈瑟菌等。

真菌感染 移植后恢复中期，真菌多见。粒细胞缺乏、急性GVHD及其预防和治疗、慢性GVHD及其预防和治疗、消化道黏膜受损和深静脉置管构成侵袭性真菌感染的高危因素。以白色念珠菌最多，耐氟康唑的白色念珠菌和非白色念珠菌有增多趋势，其次为曲菌。肺孢子菌病发生于5%~10%的患者，多表现为肺炎。

病毒感染 多发生在移植后恢复中期。①巨细胞病毒（cytomegalovirus，CMV）和EB病毒（Epstein-Barr virus，EBV）感染：发病的主要原因为潜伏病毒的再激活。其中，CMV感染的高危因素包括移植前患者血清学CMV IgG阳性、输注的骨髓或血液制品IgG阳性、供受者人类白细胞抗原（human leukocyte antigen，HLA）配型不合、急性GVHD、体外去除T细胞、应用抗胸腺细胞球蛋白、抗CD3单抗等。EBV感染严重后果是导致移植后淋巴增殖性疾病，高危因素包括供者EBV IgG阳性而受者阴性、HLA配型不合、体外去除T细胞及应用抗胸腺细胞球蛋白、抗CD3单抗。②乙型肝炎病毒（hepatitis B virus，HBV）感染：在HSCT后出现的乙型病毒性肝炎，主要机制为既往HBV感染的复燃。既往曾感染HBV的患者接受细胞毒性化疗期间或之后短时间内出现乙型病毒性肝炎，伴HBV DNA水平转为阳性，或在原来基础上增加10倍以上或绝对值达到10^9copies/ml，并排除其他感染，便可诊断为乙型病毒性肝炎再激活。移植后乙型病毒性肝炎的发生经历两个阶段，第一阶段是在HSCT后免疫抑制期间HBV复制激活，第二阶段是在免疫重建或减停免疫抑制剂后，免疫介导的针对感染HBV肝细胞的损伤。肝炎临床表现轻重不一，重者可发生致命性急性重型肝炎。

临床表现 ①一般表现：发热最常见，尤其在粒细胞缺乏期间发热可能是唯一表现。②全身表现：重症感染时可出现全身炎性反应，包括急性呼吸窘迫综合征、感染性休克等。③感染器官系统的局部表现：肺炎表现为咳嗽、咳痰、胸痛、气促等；肠道感染表现为腹痛、腹泻、腹部压痛等；皮肤感染表现为局部红肿热痛和局部压痛。

辅助检查 常用实验室检查包括血及其他可采集到的体液的细菌、真菌、病毒和分枝杆菌的分离培养，尤其是血细菌和真菌培养。其中C反应蛋白增多提示细菌感染，1,3-β-D-葡聚糖试验（G试验）/半乳糖甘露聚糖试验（GM试验）阳性提示真菌感染，CMV DNA和EBV DNA检测助于病毒感染的诊断。影像学检查包括B超、超声心动图、肺高分辨率CT、磁共振成像（MRI），也可根据需要选择创伤性检查，如支气管镜、结肠镜、B超或CT引导下穿刺活检，进行组织病理学检查。

诊断 首先确定是否有感染：详细了解病史和症状，全面体格检查，特别是皮肤、淋巴结、心肺腹和鼻窦。

侵袭性真菌病诊断 临床表现不典型、培养阳性率极低、病理取材受限等因素，真菌的诊断困难。按照诊断的确定性分层，侵袭性真菌病（invasive fungal disease，IFD）分为确诊、临床诊断、拟诊及未确定。

确诊IFD 患病组织中找到病原体。①霉菌：相关组织存在损害时（镜下可见或影像学证据确凿），在针吸或活检取得的组织中，采用组织化学或细胞化学方法检获菌丝或球形体（非酵母菌的丝状真菌）；或在通常无菌而临床表现或放射学检查支持存在感染的部位，在无菌术下取得标本，其培养结果呈阳性。②酵母菌：从非黏膜组织采用针吸或活检取得标本，通过组织化学或细胞化学方法检获酵母菌细胞和（或）假菌丝；或在通常无菌而临床表现或放射学检查支持存在感染的部位（不包括尿道、鼻窦和黏膜组织），在无菌术下取得标本，其培养结果呈阳性；或脑脊液经镜检（印度墨汁或黏蛋白卡红染色）发现隐球菌或抗原反应呈阳性。③肺孢子菌：肺组织标本染色、支气管肺泡灌洗液或痰液中发现肺孢子菌包囊、滋养体或囊内小体。确诊为真菌血症即血液真菌培养呈霉菌（不包括曲霉菌属和除马尔尼菲青霉的其他青霉属）、念珠菌或其他酵母菌阳性，同时临床症状及体征符合相关致病菌感染。

临床诊断IFD 具备至少1项宿主因素、1项临床标准和1项微生物标准。

宿主因素：①近期中性粒细胞减少（中性粒细胞计数<0.5×10^9/L，且持续10天以上）。②异基因造血干细胞移植。③长期使用糖皮质激素，除外支气管肺曲菌过敏。④之前90天内曾使用过或正在使用其他T细胞免疫抑制剂，如环孢素、单克隆抗体。⑤严重的先天性免疫缺陷，如慢性肉芽肿病或重度联合免疫缺陷病。

临床标准：根据感染部位而异。①呼吸道真菌病临床标准：CT检出实变区域、新月形空气征、空洞3种征象中任何1种。②鼻窦感染临床标准：影像学检查提示鼻窦部位感染合并急性窦部疼痛、鼻溃疡并有鼻黏膜黑色结痂、窦壁侵蚀，或感染突入邻近部位及颅骨基底部位的广泛破坏中的至少一种体征。③中枢神经系统感染临床标准：影像学显示有局灶性病变、磁共振成像或CT显示脑膜增强两种中的一种。④播散性念珠菌病临床标准：过去2周内曾有念珠菌血症，出现肝或脾小脓肿（牛眼症），或眼科检查显示进展性视网膜渗出。

真菌微生物学标准：指直接检查发现（细胞学、直接镜检或培养）在痰液、支气管肺泡灌洗液、支气管刷或鼻窦抽取液呈真菌发现真菌细胞成分；培养真菌阳性（如曲菌、镰刀菌属、接合菌等）。血液、支气管肺泡灌洗液、脑脊液呈曲菌抗原阳性；除隐球菌和镰刀菌属外的其他真菌病；血清G试验或GM试验阳性。

拟诊IFD 指具备至少1项宿主因素、1项临床标准，而缺乏真菌微生物学标准。

未确定IFD 具有至少1项宿主因素，临床证据及微生物结果不符合确诊、临床诊断及拟诊IFD标准。

肺孢子菌肺炎（Pneumocystis carini pneumonia，PCP）作为一种IFD，以低氧血症、快速进展的肺部影像学变化为特征，干咳或不咳、低热或高热，痰中找到滋养体可确诊，通常出现以下实验室指标异常：G试验阳性，乳酸脱氢酶水平升高，血PCR-PCP阳性等。

病毒感染诊断 主要是单纯疱疹病毒感染、CMV感染和EBV感染。

单纯疱疹病毒感染 多发于HSCT恢复的早期，通常与预处理毒性造成的口腔溃疡合并存在，而水痘-带状疱疹病毒感染多发于移植恢复的中晚期，多发于胸部、腰部和四肢。

CMV感染 分为潜伏性感染、CMV血症和CMV病。潜伏性感染指CMV IgG阳性患者，CMV血症指血液中检测到CMV病毒（病毒培养或DNA检测），CMV病可用表现为肺炎、肠炎、视网膜炎、脑炎、肝炎等。

EBV感染　移植后淋巴增殖性疾病（post-transplant lymphoproliferative disease，PTLD）发生率在异基因HSCT中占1%～2%，在高危患者中高达25%，80%发生在移植后1年内。早期发病的PTLD通常以急性广泛播散性起病，可累及淋巴造血系统（肝、脾、淋巴结）、胃肠道、肺、中枢神经系统和骨髓等几乎所有的器官系统。最常见的临床表现是发热、淋巴结肿大、肝脾大、咽峡炎和扁桃腺炎等。部分患者数天内出现多器官功能障碍综合征，晚期发生的PTLD相对缓和、惰性。确诊此病依靠病理学检查，因为PTLD是一组连续进展的疾病，其病理表现异质性很大，世界卫生组织（WHO）根据病理特征将PTLD分为4类：①早期病变（反应性浆细胞增生，感染性单核细胞增多症样的PTLD）。②多形性PTLD。③单形性PLTD，包括B细胞淋巴瘤和T细胞淋巴瘤。④霍奇金淋巴瘤和霍奇金淋巴瘤样PTLD。

鉴别诊断　应结合临床症状、体征、实验室结果和经验性治疗的效果综合考虑。以发热为主要表现者应与非感染性发热鉴别；以肺炎为主要表现时应与非感染性肺部疾病鉴别；以腹泻为主要表现者应与药物副作用及GVHD鉴别。感染性肺炎应区别细菌、真菌、病毒等，感染性肠炎应鉴别细菌、真菌、病毒。血培养和拔除中心静脉导管有助于鉴别诊断。鼻窦炎是此阶段不明原因发热的常见来源，通常无局部症状体征，通过CT或MRI检测诊断。

治疗　包括粒细胞缺乏期发热、侵袭性真菌感染和病毒感染的治疗。

粒细胞缺乏期发热的经验性治疗　细菌感染最多见。中性粒细胞缺乏期间感染患者的诊治遵循美国国家综合癌症网络（National Comprehensive Cancer Network，NCCN）指南或免疫功能低下/恶性肿瘤患者中性粒细胞缺乏发热的经验性治疗指南。若患者出现感染征象，首先全面评估，抽取血培养和相关标本的培养检查，并立即开始经验性抗生素治疗而不必等待培养结果。根据患者危险度、病区流行病学资料、药物敏感性、脏器功能情况及药物价格综合考虑选择药物。主张用强力抗菌药广泛覆盖如碳青霉烯、头孢吡肟、哌拉西林-他唑巴坦单用或联合氨基糖苷类抗生素，3～5天评估疗效。若有效，继续治疗至热退5～7天后停用，一旦体温再次上升，恢复原有效的抗生素，无效者加用抗革兰阳性菌并覆盖耐甲氧西林金黄色葡萄球菌和耐甲氧西林表皮葡萄球菌的药物，如万古霉素或利奈唑胺。3～5天后评估，若体温仍未下降，也未出现明确感染灶，抗生素可不换，或更改抗菌药在抗菌谱上应弥补初始方案的不足，需加用抗真菌药。粒细胞缺乏患者发热时应重视反复抽取血培养。一旦培养阳性并判定为致病菌应立即转入针对性治疗。

侵袭性真菌感染的治疗　对应真菌的分层诊断，抗真菌治疗分类如下。①经验性治疗：指患者在免疫缺陷、长期应用糖皮质激素或免疫抑制剂治疗后出现不明原因发热，广谱抗生素治疗96小时无效，或起初有效但3～7天后再出现发热，而尚无真菌微生物学证据时给予的抗真菌治疗。仅限于发热驱动的治疗，药物要求抗菌谱广，能覆盖常见的念珠菌和曲菌。②诊断驱动治疗：主要指抢先治疗，指上述免疫低下患者在出现广谱抗生素治疗96小时无效，或起初有效但3～7天后再出现发热时，获得IFD的微生物学证据或影像学标志但不能达到确诊或临床诊断时给予的抗真菌治疗。③目标治疗：指针对确诊或临床诊断IFD给予的抗真菌治疗。选择药物应根据病原学线索选择合适药物，足量足疗程。确诊后治疗单一药物效果不佳者，可用不同作用机制、不同毒副作用的药物进行联合治疗，必要时辅以手术清除感染灶。常用抗真菌药物包括氟康唑、伊曲康唑、伏立康唑、泊沙康唑、两性霉素B及其脂质体，棘白菌素类如卡泊芬净、米卡芬净等。

PCP的治疗：非急性可口服药的患者，若PaO_2>70mmHg，给予复方磺胺甲噁唑（SMZ/TMP）；不能口服药物者，静脉应用SMZ/TMP。磺胺药过敏者可用脱敏疗法或用氨苯砜+甲氧苄啶。急性重症通常需加用糖皮质激素，PaO_2<70mmHg，在SMZ/TMP给药前15～30分钟给予泼尼松。早期预防及治疗后维持用药选择复方SMZ/TMP或氨苯砜。

病毒感染的治疗　包括CMV病治疗和EBV-PTLD治疗。

CMV病的治疗　①药物治疗：首选更昔洛韦，疗效不满意者可联合膦甲酸钠或改为膦甲酸钠；静脉注射丙种球蛋白或CMV高效球蛋白。大蒜素对CMV感染也有效，用于CMV感染的辅助性治疗。②免疫调节：减停免疫抑制剂有利于CMV特异性细胞毒性T细胞（cytotoxic T lymphocyte，CTL）的重建，利于CMV的清除，但减停免疫抑制剂通常伴随GVHD的出现，故不宜在移植早期用此种方法。CMV特异性CTL

输注治疗 CMV 感染显示出一定疗效，有选择性强、不易致 GVHD 等特点。

EBV-PTLD 的治疗 ①减停免疫抑制剂：HSCT 后免疫功能尚未重建，减停免疫抑制剂不足以恢复 EBV 特异性 CTL，还可能诱发严重 GVHD，所以减停免疫抑制剂治疗 HSCT 后 PTLD 疗效欠佳。②单克隆抗体：B 细胞靶向的单克隆抗体（抗 CD21、抗 CD24 和抗 CD20）已取得一定疗效，尤其抗 CD20 单抗单用或联合化疗。③供者淋巴细胞输注治疗：因为大多数供者血 EBV IgG 阳性，供者的淋巴细胞中多数情况下含一群 EBV 特异性 CTL，输入供者的淋巴细胞对确定的 PTLD 确实表现出抗肿瘤作用，但取自供者的未经处理的淋巴细胞中含大量的同种异体反应性淋巴细胞，输注后可能会导致 GVHD，需控制输入的淋巴细胞数量并给予有效的 GVHD 预防。EBV 特异性 CTL 可杀伤受感染的 B 细胞，输注体外扩增的供者来源的特异性抗 EBV 特异性 CTL 不会导致 GVHD 发生，有很好的应用前景，但体外扩增程序复杂，需要时间和实验室设备，尚未成熟地用于临床。④化疗：传统化疗对骨髓移植后早期 PTLD 通常无效，对晚发 PTLD 者 CHOP（环磷酰胺+多柔比星+长春新碱+泼尼松）或 R-CHOP（利妥昔单抗+环磷酰胺+多柔比星+长春新碱+泼尼松）方案有一定疗效。⑤其他：对局限性 PTLD 患者外科手术切除或放疗为首选。

预后 由于新型抗菌药的应用，感染性并发症的预后明显改善，但仍是移植后主要死亡原因。其预后与患者免疫功能受抑制的程度密切相关。

预防 异基因 HSCT 期间及移植后，对细菌、真菌、病毒和 PCP 预防均有相应措施。

细菌感染的预防 ①一般预防：隔离保护、低菌饮食、加强漱口和肛周护理及中心静脉导管护理。②粒细胞缺乏期间抗生素预防：一般口服磺胺甲噁唑、喹诺酮类抗菌药或静脉用青霉素类抗生素。③植活后细菌感染的预防：在活动性 GVHD 治疗期间，建议对所有慢性 GVHD 患者每天应用青霉素、磺胺甲噁唑预防，并密切监测 CMV 等。④其他措施：粒细胞集落刺激因子、粒细胞-巨噬细胞集落刺激因子或静脉注射丙种球蛋白提高抗感染能力。

真菌感染的预防 ①初级预防：指在 IFD 的高危患者应用抗真菌药。预防治疗的药物包括全部抗真菌药，给药途径包括静脉和口服。一般异基因 HSCT 患者移植后的初级预防，围移植期口服氟康唑可明显减低念珠菌的感染率。②再次预防：指对既往有确诊或临床诊断 IFD 病史的血液系统疾病患者，在真菌感染达到完全或部分缓解后再接受免疫抑制剂治疗（如再次化疗）或 HSCT 时，给予更为广谱的抗真菌药以预防真菌感染复发。抗真菌药应避免既往治疗无效的药物。疗程不一，一般从预处理开始至移植后+75 天至+180 天，或至免疫抑制剂停用。

病毒感染的预防 ①单纯疱疹病毒或水痘-带状疱疹病毒感染的预防：用阿昔洛韦至移植后 1 年。②CMV 感染的预防：一般在预处理期间应用 DHPG 1 周左右。移植后 CMV 感染的防治有普遍预防和抢先预防性治疗两种策略。白细胞 PP65 检测后和血浆 CMV DNA 定量检测指导下的抢先性治疗是临床预防 CMV 病的常用方法。针对 CMV 的药物为更昔洛韦或膦甲酸钠。③HBV 感染的预防：对未曾感染 HBV 的 HSCT 患者减少或避免暴露；对感染过 HBV 的患者避免肝炎复燃，措施包括供受者筛选、抗病毒药预防及提高过继免疫能力等。若具备供者和受者之一为 HBsAg 阳性，对移植后的患者应用预防性抗 HBV 药物。一般主张 HBsAg 阳性受者在免疫功能低下期应用抗病毒药直至免疫抑制剂停用后 6~12 个月，接受 HBsAg 阳性供者 HSCT 后的受者抗病毒药应用疗程尚不明确。

（许兰平）

èxìng xuèyèbìng zàoxuègànxìbāo yízhíhòu fùfā

恶性血液病造血干细胞移植后复发（recurrence after hematopoietic stem cell transplantation in patient with hematologic malignancy） 移植后复发是移植失败的主要原因之一，有效防治复发是提高移植疗效的关键。

分类 移植后复发从分层上分类如下：①形态学复发，完全缓解患者外周血中再次出现白血病细胞；骨髓中幼稚细胞国外标准≥5%或出现新的病态造血，中国标准>5%而≤20%，经过有效地抗白血病治疗一个疗程仍未达到骨髓象完全缓解标准或>20%；骨髓外白血病细胞浸润。②分子和（或）遗传学复发，已达细胞遗传学或分子水平完全缓解的患者再次出现细胞遗传学或分子异常。从来源可分为供者型复发和受者型复发，以后者多见；从部位上可分为骨髓复发和髓外复发。

发生率 与多种危险因素相关。①疾病种类：移植后急性淋巴细胞白血病（acute lymphocytic leukemia，ALL）患者复发率最高，急性髓细胞性白血病（acute myelogenous leukemia，AML）次之，慢性髓细胞性白血病（chronic myelogenous leukemia，CML）最低。②移植前疾病状态：移植前处于复发/难治状态，移植后复发率高于移植前处于缓解状态。移植前处于急性白血病第一次完全缓解期（first complete response，CR1）和CML慢性期的异基因造血干细胞移植后复发率10%~30%，对于难治性或晚期白血病则高达40%~80%。③供者来源：自体造血干细胞移植后复发率较异体移植高，同基因造血干细胞移植后复发率比异基因移植高，非亲缘移植或配型不合的亲缘移植比配型相合的同胞移植复发率可能低。④移植方式和预处理方案的选择：清髓移植后复发率比非清髓移植低，非体外去除T细胞或选择性去除T细胞移植后复发率比去除T细胞移植低，含全身放疗的预处理方案比化疗的预处理方案可能降低ALL患者移植后的复发率。⑤移植物抗宿主病（graft-versus-host disease，GVHD）的发生：移植后GVHD的发生尤其是慢性GVHD的发生有助于降低移植后复发率。

治疗 传统治疗方法包括停用免疫抑制剂、化疗、放疗和二次移植，随着靶向药的问世及过继免疫治疗尤其是供者淋巴细胞输注（donor lymphocyte infusion，DLI）技术的发展，复发的治疗选择更加多样化。

停用免疫抑制剂 异基因造血干移植患者复发，若不伴GVHD，第一步治疗措施常是立刻停用免疫抑制剂，但此项措施仅对部分患者尤其是早期CML（疗效可达84%）或惰性淋巴瘤患者有效，对少数AML患者有效（约10%），对ALL患者基本无效。

化疗和放疗 化疗对早期复发尤其是移植后100天内复发者再次缓解率低（约7%），而移植1年后复发的AML缓解率可达65%，但单独应用化疗，长期生存率<2%。因此，化疗仅用于减轻肿瘤负荷，若达完全缓解，应联合其他有确切疗效的治疗，而非单独应用。放疗对于中枢神经系统、睾丸或其他局限的髓外复发有一定疗效，但髓外复发常伴随骨髓复发，全身系统治疗应随后进行。

二次移植 自体造血干细胞移植后复发的患者常用异基因造血干细胞二次移植或增加预处理强度的二次自体造血干细胞移植。异基因移植由于其较高的非复发死亡率，仅有部分异基因移植患者可选择二次移植。二次异基因移植后的非复发死亡率为3%~40%，再次复发率为40%~70%，长期生存率为10%~28%。疗效取决于疾病状态、复发距离第一次移植的时间、既往化疗强度和患者一般情况能否耐受。国际骨髓移植登记处（International Bone Marrow Transplant Registry，IBMTR）的资料显示，二次移植更换同胞全相合供者和不更换供者相比并不能降低复发率。

造血生长因子和细胞因子治疗 对CML移植后复发尤其是分子生物学和细胞遗传学复发的患者，干扰素有一定疗效。白介素-2（interleukin-2，IL-2）通过增强自然杀伤（nature killer cell，NK）细胞活性加强抗白血病作用，可与过继免疫治疗联合用于急性白血病移植后复发的治疗。

靶向药治疗 分子靶向药如伊马替尼的应用提高了CML和Ph染色体阳性ALL（Ph^+ALL）患者复发后治疗的完全有效率，改善了预后。欧洲血液和骨髓移植学会（European Society for Blood and Marrow Transplantation，EBMT）的资料显示，CML移植后复发患者应用伊马替尼，血液学完全有效率达84%；伊马替尼和DLI联合应用，与单用伊马替尼比较，可使起效加快，对进展期CML更有益。在移植大多数情况下作为伊马替尼耐药的挽救治疗后，用新一代酪氨酸激酶抑制剂如达沙替尼仍可对CML移植后复发取得较好疗效。

DLI 治疗移植后复发疗效肯定，尤其对CML病例。输注相关GVHD和造血功能障碍是DLI治疗的主要相关毒性，前者发生率为40%~60%，后者为18%~50%。疾病种类、复发时疾病状态和复发距离移植的时间影响DLI的疗效。对于CML患者，复发时处于慢性期的DLI后分子遗传学完全缓解率高（80%）且持久，复发时处于加速期、急变期的DLI后分子遗传学完全缓解率低（12%~28%）且短暂；DLI对AML和骨髓增生异常综合征的完全缓解率为15%~47%，长期生存率为20%~30%；DLI对ALL疗效欠佳，长期生存率为0~13%。

为减少DLI相关毒性，同时最大限度保留DLI的移植物抗肿瘤作用（graft-versus-tumor effect，GVT），对传统DLI进行改良的尝试应运而生。这些探索包括：体外处理供者T细胞，如去除$CD8^+$细胞、共刺激CD3和CD28单抗、选择性去除$CD4^+$幼稚T细胞而保留$CD4^+$记忆T细胞；输注NK细胞；粒细胞集落刺激因子动员后的外周血干细胞采集物输注等。北京大学血液病研究所应用外周血干细胞采集物输注结合GVHD

短程预防方案治疗同胞全相合移植后复发，DLI 相关急性 GVHD 发生率为 7%，5 年无白血病生存率为 55%。

特异性 GVT 效应细胞输注 ①供者淋巴细胞导入单纯疱疹病毒-胸腺嘧啶核苷酶（HSV-TK）基因，仍保留 GVT 作用，发生的严重 GVHD 可用更昔洛韦有效控制，对 EBV 引起的淋巴增殖性疾病及巨细胞病毒活动感染有效。②利用 NK 异基因反应性 NK 受体/配体不合用于防止复发，减低 GVHD。③体外诱导产生 GVT 特异性细胞毒性 T 细胞：白血病细胞的免疫原性分子靶位主要有肿瘤特异性抗原如 PML/RARA，肿瘤细胞高表达的正常蛋白如 WT-1 或蛋白酶-3，表达于供者造血干/祖细胞而不表达于其他组织的次要组织相容性抗原等。

预防 自体造血干细胞移植后复发的预防包括局部放疗、维持治疗（如抗 CD20 单抗预防 B 细胞淋巴瘤复发、沙利度胺预防多发性骨髓瘤复发）和细胞治疗。异基因造血干细胞移植后复发的预防核心是增强 GVT 效应，主要通过以下途径。①诱导 GVHD。②IL-2：北京大学血液病研究所报道将 IL-2 用于高危 ALL 患者移植后复发的预防，经过移植后中位 16 个月、IL-2 治疗后中位 10 个月随访，16 例患者中 14 例无病生存（87.5%），较之历史对照明显改善，主要不良反应包括发热、疼痛、局部红肿，应用后慢性 GVHD 发生率为 40%。③靶向药物预防：伊马替尼应用于移植后 CML 和 Ph^+ ALL 的抢先治疗。已有报道将其应用于 Ph^+ ALL 移植后早期复发的预防，安全性和耐受性良好。④预防性 DLI：多用于供受者混合嵌合的抢先预防治疗，也有报道用于难治复发白血病移植后复发的预防。北京大学血液病研究所将改良的 DLI 用于高危患者移植后复发的预防明显降低复发率（$P=0.018$）：接受预防性改良 DLI 的 12 例患者中 9 例无病生存，1 年无病生存率为 74%，而未接受预防性 DLI 的同期 12 例患者中 8 例复发。

（黄晓军）

shūxuè

输血（transfusion）

将血液通过静脉输注给患者的治疗方法。临床上应用广泛。狭义的输血是指输注全血，广义的输血是包括全血在内的、由血液制备的各种有形或无形成分的输注。严格来说，造血干细胞（骨髓或外周血）也算是一种特殊的输血。输血是一种支持治疗，可挽救生命或改善患者基础状况，输血又有传播疾病的风险，决定输与不输，应权衡利弊。

最早的输血发生在 1667 年，一个法国贵族将 280ml 的小牛血输给了一个精神失常的流浪汉，这位倒霉的患者在经历了严重免疫反应后奇迹般地活了下来，输血疗法被一些有创新想法的医师所接受。在随后的 300 年间，输血造成了很多人的死亡，但医师们也发现输血也真的能够挽救生命。真正使输血成为科学有效的治疗方法的人是维也纳的病理学家卡尔·兰士台纳（Karl Landsteiner），他发现了人类的 ABO 血型及凝集规律，为现代输血提供了坚实的病理生理学基础，在随后的 20 年里，其他医师又逐步建立了血液抗凝和交叉配血技术，输血已成为一种常规治疗方法，在所有医院都可以进行。

1998 年中国《献血法》出台，2000 年中国卫生部制定了《临床输血技术规范》，中国无偿献血率上升至 95.6%，血液安全显著提高。

输血目的：①输送氧和二氧化碳。②纠正失血状态和凝血功能障碍。③纠正免疫缺陷。④维持血容量。输血所用到的血液即为血液制品，是指由人血制备的各种治疗性制品。

根据输血目的不同分为如下几种。①全血：由静脉采集的血液与一定量抗凝保存液混合的血液，存放在原始容器内 2~6℃ 储存，主要是红细胞（占 40%~50%）和血浆（占 50%~60%），可改善携氧能力和维持渗透压，但血小板、粒细胞很少，凝血因子浓度也低。②成分血制品：血液成分包括全血分离的血液成分，如浓缩红细胞、红细胞悬液、血浆、浓缩血小板；单采的血浆或血小板；新鲜冷冻血浆制备的低温沉淀物，富含因子Ⅷ和纤维蛋白原。

根据输注血液制品的不同，又可分为全血输血和成分输血。其中，成分输血是指将血液的各种成分加以分离提纯通过静脉输入体内的治疗方法。一血多用，节约血源，针对性强，疗效好，不良反应少，便于保存和运输，是临床常用的输血类型。

输血不良反应是指在输血过程中或输血后，受血者发生与输血有关的异常或疾病。发生率为 1%~10%，即使按照最高标准执行献血者挑选、血液采集、加工和贮存，仍可能发生与输血相关的不良反应，甚至危及生命。

（刘开彦）

hóngxìbāo shūzhù

红细胞输注（red blood cell transfusion）

输注分离红细胞，主要用于改善贫血患者缺氧状况的成分输血。临床中约 80%用血是输注红细胞。

红细胞制品 ①浓缩红细胞：浓缩红细胞（压积红细胞，红细胞浓缩液或少浆血）是最简单的红细胞成分制品。全血在 2～6℃冰箱过夜自然沉淀，或用特定规格的低温离心机离心制备，移去血浆层，加入添加剂后 2～6℃保存，血细胞比容 50%～90%，以 70%左右较好，含血浆量不多而黏稠度又不高。浓缩红细胞还含有采集的全血中的白细胞。②红细胞悬液：将血浆分离后，加入“添加”稀释液所制。含 150～200ml 红细胞和少量血浆，另加入 110ml SAGM（添加剂，包括生理盐水、腺嘌呤、葡萄糖和甘露醇）或加入等量的红细胞营养液；血红蛋白约 15g/100mL（不少于 45g/U）；血细胞比容 50%～70%。③除“白膜”红细胞：将全血离心使红细胞沉淀到血袋底部，白细胞（和多数血小板）在红细胞和血浆间形成一层白色细胞，称为“白膜”。除“白膜”红细胞仍保留红细胞，浓缩红细胞中含约 10%的白细胞。减少了白细胞和白细胞抗体反应引起的输红细胞时传播细胞内传染病（病原体）的危险。“白膜”层可用于制备浓缩血小板。④除白细胞（过滤）红细胞或全血：输注此种制品可减少白细胞引起的免疫反应的发生；减少急性输血反应；若过滤后每袋血的（残留）白细胞<1×10^6，减少了传播巨细胞病毒的危险。1 单位红细胞悬液或浓缩红细胞经除白细胞（过滤）后，一般含白细胞数<5×10^6；血红蛋白含量和血细胞比容取决于血制品种类。⑤洗涤红细胞：用 0.9%的生理盐水洗涤 3 次红细胞，可去除大量的白细胞（达 80%）和几乎全部的血浆蛋白，但红细胞也有一定损失（约 20%）和损伤，成为洗涤红细胞。在洗涤过程中破坏了原来密闭系统，故应在 4～6℃下保存，且必须在 24 小时内输注。主要用于有严重输血过敏史、阵发性睡眠性血红蛋白尿症、含抗 IgA 血浆蛋白抗体、新生儿溶血病换血者等。

适应证 适用于以下情况。

急性失血 建议在估计失血量的基础上决定是否输血。①15%失血量（成人约 750ml）：除非是发生于已经贫血患者；或存在心肺疾病；或其他脏器功能不全，难以耐受此失血量，否则不予输血。②15%～30%失血量（成人 800～1500ml）：需输注晶体液与合成胶体液，除非是发生于已经贫血患者；或存在心肺疾病；或其他脏器功能不全，难以耐受此失血量；或者出血持续不断，否则不予输血。③30%～40%失血量（成人 1500～2000ml）：需输注晶体液与合成胶体液迅速补充患者血容量，可能需要输血。④>40%失血量（成人约>2000ml）：迅速补充患者血容量，需包括输血在内的抢救手段。

慢性贫血 应查清病因，若可有效控制疾病病因，如缺铁性贫血、巨幼细胞性贫血、自身免疫性溶血性贫血等治疗有效，则不予输血。慢性贫血输注目的是维持红细胞/血红蛋白浓度于最低耐受水平，但不同疾病治疗目的不同，需区别对待。红细胞生成素对部分肿瘤性贫血（如多发性骨髓瘤、淋巴瘤及部分骨髓增生不良性贫血）可能有效，使用红细胞生成素能有效减少输血量；珠蛋白生成障碍性贫血输注红细胞不仅可纠正贫血，还能抑制骨髓红系大量代偿性增殖，减少胃肠道铁吸收，建议提高输注阈值，长期输注应警惕血色病发生的可能，及时祛铁治疗。

输血前准备 尚无统一和公认的输血阈值。在决定红细胞输注前，需考虑以下内容：①明确输注的红细胞适应证，利与弊。②输注前签署输血同意书，告诉患者输血的利与弊。③尽可能明确贫血病因，去除或控制发病因素，能进行有效治疗者尽量不输血，如缺铁性贫血，除非贫血危及生命，不建议输注红细胞，应积极治疗进行铁剂补充治疗。④红细胞输注无确定阈值，由临床医师依据患者情况综合作出判断。在不好判断时可请临床输血委员会或血液专科进行会诊。⑤急性失血一般在失血量未达循环量的 40%～50%时，应用晶体液与合成胶体液而非血液快速补充血容量。尽可能针对性输注红细胞和替代性液体用品，以保证合理用血。⑥病历中记录输注红细胞原因。⑦若为防止移植物抗宿主病发生，应对血液成分制品辐照处理（25～30Gy）。⑧合并心功能不全者，应在改善组织氧供的前提下尽可能减少输注剂量，以避免液体过负荷导致心脏负担加重。若确需进行输血治疗，亦尽可能延长输注时间，如每 2～4 小时以上输注 1～2U 浓缩红细胞，并酌情给予利尿处理。

注意事项 ①以血红蛋白浓度确定输注，一般血红蛋白>100g/L 不予输注，多在血红蛋白<70g/L 时进行；血红蛋白于 70～100g/L 时尚无统一意见，建议不进行输注，但最终由临床医师决定。②老年（>65 岁）、存在心肺疾病或其他脏器功能不全，建议根据情况上调输注标准，如在血红蛋白<80g/L 时进行输注。

③控制出血原因，若出血持续进行，如合并出凝血异常，应积极纠正。④紧急情况下，若无法进行交叉配血或无相合的血型，可输注O型红细胞。

疗效评估 一般输注2U浓缩红细胞，推算可使得血红蛋白浓度提高10~20g/L。输血后应进行评估，包括血红蛋白浓度、血细胞比容、组织缺氧临床症状及体征有无改善。①有效：组织缺氧临床症状及体征改善；血红蛋白浓度在原有基础上提高10~20g/L及血细胞比容相应升高，并能持续稳定。②无效：组织缺氧临床症状及体征未改善，血红蛋白浓度及血细胞比容在原基础上无变化或有下降。无效原因主要原因包括存在活动性出血、存在溶血、并发症未得到有效纠正等。

（刘开彦）

xuèxiǎobǎn shūzhù

血小板输注（platelet transfusion）

输注血小板制品，以治疗和防止患者因血小板数量减少或功能缺陷所致出血的成分输血。可减少出血发生率，降低出血死亡率，但也会引起过敏反应、同种免疫反应、输血相关肺损伤及输血传播性疾病，需权衡利弊。

血小板制品 ①浓缩血小板：采自多名献血员，全血分离合并而成。②单采浓缩血小板：采自单名献血员，分离、浓缩而成，可减少甚至避免血小板合并而导致传染病的危险。

适应证 ①血小板减少症所致出血。②预防性血小板输注：在无败血症、同时使用抗生素、不规则出血等消耗血小板的危险因素存在时，可取血小板<10×10^9/L为输注临界值（准确的血小板为人工计数）。部分特殊情况下预防性血小板输注临界值的建议：急性白血病（不包括急性早幼粒细胞白血病）<10×10^9/L；急性早幼粒细胞白血病<20×10^9/L；造血干细胞移植（骨髓或外周血干细胞）预防性输注<20×10^9/L；再生障碍性贫血等所致骨髓造血功能衰竭者，慢性、轻型再生障碍性贫血不伴随危险因素时<10×10^9/L，急性、重型再生障碍性贫血合并感染或活动性出血时，建议根据情况预防性输注血小板。③弥散性血管内凝血：大量出血时，建议维持血小板>50×10^9/L。④自身免疫性血小板减少症：出现危及生命的出血时输注血小板，如中枢神经系统出血，可输注血小板达到止血目的。⑤遗传性或继发性血小板功能障碍：如血小板无力症、尿毒症等出现自发性出血或需在分娩、创伤、手术时，首先停用已知抗血小板功能药，尽可能纠正或减轻导致血小板功能异常原因，在这些方法不能奏效或使用受限时输注血小板。

禁忌证 ①免疫性血小板减少。②脾功能亢进和菌血症所致血小板减少。③血栓性血小板减少性紫癜。④肝素诱导血小板减少症。⑤输血后血小板减少性紫癜。

注意事项 ①浓缩血小板（多单位）合并后应尽快输注（一般在4小时内），因为存在细菌繁殖的危险。②输注前血小板不能在冰箱保存，以防止血小板功能降低，待用血小板制品应置于（22±2）℃（或室温）下轻柔振荡保存，以减少血小板聚集与激活。③从RhD阳性血型供者采集制备的浓缩血小板不能输给RhD阴性血型的孕妇。④应尽量输注ABO同型的血小板。⑤O型悬浮血小板血浆中的高效价抗A、抗B抗体可引起患者红细胞溶血（血小板输注前不需交叉配ABO血型）。

（刘开彦）

xuèjiāng shūzhù

血浆输注（plasma transfusion）

输注血液非细胞成分，以扩充血容量、补充凝血因子、进行全血重建等的治疗方法。血浆是将含抗凝剂的血液通过离心得到的上清液，占全血体积的56%~60%，含有水分、蛋白质、非蛋白含氮化合物、糖类、脂类和无机物等数百种成分，其中血浆蛋白约占85%。血浆中发现的蛋白成分已有100多种，根据其功能不同可分为8类：白蛋白、免疫球蛋白、补体、凝血因子、纤溶蛋白、蛋白酶抑制物、转运蛋白和尚未确定功能的蛋白。

血浆制剂 临床上常用血浆制剂有新鲜冷冻血浆（fresh frozen plasma，FFP）和普通冷冻血浆。前者是将新鲜血抗凝分离后，6小时内血浆在-30℃以下冷冻保存而制得，凝血因子的含量基本保持正常，其与普通冷冻血浆的差别在于其保存了不稳定的因子V和因子Ⅷ活性。冷冻血浆（又称冻干血浆）是血浆在-30℃冻成固体后，再经真空干燥制成干粉，可耐受短期常温运输，是保存血浆最可靠的方法。输注混合冻干血浆增加经输血传播疾病如获得性免疫缺陷综合征、乙型病毒性肝炎和丙型病毒性肝炎等不良反应的风险，且保存期内血浆中部分凝血因子活性丧失。因此，许多国家已经停止冻干血浆的生产和应用。液体血浆和冷上清（制备冷沉淀后的血浆上清液）也已很少在临床上应用。在发达国家，血浆的使用已从主要作为抗休克的扩容剂转变成分离制备各种高纯度血浆制品的原材料。

适应证 ①大面积烧伤、创伤性休克等引起血液浓缩和循环血容量急剧减少。②单个凝血因子缺乏且无相应凝血因子制剂的患者。③严重肝病导致多种凝血因子合成减少，伴凝血功能障碍者，可通过输注FFP补充缺乏的凝血因子。④口服抗凝药如华法林过量致出血，停药后可通过输注FFP达到止血目的。⑤原发性抗凝血酶（antithrombin，AT）缺乏，肝病、创伤、手术、服用避孕药致获得性AT缺乏症均可增加血栓形成风险，影响肝素疗效。因此，此类患者需及时补充AT，在无AT浓缩剂的情况下，可输注FFP或普通冷冻血浆给予补充。⑥弥散性血管内凝血（disseminated intravascular coagulation，DIC）因大量凝血因子和纤维蛋白原被消耗出现的出血可通过输注FFP补充凝血因子和纤维蛋白原，以利DIC的纠正。⑦血浆置换，即使用正常血浆将患者大部分血浆置换出来，以达到迅速补充所缺的正常成分及清除有害成分（如抗体、循环免疫复合物、毒素等）的目的。血浆置换治疗常用于以下疾病的治疗：免疫性疾病如系统性红斑狼疮、重症肌无力、类风湿关节炎、输血后紫癜、原发性免疫性血小板减少症、自身免疫性溶血性贫血、存在因子Ⅷ抑制物的血友病A等；高黏滞综合征如巨球蛋白血症、多发性骨髓瘤、淋巴瘤等；高脂血症如家族性高胆固醇血症；急性化学毒物中毒如农药杀虫剂、除草剂过多摄入等；急性代谢性中毒如重症肝炎、肝性脑病；其他疾病如血栓性血小板减少性紫癜、抗胰岛素糖尿病等。

禁忌证 ①严重心、肾功能不全者：血浆有一定的扩容作用，严重心功能不全或血容量低的心脏病患者，输注血浆后可能增加循环负荷引起心力衰竭。血浆中存在一定含量的蛋白，需严格控制蛋白入量的严重肾功能不全者，若盲目输注血浆可能加重病情。②输注血浆发生过敏者：过敏反应虽少见，但常可危及生命，应警惕。

不良反应 主要包括发热、荨麻疹、皮肤发红、循环负荷过重、心功能不全、柠檬酸中毒、同种免疫反应、同种抗原-抗体反应、非溶血性贫血及输血传播疾病等。乙型病毒性肝炎、丙型病毒性肝炎和获得性免疫缺陷综合征是最严重的输血传播疾病。因此，世界卫生组织（WHO）的献血策略包括筛选合格献血员、严格进行病毒标志物检测、成分用血、合理用血，以最大限度降低输血相关风险。

（王学锋 周景艺）

lěngchéndiàn shūzhù

冷沉淀输注（cryoprecipitate transfusion） 输注融化的新鲜冷冻血浆以治疗出血性疾病的方法。冷沉淀是新鲜冷冻血浆（fresh frozen plasma，FFP）在1~5℃的低温环境中缓慢融化形成的一种蛋白沉淀物，呈白色或微黄色。冷沉淀需低温（-20℃以下）冷冻保存，防止凝血因子活性丧失。其有效期为1年，且不能反复冻融。临床输注时，应选择ABO同型输注。

冷沉淀主要的有效成分包括纤维蛋白原（fibrinogen，Fg）、因子Ⅷ（FⅧ）、因子ⅩⅢ（FⅩⅢ）、血管性血友病因子（von Willebrand factor，vWF）和纤维连接蛋白（fibronectin，Fn）。从200ml FFP制备所得的冷沉淀中，FⅧ的得率一般为40%~70%，活性（FⅧ：C）为80~140U；Fg的得率为25%~35%，含量为150~200mg；Fn的得率约为50%，浓度为1.2~1.8mg/L，是血浆中Fn浓度的3~5倍；vWF和FⅩⅢ的得率分别为40%~70%和20%~30%。

适应证 ①先天性或获得性纤维蛋白原缺乏症：冷沉淀中Fg的浓度为5~8g/L。因此，美国血库协会（American Association of Blood Banks，AABB）认为其最重要的用途是作为纤维蛋白原制剂的替代品。先天性纤维蛋白原缺乏症包括先天性无纤维蛋白原症和先天性纤维蛋白原减少症。获得性纤维蛋白原缺乏症主要是各种疾病引起的Fg合成减少、消耗过多和溶解加速。此类患者体内Fg含量低，可出现不同程度的出血。②血友病A：儿童或成年轻型血友病A患者及其他不明原因引起的FⅧ缺乏症患者适用于冷沉淀输注。对中型或重型血友病A患者，由于每次需要补充的FⅧ量大，应首选FⅧ浓缩剂或基因工程产品。③血管性血友病：该病源于血浆中vWF量的缺乏或功能缺陷。冷沉淀中含较多FⅧ和vWF，因此是该病替代治疗较为理想的制剂。对血小板型血管性血友病患者，冷沉淀输注不能有效改善病情，应选择输注血小板制剂治疗。④先天性或获得性因子ⅩⅢ缺乏症：冷沉淀富含FⅩⅢ，常可作为FⅩⅢ浓缩制剂的替代物，后者在补充冷沉淀的基础上，还需加强对原发病的处理。⑤获得性纤维连接蛋白缺乏症：在严重创伤、烧伤、感染、白血病和肝衰竭时，血浆Fn水平明显下降。冷沉淀制品可用于此类患者的治疗。⑥局部使用促进创口、溃疡修复。冷沉淀富含 Fn，可局部外用，促进创口、溃疡的组织修复。

禁忌证 ①除适应证之外的其他凝血因子缺乏症。②冷沉淀中凝血因子种类不全，不能单独用于弥散性血管内凝血治疗。

注意事项 ①制备冷沉淀的血浆虽经过严格的病原检测，但依旧存在漏检的可能。②冷沉淀制剂未经过病毒灭活处理。③临床多个单位冷沉淀同时使用的机会较多，对于需要长期使用冷沉淀的患者，其发生输血传播疾病的风险较高。

（王学锋　周景艺）

báidànbái shūzhù

白蛋白输注（albumin transfusion）

输注白蛋白以扩充血容量进行容量重建的治疗方法。人血浆白蛋白制品是临床上常用的血浆容量扩张剂，是以健康人血浆为原料，采用低温乙醇法进行提纯，并经加热等病毒灭活工艺处理制备而得。正常人血清中每升约含有 40g 白蛋白，占血浆蛋白总量的 58%。白蛋白制品的优点在于其经过病毒灭活处理，患者无罹患输血传播性疾病的风险，临床使用安全；白蛋白储存稳定，在室温可保存 3 年，在 4℃保存时间更长。

白蛋白的生理功能：①维持胶体渗透压与体液的平衡。在血液循环中，1g 白蛋白可以保留 18ml 水。由此推算，100ml 25% 白蛋白溶液保留循环水分的能力相当于 500ml 血浆或 1000ml 全血。②结合与运输血液中的小分子物质。白蛋白易与许多物质可逆结合，是血浆中重要的载体蛋白。在生理上，其作为多种物质的载体，能调节被运输物质在体内的有效浓度和代谢，减少它们可能的潜在毒性；在药理上，其与药物的结合能降低一些药物的有效浓度，延长药效的持续时间。

适应证 ①扩充血容量：白蛋白制剂是常用的扩容剂之一，主要调节组织与循环血液之间水分的动态平衡，对维持血浆胶体渗透压起主导作用。通过输注白蛋白制品提高血浆白蛋白浓度，可起到增加血容量的作用。②补充白蛋白的丢失：大面积烧伤患者在丢失大量体液的同时也消耗或丢失一定量的白蛋白，在充分补充晶体液后可考虑输注适量的白蛋白制剂。对有肾病、腹水、蛋白丢失性肠病等急性白蛋白丢失者，或对手术或创伤后有低蛋白血症倾向者，短期内可予白蛋白补充。③体外循环手术：在体外循环时使用白蛋白和晶体液作为泵的底液，可降低术后肾衰竭的风险，特别是体外循环量大或伴严重肝、肾疾病者。④急性呼吸窘迫综合征：该病源于肺间质水肿造成缺氧。输入白蛋白同时控制液体输入和利尿等措施可缓解症状。⑤新生儿溶血病：白蛋白可与非结合胆红素结合，阻止其通过血脑屏障，预防胆红素脑病。⑥其他：白蛋白输注也应用于一些新的领域，如原发性胆汁性肝硬化治疗、抗肿瘤治疗及其与呋塞米、氟尿嘧啶在治疗肾病综合征中的联合应用等。

禁忌证 ①对输注白蛋白制品有过敏或有血压下降反应者忌用。②心脏病患者，若其循环负荷正常应慎用，否则严重时可导致心力衰竭。③血浆白蛋白水平正常或偏高者不必使用。

（王学锋　周景艺）

miǎnyìqiúdànbái shūzhù

免疫球蛋白输注（immunoglobulin transfusion）

输注血浆免疫球蛋白以提高机体免疫应答能力的治疗方法。免疫球蛋白是一类由浆细胞产生具有免疫作用的蛋白质，它能特异性地与相应的外来抗原（如细菌、病毒或异种蛋白等）相结合，产生抗原-抗体复合物，阻断抗原对人体的有害作用。免疫球蛋白可分为五大类，血清中含量分别为 IgG 70%～80%、IgA 15%～20%、IgM 7%、IgD 和 IgE 极微。

免疫球蛋白的生物学活性：①与特异性抗原结合。②激活补体（IgG 和 IgM）。③组织结合。④调理作用。⑤通过胎盘（IgG）。免疫球蛋白制品种类：静脉注射免疫球蛋白（intravenous immunoglobulin，IVIg）和特异性免疫球蛋白。正常人免疫球蛋白从一定数量正常人混合血浆中提纯，IVIg 用胃酶消化、化学修饰、离子交换层析等步骤进一步处理制备，适宜静脉注射，其主要用途包括抗病毒感染、抗细菌感染和免疫调节治疗。特异性免疫球蛋白是从计划免疫供者血浆中提纯的含有高效价特异性抗体的免疫球蛋白，常用的有抗乙肝、抗破伤风、抗 RhD 免疫球蛋白。

免疫球蛋白输注适用于：①预防某些病毒和细菌的感染，如麻疹、病毒性肝炎等，既包括对易感人群的被动免疫预防，也包括对健康个体的预防。②原发性免疫缺陷性病，如抗体缺陷综合征、成人免疫缺陷综合征、低丙种球蛋白血症等。③获得性免疫缺陷性病，骨髓移植、肾移植、新生儿感染、严重烧伤、白血病等导致的获得性免疫缺陷性病，均可考虑使用免疫球蛋白制品，以提高机体免疫力和抗感染能力。④自身免疫病，如特发性免疫性血小板减少症、自身免疫性溶血性贫血、重症肌无力等，可大剂量用IVIg辅助治疗，起到免疫封闭的效果。

对免疫球蛋白制品有过敏者应忌用，必要时做脱敏治疗。选择性IgA缺乏症患者体内可能有抗IgA抗体，故慎用IVIg。

（王学锋　周景艺）

xiānwéidànbáiyuán shūzhù

纤维蛋白原输注（fibrinogen transfusion） 输注纤维蛋白原制品以维持血中含量及正常止凝血功能的治疗方法。纤维蛋白原由肝细胞合成，正常人血浆中的含量为2~4g/L，半衰期为96~144小时。其生理功能主要体现在止凝血过程中，包括参与血小板黏附、聚集、血块收缩及纤维蛋白形成。机体维持有效止血的纤维蛋白原水平应>0.5g/L，但在大手术或有大面积创伤治疗时则应保持在1.0g/L以上。

注射用纤维蛋白原制品主要为冻干人纤维蛋白原，它是用健康人血浆，经分离、提纯、冻干及病毒灭活等步骤处理而制成的主要含纤维蛋白原的血液制品。

纤维蛋白原输注适用于以下情况。①先天性无或低纤维蛋白原血症：前者终身伴不同程度的出血倾向，是冻干人纤维蛋白原制品的最佳适用者；后者通常无症状，仅在手术或创伤时才需补充。②先天性异常纤维蛋白原血症：是纤维蛋白原含量正常而结构异常所致出血性疾病。大多数患者通常无症状，在急性出血或手术时可考虑纤维蛋白原输注。③严重肝病等所致获得性纤维蛋白原缺乏症：严重肝病患者常伴多种凝血因子缺乏，在补充纤维蛋白原制剂的同时，还应考虑其他凝血因子制剂的补充。④弥散性血管内凝血：由于继发性纤维蛋白溶解功能亢进，需大量补充包括纤维蛋白原在内的多种凝血因子制剂。应积极处理原发病。⑤原发性纤溶症：纤溶亢进，使体内纤维蛋白原水平降低，应积极补充纤维蛋白原，需联合使用纤溶抑制剂，才能产生好的疗效。

（王学锋　周景艺）

níngxuèméiyuán fùhéwù nóngsuōjì shūzhù

凝血酶原复合物浓缩剂输注（prothrombin complex concentrate transfusion） 输注凝血酶原复合物浓缩剂补充凝血因子以治疗出血性疾病的方法。凝血酶原复合物（prothrombin complex concentrate，PCC）中主要含维生素K依赖性凝血因子Ⅱ、Ⅶ、Ⅸ、Ⅹ。PCC浓缩剂内所含凝血因子单位数相当于相应体积血浆中该因子的含量，如200U PCC浓缩剂，具有相当于200ml血浆中因子Ⅸ的含量。

PCC浓缩剂输注适用于：①血友病B、因子Ⅹ缺乏症、因子Ⅶ缺乏症和凝血酶原缺乏症。②肝病出血。③维生素K依赖性凝血因子缺乏症及香豆素类药物过量所致出血急救。④维生素K依赖性凝血因子减少所致外科手术中出血过多。⑤因子Ⅷ抑制物。⑥弥散性血管内凝血的辅助治疗。

其不良反应包括偶尔出现严重的血栓栓塞并发症，甚至诱发弥散性血管内凝血，但引起输血传播性疾病，如病毒性肝炎（以乙型和丙型病毒性肝炎为主）和获得性免疫缺陷综合征的风险已极小。

（王学锋　周景艺）

kàngníngxuèméi shūzhù

抗凝血酶输注（antithrombin transfusion） 输注抗凝血酶制品以治疗因该酶缺乏或功能缺陷所致出血性或血栓性疾病的方法。抗凝血酶（antithrombin，AT）主要由肝脏合成，有一定的耐热性。血浆中AT的正常含量为80~300mg/L。新生儿或妊娠期妇女的AT活性比正常人低，服用雌激素避孕药亦可引起AT降低。AT的生理功能主要包括抑制凝血酶，抑制活化的因子Ⅹ、Ⅸ、Ⅺ、Ⅻ，以及纤溶酶、胰蛋白酶、激肽释放酶等。AT制剂是利用肝素琼脂凝胶亲和层析技术从血浆中分离纯化制备的血浆蛋白制品。AT制剂的抗凝作用可靠，监测方法简便，剂量易掌握，出血等不良反应少，是极具潜力的抗凝制品，有广泛的应用前景。

抗凝血酶输注适用于以下情况。①先天性AT缺乏症或AT功能缺陷症：患者通常有血栓形成的倾向，AT制剂可用于治疗和预防血栓形成。②获得性AT缺乏症：如重症肝炎、肝硬化、血液透析和肾病综合征，上述情况可分别导致AT合成减少和消耗增加，引起血浆中AT水平降低。骨髓移植和化疗药的使用亦可继发AT缺乏。③外科手术和围生期：用于预防血栓形成，特别对有血栓形成家族史者尤为重要。④弥散性血管内凝血：用于补充抗凝蛋白的消耗。

血浆AT水平正常或超过正常范围者，以及AT制剂过敏者禁用AT制剂。

（王学锋　周景艺）

yīnzǐ Ⅷ nóngsuōjì shūzhù

因子Ⅷ浓缩剂输注（factor Ⅷ concentrate transfusion） 输注因子Ⅷ浓缩剂维持机体正常凝血功能的治疗方法。因子Ⅷ（FⅧ）是人体内源凝血系统的重要成分之一，其缺乏或功能缺陷可引起血友病A。血友病A治疗的首选措施是FⅧ浓缩剂的补充。

FⅧ浓缩剂是从2000～30 000个供者的混合血浆中经分离、纯化、冻干及病毒灭活等步骤获得的凝血因子浓缩剂。与冷沉淀相比，其优点在于可精确计算使用剂量，储存和输注方便，过敏反应及其他输血不良反应较少。

FⅧ浓缩剂输注适用于以下情况。①血友病A患者出血的预防：早期预防性治疗可有效减少出血和关节病变，尤其是重型患者可防止关节畸形的发生，提高生活质量。②血友病A患者出血时的治疗：患者所输注的FⅧ浓缩剂的剂量取决于患者FⅧ：C的基础水平、损伤的严重程度、外科手术范围、出血部位、抑制物存在与否、其他止血机制完善与否、患者血浆容量及所用FⅧ制剂的效价等因素。③血友病A患者围术期的处理：不同类型的手术，需提高凝血因子的水平有较大差异。外科大手术或重要部位（如眼科）的手术前，FⅧ：C应提高到50%，术后应维持FⅧ浓缩剂输注7～10天或者至伤口愈合。④FⅧ抑制物的产生：在血友病A患者治疗后抗体产生及获得性血友病A时可见，此时输注FⅧ浓缩剂通常不能达到预期效果，需在加大剂量的同时辅助其他治疗手段，以达止血效果。⑤血管性血友病的治疗：理论上应以含血管性血友病因子的制剂治疗为主，但中低纯度FⅧ浓缩剂含一定量的该因子，故也可用于该病治疗。

有血栓形成倾向或既往有栓塞性血管疾病者禁用FⅧ浓缩剂。

（王学锋　周景艺）

yīnzǐ Ⅸ nóngsuōjì shūzhù

因子Ⅸ浓缩剂输注（factor Ⅸ concentrate transfusion）　输注因子Ⅸ浓缩剂维持机体正常凝血功能的治疗方法。因子Ⅸ浓缩剂是在凝血酶原复合物基础上进一步使用单克隆抗体提纯的富含因子Ⅸ的纯化制品，主要用于补充体内缺乏的因子Ⅸ。该制剂的优点是因子Ⅸ恢复或提升速度快，清除速率慢，且诱发血栓形成危险性低。因子Ⅸ浓缩剂输注主要适用于血友病B患者，可替代凝血酶原复合物成为血友病B患者补充治疗的首选药物。因子Ⅸ分子量小，易扩散到血管外，大剂量给药才能维持循环血液中的有效浓度。极少数血友病B患者在反复输注因子Ⅸ浓缩剂后产生因子Ⅸ抑制物，并伴过敏反应。其禁忌证包括血栓性疾病和易栓症患者等，因子Ⅸ抗体者也应慎用。

（王学锋　周景艺）

huóhuàdànbái C shūzhù

活化蛋白C输注（activated protein C transfusion）　输注活化蛋白C制剂以治疗血栓性及出血性疾病的方法。蛋白C（protein C，PC）是一种维生素K依赖性蛋白，在体内可被凝血酶激活。活化蛋白C（activated protein C，APC）能使活化的因子Ⅴ（FⅤa）和因子Ⅷ（FⅧa）灭活，对凝血和纤溶起重要调节作用。APC制剂是通过应用单克隆抗体免疫亲和层析技术制备而得。

APC输注适用于以下情况。①先天性蛋白C缺乏症：该病可导致致命性新生儿血栓（血栓性静脉炎和急性肺血栓栓塞症）和暴发性紫癜，早期诊断和APC输注可有效拯救患儿，并可预防不可逆的器官损伤。②弥散性血管内凝血：患者PC明显下降，且为致死性缺陷，通过输注可使患者获救。③微环境凝血异常导致的败血症。

对APC过敏者应禁用APC制剂。溶血性贫血、缺铁性贫血及免疫抑制患者应慎用APC制剂。

（王学锋　周景艺）

huóhuàyīnzǐ Ⅶ shūzhù

活化因子Ⅶ输注（activated factor Ⅶ transfusion）　输注活化因子Ⅶ制剂以治疗血友病性出血的方法。临床上常用活化因子Ⅶ制剂为重组活化因子Ⅶ（recombinant activated factor Ⅶ，rFⅦa）。高剂量的rFⅦa不仅可充分与组织因子（tissue factor，TF）结合，也能与活化血小板表面微弱结合，产生非依赖性TF的因子Ⅹ激活过程，产生足够的凝血酶。rFⅦa仅与有活化血小板和TF存在的损伤部位发生作用，并不与静息状态的血小板发生作用，静脉输注不引起全身性血栓形成。rFⅦa的优点还在于其稳定、分子量小、免疫原性不如因子Ⅷ大，故引起抗体产生的可能性相对较小。rFⅦa主要用于血友病A、血友病B及因子Ⅶ缺乏症患者的出血治疗，其在治疗有抑制物存在的血友病中体现出很高的有效性和安全性。rFⅦa在治疗其他促凝剂难以控制的出血方面也显示出良好效果，并已应用于肝移植、颅内出血、胃肠道出血、心脏外科手术后出血等治疗。rFⅦa在肝功能损伤或血小板减少患者的初期治疗实验中的结果也令人鼓舞。

（王学锋　周景艺）

níngxuèméi zhìliáo

凝血酶治疗（thrombin therapy）　局部应用凝血酶制剂治疗创（伤）口出血的方法。凝血酶是由凝血酶原转化而来，后者由肝脏合成。凝血酶通过对多种凝血因子的蛋白水解作用参与凝血反应，其生理功能主要包括水解纤维蛋白原、因子ⅩⅢ，激活因子Ⅴ、因子Ⅷ、血小板，以及通过与血栓调节蛋白结合共同活化蛋白C而发挥抗凝活性作用。凝血酶制剂是由血液提纯，经除菌过滤、冷冻、干燥和病毒灭活而获得的无菌制剂。它作为一种速效局部止血药已越来越多地应用于临床。适应证：①结扎止血困难的小血管和毛细血管，如消化道和呼吸道小血管及实质脏器出血的止血。②外科手术、灼伤、外伤及骨性出血的止血。③各种原因所致口腔、耳鼻喉等部位出血的止血。对凝血酶制剂过敏者忌用凝血酶制剂。凝血酶制剂严禁血管内注射、肌内注射和皮下注射。

（王学锋 周景艺）

xiānwéidànbáijiāo zhìliáo

纤维蛋白胶治疗（fibrin glue therapy） 喷注纤维蛋白胶制剂以阻止手术创面出血、粘合破损组织的方法。由经病毒灭活的人纤维蛋白原和人凝血酶组成的止血凝胶制品，又称纤维蛋白黏合剂。它是一种人源性产品，无组织毒性，对局部组织生长和修复有显著作用。因此，已被许多外科医师认为是最理想的止血剂或黏合剂。临床使用时，将纤维蛋白原溶液和凝血酶氯化钙溶液喷注到创伤表面，其在因子ⅩⅢ的催化下可交联成稳定的纤维蛋白凝胶，阻止创面出血、黏合破损组织。凝血酶和纤维蛋白原的浓度分别决定纤维蛋白胶的纤维蛋白凝块形成速度及其张力强度。国外的一些纤维蛋白胶产品中还加有牛抑肽酶，用于抑制纤维蛋白胶的纤溶降解。纤维蛋白胶主要用于外科止血、伤口愈合等，严禁血管内注射、肌内注射和皮下注射。对异种蛋白过敏者应忌用含牛抑肽酶的纤维蛋白胶制品。

（王学锋 周景艺）

pínxuè

贫血（anemia） 人体外周血红细胞容量减少，低于正常范围下限的病理现象。由于红细胞容量测定较复杂，临床上常以血红蛋白（hemoglobin，Hb）浓度、红细胞（red blood cell，RBC）计数和血细胞比容（hematocrit，Hct）代替，其中以Hb浓度最常用。Hb浓度受年龄、性别及长期居住地的海拔高度等因素影响。中国的贫血诊断标准为：海平面地区成年男性Hb<120g/L、RBC<4.5×10^{12}/L、Hct<0.42；成年女性Hb<110g/L、RBC<4.0×10^{12}/L、Hct<0.37；妊娠女性Hb<100g/L、RBC<3.5×10^{12}/L、Hct<0.30。其他国家施行1972年世界卫生组织（WHO）制订的诊断标准，即在海平面地区，6个月至6岁以下儿童Hb<110g/L，6~14岁儿童Hb<120g/L，成年男性Hb<130g/L，成年女性Hb<120g/L，妊娠女性Hb<110g/L，即可诊断贫血。高原地区居民Hb浓度正常值高于海平面居民。

发生机制 红细胞生成减少、红细胞破坏过多和失血皆可导致贫血。

红细胞生成减少 红细胞生成主要取决于三大因素：造血细胞、造血调节和造血原料。①造血细胞：包括多能造血干细胞、髓系干/祖细胞及各期红系细胞。造血干细胞异常见于获得性再生障碍性贫血、纯红细胞再生障碍（pure red cell aplasia，PRCA）、先天性红细胞生成异常性贫血、造血系统恶性克隆性疾病及髓外肿瘤的骨髓转移。②造血调节：包括细胞调节（如骨髓基质细胞、淋巴细胞的影响）、造血细胞凋亡和因子调节（如干细胞因子、白介素、粒细胞-单核细胞集落刺激因子、粒细胞集落刺激因子、红细胞生成素、血小板生成素、血小板生长因子、肿瘤坏死因子和干扰素等正负调控因子）。骨髓基质细胞受损（如骨髓坏死、原发性骨髓纤维化等）、淋巴细胞功能亢进（如获得性再生障碍性贫血、免疫性溶血性贫血等）和造血因子水平异常均可影响血细胞生成、破坏血细胞或抑制造血，导致贫血。③造血原料：指造血细胞增殖、分化、代谢及细胞构件必需的物质，如蛋白质、脂类、维生素（叶酸、维生素B_{12}等）、微量元素（铁、铜、锌等）等。见于巨幼细胞贫血、缺铁性贫血（iron-deficiency anemia，IDA）和慢性病贫血（anemia of chronic disease，ACD）等。

红细胞破坏过多 即溶血性贫血。按溶血部位分为血管外溶血和血管内溶血；按病因分为先天性和后天性；按导致溶血异常所在分为红细胞自身异常（膜、酶、珠蛋白异常）和红细胞周围环境异常。

失血 按失血速度分为急性和慢性；按失血量分为轻、中、重度；按失血原因分为出凝血性疾病（如免疫性血小板减少性紫癜、血友病和严重肝病等）和非出凝血性疾病（如外伤、肿瘤、结核、支气管扩张、消化性溃疡、肝病、痔疮、泌尿生殖系统疾病等）。慢性失血性贫血通常合并IDA。

鉴别诊断 包括贫血本身的鉴别诊断和贫血的病因诊断。

稀释性贫血 根据外周血Hb浓度，贫血的诊断不难，但Hb浓度受红细胞数量和血容量两个因素的影响，故真性贫血需首先与生理性和病理性稀释性贫血鉴别。前者指正常人体血容量的增加而

使血液稀释所引起的贫血，最常见于妇女妊娠中晚期；后者指在低蛋白血症、充血性心力衰竭、急性肾小球肾炎及巨球蛋白血症时，血浆容量增加，血液被稀释而导致的贫血。脱水、大面积烧伤或急性失血时，血浆容量减少，血液浓缩，导致Hb浓度相对增高，贫血易被漏诊。

病因诊断 贫血的病因诊断有赖于详细询问病史、全面体格检查和必要的实验室检查。

病史 应详细询问现病史、既往史、家族史、营养史、月经史、生育史及危险因素暴露史等，了解贫血发生的时间、速度、程度、并发症、可能诱因、干预治疗的反应等。

体格检查 ①贫血对各系统的影响：皮肤和黏膜苍白程度、心率或心律改变、呼吸姿势或频度异常等。②贫血的伴随表现：溶血（如皮肤黏膜黄染、胆道炎症的体征、肝大或脾大等）、出血（如皮肤黏膜紫癜或淤斑，眼底、中枢神经系统、泌尿生殖道或消化道出血体征等）、肿瘤浸润（如皮肤绿色瘤、皮下肿物、淋巴结肿大、肝脾大、胸骨压痛、齿龈增生等）、感染（如发热及全身反应、感染灶体征等）、营养不良（如皮肤黏膜干燥、黏膜溃疡、舌乳头萎缩、毛发干枯、反甲或神经系统深层感觉障碍等）、自身免疫（如皮肤黏膜损害、关节损害）等。

实验室检查 ①血常规检查：可确定有无贫血及贫血的严重程度，根据平均红细胞体积、平均红细胞血红蛋白含量和平均红细胞血红蛋白浓度将贫血分为小细胞低色素性贫血、正细胞性贫血和大细胞性贫血。小细胞低色素性贫血：需进行血清铁、总铁结合力（total iron-binding capacity，TIBC）、未饱和铁结合力（unsaturated iron-binding capacity，UIBC）、血清铁蛋白检测。血清铁、铁蛋白减少而TIBC、UIBC增高支持IDA；血清铁、TIBC均减少，结合患者存在慢性疾病，可诊断为ACD；若血清铁增多、TIBC减少，则铁粒幼细胞贫血、珠蛋白生成障碍性贫血的可能性大，此时需进行骨髓穿刺、血细胞化学染色、血红蛋白电泳等检查。正细胞性贫血：根据网织红细胞计数可进一步确定为增生不良性贫血或增生性贫血。增生不良性贫血常见于再生障碍性贫血（aplastic anemia，AA）、PRCA，此病有T细胞功能亢进的证据。对增生性贫血应进一步做溶血的相关试验，包括游离血红蛋白、结合珠蛋白、胆红素、红细胞膜、红细胞酶、珠蛋白、血红素、自身抗体、同种抗体及PNH克隆等检查。大细胞性贫血：需做血清叶酸和维生素B_{12}水平测定及导致此类造血原料缺乏的原发病的问诊（饮食习惯、手术史、特殊药物应用史）和检查（胃肠道疾病、自身抗体等），以明确诊断巨幼细胞贫血。骨髓增生异常综合征可为正细胞性或大细胞性贫血，若有造血细胞质异常（如染色体、抗原表达、细胞周期、基因等）的证据则可诊断。②外周血涂片：有助于疟疾、遗传性球形红细胞增多症、遗传性椭圆形红细胞增多症、棘形红细胞增多症、口形红细胞增多症等的诊断，发现原始、幼稚细胞有助于白血病诊断。③骨髓活检：可提示是否有骨髓坏死、纤维化、大理石变、髓外肿瘤浸润等。肝肾功能、红细胞生成素（erythropoietin，EPO）水平检测有助于肝性贫血和肾性贫血的诊断。

处理原则 包括对症治疗和对因治疗。

对症治疗 旨在减轻重度贫血对患者的致命影响，为对因治疗发挥作用赢得时间。重度贫血、老年或合并心肺功能不全的贫血患者应输红细胞，纠正贫血，改善体内缺氧状态。急性大量失血患者即使中度贫血也应及时输血或输注红细胞及血浆，迅速恢复血容量并纠正贫血。对贫血合并感染者，应予抗感染治疗。对贫血合并其他脏器功能不全者，应给予不同的支持治疗。先天性溶血性贫血多次输血并发血色病者应予祛铁治疗。

对因治疗 针对贫血发病机制的治疗，即去除病因，是治疗贫血的关键。①补充造血原料：对营养性贫血（IDA、巨幼细胞贫血），补充相应的造血原料后可迅速改善病情、纠正贫血。②造血生长因子和造血刺激药物：肾性贫血和ACD应补充EPO。AA患者应给予粒细胞集落刺激因子、粒细胞-巨噬细胞集落刺激因子、EPO刺激造血。雄激素也有刺激骨髓造血的作用，适用于低增生性贫血。③免疫抑制剂：适用于免疫相关性贫血。糖皮质激素是溶血性贫血和PRCA的主要治疗药物。环孢素可抑制T细胞产生白介素-2和γ-干扰素，免疫抑制作用持久。AA特别是重型AA应用抗胸腺/淋巴细胞球蛋白联合环孢素治疗。④造血干细胞移植：主要适用于造血干细胞质异常及骨髓衰竭性贫血，如急性白血病、慢性粒细胞性白血病、淋巴瘤、多发性骨髓瘤、珠蛋白生成障碍性贫血、重型AA等。⑤脾切除术：对遗传性球形红细胞增多症、遗传性椭圆形红细胞增多症有效。也适用于内科治疗无效的自身免

疫性溶血性贫血、脾功能亢进者。⑥其他原发病的治疗：对肿瘤性贫血者应用化疗和（或）放疗。对失血性贫血者应根据出血部位、机制的不同采取不同止血治疗，如重度血小板减少应输血小板悬液，肝功能异常应补充肝源性凝血因子，弥散性血管内凝血应纠正凝血机制异常，消化性溃疡应予抑酸、抗幽门螺杆菌和保护胃黏膜治疗，消化道肿瘤应手术切除肿瘤等。

（邵宗鸿）

quētiěxìng pínxuè

缺铁性贫血

缺铁性贫血（iron-deficiency anemia，IDA） 体内用于制造血红蛋白的储存铁已被用尽，不能满足正常红细胞生成需要而发生的贫血。其特点是骨髓、肝、脾及其他器官组织中均缺乏可染色铁、血清铁浓度和血清铁饱和度均降低，典型病例的贫血是小细胞低色素性。IDA 是最常见的贫血，在育龄期妇女和婴幼儿中发病率很高。全球有 6 亿~7 亿人患此病。

病因及发病机制 正常情况下铁的吸收和排泄维持动态平衡，一般不会缺铁，以下情况时可能导致缺铁。

铁需要量增加但摄入不足 成人每天铁需要量为 1~2mg，婴幼儿、儿童、青少年及妊娠和哺乳期妇女尤其是多次妊娠，铁的需要量增加，若摄入不足，可导致缺铁的发生。

吸收障碍 药物或胃、十二指肠疾病可影响铁的吸收，如金属（镓、镁）的摄入、抗酸药及 H_2 受体拮抗剂等药物均可抑制铁的吸收。萎缩性胃炎、胃及十二指肠术后、胃酸缺乏性疾病、慢性腹泻等均可影响铁的吸收。

慢性失血 是 IDA 最主要和常见病因，成年男性以消化道失血最常见，女性则以月经过多更多见。消化性溃疡、消化道肿瘤、钩虫病、食管胃静脉曲张出血、痔疮出血及服用阿司匹林后出血等是慢性消化道出血的主要原因。女性则因患子宫肌瘤或功能性出血导致月经过多而致失血。反复发作的阵发性睡眠性血红蛋白尿症或有人工心脏瓣膜装置的患者亦常继发 IDA。慢性咯血、鼻出血也常引起 IDA。

临床表现 症状轻重与贫血程度和速度有关。若贫血缓慢，虽已很重，但自觉症状可很轻。早期可无症状或症状轻微，随贫血加重渐出现头晕、头痛、面色苍白、乏力易倦、活动后心悸、气促、耳鸣等。患者还可出现一些组织缺铁表现，包括舌烧灼感、口角炎、食欲缺乏、吞咽困难、腹部胀气、嗳气、便秘等，以及儿童和青少年发育迟缓、智商低、易兴奋、注意力不集中、记忆力减退、烦躁、易怒、淡漠等发育和神经精神症状。极少数患者（多见于儿童）可有嗜食泥土、煤球、石子、冰块等异食癖。体格检查主要表现为贫血，有些患者可出现指（趾）甲变脆、缺乏光泽、变薄、变平，重者凹下呈勺状，称为反甲或匙状甲，是严重 IDA 的特殊表现。在钩虫病引起贫血的患者中，部分严重病例可出现面容发黄而微肿，常称为“黄胖病”。少数患者可有轻度脾大。患者还常合并某些引起贫血的原发病的症状和体征。

辅助检查 包括血象、骨髓象、生化检查等。

血象 早期：平均红细胞体积（mean corpuscular volume，MCV）及平均红细胞血红蛋白浓度（mean corpuscular hemoglobin concentration，MCHC）仍可在正常范围；中晚期：较严重者则呈典型小细胞低色素性贫血（MCV <80fl，MCHC<32%），血涂片中可见红细胞大小不均，小者为主，染色浅淡，中心淡染区扩大，网织红细胞正常或轻度增多（一般<5%），白细胞计数正常或稍低，血小板计数正常或高低不一。

骨髓象 骨髓增生活跃，幼红细胞数量增多，早、中幼红细胞比例增高，染色质颗粒致密，胞质少且边缘不整，着色偏蓝，出现“老核幼质”现象，粒系和巨核细胞系正常，铁染色：细胞外铁减少或缺如，铁粒幼细胞极少或消失。

生化检查 ①主要为铁代谢指标异常：包括血清铁（serum iron，SI）减少（<8.95μmol/L），总铁结合力（total iron-binding capacity，TIBC）增高（>64.44μmol/L），转铁蛋白饱和度（transferrin saturation，TS）降低（<15%），血清铁蛋白（serum ferritin，SF）增多（<12μg/L）。患者同时患炎症、肿瘤或肝病时，铁蛋白明显增高掩盖缺铁表现，应结合其他检查。②红细胞游离原卟啉（free erythrocyte protoporphyrin，FEP）：FEP 增高表示血红蛋白（hemoglobin，Hb）的合成存在障碍。缺铁或铁利用障碍时，FEP/Hb 均可增高（>4.5μg/g Hb）。③其他检查：包括红细胞铁蛋白、血清转铁蛋白受体、红细胞生存时间等检查手段，但由于操作相对复杂等原因，临床未广泛开展。

诊断 仔细询问及分析病史加上相关检查，确诊一般不困难。临床上将缺铁及缺铁性贫血分为缺铁、缺铁性红细胞生成及缺铁性贫血 3 个阶段，诊断标准如下。①缺铁：仅有体内储存铁的消耗，

SF<12μg/L，或骨髓铁染色显示铁粒幼细胞<10%或消失，细胞外铁缺如。Hb 及 SI 指标正常。②缺铁性红细胞生成：除缺铁指标外，TS < 5%，FEP/Hb >4.5μg/g Hb，Hb 正常。③IDA：除上述指标外，Hb<120g/L（女性<110g/L），呈现小细胞低色素性贫血，铁剂治疗有效。为明确引起 IDA 的病因或原发病，还需进一步行粪便隐血、尿常规、肝肾功能、胃肠 X 线或胃镜等针对性检查。

鉴别诊断 主要与其他小细胞低色素性贫血鉴别。①珠蛋白生成障碍性贫血：又称地中海贫血，常有家族史，血涂片中可见多个靶形细胞，SI、TS、骨髓外铁增多，血清蛋白电泳中胎儿 Hb、HbA_2 增加可确诊。②慢性病贫血：SI 降低，TIBC 正常或降低，TS 正常或轻度增高，SF 增高。骨髓铁粒幼细胞数量减少，细胞外铁明显增多。③铁粒幼细胞贫血：好发于老年人，临床少见。TIBC 正常，SI、TS、SF 增高。骨髓细胞外铁及铁粒幼细胞增多，可见多数环形铁粒幼细胞。

治疗 原则是病因治疗即去除缺铁的原因，补充足够铁至恢复正常铁储存。

病因治疗 尽可能去除导致缺铁的原因，如消化道疾病治疗，月经过多的妇科治疗，婴幼儿、青少年及孕妇改善饮食，寄生虫病驱虫治疗，恶性肿瘤的治疗等。

铁剂治疗 首选口服制剂，以元素铁计一日量 150～200mg。常用铁剂均为亚铁制剂（三价铁口服不吸收），如富马酸亚铁、琥珀酸亚铁、多糖铁复合物、硫酸亚铁控释片、葡萄糖酸亚铁、右旋糖酐铁等。铁剂宜进餐时或进餐后服用，以减少药物对胃肠道的刺激；忌与茶同服，以免所含鞣酸与铁结合形成不溶解的络合物，影响吸收。乳类、咖啡、蛋类、植物纤维等食物及钙、镁制剂等，也可抑制铁的吸收。服用铁剂后，患者自觉症状很快改善，网织红细胞一般在服后 3～4 天即上升，约 7 天达高峰；Hb 于 2 周左右开始上升，1～2 个月达正常水平。Hb 恢复正常后，仍需继续服用铁剂 4～6 个月，以补足体内储存铁。若口服铁剂约 3 周 Hb 无良好反应，应考虑以下情况：患者未按医嘱服药；药物氧化失效、溶解不佳；诊断有误；仍有出血存在；伴慢性感染、炎症、肿瘤、肝病等慢性病干扰铁利用；腹泻、肠蠕动过速、胃肠结构变化（手术）后影响铁剂吸收等。

有以下适应证者，应考虑注射铁剂：确实不能耐受口服铁剂；原有胃肠道疾病或妊娠剧吐，症状加重；有长期腹泻、吸收不良综合征等，影响铁吸收；严重贫血急需提高 Hb（如妊娠晚期）；慢性失血量较大（如透析或自体输血采血量大）需短期内补充者。常用注射铁剂有右旋糖酐铁（可肌内注射或静脉给药）或山梨醇铁（仅供肌内注射）。注射铁总剂量的计算方法：患者所需补充铁（mg）＝［150－患者 Hb（g/L）］体重（kg）×0.33，首剂 50mg，若无不良反应，第二次剂量增至 100mg，每周注射 2～3 次，直至达总量时停止。注射用铁剂常见不良反应有局部肿痛硬结、肌肉关节痛、头痛、淋巴结炎、荨麻疹，严重者可出现过敏性休克甚至死亡。肌内注射时宜用深部肌肉，并经常交替变换注射部位。

预防 大多数病因可预防。主要应重视营养知识教育及妇幼保健工作，对婴幼儿及早添加富含铁剂的辅食；青少年应纠正偏食；妊娠及哺乳期妇女应补充少量铁剂，世界卫生组织（WHO）曾提出在孕妇及婴儿的食品中加入药物性铁作为预防 IDA 的方法；妇女月经量过多应积极治疗；积极防治寄生虫病及各种慢性出血灶等。

（张连生）

tiělìyòuxìbāo pínxuè

铁粒幼细胞贫血（sideroblastic anemia，SA） 铁利用异常致血红蛋白合成障碍的低色素性贫血。各种 SA 均较少见，尤以遗传性更罕见，药品或其他疾病伴发者相对多见。其发病机制是原卟啉生成或铁元素与原卟啉结合缺陷，引起血红蛋白合成障碍；铁进入红细胞的调节障碍，导致线粒体中铁堆积，铁利用不良并损害线粒体；环形铁粒幼细胞在骨髓内破坏，造成红细胞无效生成；最终由于铁代谢障碍导致体内铁负荷增加。其血液学共同特征为：骨髓内出现较多的环形铁粒幼红细胞。血液形态学特点：①骨髓中铁粒幼细胞明显增多，这种细胞在铁染色时细胞内的铁小粒在核周围呈环状分布，称为环形铁粒幼细胞。②电子显微镜下，幼红细胞的线粒体内充满无定形的磷酸铁和氢氧化铁沉积。③外周血红细胞中血红蛋白含量减少，表现为低色素性贫血。④骨髓内红系细胞增生过多，但血液中网织红细胞计数无明显增高。铁代谢检查可见血清铁浓度和转铁蛋白饱和度均增高；组织病理学可发现在单核-巨噬细胞系统和细胞内有过多的铁积聚。根据病因不同，SA 分类如下。①*遗传性铁粒幼细胞贫血*：伴性染色体遗传（X 连锁）；常染色体隐性遗传；常染色体显性遗传（骨髓-胰腺综合征)。②获得性特发性铁粒幼细胞贫血。③可逆性铁粒幼细胞贫血。

(张连生)

yíchuánxìng tiělìyòuxìbāo pínxuè

遗传性铁粒幼细胞贫血 (genetic sideroblastic anemia) 一组遗传形式不同、贫血程度轻重不一、对维生素 B_6 治疗反应不同的铁粒幼细胞贫血。包括X连锁铁幼粒细胞贫血、X连锁铁粒幼细胞贫血伴共济失调和骨髓-胰腺综合征等。其中最常见的是X连锁隐性遗传，也有常染色体隐性或显性遗传病例。少数典型病例于出生后或婴儿期出现贫血，大多数于10~20岁出现贫血，偶有50~60岁后始被发现。

(张连生)

X liánsuǒ tiělìyòuxìbāo pínxuè

X连锁铁粒幼细胞贫血 (X-linked sideroblastic anemia) δ-氨基-γ-酮戊酸合成酶2基因突变致血红素合成障碍的遗传性铁粒幼细胞贫血。多为男性，女性为携带者，其遗传规律是患者通过其女儿将致病基因遗传给其外孙。大多于青少年期发病，少数出现于出生时或婴儿期，偶有50岁以上者。

病因及发病机制 在血红素合成过程中，主要的限速酶是δ-氨基-γ-酮戊酸合成酶2(ALAS2)，其基因定位于Xp11.2，该基因突变影响酶活性，使得血红素合成过程的第一步即甘氨酸+磷酸吡哆醛+琥珀酸辅酶A经ALAS2催化合成δ-氨基-γ-酮戊酸(ALA)被阻碍，导致血红素合成障碍，线粒体内铁沉积，损伤线粒体。已报道多种*ALAS2*突变类型。

临床表现 早期主要症状为面色苍白，软弱乏力。由于铁负荷过重，部分患者可有肝脾大。晚期少数患者可出现色素沉着、糖尿病等血色病表现。女性基因携带者一般无贫血。

诊断 根据临床表现及实验室检查可诊断。血红蛋白减少多较严重，低色素非常明显，平均红细胞体积大多降低，但少数可正常或增高。红细胞异形和大小不均明显，可见较多椭圆形细胞，少数破碎细胞和靶形细胞等。网织红细胞一般不增多。可见正常和异常两种类型的红细胞。白细胞和血小板正常。骨髓中红系细胞显著增生，少数病例可出现类巨幼改变。含铁血黄素颗粒显著增多，铁粒幼细胞显著增多、增大，其中很多在晚期幼红细胞的核周围呈环状分布，成熟红细胞内也可见到较多粗大的铁小粒。血清铁浓度及血清转铁蛋白饱和度大多显著增高。铁代谢动态检查示血清铁清除率加速，铁利用率减低。红细胞游离原卟啉含量大多减少，红细胞游离粪卟啉大多正常。对吡哆醇治疗无效的病例红细胞游离粪卟啉可很高而红细胞游离原卟啉显著减少。

治疗 应用大剂量吡哆醇(100~200mg/d)治疗，不到半数患者贫血和临床症状可减轻，各种生化改变也能减轻或得到纠正。情况好转后应以小剂量吡哆醇维持治疗。停药数月后通常复发，再以吡哆醇治疗，有时疗效不及首次显著。加用L-色氨酸治疗有时可使吡哆醇治疗再有效。骨髓有类巨幼变者，应加用叶酸治疗。静脉放血疗法不但可防止血色病发生，若继续吡哆醇治疗，由于血清铁降低在部分患者中能促使血红素合成，因此血红蛋白上升。铁螯合剂(如去铁胺)等亦可应用，以促进铁的排泄。

预后 对吡哆醇治疗有效者能生存多年，无效者常因严重贫血、心律失常、肝衰竭或继发感染死亡。

(张连生)

X liánsuǒ tiělìyòuxìbāo pínxuèbàn gòngjì shītiáo

X连锁铁粒幼细胞贫血伴共济失调 (X-linked sideroblastic anemia with ataxia) 与涉及小脑共济失调的ATP结合亚家族*ABCB7*基因错义突变有关的X连锁铁粒幼细胞贫血。因基因突变致ABCB7蛋白转运至胞质内功能受损，线粒体铁负荷过载。除血液系统症状外，患者于婴儿或儿童期即可出现神经系统症状，表现为运动与认知功能障碍，主要为小脑共济失调，可发生于出生后第一年，以后不再进展，腱反射亢进，巴宾斯基征(Babinski sign)可阳性。其治疗与预后与X连锁铁粒幼细胞贫血相似。

(张连生)

gǔsuǐ-yíxiàn zōnghézhēng

骨髓-胰腺综合征 (bone marrow pancreas syndrome) 线粒体DNA缺失或重排所致遗传性铁粒幼细胞贫血。又称皮尔逊综合征(Pearson syndrome)。多为红细胞成熟障碍的正细胞或大细胞贫血，伴不成熟幼红细胞和髓细胞增多，环形铁粒幼细胞>50%，部分病例血小板及粒细胞减少；常伴代谢性酸中毒、共济失调和胰腺外分泌障碍，晚期发生肝肾功能衰竭，多于出生后不久即发病，且无有效治疗方法，通常早期死亡。少数幸存者进展为卡恩斯-塞尔(Kearns-Sayre)综合征，表现为神经肌肉功能障碍、心脏传导系统异常、视网膜病和铁粒幼细胞贫血，预后极凶险。

(张连生)

huòdéxìng tèfāxìng tiělìyòuxìbāo pínxuè

获得性特发性铁粒幼细胞贫血（acquired idiopathic sideroblastic anemia） 原因不明的难治性铁粒幼细胞贫血。又称原发性难治性铁粒幼细胞贫血、难治性幼红细胞贫血。由于缺乏有效治疗方法，骨髓增生异常，法-美-英（FAB）协作组分类中又将其分入骨髓增生异常综合征——伴环形铁粒幼细胞的难治性贫血。世界卫生组织（WHO）新的分类标准将其分为难治性贫血伴环形铁粒幼细胞和难治性贫血伴多系发育异常伴环形铁粒幼细胞。此病可发生在任何年龄和性别，但以中老年多见。

此病病因不明，但与遗传无关。属于干细胞克隆性疾病，部分患者可发现染色体异常，*RAS*等基因突变也可见到。血红蛋白合成异常，骨髓红系细胞δ-氨基-γ-酮戊酸（ALA）合成酶活性降低，红细胞游离原卟啉增多，线粒体活性降低。红细胞无效生成是发生贫血的主要原因。

贫血症状进展缓慢，常有轻度肝脾大，无维生素 B_6 缺乏所致神经和皮肤病变表现。贫血多为轻至中度，正细胞或大细胞性。网织红细胞可正常或偏高，白细胞及血小板多正常，也可减少。血涂片中见成熟红细胞大小不一，一部分为正常红细胞，另一部分表现为低色素性，可伴嗜碱点彩、靶形红细胞或铁粒幼细胞。骨髓增生明显活跃，以中幼红细胞为主，部分呈巨幼变，环形铁粒幼细胞可达40%以上，铁染色提示含铁血黄色颗粒显著增多，细胞外铁增多，部分患者可伴粒系和巨核细胞系病态造血。约5%患者有染色体异常，常见者为5q+、+8、-7、+19、20q+、11q+、9q+、X或Y染色体异常等。血清铁增高，总铁结合力降低而转铁蛋白饱和度增加，红细胞内游离原卟啉增多，而血清叶酸水平偏低。血清非结合胆红素偏高，则提示骨髓可能有原位溶血。

此病尚无特殊有效治疗方法，多数轻症病例不需治疗。可试用大剂量维生素 B_6。若血清或红细胞内叶酸水平低，可加用叶酸；大剂量雄激素对少数病例有效。严重贫血者可少量多次输血。若体内铁负荷过量，可适当应用去铁剂。

病程大多冗长，中位生存期约10年。少数患者最后可发生急性白血病。

（张连生）

kěnìxìng tiělìyòuxìbāo pínxuè

可逆性铁粒幼细胞贫血（reversible sideroblastic anemia） 药物、毒素、疾病等多种可去除继发性因素导致血红蛋白合成障碍和铁利用不良，致以骨髓中出现环形铁粒幼红细胞为特征的贫血。

病因及发病机制 与药物毒素和继发于其他疾病相关。

药物毒素 多种药物如抗结核药、氯霉素等，毒素如酒精、铅等可影响血红蛋白合成的途径，导致可逆性铁粒幼细胞贫血发生，其病理机制因继发因素的不同而不同。如铅中毒可干扰卟啉代谢使血红素合成障碍，损害血红素及珠蛋白合成，并可穿过线粒体膜损害铁的移行使铁沉积。铅的主要作用点为抑制δ-氨基-γ-酮戊酸（ALA）脱水酶和血红素合成酶，使血红素合成障碍导致疾病发生。抗结核药物异烟肼、环丝氨酸及吡嗪酰胺可抑制磷酸吡哆醇及影响铁代谢，抑制血红素的生物合成而引起铁粒幼细胞贫血。这些药物，尤其是异烟肼，连续用4~6周后在极少数患者中可发生铁粒幼细胞贫血，贫血程度中等，但停药后贫血能逐渐减轻甚至消失。氯霉素可损伤线粒体，抑制线粒体的蛋白质，包括某些细胞色素及细胞色素氧化酶，由此影响血红素合成酶及ALA合成酶的活力，与氯霉素引起再生障碍性贫血的机制不同，停药后贫血即可恢复。抗肿瘤药物氮芥、硫唑嘌呤、美法仑等也能诱发暂时的铁粒幼细胞贫血，停药后贫血均能消失。乙醇可抑制吡哆醇转变成为磷酸吡哆醛，且对线粒体代谢亦有抑制作用。因此，较严重的慢性酒精中毒可发生铁粒幼细胞贫血，常伴叶酸缺乏导致的骨髓细胞巨幼变。停止饮酒后，贫血能逐渐减轻，巨幼变也可消失。铜缺乏症多见于长期胃肠外营养或锌过量患者，可引起红细胞线粒体铁代谢障碍造成血红蛋白合成减少，导致贫血发生，常伴粒细胞减少，骨髓增生不良，出现环形铁粒幼细胞增多。及时补充铜或停止锌摄入后可恢复。

继发于其他疾病 铁粒幼细胞贫血可继发于多种疾病，如骨髓增生异常综合征、白血病、多发性骨髓瘤、霍奇金淋巴瘤、骨髓增殖性肿瘤（原发性骨髓纤维化、真性红细胞增多症等）、溶血性贫血、巨幼细胞贫血、恶性肿瘤、风湿免疫系统疾病（类风湿关节炎、结节性多动脉炎、系统性红斑狼疮等）、感染、甲状腺疾病、尿毒症及卟啉病等。继发于其他疾病的铁粒幼细胞贫血，其环形铁粒幼细胞和贫血均较轻。若原发病减轻或治愈，骨髓中铁粒幼细胞亦能减少，贫血减轻或消失。其发生原因尚不明确，有

研究认为继发于骨髓增殖性肿瘤和其他恶性血液疾病（如白血病等）的铁粒幼细胞贫血可能是造血干细胞突变引起骨髓造血功能障碍所致，但在非血液系统恶性疾病，发病机制则需进一步研究探讨。

临床表现 除类似于原发性和遗传性铁粒幼细胞贫血外，多有药物使用史及毒物接触史。继发于其他疾病的尚有其他原发病的临床表现，如药物引起者多伴维生素 B_6 缺乏所致神经炎表现。贫血多为低色素性，不甚明显，个别有类巨幼红细胞变化，红细胞可能为双型性，白细胞、血小板正常，骨髓红系增生，铁染色有大量环形铁粒幼细胞。血清铁正常或增多，色氨酸负荷试验多正常。毒物接触引起者一般呈慢性经过，临床有贫血和毒物中毒表现。

辅助检查 血液学改变与其他铁粒幼细胞贫血相同，但具有不同毒物中毒特点，如铅中毒红细胞内游离原卟啉增加，尿中ALA排泄增加，粪中粪卟啉排泄增加，血铅与尿铅增多。继发于其他疾病者，首先有原发病表现，多呈低色素性贫血，继发于恶性贫血者类巨幼红细胞变化较明显，网织红细胞正常，环形铁粒幼细胞主见于晚幼红细胞，少见于早幼和中幼红细胞。

诊断与鉴别诊断 主要根据临床和实验室检查，同时明确有无可去除的继发因素如药物使用、毒物接触及继发于其他疾病。停止使用药物、避免接触毒物及积极治疗原发病后，其临床表现及实验室检查指标有无改善均对此病诊断有积极辅助作用。主要与原发性和遗传性铁粒幼细胞贫血、缺铁性贫血、珠蛋白生成障碍性贫血、营养性巨幼细胞贫血、骨髓增生异常综合征等进行鉴别。

治疗 明确诱因，针对病因治疗。积极治疗原发病，减少或停用引起该病的药物，避免接触铅、酒精等毒物，并根据不同毒物的特点采取相应的治疗措施加速其排泄。贫血可予维生素 B_6、腺苷钴胺、糖皮质激素、雄激素等。青霉胺可促进血红素合成酶活性，有利于改善贫血。禁用铁剂，以免加剧含铁血黄素沉着。应尽量避免输血。

预后 主要取决于其继发因素，如药物、毒物所致在积极去除诱因后一般预后较好，而继发于其他疾病者预后则因疾病性质及疗效不同而异。

（张连生　李莉娟）

tèfāxìng fèi hántiěxuèhuángsù chénzhuózhèng

特发性肺含铁血黄素沉着症

（idiopathic pulmonary hemosiderosis，IPH） 以广泛肺毛细血管出血和渗出血液、发生溶血及大量含铁血黄素沉积于肺泡为特征的铁代谢异常性疾病。属罕见病。多发于儿童，成人亦可见，但极少数超过50岁发病。在成人以男性为主，儿童患者则无性别差异。

病因及发病机制 病因尚不清楚，研究认为可能与以下3种因素相关：①对某种吸入物质的过敏反应或对鲜牛奶过敏，在有些患者中可出现牛奶皮内试验阳性，停用牛奶后症状消失。②与自身免疫异常有关，可与系统性红斑狼疮、坏死性肉芽肿、类风湿关节炎、原发性免疫性血小板减少症、肺出血-肾炎综合征等自身免疫相关性疾病同时存在或先后出现，提示该病与免疫异常有关。③肺泡上皮细胞或弹性纤维异常。发病机制为反复发作的肺内毛细血管自发性出血，使肺内出现大量充满含铁血黄素颗粒的巨噬细胞，细胞可随痰排出而丧失铁；肺泡内沉积的含铁血黄素铁，不能被重新利用来合成血红蛋白，加上本身长期慢性失血最终导致缺铁性贫血。

病理 肺呈棕黄色或棕黑色，急性病例有肺出血，慢性病例的肺表面光滑。光镜下可见肺泡上皮细胞退行性改变、脱落、化生，局限性肺泡毛细血管扩张并伴增生、炎症、血栓、栓塞等改变，肺泡及间质内均可见吞噬含铁血黄素的巨噬细胞浸润；间质纤维细胞明显增生，肺泡、间质及血管纤维变性硬化。电镜检查示广泛性毛细血管受损，伴内皮细胞肿胀，基膜有蛋白质沉积致其局灶性增厚和断裂，肺泡上皮细胞增生，溶酶体和线粒体内有铁沉积。免疫荧光检查在肺内未发现免疫球蛋白或补体成分沉积。骨髓活检中可染色铁消失，脾和肝中可见含铁血黄素沉积。

临床表现 取决于肺出血的严重程度和持续时间，最主要症状是咯血，急性发作期可伴呼吸困难、发绀、咳嗽、发热、心率增快等。咯血量不一，可从痰中带血丝到鲜红色血痰直至大咯血，甚至致死，此时临床上有肺底部叩诊浊音，听诊有呼吸音减弱、啰音或哮鸣音等相应肺部体征。慢性患者可为持续、少量肺内出血，表现为间歇咯少量血或血染痰，伴低热、慢性干咳、体重不增加或减轻、面色苍白、疲乏无力等贫血症状，多随病程而逐渐加重，常见肝脾大、杵状指（趾）及全身淋巴结肿大。有时慢性患者因出血仅存在于肺泡间隔中不能咯出而使临床上见不到明显咯血症状。长期生存者通常因肺动脉高压而出现肺源性心脏病及心力衰竭的相关症状和体征。

辅助检查 ①血液学检查：与一般慢性缺铁性贫血相同。呈典型小细胞低色素性贫血。血涂片可见红细胞大小不均，小者为主，染色浅淡，中心淡染区扩大，网织红细胞增多，白细胞增多，部分患者可见嗜酸性粒细胞增多，血小板正常。骨髓片显示骨髓增生活跃，幼红细胞数量增多，出现“老核幼质”现象。②铁染色：细胞外铁减少或缺如，铁粒幼细胞极少或消失。铁代谢指标示血清铁、转铁蛋白饱和度和血清铁蛋白减少，总铁结合力增高。③痰及有关肺的检查：痰涂片铁染色可见大量充满含铁血黄素颗粒的巨噬细胞，由于小儿不会咳痰而咽入胃中，胃液中也可找到同样的细胞。肺出血时X线胸片检查示两肺中下野内带广泛、模糊斑点状浸润，部分患者可见肺门淋巴结肿大。浸润可于1~2周至数月内完全消退，间歇期可见含铁血黄素沉积于肺泡间隔发生纤维化后形成的网状阴影及密度深的粟粒状阴影或条索状肺纤维化阴影。肺功能检查提示通气功能障碍，最大通气量及时间肺活量降低。肺组织活检可见肺泡及细支气管腔内有红细胞及含铁血黄素细胞。

诊断与鉴别诊断 不明原因的缺铁性贫血伴反复发作的咯血、呼吸困难等肺部症状和体征，尤其是16岁以下儿童，应考虑此病可能。X线胸片检查示两肺弥漫性模糊点状及网状阴影，痰或胃液检查中有多量的含铁血黄素细胞即可诊断。

需与以下疾病鉴别。①继发性肺含铁血黄素沉着症：主要见于风湿性心脏病二尖瓣狭窄，因肺毛细血管扩张淤血、破裂出血，患者出现咯血，痰涂片镜检亦可含铁血黄素细胞。②粟粒性肺结核：也可出现咯血等症状，X线胸片检查与原发性肺含铁血黄素沉着症的粟粒状阴影类似，但痰中通常不能检测出含铁血黄素细胞。③支气管扩张症：咯血症状类似，但痰中不能检出含铁血黄素细胞，贫血多为慢性病贫血，骨髓中含铁血黄素常增多。④肺出血-肾炎综合征：亦为罕见病，多发生于年轻男性，肺部表现和贫血症状与该病类似，但同时伴肾小球肾炎的表现如尿中出现蛋白、红细胞及管型，可有肉眼血尿，免疫荧光染色检查抗肾小球基膜抗体阳性，而原发性肺含铁血黄素沉着症则为阴性，且多不出现肾脏表现。

治疗 尚无特殊治疗手段。急性期咯血严重时应注意及时吸出气管内积血，通畅呼吸道并适当选用止血药物，输血以纠正贫血，同时可用糖皮质激素缓解症状。慢性期则多应用免疫抑制剂如糖皮质激素、硫唑嘌呤等，但疗效不能肯定，脾切除术疗效同样不明确。补充铁剂对此病伴发的缺铁性贫血有效。若发现诱因如饮鲜奶等，应予避免。

预后 病程不一致，生存期自数周至多年不等。一般儿童患者病情进展较快，平均生存期3年，有些病例可自发缓解，成人患者病情进展相对较缓，有多年生存的报道。心力衰竭或大量肺出血为最主要的死亡原因。

（张连生）

xiāntiānxìng wúzhuǎntiědànbái xuèzhèng

先天性无转铁蛋白血症

先天性无转铁蛋白血症（congenital atransferrinemia） 转铁蛋白基因缺陷致转铁蛋白缺乏的遗传性疾病。又称先天性转铁蛋白缺乏症。属罕见病。1961年由海尔迈尔（Heilmeyer）等首次报道。此类患者血浆中缺乏血浆转铁蛋白（serum transferrin，sTRF），不能将从肠道吸收的铁转运到骨髓，导致铁在肝、脾、胰腺等脏器中大量蓄积，而骨髓中无可利用的铁合成血红蛋白，出现小细胞低色素性贫血。患者发病基本上均在学龄前，未见到成年后发病的报道。中国仅报告2例。

病因及发病机制 此病属常染色体隐性遗传。人转铁蛋白（transferrin，TRF）有两种形式，即肠黏膜转铁蛋白（mucosa transferrin，mTRF）和sTRF。sTRF的功能是将血浆中的铁转运到造血骨髓用于合成血红蛋白，mTRF的功能是将肠道内可吸收的铁转运至血浆。由于铁在血浆内的转运与sTRF浓度有关，sTRF缺乏或减少，骨髓可利用铁显著减少，造成骨髓造血原料缺乏，影响血红蛋白的合成，导致小细胞低色素性贫血。此类患者mTRF正常，肠黏膜对铁的吸收功能不受影响，出现贫血后可导致铁的代偿性吸收增加，大量铁以铁蛋白和含铁血黄素的形式沉积在肝、脾、胰腺等脏器中，导致肝脾大，严重者可致相应脏器功能异常。*TRF*基因定位于染色体3q21-q25，基因全长33.5kb，由17个外显子和16个内含子组成。此病基因异常可能为小片段缺失或点突变。

临床表现 主要是自幼即有慢性贫血症状，患儿可有面色苍白、疲劳等，多伴发育迟缓。患者肝、脾、胰腺、甲状腺、肾上腺、心脏等脏器有明显的铁沉积，出现肝脾大，心脏增大，心脏听诊有收缩期杂音，还可伴相应器官纤维化。个别病例因体内铁过多为细菌繁殖提供了良好环境而反复发生感染。若基因缺陷为杂合子，其血浆 TRF 浓度是正常人的一半但无贫血症状和临床表现，为该病携带者。若基因缺陷为纯合子，则表现出明显的临床症状。

常见并发症如下：①心、肝、脾、胰腺、甲状腺等脏器肿大可合并纤维化，出现功能衰竭。②反复感染致发热，最常见的为慢性尿路感染。③长期贫血，加之反复输血可出现血色病症状，与血色病不同的是此病患者骨髓中可染铁缺乏。

诊断与鉴别诊断 根据自幼出现慢性小细胞低色素性贫血，总铁结合力和血清 TRF 浓度显著降低，一般不难诊断。此类患者贫血的严重程度相差很大，可在轻至重度之间，血红蛋白 32～91g/L（正常值 120～140g/L）；血清铁 1.8～6.8μmol/L（正常值 11～30μmol/L）；总铁结合力 4.1～14.0μmol/L（正常值 55～77μmol/L）。TRF 浓度应用放射免疫扩散法测定，正常值为 25～40μmol/L（200～300mg/dl），患者血清 TRF 浓度在 0～5μmol/L。铁代谢研究显示肠道对铁吸收增高，由于 TRF 缺乏，铁利用率减少至 7%～55%（正常人为 70%～100%）。根据病情可选择骨髓穿刺涂片及铁染色检查，腹部 B 超，肝肾功能检查和生化检查等，必要时行肝穿刺活检，可见到大量含铁血黄素沉着和轻度纤维化。

TRF 缺乏还可继发于某些疾病，如肾病综合征，可见血清总铁结合力和血清 TRF 浓度显著降低，肾脏是 TRF 的重要排泄器官，大量蛋白尿导致 TRF 丢失。慢性尿路感染亦可出现血清 TRF 水平下降。还有出现 TRF-IgG-TRF 复合物病例的报告，临床和实验室呈血色病特征，骨髓可染铁缺乏。根据病史、体征、实验室检查和家系调查两者不难鉴别。

治疗 铁剂治疗无效，正常血浆或纯化 TRF 输注临床效果满意。输入正常人血浆或纯化 TRF 后 10～14 天可见网织红细胞上升，随后血红蛋白也上升。一般血液补充 TRF 后其浓度升高仅能维持 1 周，此时骨髓幼红细胞能摄取足够的铁合成血红蛋白，之后成熟红细胞释放入外周血。成熟红细胞在外周血循环中可维持 120 天，每隔 2～4 个月输注正常血浆或 TRF 即可。使用纯化 TRF 可降低输注全血浆致病毒感染的危险。输注 TRF 还可避免输注红细胞和随之而来继发性血色病。部分患者每 3～4 个月静脉注射 1～2g 高纯度 TRF，共治疗 4～7 年，取得良好效果，治疗期间未产生抗 TRF 的抗体。

预后 患者预后资料有限。未经治疗者多死于含铁血黄素沉着和充血性心力衰竭。接受 TRF 治疗者有长期生存的报告。早期诊断、早期足量给予高纯度人 TRF 对防止脏器含铁血黄素沉着非常重要。

（方美云）

tiěfùhè guòduō

铁负荷过多（iron overload）

由于铁的供给超过铁的需要，引起机体内总铁量过多并广泛沉积于一些器官和组织的实质细胞，常伴纤维组织增生而导致多器官功能损害的疾病。根据发病原因不同，铁负荷过多分为原发性（遗传性血色病）和继发性。

（方美云）

yíchuánxìng xuèsèbìng

遗传性血色病（hereditary hematochromatosis，HH）

HFE 基因错义等突变致转铁蛋白-转铁蛋白受体结合受阻，肠道铁吸收过多，体内铁负荷增加并在细胞内沉积导致组织损伤的遗传性疾病。又称血色病。1865 年在糖尿病文献中出现对此病的描述，命名为古铜色糖尿病。1889 年冯·雷克林豪森（von Recklinghausen）观察发现患者体内大部分器官有含铁血黄素沉着，并首次将此类疾病命名为血色病，一直沿用至今。现认为这是一种铁代谢紊乱，患者自饮食中铁吸收增多，它与继发性铁负荷过多完全不同，后者肠道对铁的吸收功能正常。此病北欧人群发病居多，亚洲人发病较少。国外报道男女发病比例为（2～3）：1。中国报道大多数也为男性，女性发病率低推测可能与月经、妊娠、分娩丢失铁有关，中国报道中位发病年龄为 37 岁，20 岁前出现症状的少见。

病因及发病机制 绝大多数属常染色体隐性遗传。致病基因定位于 6p，基因编码 343 个氨基酸残基组成的 HFE 蛋白，HFE 蛋白主要分布于人体胃肠道黏膜上皮细胞，在十二指肠隐窝细胞中分布最多，通过与转铁蛋白受体（transferrin receptor，TfR）结合形成复合物调节对含铁转运蛋白的摄取，在控制小肠铁吸收的过程中起重要作用。

HH 通常有两种基因缺陷引起：①*HFE* 基因缺陷是第 845 位核苷 G→A 的错义突变，编码产物 HFE 蛋白第 282 个氨基酸位点的半胱氨酸（Cys）被酪氨酸（Tyr）取代（称为 845A，C282Y）。导致 HFE 蛋白二硫键发生断裂，影响其与 TfR 的结合。②*HFE* 基因缺陷是第 187 位核苷 C→G 的错义突变，编码产物 HFE 蛋白第 63 个氨基酸位点的组氨酸被天冬氨酸取代（称为 187C，

H63D），最终也影响HFE蛋白与TfR的结合。HFE蛋白与TfR的结合异常，致使对铁吸收的反馈抑制作用消失，导致铁在十二指肠过量吸收。过量的铁大部分以铁蛋白和含铁血黄素形式沉积在体内大多数细胞中，特别是肝细胞和巨噬细胞。肝中含铁血黄素首先出现在库普弗（Kupffer）细胞，进而沉积在肝细胞中。铁以二价形式从铁蛋白释放进入胞质，然后在胞质转换成三价铁离子。在这个过程中，会产生有毒的氧自由基，后者可通过多种途径导致细胞损伤，如导致细胞膜、细胞溶酶体膜、线粒体膜的脂质过氧化而引起组织损伤。过量的铁还可刺激实质器官胶原合成，导致纤维化的发生。HH患者的单核细胞和中性粒细胞的噬菌功能减退，而富含铁的环境为细菌的生长提供了良好条件，患者可出现一些较少见甚至严重的感染。

病理 铁主要沉积于肝、胰腺、心、垂体、肾上腺、肾、皮肤、关节。受累器官呈棕色，染色后镜下可见含铁血黄素沉着，主要沉积于实质细胞。肝、胰腺沉积后，均可继发纤维组织增生，前者形成结节继发肝硬化，后者经常累及胰岛B细胞，诱发糖尿病。心脏铁沉积后可导致心肌肥厚、心脏扩大，类似于扩张型或限制型心肌病。垂体及肾上腺沉积后，可导致性功能减退。关节的铁沉积见于滑膜层，最后导致韧带钙化，关节功能受损。皮肤铁沉积刺激黑色素增多，含铁血黄素和黑色素致使皮肤呈古铜色。

临床表现 HH早期通常无症状，体内铁负荷过多常要经过数年甚至数十年才能影响器官功能，随着铁沉积的进展可引起器官损伤，因此临床表现通常在40～50岁变得明显。典型的临床表现是三联征，即皮肤色素沉着、肝大及糖尿病。三者同时出现的比例为3%～8%。妇女由于月经和妊娠失铁，症状常较男性出现晚。美国肝病研究学会（American Association for the Study of Liver Diseases，AASLD）将HH的临床进展分3个阶段：①无临床意义的铁沉积（0～20岁，实质铁储积0～5g）。②无症状性铁过量（20～40岁，实质铁储积10～20g）。③器官损害（通常40岁以后，实质铁储积20g以上）。

皮肤病变 约90%患者确诊时有皮肤色素沉着，一般是全身性，尤其是裸露部位，呈暗灰色或青铜色，也有患者口腔黏膜色素沉着。因进展隐匿，通常不会引起患者注意。

肝脏病变 肝大先于肝硬化，其肿大程度与铁质沉积程度有关，HH尚未进展至肝硬化患者69%有肝大，进展至肝硬化后90%有肝大。肝硬化形成后，可出现肝功能不全和门静脉高压，肝功能试验可有血清白蛋白减少，凝血酶原时间延长，转氨酶可轻度升高，肝硬化其他非特异性表现有性欲减退、闭经、肝掌、蜘蛛痣、男性乳房发育等。在肝硬化基础上易发生肝癌，HH肝硬化患者中30%发生肝细胞癌，常是多灶性。若进展至肝硬化阶段，即便积极治疗也难以防止肝癌发生。

糖尿病 HH患者中约65%有糖尿病，有糖尿病家族史者更易发生，以1型居多。糖尿病的严重程度和铁负荷的严重程度可不成正比。对经过治疗而长期生存的HH糖尿病患者，其并发症如视网膜病变、神经病变、肾脏病变和周围血管病与其他糖尿病相似。

关节病变 发生率为25%～50%，老年人更易发生，呈急性发作性滑膜炎，多见于第二、三掌指关节为主的疼痛、肿胀，膝、髋关节也可受累，表现类似痛风。X线检查可见软组织肿胀、关节面不规整、骨密度降低、皮质下囊肿，晚期软骨、韧带及关节周围有钙质沉积影。关节病变发生率与是否有肝硬化无关，可作为首发表现或唯一表现。

心脏病变 心脏扩大或限制型心肌病，心功能不全。心电图呈低电压，ST-T改变，各种期前收缩等心律失常。

内分泌腺异常 男性患者可出现性欲减退和阳痿，伴第二性征改变，这些改变常与肝脏受累有关，但多出现在肝硬化前，女性闭经与有无肝硬化无关，男性乳房发育的发生率低于其他原因所致肝硬化患者，且与有无肝硬化无关，性腺功能低下的大多数患者存在促性腺激素分泌低下，黄体激素低下，促卵泡生成素低下及对促性腺激素释放激素反应低下。

辅助检查 包括以下几项。

铁代谢 血清转铁蛋白饱和度（transferrin saturation，TS）及血清铁蛋白（serum ferrin，SF）联合试验是HH最简便和可靠的筛检方法。若男性TS>62%，女性TS>50%，TS诊断HH的敏感性为92%，特异性为93%，阳性预测值为86%。为避免漏诊，一般降低TS指标至45%。SF是非特异性指标，在炎症、慢性病毒性肝炎、酒精性肝病、肿瘤性疾病时均可升高。SF与TS合用，对HH的阴性预测值可达97%。在确诊HH患者中，SF>1000μg/L是预测肝硬化的指标，也是肝穿刺活检的适应证。血清铁

常>32μmol/L，单独应用缺乏特异性，用于诊断 HH 的阳性预测值和阴性预测值分别为 61% 和 87%。

基因检测 ①空腹 TS≥45%，同时 SF 升高者，需行 C282Y 和 H63D 的基因检测。②直系亲属中有确诊 HH 患者，不论血清 TS 与 SF 是否正常均推荐进行基因变异分析。

肝穿刺活检 曾被认为是诊断 HH 的金指标，随着基因检测的出现，其作用由诊断疾病转向对已确诊患者肝纤维化和肝硬化程度的评价，并评估患者预后。

影像学检查 腹部 CT 和磁共振成像检查可发现中至重度的铁过量，通过肝密度增加间接反映肝铁浓度增高。心脏磁共振成像在估计心脏铁沉积程度方面很有价值。因敏感性差，上述影像学检查在早期发现疾病方面应用受限。

诊断 若出现典型症状，HH 诊断不难，但不应等待至出现器官损伤的证据（如关节炎、糖尿病或肝硬化等）才作出诊断。这些并发症难以逆转，及早诊断对预防严重并发症，尤其是预防肝癌的发生很重要。HH 诊断有赖于实验室检查和病理检查。①铁代谢异常的实验室检查：血清铁明显升高，常>32μmol/L；血清 TS 显著升高，男性>62%，女性>50%；SF 显著升高，男性>325μg/L，女性>125μg/L；去铁胺排铁试验阳性，即 24 小时尿排铁>2mg。②病理检查：含铁血黄素沉积，纤维组织增生。临床常取皮肤、肝进行活组织检查。其中，活检肝组织铁浓度>70μmol/g。

脏器组织学检查有含铁血黄素沉积的证据，并伴两项或两项以上的临床表现，伴两项或两项以上的铁代谢异常的实验室检查结果，同时又能除外继发性血色病，即可诊断为 HH。对于确诊的 HH 患者，应对其家族成员进行筛查，以期早发现、早治疗。

治疗 包括一般治疗、静脉放血治疗、药物治疗等。

一般治疗 严格戒酒。是否减少铁的摄入尚无定论，但有学者建议应减少含铁食物的摄取。理论上补充维生素 E 可能防止脂质过氧化，减轻组织损伤。

静脉放血治疗 治疗 HH 的常规方法。放血疗法的治疗过程与普通献血过程类似。有证据表明，在肝硬化或糖尿病发生前行静脉放血疗法可降低 HH 患者的死亡率。放血疗法可改善肝功能，甚至肝纤维化在组织学上部分逆转。在患者无症状期行放血治疗常能防止肝硬化和糖尿病的发生；部分接受放血疗法的患者性功能改善或恢复正常；糖尿病症状减轻，但不减少胰岛素用量；还可改善心肌病变及皮肤色素沉着和乏力症状；对关节病无效。对高危人群进行早期诊断和及时处理非常必要。荟萃分析显示 SF>1000μg/L 可引起肝硬化，故 SF 男性>300μg/L，女性>200μg/L，应考虑静脉放血治疗。

初始治疗 对一般患者每周可静脉放血 1 次，每次 500ml（含铁约 250mg），所需时间约 2 年。若患者情况许可，则可每周放血 2 次。放血程度以血红蛋白不低于 110g/L 为限。

维持治疗 SF 处于何种水平时改为维持放血，尚无定论。有学者认为，检测 SF 在 50μg/L 或稍低，则停止初始放血治疗，改为维持放血治疗。放血频率根据患者症状、对治疗的反应性及诊断时 SF 水平而定。有部分患者维持放血疗法每年 3～4 次，使 SF 水平保持在 25～50μg/L，终身维持治疗。SF<25μg/L 表明铁缺乏，应暂停放血疗法，避免出现缺铁性贫血。放血过程中严密监视患者反应，对于可能出现的情况做好预防和治疗措施。

药物治疗 主要适用于静脉放血有禁忌者，如心功能不全、贫血等。该类药较贵且副作用较多，如胃肠道症状、眩晕、肌痛、心功能减退、血小板减少、听觉及视觉异常等。用药后可使肝病、乏力、心功能及内分泌功能改善，但对关节病变无效，有时还可加重，对糖尿病有胰岛素依赖性者无效。

铁螯合剂是一种药物性祛铁的治疗方法，原理是与体内的铁螯合后形成铁氧胺复合物经肾排出。临床最常用的是去铁胺。口服吸收差，也可与静脉放血同用。有人主张用铁螯合剂的同时给大量维生素 C 口服。因为维生素 C 能促使铁过多患者的单核-巨噬细胞释放铁，还可减慢可溶性的铁蛋白转变为不可溶性的含铁血黄素过程，使血中的铁含量增高，提高铁与螯合剂的结合率，促进铁的排出。但维生素 C 可使铁的毒性增高，特别是心脏毒性，在已有心功能不全者可出现致命性心律失常或充血性心力衰竭。

红细胞去除 是除去血液内红细胞而非全血，可作为静脉放血疗法的一种替代疗法，祛铁效率高于静脉放血，治疗周期短，不良反应较少。

肝移植 失代偿期肝病应考虑进行原位肝移植。肝移植后的 HH 患者生存率并不高，多数 HH 患者在围术期因心脏或感染等并发症发生移植后死亡。

受累器官并发症的治疗 有些并发症难以逆转，及早诊断对于预防严重的并发症，尤其是预防肝癌的发生很重要。①关节病变：静脉放血和非皮质激素药物治疗后，1/3患者关节痛好转，但部分患者病情无变化或病情进展，可能需关节成形术予以治疗。②性功能减退：雄激素通常有效（肝纤维化患者避免使用，有发生肝癌的风险）。③肝脏并发症：严格戒酒，尤其是肝纤维化患者。门脉高压患者进行经典对症治疗。④糖尿病：饮食控制，控制体重，口服降糖药，必要时应用胰岛素。肝功能改善时胰岛素抵抗可下降，可试用糖皮质激素治疗胰岛素抵抗。⑤心脏并发症：对症治疗。

预后 发生肝硬化之前确诊并定期放血治疗的HH患者，其生存期与一般人群相差不大。若已发生肝硬化、肝功能不全、糖尿病或心力衰竭者，则预后较差。

（方美云）

jìfāxìng tiěfùhè guòduō

继发性铁负荷过多（secondary iron overload） 除遗传性血色病以外，某疾病或一定原因致体内铁负荷量过多的疾病。曾称继发性血色病。因含铁血黄素沉积于组织及器官，铁的储存量多超过正常人的2~5g，其症状比遗传性血色病（铁沉积可达20~40g）轻。也可在实质细胞或单核-巨噬细胞沉积不伴组织损伤；严重者体内总铁量>10g，出现组织损伤。

此病可见于下述情况。①铁负荷过多性贫血：这类贫血是红细胞或血红蛋白先天性生成异常或获得性改变，红细胞寿命缩短、无效性红细胞生成，导致红细胞在体内大量破坏，继而贫血，血红蛋白中的铁成为含铁血黄素再分布或沉积于组织。机体代偿贫血出现肠道铁吸收增加，食物中铁吸收可从正常人约10%上升至80%；贫血严重者，反复多次输血，铁储存加重，表现为肝、胰腺、心、皮肤等组织中铁负荷过多，故统称为铁负荷过多性贫血。见于珠蛋白生成障碍性贫血、重型β-珠蛋白生成障碍性贫血、铁粒幼细胞贫血、先天性红细胞生成异常性贫血、骨髓增生异常综合征等。国外有个案报道遗传性球形红细胞增多症、丙酮酸激酶缺乏症引发的溶血性贫血虽未经输血，但可合并继发性铁负荷过多。②长期多次输血：各种原因反复多次输血，大量铁进入体内，铁可在体内积聚。一般输入的铁主要在巨噬细胞内贮存，若输血量在10L以上，有发生输血后血色病的可能。③酒精性肝病：饮酒可使铁吸收过多及体内铁分布失调，导致铁负荷过多。④其他疾病：还有一些疾病可致铁负荷过多，如迟发型皮肤卟啉病、新生儿血色病、青少年血色病及分流性铁沉积。

根据患者有血色病的临床表现，结合其有引起继发性血色病的原因，如体内红细胞过度破坏、反复输血等病史，诊断不难。实验室检查包括转铁蛋白饱和度、铁蛋白的检测，若有必要且无禁忌证者可行肝穿刺活检确诊。

治疗：①针对原发病治疗。②若患者能耐受放血治疗，则行静脉放血治疗（见遗传性血色病）。③铁螯合剂治疗适用于不能耐受放血或有放血禁忌证者，疗效比遗传性血色病好。

（方美云）

jùyòuxìbāo pínxuè

巨幼细胞贫血（megaloblastic anemia，MA） 叶酸或维生素B_{12}缺乏或某些影响核苷酸代谢的药物导致血细胞DNA合成障碍所致的贫血。其特点是大细胞性贫血，细胞核发育障碍，细胞分裂减慢，与胞质的发育不同步，即细胞的生长和分裂不平衡。表现为细胞体积增大，呈现巨幼样改变，这种改变可涉及红细胞、白细胞及巨核细胞（骨髓中一种生成血小板的前体细胞）。巨幼红细胞易在骨髓内破坏，出现无效性红细胞生成。在中国，叶酸缺乏所致MA散在分布，以山西、河南等地多见，主要是进食新鲜蔬菜和肉类较少、偏食或烹煮时间过长。维生素B_{12}的缺乏可见于严格素食者。在MA患者叶酸缺乏者约占90%，以妊娠妇女和婴幼儿多见，尤其是三胎以上的妊娠妇女。老年人发病有增高趋势。老年人MA易合并缺铁性贫血，考虑大多与营养不良有关。老年人消化功能减退，即使无贫血，也有相当比例存在维生素A、维生素B_{12}或叶酸等不足。西方国家维生素B_{12}的缺乏以体内产生内因子抗体者多见。

病因 病因多样，约95%病例是叶酸和（或）维生素B_{12}缺乏引起的营养性贫血，亦可因遗传性或药物等获得性DNA合成障碍引起。叶酸和维生素B_{12}是DNA合成中的重要辅酶，若缺乏致DNA合成障碍，细胞核与细胞质发育不同步，出现巨型红细胞。

叶酸缺乏 叶酸由蝶啶、对氨基苯甲酸及L-谷氨酸组成，属水溶性B族维生素，富含于新鲜水果、蔬菜和动物肝肾组织。食物中的叶酸经长时间烹煮，可损失50%~90%。叶酸主要在十二指肠及空肠近段吸收。正常人每天需从食物中摄入叶酸100μg，妊娠期和哺乳期妇女需要量增加，达到300~500μg。人体内叶酸存储量为5~20mg，仅可供约4个月之需，主要以多聚谷氨酸盐形式储存于肝脏。叶酸主要经尿和粪便排出体外，少量由胆汁排泄，但可被肠道再吸收，称之为叶酸的肠肝循环。每天排出体外的叶酸为2~5μg。叶酸缺乏可有以下原因。

摄入不足　食物中缺少新鲜蔬菜、过度烹煮或腌制均可使叶酸丢失。长期蔬菜摄入量减少或加工方法不当，可致体内叶酸不足或缺乏；酒精也可干扰叶酸代谢，酗酒者常出现叶酸缺乏；小肠（特别是空肠段）炎症、肿瘤、手术切除及热带性口炎性腹泻均可导致叶酸吸收不足。

需要量增加　妊娠期妇女每天叶酸的需要量可增加到300~500μg，生长发育期儿童和青少年及慢性反复溶血、白血病、肿瘤、甲状腺功能亢进症、长期慢性肾衰竭应用血液透析治疗者，叶酸需要量均增加，补充不足可发生叶酸缺乏。

药物影响　有些药物可干扰叶酸代谢，影响其发挥生理作用。例如，化疗药甲氨蝶呤、利尿药氨苯蝶啶，抗疟药乙胺嘧啶能通过抑制二氢叶酸还原酶的作用影响叶酸转变为四氢叶酸。抗癫痫药苯巴比妥对叶酸的生理作用也有影响，但机制不明，可能是增加叶酸的分解或抑制DNA合成。约67%口服柳氮磺吡啶（治疗炎症性肠病的药物）的患者叶酸在肠道内吸收受抑制。

其他　先天性缺乏5,10-甲酰基四氢叶酸还原酶患者，常在10岁左右才被诊断。有些重症监护治疗病房患者常可出现急性叶酸缺乏。

维生素B_{12}缺乏　维生素B_{12}又称钴胺素，在体内以甲基钴胺素形式存在于血浆，以5-脱氧腺钴胺素形式存在于肝及其他组织。人体不能合成维生素B_{12}，依靠饮食提供，主要来源于动物肝、肾、鱼、蛋及乳品类食品。正常人每天需要维生素B_{12} 2~5μg，维生素B_{12}在体内吸收转运过程较复杂。①在胃内维生素B_{12}与食物解离，维生素B_{12}与R蛋白（来自于唾液的一种蛋白）形成复合物。②复合物在小肠上段经胰酶消化，将维生素B_{12}转至内因子（由胃黏膜壁细胞分泌的糖蛋白，与维生素B_{12}结合，是维生素B_{12}肠道吸收的必需因子），形成维生素B_{12}-内因子复合物。③维生素B_{12}-内因子复合物与回肠黏膜绒毛细胞受体结合进入细胞，并与一种转钴蛋白结合。转钴蛋白将维生素B_{12}转运至所需组织。上述吸收和转运的任何环节出现异常均可导致维生素B_{12}代谢紊乱，造成MA。人体内维生素B_{12}的储存量为2~5mg，其中50%~90%在肝脏，储存量可供3~5年之需。维生素B_{12}主要经尿排出体外，经胆汁排泄的维生素B_{12}可被肠道重吸收，形成维生素B_{12}的肠肝循环。维生素B_{12}缺乏可有以下原因。

维生素B_{12}摄入减少　严格素食或长期拒绝动物性食品的偏食者是维生素B_{12}缺乏的特殊群体。

内因子缺乏　该因子由胃壁细胞分泌，可帮助吸收食物及胆汁中的维生素B_{12}。萎缩性胃炎、全胃切除术后，由于壁细胞缺乏可引起内因子不足。有些患者因为特发的胃黏膜完全萎缩和内因子抗体存在，导致内因子缺乏，该病被称为恶性贫血。其发病机制尚不清楚，这类患者由于缺乏内因子，食物中维生素B_{12}的吸收和胆汁中维生素B_{12}的重吸收均有障碍。老年人内因子分泌减少，也可出现维生素B_{12}缺乏。

维生素B_{12}吸收不良　严重的胰腺外分泌不足者易导致维生素B_{12}吸收不良。这是因为在空肠内维生素B_{12}-R蛋白复合体需经胰蛋白酶降解，维生素B_{12}才能释放，与内因子相结合。这类患者一般在3~5年后出现维生素B_{12}缺乏的临床表现。慢性胰腺炎患者通常会及时补充胰蛋白酶，故在临床上合并维生素B_{12}缺乏者并不多见。

维生素B_{12}消耗增加　小肠憩室或手术后的盲袢内常有非正常菌群繁殖，肠内寄生虫如鱼绦虫等，都会与人体竞争维生素B_{12}，引起维生素B_{12}缺乏。

肠道疾病　回肠是维生素B_{12}的吸收部位，其病变可影响维生素B_{12}吸收。肠道疾病引起维生素B_{12}吸收不良常见于回肠切除、节段性回肠炎、乳糜泻等。末段回肠切除60~100cm后可严重影响维生素B_{12}的吸收。

先天性转钴蛋白缺乏及接触氧化亚氮　可影响维生素B_{12}的血浆转运和细胞内利用，造成维生素B_{12}缺乏。

发病机制　主要是细胞内DNA合成障碍。细胞内的叶酸需通过维生素B_{12}依赖性蛋氨酸合成酶的作用形成四氢叶酸（FH4），才有生物活性作用。FH4是分子间一碳单位转移的辅酶，携带一碳单位参与机体多种生物合成过程，如嘌呤合成、同型半胱氨酸转变为蛋氨酸、尿嘧啶脱氧核苷酸转变为胸腺嘧啶核苷酸等（dUMP→dTMP）。前者是红细胞生成过程中DNA合成的速率限制性因素。叶酸缺乏可造成DNA合成障碍，细胞核发育迟缓，而胞质仍在继续发育成熟。细胞呈现核质发育不平衡，细胞体积增大，称为巨幼细胞；体内叶酸转化为有生物学活性的 FH4 时需要维生素 B_{12} 的参与。若体内缺乏维生素 B_{12}，对 DNA 合成起重要作用的 FH4 的合成减少，间接地影响 DNA 合成，最终导致细胞核发育不良，形成细胞巨幼变。这些巨幼细胞成熟障碍，且易遭受破坏，若很多巨幼红细胞未释放到外周血，在骨髓内即遭到破坏，表现为无效红细胞生成，导致 MA。

临床表现 包括一般临床表现和特殊类型临床表现。

一般临床表现 包括贫血、胃肠道症状、神经系统症状等。

贫血 MA 起病较慢，逐步发生贫血、苍白、乏力、头晕、怠倦，皮肤可黄染。维生素 B_{12} 缺乏者常需数月出现症状。体内叶酸储存量少，可较快出现贫血症状。某些接触氧化亚氮者，重症监护治疗病房或血液透析者，以及妊娠期妇女可在短期内出现缺乏，临床上一般表现为中至重度贫血，严重贫血者可伴白细胞和血小板减少，偶有感染及出血倾向。

胃肠道症状 DNA 合成障碍也可影响增殖旺盛的上皮细胞，如可发生口腔黏膜、舌乳头及胃肠道黏膜的萎缩。临床表现为舌面光滑而红的牛肉舌，严重者味觉减退。叶酸缺乏者常有腹泻、腹胀等表现。维生素 B_{12} 缺乏者可有便秘。

神经系统症状 叶酸缺乏者可有易怒、健忘、精神萎靡等表现；维生素 B_{12} 缺乏者特别是恶性贫血者常有神经系统症状，主要源于脊髓后索、侧索和周围神经受损，表现为乏力、手足对称性感觉障碍、步态不稳、行走困难。精神异常可表现为抑郁、嗜睡、举止迟钝、定向障碍等。维生素 B_{12} 缺乏者所发生的神经精神症状可发生于贫血之前，易误诊。经注射维生素 B_{12} 治疗，精神症状恢复较快，但神经损伤的恢复较慢，严重者不能完全恢复。

特殊类型临床表现 包括麦胶性肠病及乳糜泻、热带性口炎性腹泻、乳清酸尿症、恶性贫血和幼年恶性贫血。

麦胶性肠病及乳糜泻 又称非热带性口炎性腹泻。在儿童患者中称为乳糜泻，常见于温带地区。特点为小肠黏膜上皮细胞微绒毛萎缩，导致吸收不良，患者对叶酸、维生素 B_{12}、脂肪、蛋白质、糖类及矿物质的吸收均有障碍。临床表现为乏力、间断腹泻、体重减轻、消化不良、腹胀、舌炎和贫血。粪便水样或糊状，量多且呈泡沫状。血象及骨髓象为典型的 MA。血清和红细胞叶酸水平降低。

热带口炎性腹泻 又称热带营养性巨幼细胞贫血。多见于印度、东南亚等热带地区的居民和旅游者。病因尚不清楚，临床症状与麦胶性肠病相似。此病末段回肠损伤较严重，可有叶酸和维生素 B_{12} 缺乏的表现。

乳清酸尿症 是一种遗传性嘧啶代谢异常性疾病。除有 MA 外，尚有智力低下及免疫缺陷等。患者血清叶酸或维生素 B_{12} 的浓度正常，应用叶酸或维生素 B_{12} 治疗无效，应用尿嘧啶治疗可纠正贫血。

恶性贫血 源于胃底部黏膜萎缩，有淋巴细胞浸润，主细胞和壁细胞大量消失。胃液中缺乏内因子，不能吸收维生素 B_{12} 而发生 MA。多见于欧洲人，是欧洲人群致维生素 B_{12} 缺乏的最常见疾病。亚洲及非洲人中均很少见，中国罕见。发病机制尚不清楚，与遗传和自身免疫有关。多数患者的血清、胃液和唾液中可检出抗自身胃壁细胞抗体，血清中还可检查出两种内因子抗体。

幼年恶性贫血 属常染色体隐性遗传，有家族史。多在 6 个月至 2 岁发病，婴儿壁细胞不能产生正常功能的内因子，导致不能正常吸收维生素 B_{12} 而发生恶性贫血。患儿胃黏膜和胃酸分泌均正常，血清中也不存在抗壁细胞和抗内因子的抗体。注射维生素 B_{12} 治疗。

辅助检查 包括血象、骨髓象及生化检查。

血象 为大细胞正色素性贫血，平均红细胞体积（mean corpuscular volume，MCV）> 100fl，严重者血象呈全血细胞减少。中性粒细胞及血小板均可减少，但比贫血的程度轻。血涂片中可见多数大卵圆形红细胞，中性粒细胞分叶过多，可有 5 叶或 6 叶以上的分叶。偶可见巨大血小板，网织红细胞计数正常或轻度增高。

骨髓象 骨髓增生活跃，红系细胞增生明显增多，各系细胞均有巨幼变，以红系细胞最显著。红系各阶段细胞均比正常大，胞质比胞核发育成熟早（核质发育不平衡），核染色质呈分散的颗粒状浓缩。类似形态改变亦可见于粒及巨核细胞系，以晚幼粒和杆状核粒细胞更明显。

生化检查 ①血清叶酸和维生素 B_{12} 水平测定：二者均可用微生物法或放射免疫法测定。血清叶酸的正常范围为 5.7～45.4 nmol/L（2.5～20ng/ml），血清维生素 B_{12} 的正常范围为 150～666pmol/L（200～900pg/ml）。此项测定可作为初筛试验，单纯的血清叶酸或维生素 B_{12} 测定不能确定叶酸或维生素 B_{12} 缺乏的诊断。②红细胞叶酸测定：可用微生物法或放射免疫法测定。正常范围是 317.8～567.5nmol/L（140～250ng/ml）。红细胞叶酸不受短期内叶酸摄入的影响，能较准确反映体内叶酸的储备量。若红细胞叶酸<227nmol/L（100ng/ml），提示有叶酸缺乏。③血清高半胱氨酸和甲基丙二酸水平测定：用于诊断及鉴别叶酸缺乏或维生素 B_{12} 缺乏，血清高半胱氨酸水平在叶酸缺乏及维生素 B_{12} 缺乏时均可升高。血清甲基丙二酸水平升高仅见于维生素 B_{12} 缺乏。

诊断 分为叶酸缺乏的 MA 和维生素 B_{12} 缺乏的 MA。

叶酸缺乏的 MA 可通过临床表现和实验室检查诊断。

临床表现 ①贫血症状。②常伴消化道症状，如食欲缺乏、恶心、腹泻及腹胀等。舌质红，乳头萎缩，表面光滑。

实验室检查 ①大细胞性贫血。MCV>100fl，多数红细胞呈大卵圆形。网织红细胞减低或正常。②白细胞和血小板亦常减少，中性粒细胞核分叶过多（5 叶>5%或 6 叶>1%）。③骨髓增生明显活跃，红系呈典型巨幼红细胞生成。巨幼红细胞>10%。粒系及巨核细胞系亦有巨幼变，特别是晚幼粒细胞改变明显，核质疏松、肿胀，巨核细胞有核分叶过多，血小板生成障碍。④生化检查：血清叶酸测定（放射免疫法）<6.91nmol/L（<3ng/ml）；红细胞叶酸测定（放射免疫法）<227nmol/L（<100ng/ml）。

具备上述生化检查两项者，可能同时具有临床表现的①、②项，诊断为叶酸缺乏。叶酸缺乏者，若有临床表现的①、②项，加上实验室检查①和③或②项者，则诊断为叶酸缺乏的 MA。

维生素 B_{12} 缺乏的 MA 可通过临床表现和实验室检查诊断。

临床表现 ①贫血症状。②消化道症状，以及舌痛、色红、乳头消失、表面光滑。③神经系统症状主要表现为下肢对称性深部感觉及振动感消失，严重者可有平衡失调及步行障碍。亦可同时出现周围神经病变及精神抑郁。

实验室检查 ①大细胞性贫血，MCV>100fl，红细胞呈大卵圆形。网织红细胞常减低或正常。②白细胞和血小板亦常减少。中性粒细胞核分叶过多（5 叶>5%或 6 叶>1%）。③骨髓增生明显活跃，红系呈典型巨幼红细胞生成。巨幼红细胞>10%。粒系及巨核细胞系亦有巨幼变。④生化检查：血清维生素 B_{12} 测定（放射免疫法）<103pmol/L（<140ng/ml）；红细胞叶酸测定（放射免疫法）<227nmol/L（<100ng/ml）。

具备上述实验室检查中的生化检查①及②两项者，诊断为维生素 B_{12} 缺乏。这类患者可能同时伴临床表现①、②、③，或仅有③，若加上实验室检查①和③或②项，则诊断为维生素 B_{12} 缺乏的 MA。

鉴别诊断 ①骨髓增生异常综合征：可有大细胞性贫血的表现，骨髓中可见红系有巨幼变。鉴别主要靠叶酸、维生素 B_{12} 检测，部分有遗传学改变有助于鉴别。鉴别困难时可用叶酸、维生素 B_{12} 试验性治疗的方法，此征对治疗无反应，而 MA 则显效。②溶血性贫血：叶酸缺乏性 MA 出现黄疸及网织红细胞增多需与某些溶血性贫血鉴别。溶血性贫血的骨髓中不出现典型的巨幼变，黄疸及网织红细胞增多程度更加显著。

治疗 治疗基础疾病，去除病因。营养知识教育，纠正偏食及不良的烹调习惯。补充叶酸或维生素 B_{12}。①叶酸缺乏：口服叶酸。胃肠道不能吸收者可肌内注射四氢叶酸钙，直至血红蛋白恢复正常。一般不需维持治疗。②维生素 B_{12} 缺乏：肌内注射维生素 B_{12} 直至血红蛋白恢复正常。恶性贫血或全胃切除者需终生维持治疗。维生素 B_{12} 缺乏伴神经症状者对治疗反应不一，有时需大剂量，长时间（半年以上）治疗单纯维生素 B_{12} 缺乏者，单用叶酸加重维生素 B_{12} 的缺乏，应特别警惕神经系统症状的发生或加重。③严重 MA 患者在补充治疗后，应警惕低血钾症。因为在贫血恢复的过程中，大量血钾进入新生成的细胞内，导致低钾血症，对老年患者和有心血管疾病、食欲减退者应特别注意及时补充钾盐。

疗效标准 ①有效：贫血及消化道症状消失；血红蛋白恢复正常，白细胞>4×10^9/L，粒细胞核分叶过多及核肿胀等现象消失，血小板在 100×10^9/L 左右；粒细胞核肿胀、巨幼变及红系巨幼变消失，巨核细胞形态正常。②部分有效：临床症状明显改善；血红蛋白增加 30g/L；骨髓中粒系、红系的巨幼变消失。③无效：经充分治疗后，临床症状、血象及骨髓象无改变。

预后 一般患者在进行治疗后临床症状可迅速改善，但神经系统症状恢复较慢。网织红细胞一般于治疗后 1 周开始增加，以后血红蛋白逐渐增多，1～2 个月恢复正常。白细胞和血小板一般在 7～10 天内恢复正常。若血液学指标不能完全被纠正，应寻找是否同时存在缺铁或其他基础疾病。

预防 ①加强营养知识教育，纠正偏食及不良烹调习惯。②不酗酒。③血液透析、胃肠手术患者加强营养，及时补充叶酸、维生素 B_{12}。④服用影响叶酸、维生素 B_{12} 吸收利用的药物时应及时补充叶酸、维生素 B_{12}。⑤婴儿应提倡母乳喂养，合理喂养及时添加辅食。⑥孕妇应多食新鲜蔬菜和动物蛋白，妊娠后期可补充叶酸。

（方美云）

liú'ànsù mǐngǎnxìng jùyòuxìbāo pínxuè

硫胺素敏感性巨幼细胞贫血（thiamine-responsive megaloblastic anemia，TRMA） 编码硫胺素转运蛋白的基因突变所致遗传性疾病。又称硫胺素反应性巨幼细胞贫血。属罕见病。由罗杰斯（Rougers）于 1969 年首次报道，故又称罗杰斯综合征（Rougers syudrome）。多在婴幼儿期发病，成年后发病少见。此病有家族聚集倾向。中国尚无病例报道。

病因及发病机制 此病属常染色体隐性遗传。致病基因定位于 1q23.2-q23.3，突变基因为 *SLC19A2*。该基因包括 6 个外显子，编码含 497 个氨基酸的硫胺素转运蛋白，该蛋白是一种跨膜蛋白，对硫胺素有高度亲和力，广泛分布于人体包括骨髓、胰腺、脑、心、骨骼肌、肾、视网膜、胎盘、淋巴结、肺等。硫胺素又称维生素 B_1，体内不能合成，依靠饮食提供。其在体内的转运有两种蛋白参与，一种蛋白为高亲和性硫胺素转运蛋白，与硫胺素结合以主动转运方式进入胞质，也是主要的转运途径；另一种为低亲和性硫胺素转运蛋白，与硫胺素结合后被动转运到细胞内，是次要转运途径。硫胺素转运到细胞内，转变为活性成分焦磷酸硫胺素，后者是糖代谢磷酸戊糖旁路途径中酶的辅助因子。磷酸戊糖旁路可为 DNA 的合成提供原料。*SLC19A2* 基因突变导致高亲和性硫胺素转运蛋白功能缺失，硫胺素转运到细胞内的量显著减少。细胞内硫胺素缺乏，DNA 合成障碍，导致细胞分裂延缓，形成巨幼细胞。细胞内硫胺素缺乏也会导致相关细胞凋亡，如胰腺细胞内硫胺素缺乏使胰岛 B 细胞凋亡，胰岛素分泌减少，导致患者血糖升高，出现糖尿病的症状。将鼠基因 *SLC19A2* 靶向断裂，其胰岛素分泌减少；若给予硫胺素治疗，则可增加鼠胰岛素的分泌。

临床表现 TRMA 有特殊的临床三联征，即伴环形铁粒幼细胞的巨幼细胞贫血、非免疫性胰岛素缺乏性糖尿病、进行性神经性聋。这三种典型的症状一般在出生后 5 年内出现。还有视神经萎缩、视网膜改变、心律失常，缺血性脑卒中发作等临床症状。大多数儿童就诊时已经有严重贫血，骨髓涂片可见巨幼红细胞伴环形铁粒幼细胞形成。部分患者血小板减少，白细胞减少不多见。

诊断与鉴别诊断 若婴幼儿或青少年出现典型的三联征，应考虑此病，此时详细询问如有家族史，并检查 *SLC19A2* 基因，一般不难诊断。主要与巨幼细胞贫血鉴别，TRMA 患者有典型的临床三联征，其外周血叶酸和维生素 B_{12} 测定在正常范围。或给予诊断性治疗，若维生素 B_{12} 或叶酸治疗有效，则为营养性巨幼细胞贫血。

治疗 口服盐酸硫胺素，不同患者对硫胺素的治疗反应性不同，剂量可在 25～250mg/d 调整，加大硫胺素的剂量未发现有更好疗效，对于亲脂性硫胺素的临床应用也未发现其疗效增强。患者经过硫胺素的治疗血红蛋白可达到正常水平。长期随访发现患者成年后疾病进展，需定期输血以维持血红蛋白的水平。若患者有血小板减少，则需定期给予血小板输注。大多数婴幼儿在给予硫胺素治疗后血糖获得较好控制。血糖控制不满意的婴幼儿患者可给予胰岛素，血糖可维持在较好水平。若青少年或成年人使用硫胺素控制血糖疗效不佳，需加大胰岛素剂量。神经性聋可戴助听器，患者婴幼儿期及时口服硫胺素治疗虽不能逆转耳聋，但可防止耳聋的进行性发展。

预后 现有病例随访发现，若早发现、早诊断，及时给予硫胺素、胰岛素及输血治疗，则预后较好。

（方美云）

róngxuèxìng pínxuè

溶血性贫血（hemolytic anemia，HA） 红细胞破坏速率超过骨髓造血代偿能力所致贫血。骨髓具有正常造血 6～8 倍的代偿能力，若红细胞破坏速率在骨髓的代偿范围内，则虽有溶血，但不出现贫血，称为溶血性疾病。

病因及发病机制 HA 的根本原因是红细胞寿命缩短。造成红细胞破坏加速的原因可分为红细胞内在缺陷和红细胞外部因素异常。

红细胞内在缺陷 ①红细胞膜缺陷：红细胞膜是双层磷脂结构，其间镶嵌着多种膜蛋白，包括红细胞抗原、受体及转运蛋白等，其中一类蛋白称为细胞骨架蛋白，与红细胞膜缺陷所致的溶血密切相关。细胞骨架蛋白由膜收缩蛋白、锚链蛋白、肌动蛋白等多种蛋白组成，在细胞膜上形成网络结构，维持红细胞的正常形态和变形性。上述蛋白量或质的缺陷以及蛋白之间相互作用的异常均可导致溶血的发生，如遗传性球形红细胞增多症和遗传性椭圆形红细胞增多症等。阵发性睡眠性血红蛋白尿症（paroxysmal nocturnal hemoglobinuria，PNH）是一种获得性红细胞膜缺陷所致溶血，在中国较常见，患者的受累红细胞对补体介导的溶血敏感性增高，造成血管内溶血。②红细胞酶缺陷：已知有20余种红细胞酶缺陷与溶血有关，主要包括糖代谢酶异常、嘌呤及嘧啶代谢酶异常。红细胞内葡萄糖代谢有两条主要途径：糖酵解途径和磷酸己糖旁路途径。正常情况下，约90%的葡萄糖通过糖酵解途径产生腺苷三磷酸，为维持红细胞膜功能和各种生物反应提供能量。该途径酶缺陷可造成红细胞能量来源不足，导致细胞膜功能异常，发生溶血，其典型代表是丙酮酸激酶缺乏症。虽然只有5%～10%的葡萄糖通过磷酸己糖旁路途径代谢，但这是红细胞产生还原型烟酰胺腺嘌呤二核苷酸磷酸（NADPH）的唯一来源。NADPH是谷胱甘肽代谢的重要辅酶。还原型谷胱甘肽是保护细胞免受氧化损伤的重要生理物质。磷酸己糖旁路途径酶缺陷可导致还原型谷胱甘肽减少，细胞易受氧化损伤，发生溶血，其典型代表是葡萄糖-6-磷酸脱氢酶（glucose-6-phosphate dehydrogenase，G6PD）缺乏症。某些嘌呤及嘧啶代谢酶异常可引起HA，如嘧啶-5′-核苷酸酶缺乏症及腺苷酸激酶缺乏症等。③珠蛋白异常：包括珠蛋白肽链结构异常（异常血红蛋白病）或肽链合成数量异常（珠蛋白生成障碍性贫血）。造成溶血的机制是异常血红蛋白在红细胞内易形成聚合体、结晶体或包涵体，造成红细胞变形性降低，通过单核-巨噬细胞系统特别是脾时破坏增加。

红细胞外部因素异常　①免疫性因素：免疫性溶血是抗原抗体介导的红细胞破坏。自身免疫性溶血性贫血患者体内产生抗红细胞抗体，温抗体型抗体为不完全抗体，与红细胞结合后，致敏红细胞在单核-巨噬细胞系统内被破坏或清除，是免疫性溶血性贫血的最常见类型。冷抗体型多为完全抗体，可使红细胞直接在血管内破坏。血型不合输血亦可造成血管内溶血。新生儿溶血是母婴血型不合，母亲产生的抗胎儿血型IgG型抗体通过胎盘进入胎儿血循环，造成溶血，最常见的是ABO血型不合，其次是Rh血型不合。②非免疫性因素：机械性损伤如微血管病性溶血性贫血时，微血管内皮损伤或纤维蛋白网络形成，红细胞在通过狭窄管腔时被破坏而引起溶血，人工心脏瓣膜亦可引起红细胞的机械性破坏而造成溶血；生物因素如疟疾、非洲锥虫病、严重细菌感染均可造成溶血；化学因素如某些化学物质和毒物可以通过氧化或非氧化作用破坏红细胞。

红细胞破坏可发生于血循环中或单核-巨噬细胞系统，分别称为血管内溶血和血管外溶血。血管内溶血临床表现常较明显，伴血红蛋白尿和含铁血黄素尿。血管外溶血主要发生于脾，临床表现相对较轻，可有血清非结合胆红素增多，不出现血红蛋白尿。HA可依据发病机制分类（表）。

临床表现　主要与溶血起病快慢、严重程度及持续时间有关。急性HA起病急骤，短期大量溶血引起严重的腰背及四肢酸痛，伴寒战、高热、头痛、呕吐，继之出现血红蛋白尿、黄疸。严重

表　HA分类

分类	常见疾病
红细胞自身异常	
红细胞膜异常	
先天性	遗传性球形红细胞增多症、遗传性椭圆形红细胞增多症、棘形红细胞增多症、口形红细胞增多症
获得性	PNH
红细胞酶缺陷	G6PD缺乏症、γ谷氨酰半胱氨酸合成酶缺乏症、丙酮酸激酶缺乏症、嘧啶-5′-核苷酸酶缺乏症等
血红素异常	卟啉病、铅中毒
珠蛋白异常	珠蛋白生成障碍性贫血、血红蛋白病
红细胞周围环境异常	
免疫性	自身免疫性溶血性贫血、新生儿溶血、血型不合的输血性溶血性贫血
机械性	人造心瓣膜、动脉移植、血管炎、微血管病性溶血（弥散性血管内凝血、血栓性血小板减少性紫癜）、行军性血红蛋白尿
单核-巨噬细胞系统功能亢进	脾功能亢进
其他理化因素	血浆渗透压改变、各类中毒、生物毒素、感染（如疟疾）

者出现周围循环衰竭、少尿、无尿以致急性肾衰竭。慢性 HA 多为血管外溶血，起病缓慢，表现为贫血、黄疸和脾大。因病程较长，患者呼吸和循环系统通常对贫血有较好的代偿，症状较轻。长期存在高胆红素血症，患者可并发胆石症和肝功能损害。

诊断 详细询问病史了解有无引起 HA 的物理、机械、化学、感染和输血等红细胞外部因素，以及有无贫血家族史。有急性或慢性 HA 的临床表现，实验室检查有红细胞破坏增多及红系造血代偿性增生的证据，可诊断 HA。红细胞破坏增加的证据包括非结合胆红素增多、血清结合珠蛋白减少、游离血红蛋白增多、尿胆原增多、外周血涂片破碎红细胞比例增高及乳酸脱氢酶增高等；红系造血代偿性增生的证据包括网织红细胞计数增高、骨髓涂片提示红系造血增生等。确定溶血后，应根据有针对性的特殊检查确定溶血的性质和类型。例如，库姆斯（Coombs）试验阳性提示温抗体型自身免疫性溶血性贫血；外周血和骨髓中糖基磷脂酰肌醇锚链蛋白阴性细胞比例增高提示 PNH。

鉴别诊断 ①贫血伴网织红细胞增多，如失血、缺铁性贫血或巨幼细胞贫血的恢复早期。②无胆红素尿性黄疸不伴贫血，如家族性非溶血性黄疸（吉尔伯特综合征）。③贫血伴无胆红素尿性黄疸，如无效造血、体腔或组织内出血。以上情况虽类似 HA，但本质不是溶血，缺乏实验室诊断溶血的两方面证据，故易鉴别。

治疗 因病而异，总治疗原则如下。

去除病因 去除病因和诱因极为重要。例如，冷抗体型自身免疫性溶血性贫血患者应注意防寒保暖；G6PD 缺乏症患者应避免食用蚕豆和具有氧化性质的药物，药物引起溶血者，应立即停药；感染引起溶血者，应积极抗感染治疗。

糖皮质激素和其他免疫抑制剂 主要用于免疫性溶血性贫血。糖皮质激素对自身免疫性溶血性贫血有较好疗效；对 PNH 频发溶血者可减轻溶血发作。环孢素和环磷酰胺对某些糖皮质激素治疗无效的自身免疫性溶血性贫血者有效。

单克隆抗体 利妥昔单抗（美罗华）为人鼠嵌合型抗 CD20 单克隆抗体，用于治疗难治、复发自身免疫性溶血性贫血患者可获较好疗效。利妥昔单抗能与 B 细胞上的 CD20 抗原特异性结合，通过抗体依赖细胞介导的细胞毒作用和补体依赖的细胞毒作用清除 B 细胞，降低自身抗体的水平，达到治疗的目的。

脾切除术 适用于红细胞破坏主要发生在脾的 HA，如遗传性球形红细胞增多症、需较大剂量糖皮质激素维持或药物治疗无效的自身免疫性溶血性贫血及某些血红蛋白病，切脾虽不能治愈疾病，但可不同程度的缓解病情。

成分输血 可改善贫血症状，但在某些溶血情况下也有一定的危险性。例如，自身免疫性溶血性贫血患者输血可发生溶血反应，PNH 患者输血也可诱发溶血。一般情况下，若能控制溶血且患者能耐受，应尽量借自身造血功能纠正贫血。有输血必要者，用红细胞悬液或洗涤红细胞。

对症支持治疗 严重的急性血管内溶血可造成急性肾衰竭、休克及电解质紊乱等致命并发症，应积极对症处理挽救生命。HA 患者骨髓造血代偿性加速，对造血原料的需求量增加，宜适当补充叶酸。对长期血红蛋白尿而伴发缺铁者应补充铁剂，但对 PNH 患者需慎用，因铁剂可诱发 PNH 患者发生急性溶血。长期依赖输血的重型珠蛋白生成障碍性贫血患者可出现血色病，可用铁螯合剂祛铁治疗。

预后 HA 源于多种疾病，预后差别较大。多数情况下病情不重，但快速发生的程度严重的溶血可导致死亡，需区别对待。

（邵宗鸿）

hóngxìbāomó yìcháng

红细胞膜异常（red cell membrane disorders） 基因突变所致红细胞膜变形性、柔韧性、可塑性改变。红细胞膜最重要的作用是维持红细胞的正常形态，保持红细胞完整性。红细胞与外界环境所发生的一切联系和反应也都必须通过红细胞膜。人红细胞膜由蛋白质、脂质、糖类及无机离子等组成。红细胞膜呈典型“流动镶嵌模型”结构，主要由 3 种结构成分组成：由磷脂和胆固醇等构成的脂质双层膜，形成外部环境和红细胞胞质之间的渗透屏障；嵌入在脂质双层并跨越细胞膜的构成蛋白；红细胞膜内侧维持细胞完整性的膜骨架蛋白。红细胞膜的物质构成和结构特征赋予其很强的变形性、柔韧性及可塑性。变形性是指红细胞发生扭曲变形后能重新恢复其正常形态，不形成碎片，也不丧失其完整性。变形性和柔韧性是红细胞生存所需的最重要特性，可保证红细胞通过狭小孔道而不被破坏，耐受机械损伤等。绝大多数红细胞膜蛋白编码基因已明确。基因突变导致红细胞膜的物质构成和结构改变多最终影响其变形性和柔韧性，致使红细胞寿命缩短。由红细胞膜缺陷导致的溶血性贫血是一类重要的遗传性贫血，相同红细胞膜病在临床表现、实验室检查及分子学特征等方面异质性很大，而不同红细胞膜病上述特征又有交叉重叠。细胞膜异常的红细胞常有独特形态改变，临床以溶血性贫血、脾大和溶血并发症为特征，多为症状性治疗。

（张凤奎）

yíchuánxìng qiúxíng hóngxìbāo zēngduōzhèng

遗传性球形红细胞增多症

（hereditary spherocytosis，HS）

红细胞膜蛋白基因突变所致，以红细胞双凹盘状形态丧失而趋于球形改变为特征的遗传性红细胞膜病。是最常见的遗传性红细胞膜病。红细胞形态异常可很轻微，仍保持中心凹陷；也可非常明显，中心凹陷完全丧失。男女发病机会均等，其临床表现、实验室检查、生化和遗传学特征具有明显异质性。

病因及发病机制 HS涉及多个遗传位点异常，而绝大多数个体HS膜蛋白基因突变都是独特的。与HS发生相关的突变基因包括锚蛋白基因、β-血影蛋白基因、带3蛋白基因、α-血影蛋白基因和4.2蛋白基因（表1）。2/3～3/4的HS遗传方式为常染色体显性遗传，其他则可能是常染色体隐性遗传，或为患者自身染色体突变所致。常染色体隐性遗传可见于α-血影蛋白基因或4.2蛋白基因缺陷。HS原发基因突变者也不少见。同一家系中的患病个体溶血程度相似，偶有明显不同。

锚蛋白缺陷是典型显性HS的最常见原因。已知的锚蛋白基因突变几乎都是独特的。大多数锚蛋白突变为移码突变或无义突变，导致锚蛋白分子缺陷、锚蛋白缺乏，或同时既有缺乏又有缺陷。错义突变可能破坏正常的锚蛋白-蛋白质相互作用。锚蛋白合成减少、细胞膜锚蛋白装配减少，或锚蛋白装配异常，都可能造成锚蛋白上血影蛋白结合位点减少、缺失或缺陷，导致细胞膜血影蛋白装配减少。

带3蛋白基因异常包括错义突变、无义突变、重复、插入、缺失和RNA加工突变等。突变蛋白不能适当折叠，不能进入内质网，最终不能渗入红细胞膜。带3蛋白缺乏仅见于典型显性HS遗传患者，红细胞带3蛋白缺失15%～40%，而血影蛋白含量正常。通常这些患者表现轻至中度HS，外周血涂片可见蘑菇状或钳状红细胞。

大多数HS患者红细胞存在血影蛋白缺乏。血影蛋白缺乏的严重程度与红细胞球形变的程度、耐受剪切力的程度、溶血程度及脾切除后的治疗反应等关系密切。α-血影蛋白合成速率是β-血影蛋白合成的2～4倍，单纯杂合子α-血影蛋白缺陷患者可无任何症状，只有在纯合子或复合杂合子才表现出异常。β-血影蛋白缺陷临床表现为显性遗传特征。

4.2蛋白缺乏伴发隐性遗传HS。4.2蛋白缺乏尚可见之于带3蛋白胞质域突变者，或许这些突变改变了带3蛋白与4.2蛋白相互作用区。

HS的根本缺陷是红细胞膜骨架蛋白异常，这些原发缺陷尚可进一步引致继发性红细胞膜改变。如HS红细胞膜Na^+通透性增高、细胞内糖分解加速、腺苷三磷酸（ATP）消耗过多、细胞膜Ca^{2+}积聚，以及细胞内K^+和水含量减少，红细胞脱水等，可能与过多的Na^+内流及脾低pH值状态下Na^+-K^+-ATP酶活性亢进有关。

HS红细胞的特点是细胞膜面积较细胞体积相对减少，导致红细胞球形变。红细胞膜蛋白缺陷致其脆性增加，引起膜囊泡化和膜面积减少。红细胞变形能力减低主要与细胞膜面积减少及其继发的细胞脱水、内部黏度增加有关。脾环境也不利于红细胞。低pH、低糖、低ATP浓度及附近巨噬细胞产生的局部高浓度有害游离氧基均可对细胞膜造成损伤。脾捕获不能变形的红细胞，限制、

表1 红细胞膜骨架蛋白及其基因染色体定位

蛋白质	电泳凝胶带位	分子量（kD）	基因	染色体定位	外显子数
α-血影蛋白	1	240	*SPTA1*	1q22-q23	52
β-血影蛋白	2	220	*SPTB*	14q23-q24.1	32
锚蛋白	2.1	210	*ANK1*	8p11.2	42
带3蛋白	3	90～100	*SLC4A1*	17q21	20
4.1蛋白	4.1	80	*EPB41*	1p34.2-p33	≥22
4.2蛋白	4.2	72	*EPB42*	15q15-q21	13
血型糖蛋白C	GPC	32	*GYPC*	2q14-q21	4

破坏这些细胞，导致HS患者出现溶血。脾在此病溶血过程中起着重要作用，仅次于红细胞膜基础缺陷。

临床表现 典型HS表现为溶血（贫血、黄疸、网织红细胞增多、胆结石、脾大）、球形细胞增多（外周血涂片球形细胞增多及渗透脆性升高）和阳性家族史。患者主要症状有贫血、黄疸和脾大，可单一也可同时存在。表现轻重不一，从无症状至危及生命的贫血。通常在婴儿期或儿童时期即可出现临床征象，但也可在任何其他年龄段才开始有所表现。年龄越小、出现症状越早，患者病情也越严重。贫血是HS新生儿的最常见症状，见于约90%的病例，半数HS新生儿出现黄疸，严重者需光照或换血治疗。在儿童患者，贫血最常见（50%），随后是脾大和黄疸。不少患者虽然有溶血，但由于骨髓红细胞造血代偿，贫血可不明显或极轻微，无或轻度黄疸、脾大，直至成年甚或中年以后才因贫血加重或查体异常而发现。几乎所有患者均有轻至中度脾大，有时可呈巨脾。

血红蛋白、胆红素和网织红细胞计数与溶血程度及对溶血的代偿能力有关，据此将HS分为轻型、中间型、中重型和重型4种不同临床严重类型（表2）。

HS临床呈慢性持续性溶血表现，在整个溶血疾病过程中可由某些因素诱发溶血加重，故贫血和黄疸严重程度可呈波动性。常见加重溶血的因素有感染、劳累、妊娠等。

并发症：①慢性溶血，可导致胆色素性结石的形成，是HS最常见的并发症，见于半数患者，多在大龄儿童和成年患者查出，可无任何症状。②溶血危象，通常与病毒性疾病相关，典型者见于儿童。轻症患者表现为黄疸、脾大、血细胞比容下降、网织红细胞增多，通常不必治疗干预。严重的溶血危象可出现明显黄疸、贫血、嗜睡、腹痛和难以处理的脾大，常需住院治疗和红细胞输注。③骨髓红系增生低下或缺如，少数患者溶血性疾病过程中突然出现，此时患者贫血进一步明显加重，外周血网织红细胞几乎消失，偶尔中性粒细胞和血小板也减少，可能导致严重的贫血并发症，包括充血性心力衰竭，甚至死亡，称为再障危象。引起再障危象最常见的原因为微小病毒B19感染，选择性侵袭红系祖细胞并抑制其生长，骨髓中出现巨大原红细胞。再障危象通常持续10~14天，外周血网织红细胞逐渐出现并增多预示骨髓功能恢复。④巨幼细胞贫血危象，见于叶酸需求量增高的HS患者，如妊娠、生长发育快速的儿童和从再障危象中恢复者。适量补充叶酸可预防。⑤继发性铁负荷过多，可发生于需长期输血治疗的重症HS，甚至无输血史的HS患者。⑥其他，如下肢复发性溃疡、慢性红斑性皮炎和痛风。少数HS患者可发生髓外造血。极少数患者可合并脊髓脱髓鞘病、生长发育延迟和家族性心肌病。

诊断与鉴别诊断 与临床表现缺乏特异性一样，HS实验室特征也是异质性的。外周血细胞分析显示患者血红蛋白和红细胞正常或轻度减少，白细胞和血小板正常。网织红细胞计数增高见于几乎所有HS患者，一般为5%~20%。若发生再障危象，外周血三系均可减少，此时网织红细胞计数也明显降低。平均红细胞体积（mean corpuscular volume，MCV）可增高、正常或降低，平均红细胞血红蛋白（mean corpuscular hemoglobin，MCH）的变化与MCV一致；由于HS红细胞处于轻度脱水状态，致平均红细胞血红蛋白浓度（mean corpuscular hemoglobin concentration，MCHC）增高。外周血涂片检查红细胞形态非常重要。HS的红细胞形态呈多样性变化。典型的HS患者血涂片有易识别的缺乏中心淡染区的

表2 HS分型

实验室参数	HS性状/携带	轻型HS	中间型HS	中重型HS	重型HS
血红蛋白（g/L）	正常	110~150	80~120	60~80	<60
网织红细胞（%）	1~2	3~8	±8	≥10	≥10
胆红素（μmol/L）	0~17.1	17.1~34.2	±34.2	34.2~51.3	≥51.3
血影蛋白（%正常）	100	80~100	50~80	40~80	20~50
血涂片	正常	球形红细胞轻度增多	球形红细胞增多	球形红细胞增多	球形及异形红细胞增多
红细胞渗透脆性					
新鲜血液	正常	正常或轻度增加	明显增加	明显增加	明显增加
孵育血液	轻度增加	明显增加	明显增加	明显增加	明显增加

球形红细胞。患者血涂片见多数小而致密的球形红细胞，但有时血涂片中可能仅有少量球形红细胞，或也可见大小不均和形态怪异红细胞。高质量的外周血涂片对于分析红细胞形态非常重要，涂片检查区域内红细胞应适当分离，且最好有一些形态正常的中心淡染区的细胞，有助于识别人为制片造成球形红细胞增多。

HS 不具特异性临床表现或实验室检查。诊断 HS 必须结合病史、临床表现和实验室检查，进行综合分析。大多数 HS 根据其自幼出现的慢性溶血症状和体征、血象中网织红细胞计数和 MCHC 增高、外周血中多量的小球形红细胞、红细胞渗透脆性尤其是孵育渗透脆性增高及阳性家族史可确诊（表 3）。重症患者病史常较明确，临床症状、体征突出，实验室检查典型，诊断多不难。

若上述资料不足以明确是否 HS，如外周血红细胞形态学改变不典型、无明确的遗传史、先证者仅轻度溶血而无贫血等，则需进行其他的 HS 确诊试验及必需的鉴别诊断试验。少数轻症 HS 若无明确家族史，常漏诊或误诊。极少数 HS 的诊断依靠对红细胞膜蛋白的分析或测定。自幼出现的巩膜黄染，青少年原因不明的脾大和胆石症，查体发现的代偿性溶血病；感染、劳累及妊娠过程中出现不明原因的溶血性贫血，原因不明的一过性再障危象等，均应疑诊 HS，需进一步行相应检查。

应用流式细胞术进行伊红-5-马来酰亚胺（EMA）结合试验可反映单个红细胞特殊穿膜蛋白含量，简便快速，2～3 个小时即可获得结果，与酸化甘油溶血试验（acidified glycerin lysis test，AGLT）特异性和敏感性相当，明显优于红细胞渗透脆性试验（erythrocyte osmotic fragility test，EOFT）。新生儿 EMA 结合试验可阳性，与红细胞形态及新生儿是否足月无关。若怀疑新生儿可能患有 HS，患儿血液异常不明显，则 HS 的实验室检查可推迟至 6 个月以后再进行。

球形红细胞相对其细胞容积而言膜面积减小。EOFT 通过将红细胞置于渗透压逐渐减低的盐水溶液中进行。正常红细胞能通过膨胀增大容积，但球形红细胞的容积已达其相应表面积的最大程度，故在比正常红细胞破裂所需的浓度高的盐溶液中即会破裂。37℃条件下温育 24 小时，球形红细胞更易丢失膜表面积，加重 HS 红细胞缺陷，渗透脆性增高缺陷更易显现，故温育后 EOFT 成为诊断 HS 的标准试验。其他的 HS 实验室检查结果大多仅表明患者正在溶血。网织红细胞增多、血清胆红素增多、乳酸脱氢酶增多、尿和粪的尿胆原增加、血清结合珠蛋白减少，均反映红细胞的生成和破坏增加。

EOFT 正常并不能排除 HS 诊断，其假阴性率可达 10%～20%。在确诊 HS 患者的无症状亲属中 AGLT 较 EOFT 有更高的 HS 检出率。EOFT 及 AGLT 在典型 HS 呈阳性结果，但特异性均较低，在多种临床及少见的非骨架蛋白异常红细胞疾病情况下出现假阳性。若这些实验室检查呈阳性结果但临床表现和外周血红细胞形态并不相符，应注意鉴别。

对无明确遗传史的 HS 患者，最重要的鉴别是自身免疫性溶血性贫血，为获得性溶血性贫血，其外周血涂片也可见球形红细胞，较少见于儿童，贫血程度与脾大多不完全相称，且 Coombs 试验阳性可鉴别。先天性红细胞生成异常性贫血Ⅱ型（CDA-Ⅱ）也可表现溶血和 EOFT 阳性，但网织红细胞不如 HS 增多明显，骨髓双核幼红细胞明显增多，透射电镜可见双层胞膜结构等与 HS 明显不同。

造血原料缺乏可能掩盖 HS 实验室检查特征；梗阻性黄疸可改变红细胞膜的脂质构成，使 HS 红细胞形态发生改变，并可能减轻溶血，需注意鉴别。

治疗 ①补充叶酸：适用于重型和中间型 HS，轻型患者不必补充。②定期随访：在无症状的儿童 HS，若其基本病情已经明确，则每年一次随访即可，注意患儿的生长发育情况，每次随访不必均检查外周血。告知家长注意患儿微小病毒 B19 感染出现的突然贫血。重型 HS 患儿在其他病毒感染时也应严密监测。轻症成人患者通常不需定期随访。贫血患者铁的吸收可增加，若伴血色病基因异常，则可能导致严重铁负荷过多。③脾切除术：可延长 HS 患者红细胞寿命，对减轻溶血

表 3 诊断 HS 常用参数及特征

参数	特征
临床表现	脾大
血常规	血红蛋白减少，MCV 减少，MCHC 增高，皱缩红细胞增多，红细胞分布宽度增加，网织红细胞增多
血涂片	球形红细胞增多
库姆斯（Coombs）试验	阴性
溶血征象	胆红素水平增高，网织红细胞增多

非常有效，重型患者临床表现和并发症可明显减轻，轻型患者症状则可完全消失。儿童患者脾切除术短期非常安全，但可增加荚膜微生物致命性感染风险，尤其是肺炎链球菌感染。脾切除不单取决于明确的HS诊断，更应依据患者临床症状和并发症情况而定。儿童重型HS应行脾切除术，中间型需考虑此治疗，轻型患者则不需脾切除。轻型和中间型患者病史调查非常重要，可知其活动耐力下降和骨髓转换代谢负担情况。若患者家庭成员曾有脾切除者，其获益情况有助于判断该患者是否需脾切除。婴幼儿期脾切除后发生败血症的风险明显增高，故应尽可能推迟到6岁以后进行，即使重型患者依赖输血，若可能也最好延迟至3岁以后再手术。术式选择可有剖腹脾切除、腹腔镜脾切除，可脾全切，也可部分脾切除，依患者年龄、HS严重程度和脾大小而定。一般认为若患者同时伴胆囊结石或胆囊炎，且有相应临床症状，则应同时行胆囊切除。为预防肺炎链球菌败血症，脾切除术前患者应行肺炎链球菌、流感嗜血杆菌、脑膜炎球菌疫苗接种，术后应用抗生素预防。脾切除失败不常见。失败主要与手术遗漏副脾或术中脾组织自体移植形成副脾有关。副脾见于15%~40%的患者，脾切除失败后必须探查副脾。脾切除术后溶血性贫血再发，应考虑副脾因素。

遗传咨询 患者诊断为HS后，其家族成员应行检查以明确是否存在HS。若有可能，应获取患者父母、子女和兄弟姊妹的病史、体格检查（脾大）、全血细胞计数、血涂片检查球形红细胞、网织红细胞计数等资料。

（张凤奎）

yíchuánxìng tuǒyuánxíng hóngxìbāo zēngduōzhèng

遗传性椭圆形红细胞增多症（hereditary elliptocytosis，HE）

红细胞膜蛋白分子异常所致，以外周血中有大量椭圆形成熟红细胞为特征的异质性遗传性红细胞膜病。椭圆形红细胞的形成是红细胞膜骨架蛋白水平方向连接减弱，机械稳定性下降所致。世界各地均有报道，以西部非洲疟疾流行地区更常见，患病率高达2%。中国无此病流行病学调查资料。绝大多数HE患者无明显临床症状，仅约10%患者表现有中至重度贫血，极少报告有胎儿水肿或遗传性热不稳定性异形红细胞增多症（hereditary pyropoikilocytosis，HPP）。

病因及发病机制 HE属常染色体显性遗传，多数为杂合子，仅少数为复合杂合子或纯合子，自发性突变罕见。HE原发病变是膜骨架蛋白异常，导致膜骨架蛋白水平方向相连减弱，可为血影蛋白二聚体-二聚体连接异常，也可为血影蛋白-肌动蛋白-蛋白4.1R交联复合物缺陷。HE的细胞膜中，膜骨架蛋白含量大多正常，但结构缺陷，不能相互连接形成血影蛋白四聚体或正常的交联复合物，导致细胞膜机械稳定性降低。涉及细胞膜骨架网络水平连接的任一蛋白缺陷均可能导致HE。

α-血影蛋白基因突变是最常见的导致HE原因，约占HE患者的65%。α-血影蛋白氨基末端错义突变最常见，导致血影蛋白二聚体-二聚体连接异常；α-血影蛋白其他部位突变也有报告。β-血影蛋白基因突变约占HE患者的30%，羧基末端区域点突变和截断突变均可影响β-血影蛋白自身连接，此区域的杂合突变患者临床表现可明显不同，但纯合突变患者几乎均非常严重，常难以活存。与HE相关的血影蛋白基因突变影响其自身连接越严重，患者的临床表现也越严重。约5%的HE源于蛋白4.1R缺失和性质改变，这些改变使血影蛋白-肌动蛋白复合物连接减弱，细胞膜机械不稳定增加。部分HE红细胞膜表现血型糖蛋白C和带3蛋白缺失。

以往认为HPP是一种红细胞热敏感性增加且有特征性形态改变的独立疾病。研究表明，HPP其实为HE的一个亚型，由血影蛋白纯合突变或复合杂合突变，严重影响血影蛋白自我连接所致。

HE形成椭圆形红细胞的机制不清。正常红细胞在老化过程中也能形成椭圆形红细胞。HE的红细胞只有从骨髓释放入血循环后才能形成椭圆形，有核红细胞和网织红细胞形态正常。推测HE患者的红细胞膜骨架蛋白的水平连接存在缺陷，细胞在经过微循环时在一定的剪切力作用下，膜骨架蛋白发生重新连接，变成椭圆形细胞，外力去除后仍不能恢复正常。大多数椭圆形红细胞在脾被破坏，少部分在肝和骨髓中破坏，脾切除可使HE溶血减轻。

临床表现 HE临床症状及血液学改变在不同类型的HE中差异很大，其临床表现与分子病变基因型之间缺乏足够的相关性，主要根据临床表现和实验室检查分型。根据红细胞形态学，HE可分为普通型HE、球形细胞型HE和口形细胞型HE 3个主要的临床亚型。

普通型HE 最常见，呈显性遗传，以红细胞呈双凹椭圆形为特征，或可表现为棒状红细胞。患者临床表现呈明显异质性，可完全无症状，也可表现为危及生命的溶血性贫血。①轻型HE和无症状携带者：多在检查外周血时偶然发现，多数患者表现极轻的代偿性溶血，甚至无任何溶血证据，红细胞寿命正常，外周血椭圆形红细胞增多不明显（≥15%）。在感染、维生素 B_{12} 缺乏和脾功能亢进等情况下，轻型患者可能出现溶血或溶血加重。约10%普通型HE患者表现中至重度溶血性贫血，外周血除椭圆形红细胞增多外还可见明显的破碎红细胞增多。贫血严重者可能需输血支持治疗或脾切除治疗。②HPP：较少见，呈隐性遗传。因患者家族成员中可同时有普通型HE患者，以及HE与HPP有共同的血影蛋白分子缺陷，故现将HPP归属为普通型HE的一个亚型。HPP患者的双亲一个为α-血影蛋白基因突变携带者，无任何症状或仅为轻型HE；另一个可能完全无症状，甚至以现代生化检查技术也不能发现异常。部分HPP患者则可为两种α-血影蛋白基因突变的双重杂合子。HPP患者表现中度溶血性贫血，外周血涂片破碎红细胞、畸形红细胞明显增多。HPP患者脾切除可减轻但不能完全纠正贫血。③纯合子的普通型HE：病情严重，表现如HPP。

球形细胞型HE 又称溶血性卵圆形细胞增多症，非常少见。患者常轻至中度贫血，外周血涂片可见胖圆形的卵圆细胞和球形细胞，但较少有畸形细胞及红细胞碎片，红细胞渗透脆性增加。脾切除可有效改善溶血。

口形细胞型HE 又称东南亚红细胞增多症或卵圆形红细胞增多症，为显性遗传病，在东南亚发病率可高达30%，其他地区少见。其红细胞呈匙状，常有一横向嵴或纵向裂，其刚性增加、渗透脆性减低、热稳定性升高。在椭圆形红细胞中，其独特之处在于其红细胞高稳定性，而非不稳定性。

辅助检查 主要包括几方面。

外周血涂片检查 HE外周血成熟红细胞呈椭圆形、卵圆形、棒状或腊肠形，细胞横径与纵径之比<0.78，且比例多>25%。在球形细胞型HE中，涂片可见小球形红细胞和椭圆形红细胞。在HPP，除患者表现溶血性贫血临床和血液学征象外，血细胞分析通常均可见平均红细胞体积明显减小，多在50~70fl，外周血涂片见到大量异形细胞、红细胞碎片和少量椭圆形红细胞。球形细胞型HE外周血涂片可见胖圆形的卵圆细胞和球形细胞；口形细胞型HE红细胞呈匙状，常有一横向嵴或纵向裂。

红细胞渗透脆性试验 普通型HE红细胞渗透脆性大多正常，在球形细胞型HE、HPP和重型HE患者则增高，渗透脆性增高的程度与球形细胞和异形细胞的比例相关。红细胞自溶试验在HPP和球形细胞型HE增高，加入葡萄糖或ATP仅部分纠正。普通型HE和HPP的红细胞膜在机械剪切力作用下易破裂，而口形细胞型HE红细胞则稳定，渗透脆性减低。各型HE的红细胞变形性均减低。

热不稳定试验 该试验阳性提示存在突变血影蛋白。正常红细胞在50℃时发生血影蛋白变性和细胞破裂，而HPP的红细胞在41℃时即可出现上述现象。热不稳定试验用于诊断HPP并不特异，血影蛋白突变所致的其他亚型HE可阳性，少数典型HPP则也可阴性。

红细胞膜蛋白分析 用SDS聚丙烯酰胺凝胶电泳分析HE和HPP红细胞膜蛋白可发现膜蛋白缺乏或迁移异常，结合蛋白质印迹法可鉴定这些蛋白，如截断的α-血影蛋白或β-血影蛋白，延长、缩短、部分或完全缺失的蛋白4.1等。在HPP患者进行SDS聚丙烯酰胺凝胶电泳分析常能发现血影蛋白缺乏，同时伴影响其异二聚体形成的突变血影蛋白。

低离子强度非变性凝胶电泳分析血影蛋白 用该法可发现红细胞膜骨架中二聚体和四聚体膜血影蛋白的比例。90%~95%的正常人血影蛋白为四聚体，而HE二聚体含量增加。

血影蛋白胰蛋白酶水解片段分析 HE血影蛋白经胰蛋白酶水解后用平面凝胶电泳分析，可发现大小和迁移速度异常的水解蛋白片段。

分子生物学方法 可直接检出膜蛋白基因突变。

诊断与鉴别诊断 HE的诊断主要依据溶血性贫血病史、临床表现、外周血红细胞形态学改变和家系调查，绝大多数HE可确诊。许多其他遗传性和获得性疾病也可伴发椭圆形红细胞和异形红细胞增多，如缺铁性贫血、珠蛋白生成障碍性贫血、巨幼细胞贫血、原发性骨髓纤维化、骨髓病性贫血、骨髓增生异常综合征及丙酮酸激酶缺乏症等。在这些疾病，椭圆形红细胞很少超过60%，且有其他临床征象和血液学改变，多较易鉴别。正常人外周血涂片也可见椭圆形红细胞，通常不超过5%，而某些HE患者椭圆形红细胞比例也可相对较低。

因此，单纯依据椭圆形红细胞比例如 25%、33% 或 40%，甚至结合红细胞轴向比值等对 HE 进行诊断与鉴别诊断是不可靠的，最可靠的依据是阳性家族史而非椭圆形细胞比例。实验室检查，尤其红细胞膜蛋白分析和分子生物学检查有助于 HE 的诊断与鉴别诊断。

治疗 无症状或轻度贫血 HE 患者不需治疗。中至重度溶血性贫血者可行脾切除术，后者仅能部分减轻 HPP 溶血，且宜在 5 岁以后进行。

（张凤奎）

yíchuánxìng kǒuxíng hóngxìbāo zēngduōzhèng

遗传性口形红细胞增多症

（hereditary stomatocytosis） 以阳离子转运异常、大红细胞和红细胞过度水化为特征的遗传性红细胞膜病。又称遗传性水化细胞增多症。最先由洛克（Lock）等报告。

病因及发病机制 此病呈显性遗传。口形红细胞最基本的异常为 Na^+渗漏，导致细胞内 Na^+和水含量增加，而细胞内 K^+仅轻度减低。随之，Na^+-K^+-ATP 酶的钠和钾的主动转运代偿性增加以维持正常的细胞内低钠和高钾浓度，结果糖酵解活动也随之活跃。此病 Na^+-K^+-ATP 酶的活性增加并不能代偿大量增加的 Na^+渗漏。部分患者还发现 Rh 关联蛋白基因突变。

红细胞内钠水含量增加，细胞水化肿胀，其渗透脆性显著增加。此病患者红细胞膜脂质和膜表面积也增加，机制不详，但增加的面积不足以纠正渗透脆性。口形红细胞变形能力明显减低，易被脾窦阻留。在脾窦的酸性环境中葡萄糖缺乏，可生成利用的 ATP 减少，以致口形红细胞对 Na^+的通透性进一步增加，红细胞破坏明显增加，可达其他部位的 3 倍以上。

部分患者红细胞 31kD 的带 7.2b 蛋白（又称口细胞素）缺乏，而该蛋白与红细胞膜正常构成及膜胆固醇代谢相关。大多数患者红细胞有不同程度的口细胞素缺乏，幼红细胞较少缺乏。患者口细胞素 cDNA 正常，表明口细胞素减少可能并非此病的主要缺陷，可能是过度水化的口形红细胞能量代谢代偿增加的结果。

临床表现 患者溶血程度轻重不一，轻者仅口形红细胞增多而无溶血表现，仅在家系调查中才被发现，重者可有危及生命的溶血，常需红细胞输注支持治疗。中至重度溶血患者黄疸和脾大常见，慢性溶血的并发症如胆石症、铁负荷过多也常见。病程中偶可由于感染而发生一过性再障危象。新生儿可出现贫血和高胆红素血症。贫血多轻微，血红蛋白很少<100g/L，网织红细胞中度增多，平均红细胞体积（mean corpuscular volume，MCV）增高，平均红细胞血红蛋白浓度（mean corpuscular hemoglobin concentration，MCHC）降低。外周血涂片形状似口的宽横裂红细胞即口形红细胞明显增多，可达 10%～50%。血清胆红素增多。红细胞渗透脆性增加，寿命缩短。

诊断与鉴别诊断 根据临床表现、外周血涂片口形红细胞增多和家族调查，诊断一般不难。应与以下疾病鉴别。①Rh 缺乏综合征：是一种罕见的遗传性溶血性疾病，属常染色体隐性遗传，基因缺失或基因表达障碍致 Rh 血型抗原完全或部分缺乏。临床呈轻至中度贫血，网织红细胞增多，MCV 和 MCHC 正常。外周血涂片可见口形红细胞明显增多及少量球形红细胞。红细胞渗透脆性增加，寿命缩短。②家族性高密度脂蛋白缺乏引起胆固醇脂质组织蓄积：血液学可表现为口形红细胞增多和溶血性贫血。膜脂质分析显示胆固醇含量减低，胆固醇/磷脂比例下降，鞘磷脂相对增多。③继发性口形红细胞增多：可见于恶性肿瘤、心血管病、肝胆疾病和酒精中毒等，患者表现相应基础疾病特征，无口形红细胞增多症的阳性家族史。血液学改变除外周血口形红细胞增多外，一般无溶血。

治疗 轻者不需治疗或仅需对症治疗，重者可输血。多数患者病程中出现明显贫血，应监测溶血及其并发症如胆石症、微小病毒感染等的发生，并补充叶酸。脾切除术疗效不确定，一般可使溶血性贫血改善，但常不能完全纠正。脾切除术后可发生高凝状态，导致灾难性栓塞并发症。

（张凤奎）

yíchuánxìng gānbiě hóngxìbāo zēngduōzhèng

遗传性干瘪红细胞增多症

（hereditary xerocytosis，HX） 以溶血性贫血、红细胞脱水及渗透脆性降低为特征的遗传性口形红细胞增多症。又称遗传性干燥红细胞增多症。是口形红细胞增多症的最常见类型。

病因及发病机制 此病呈常染色体显性遗传。红细胞膜离子通透性缺陷较复杂，主要为细胞内 K^+流失与 Na^+的获取不成比例，致 K^+净流失增多，细胞内阳离子含量减少，水含量也随之降低。部分患者红细胞膜脂质尤其是磷脂酰胆碱增加，而 2,3-二磷酸甘油酸减少。确切基因异常尚未明了，部分患者其染色体异常被定位在16q23-qter。随着细胞内离子和水分丢失，红细胞体积减小，血红蛋白浓缩，细胞黏度增加，变形能力下降，易被脾、肝和骨髓巨噬细胞吞噬破坏。

临床表现 患者一般无或仅有轻度贫血，表现为代偿性溶血病、黄疸、脾大、胆石症。部分患者可反复流产，胎儿水肿和新生儿肝炎及家族性假性高钾血症。

辅助检查 血液学表现为轻至中度溶血性贫血，平均红细胞血红蛋白浓度（mean corpuscular hemoglobin concentration，MCHC）增加，反映细胞脱水。平均红细胞体积（mean corpuscular volume，MCV）也常轻度增高，这与干燥细胞变形能力下降，导致电子细胞计数仪测定MCV明显偏高有关。血细胞比容根据MCV测算，亦受影响。口形红细胞在湿片上更易见，在普通血涂片则较少见到，靶形细胞、干瘪细胞、棘形红细胞更常见。有些细胞的血红蛋白呈胶泥状浓集于细胞边缘区。红细胞渗透脆性降低。

诊断 主要依靠家族史调查、临床表现和实验室检查。红细胞MCHC增高及渗透脆性降低是此病的特点。测定细胞内离子和水分含量及红细胞指数，有助于诊断。干瘪红细胞也可见于镰状细胞病、遗传性球形红细胞增多症、血红蛋白C病、葡萄糖代谢酶缺乏等，应注意鉴别。

治疗 多数患者只有轻度贫血，不需治疗。可补充叶酸，监测溶血并发症。脾切除术疗效不一，很多患者无效或仅轻度改善贫血，且脾切除可导致威胁生命的高凝血栓事件发生。重症患者大量输血可能有效。铁负荷过多常见，可对症祛铁治疗。

（张凤奎）

jícì hóngxìbāo zēngduōzhèng

棘刺红细胞增多症

（acanthocytosis） 以外周血涂片出现大量细胞表面较多不规则突起的小而致密红细胞为特征的一组异质性疾病。红细胞异常形态的形成与膜脂质构成异常和分布改变有关，患者常仅轻度溶血，多不需治疗。棘刺形的红细胞分为两类：棘形红细胞和刺形红细胞。棘形红细胞小而致密，细胞表面有许多长宽不规则的突起；刺形红细胞细胞膜突起较小，形态大小均一，细胞膜上分布较均匀。扫描电镜检查二者易区分，但血涂片镜检难以鉴定。棘形红细胞几乎总伴有刺形红细胞，而刺形红细胞可单独存在。棘形和刺形红细胞疾病通常被归为一类。正常成人的血涂片上可见至多3%的棘刺形红细胞，而脾切除术后、饮酒后或药物（如吲哚美辛、水杨酸类、呋塞米）治疗者及早产儿，其外周血涂片中，此类细胞的比例更高（中位值5.5%，范围1%~25%）。棘刺形细胞，特别是刺形红细胞，也是制备血涂片常见的伪像。棘形红细胞可见于严重肝病、先天性β脂蛋白缺乏症、不伴先天性β脂蛋白缺乏症的遗传性神经系统疾病、与红细胞抗原多态性遗传相关的疾病［如麦克劳德（McLeod）表型综合征］。红细胞膜脂质的构成异常和分布改变是上述疾病的特征。少量（<10%）棘形红细胞可见于骨髓增生异常综合征、甲状腺功能减退症和神经性厌食。刺形红细胞见于严重尿毒症、糖酵解缺陷、微血管病性溶血性贫血，并可一过性出现于输注库存红细胞后。

（张凤奎）

wú β zhīdànbái xuèzhèng

无β脂蛋白血症

（abetalipoproteinemia，ABL） 以进行性共济失调性神经疾病、脂肪吸收不良、色素性视网膜炎和棘形红细胞增多为特征的遗传性疾病。临床十分罕见。

病因及发病机制 ABL属常染色体隐性遗传。其主要病变是肝细胞合成和分泌载脂蛋白B障碍，导致血清中缺乏低密度脂蛋白、极低密度脂蛋白和乳糜微粒，使极低密度脂蛋白（转运内源性甘油三酯）和乳糜微粒（转运外源性甘油三酯）参与的代谢发生障碍。患者缺乏微粒体甘油三酯转运蛋白，该蛋白是蛋白二硫化物异构酶和88kD亚单位的异二聚体，位于肝微粒体和小肠上皮腔内，参与脂蛋白的合成。微粒体甘油三酯转运蛋白是分泌含载脂蛋白B脂蛋白的唯一组织特异性成分。血浆中缺乏所有含载脂蛋白B的脂蛋白，已形成的甘油三酯不能从小肠黏膜转运，血浆中也几乎不含甘油三酯。血浆中胆固醇和磷脂水平明显降低，卵磷脂减少使得鞘磷脂相对增加。

患者红细胞膜蛋白正常但脂质异常。胆固醇与磷脂的比例正常或轻度增加，磷脂酰胆碱浓度降低，神经鞘磷脂相对增加。过多的神经鞘磷脂优先结合于细胞膜双分子层的外层，造成细胞表面积增大和轮廓不规则。骨髓红细胞前体、有核红细胞和网织红细胞形态正常。随着红细胞在血液循环中逐渐成熟，棘形逐渐明显，并随着红细胞的老化而加剧。正常红细胞在此病患者血清中温育不产生棘形红细胞，但若输入患者体内，正常红细胞则发生棘形改变。

临床表现 患者出生时外表

正常，但新生儿期即可出现脂肪泻、腹部膨隆和生长发育障碍。小肠活检可见黏膜细胞含有大量脂滴。患者5~10岁时可发生不典型色素性视网膜炎和以共济失调、意向性震颤为特点的进行性神经损害，病情进展至20~30岁时死亡。死亡前可出现心律失常和心力衰竭。儿童患者贫血常较严重，成人无贫血或轻度贫血。儿童突出表现为营养不良，可合并叶酸缺乏。

辅助检查 棘刺红细胞寿命正常或轻度缩短。网织红细胞正常或轻度增多。外周血涂片见棘刺红细胞可达50%~70%。红细胞渗透脆性正常或轻度降低，机械脆性增加。骨髓增生正常或红系增生，骨髓细胞形态正常。

诊断 临床出现严重营养不良、色素性视网膜炎或共济失调伴外周血棘刺红细胞增多时者怀疑ABL。血脂测定是该病最主要的筛查试验。小肠黏膜活检典型病理改变为肠黏膜细胞充满脂肪滴，而细胞间无脂肪滴。血浆β脂蛋白缺乏可确诊。

治疗 尚无有效治疗方法。膳食应限制甘油三酯和补充维生素A、维生素K、维生素D和维生素E。限制长链脂肪酸的摄入可改善1岁以内患儿的营养不良。补充脂溶性维生素E和维生素A可保护暗视力和预防低凝血酶原血症。长期使用大剂量维生素E可延缓或阻止视网膜病变和神经系统病变进展。

（张凤奎）

wǔdǎobìng jíxíng hóngxìbāo zēngduōzhèng

舞蹈病棘形红细胞增多症（chorea-acanthocytosis，CA） 以血清脂蛋白正常、棘形红细胞增多和进行性神经变性为特征的遗传性疾病。少见，多于青春期或成年期开始发病。CA属常染色体隐性遗传，其机制不清。通常棘形红细胞增多比神经系统症状出现早，血浆和红细胞膜脂质及膜脂肪酸成分均正常，饱和脂肪酸含量增多。细胞膜流动性降低，膜粒子分布不均。锚蛋白、带3蛋白、带4.2蛋白水解增加，膜蛋白特别是带3蛋白磷酸化增加，可能致红细胞形态改变。已克隆并证实家族性舞蹈病棘形红细胞增多症存在*VPS13A*基因突变位点，在酵母菌中其类似物参与蛋白分选及转运。临床表现为进行性颌面运动障碍伴抽搐、肢体舞蹈、口唇和舌咬伤；神经性肌张力下降和肌萎缩；神经反射减弱或消失；血清肌酸激酶活性增加。神经系统影像学检查示豆状核和尾状核头部异常。患者无贫血症状，红细胞寿命轻度缩短。

（张凤奎）

Màikèláodé biǎoxíng zōnghézhēng

麦克劳德表型综合征（McLeod phenotype syndrome） Kell血型系统的X连锁异常，红细胞缺乏Kell血型系统中的Kx抗原所致遗传性疾病。Kell抗原由两种蛋白质组成：Kx抗原（37kD，为Kell抗原表达必需的前驱分子）和Kell血型抗原（93kD）。麦克劳德（McLeod）表型不同于Kell抗原缺乏，前者的红细胞缺乏Kx抗原，Kell抗原表达减少；后者的红细胞缺乏Kell抗原，但有Kx抗原存在，红细胞形态正常。正常红细胞仅有微量的Kx抗原，而正常中性粒细胞和单核细胞含大量Kx抗原。Kx抗原基因位于X染色体，而Kell抗原基因位于常染色体。McLeod表型红细胞不能检出Kx抗原，明显缺乏93kD蛋白。已证实麦克劳德表型综合征患者存在*XK*基因突变，膜转运蛋白合成异常。缺乏Kx抗原的男性半合子患者血涂片中可见80%~85%的棘形红细胞，表现轻度代偿性溶血。女性杂合子血涂片中仅偶见棘形红细胞，若X失活偏颇，患者症状也可较重。

患者表现为轻度代偿性溶血性贫血，外周血棘形红细胞增多，可达25%~85%，嗜多染性红细胞、红细胞大小不均。部分有迟发肌病或舞蹈病。年幼儿童贫血明显，年长儿童及成人的溶血一般处于代偿状态。

McLeod红细胞应与Kell null（K_0）细胞鉴别，后者形态正常。K_0细胞只缺乏携带93kD蛋白的Kell抗原，但它们有双倍的Kx抗原。麦克劳德表型综合征患者可能会产生相应抗体，若需输血，仅可输注麦克劳德表型综合征红细胞。因此，明确此病诊断非常重要。

（张凤奎）

zhènfāxìng shuìmiánxìng xuèhóngdànbáiniàozhèng

阵发性睡眠性血红蛋白尿症（paroxysmal nocturnal hemoglobinuria，PNH） 一个或多个伴磷脂酰肌醇聚糖A（*PIGA*）基因突变的造血干细胞克隆性增殖所致获得性溶血性疾病。异常血细胞缺乏一组通过糖肌醇磷脂连接在细胞表面的膜蛋白，导致细胞性能发生变化，临床上常有慢性贫血及血管内溶血发作。溶血性贫血、全血细胞减少、血栓形成及平滑肌功能障碍是此病的主要特点。开始报告的病例是在夜间发生血红蛋白尿，故名为“阵发性夜间血红蛋白尿症”。后来发现血红蛋白尿的发作不一定在夜间，而常在睡眠之后，所以在中国改称“阵发性睡眠性血红蛋白尿症”。欧美相对少见，亚洲较常见，中国以北方居多。据1994年报告，中国标准化发病率为0.27/10万。各年龄组均有发病，以青壮年患者居多，20~40岁约占77%。男女比例约为2.4∶1。

病因及发病机制 PNH是一种获得性疾病，并无已知的遗传危险因素。PNH标志性临床特征是由补体旁路途径（alternative pathway of complement，APC）介导的慢性血管内溶血。APC级联系统可分为两个功能性组分：C3、C5转化酶和膜攻击复合物（membrane attack complex，MAC）。C3、C5转化酶启动和放大APC活性，最终产生MAC，后者为补体活化的经典途径和凝集素途径，以及APC的共同溶细胞亚单位。因为APC时刻准备着免疫攻击，所以需自身识别的耐受及宿主保护机制，以抵抗APC介导的损伤机制。液相蛋白和膜结合蛋白均参与此过程。正常人体主要通过衰变加速因子CD55和反应性溶血膜抑制物（CD59），抵抗APC介导的细胞溶解而保护红细胞。这些蛋白分别在补体级联的不同反应步骤发挥作用。CD55能调节C3、C5转化酶的形成和稳定性，而CD59可阻断MAC的形成。PNH红细胞缺乏CD55和CD59是库姆斯（Coombs）试验阴性的血管内溶血的病理生理基础。

*PIGA*位于Xp22.1。其蛋白产物是糖基转移酶，为合成糖化磷脂酰肌醇（GPI）锚的生物过程中所必需，而GPI锚又将各种不同功能的蛋白连接在细胞表面。一旦*PIGA*突变，受累的干细胞后代缺失所有的GPI锚连蛋白（GPI-AP）。虽然干细胞表面表达20余种GPI-AP，但红细胞表面缺失的两种GPI连接的补体调节蛋白CD55和CD59，为PNH发生溶血的基础。缺乏CD55和CD59的红细胞由于APC异常活化可发生自发性血管内溶血。

体外实验及敲除*PIGA*基因的杂交动物模型显示，*PIGA*突变的细胞并未表现出增殖优势。突变的细胞在一些实验中表现出相对强的抵御凋亡的能力，但在其他实验中却无此现象。虽然关于这个问题已提出许多假说，但PNH患者*PIGA*突变的干细胞克隆性的选择和扩增能力的基础仍难以理解。PNH患者的血细胞同时存在正常与异常群体，不同患者*PIGA*突变的克隆大小差别显著。PNH克隆小的患者，临床症状轻微甚至无症状，不需特殊治疗；而PNH克隆大的患者，通常存在血管内溶血的表现，并对补体抑制治疗有显著疗效。

PNH患者的贫血是多种因素引起，其中之一为骨髓衰竭。它出现于所有的PNH患者中，但骨髓功能障碍程度不尽相同。一些患者的PNH发生于再生障碍性贫血基础上。这些病例中，骨髓衰竭是造成贫血的主要原因。另一些患者中骨髓衰竭可能较轻微，其贫血程度与溶血程度相关，归根结底由PNH克隆大小决定。

临床表现 PNH主要表现为溶血、血栓形成和骨髓衰竭。全身症状（疲倦、嗜睡、乏力、周身不适）在病程中表现明显，仅约25%的患者以夜间血红蛋白尿为主诉。静脉血栓常发生在少见部位（如肠系膜、皮肤、脑静脉），可能使PNH的临床表现更加复杂。动脉血栓少见。国际PNH研究组将PNH分为3种亚型（表）。

贫血 绝大多数患者有不同程度的贫血，常为中至重度。由于贫血大多发生缓慢，患者常有较好的适应能力，所以通常血红蛋白虽低但仍能活动甚至工作。血管内溶血及造血功能低下是造成贫血的两个原因。病程中大部分患者伴白细胞或血小板减少。

血红蛋白尿 典型的血红蛋白尿呈酱油色或浓茶色。一般持续2~3天，可自行消退，重者持续1~2周甚至更长时间。部分患者频繁发作血红蛋白尿，也有些患者偶然发作或数月发作一次，另有一些患者虽然尿色不深，但尿潜血持续阳性。引起血红蛋白尿发作的因素有上呼吸道或其他

表 PNH分类

类别	血管内溶血发生概率	骨髓	流式细胞术分析	艾库组单抗治疗获益情况
经典型	明显（肉眼血红蛋白尿频繁发作或持续存在）	骨髓增生活跃，红系增生过高，形态正常或接近正常	缺乏GPI-AP的中性粒细胞群比例大（>50%）	有
在其他骨髓衰竭基础上发生的PNH	轻至中度（肉眼血红蛋白尿间歇出现或不发生）	同时有骨髓衰竭综合征的表现	虽变异性大，但缺乏GPI-AP的中性粒细胞群比例相对较小（<30%）	取决于PNH克隆大小
亚临床型	无血管内溶血的临床表现或生化检查证据	同时有骨髓衰竭综合征的表现	高分辨流式细胞术检测到小群缺乏GPI-AP细胞（<1%）	无

部位感染、输血、服用铁剂、劳累等。血红蛋白尿发作时可有寒战、发热、腰痛、腹痛等。

血栓形成 尽管血栓栓塞不是PNH的常见临床表现（约占5%），但它是导致死亡的主要原因，尤其是美国和欧洲患者。肝静脉血栓、肺栓塞、肠系膜静脉血栓和脑卒中与血栓相关死亡有显著关系。肝静脉血栓导致的巴德-基亚里（Budd-Chiari）综合征是PNH最常见的血栓并发症（占40.7%），是欧美国家PNH患者死亡的主要原因。脑静脉和静脉窦血栓是第二位最常见的血栓。泰国、日本的报告中血栓发生率都不超过10%。

出血 约1/3的PNH患者有轻度出血表现，如皮肤、牙龈出血，女性患者可月经量过多，少数患者可有大量鼻出血、眼底出血、术后大出血、脑出血和消化道出血。

黄疸与肝脾大 近半数PNH患者有轻度黄疸。多数患者无肝脾大，约1/4的PNH患者只有轻度肝大，<15%患者有轻度脾大。

平滑肌功能障碍 PNH可出现吞咽困难、腹痛、上腹胀、背痛、头痛、食管痉挛、勃起功能障碍等，与一氧化氮被清除有关。

常见并发症如下。①感染：PNH患者易出现各种感染，特别是呼吸道和泌尿道感染，感染又可诱发血红蛋白尿发作。在中国，严重感染常是PNH患者死亡的主要原因。②贫血性心脏病：贫血严重者可致心力衰竭。③胆石症：PNH作为长期溶血病合并胆石症中国报告不超过4%，可能比实际低。④肾衰竭：PNH患者肾内有含铁血黄素沉积，但临床上发生肾功能损伤者并不多见。少数患者有轻度蛋白尿和（或）血尿素氮增高。PNH本身很少致命，主要死于并发症，中国主要是严重贫血衰竭和感染，欧美首位死因是重要器官静脉血栓。

诊断 若临床表现符合，实验室检查结果具备下述两类中任意一类者，均可诊断，且两类实验室检查可相互佐证。

哈姆（Ham）试验、糖水试验、蛇毒因子溶血试验、尿潜血试验（或含铁血黄素检查），符合以下条件之一者诊断成立：①两项以上阳性。②一项阳性，但有下列条件，即两次以上阳性，或只一次阳性但结果可靠（操作正规、有阳性及阴性对照、即时重复仍阳性）；有肯定的血红蛋白尿发作或有血管内溶血的直接或间接证明；可除外其他溶血，特别是遗传性球形红细胞增多症、自身免疫溶血性贫血、葡萄糖-6-磷酸脱氢酶缺乏症、阵发性冷性血红蛋白尿症等。

流式细胞仪检查发现外周血中CD59或CD55阴性中性粒细胞或红细胞>10%（5%～10%为可疑）。布罗德斯基（Brodsky）等报道了一种新的诊断方法。气单胞菌产生的毒素（气菌溶胞蛋白）能与GPI锚连蛋白连接，并在细胞膜上形成通道，溶解破坏正常细胞。PNH细胞由于缺乏GPI蛋白，不受该毒素损伤，仍保持细胞完整。经过技术改进，制成了Alexa-488标记的气菌溶胞蛋白前变异体（Flaer），可特异性结合于GPI锚连蛋白，但不穿破细胞膜，不导致细胞溶解破坏。该标记类似于荧光素，可在一定条件下被激发出荧光，通过流式细胞仪进行检测。该法有较高的敏感性和特异性，可将很小的PNH克隆区分，但这些克隆太小，有时常规CD55、CD59检测较难查出。该法尤其适用于检测中性粒细胞PNH克隆，但不能用于红细胞的检测。有些在CD55、CD59检测为正常但临床高度怀疑的病例，可结合Flaer检测，进一步提高诊断的敏感性和特异性。国外倾向于用Flaer联合CD59检测PNH克隆。

鉴别诊断 PNH需与骨髓衰竭性疾病鉴别。利用高分辨流式细胞术可检测出比例低于0.3‰的GPI-APs缺陷的红细胞和粒细胞，50%～60%初诊再生障碍性贫血患者中能检测到PNH细胞。在MDS患者中也可检测到PNH细胞，但似乎仅限于低危骨髓增生异常综合征患者，特别是难治性贫血患者（约占18%）。

治疗 包括药物治疗和非药物治疗。

艾库组单抗 PNH为补体介导的血管内溶血，可通过阻断补体系统的细胞溶解成分即MAC的形成抑制溶血。MAC由补体C5b、C6、C7、C8及多个C9分子组成。艾库组单抗（Eculizumab）是一种人源化的单克隆抗体，它可与补体C5结合阻止其激活为C5b，抑制MAC的形成。2007年艾库组单抗同时被美国食品药品管理局（Food and Drug Administration，FDA）和欧盟批准用于PNH溶血的治疗。应用艾库组单抗治疗PNH可减少输血，改善PNH患者贫血，并减轻慢性血管内溶血相关的全身症状（乏力、嗜睡、衰弱），明显改善生活质量。治疗后患者血清乳酸脱氢酶水平可恢复正常，但轻至中度贫血及网织红细胞增多持续存在。艾库组单抗似乎可改善PNH的血栓形成倾向。该药的耐受性良好，但对先天性补体C5缺乏者却增加奈瑟菌属的感染风险，有产生脑膜炎球

菌败血症的风险，所有患者必须在治疗前 2 周接种脑膜炎球菌疫苗。治疗过程中 GPI 锚连蛋白缺失的红细胞比例增高，骤然停药有发生严重溶血的可能。艾库组单抗价格昂贵，且对潜在干细胞异常和相关骨髓衰竭患者无效。若患者同时有白细胞、血小板及网织红细胞减少，经过艾库组单抗治疗，这些异常亦将持续存在。

其他药物治疗 除艾库组单抗外，PNH 无特效治疗方案，主要为支持治疗。①激素：尽管有些患者应用糖皮质激素或雄激素可改善溶血，但糖皮质激素在 PNH 治疗中的作用尚有争议，其主要价值可能是改善急性溶血的恶化。在避免长期应用出现不良反应的情况下，可短周期应用泼尼松减轻溶血危象的严重程度和持续时间。雄激素已被成功应用于治疗 PNH，可单药或与其他激素联合应用。雄激素治疗的潜在并发症包括肝毒性、前列腺肥大和男性化。这些副作用在人工合成的雄激素如达那唑中较少见。②补铁：由于血红蛋白尿和含铁血黄素尿的存在，PNH 患者易出现缺铁。即使无肉眼血红蛋白尿，含铁血黄素尿也可引起有临床意义的铁丢失。无论通过何种途径补铁，均常伴溶血加重。与肠外补铁相比，口服铁剂时溶血加重程度可能相对较轻，但同时患者尿液中大量铁丢失，口服给药不能补足储存铁。肠外补铁一般是安全的。即使铁剂有诱发溶血加重的风险，亦不应停止补铁，因为铁缺乏不仅影响红细胞的生成，还可加重 PNH 溶血。若在铁充足的情况下发生溶血加剧，可应用糖皮质激素、雄激素或通过输血抑制红细胞生成的治疗方法控制溶血。在应用艾库组单抗控制溶血的患者，不用担心铁替代治疗会诱发溶血加剧。

红细胞输注 PNH 溶血是红细胞内在缺陷所致，红细胞输注对其贫血有效。输血除提高血红蛋白浓度外，还能通过抑制红细胞的生成改善溶血。为防止供者白细胞与受者抗体相互作用引起的输血反应，建议进行血液过滤。由于 PNH 患者铁从尿液中丢失，长期输血所致医源性血色病的发生时间可能延迟。经典 PNH 患者发生铁负荷过多者罕见。若贫血是骨髓衰竭而非血管内溶血引起，且患者需长期输血，铁负荷过多仍然是令人担忧的问题。

脾切除术 对 PNH 的疗效不确切，且存在手术并发症特别是血栓形成风险，其治疗意义存在争议。

造血干细胞移植 是可治愈此病的唯一手段。匹配的非亲缘供者、低毒性预处理方案、移植相关死亡率及发病率降低、移植后支持治疗的改善等，使移植成为药物治疗以外另一可行的备选方案。典型 PNH 患者移植旨在清除 PNH 克隆，清髓性和减低强度的预处理方案均有效，但对减低强度的预处理方案经验尚有限。尽管无移植相关的 PNH 特异并发症，但严重的急性移植物抗宿主病发生率>1/3，慢性移植物抗宿主病发生率约占 35%。接受人类白细胞抗原相合同胞供者移植的 PNH 患者总生存率在 50%~60%。

预后 此病属良性慢性病。多数患者长期有中至重度贫血，但其中半数仍可从事日常活动或参加适当工作，部分患者可自发缓解。患者临床缓解后，血中仍有少量异常细胞持续存在。

妊娠问题 在欧美国家，PNH 患者妊娠时有很高的血栓并发症风险，也易出现再生障碍性贫血。孕妇的死亡率约在 20%，且更易并发血栓形成。胎儿死亡率也增加，但胎儿异常发生率无明显增加。PNH 合并妊娠发生血栓较难处理，艾库组单抗能否用于妊娠期 PNH 治疗，还需更多研究。在中国，PNH 孕产妇发生血栓并发症者并不多。

（张凤奎）

hóngxìbāoméi quēxiàn

红细胞酶缺陷（deficiency of red cell enzymes）

参与红细胞代谢的酶由于基因缺陷导致酶活性或酶性质改变，引起的以溶血和溶血性贫血为主要临床表现的一组遗传性疾病。酶缺乏或酶活性异常增高均可以引起溶血，以酶缺乏症占绝大多数。部分呈多系统症状，即除溶血外，还可伴发神经、肌肉系统病症和智力障碍等，这些症状可作为诊断提示。获得性红细胞酶活性缺陷可继发于恶性血液病、重金属中毒、必需营养物质缺乏等情况。自 1956 年首次阐明蚕豆病的溶血病源于红细胞葡萄糖-6-磷酸脱氢酶（glucose-6-phosphate dehydrogenase，G6PD）缺乏症以来，至少发现有 20 种红细胞酶的遗传缺陷可导致溶血，涉及无氧糖酵解、磷酸己糖旁路代谢、核苷酸代谢等生化代谢途径。发病率居首位的病变酶是 G6PD，其次为丙酮酸激酶，并列第三者为嘧啶-5′-核苷酸酶和葡萄糖磷酸异构酶，其余少见或罕见。红细胞酶缺陷大多数为常染色体隐性遗传，杂合子可无临床症状，先证者多为近亲婚生的纯合子或是遗传来自双亲各自异常等位基因的双重杂合子。腺苷脱氨酶、谷胱甘肽还原酶等少数酶呈常染色体显性遗传，有明确家族史。G6PD 和磷酸甘油酸激酶为X性染色体连锁遗传，男性酶缺乏半合子溶血症状明显。绝大多数红细胞酶缺陷具有先天性非球形红细胞溶血性贫血的共性，即黄疸、脾大和贫血，呈慢性溶血间或急性发作。血管内溶血为主的红细胞酶缺陷患者脾大不明显。患者多有新生儿溶血史，部分患者有肌痛、共济失调等多系统病症。遗传性红细胞酶缺陷溶血指征通常缺乏特异性表现，溶血常规指标多为阴性，诊断步骤为除外检查，排查溶血常见病因基础上，根据底物专一性的酶活性测定结果确诊，必要时做家系分析。治疗尚无有效对因疗法，以对症处理为治疗原则，包括去除诱因、防治感染、预防严重并发症，如心力衰竭、肾衰竭、酸中毒等。脾切除与否应慎重考虑，对急性发作期以血管内溶血为主的红细胞酶缺陷、伴肝大或髓外造血者通常脾切除疗效不佳。对巨脾、依赖输血者可考虑脾切除术，术后可改善贫血症状、减少输血或不需再输血。

（李津婴）

pútaotáng-6-línsuāntuōqīngméi quēfázhèng

葡萄糖-6-磷酸脱氢酶缺乏症

葡萄糖-6-磷酸脱氢酶缺乏症（glucose-6-phosphate dehydrogenase deficiency） 红细胞中葡萄糖-6-磷酸脱氢酶（G6PD）遗传缺陷所致溶血性疾病。20世纪初首报食用蚕豆引发急性溶血病例，定名蚕豆病。1956年首次阐明病因为红细胞G6PD遗传缺陷所致，故正名为G6PD缺乏症。现已明确G6PD遗传缺陷是产生一大类溶血性疾病的遗传背景，在此基础上，多种原因可诱发溶血，蚕豆病只是G6PD缺乏症表型之一。G6PD缺乏症是导致溶血性贫血的遗传性红细胞酶病中最早明确病因、发病率最高的红细胞酶病，是全球发病率居首位的单基因遗传病，发病人数超过4亿人。此病地理分布广泛，发病率分布呈南高北低现象，种族间发病率差异很大，地处北纬10°~35°的地区形成一条高发病地带，包括北非、地中海、中东和东南亚地区。发病率在非洲某些地区达35%，在土耳其东南部的犹太人中发病率可高达58.2%。中国G6PD缺乏症的平均发病率为7.03%，平均基因频率为4.0%，华南、西南地区为高发区，特别在某些少数民族人群发病率很高，如傣族（17.4%）、基诺族（14.3%）、壮族（14.1%）、爱伲族和白族（≥20%）。黄河流域及黄河以北地区发病率较低。

病因及发病机制 G6PD缺乏症遗传方式为X性染色体连锁不完全显性遗传（Xq28），男性患者为半合子，酶活性缺乏明显，溶血症状严重。女性杂合子通常溶血代偿良好而无贫血，女性纯合子多有明显溶血表现。已报道G6PD缺乏症有400种以上生化变异型，186种以上基因突变型。一种基因突变可产生多种生化变异型，可能与多态性有关。G6PD基因突变型和频率在不同种群差异很大，有地域性突变热点。一般正常人为野生型等位基因G6PD B型。在非洲（裔）人群，G6PD A^{+}（电泳迁移率快于G6PD B）显现率很高，酶活性基本正常，无溶血；而G6PD A^{-}（G202A、A376G）可出现急性溶血。在地中海地区，G6PD Mediterranean（C563T）最常见。在墨西哥，G6PD Santamaria（A376G/A542T）变异型占82%。在西南太平洋地区，G6PD Union（C1360T）为常见变异型。在中国人群，突变型有21种以上，最常见的变异型为G6PD Canton（G1376T）、G6PD Kaiping（G 1388A）和G6PD Gaohe（A95G）。

此病病因与G6PD催化活性和产物还原性质有关。G6PD是磷酸己糖旁路代谢的限速催化酶，在氧化型辅酶Ⅱ（$NADP^{+}$）参与下，催化底物葡萄糖-6-磷酸脱氢转化为6-磷酸葡萄糖酸δ-内酯，同时生成还原型辅酶Ⅱ（NADPH）。NADPH是细胞内潜在抗氧化剂，通过递氢反应将氧化型谷胱甘肽（GSSG）还原为还原型谷胱苷肽（GSH）。GSH可与过氧化氢（H_2O_2）和氧游离基反应，以保持红细胞中血红蛋白及其他含巯基蛋白的还原状态和功能。正常状态下红细胞中G6PD只发挥其作用的2%，所以多数患者平时可无临床表现，但是在氧化应激状态下，正常红细胞磷酸己糖旁路代谢活性可提高5倍以上，而G6PD缺乏者不能快速生成足量NADPH，影响GSSG还原为GSH。G6PD缺乏所致溶血机制尚未完全明了。有多种因素可诱发患者急性溶血，如接触或服用氧化性药物或食物、感染、机体处于应激状态等，不同诱因引起的溶血机制解释难以以一概全，但发生溶血的根本原因相同，即G6PD缺乏使还原型NADPH生成不足，红细胞不能维持还原状态而受氧化性损伤，导致细胞破裂溶血。受氧化损伤的血红蛋白、膜蛋白、膜脂可交联形成海因茨（Heinz）小体，被单核-巨噬细胞系统吞噬破坏，或被脾摘除海因小体而形成缺失膜表面积的咬痕细胞。大量受氧化损伤的红细胞不能被脾等吞噬细胞及时处理，遂发生血管内急性溶血。

临床表现 1989年世界卫生组织（WHO）根据G6PD残余酶活性和溶血部位，将G6PD缺乏症分为5型多态性变异型。临床为便于诊断，以溶血诱因和临床表现进行分型。按临床表型可分为：慢性溶血性贫血（chronic haemolytic anemia，CHA）、蚕豆病、新生儿黄疸、药物性溶血、感染性溶血。其中CHA以慢性血管外溶血为主，其余4型均表现为急性血管内溶血。按多态性变异型分型（WHO分型）分为5型。Ⅰ型：即CHA，残余酶活性<10%，重症贫血，发病率较低。Ⅱ型：急性溶血，残余酶活性<10%，症状严重，发病率高。典型代表是G6PD Mediterranean，地中海地区、东南亚包括中国是高发地区，可致新生儿溶血、药物性溶血、感染性溶血和蚕豆病。Ⅲ型：急性溶血，残余酶活性10%~60%，中等程度临床症状。典型代表是G6PD A^-，非洲地区高发。可见新生儿溶血、药物性溶血和感染性溶血，但蚕豆病少见。Ⅳ型：基本无症状，残余酶活性60%~150%，罕见。偶尔可受药物或感染诱发溶血。Ⅴ型：有基因突变，无临床症状，酶活性增高，在正常值的150%以上，罕见。

慢性溶血性贫血 持续脾大、胆红素水平增高和网织红细胞计数增高，可伴胆石症。氧化应激可加重溶血，也可发生溶血危象。多有新生儿溶血史，常依赖输血。

新生儿黄疸 通常于出生1~4天出现黄疸，总胆红素常>200μmol/L，早产儿黄疸、溶血更加严重。若同时合并吉尔伯特（Gilbert）综合征，可危及生命。

蚕豆病 通常食用蚕豆后1~3天溶血发作，急性溶血期持续7~10天，表现为急速贫血、黄疸及血红蛋白尿（酱油尿）。可有发热、呕吐、背痛和腹痛。重者可出现溶血危象、肾衰竭甚至休克。溶血恢复期骨髓红系明显增生，30~50天血红蛋白恢复至发病前水平。

药物性溶血 一般在服药后1~3天溶血发作，出现酱油尿，贫血逐渐加重直至第7~8天。若伴感染可加重溶血。重者可出现肾衰竭、酸中毒而危及生命。停药后8~10天血红蛋白开始恢复。

感染性溶血 常见病原体包括肺炎链球菌、流感嗜血杆菌、伤寒杆菌、肝炎病毒、巨细胞病毒、沙门菌、大肠埃希菌、β溶血性链球菌、立克次体等。对重症溶血者立即输血可快速改善临床进程。合并病毒性肝炎者发生急性肾衰竭，常可致命。

合并症 G6PD缺乏症患者合并另一种红细胞遗传缺陷（如红细胞膜病或血红蛋白病）时，症状严重，非急性溶血发作期可有慢性血管外溶血表现，需做溶血系统分析并家系调查予以确诊。

辅助检查 分特异性和非特异性指标两类。

特异性指标 ①G6PD酶活性测定：为定量确诊指标。男性患者酶活性多<10%，女性杂合子酶活性变化不明显，女性纯合子酶活性可明显低下。②荧光斑点试验：反应30分钟不出现荧光为G6PD明显缺乏；正常人10分钟内即出现荧光。③硝基四氮唑蓝纸片法：正常人、G6PD中度缺乏者和严重缺乏者分别呈现紫蓝色、淡紫蓝色和红色。④红细胞G6PD洗脱染色法：正常人空影红细胞<10%，G6PD杂合子约50%，纯合子>75%。适用于女性杂合子的检出。⑤基因突变型分析：鉴定基因突变类型和多态性，也可用于产前诊断。

非特异性指标 ①高铁血红蛋白还原试验：G6PD显著缺陷者还原率<30%，中间型为31%~74%，正常人>75%。②Heinz小体生成试验：G6PD显著缺陷者阳性细胞>28%，正常人<28%。③GSH含量测定：患者检测值多为正常值的60%~78%，蚕豆病现症者在50%以下。④红细胞形态学：可见咬痕细胞。

诊断 临床诊断时需要判断溶血类型，查找溶血诱因，并询问相关的病史和家族史等。

判断溶血类型 ①急性溶血：见于WHO分型Ⅱ~Ⅳ型。短期内出现进行性贫血、黄疸和血红蛋白尿（酱油尿）。发热、呕吐和血清碱性磷酸酶增高是有效提示指征。溶血期脾可能轻度肿大。②慢性溶血：仅见于CHA型（WHOⅠ型），持续存在贫血、黄疸、脾大、网织红细胞增多，可有胆石症等并发症。有感染、用药等溶血诱因存在时，溶血症状加重。③溶血性别差异：家系中男性患者症状明显严重，多见急性溶血。女性纯合子可表现为CHA，约10%女性杂合子可发生急性溶血。④溶血自限性：为G6PD缺乏症急性溶血的特点，即当溶血达到一定程度，引起溶血的诱因虽未解除，溶血过程不再发展，恢复过程长短与患者酶缺乏程度有关。

查找溶血诱因 近期食用蚕豆或接触蚕豆花粉；母亲食用蚕豆或药物后哺乳致患儿急性溶血。近期患病毒或细菌性感染。近期使用药物或接触化学试剂、驱虫剂（樟脑丸等）。其他诱因有高强度体能锻炼、过劳、糖尿病酮症酸中毒、心肌梗死、手术。

询问相关病史、家族史、籍贯　患者或其亲缘亲属有新生儿黄疸史、有急性溶血史或慢性溶血性贫血。中国患者多见于华南、西南地区。

鉴别诊断　需与慢性溶血进行鉴别。G6PD 缺乏症 Ⅰ 型 CHA 与其他绝大多数红细胞酶病有相同的非球形红细胞性慢性溶血症状，需直接测定酶活性予以鉴别。

治疗　无特效对因疗法，治疗原则为去除诱因、对症治疗，平时以饮食预防（禁食蚕豆及衍生制品）和药物预防为主，禁用和慎用某些药物，避免接触某些化学试剂（表）。

去除溶血诱因　停用诱发溶血的药物、食物，治疗原发感染，避免冷热刺激和过劳。

溶血期支持疗法　①输血：适应证为血红蛋白<70/L 或在 70~90g/L，有血红蛋白尿。②输液：碱化尿液，防止肾损伤。③防治感染。④预防并发症：严重并发症包括心力衰竭、休克、酸中毒、急性肾衰竭。

新生儿黄疸的治疗　①光照疗法（420~440nm 蓝光）：直至总胆红素<140μmol/L。②换血疗法：适用于胆红素脑病早期、总胆红素≥300μmol/L 者（国内标准为>200μmol/L）。③药物治疗：常选用苯巴比妥、白蛋白等。

产前预防性用药　G6PD 缺乏的孕妇，于产前 2~4 周在医师指导下小剂量服用苯巴比妥，对减轻新生患儿高胆红素血症、预防胆红素脑病有一定作用。

抗氧化剂　维生素 E 和硒制剂对 CHA 慢性溶血者有改善作用，对其他类型无明显作用。

脾切除术　仅对 Ⅰ 型 CHA 有不同程度改善作用，可减少输血量或不需再输血。

（李津婴）

表　G6PD 缺乏症禁用、慎用药物和避免接触的化学试剂

药物/试剂	明确导致溶血	可能导致溶血	潜在溶血
	高危	低危，可在医生指导下正常剂量使用	偶发，或体外实验有溶血作用
抗疟药	伯氨喹、帕马喹、戊胺喹	氯喹*、奎宁、氯胍、乙胺嘧啶	米帕林*
抗血吸虫/驱肠虫药	睇波芬、硝噻哒唑、硝拉咪唑		
抗麻风药	氨苯砜、噻唑砜*、葡胺苯砜		
抗生素/抗肿瘤药			
磺胺类	磺酰胺、乙酰磺胺、磺胺吡啶、磺胺甲噁唑	磺胺甲基嘧啶、磺胺咪、磺胺二甲嘧啶、甲氧苄啶、磺胺乙胞嘧啶、长效磺胺、柳氮磺吡啶、磺胺异噁唑*	磺胺嘧啶
喹诺酮类	萘啶酸*、氧氟沙星	诺氟沙星	
硝基呋喃类	呋喃妥因、呋喃唑酮		
其他类	多柔比星*	链霉素、氯霉素*	头孢噻吩
抗结核药		5-氨基水杨酸、异烟肼	对氨基水杨酸
解热镇痛抗炎类	对乙酰氨基酸、乙酰苯胺、丙磺舒、非那吡啶	阿司匹林*、氨基比林、安替比林、保泰松、秋水仙碱、噻洛芬酸、非那吡啶*	吲哚美辛、非那西汀*、甲芬那酸
抗变态反应药		氯苯那敏、异丙嗪、赛庚啶、苯海拉明、曲吡那敏*	
中枢神经系统药物		苯妥英钠、左旋多巴、苯海索	
循环系统药物	亚硝酸酯类*、硝酸异山梨酯	奎尼丁、安他唑啉、普鲁卡因胺	
促凝血药物	托洛氯铵	维生素 K 同型物	
其他药物	尿酸氧化酶*、亚甲蓝、拉布立酶、二巯丙醇	维生素 C、氟他胺、格列本脲*、二巯基丁二酸	缩宫、氢氯噻嗪
外用药与试剂	呋喃西林、苯肼、甲基硫脲、乙酰苯肼、萘（樟脑）、甲苯胺蓝、三硝基甲苯*	对氨基苯甲酸、氯己定	
中药		牛黄、川莲、珍珠粉、复方番泻叶合剂	黄连、牡丹皮、地黄、柴胡、蜡梅花、虎杖、金银花

注：*：对地中海型、亚洲变异型高危

bǐngtóngsuānjīméi quēfázhèng

丙酮酸激酶缺乏症（pyruvate kinase deficiency） 红细胞丙酮酸激酶（PK）活性缺乏所致先天性非球形红细胞性溶血性贫血。于1961年首次报道，在遗传性红细胞酶缺乏症中位居第二位，仅次于葡萄糖-6-磷酸脱氢酶（G6PD）缺乏症，但在某些人群如日本人PK缺乏症发病率高于G6PD缺乏症。PK两个等位基因均有突变的纯合子或双杂合子有临床症状，杂合子无临床表现。PK缺陷杂合子合并有其他类型的红细胞遗传缺陷，也可以表现出溶血性贫血症状。

病因及发病机制 PK缺乏症属常染色体隐性遗传。PK是糖酵解代谢中的限速酶，催化底物磷酸烯醇丙酮酸与腺苷二磷酸之间高能磷酸键转移反应，生成能量物质腺苷三磷酸（ATP），同时生成丙酮酸。PK有4种同工酶，红细胞型（R）和肝型（L）由位于1q21的*PK-LR*基因编码，肌型1（M1）和肌型2（M2）由位于15q22的*PK-M*基因编码。M2型主要分布在快速增生组织如胎儿期细胞，可逐渐被其他形式同工酶取代，M型持续存在于白细胞、血小板及早期红系前体细胞内，而成熟红细胞内为R型同工酶。导致溶血性贫血的PK遗传缺陷均为*PK-LR*突变，由于肝细胞仍可进行合成反应予以代偿，所以*PK-LR*突变时仅影响无细胞核的红细胞代谢，表现血液学病变。*PK-LR*基因有12个外显子，编码产物为574个氨基酸的肽链，酶活性形式是同源四聚体，发生在酶活性中心结构区域的突变常导致酶活性显著下降或酶稳定性明显改变而产生严重溶血症状；某些对空间构象或氢键连接改变不明显的错义突变可表现为轻微溶血症状。

红细胞PK缺乏导致溶血的确切机制未完全阐明，细胞内ATP耗竭是主要原因之一，继而损伤红细胞的各种需能反应及相应功能。PK缺乏还可导致糖酵解中间产物蓄积，特别是2,3-二磷酸甘油酸可蓄积3倍以上，通过抑制己糖激酶反应进一步阻抑糖酵解代谢。缺乏PK的网织红细胞比成熟红细胞更易受损，因为网织红细胞主要利用线粒体氧化磷酸化维持正常ATP水平，需高氧分压环境，而网织红细胞黏滞性较大，易在低氧分压环境的脾滞留，使氧化磷酸化减弱，ATP生成减少，导致钠-钾泵和钙泵功能障碍，使胞膜僵硬、变形功能减弱，细胞内失钾、脱水，形成致密皱缩的小棘球形细胞，不能顺利通过脾窦，易被巨噬细胞吞噬、破坏，发生溶血。脾切除后可见网织红细胞明显增多、小棘球形细胞增多。

临床表现 主要表现为单核-巨噬细胞系统溶血（又称血管外溶血）为主的慢性溶血性贫血、黄疸和脾大。贫血程度差别很大，重者依赖输血维持生存，部分患儿有肝大，随着年龄增长，贫血有逐步改善的趋势；轻者溶血代偿良好，仅轻微贫血或无贫血而只有非结合胆红素增多、网织红细胞计数增高。成年患者贫血程度相对恒定，感染、妊娠、服氧化性药物等应激状态可加重贫血。PK缺乏症的贫血特点是脾大程度与贫血程度不一定平行，临床症状与血红蛋白水平不相平行，患者PK缺陷导致糖酵解中间代谢产物2,3-二磷酸甘油酸蓄积，增加氧合血红蛋白氧离向组织释放氧，患者对贫血缺氧的耐受性提高，自觉症状减轻。胆石症是最常见并发症，10岁以后发生率很高。铁负荷过多也是常见并发症，与原位溶血、输血等因素有关。其他少见和罕见并发症包括病毒感染所致再障危象、胆红素脑病、腿部慢性溃疡、急性胆源性胰腺炎、脾脓肿、髓外造血组织构成的脊髓压迫和血栓性疾病。

辅助检查 PK酶活性定量测定是确诊的特异指标，PK荧光斑点法为初筛定性试验。通常PK缺乏杂合子的酶活性在正常值的50%~75%，纯合子的酶活性多<50%。PK荧光斑点法正常值为20分钟内荧光消失；PK缺乏杂合子的荧光在25~60分钟消失；纯合子PK明显缺乏则60分钟以上荧光仍不消失。

某些患者外周血涂片中可见红细胞棘形变化和典型的小棘球形红细胞，数量不等，可以是偶见，也可超过5%，脾切除后棘形红细胞明显增多。小棘球形红细胞虽非PK缺乏症特异标志，但可作为诊断的提示。PK活性测定易受某些因素的干扰，如高网织红细胞数、近期输血、测定样品污染白细胞（M型PK活性比R型高300倍）、突变体样本存在*PKM2*、特殊变异类型等。因此，对高度怀疑PK缺乏症而酶活性无明显下降者，建议输血3个月后复查，同时做家系调查予以佐证。有条件时可选择低底物利用率测定等其他酶代谢动力学指标分析及*PK*基因突变型鉴定。

诊断 有先天性非球形红细胞性溶血性贫血共有表现，即血红蛋白减少、网织红细胞增多、非结合胆红素增多、脾大等溶血指征，可伴胆石症。先证者多有新生儿黄疸病史，患者双亲一般无临床症状，亲缘同胞可有同类症状。感染、过劳、妊娠等可加重病情。排除红细胞膜病和血红蛋白病等导致慢性溶血性贫血的疾病及继发性PK缺陷因素可以诊断。

鉴别诊断 部分PK缺乏症外周血涂片红细胞呈细胞体积偏小、深染变化，重症贫血可伴红细胞渗透脆性升高，易误诊为遗传性球形红细胞增多症，应做家系分析予以鉴别。反复输血患者可出现库姆斯（Coombs）试验阳性特别是补体C3阳性，应根据糖皮质激素疗效和溶血病因特异性诊断指标对原发病与继发现象进行鉴别。

治疗 无特殊有效治疗药物，治疗原则同其他红细胞酶病一样，为支持对症处理。

输血 患者2,3-二磷酸甘油酸蓄积，可有效增加血红蛋白释氧量，因此是否输血不能以血红蛋白水平作判断，应根据患者对贫血耐受等临床表现选择。严重贫血特别是在1岁前需输血治疗，同时注意防治铁负荷过多。若血红蛋白稳定在60~80g/L，可不输血，感染、妊娠等应激状态致贫血加重再考虑输血。

药物 补充叶酸对长期贫血患者有一定辅助治疗作用。ATP各剂型对病情改善作用不确定。

脾切除术 可改善临床症状、减少输血或不输血。其适应证为不能耐受贫血者包括被迫终止妊娠的孕妇、依赖输血者和需做胆囊切除术者。原则上3岁前不宜手术，依赖输血的重度贫血患儿除外。术前、术后均应预防肺炎链球菌、流感嗜血杆菌和脑膜炎球菌等细菌性感染。

造血干细胞移植 若经济条件允许、治疗条件符合，可考虑选择。

（李津婴）

wúyǎngtáng jiàojiě tújìng méi quēfázhèng

无氧糖酵解途径酶缺乏症

（deficiency of enzymes involved in anaerobic glycolysis） 红细胞糖酵解酶遗传性缺陷所致溶血性贫血。涉及10余种酶，其中丙酮酸激酶（PK）缺乏症最常见，其全球发病率在红细胞酶病中位居第二，其余的酶缺乏症较少见或罕见，包括己糖激酶（HK）、葡萄糖磷酸异构酶（GPI）、磷酸果糖激酶（PFK）、醛缩酶（ALD）、磷酸丙糖异构酶（TPI）、3-磷酸甘油醛脱氢酶（GAPD）、磷酸甘油酸激酶（PGK）、2,3-二磷酸甘油酸变位酶（DPGM）、乳酸脱氢酶（LDH）和烯醇化酶（ENOL）。

病因及发病机制 在糖酵解途径的缺陷酶中，仅PGK为X连锁遗传，其余催化酶均为常染色体隐性遗传。无细胞器的成熟红细胞的生命活动完全依赖于糖酵解提供能量ATP，糖酵解途径中任何一个催化酶缺乏，均可影响ATP的生成，尤其己糖激酶、磷酸果糖激酶和丙酮酸激酶3种限速酶对糖酵解代谢至关重要。ATP主要用于维持红细胞膜上钠泵和钙泵运转，以及膜脂更新、腺苷酸和腺苷酸辅酶的合成等。缺乏糖酵解酶的红细胞内ATP生成受阻，影响红细胞的能量代谢、离子内环境恒定及变形性等功能，导致细胞易溶解破裂，红细胞半衰期缩短。有些酶缺乏症除累及红细胞外，其他血细胞或其他组织细胞也发生相应的酶基因突变，表现溶血性贫血伴发神经或肌肉等多系统症状，又称多系统疾病。

临床表现 这些酶缺乏症患者均有先天性非球形红细胞增多症表现，有不同程度的贫血、黄疸和脾大等慢性溶血性贫血指征。PGK缺乏症家族中男性患者症状明显，其余糖酵解酶缺乏症先证者为纯合子或双杂合子，无明显家族史。

部分糖酵解酶缺乏症为多系统疾病，除溶血性贫血症状，合并有神经、肌肉等多系统症状。例如，HK缺乏症可伴其他先天缺陷如多发性畸形、范科尼贫血等。GPI缺乏症可伴智力障碍，也可致胎儿水肿而死亡。PFK缺乏症可表现为单纯溶血、单纯肌病（肌痛、运动后肌肉痉挛）或伴肌病的溶血性贫血（即糖原贮积症Ⅶ型），溶血性贫血可在任何年龄段发病，而肌病多起自幼年。ALD缺乏症伴发的神经和肌肉症状可同时出现，也可只伴发一种系统异常，表现有智力障碍、糖原贮积症、横纹肌溶解、多关节弯曲症、先天性脑垂体异位等，重者危及生命。TPI缺乏症表现重度溶血，伴锥体外系症状、易感染、易早亡。PGK缺乏症可单独表现溶血或肌病（横纹肌溶解），也可二者并存，神经系统异常在这两种形式可并存，表现智力障碍、失语、偏瘫性偏头痛等，家族中男性患者症状明显严重，多在成年期以前死亡。

辅助检查 糖酵解酶缺乏症一般无明显红细胞形态学改变，特异底物的酶活性测定和家系调查是确诊依据。常染色体隐性遗传酶缺乏症患者的酶活性常<正常值的50%。

诊断与鉴别诊断 具有先天性非球形红细胞增多症诊断指征，以血管外慢性溶血为主，共有症状为贫血、非结合胆红素增多、脾大。可伴胆石症。家族中男性患者症状明显严重者应考虑 PGK 缺乏症，伴神经、肌肉病症者应考虑多系统症状的酶缺乏症。X 连锁遗传的酶缺乏症中应首先排除葡萄糖-6-磷酸脱氢酶缺乏症。对溶血症状不明显的肌病患者必要时做肌肉活检以排除非糖酵解酶缺乏症如肌磷酸化酶缺乏，即糖原贮积症Ⅴ型。

治疗 无有效针对病因治疗药物，对症处理为治疗原则。脾切除术可改善患者溶血症状，但不能纠正其他系统的伴发症状。

（李津婴）

línsuānjǐtáng pánglù dàixièméi quēfázhèng

磷酸己糖旁路代谢酶缺乏症

（deficiency of enzymes in hexose monophosphate shunt） 葡萄糖-6-磷酸脱氢酶和 6-磷酸葡萄糖酸脱氢酶遗传性缺陷所致溶血性贫血。磷酸己糖旁路代谢将己糖转化为戊糖，同时生成还原型辅酶Ⅱ（NADPH）。这条代谢途径的产物 NADPH 与红细胞氧化还原代谢有关，且该产物的氧化型和还原型转换反应密切关联，发生酶遗传缺陷时均可导致红细胞受氧化损伤而产生溶血性贫血症状，氧化性药物可诱发溶血或加重病情。

该代谢途径与溶血有关的遗传缺陷酶有葡萄糖-6-磷酸脱氢酶（G6PD）和 6-磷酸葡萄糖酸脱氢酶（6PGD），G6PD 催化葡萄糖-6-磷酸转化为 6-磷酸葡萄糖酸 δ-内酯，后者在内酯酶水解下生成 6-磷酸葡萄糖酸，6PGD 可催化 6-磷酸葡萄糖酸转化为 3-酮-6-磷酸葡萄糖酸，继而转化为 5-磷酸核酮糖。G6PD 和 6PGD 催化的脱氢反应均以氧化型辅酶Ⅱ（NADP）为受氢体，产物为 NADPH，G6PD 是该代谢途径的限速酶。NADPH 主要用于氧化型谷胱甘肽的还原反应，酶缺乏时红细胞因 NADPH 生成量减少而影响还原型谷胱甘肽的生成，因此易受氧化损伤而溶解破裂，产生溶血症状。

G6PD 缺乏症是居首位的遗传性红细胞酶缺乏症，为 X 连锁遗传，以血管内急性溶血为主。6PGD 缺乏症则为常染色体显性遗传，罕见，贫血程度轻至中度，有脾大、非结合胆红素增多等血管外溶血指征。

G6PD 缺乏症的诊断与治疗见葡萄糖-6-磷酸脱氢酶缺乏症。6PGD 缺乏症有慢性溶血性贫血症状，酶活性测定为确诊依据，无特效治疗药物，对症处理为治疗原则。

（李津婴）

gǔguānggāntài dàixièméi quēfázhèng

谷胱甘肽代谢酶缺乏症

（deficiency of enzymes in glutathione metabolism） 4 种谷胱甘肽代谢酶遗传性缺陷所致溶血性贫血。以前将谷胱甘肽（GSH）代谢酶归属于磷酸己糖旁路代谢。GSH 代谢通过 γ-谷氨酰循环和 GSH 的氧化还原反应，生成并维持 GSH 的含量，同时进行氨基酸的转运和利用。这条代谢途径的产物 GSH 与红细胞氧化还原代谢有关，且这种产物的氧化型和还原型转换反应密切关联，发生酶遗传缺陷时可导致红细胞受氧化损伤而产生溶血性贫血症状，氧化性药物可诱发溶血或加重病情。

病因及发病机制 与遗传性溶血性贫血有关的缺陷酶主要有 4 种，即谷胱甘肽还原酶（GR）、谷胱甘肽过氧化物酶（GPx）、γ-谷氨酰半胱氨酸合成酶（GCS）和谷胱甘肽合成酶（GSS）。GR 和 GPx 参与 GSH 氧化还原反应，GCS 和 GSS 参与 GSH 的合成反应。GSH 是体内重要的抗氧化剂，可保护机体免受过氧化物的损伤，对红细胞更重要，因为成熟红细胞无细胞核和细胞器，不能再进行蛋白合成反应，所以维持原有酶和蛋白特别是血红蛋白、膜蛋白的功能状态依赖于 GSH 的抗氧化保护作用。无论哪一种 GSH 代谢酶缺陷，都会影响 GSH 的含量和功能，使缺陷细胞易受氧化损伤，引起溶血性贫血。有些酶缺陷还可累及其他系统，如 GSS 缺陷时，合成 GSH 的 γ-谷氨酰循环途径受阻，中间代谢产物 5-羟脯氨酸蓄积，可产生严重代谢性酸中毒、中枢神经系统病症。

临床表现 ①GR 缺乏症分为遗传性与继发性两种。GR 遗传缺陷为常染色体显性遗传，呈慢性溶血，可伴全血细胞减少、智能发育不全、肌强直、白内障等。GR 继发缺陷又称核黄素缺乏型，GR 含量可降至正常值的 38%～60%，在氧化性药物等诱因作用下发生溶血，口服核黄素后 GR 可恢复正常。②GPx 缺乏症为常染色体隐性遗传，有报道酶缺陷杂合子出生时可发生严重的新生儿溶血，成年后无明显临床症状，但药物（如抗癫痫药卡马西平）可诱发血管内急性溶血。③GCS 缺乏症为常染色体隐性遗传，表现为轻至中度溶血性贫血，成年时可出现进行性脊髓小脑变性症状，男性尚有肌无力、腱反射消失、语言断续等。④GSS 缺乏症为常染色体隐性遗传，临床有两种表现，一种仅有溶血性贫血，临床表现差异很大，溶血代偿良好者的贫血、脾大不明显，药物和蚕豆可诱发急性溶血。另一种除溶血外，尚有多系统症状，常见5-羟脯氨酸尿、严重代谢性酸中毒、中枢神经系统功能障碍、易受细菌感染，约25%在儿童期死亡。

诊断与鉴别诊断 GSH代谢酶缺乏症的共性是符合先天性非球形红细胞溶血性贫血诊断，GSH水平低下，海因茨（Heinz）小体生成试验可呈阳性，氧化性药物可诱发溶血。确诊指标为各个酶的活力测定和（或）基因突变位点鉴定。酶活性测定也是区别与氧化性溶血有关的葡萄糖-6-磷酸脱氢酶或6-磷酸葡萄糖酸脱氢酶缺乏症的鉴别诊断指标。溶血合并其他系统病症对诊断有提示意义，如GCS缺乏症可伴神经系统和肌肉系统病症，GSS缺乏症可出现严重酸中毒、严重感染、意识障碍等。

治疗 尚无针对病因治疗的有效方法，对症处理为治疗原则。维生素C和维生素E有助于提高患者体内抗氧化物水平，碳酸氢钠用于纠正酸中毒。GSH各剂型的疗效尚无定论。

（李津婴）

hégānsuān dàixièméi yìchángzhèng

核苷酸代谢酶异常症（abnormality of enzymes involved in nucleotide metabolism） 红细胞核苷酸代谢酶活性缺乏或活力过高所致溶血性贫血。已报道3种酶与溶血有关，即嘧啶-5′-核苷酸酶（P5′N）、腺苷酸激酶（AK）和腺苷脱氨酶（ADA），其中P5′N和AK酶活性低下导致溶血，称为酶缺乏症，而ADA则是唯一的酶活性异常增高引起溶血的红细胞酶病，称为酶过剩症。

病因及发病机制 核苷酸代谢酶异常导致溶血的机制主要为核苷酸代谢池平衡紊乱，引起细胞中毒或缺乏能量而溶血，确切的红细胞损伤过程仍有待阐明。P5′N有两种同工酶，仅报道P5′N Ⅰ缺陷可致溶血性贫血。P5′N Ⅰ专一作用于嘧啶类5′-单核苷酸（CMP、UMP）的磷酸酯键，使底物脱磷酸成为嘧啶核苷，得以透过细胞膜向外转运。P5′N Ⅰ缺乏时，RNA降解的一磷酸嘧啶核苷大量蓄积使细胞中毒，导致网织红细胞脱网障碍，影响红细胞功能，最终引起以外周血大量嗜碱性点彩红细胞为特征的溶血性贫血。P5′N活性高度依赖于镁离子，易受二价重金属抑制，所以重金属中毒可导致获得性的P5′N Ⅰ缺乏，出现溶血症状。

AK催化腺嘌呤核苷酸（ATP、ADP、AMP）之间可逆的高能磷酰基转移反应，主要功能是处理细胞能量利用的代谢信号、为核酸合成提供核苷酸，维持细胞内腺嘌呤核苷酸池平衡和能量内环境平衡。红细胞AK缺乏将使这一平衡产生紊乱而干扰细胞功能与寿命，导致溶血性贫血。

ADA催化不可逆的脱氨反应，使腺苷转化为肌苷、脱氧腺苷转化为脱氧肌苷。有两种ADA遗传缺陷，临床症状截然不同。一种是常染色体隐性遗传病，*ADA*基因发生突变，导致ADA活性丧失、T细胞和B细胞耗竭，产生重症联合免疫缺陷病。另一种是常染色体显性遗传病，*ADA*基因未见突变，可能调控异常使ADA过表达，红细胞ADA活性异常增高至40倍以上，又称ADA过剩症。ADA活性异常增高，过多消耗底物腺苷，由腺苷合成的腺嘌呤核苷酸减少，干扰核苷酸池平衡，使ATP生成减少，导致红细胞供能障碍而溶血。

临床表现 P5′N缺乏症和AK缺乏症为常染色体隐性遗传，而ADA过剩症为常染色体显性遗传。P5′N缺乏症发病率位居遗传性红细胞酶病的第三位，AK缺乏症和ADA过剩症较罕见。3种酶病均表现为以慢性血管外溶血为主的溶血性贫血，有不同程度贫血、黄疸和脾大，胆石症为常见并发症，感染、妊娠可加重贫血。部分P5′N缺陷者有智力障碍和发育迟缓，多为近亲婚生。AK缺乏症是多系统疾病，除溶血性贫血外，半数病例并发智力障碍、运动失调。

辅助检查 特异底物的酶活性测定是确诊指标。家系分析有助于诊断。P5′N缺乏症和AK缺乏症患者酶活性通常低于正常值的50%。ADA过剩症的酶活性可升高至正常值的40~110倍。红细胞内嘧啶核苷酸与嘌呤核苷酸的含量比值可作为P5′N缺乏症的初筛试验，嗜碱性点彩红细胞明显增多可作为病因提示和辅助诊断指标之一。

诊断与鉴别诊断 符合遗传性非球形红细胞溶血性贫血诊断。可有新生儿黄疸史。常染色体隐性遗传P5′N缺乏症和AK缺乏症通常双亲无症状，而亲缘同胞可能有同类表现，注意询问是否存在近亲婚配。高嗜碱性点彩红细胞提示P5′N缺乏症，多系统症状如溶血并存神经运动损伤提示AK缺乏症。嗜碱性点彩红细胞增多也可见于其他疾病，如β-珠蛋白生成障碍性贫血、铁粒幼细胞贫血、肝豆状核变性及铅和铜等重金属中毒等，应用针对这些疾病的检测指标进行鉴别。多系统疾病也可见于某些糖酵解酶缺乏症，以专一底物的酶活性测定进行鉴别。

治疗 尚无特效治疗药物，支持疗法为主。脾切除术疗效不一，对依赖输血者，术后多不需再输血。适当补充叶酸，预防溶血危象或再障危象。

（李津婴）

xuèhóngdànbáibìng

血红蛋白病（hemoglobinopathy） 血红蛋白质和量异常所致遗传性贫血。可分为两大类：一类是异常血红蛋白病，是血红蛋白结构发生改变致贫血症；另一类是珠蛋白生成障碍性贫血，是某类珠蛋白合成受抑所致溶血性贫血，但并不涉及血红蛋白结构异常。世界卫生组织（WHO）估计，全球约有1.5亿人携带血红蛋白病基因，并已将血红蛋白病列为严重危害人类健康的6种常见病之一。异常血红蛋白病在中国以云南、贵州、广西、新疆等地发病率较高，珠蛋白生成障碍性贫血多发于华南及西南地区。根据28个省市、自治区近100万人口的普查资料，异常血红蛋白病的发病率为0.33%，α-珠蛋白生成障碍性贫血的发病率为2.64%，β-珠蛋白生成障碍性贫血的发病率为0.66%。

珠蛋白基因一级结构的变化导致异常血红蛋白，这种变异可发生在α、β、γ和δ珠蛋白链，已鉴别900多种血红蛋白变异体，但这种结构变异并不都导致血红蛋白功能的重要变化，严重影响血红蛋白功能并导致严重贫血症状者占很小比例。血红蛋白变异90%以上表现为单个氨基酸替代，其余少见异常包括双氨基酸替代、缺失、插入、肽链延伸以及肽链融合。

就一单体型而言，α-珠蛋白生成障碍性贫血主要有以下基因型：①缺失型α-珠蛋白生成障碍性贫血。②非缺失型α-珠蛋白生成障碍性贫血。③α基因未被累及的α-珠蛋白生成障碍性贫血。从β-珠蛋白生成障碍性贫血及相关疾病的患者中已发现近200种β-珠蛋白基因突变。突变主要分为两大类：一类是非缺失型突变（包括点突变及25bp以下的缺失或插入），另一类是缺失型突变（25bp至67kb的缺失）。

（赖永榕）

yìcháng xuèhóngdànbáibìng

异常血红蛋白病（abnormal hemoglobinopathy） 遗传缺陷致珠蛋白肽链结构异常，一种或一种以上结构异常的血红蛋白部分或完全替代正常血红蛋白的一组疾病。结构异常可发生于任何一种珠蛋白链，但以β珠蛋白链受累常见。肽链结构改变可导致血红蛋白功能和理化性质改变或异常。已发现的异常血红蛋白中，属于血红蛋白分子外部氨基酸发生替代者最常见，绝大多数不影响分子的稳定性和功能，无临床表现。有些分子外部氨基酸替代的异常血红蛋白出现不稳定性，可有临床症状。例如，血红蛋白S（β6 Glu→Val），由于表面亲水的谷氨酸被疏水的缬氨酸所替代，导致血红蛋白溶解度下降而使红细胞镰状变。发生在同一部位的氨基酸替代血红蛋白C（β6 Glu→Lys）导致蛋白溶解度下降而易在细胞内结晶。分子外部氨基酸替代的异常血红蛋白在纯合子时，出现轻度贫血症状。血红蛋白内部氨基酸是非极性氨基酸，它们在分子中构成血红素与珠蛋白肽链的接触肽链螺旋段间的接触或血红蛋白单体间的接触，因此，这些氨基酸的替代会导致血红蛋白构象变化和功能异常。临床上主要包括不稳定血红蛋白病、氧亲和力增高血红蛋白病、血红蛋白M病等。

异常血红蛋白病以常染色体共显性方式遗传。若血红蛋白的性质，如不稳定血红蛋白病杂合子状态所产生症状，则“疾病”的遗传模式是常染色体显性性状。若像镰状细胞贫血纯合子状态所产生症状，则为隐性遗传型，且所谓“性状”为杂合子状态。无论是否有症状，均可通过血红蛋白分析检测杂合子状态。杂合子与纯合子个体之间不同的交配所预知的遗传型如下（表1）。

携带两种不同异常血红蛋白基因者，称为双重杂合子。其遗传型可能取其之一，这取决这两个基因是等位基因还是非等位基因，即它们影响是同一肽链还是不同肽链（表2）。例如，具有双重杂合子血红蛋白S及血红蛋白C的男性，两者均系β链缺失，且系等位基因，则能遗传该基因之一，仅一基因给子女。因此，所有子女将是血红蛋白S或血红蛋白C杂合子，均为异常，且无

表1 以一定交配方式预知遗传模式

双亲A	双亲B	预期子女中各类基因型所占比例		
		正常（%）	杂合子（%）	纯合子（%）
杂合子	正常人	50	50	0
杂合子	杂合子	25	50	25
纯合子	正常人	0	100	0
纯合子	杂合子	0	50	50
纯合子	纯合子	0	0	100

表2 双重杂合子个体中等位基因的遗传模式

患者	配偶	预期子女中各类基因型所占比例		
		正常（%）	杂合子（%）	双重杂合子（%）
两个基因罹患者相同链者（等位基因），如 HbS 及 HbC	正常	0	100（HbS 和 HbC 各占一半）	0
两个基因罹患于不同链者（非等位基因），如 HbS 及 Hopkins Ⅱ	正常	25	50（HbS 和 Hopkins Ⅱ 各占一半）	25

双重杂合子。非等位基因的遗传则相同，已在几个家系中观察到其为一个基因影响 α 链而另一个基因影响 β 链，在这些家系中，双重杂合子患者的子女，可能是正常人，也可能遗传有单个或两个异常基因。

由于密切连锁，δ 链异常性可与位于同一染色体（顺式）上的 β 链异常性共同遗传；若在相对的染色体（反式）上，它们将不能共同遗传下去。

（赖永榕）

xuèhóngdànbái C bìng

血红蛋白 C 病（hemoglobin C disease） 以珠蛋白 β 链第 6 位上的谷氨酸被赖氨酸替代的血红蛋白分子异常为特征的遗传性疾病。血红蛋白 C（HbC）基因携带者几乎全为黑种人，在世界范围内是发生率仅次于 HbS 病和 HbE 病的第三种 Hb 变异型，最多见于西非，该地区 HbC 病发生率高达 14%～28%，主要见于加纳和布基纳法索，美国黑种人中发生率 2%～3%。阿尔及利亚、意大利、荷兰、英格兰也有少数病例报道，中国尚未发现。此病属常染色体显性遗传。HbC 的氧亲和力较低，氧化后易在红细胞内形成结晶体，含结晶体的红细胞僵硬，易在循环血液中丢失部分细胞膜而形成小球形细胞，后者变形能力低，易被单核-巨噬细胞系统吞噬破坏。可分为 3 型。①HbC 病：HbC 纯合子。患者自父母双方各继承一个异常 β 基因（β6Glu→Lys），无症状或有轻度溶血性贫血。脾可扪及。血涂片中见靶形红细胞及小球形红细胞增多。患者红细胞在高渗介质中，HbC 易形成细胞内结晶。血红蛋白电泳时，HbC 可高达 90%以上，HbA 缺如，HbF 增多。尚无根治疗法，脾切除术疗效不明显。患者寿命一般不受影响，应注意防治感染，补充叶酸，对症治疗。②HbC 性状：HbC 与 HbA 杂合子。患者无临床表现，血象正常，可见靶形红细胞。血红蛋白电泳 HbC 约 40%，HbA_2、HbF 正常，余为 HbA。不需治疗。③镰状红细胞 HbC 病：HbC 与 HbS 杂合子。症状介于纯合子 HbS 与杂合子 HbS 患者之间，常于儿童青春期出现轻至中度溶血性贫血，脾大，可发生视网膜病变、血尿。妊娠期易有并发症。治疗原则见镰状细胞贫血及镰状细胞综合征。

（赖永榕）

xuèhóngdànbái D bìng

血红蛋白 D 病（hemoglobin D disease） 以存在碱性 pH 电泳时位置与血红蛋白 S（HbS）相同，而在 pH 6.2 琼脂糖凝胶电泳时与 HbS 分离多种异常血红蛋白为特征的遗传性疾病。主要见于印度、巴基斯坦和伊朗，中国以北方较多见，内蒙古、新疆、青海、河北及河南等省区有少数散发病例。已发现至少 11 种 β 链异常和 6 种 α 链异常，最常见的是血红蛋白 D（HbD）Punjab（或 HbD Los Angeles，$\alpha_2\beta_2$121 Glu→Gln）。纯合子 HbD Punjab 无症状或仅轻度贫血，无脾大，血涂片中有较多靶形红细胞。杂合子多无症状。经肽链分子杂交证明为 β 链异常者称为 HbDβ 包头、HbDβ 乌兰花；α 链异常者称为 HbDα 内蒙古，均为 HbD 杂合子，无贫血及其他症状。纯合子极罕见，血红蛋白电泳，其 HbD 占血红蛋白的 95%以上，杂合子 HbD 占 35%～50%。在 pH 6.25 琼脂糖凝胶电泳中，HbD 和 HbA 的泳速相同，可与 HbS 区别。HbD 溶解度正常，镰变试验阴性也可区别于镰状细胞性状。无特殊治疗方法，大多不需治疗。不影响正常生长发育，预后良好。

（赖永榕）

xuèhóngdànbái E bìng

血红蛋白 E 病（hemoglobin E disease） 以珠蛋白 β 链第 26 位上的谷氨酸被赖氨酸替代的血红蛋白分子异常为特征的遗传性疾病。因谷氨酸和赖氨酸理化性质相似，对血红蛋白分子的稳定性和功能影响不大。此病属常染色体不完全显性遗传，源于 β-珠蛋白基因突变。多见于东南亚，为中国各族人群中最常见的异常血红蛋白，遍布南北 16 个省、区，以广东及云南省多见。血红蛋白 E（HbE）纯合子常伴轻度溶血性贫血，呈小细胞低色素性。靶形红细胞可达 25%～75%。感染时贫血加重。血红蛋白电泳 HbE 高达 90%以上。HbA_2 即使在病理情况下，亦罕有>10%者，HbF 正常或略增高，HbA 则缺如。HbE 性状是 HbA 与 HbE 基因杂合子。患者无贫血等临床症状，血涂片中靶形红细胞<5%，HbE 为 30%~40%，其余为 HbA。HbE/β-珠蛋白生成障碍性贫血是 HbE 与 β-珠蛋白基因的双重杂合子，症状与重型 β-珠蛋白生成障碍性贫血相似。血红蛋白电泳 HbE 占 60%~80%，HbF 占 15%~40%。治疗方法与重型珠蛋白生成障碍性贫血相似。脾切除术后症状可有好转，但数年后贫血又渐加重。服用羟基脲可使部分患者的血红蛋白维持在一定水平。

（赖永榕）

xuèhóngdànbái M bìng

血红蛋白 M 病（hemoglobin M disease） 以珠蛋白链氨基酸组成改变致高铁血红蛋白形成为特征的遗传性疾病。其发病不是红细胞酶的还原系统发生障碍，而是源于珠蛋白链上的一些位置与血红素中铁原子结合的氨基酸发生突变，使血红素固定在高铁状态。

此病属常染色体显性遗传，因珠蛋白基因突变引起，故又称家族性发绀症。临床上所见均为杂合子状态。高铁血红蛋白的产生是发生珠蛋白 α、β 或 γ 链氨基酸替代，使血红素的铁易于氧化为高铁（Fe^{3+}）状态。已发现 7 种高铁血红蛋白变异型，其中 6 种是血红素囊部位的组氨酸由酪氨酸替代。酪氨酸的酚基与血红素铁共价结合，使铁处于稳定的氧化高铁状态。血红蛋白 M（HbM）Milwaukee 是 β 链第 67 位的缬氨酸被谷氨酸替代。

临床主要表现为自幼发绀，患者无先天性心脏病，此种发绀与自身劳累无关。累及 α 链者自出生时即有发绀，累及 β 链者在出生后 3~6 个月才出现发绀，而累及 γ 链者仅生后 1 周呈现短暂发绀。患者除发绀外，一般无其他症状，生活如常人。某些 β 链变异型可有轻度溶血。服用氧化剂类药（如磺胺类）症状可加重。患者血液呈深棕色，血红蛋白可有轻至中度减少，网织红细胞增多，血清非结合胆红素增多。适当条件下血红蛋白电泳，如中性 pH 琼脂糖凝胶电泳可识别 HbM。此病高铁血红蛋白有特殊的光谱吸收特征，血红蛋白光谱分析可鉴别。热不稳定试验可呈阳性。

凡自幼即出现发绀者，均应考虑此病可能。注意与其他原因引起的高铁血红蛋白发绀症（如遗传性高铁血红蛋白症、中毒性高铁血红蛋白症等）鉴别。进行血红蛋白光谱分析检查可确诊。

尚缺乏有效治疗手段。病程良性，不影响患者寿命。

（赖永榕）

liánzhuàngxìbāo pínxuè

镰状细胞贫血（sickle cell anemia） 以珠蛋白 β 链第 6 位上的谷氨酸被缬氨酸替代的血红蛋白分子异常为特征的遗传性疾病。因红细胞呈镰刀状而得名。主要见于非洲黑种人，杂合子状态者占非洲黑种人的 20%，美国黑种人的 8%。也见于中东、希腊、土籍印第安人及与上述民族长期通婚的人群。杂合子之间通婚，其 1/4 子女为纯合子，导致镰状细胞贫血。

病因及发病机制 珠蛋白 β 链第 6 位上的谷氨酸被缬氨酸替代形成血红蛋白 S（HbS），后者在脱氧状态下相互聚集，形成多聚体。若有足够的多聚体形成，红细胞则由正常双凹形盘状变为镰刀形（又称新月形），此过程称为镰变。红细胞镰变初期呈可逆性，给予氧可逆转此过程。若镰变已严重损害红细胞膜，即为不可逆。镰变红细胞僵硬，变形性差，在微循环中易遭破坏而发生溶血。未被破坏者因含有包涵体易在脾内破坏，导致血管外溶血。镰变红细胞也使血流黏滞性增加，血流缓慢，加之变形性差，易堵塞毛细血管引起局部缺氧和炎症反应，导致相应部位产生疼痛，多发生于肌肉、骨骼、四肢关节、胸腹部，尤以关节和胸腹部常见。血流滞缓、血管堵塞又加重缺氧、酸中毒，诱导更多红细胞发生镰变。如此恶性循环加重溶血、血管堵塞，引起组织器官损伤以致坏死，导致多发性肺、肾、肝、脑栓塞等严重并发症。

临床表现 患者出生后半年内血红蛋白主要是血红蛋白 F（HbF），故表现无异常。半年后，HbF 逐渐由 HbS 代替，症状和体征逐渐出现。一方面表现为慢性溶血性贫血，伴巩膜轻度黄染，肝轻至中度肿大，婴幼儿可见脾大。另一方面由于毛细血管微血栓而引起疼痛危象。婴幼儿指（趾），手（足）背肿痛多见，儿童和成人四肢肌痛，大关节疼痛和腰背痛多见，尚有剧烈腹痛、头痛甚至昏迷和肢体瘫痪等。由于早年发病，患者多有生长和发育不良，一般状况较差，易发生感染。心、肺功能常受损，可发生充血性心力衰竭。肾脏受累可表现为等渗尿、血尿、多尿，部分患者发展为肾病综合征、肾衰竭。骨髓造血组织过度代偿性增加使骨皮质变薄、骨质疏松，导致脊柱变形，股骨头无菌性坏死。骨骼梗死又可导致骨小梁增加和骨质硬化。眼部症状源于视网膜梗死、眼底出血、视网膜脱离等病变。神经系统表现有脑血栓形成、蛛网膜下腔出血。男性患者可有性功能不全。下肢皮肤慢性溃疡是常见体征。

若病情稳定，患者可耐受贫血及其他临床症状。若病情突然加重，称镰状细胞危象，则有严重临床表现，甚至死亡。感染、代谢性酸中毒、低氧可能诱发危象，但有时难以发现明显诱因。根据临床表现特征的不同，镰状细胞危象可分为5型：梗死型（疼痛型）、再生障碍型、巨幼细胞型、脾滞留型和溶血型。

辅助检查 ①血象：血红蛋白为50～100g/L，危象时进一步降低。网织红细胞计数常在10%以上。红细胞大小不均，多染性、嗜碱性点彩细胞增多，可见有核红细胞、靶形红细胞、异形红细胞、豪-焦（Howell-Jolly）小体。镰状红细胞并不多见，若发现则有助于诊断。红细胞渗透脆性显著降低。白细胞和血小板计数一般正常。②骨髓象：红系显著增生，但再生障碍危象时增生低下，巨幼细胞危象时有巨幼细胞变。③血清胆红素：轻至中度增高，溶血危象时显著增高。此病溶血虽以血管外溶血为主，但也存在血管内溶血。④血浆结合珠蛋白减少，血浆游离血红蛋白可能增多。⑤血红蛋白电泳：显示HbS占80%以上，HbF增多至2%～15%，血红蛋白A_2（HbA_2）正常，血红蛋白A（HbA）缺如。

诊断 标准如下。①临床表现为黄疸、贫血、肝脾大、骨关节及胸腹疼痛等。②红细胞镰变试验阳性。③遗传史。④种族地区发病。⑤血红蛋白电泳显示主要成分为HbS。

此病可分为3种主要类型。①HbS纯合子（镰状细胞病）：红细胞内HbS浓度高，对氧亲和力显著减低，氧解离曲线左移，加速氧的释放，使患者能耐受严重缺氧。氧亲和力低而促进脱氧血红蛋白的生成。患者红细胞内氧浓度即使在生理性变化范围内也可发生镰变。出生后3～4个月，HbF被HbS替代时即开始出现症状和体征。可因造血旺盛而发生叶酸缺乏性贫血，也可因再生危象（特别是微小病毒B19感染致红系造血受抑）而使贫血突然加重，并发感染而致早年死亡。血红蛋白在50～100g/L，重亚硫酸钠镰变试验可见大量镰状红细胞生成。红细胞平均寿命10～15天，红细胞内HbF含量较低者寿命较短，易成为不可逆镰状红细胞。血红蛋白电泳示HbS在80%以上，HbF占2%～20%，HbA_2正常，HbA缺如。②HbS杂合子（镰状细胞特征）：为HbS与HbA基因的杂合子，从双亲分别继承了一个正常β基因及一个异常β基因（β6 Glu→Val）。一般无临床症状，血象可正常，但在缺氧状态时（如全身麻醉、高空作业、严重肺部疾病等）红细胞可发生镰变，出现症状。血红蛋白电泳示HbS约35%，HbA约60%，HbA_2正常。常伴叶酸缺乏。伴缺铁时HbS比例减少。寿命一般不受影响。③HbS与β-珠蛋白生成障碍性贫血杂合子：HbS与$β^0$或$β^+$基因双重杂合子，若患者为β6 Glu→Val与$β^0$基因杂合子，则临床表现类似HbS纯合子。由于无正常β链生成，血红蛋白电泳：无HbA，HbS浓度较高，HbA_2轻度增多，HbF占5%～10%。常幼年起病，伴严重溶血性贫血、血管梗塞，常早年死亡。

治疗 尚无有效治疗方法，对症治疗可减轻症状与痛苦，帮助患者度过危象时期非常重要。①预防和治疗感染：可减少引发危象的发生。②输血治疗：患者多数已适应慢性贫血，若非必需，不宜经常输血。若发生再生障碍型危象，应予输红细胞。发生巨幼细胞危象者，应予叶酸治疗。一旦发生梗死危象、溶血危象或其他严重临床情况（如严重感染、重度下肢溃疡、需行全身麻醉和手术），可进行换血疗法，输入洗涤红细胞并补充右旋糖酐40（低分子右旋糖酐）或5%葡萄糖，旨在使含HbS的红细胞减少至50%以下，维持血液循环畅通。③支持及对症治疗：给予吸氧、镇痛药等可减轻患者痛苦。④药物治疗：应用羟基脲、红细胞生成素并配合补铁，可显著提高HbF水平，减少栓塞危象和输血量。⑤骨髓移植：少数病例取得成效，但神经系统后遗症似有增加。

预后 不佳，患者多于幼年死亡。活到成年者常死于肺部并发症、肾衰竭、败血症或脑血管意外。

预防 应注重预防，提倡优生，进行婚前和产前检查。

（赖永榕）

bùwěndìng xuèhóngdànbáibìng

不稳定血红蛋白病（unstable hemoglobinopathy） α-珠蛋白或β-珠蛋白基因突变引起相应珠蛋白氨基酸成分改变所致溶血性贫血。血红蛋白分子结构不稳定，发生变性和沉淀，形成红细胞内变性珠蛋白小体，即海因茨（Heinz）小体，称不稳定血红蛋白。已发现的100余种不稳定血红蛋白，80%以上系β链异常，余为α链异常。

病因及发病机制 α-珠蛋白基因或β-珠蛋白基因突变导致相应珠蛋白链氨基酸成分改变。部分患者的突变基因继承自父母，表现为常染色体显性遗传；所发现的病例均为杂合子，尚未发现纯合子患者。珠蛋白链的氨基酸组成和排列顺序对维持血红蛋白的结构和功能起着决定性作用。珠蛋白链氨基酸的替代、插入或缺失可改变血红蛋白的结构和功能，可导致不稳定血红蛋白的产生，使血红蛋白变为不稳定而发生沉淀，在红细胞内形成变性珠蛋白小体，附着于红细胞膜上，使膜的变形性降低，变得僵硬，最终在微循环中，尤其在脾内被破坏。

临床表现 不稳定血红蛋白有百余种，不同的不稳定血红蛋白所致不稳定血红蛋白病临床表现有很大差异。多数不稳定血红蛋白病患者因骨髓红系代偿性增生而不出现贫血，或仅有轻度的溶血性贫血，但当发生感染或服用氧化剂类药物时，不稳定血红蛋白沉淀加剧，溶血性贫血加重，患者通常因此就医而确诊。γ链异常患者在出生时可有溶血性贫血，而后γ链逐渐被正常β链取代，6个月后溶血性贫血逐渐消失。β链异常患者在出生时正常，而后γ链逐渐被异常β链取代，0.5~1岁后出现慢性溶血性贫血。少数不稳定血红蛋白（如Hb Duarte）的氧亲和力高于正常，向组织释放氧减少，故引起血红蛋白浓度升高达正常血红蛋白浓度上限或稍高于正常。除贫血外，患者还可有黄疸、脾大。若不稳定血红蛋白被氧化形成高铁血红蛋白，则出现发绀。

辅助检查 血红蛋白正常或减少；红细胞呈低色素性，大小不均，可见多染性、嗜碱性点彩红细胞；网织红细胞增多。热变性试验、异丙醇试验及乙酰苯肼试验阳性。热变性试验易有假阳性，需做正常对照。氧解离曲线检查可发现不稳定血红蛋白的氧亲和力是否异常。

诊断 对原因不明的遗传性非球形红细胞溶血性贫血患者均应考虑此病可能。诊断的主要依据是证明不稳定血红蛋白的存在。若发现血红蛋白的氧亲和力异常，对诊断也很有价值。部分患者有阳性家族史。热变性试验及异丙醇试验是诊断该病简便、敏感并具有一定特异性的试验。

治疗 尚无特殊治疗。应避免发生感染或服用氧化剂类药（如磺胺类、伯氨喹、呋喃唑酮、亚甲蓝等），以免诱发溶血性贫血加重。脾切除术对部分溶血性贫血明显且伴脾大者有一定疗效，但对氧亲和力增高的不稳定血红蛋白病患者应避免，因可能导致病情加重。妊娠时贫血可能加重。

预后 平时溶血较轻者预后较好。平时贫血及溶血严重者，可因并发感染引起急性溶血危象而死亡。氧亲和力增高的不稳定血红蛋白病患者脾切除后发生血红蛋白增多症和血栓形成，也可导致死亡。

（赖永榕）

yǎngqīnhélì zēnggāo xuèhóngdànbáibìng

氧亲和力增高血红蛋白病

（hemoglobinopathy with increased affinity for oxygen） 血红蛋白氨基酸组成改变致其对氧的亲和力增高，向组织释放氧减少，致组织缺氧引起的代偿性红细胞增多症。又称家族性红细胞增多症，但并非所有家族性红细胞增多症均由异常血红蛋白引起。

此病属常染色体显性遗传，源于珠蛋白基因突变引起珠蛋白链氨基酸组成改变，使血红蛋白的氧亲和力增高，向组织释放氧减少，组织缺氧刺激红细胞生成素增加，造成红细胞增多。少数患者无家族史，可能是患者本人自发的体细胞性基因突变引起。临床上所见患者均为杂合子状态。已发现40余种氧亲和力增高的异常血红蛋白。可能纯合子不能生存，临床所见均为杂合子，主要表现为红细胞增多，眼结合膜、口唇、颜面及四肢末端充血，可有头胀、头晕、头痛、失眠、易激惹、四肢麻木等，但多数患者症状不明显。脾一般不大。妊娠时可能发生流产或死胎。

血红蛋白浓度可正常或不同程度升高，血细胞比容为0.42~0.70。白细胞和血小板计数正常。血红蛋白电泳可显示出部分氧亲和力增高，异常血红蛋白的泳动速度与血红蛋白A（HbA）不同，出现一异常区带。另有部分异常血红蛋白需用pH 6.2缓冲液或等电聚焦电泳方能与HbA区分。还有一些异常血红蛋白不能用电泳方法鉴别，需测定氧亲和力（P_{50}值）方能肯定，此类异常血红蛋白的氧亲和力较正常高4~6倍。

有红细胞增多症及家族史者应考虑此病。血红蛋白电泳发现异常血红蛋白区带和（或）血红蛋白氧亲和力显著增高可确诊。珠蛋白链氨基酸组成分析或珠蛋白基因分析可明确该病的分子病理。

患者大多不需治疗，有轻微症状者可对症处理。若红细胞显著增多（如血细胞比容>0.60）可能发生血栓形成或其他并发症，可静脉放血治疗。

此病预后较好，一般不影响寿命，但无氧亲和力的妇女妊娠期间易发生流产或死胎。

（赖永榕）

zhūdànbái shēngchéng zhàng'àixìng pínxuè

珠蛋白生成障碍性贫血

（thalassemia） 某类珠蛋白基因缺陷

使珠蛋白链合成缺如或不足所致的一组遗传性溶血性贫血。是人类最常见的基因缺陷病，广泛分布于世界许多地区，其中地中海流域、中东、印度次大陆、东南亚及中国南部为高发地区。中国广东、广西、海南、湖南及四川较多见，长江以南各省、区有散发病例，北方则少见。根据珠蛋白链缺陷的不同，分为α-珠蛋白生成障碍性贫血、β-珠蛋白生成障碍性贫血、δ-珠蛋白生成障碍性贫血、βδ-珠蛋白生成障碍性贫血、εβγδ-珠蛋白生成障碍性贫血等。由于珠蛋白基因突变的多样性，该组疾病不仅有多种类型，而且临床表现不一，轻者终生无症状，重者胎死宫内或早年夭折，中间型则介于二者之间。

（赖永榕）

α-zhūdànbái shēngchéng zhàng'àixìng pínxuè

α-珠蛋白生成障碍性贫血

（α-thalassemia） α-珠蛋白基因缺失或缺陷引起α-珠蛋白链合成受到部分或完全抑制所致的遗传性溶血性贫血。主要见于东南亚和地中海地区，美国黑种人，印度次大陆亦相当常见，中国则以广东、广西、四川等地多见。

病因及发病机制 正常人自父母双方各继承两个α-珠蛋白基因（αα/αα），合成足够的α-珠蛋白链。若自父母继承一个或一个以上有缺陷的α-珠蛋白基因，可致α-珠蛋白链合成受到部分或完全抑制，引起α-珠蛋白生成障碍性贫血。其临床表现的严重程度取决于异常α-珠蛋白基因的数目。引起α-珠蛋白生成障碍性贫血的基因异常多数是基因缺失，α-珠蛋白基因缺失数目多少与α-珠蛋白链缺乏程度及临床表现严重性平行。少数患者并无α-珠蛋白基因缺失，而是α-珠蛋白基因发生点突变或数个碱基缺失，影响RNA加工、mRNA翻译或导致合成的α-珠蛋白链不稳定，最终引起α-珠蛋白链缺乏。α-珠蛋白链的两个α基因的mRNA完全缺失可导致α-珠蛋白链合成完全受抑制，称为α^0基因或α_1基因；若只有一个α基因的mRNA部分缺失则引起α珠蛋白链部分受抑制，其合成减少，称为α^+基因或α_2基因。若正常人与α-珠蛋白生成障碍性贫血基因携带者结合，或夫妇双方都是α-珠蛋白生成障碍性贫血基因携带者，就会产生4种表现型：①α^+基因与正常α基因携带者结合，α/β链合成比值基本正常，产生静止型α-珠蛋白生成障碍性贫血（α_2杂合子）。②α^0基因与正常α基因携带者结合，α链/β链合成比值减少到0.7，产生α-珠蛋白生成障碍性贫血特征（α_1杂合子）。③α^0基因与α^+基因携带者结合，因4个α基因中只有1个α基因位点保存，缺乏3个基因位点，α/β链合成比值减少到0.3~0.6，产生血红蛋白H（HbH）病（α_1与α_2双重杂合子）。HbH是一种不稳定血红蛋白（Hb），易在红细胞内形成包涵体，导致红细胞膜氧化损伤，造成红细胞破坏及骨髓无效造血。但由于含HbH的红细胞生存时间比重型β-珠蛋白生成障碍性贫血患者的红细胞长，临床症状无重型β-珠蛋白生成障碍性贫血严重。④α^0基因的纯合子，在一对染色体中4个α基因位点全部缺失，完全不能合成α链，此种结合形成γ_4，即Hb Bart胎儿水肿综合征。Hb Bart氧亲和力高，在组织中释放出的氧极少，常致胎儿窒息死亡。若胎儿期未造成死胎流产，由于胎儿长期缺氧，严重影响到胎儿发育造成胎儿水肿，即使拖到早产，亦常以胎儿水肿综合征在围生期死亡。

临床表现 静止型α-珠蛋白生成障碍性贫血及α-珠蛋白生成障碍性贫血特征者无任何症状及特征。HbH病患者出生时与正常婴儿一样，1岁前多无贫血症状，以后随着年龄增长逐渐出现典型的HbH病特征，主要表现为轻至中度的慢性贫血。约2/3以上患者有肝脾大，间歇发作轻度黄疸，但无“地中海贫血外貌”、骨骼系统变化轻微，生长发育正常，可长期生存。合并感染、妊娠或服磺胺类药、氧化剂类药时贫血可因溶血而明显加重。Hb Bart胎儿水肿综合征通常在妊娠34~40周成为死胎，流产或早产后胎儿绝大部分在数小时内死亡，流产及早产胎儿小，皮肤苍白、全身水肿、胸腔积液、腹水、心包积液。可有黄疸及皮肤出血点，明显肝脾大，心脏明显增大，胎盘大而脆，易碎裂，脐带亦常有水肿。

辅助检查 ①血象：静止型携带者血象正常，红细胞内无包涵体，α-珠蛋白生成障碍性贫血特征者Hb正常或轻度减少。平均红细胞体积（mean corpuscular volume，MCV）、平均红细胞血红蛋白量（mean corpuscular hemoglobin，MCH）轻度减少，少数红细胞内有包涵体。HbH病患者Hb大多70~100g/L，但贫血严重时可在30g/L以下。Hb Bart胎儿水肿综合征Hb为30~100g/L。MCV及MCH、平均红细胞血红蛋白浓度（mean corpuscular hemoglobin concentration，MCHC）显著降低，红细胞渗透脆性降低。血涂片可见红细胞大小不均、异形及靶形红细胞，可见有核红细胞，网织红细胞显著增多。HbH 病患者血涂片经煌焦油蓝染色后可见红细胞中有灰蓝色、均匀、圆形的颗粒状 HbH 包涵体。②骨髓象：骨髓中红系细胞增生显著，HbH 病患者有核红细胞亦可见 HbH 包涵体。Hb Bart 胎儿水肿综合征者常有髓外造血灶，含铁血黄素沉着明显，铁粒幼细胞增加。③Hb 电泳：HbH 病患者脐血中 Hb Bart 占 5%～20%，成年人 HbH 占 5%～40%，HbA_2 及 HbF 多正常。Hb Bart 胎儿水肿综合征者 Hb 电泳几乎全部为 Hb Bart，可有微量 HbH，无 HbA、HbA_2 及 HbF。HbH-CS 患者 Hb 电泳除 HbH 之外尚可有少量 Hb-CS（2%～3%）。

诊断 根据临床表现、血象及 Hb 分析、红细胞包涵体检查，可诊断 HbH 病和 Hb Bart 胎儿水肿综合征。诊断静止型携带者和 α-珠蛋白生成障碍性贫血特征困难，需通过 DNA 限制性内切酶图谱、聚合酶链反应、寡核苷酸探针、斑点杂交、DNA 测序等基因诊断技术确诊，HbH 病及 Hb Bart 胎儿水肿综合征有条件也应进行上述基因诊断技术检查以明确基因型。

治疗 静止型携带者及 α-珠蛋白生成障碍性贫血特征不需治疗。HbH 病患者有急性溶血症状、贫血严重时可输血，贫血不严重者不需治疗。贫血严重、巨脾、经常发生感染或溶血加重者可行脾切除术或脾动脉栓塞治疗，疗效良好，但术后常可引起血小板增多、血栓形成等并发症，应注意预防并避免应用氧化剂药物。Hb Bart 胎儿水肿综合征多于出生前死亡，尚无治疗方法，重点在于预防。

预防 对家族史中母亲有死胎史或发生过水肿婴儿史者、夫妻均为珠蛋白生成障碍性贫血携带者的高危孕妇应严格进行产前诊断，包括取胎儿绒毛、羊水及胎儿脐血做基因分析。其中以早期绒毛为首选，取胎儿绒毛以孕 8～12 周为最佳时间；若错过采集绒毛时机，可于孕 16～24 周采集羊水，并经培养去除母血细胞后提取胎儿 DNA 进行基因分析；经胎儿脐静脉穿刺取血样提取胎儿 DNA 也可用于产前诊断，一般在孕 20～26 周进行。检出 Hb Bart 胎儿水肿综合征的胎儿应立即终止妊娠。还应加强社区筛查及优生遗传咨询。

（赖永榕）

β-zhūdànbái shēngchéng zhàng'àixìng pínxuè

β-珠蛋白生成障碍性贫血

（β-thalassemia） β-珠蛋白基因突变或缺失引起 β-珠蛋白肽链合成不足所致的遗传性溶血性贫血。是危害最严重的血红蛋白病，也是世界上最常见的遗传性疾病之一。约占世界人口的 3%，约 1.5 亿人群携带 β-珠蛋白生成障碍性贫血基因。

病因及发病机制 正常人自父母双方各继承一个正常 β-珠蛋白基因，合成正常量 β-珠蛋白链。若自父母继承了异常 β-珠蛋白基因，则可导致该病。人类 β-珠蛋白基因位于 11p，已知有超过 200 种基因突变可导致 β-珠蛋白生成障碍性贫血。β-珠蛋白基因发生突变，导致 β-珠蛋白基因的转录、前体 mRNA 加工、mRNA 翻译及 β-珠蛋白链的完整性发生障碍，致使 β-珠蛋白链的合成不足或完全不能合成，直接影响正常的血红蛋白 A（HbA）的合成并引起 α-珠蛋白链与非 α-珠蛋白链的合成比例不平衡。由于 α-珠蛋白链的相对过剩，剩余的 α-珠蛋白链在红细胞内形成包涵体，导致红细胞膜氧化损伤，造成红细胞破坏及骨髓无效造血，这是 β-珠蛋白生成障碍性贫血主要病理基础。β-珠蛋白基因突变部位和类型不同，对 β-珠蛋白合成抑制的程度也不同，可分为两种类型：β-珠蛋白完全不能合成者称为 $β^{0-}$ 珠蛋白生成障碍性贫血，β-珠蛋白尚能合成但合成量不足者称为 $β^{+-}$ 珠蛋白生成障碍性贫血。

临床表现 按其贫血严重程度分为轻型、中间型和重型。①轻型：为杂合子，多数患者无任何症状，也无贫血；少数有轻度贫血，面色较差，常感疲乏无力，但生长发育正常，骨骼无畸形。贫血可因感染、妊娠等情况加重，也可并发缺铁性贫血，脾可轻度肿大。②重型：又称库利（Cooley）贫血，为纯合子，β-珠蛋白链合成完全被抑制（$β^{0-}$ 珠蛋白生成障碍性贫血），初生时与正常婴儿无异，但出生后 3～6 个月，随着 γ-珠蛋白基因表达逐渐关闭，β-珠蛋白基因缺陷，患者开始出现临床症状，且呈进行性加重，需定期输血维持生命。早期症状如食欲缺乏、喂养困难、腹泻、易激惹、发育缓慢、体重不增，面色逐渐苍白，肝脾特别是脾进行性肿大，腹部逐渐膨大。三四岁起体征逐渐明显，贫血进行性加重，巩膜黄染、生长发育迟缓、身体矮小、肌肉无力，骨骼变形，头颅增大，额部、顶部、枕部隆起，颧骨隆起，鼻背塌陷，上颌及牙齿前突，形成典型的“地中海贫血外貌”。巨脾可因脾功能亢进而引起粒细胞和血小板减少，常有感染、发热、鼻出血等。长期多次输血常引起继发性血色病，免疫力低下、反复感染、心肌损害，常使多数患儿夭折。若能活到10多岁则常伴性幼稚征，出现第二性征不发育、肾上腺功能不全等表现。③中间型：指临床表现介于重型与轻型之间的患者，从遗传因素分析包括：轻型的纯合子β-珠蛋白生成障碍性贫血（β^+）；贫血和脾大比较明显的杂合子β-珠蛋白生成障碍性贫血；纯合子β复合α-珠蛋白生成障碍性贫血；纯合子β-珠蛋白生成障碍性贫血复合γ-珠蛋白基因启动子突变；β-珠蛋白生成障碍性贫血复合异常血红蛋白，如血红蛋白C（HbC）、血红蛋白E（HbE）、血红蛋白S（HbS）等；β复合δβ-珠蛋白生成障碍性贫血；β-珠蛋白生成障碍性贫血复合Hb Lepore。

辅助检查 包括以下项目。

血象 轻型β-珠蛋白生成障碍性贫血Hb一般在80g/L以上，重型患者Hb一般在50g/L以下，需定期输血维持生命，平均红细胞体积、平均红细胞血红蛋白量、平均红细胞血红蛋白浓度明显降低。网织红细胞比例常增高，血涂片检查见靶形红细胞增多，红细胞大小不均、异形、嗜碱性点彩明显，红细胞呈典型小细胞低色素性。白细胞数多正常，血小板数常增多，脾功能亢进时白细胞、血小板数减少。

骨髓象 呈溶血性贫血骨髓象，红系增生显著，铁染色阳性，铁粒幼细胞增多。

血红蛋白分析 HbA（$\alpha_2\beta_2$）减少而HbF（$\alpha_2\gamma_2$）、HbA_2（$\alpha_2\delta_2$）增多。轻型患者HbA_2显著增多，范围3.5%~7%，平均5%。HbF可正常，部分病例可轻度增多，一般不超过5%。重型患者HbF增多明显，可达60%以上，有些患者HbF变化较大，可在10%~90%。HbA_2多正常，变化较大，范围1.4%~4.1%。无正常HbA。

铁代谢检查 轻型患者血清铁、转铁蛋白饱和度、血清铁蛋白浓度多数正常，合并缺铁时上述指标可降低。中间型患者血清铁、转铁蛋白饱和度、血清铁蛋白浓度常增高，重型患者上述指标增高更显著，其中血清铁蛋白浓度常>2000μg/L。

X线检查 重型患者骨髓长期显著增生，使骨髓腔增宽、骨皮质变薄，颅骨板障增宽。颅骨X线片上常能看到骨皮质间的髓梁有垂直条纹，呈典型短发状变化，如“头发直立”“太阳光线”状。短骨由于骨小梁变薄而形成花边或嵌花样间隔，以指骨及掌骨出现较早，长骨骨皮质变薄髓腔增宽，以股骨远端较明显。偶在胸腔内或脊柱旁可见大小不等的髓外造血灶。

诊断与鉴别诊断 纯合子β-珠蛋白生成障碍性贫血的临床和血液学表现很典型，诊断不难。对于进行性严重贫血患儿，有脾大，平均红细胞体积、平均红细胞血红蛋白量、平均红细胞血红蛋白浓度明显降低，网织红细胞比例增高，外周血涂片显示红细胞大小不均、有靶形红细胞，红细胞渗透脆性降低，HbF含量显著增高，大多可确诊。家族史和籍贯对诊断有重要意义，必要时做颅骨X线检查及血红蛋白分析，疑似病例需做基因诊断。轻型及无症状β-珠蛋白生成障碍性贫血的诊断依据：①低色素性贫血，平均红细胞体积、平均红细胞血红蛋白量、平均红细胞血红蛋白浓度明显降低。②外周血涂片可见靶形红细胞。③红细胞渗透脆性减低。④HbF正常或轻度增多，HbA_2轻度增多，血红蛋白电泳无其他异常血红蛋白。⑤家族调查对诊断很有价值，患者的父母中至少一人有杂合子β-珠蛋白生成障碍性贫血证据，也可两人都有。杂合子β-珠蛋白生成障碍性贫血需与缺铁性贫血、巨幼细胞贫血鉴别，纯合子β-珠蛋白生成障碍性贫血需与新生儿黄疸、再生障碍性贫血等鉴别。

治疗 轻型患者不需治疗，中间型及重型患者用以下措施。

输血 维持患者正常血红蛋白水平，预防慢性血氧不足，减轻代偿性骨髓增生，减少肠道对铁的吸收。对重型患者主张用高输血法维持血红蛋白在100~120g/L。一般每3~4周输血1次。中间型β-珠蛋白生成障碍性贫血大多数平时能维持血红蛋白在75g/L以上，不需依赖长期规则输血。输血过程中用洗涤红细胞或用过滤器去除白细胞后的浓缩红细胞，可减少输血后的过敏反应及肝炎病毒、人类免疫缺陷病毒、巨细胞病毒等传染性疾病的发生。

铁螯合剂治疗 长期反复输血及骨髓红系造血过盛、肠道吸收铁增加，使体内铁负荷过多，过多的铁沉积于心肌、肝、胰、脑等，引起组织细胞损伤和器官功能衰竭。应用铁螯合剂进行祛铁治疗对HbH病、中间型及重型β-珠蛋白生成障碍性贫血非常重要。治疗前后均需密切监测和准确评估患者的铁负荷过多状况，最普遍使用的评估方法包括测定血清铁蛋白浓度和磁共振成像检查评估脏器铁沉积（心脏T_2值及肝脏R_2值）。

对重型β-珠蛋白生成障碍性贫血，原则上在输注10~20单位红细胞或血清铁蛋白浓度

>1000μg/L 时开始祛铁治疗。铁螯合剂可影响骨骼生长，儿童祛铁治疗尽量在 2~3 岁后进行。可选择的铁螯合剂有去铁胺、去铁酮及地拉罗司（Deferasirox）。

脾切除术及脾动脉栓塞 对巨脾或及脾功能亢进者可行脾切除术或脾动脉栓塞术，以减轻溶血。切脾指征：①脾直径>6cm 或脾功能亢进。②每年输血量>200ml/kg 红细胞者。③5 岁以上患儿（5 岁以前小儿机体免疫功能发育未完善，术后常并发严重感染）。脾切除术后患者输血量减少，红细胞寿命延长、贫血症状改善。研究认为 HbH 病、中间型 β-珠蛋白生成障碍性贫血、β-珠蛋白生成障碍性贫血复合 HbE 病患者脾切除效果好，术后因免疫功能减低易合并感染，同时血小板明显增多，易导致血栓栓塞，肝含铁血红素沉积加重并明显增大，其他器官亦受累。脾切除后应立即给予抗生素预防感染 1~2 个月。血小板>800×10^9/L 者应给予阿司匹林、双嘧达莫等抗凝治疗。

γ-珠蛋白基因活化剂 如羟基脲、5-氮胞苷、白消安、丁酸钠类等药物，能活化 γ-珠蛋白基因的表达，增加 γ-珠蛋白链的合成，增加 HbF 的合成，改善贫血症状。该类药物对中间型、β-珠蛋白生成障碍性贫血复合 HbE 病患者效果较好，但对重型患者效果较差。

造血干细胞移植 是根治重型 β-珠蛋白生成障碍性贫血的唯一方法，对有人类白细胞抗原（human leukocyte antigen，HLA）相合同胞供者的重型患者应作为首选治疗。移植效果与患者年龄、身体状况、预处理方案、供者来源、HLA 相合程度及对并发症的处理等因素密切相关。根据患者是否肝大、有无肝纤维化、是否规则应用铁螯合剂 3 种危险因素，可分为 3 级：一级为无上述 3 种危险因素；二级有 1~2 种危险因素；三级有 3 种危险因素。上述三级患者获得 HLA 配型相合供者的骨髓移植后，无病生存率分别为 87%、85% 和 80%。对无 HLA 相合同胞供者的重型 β-珠蛋白生成障碍性贫血患者，可选择非亲缘供者造血干细胞移植根治疾病。

预防 此病总体预后较差，多数于学龄前因继发感染、全身及心力衰竭而死亡，总体上临床控制的效果仍不理想。产前诊断是预防和控制重型患者出生的关键，有很强的社会意义和实用价值。

（赖永榕）

δ-zhūdànbái shēngchéng zhàng'àixìng pínxuè

δ-珠蛋白生成障碍性贫血

（δ-thalassemia） δ-珠蛋白链合成缺乏所致的一类遗传性疾病。若为纯合子，则无 δ 链合成，血红蛋白电泳显示血红蛋白 A_2（HbA_2）（$\alpha_2\delta_2$）完全缺失；若为杂合子，则显示 HbA_2 减少。已发现 19 种 δ-珠蛋白生成障碍性贫血，大部分为点突变，仅有 1 种为基因缺失。由于 HbA_2 是血红蛋白的次要成分，仅占血红蛋白的 2.2%~3.5%，故无论是 HbA_2 缺如或减少，均不产生明显影响。此病无临床表现，不需任何治疗，故无临床意义。

（赖永榕）

δβ-zhūdànbái shēngchéng zhàng'àixìng pínxuè

δβ-珠蛋白生成障碍性贫血

（δβ-thalassemia） 以 δ-珠蛋白和 β-珠蛋白表达受抑为特征的遗传性溶血性疾病。包括多种亚型。①$(\delta\beta)^0$-珠蛋白生成障碍性贫血：若患者的 δ 基因和 β 基因缺失并为纯合子，完全无 δ 链、β 链生成，血红蛋白 A（HbA）和血红蛋白 A_2（HbA_2）缺如，只有血红蛋白 F（HbF）生成，分布于所有红细胞中。临床表现类似于中间型 β-珠蛋白生成障碍性贫血，有轻至中度贫血，轻至中度肝脾大，溶血发作时可有黄疸。一般不威胁患者生命，多可生存至成年。诊断及处理原则与 β-珠蛋白生成障碍性贫血相似。②$(\delta\beta)^+$-珠蛋白生成障碍性贫血：虽有 δ 基因和 β 基因缺失，但为杂合子，仍有部分 δ 链和 β 链生成，故 HbA_2 正常或轻度减少，HbF 占血红蛋白的 5%~20%，余为 HbA。其临床表现与杂合子 β-珠蛋白生成障碍性贫血相似，处理原则也相同。③血红蛋白莱波雷（Lepore）综合征：DNA 顺序缺失导致 δ-珠蛋白基因和 β-珠蛋白基因融合的产物。据推测是在减数分裂过程中 δ-珠蛋白基因和 β-珠蛋白基因发生非同源配对并发生不等交换而产生新的 δβ-融合基因，此融合基因编码部分 δ 链和部分 β 链组成的异常非 α 链，导致该病。由于 δ 基因和 β 基因发生非同源性不对称交换点不同，产生的异常非 α 链的氨基酸组成亦有不同，因此血红蛋白 Lepore 不止一种。临床表现取决于患者是纯合子还是杂合子。杂合子临床表现与杂合子 β-珠蛋白生成障碍性贫血相似，可有轻度低色素性贫血、轻度脾大。血红蛋白电泳显示血红蛋白 Lepore 约占 8%，HbF 轻度增加（3%~14%），HbA_2 正常或减少（1.2%~2.6%），余为 HbA。纯合子的临床表现与纯合子 β-珠蛋白生成障碍性贫血相似，有严重贫血、黄疸、特殊面容、肝脾大、骨骼改变等。血红蛋白电泳中约20%为血红蛋白 Lepore，80%为HbF，而 HbA 和 HbA_2 缺如。该病处理原则同相似的珠蛋白生成障碍性贫血。

（赖永榕）

εβγδ -zhūdànbái shēngchéng zhàng'àixìng pínxuè

εβγδ-珠蛋白生成障碍性贫血（εβγδ-thalassemia） 包括ε、β、γ和δ基因在内的大片段（可长达55 000bp）基因缺失所致遗传性溶血性疾病。这4个基因相互邻近，同位于11p。该病少见，仅发现有杂合子。临床表现在患者出生时有新生儿溶血，成年人临床表现与杂合子β-珠蛋白生成障碍性贫血相似，处理原则亦相同。

（赖永榕）

yíchuánxìng tāi'ér xuèhóngdànbái chíxù cúnzàizhèng

遗传性胎儿血红蛋白持续存在症（hereditary persistence of fetal hemoglobin，HPFH） 高浓度血红蛋白F持续存在至成年并均匀分布于各红细胞中的遗传性疾病。此病按分子病理可分为两类：一类是包括δ和β基因在内的大片段基因缺失，但γ基因未受影响，简称缺失型HPFH，多见于黑种人，也可见于印度和东南亚；另一类是$^{A}\gamma$基因或$^{G}\gamma$基因与β基因在减数分裂时发生不对称交换，产生融合基因（$^{A}\gamma\beta^{+}$或$^{G}\gamma\beta^{+}$），同时由于γ基因转录调控区发生点突变，使γ基因的转录增加，γ链合成因而增加，简称非缺失型HPFH，除黑种人外，也可见于希腊人及英国人。缺失型HPFH纯合子患者的血红蛋白100%为血红蛋白F（HbF），而无血红蛋白A（HbA）、血红蛋白A_2（HbA_2），源于无δ链、β链合成。其HbF中的γ链可为$^{A}\gamma$，也可为$^{G}\gamma$，或两者并存，这取决于基因缺失长度、位置对$^{A}\gamma$和$^{G}\gamma$基因表达的影响而定。患者红细胞可呈低色素性，大小不均，但无明显临床表现，不需特殊治疗。缺失型HPFH杂合子患者的血红蛋白中20%~30%为HbF，HbA_2轻度减少，为1.0%~2.1%，余为HbA。患者无临床表现，不需治疗。非缺失型HPFH杂合子患者血红蛋白的10%~20%为HbF，HbA_2正常或轻度减少，余为HbA。纯合子患者20%的血红蛋白为HbF。无论是纯合子抑或杂合子，患者血象均正常，无临床表现，不需治疗。

（赖永榕）

zìshēn miǎnyìxìng róngxuèxìng pínxuè

自身免疫性溶血性贫血（autoimmune hemolytic anemia，AIHA） 患者免疫功能调节紊乱，产生自身抗体和（或）补体吸附于红细胞表面，导致红细胞破坏增速所致溶血性贫血。20世纪60年代，美国学者报道AIHA的人群年发病率为1.25/10万，瑞典为2.0/10万。种族间无显著差别。家庭聚集性不明显，个别报道一个家庭有几个AIHA患者，但皆继发于其他自身免疫病或淋巴增殖性疾病。中国上海、天津、北京等地曾发表过AIHA病例构成比资料，未见人群发病率报道。AIHA可发生于任何年龄，但多数患者年龄超过40岁，发病年龄高峰在70~80岁。女性多于男性。

病因 AIHA按病因均可分为原发性（原因不明性）和继发性两大类，前者约占45%，后者继发于结缔组织病（系统性红斑狼疮、类风湿关节炎、系统性硬化）、血液系统肿瘤（慢性淋巴细胞白血病、淋巴瘤、多发性骨髓瘤）、感染（支原体肺炎、传染性单核细胞增多症）、应用药物（左旋多巴或甲基多巴等）、溃疡性结肠炎等。患者红细胞通常认为是正常的，但其表面常吸附有不完全抗体IgG和（或）IgM。被致敏的红细胞并不在血管内溶血，而在单核-巨噬细胞系统内为巨噬细胞所破坏，也可能仅部分膜被拖住消化。由于膜的不断丧失，终至成为球形细胞，在脾索内被阻留而吞噬。若膜上同时存在IgG和可加速致敏红细胞被脾破坏。巨噬细胞对致敏细胞的破坏决定于“附着”及“摄入”两种作用。受体与“附着”有关而“摄入”则依赖于IgG-Fc受体。两种受体有相互协同作用。若单独附着，溶血并不严重，因为未能进一步被摄入，不致造成吞噬。吸附的红细胞多在肝内被阻留破坏。

发病机制 主要包括抗自身红细胞抗体产生及溶血发生。

抗红细胞自身抗体产生 包括抗原变异、抗体产生异常和交叉免疫。

溶血发生 ①血管外溶血：自身血细胞抗体（主要是温型抗体）与红细胞（有时包括白细胞和血小板）结合，使抗体的Fc端构型发生变化，并同时激活少量补体使红细胞膜上黏附一定量的C3b/C4b，构型发生变化的Fc端及C3b/C4b分别与单核-巨噬细胞上的Fc受体及C3b/C4b受体结合，导致红细胞被吞噬、溶解、破坏。红细胞破坏量超过骨髓产生量，机体即发生贫血；若单核-巨噬细胞释放出较多破坏红细胞的代谢产物非结合胆红素，即引起胆红素代谢紊乱，发生高胆红素血症（黄疸，血清非结合胆红素增高，尿胆原或尿胆素增高，

胆结石或胆囊炎，严重者可发生胆红素脑病等）。此型溶血反复、长期发生可致单核-巨噬细胞系统反应性增生，出现肝脾大。②血管内溶血：某些自身红细胞抗体（主要为冷型抗体）在血管内与红细胞结合，引起红细胞凝集并同时结合、激活补体；补体直接破坏红细胞，引起血管内溶血。溶血超过骨髓的代偿能力，机体会发生贫血。血管内溶血同时导致高游离血红蛋白血症：血浆游离血红蛋白（free hemoglobin，FHb）增多、结合珠蛋白（haptoglobin，HP）减少、高铁血红素白蛋白增多、高铁血红素结合蛋白减少、高铁血红素结合珠蛋白-高铁血红素结合物增多。增多的 FHb 超过 HP 的结合能力时就会发生血红蛋白尿、含铁血黄素尿，出现尿潜血试验阳性和尿含铁血黄素试验（Rous 试验）阳性。反复发生血红蛋白尿还会引起机体缺铁、缺锌，并进一步加重贫血。被 HP 结合的 FHb 在单核-巨噬细胞内代谢分解，故可能引起黄疸和肝脾大。血管内被抗体凝集的红细胞影响末梢循环，使皮肤出现雷诺现象等。自身红细胞抗体的种类及效价影响血管内溶血的程度。若冷抗体为冷凝集素，多数激活全补体而导致血管内溶血，仅少数致敏红细胞不激活补体。若冷抗体为多纳特-兰德施泰纳（Donath-Landsteiner）抗体（简称 D-L 抗体），极易在低温下固定补体，37℃时激活全补体，发生较严重的血管内溶血。

临床表现 多样化，轻重不一。一般起病缓慢，常表现为全身虚弱、头晕，以发热和溶血起病者较少见。急性型多见于小儿，但有时也见于成人，常有病毒感染史，起病急骤，寒战、高热、腰痛、呕吐、腹泻，严重者可出现休克，神经系统表现有头痛、烦躁甚至昏迷。皮肤、黏膜苍白及黄染可见于 1/3 患者，半数以上患者有轻至中度脾大，1/3 患者有中度肝大，个别病例可有淋巴结肿大。较少见的临床表现有呼吸困难、胃肠道不适、酱油色尿、心绞痛、心力衰竭、水肿等。

辅助检查 AIHA 的实验室检查常循此顺序进行：确定是否贫血→是否溶血性贫血→是否 AIHA→是原发性抑或继发性。主要检查包括一般检查和特殊检查两类。

一般检查 主要用于确定被检查者是否贫血、是否溶血、有无自身免疫迹象或其他原发病。若被检查者患 AIHA，常有如下发现。①血象：贫血或伴血小板、白细胞计数下降，网织红细胞计数升高（再障危象时可显著减低）。②骨髓象：多呈增生性贫血（红系以中幼红为主）骨髓象；再障危象时可呈再生障碍性贫血的骨髓改变。③血浆或血清：高血红蛋白血症和（或）高胆红素血症。④尿：高尿胆原或高 FHb 或高含铁血黄素。⑤免疫指标：丙种球蛋白量可增多，C3 水平可下降，可出现抗链球菌溶血素 O 试验、红细胞沉降率、类风湿因子、抗核抗体、抗 DNA 抗体等指标异常。⑥其他：包括心肺肝肾功能等检查，不同原发病可能在不同脏器有不同表现。

特殊检查 用于确定被检查者是否有自身红细胞抗体、何类型抗体、抗体效价多少。①直接库姆斯（Coombs）试验。②间接 Coombs 试验。③冷凝集素试验。④冷热溶血试验（D-L 试验）。⑤酶处理红细胞凝集试验。⑥自身红细胞抗体血型抗原特异性鉴定。⑦其他：如 ^{125}I-葡萄球菌蛋白 A、放射免疫和酶联免疫吸附试验等更敏感方法，尚不普及，但对减少所谓“Coombs 试验阴性的 AIHA”起重要作用。

诊断 根据贫血、网织红细胞增多、直接 Coombs 试验阳性等表现，诊断不难。但应寻找原发病。根据抗体作用于红细胞所需温度不同，AIHA 可分为温抗体型、冷抗体型和温冷抗体混合型。①温抗体型：37℃时作用最活跃，主要是 IgG，少数为 IgM。按病因可分为特发性和继发性两种。②冷抗体型：20℃时作用最活跃，主要是 IgM，凝集素性 IgM 多见于冷凝集素综合征，可直接在血循环发生红细胞凝集反应。冷凝集素综合征可继发于支原体肺炎及传染性单核细胞增多症，阵发性冷性血红蛋白尿症可继发于病毒或梅毒感染。③温冷抗体混合型：温抗体和冷抗体同时存在。

治疗 糖皮质激素（简称激素）为首选药物。还有脾切除术、免疫抑制剂、输血等治疗手段。

病因治疗 积极寻找原发病因，治疗原发病。

糖皮质激素 作用机制为抑制淋巴细胞产生自身红细胞抗体，降低抗体与红细胞的亲和力，抑制巨噬细胞清除被附抗体红细胞的作用。妊娠期与非妊娠期同样有效。多数学者认为孕早期最好不用，妊娠中期慎用，妊娠后 3 个月对胎儿影响较小。开始剂量要足，减量不宜过快，维持时间应长。

脾切除术 脾是产生抗体的器官，又是致敏红细胞的主要破坏场所。脾切除后即使红细胞仍被致敏，但抗体对红细胞的生命期影响显著降低。有人统计 316 例脾切除患者，术后有效率达

60%。文献中介绍间接 Coombs 试验阴性或抗体为 IgG 者，脾切除效果可能更好。妊娠期间行脾切除以妊娠中期手术较好。术后复发的病例应用激素仍有效。

免疫抑制剂 主要用于激素治疗和脾切除不能缓解者；脾切除有禁忌证者；泼尼松需要量 >10mg/d 才能维持者。常用药物有硫唑嘌呤、环磷酰胺、甲氨蝶呤等。妊娠期间此类药物不宜应用，但分娩后可应用。

输血 若贫血不严重，一般不主张输血；贫血严重者在紧急情况下可考虑输入洗涤红细胞。

预后 原发性初治患者多数用药后反应良好，月余至数月血象可恢复正常，但需维持治疗。反复发作者疗效差，病程数月至数年不等，病死率约 50%。继发性者预后因原发病而异，继发于感染者控制感染后即愈；继发于风湿性疾病或肿瘤者预后较差，伊文思（Evans）综合征也难以治愈，可死于出血。冷凝集素综合征病程较长，且可反复发作，不易根治。部分阵发性冷性蛋白尿症患者在发病 2~3 个月后抗体可消失，也有少数患者迁延不愈。

（金 洁）

wēnkàngtǐxíng zìshēn miǎnyìxìng róngxuèxìng pínxuè

温抗体型自身免疫性溶血性贫血（warm autoimmune hemolytic anemia） 温抗体介导的以慢性血管外溶血为主要表现的自身免疫性溶血性贫血。最适反应温度约 37℃的抗体称为温抗体。女性多见，尤其是原发者。从婴儿至老年都可发病，以 40 岁以上多见。

病因及发病机制 见自身免疫性溶血性贫血（autoimmune hemolytic anemia，AIHA）。

临床表现 多样化，轻重不一，以慢性为多。急性发病多发生于小儿，特别是伴感染者。起病急骤，有寒战、高热、腰背痛、呕吐和腹泻。症状极严重，可有休克及神经系统表现，如头痛、烦躁甚至昏迷，慢性起病可先有头晕及全身虚弱，数月后才发现贫血，程度不等，波动较大；稳定代偿阶段，红细胞可接近正常范围。以黄疸为首发者较少见。苍白及黄疸约见于 1/3 患者。半数以上有脾大，一般轻至中度肿大，质硬不痛。1/3 有中等肝大，无痛。淋巴结多不肿大。有 26% 既无肝脾大，也无淋巴结肿大。

辅助检查 ①血象：典型血象为正细胞正色素性贫血，血涂片可见多量球形细胞，1/3 患者有数量不等的幼红细胞，偶见红细胞被吞噬现象。网织红细胞计数多增高，极个别可达 50%。半数以上白细胞数正常，急性溶血阶段白细胞增多，甚至有类白血病反应。血小板数多在正常范围，但也有以血小板增多为首发表现者。有些患者病程中发生免疫性血小板减少症，称为伊文思（Evans）综合征。②骨髓象：呈增生象，以幼红细胞增生为主，粒红比例倒置。病程中幼红细胞呈巨幼红细胞样变，但血清叶酸及维生素 B_{12} 均在正常范围。③库姆斯（Coombs）试验：直接 Coombs 试验是测定结合在红细胞表面不完全抗体和（或）补体等较敏感方法，为诊断 AIHA 较特异的实验室指标。抗人球蛋白抗体是完全抗体，可与多个不完全抗体的 Fc 段结合，起搭桥作用而使致敏红细胞发生凝集现象。由于免疫血清等不同，可制备 IgG 和（或）抗补体等特异抗人球蛋白血清。根据试验结果，温抗体型 AIHA 又可分为 3 种亚型：IgG 型、IgG+C3 型和 C3 型。

诊断 对获得性溶血患者，直接 Coombs 试验阳性，为 IgG 或 C3 型，结合临床表现，可考虑为温抗体型 AIHA。直接 Coombs 试验阴性的 AIHA 诊断较困难，必须进行更敏感等试验，如补体结合抗体消耗试验等，但一般临床医院尚无条件操作。

治疗 ①积极寻找病因，治疗原发病。②糖皮质激素：是治疗此病的主要药物，约 53%病例有效。仅对温抗体型等疗效较好，约 84%患者可获得早期全部或部分缓解，使用方便，但停药后常复发，长期应用不良反应较显著。若每日至少需 20mg 泼尼松才能维持血象缓解，应考虑其他疗法。③脾切除术：适用于糖皮质激素无效，或需长期应用较大剂量才能维持缓解者，或因糖皮质激素不良反应明显无法继续使用者。④免疫抑制疗法：常用药物有硫唑嘌呤、环磷酰胺、苯丁酸氮芥和甲氨蝶呤等。硫唑嘌呤对约 33%患者有效，用药 10 天以上才能显效，4 周未见效者应换药。免疫抑制疗法尚在实践阶段，不作为首选。⑤输血：仅适用于暴发型 AIHA、溶血危象及极重度贫血短期内可能危及生命者。对慢性患者，若贫血呈进行性，虽治疗而无好转者，可酌情输血。AIHA 输血后多有严重反应，甚至加重溶血，必须严格控制输血指征。

预后 温抗体型 AIHA 经积极治疗，必要时辅以脾切除，多数患者均能控制溶血。一般病理恢复较慢，需数月甚至数年。根据 AIHA 分型，IgG+C3 型对红细胞破坏最严重，IgG 型居中，而单纯 C3 型危害最小。随着治疗方法改进，病死率已降至46%~64%。

（金　洁）

lěngkàngtǐxíng zìshēn miǎnyìxìng róngxuèxìng pínxuè

冷抗体型自身免疫性溶血性贫血

（cold autoimmune hemolytic anemia）　冷抗体介导的自身免疫性溶血性贫血。最适反应温度在30℃以下特别是4℃的自身抗体称为冷抗体。此病有3种亚型：①自身红细胞抗体在4℃最大凝集红细胞（冷凝集素）并激活补体，破坏红细胞（冷溶血素）的冷凝集素综合征即冷凝集素/冷溶血素综合征（cold agglutinin syndrome，CAS）。②4℃最大量结合红细胞并固定补体，而在37℃激活全补体导致溶血的双向溶血素（D-L抗体）型，即阵发性冷性血红蛋白尿症（paroxysmal cold hemoglobinuria，PCH）。③冷凝集素和D-L抗体混合型。原发性CAS的发病高峰年龄在70岁左右，女性患者数量略多。继发性冷抗体型AIHA的原发病也以淋巴增殖性疾病占首位，其次是各种感染性疾病。由于诊断技术日趋完善，继发性病例逐渐增多。

病因及发病机制　按病因可分为原发性（原因不明性）和继发性两大类。继发性冷抗体型自身免疫性溶血性贫血（autoimmune hemolytic anemia，AIHA）的原发病以淋巴增殖性疾病占首位，其次是各种感染性疾病。抗红细胞自身抗体的产生机制尚未阐明，可能是多因素作用。①病毒感染可激活多克隆B细胞或化学物与红细胞膜结合，改变其抗原性等均可能导致自身抗体的产生。②淋巴组织因感染、肿瘤及免疫缺陷等因素可使机体失去免疫监视功能，无法识别自身细胞，有利于自身抗体的产生。③辅助性T细胞（Th）平衡失调，Th2功能亢进，主要产生白介素（interleukin，IL）-4、IL-6和IL-10，激活B细胞使其功能异常亢进，产生自身红细胞抗体。

临床表现　原发性CAS和淋巴增殖性疾病所致CAS表现为慢性经过，主要为慢性溶血引起的苍白和乏力，通常病情稳定，寒冷环境下病情可加重，急性溶血引起的血红蛋白血症和血红蛋白尿多发生于冬季，多不伴寒战、发热和肾功能不全，大多数患者在寒冷环境中表现有耳郭、鼻尖、指（趾）发绀，一经加温即见消失。随着环境温度降低，流向皮肤及皮下组织血液中的冷抗体（IgM）作用活跃，致使红细胞凝集并与补体相结合。红细胞凝集导致局部血流滞缓，这是手足发绀的主要原因。与雷诺现象不同，所有指均可受累，先转为暗灰色，低温暴露时间较久者可变为白色。在罕见情况下，凝集红细胞堵塞小血管而致指端发生坏疽。患者体征很少，除贫血和黄疸外，肝、脾、淋巴结肿大都不明显。感染所致CAS病程经过短暂，常在感染发生后2~3周出现症状（此时冷凝集素效价达峰值），经过2~3周可自发缓解。典型症状有苍白和黄疸，寒冷环境下可有手足发绀。严重病例可有明显的血红蛋白尿并发一过性肾衰竭。

辅助检查　静脉抽血时发现有红细胞自凝现象，加热后凝集现象消失常提示存在CAS的可能性，而不是红细胞缗钱样形成。患者有相对稳定的慢性轻至中度贫血，网织红细胞轻度增多，外周血涂片可见红细胞凝集现象，无明显红细胞畸形，白细胞及血小板数多正常。即使无明显血红蛋白尿，含铁血黄素尿仍可能阳性，常有轻度胆红素血症。冷凝集素试验阳性，尤其是继发性CAS效价可高至1∶1000甚至1∶16 000（正常<1∶64）。温度升高达30℃时，在白蛋白或生理盐水中凝集素效价仍然增高，有CAS的诊断价值。自身抗体是IgM型，与补体共同作用致红细胞凝集。

诊断与鉴别诊断　诊断依据：①有充足的临床和实验室证据表明患者受冷后发生血管内溶血。②冷型自身红细胞抗体检测阳性（CAS需冷凝集素试验阳性，PCH需D-L抗体试验阳性）且效价高或活性强。③直接库姆斯（Coombs）试验可阳性，呈C3型。若能找到明确的继发病因，应诊断继发性冷抗体型AIHA；排除继发性，方可诊断原发性。

冷抗体型AIHA应与阵发性睡眠性血红蛋白尿症（paroxysmal nocturnal hemoglobinuria，PNH）特别是CAS鉴别。因后者溶血源于IgG结合补体，故可出现哈姆（Ham）试验和糖水溶血试验阳性，但PNH患者无冷抗体。冷抗体患者无PNH细胞（PNH细胞缺乏CD55和CD59等GPI锚连蛋白），借此可鉴别。

治疗　①对急性继发性CAS：如继发于肺炎支原体肺炎或传染性单核细胞增多症及急性PCH大多呈自限性患者，应积极治疗原发病，保暖最重要。一般患者病程较短，均能自行痊愈，可补充叶酸。②对慢性冷抗体型AIHA：糖皮质激素和脾切除术效果均不佳。对贫血不重的慢性患者最重要的治疗也是保暖，即使中度溶血患者，只要环境温度超过冷抗体反应的最高温度均有效。③对冷抗体型AIHA：免疫抑制治疗有效。苯丁酸氮芥效果满意，可使症状减轻，冷性抗体效价降低及血红蛋白增多。环磷酰胺也可应用。个别有用青霉胺而获得较好效果。CD20⁺的慢性淋巴增殖性疾病产生的单克隆性IgM型冷抗体，已有用抗CD20单抗治疗成功的报道。④输血：应严格限制。因为冷凝集素的存在使配血困难，且输血可能激发溶血。输血包括输液均必须预热至37℃方可输入。⑤血浆置换：能在短时间内清除部分冷抗体。适用于重症患者，但仅有暂时效果，应与免疫抑制剂合用。

预后 此病绝大多数呈自限性，不致成为慢性严重贫血的致死原因。虽然急性发作时症状严重，但是数天或数周后自发缓解。

预防 积极治疗原发病并保暖是最好的预防措施。

（金 洁）

lěngníngjísù zōnghézhēng

冷凝集素综合征（cold agglutinin syndrome，CAS） IgM抗体介导、低温下发生红细胞凝集的冷抗体型自身免疫性溶血性贫血。主要见于中老年人，以51~60岁最多见，无性别差异。与温抗体型自身免疫性溶血性贫血相比，CAS相对较少。

原因不明性CAS较稳定，进展缓慢。冬季病情加重时可有血红蛋白尿，不伴寒战、发热和肾功能不全，与温抗体型自身免疫性溶血性贫血及阵发性冷性血红蛋白尿症所见不一，大多患者在寒冷环境中表现有耳郭、鼻尖、指（趾）发绀，一经加温即见消失。随着环境温度降低，流向皮肤和皮下组织血液中冷抗体（IgM）作用活跃，致使红细胞凝集并与补体相结合。红细胞凝集导致局部血流滞缓，这是手足发绀的主要原因。与雷诺现象不同，所有指均可受累，先转为暗灰色，低温暴露时间较久者可变白色。罕见情况下，一个或几个指端可发生坏疽，可能与冷球蛋白有关。患者体征很少，除贫血和黄疸外，肝、胆、淋巴结肿大均不明显。继发性CAS多见于支原体肺炎、传染性单核细胞增多症等，淋巴瘤及多发性骨髓瘤中仅偶见。

若静脉抽血时发现有红细胞自凝现象，应考虑CAS的可能。患者有相对稳定的慢性轻至中度贫血，无明显红细胞畸形，白细胞及血小板数多正常。即使无明显血红蛋白尿，含铁血黄素尿可能阳性，常有轻度胆红素血症。冷凝集素试验阳性，尤其是继发性CAS效价可高至1∶1000，甚至1∶16 000（正常<1∶64）。若温度升高达30℃，在白蛋白或生理盐水中凝集素效价仍然增高，有CAS的诊断价值。冷凝集素效价显著增高，结合临床可诊断。直接库姆斯（Coombs）试验阳性，主要C3型而IgG阴性。

急性继发性CAS病程短，可自愈，不一定需药物治疗，以保暖和支持疗法为主。糖皮质激素和脾切除效果不佳。文献报道苯丁酸氮芥治疗而获得较好效果。该药可能使症状减轻、冷抗体效价降低及血红蛋白增多。环磷酰胺也可应用。

CAS预后比温抗体型自身免疫性溶血性贫血好。大多数患者能耐受轻度贫血，对劳动耐力影响较少。多数长期生存，仅少数较严重病例死于贫血或输血反应。

（金 洁）

zhènfāxìng lěngxìng xuèhóngdànbái niàozhèng

阵发性冷性血红蛋白尿症（paroxysmal cold hemoglobinuria，PCH） 以全身或局部受寒后突然发生血红蛋白尿为特征的冷抗体型自身免疫性溶血性贫血。属罕见病。占自身免疫性溶血性贫血的1.7%~5.1%。可发生在所有年龄组，但以儿童常见。

早年文献认为PCH大多数由梅毒感染引起。研究显示，除梅毒外，尚可由水痘、传染性单核细胞增多症、支原体肺炎、麻疹、腮腺炎等引起，也可原因不明。已确定此病溶血源于7S IgG冷抗体，即多纳特-兰德施泰纳（Donath-Landsteiner）抗体，简称D-L抗体。温度降至20℃以下时，抗体虽脱落，但补体激活的顺序完成，即发生溶血。D-L抗体是一种溶血素但也有凝集作用。

诱发溶血因素多为受寒，但也有不明显者。急性发作表现为发热（高达40℃）、全身无力、腹部不适、腰背及下肢疼痛、恶心、呕吐。随后第一次尿液为血红蛋白尿。从出现症状至血红蛋白尿发作约数分钟至8小时。急性全身反应及血红蛋白尿可在数小时消失，也可持续数天。患者有脾大及高胆红素血症。反复发作后可有含铁血黄素尿。全身症状比冷凝集素综合征显著。梅毒引起者可有雷诺现象。

发作时贫血严重，进展较迅速，外周血可见红细胞大小不一及畸形，并有球形红细胞，红细胞碎片、嗜碱点彩及多染性红细胞，甚至幼红细胞均可出现。在后约20分钟可有短暂白细胞减少，随后有白细胞增多。反复发作后有含铁血黄素尿。冷热溶血试验（D-L试验）阳性。直接库姆斯（Coombs）试验C3阳性。

除典型临床表现外，D-L试验阳性为诊断依据。保暖及支持疗法为主要措施。治疗方法同冷凝集综合征。个别患者用青霉胺有效。此病不致成为慢性严重贫血致死原因。虽然急性发作时症状严重，但是数天或数周后自发缓解。

（金　洁）

wēnlěngkàngtǐ hùnhéxíng miǎnyìxìng róngxuèxìng pínxuè

温冷抗体混合型免疫性溶血性贫血（mixed warm and cold autoimmune hemolytic anemia）

符合温抗体型自身免疫性溶血性贫血和冷溶血素综合征两种标准的自身免疫性溶血性贫血。患者既有温抗体型自身免疫性溶血性贫血（autoimmune hemolytic anemia，AIHA）的血清学特性，又有高效价和高热阈（>30℃）的冷凝集素。通常称为联合性冷和热 AIHA 或混合型 AIHA。占 AIHA 患者的 7%。病因及发病机制见自身免疫性溶血性贫血。这些患者一般有严重溶血，虽然初期治疗通常有效，但其病程较长，会间歇性恶化，治愈困难。所有患者均有在 37℃能反应的冷凝集素，但效价均不高。所有患者都对糖皮质激素治疗有效，但大部分患者发展成慢性溶血。80% 患者存在持续 IgG 温抗体和高热阈的冷自身抗体。此型 AIHA 患者比其他类型 AIHA 患者有更严重的发病和更长期的病程。诊断通常基于不充分的血清学研究。必须在鉴定 AIHA 类型前对血清抗体做适当定性。只有证实高热阈的冷自身抗体是伴温自身抗体，才能确诊混合型 AIHA。治疗同自身免疫性溶血性贫血。

（金　洁）

xīnshēng'ér róngxuèbìng

新生儿溶血病（hemolytic disease of newborn）

母婴血型不合所致同种免疫性溶血性疾病。胎儿血型由父母双方决定，胎儿父方遗传而来的血型抗原，正是其母亲所主要缺少的，当胎儿红细胞进入母体后，即会激发母体产生抗体，此抗体为 IgG，分子量小，能通过胎盘屏障进入胎儿血循环，引起胎儿红细胞凝集，使之破坏而出现溶血。临床表现为贫血、水肿、肝脾大和出生后短时间内出现进行性重度黄疸，胆红素脑病是其最严重的并发症。已发现的人类 26 个血型系统，400 多个血型中，引起新生儿溶血病的血型不合以 ABO 血型不合最常见（85.3%，见新生儿 ABO 溶血病），其次为 Rh 血型不合（14.6%，见 Rh 血型不合溶血病），其他如 MN、Kell、Duffy 系统等血型不合引起的新生儿溶血较少见。

（杨林花）

Rh xuèxíng bùhé róngxuèbìng

Rh 血型不合溶血病（Rh incompatibility alloimmune hemolytic disease）

母婴 Rh 血型不合所致胎儿或新生儿免疫性溶血性疾病。在中国多见于少数民族，发生在母亲为 Rh 阴性，胎儿为 Rh 阳性情况下，通常在 Rh 阴性的母亲第二次孕育 Rh 阳性胎儿时发病，且随着怀孕次数的增加，发生率也逐渐升高，临床表现也越来越重。

病因及发病机制　Rh 血型系统中共有 3 对抗原，即 CcDdEe，其中 D 抗原最早被发现且抗原性最强，故凡具有 D 抗原时被称为 Rh 阳性，反之为阴性。中国汉族人 Rh 阴性者约占 0.34%，维吾尔族人约占 4.96%。

正常 Rh 阴性个体体内不存在 Rh 抗体（即抗 D 抗体），只有通过输注或其他途径接触过 Rh 阳性血液的阴性个体才会产生相应抗 D 抗体，此类抗体为不完全抗体 IgG，可通过胎盘屏障，故临床以抗 D 引起的 Rh 血型不合溶血病多见。同样如有抗 C 或 E 抗体时也会引起 Rh 血型不合溶血病，但较少见。

Rh 血型不合溶血病发生在第一胎　一般只见于孕母以前曾接受过血型不合的输血或孕母的母亲 Rh 阳性，使孕母在胎儿时产生过抗 Rh 阳性抗体的初发反应，若自己妊娠 Rh 阳性胎儿，可很快出现免疫反应而导致胎儿溶血，即所谓泰勒（Taylor）提出的“外祖母学说”。

Rh 血型不合溶血病发生在第二胎　Rh 阴性的母亲第一次孕育 Rh 阳性胎儿，在首次分娩、自然或人工流产、异位妊娠、剖宫产、妊娠期高血压疾病、前置胎盘、胎盘早剥等情况下，胎血进入母体血循环，母亲被胎儿的 Rh 阳性红细胞所致敏，产生了以 IgG 类为主抗 Rh 抗体。若再次妊娠，抗 Rh 抗体经胎盘屏障进入胎儿体内，并与胎儿红细胞膜上的 RhD 抗原结合，红细胞被溶解破坏而发生溶血。

溶血症发生在 Rh 阳性胎儿和 Rh 阳性母亲　Rh 血型抗原有 6 类，即使 D 抗原一致，其他抗原不同时，同样会引起溶血发生。若母亲为 ee、cc，胎儿为 E 或 C，母亲可产生抗 E 或抗 C 抗体。同样可经过胎盘屏障进入胎儿体内，与胎儿红细胞膜上的相应抗原结合，使红细胞被溶解破坏发生溶血。

临床表现　贫血、黄疸、肝脾大是新生儿溶血病的特点，但受累婴儿的临床表现有高度变异性，主要取决于胎儿红细胞破坏速度和生成的代偿能力。新生儿 Rh 血型不合溶血病中，约半数婴儿症状轻微，不需干预，1/4 受累婴儿足月出生后，伴中度贫血和严重黄疸，1/4 在宫内干预前发生胎儿水肿。通常贫血越重临床表现越重，进而由高胆红素血症引起的脑损伤的危险性也越大。

贫血　贫血程度取决于红细胞破坏与骨髓生成红细胞平衡的速度。出生时，大多数新生儿血红蛋白正常或仅有轻度贫血，部分患儿在出生后 2 周左右贫血加重。重度贫血时可发生充血性心力衰竭，出现水肿、腹水和胸腔积液，称为胎儿水肿综合征，大多数在出生后数小时死亡，重者在宫内死亡。

肝脾大　是髓外造血的表现，与红细胞破坏程度有很大关系，早期红细胞破坏较少，髓外造血不明显，可轻度肿大。若贫血加重，则肝脾肿大明显。

黄疸及胆红素脑病　新生儿即使有溶血性疾病，出生时一般也无黄疸，因为胎盘可有效清除胆红素。出生后抗体对红细胞破坏的强弱决定黄疸出现的时间和进展快慢。黄疸出现越早，进展越快，反映病情越重，主要临床表现有嗜睡、拒食、拥抱反射由强转弱，贫血、肝脾大，黄疸由橙黄转为金黄。此时若不积极治疗，血清非结合胆红素上升至 342μmol/L 以上时可引起脑神经细胞核黄染及胆红素脑病症状，一般在出生后 2~5 天出现，此时拥抱反射消失，哭声尖，甚至出现强直性抽搐、惊厥及角弓反张等，甚至死亡，是新生儿溶血病最严重的并发症。生存者可留有持久后遗症，如感音神经性聋、诵读困难、语言障碍，重者有脑性麻痹、智力障碍、共济失调和手足徐动症等。

其他　如血小板减少和血糖降低等。

辅助检查　包括以下几方面。

血型鉴定　对母婴分别进行 ABO 及 Rh 血型鉴定，典型的 Rh 血型不合溶血病，母婴 ABO 血型常相同。

血象　①红系检查：红细胞及血红蛋白有不同程度减少，有核红细胞和网织红细胞明显增多。红细胞形态多正常，可有不同程度的嗜多染及大小不等红细胞。毛细血管采血时，可见较多的棘形细胞，该病不出现球形红细胞。②血小板与白细胞：血小板计数一般正常，但严重者常偏低，减少程度与溶血有关，可能为血小板在脾滞留的结果。白细胞总数常明显增高，分类以中性粒细胞为主，可见核左移，甚至出现幼粒细胞。

血糖　Rh 血型不合溶血病新生儿，由于胎内时期胰岛细胞增生，生后断绝了来自母体的葡萄糖（葡萄糖可通过胎盘屏障），故可发生低血糖。

血清胆红素　出生时血清胆红素增多，以非结合胆红素为主，少数患儿结合胆红素也增高。生后血清胆红素上升速度可快可慢，由溶血速度和程度决定。轻型患儿脐血总胆红素 <68μmol/L，上升速度较慢，生后 2~3 天达高峰，最高值 136~179μmol/L，8~10 天降至正常。中型患者脐血总胆红素为 68~119μmol/L，一般以每小时 5.1~17μmol/L 的速度增加。生后 72~96 小时，胆红素超过危险阈值（成熟儿 >342 μmol/L，未成熟儿 >306μmol/L），生后 1 周达最高浓度。个别患儿增加速度较慢，在生后第 3~4 天加速增多。重型患者脐血总胆红素 >119μmol/L，患儿生后胆红素增长很快，于生后 24 小时达到上述危险阈值。

库姆斯（Coombs）试验　Rh 血型不合溶血病发病与来自母体的抗 D 抗体量关系密切，发病者其抗体浓度可用直接 Coombs 试验检出。此病多呈直接 Coombs 试验阳性，若红细胞表面被覆有 IgG 抗体，直接 Coombs 试验均呈阳性，偶有母体的抗体浓度太弱，则 Coombs 试验可呈阴性，但这不会影响对此病的诊断。另一种是经过宫内输血后，本身的红细胞生成完全受抑，新生儿血中红细胞均是输入的 Rh 阴性红细胞，这时直接 Coombs 试验阴性，而新生儿血清中有 IgG 抗 D 抗体，故间接 Coombs 试验呈阳性。

诊断与鉴别诊断　诊断依据主要包括孕产史、临床表现及实验室检查，其中孕产史和溶血试验对诊断很重要，临床表现及血清胆红素水平决定疾病的严重程度。

红细胞内在缺陷引起的新生儿贫血，如遗传性球形红细胞增多症、红细胞酶缺乏和血红蛋白病等，均可产生与新生儿溶血病类似的临床表现，但该类疾病无母体红细胞同种抗体、直接 Coombs 试验阴性及有相应的酶缺陷，可鉴别。胆红素代谢性疾病，无论结合、非结合或两者异常共存的疾病，一般不出现贫血。

治疗　①孕期胎儿 Rh 血型不合溶血病的治疗：主要通过监测母体免疫性抗 D 测定，一般从孕 24 周开始，若抗体效价≤1∶16，提示胎儿受损较轻；若抗体水平持续升高，提示病情可能严重，需在妊娠中期给予积极治疗，可根据情况给予药物、血浆置换或宫内输血等治疗。②出生后新生儿溶血病的治疗：主要针对高胆红素血症，防止胆红素脑病的发生。常用方法有：光疗、药物治疗（免疫球蛋白、苯巴比妥、尼可刹米、糖皮质激素、中药茵陈蒿汤等）、换血疗法（治疗严重高胆红素血症和改善神经毒性的主要方法，换血前争取进行光疗）等。

预后 新生儿Rh血型不合溶血病若能得到及时诊断、正确处理，一般预后较好。随着人们对产前检查的重视及专业妇产科医师的宣教，有望做到对此病的预防和及早干预。多年来经验的积累、治疗方法的不断改进和技术的成熟，显著降低了产后新生儿胆红素脑病的发生。

预防 应从产前检查开始，如产前对夫妇进行血型检测；对有不良孕产史、已知母亲为Rh阴性而父亲为Rh阳性血型者、孕前检查抗D效价≥1∶16者，不建议妊娠，应口服中药或血浆置换治疗。若体内IgG抗D效价降至1∶8或1∶4以下，方可考虑妊娠。Rh阴性女性妊娠后应定期检测其抗Rh抗体效价，适时予以药物（如黄疸茵陈冲剂）降低抗体效价并使其维持在一定水平，对减少溶血病的发生和减轻症状可起一定作用。对Rh阴性的孕产妇在分娩第一胎或流产后，应在娩出后或流产后肌内注射抗D免疫球蛋白，以中和进入母体的D抗原，抑制Rh免疫反应。对有多次妊娠史者，妊娠期间检测Rh血型、血型抗体，必要时通过分子生物学技术测定胎儿的血型基因预测发生新生儿溶血病的可能性，以便尽早采取治疗措施。

（杨林花）

xīnshēng'ér ABO róngxuèbìng

新生儿ABO溶血病（ABO incompatibility alloimmune hemolytic disease of newborn）

母婴ABO血型不合所致胎儿或新生儿免疫性溶血性疾病。约占新生儿溶血性疾病的2/3。ABO与Rh溶血的主要区别是前者溶血程度较轻，有时与新生儿生理性黄疸难以区别，少见严重的高胆红素血症。在ABO血型遗传系统中，有A基因者称A型，有B基因者称B型，同时有A、B两个基因者称AB型，有H基因而无A、B基因为O型。以母“O”型，父“A”型（纯合子或杂合子）为例，其子代的血型如下（图）。正常情况下，红细胞上缺乏A或B抗原时，血浆中存在相应的抗体即抗A抗体或抗B抗体为天然抗体，以IgM为主。若由于输血、妊娠或类ABO物质的刺激使抗体浓度增加，这种免疫抗A或抗B抗体多半为IgG，特别是O型母亲。ABO血型不合溶血病最多见于母亲为O型，患儿为A型或B型，可发生在妊娠第一胎。

病因及发病机制 自然界存在A或B血型物质如某些植物、寄生虫、伤寒疫苗、破伤风及白喉类毒素等。O型母亲在第一次妊娠前，已接受过A或B血型物质的刺激，血中抗A或抗B（IgG）效价较高。妊娠第一胎时抗体即可进入胎儿血循环引起溶血。理论上母A型血，胎儿B型或AB型血，或母B型血，胎儿A型或AB型血也可发病，但临床少见，主要是由于A型或B型血的产妇，其抗B、抗A的“天然”抗体主要为IgM，不易通过胎盘屏障进入胎儿血循环。

临床表现 有不同程度的黄疸、贫血及肝脾大，程度一般比Rh血型不合溶血病患儿轻。①黄疸：多发生在生后24小时内，黄疸进行性加重，若未及时处理可发展为胆红素脑病。②贫血：有轻、中至重度不等，部分患儿早期贫血、黄疸不明显，但在出生2周后贫血加重，称为晚期贫血。③肝脾大：与溶血程度及髓外造血相关，但比Rh血型不合溶血病轻。新生儿ABO溶血病一般不发生新生儿水肿。

诊断 主要依据孕产史、临床表现及辅助检查。①血型检查：检查母婴血型，以了解母婴之间是否血型不合。最多见为母亲O型血，新生儿A型或B型血。②溶血检查：新生儿生后24小时内出现黄疸，红细胞及血红蛋白下降，血涂片中有核红细胞增多（正常新生儿生后1～2天外周血有核红细胞占2%～10%），网织红细胞增多（新生儿生后第1天网织红细胞可达6%），血清非结合胆红素增多，均提示患儿可能存在溶血。③致敏红细胞和血型抗体检测：具体如下（表1）。

鉴别诊断 需与全身水肿、生理性黄疸、感染、贫血及Rh血型不合溶血病等鉴别。

全身水肿　引起新生儿全身水肿的原因，除溶血病外还有纯

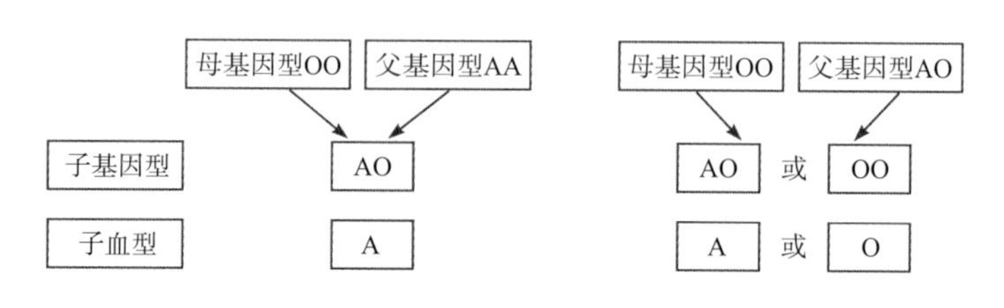

图　ABO血型遗传

表 1 致敏红细胞和血型抗体检测

试验名称	目的	方法	结果判定	意义
改良直接抗人球蛋白试验	测定患儿红细胞上结合的血型抗体	“最适稀释度”的抗人球蛋白血清与充分洗涤后的受检红细胞盐水悬液混合	红细胞凝聚为阳性	红细胞已致敏，为确诊试验。Rh 溶血病阳性率高，而 ABO 溶血病低
抗体释放试验	测定患儿红细胞上结合的血型抗体	加热使患儿致敏红细胞结合的母体血型抗体释放于释放液中，该释放液与同型成人红细胞混合，再加入抗人球蛋白血清	红细胞凝聚为阳性	检测致敏红细胞的敏感试验，为确诊试验。Rh 和 ABO 溶血病一般均为阳性
游离抗体试验	测定患儿血清中来自母体的血型抗体	在患儿血清中加入与其相同血型的成人红细胞，再加入抗人球蛋白血清	红细胞凝聚为阳性	估计是否继续溶血和换血效果，不是确诊试验

合子珠蛋白生成障碍性贫血、严重先天性心脏病、大的动静脉畸形、先天性肾病、先天性肝炎、宫内感染、母亲患糖尿病等，可通过临床表现和血清学检查鉴别。

生理性黄疸 ABO 溶血病轻症仅出现轻度黄疸，易被视为生理性黄疸，后者出现晚，程度轻，不伴贫血和肝脾大，无全身症状，外周血有核红细胞和网织红细胞不增多。

感染 败血症可引起贫血、黄疸、肝脾大，易与溶血病混淆，但败血症有中毒症状，体温变化，血清中结合胆红素亦增多，而无血型抗体等。宫内其他感染，如巨细胞病毒、风疹病毒、单纯疱疹病毒等也可引起贫血、黄疸、肝脾大，但多伴视网膜脉络膜炎，颅内钙化，血清相应 IgM 抗体阳性，库姆斯（Coombs）试验阴性。

贫血 失血性贫血不伴黄疸，血型抗体阴性，且常可找到失血原因，易鉴别，主要应与其他原因所致溶血性疾病鉴别，包括葡萄糖-6-磷酸脱氢酶缺乏症、丙酮酸激酶缺乏症、己糖激酶缺乏症、球形红细胞增多症、椭圆形红细胞增多症等，主要鉴别点为这些疾病 Coombs 试验阴性，存在异形红细胞。

Rh 血型不合溶血病 鉴别要点如下（表 2）。

表 2 ABO 溶血病与 Rh 血型不合溶血病鉴别

临床特点	ABO 溶血病	Rh 血型不合溶血病
发生频率	常见	不常见
发生的母子血型	主要发生在母 O 型，胎儿 A 型或 B 型	母缺少任一 Rh 抗原，胎儿却具有该 Rh 抗原
发生胎次	第一胎可发病（约半数）	一般发生在第二胎，第一胎也可发病
下一胎情况	不一定	大多数更严重
临床表现	较轻	较重，严重者甚至死胎
黄疸	生后第 2~3 天出现	24 小时内出现并迅速加重
贫血	轻	可有严重贫血或伴心力衰竭
肝脾大	很少发生	多有不同程度的肝脾大
晚期贫血	很少发生	可发生，持续至生后 3~6 周

治疗 与 Rh 血型不合溶血病基本相同，主要有光疗、药物治疗、换血疗法等。

预后 新生儿 ABO 溶血病临床表现较轻，若能得到及时诊断、正确处理，预后良好。临床工作中尚需提高此方面的警惕，及时与生理性黄疸区分以便正确治疗，减少后遗症的发生。

预防 从产前检查开始，如产前对夫妇进行血型检测；已知母亲为 O 型血，父亲为 A 或 B 血型者，妊娠前检查抗 A 或 B 效价较高者，不建议妊娠，应口服中药或血浆置换治疗，体内 IgG 抗 A 或 B 效价降低，方可考虑妊娠；已妊娠者可通过检测母体的抗 A 或 B 效价，并适时予以药物干预，如黄疸茵陈冲剂，对预防新生儿 ABO 溶血病有一定作用。也可通过分子生物学方法检测胎儿血型，以便及早干预。

（杨林花）

wùlǐ yīnsù suǒzhì róngxuèxìng pínxuè

物理因素所致溶血性贫血（physical factor-induced hemolytic anemia） 高温、射线等物理因素破坏红细胞所致溶血性贫血。该条目主要侧重于高温所致溶血性贫血。最常见病因是烧伤，面积 15% 以上的 Ⅱ 度、Ⅲ 度烧伤即可引起溶血性贫血。开水和高温溶液烫伤亦可引起溶血性贫血，但较少见。其发病机制主要有以下两方面。①高温对红细胞的直接影响：体外实验证实，将红细胞加热至 47℃ 以上，红细胞出现形态和渗透性改变，形成芽状突起、球形细胞及破碎细胞，变形能力降低。这是由于红细胞骨架蛋白如收缩蛋白热变形，使膜的完整性受损，通透性增加，钙泵功能不良，细胞内 Ca^{2+} 堆积，与骨架蛋白结合，使膜变硬或变脆，细胞易被破坏。受热损伤的红细胞或在血循环中溶解，或被单核-巨噬细胞吞噬。②血浆脂质变化的影响：乙酰胺磷脂在红细胞膜脂和膜骨架的连接中有重要作用。烧伤患者血浆总胆固醇、磷脂、游离脂肪酸及白蛋白水平均降低，导致红细胞膜乙酰胺磷脂含量明显降低。正常红细胞在烧伤患者血浆中可变为棘形红细胞，且寿命缩短，而患者红细胞在正常人体内无变化，说明血浆成分变化是烧伤后溶血的原因之一。

溶血多发生于烧伤后 1 ~ 2 天，溶血和贫血程度与烧伤面积成正比，重者可有 30% 循环红细胞破坏。大面积Ⅱ度、Ⅲ度烧伤可引起急性血管内溶血，低血容量休克、组织坏死和血管内溶血，甚至急性肾衰竭。除一般的溶血指标阳性外，外周血中可见球形红细胞、棘形红细胞和破裂红细胞。红细胞渗透脆性和机械脆性增高。诊断主要依据病史、临床表现及实验室检查，其中病史对诊断很重要。烧伤的治疗包括扩容、纠正水电解质紊乱及酸碱平衡失调、清理创面等；急性血管内溶血的治疗包括适当应用糖皮质激素、碱化尿液、保证足够尿量以预防肾衰竭等。

（杨林花）

qiānzhòngdú suǒzhì róngxuèxìng pínxuè

铅中毒所致溶血性贫血（lead poisoning-induced hemolytic anemia） 铅抑制血红素合成、影响血红蛋白合成及溶血作用所致溶血性贫血。铅的毒性较明显，可影响体内多器官系统，对造血系统的影响尤为显著。是职业性和生活性中毒发生溶血性贫血的最常见病因。多数铅中毒患者均有一定程度的贫血，红细胞寿命缩短是铅中毒的主要特征。

病因及发病机制 铅中毒引起贫血的机制主要有两方面：长期接触低浓度铅引起的慢性轻度贫血与铅抑制血红素合成有关；短时接触高浓度铅引起的急性贫血，除与血红蛋白合成障碍有关外，还与溶血有关。

铅中毒的溶血作用机制不十分明确，可能机制如下。①ATP 酶的抑制：经铅作用的红细胞，细胞膜 ATP 酶抑制，影响阳离子泵的功能，导致细胞膜损伤，引起红细胞容量改变。②血红素生物合成障碍：铅中毒时，与血红素合成有关的某些酶活性受抑制，如δ-氨基乙酰丙酸（ALA）合成酶、ALA 脱水酶、血红素合成酶等。③嘧啶-5′-核苷酸酶抑制：嘧啶-5′-核苷酸酶在网织红细胞核糖体 RNA 脱聚合作用中起重要作用，铅中毒患者此酶受抑，外周血嗜点彩红细胞明显增多。④α 和β-珠蛋白链的生物合成存在缺陷。⑤红细胞机械性脆性增加，变形性降低，易发生溶血。

临床表现 慢性铅中毒的贫血症状通常为非溶血性，还可伴其他系统疾病表现，如脑病、肾病、周围神经病变等，常见症状有疲劳、便秘、恶心、呕吐、头痛、厌食和易激惹等。重症患者可出现局部或全身发作性抽搐、昏迷甚至死亡。急性铅中毒以腹绞痛为主要特征，可出现贫血、黄疸等溶血性症状，多伴恶心、食欲缺乏、腹胀及便秘等消化系统症状；部分患者可出现四肢末梢感觉减退、伸肌无力、头痛等神经系统症状。体征有牙龈缘铅线，黄染、腹部压痛和肝大等。

辅助检查 ①血象：急性铅中毒溶血明显，网织红细胞增多，红细胞寿命缩短，红细胞渗透脆性降低。外周血涂片嗜碱性点彩红细胞增多，还可见少量幼红细胞和嗜多色红细胞。血非结合胆红素和尿中尿胆原增加。②骨髓象：增生明显活跃，以红系增生为主。幼红细胞可见双核、多核及核碎裂等发育障碍。铁染色示铁粒幼细胞增多，并可见环形铁粒幼细胞。③血铅和尿铅水平测定：临床上若血铅浓度>600μg/L 即应诊断铅中毒。铅中毒时尿内排铅量增多，给予依地酸钙前后测定尿铅含量，是此病较为可靠的诊断试验。

诊断与鉴别诊断 主要依据病史、临床表现及实验室检查，其中病史、伴随的其他系统表现及血铅浓度测定对诊断至关重要。生活中服用含铅化合物所致腹绞痛需与内、外科急腹症（如急性胃肠炎、出血性肠炎、急性胆囊炎、急性胰腺炎、消化性溃疡穿孔等）鉴别。周围神经病变与肾功能损害需除外药物性因素、糖尿病及血管病变等疾病。

治疗 以去除铅中毒原因及祛铅治疗为主，可供选择的药物包括依地酸二钠钙和二巯丁二钠，其中依地酸二钠钙祛铅作用较显著。

预防 铅中毒应以预防为主，尽量避免接触铅及铅化物以免中毒，出现可疑症状应及早就诊。对从事铅作业的工人，应每年进行一次健康检查。

（杨林花）

shēnzhòngdú suǒzhì róngxuèxìng pínxuè

砷中毒所致溶血性贫血（arsenic poisoning-induced hemolytic anemia） 砷化物与红细胞膜上酶蛋白内的巯基相结合形成

不可逆性产物，使红细胞膜上钠-钾泵失活，细胞正常代谢受抑所致溶血性贫血。急性血管内溶血表现，有寒战、高热、腰痛、腹痛等症状，随之出现血红蛋白尿、黄疸、脾大，若溶血严重可导致急性肾衰竭。慢性砷中毒可表现神经衰弱症候群，还可有恶心、呕吐、腹泻、乏力和运动失调等表现。严重者可有黄疸、血红蛋白尿及不同程度的贫血等。皮肤呈棕褐色，手掌与足底角化过度，指甲失去光泽，薄而脆，出现1~2mm白色横纹，为砷吸收的证据。脾大和多发性神经炎较常见。血象示轻至中度正细胞正色素性（也可为低色素性）贫血，网织红细胞增多。外周血涂片示红细胞大小不等，异形和嗜碱性点彩红细胞多见。多数病例中性粒细胞减少，约半数患者血小板减少。血清乳酸脱氢酶水平增高。诊断主要依据病史、临床表现及实验室检查，其中病史对诊断非常重要。控制溶血，及早进行血液透析或血浆置换，解毒药物的合理应用是急性砷中毒患者抢救成功的关键。常选用的解毒药物包括二巯基丙磺钠、二巯丙醇、青霉胺。慢性中毒可给青霉胺治疗，用药前收集24小时尿做尿砷定量测定，若>66.5μmol（50μg），可连续用药5天，10天后依尿砷下降<66.5μmol/24h（50μg/24h）的快慢，再给1~2个疗程（5天）。也可给予10%硫代硫酸钠静脉注射。其他主要为对症治疗。砷中毒的预防主要是防止误食，用砒霜制毒谷、毒饵和拌种子时，应根据需量配制，剩下后埋掉，禁止人、畜食用；用于加工粮食的磨、碾子不得磨压砒霜制剂。鉴于砷化合物对多种动物有致畸作用，虽然对人的影响资料较少，尚不能最后肯定，应进一步观察，但需高度重视并提高警惕。

（杨林花）

tóngzhòngdú suǒzhì róngxuèxìng pínxuè

铜中毒所致溶血性贫血（copper poisoning-induced hemolytic anemia） 吞饮大量硫酸铜或血液透析液被铜管污染，大量无机铜进入血液所致急性溶血性贫血。铜可能与红细胞膜上的巯基结合，通过氧化作用，损伤红细胞膜；若铜盐浓度很高，对红细胞糖代谢酶（如葡萄糖-6-磷酸脱氢酶）有明显的抑制作用。低浓度铜盐对丙酮酸激酶、己糖激酶、葡萄糖-6-磷酸脱氢酶等也有一定的抑制作用。除急性溶血的一般表现外，铜盐刺激胃肠道可引起腹痛、呕吐；铜沉积可引起脑基底节变性和肝硬化，肾脏受损可出现蛋白尿。实验室检查血清铜、铜蓝蛋白及尿铜水平高于正常。诊断主要依据病史、临床表现及实验室检查，其中病史及血清铜的相关检测有助于诊断。解毒治疗以硫代硫酸钠溶液洗胃为主，并可胃内注入牛奶、蛋清等；对症治疗以水化、碱化尿液，维持水电解质平衡为主。肝豆状核变性合并溶血，其发作是短暂的，有自限性，但个别患者溶血表现严重，可反复发作。治疗可用青霉胺以促进铜排泄及终止溶血发作。避免或减少接触硫化铜、硫酸铜，对肝豆状核变性患者应及早发现并给予治疗。

（杨林花）

běnzhòngdú suǒzhì róngxuèxìng pínxuè

苯中毒所致溶血性贫血（benzene poisoning-induced hemolytic anemia） 苯的氨基或硝基化合物作用于红细胞所致溶血性贫血。常见的如苯胺和硝基苯，此类化合物广泛应用于染料、制药、印刷、橡胶、塑料、涂料、香料、农药、炸药和鞋油等化工业。兼有水溶性和脂溶性。工业中毒大多经皮肤吸收，也可经呼吸道和消化道导致中毒。

病因及发病机制 苯化合物为氧化剂，可与红细胞珠蛋白分子的巯基结合，使珠蛋白变性沉淀，形成海因茨（Heinz）小体，导致红细胞膜变性皱缩，正常双层膜结构消失，变形能力减低，易被单核-巨噬细胞吞噬；Heinz小体可与细胞膜上的巯基结合，消耗细胞内钾离子，使钠离子和水进入细胞内，红细胞变形为球形，易被单核-巨噬细胞吞噬，引起溶血；苯的氨基、硝基化合物进入人体后，其中间产物可使还原型谷胱甘肽减少，导致红细胞破裂，引起溶血。苯化合物可将血红蛋白的二价铁氧化为三价铁，成为绿棕色或黑色的高铁血红蛋白。高铁血红蛋白的三价铁与分子内的羟基牢固结合而失去携氧能力，剩余的正常血红素与氧亲和力增强，释放入组织的氧量减少引起组织缺氧，同时由于高铁血红蛋白的颜色而出现特有的发绀现象。

临床表现 常为血管外溶血，发生于苯中毒后3~5天，出现黄疸、贫血及其他溶血相关的症状和体征。急性中毒症状与血液中高铁血红蛋白浓度有关。高铁血红蛋白浓度为10%~30%时，出现轻度发绀，伴头晕、头痛、乏力、胸闷等；为30%~50%时，皮肤黏膜明显发绀，伴心悸、气促、头痛、恶心、呕吐；>50%时，重度发绀，并出现意识障碍，还可合并肝、肾等脏器损伤的相关症状体征。

辅助检查 ①血管外溶血的检测指标：红细胞 Heinz 小体的出现为溶血先兆，>20%可出现轻度溶血性贫血，>50%时出现重度溶血性贫血。②高铁血红蛋白检测：定性检测用肉眼观察法，取新鲜血液呈深棕色，空气中放置不变为红色为阳性。定量检测用分光光度计法。高铁血红蛋白还原试验用亚甲蓝法。

诊断 主要依据病史、临床表现及实验室检查，其中病史及溶血的特殊检测指标对诊断至关重要。

治疗 急性中毒时立即脱离有毒环境，卧床休息，吸氧，维持生命体征稳定，高铁血红蛋白浓度>30%，以 1%亚甲蓝溶液加入葡萄糖液中缓慢静脉注射，若症状不缓解，1 小时后可重复用药；血红蛋白过低可输注红细胞；也可进行血浆置换治疗。

预防 用综合性预防措施：以无毒或低毒的物质代替苯，改进生产工艺；使用苯的操作应在排毒罩内进行，排出的气体进行回收处理，以防污染大气环境；对苯作业现场进行定期劳动卫生调查和空气中苯浓度测定；苯作业工人进行定期体检，重点注意血液系统指标的检查。

（杨林花）

shédú suǒzhì róngxuèxìng pínxuè

蛇毒所致溶血性贫血（venin-induced hemolytic anemia） 蛇毒进入血液循环直接溶解红细胞膜或使红细胞膜磷脂水解所致溶血性贫血。蛇毒含有多种生物活性物质，包括神经毒素、心脏毒素、细胞毒素、凝血毒素、抗凝毒素及溶血毒素等。部分蛇毒蛋白具有酶活性，已发现的酶有 40 余种，如蛋白水解酶、磷脂酶 A、乙酰胆碱酯酶等，其中磷脂酶 A 与溶血相关。毒蛇咬伤后溶血的发生率远比神经症状和弥散性血管内凝血少，可能是蛇毒进入血液循环的量少，接触红细胞亦少之故。溶血毒素进入血液循环后，能直接溶解红细胞膜引起溶血，也能间接通过磷脂酶 A 活性使卵磷脂水解释放脂肪酸而形成溶血卵磷脂，使红细胞膜磷脂水解，引起溶血。临床主要表现为血管内溶血，出现血红蛋白血症、血红蛋白尿、黄疸、贫血等，严重者可出现肾小管损伤。对人体构成威胁的主要是神经毒素、心脏毒素、凝血和抗凝毒素等。血管内溶血的相关实验室检查阳性。诊断主要依据病史、临床表现及实验室检查，其中病史对诊断非常重要。治疗以局部治疗及早期使用足量针对性的抗毒素为主，及时对伤口局部引流去除毒素和结扎肢体伤口近端，有助于减轻全身中毒和保护局部组织。需注意保护肾功能。

（杨林花）

zhīzhū dúsù suǒzhì róngxuèxìng pínxuè

蜘蛛毒素所致溶血性贫血（spider venom-induced hemolytic anemia） 蜘蛛毒素进入血液循环直接破坏红细胞所致溶血性贫血。毒蜘蛛的毒素主要包括神经毒素、细胞毒素、溶血素和透明质酸酶等。部分蜘蛛毒素直接破坏红细胞导致溶血。若发生弥散性血管内溶血，可加剧红细胞破坏。还有研究发现与抗体和补体激活等免疫因素有关。被咬伤处皮肤局部可见两个小红点，周围红肿、疼痛，甚至出现皮肤坏死，愈合缓慢。部分患者可发生血管内溶血，溶血发生时间早晚不一，可发生于咬伤后数小时内，亦可发生于 5 天后，多数患者溶血在 1 周内逐渐好转消失，严重病例可发生弥散性血管内溶血、急性肾衰竭甚至死亡。除有急性血管内溶血相关实验室证据外，外周血涂片可见球形红细胞、点彩红细胞及大小不等形态不规则的红细胞。白细胞计数增高，血小板计数降低。红细胞渗透性脆性增高。部分患者库姆斯（Coombs）试验阳性。诊断主要依据病史、临床表现及实验室检查，病史对诊断十分重要。治疗包括使用糖皮质激素、预防弥散性血管内溶血、保护肾功能及其他对症支持治疗。

（杨林花）

fēngdú suǒzhì róngxuèxìng pínxuè

蜂毒所致溶血性贫血（bee venom-induced hemolytic anemia）

蜂毒成分中的磷脂酶和蜂毒肽共同破坏红细胞所致溶血性贫血。蜂毒成分复杂，包括组胺、血清毒素、儿茶酚胺、乙酰胆碱、激肽素、磷脂酶 A、磷脂酶 B、透明质酸酶等数十种毒素。磷脂酶可分解红细胞膜磷脂，导致细胞膜受损，细胞渗透压改变，以及蜂毒肽和膜蛋白相互作用，共同导致红细胞破坏。此外，蜂毒作用于红细胞，改变膜的抗原性，激发抗红细胞抗体的生成。一般发生于蜂螫后数天至 1 周，也有数小时内死于过敏反应者。蜂螫后可引起多器官功能衰竭，如急性肾衰竭，肝、心脏和神经系统损害，横纹肌溶解和弥散性血管内溶血等，引起溶血者少见。诊断主要依据病史、临床表现及实验室检查，病史对诊断非常重要。局部治疗可拔出蜂刺，黄蜂螫伤以醋酸处理伤口，胡蜂螫伤以肥皂水或碳酸氢钠溶液冲洗伤口；早期过敏反应者应及时应用肾上腺素治疗；多器官功能损伤以糖皮质激素和血液透析治疗为主；用氯丙嗪、白蛋白和二价阳离子阻断溶血。

（杨林花）

jīxièxìng yīnsù suǒzhì róngxuèxìng pínxuè

机械性因素所致溶血性贫血

（mechanical factor-induced hemolytic anemia） 红细胞在血管内循环时受到某种打击损伤所致溶血性贫血。又称机械性溶血性贫血。这种打击可来源于体外，也可来源于血管内。

正常情况下，红细胞有一定的弹性和变形能力，在血流中虽然经常受到血管外的压力、撞击和血管内心脏收缩时血流的冲击，但是由于血管内面光滑，血流通畅，所以不会发生溶血。若血管内外的这种正常状态遭到破坏，红细胞发生机械性损伤，且超过红细胞正常的耐受力，就不可避免地出现溶血。受外力影响的红细胞，轻者发生膜部分丢失或膜成分发生变化，被单核-巨噬细胞系统辨认并吞噬，提前破坏而发生血管外溶血；重者红细胞直接破碎或破裂，产生血管内溶血。因此，该病既可有血管内溶血，又可有血管外溶血的临床表现。

发生机械性溶血有 3 种情况。①*微血管病性溶血性贫血*：一种继发性疾病，不同病因引起微小血管损伤、血管纤维素沉积或血栓形成，导致血管管腔狭窄，红细胞强行通过时因推挤、摩擦或撕裂而受到破坏，造成溶血。②*创伤性心源性溶血性贫血*：心脏瓣膜和大血管疾病导致异常血流动力学改变，如主动脉瓣和二尖瓣病变、瓣膜置换术后、创伤性动静脉瘘等，在病变部位形成高剪切力，使红细胞在通过时造成机械性损伤而发生溶血。③*行军性血红蛋白尿症*：主要与剧烈运动有关。长途行军时足底反复剧烈地接触地面，毛细血管内红细胞不断受到撞击及损伤，发生血红蛋白尿及血管内溶血。

（杨林花）

wēixuèguǎnbìngxìng róngxuèxìng pínxuè

微血管病性溶血性贫血

（microangiopathic hemolytic anemia，MAHA） 不同病因引起微小血管损伤、血管纤维素沉积或血栓形成，导致血管管腔狭窄，红细胞破裂或畸形，致循环系统中出现破裂红细胞的继发性溶血性疾病。临床表现、治疗及预后因原发病而不同。

病因及发病机制 微小血管损伤导致纤维蛋白沉积、血栓形成在红细胞破坏中起关键作用，而血小板-纤维蛋白沉积在血管床相互作用而产生的剪切力为引起红细胞破坏的主要原因；年轻的红细胞借助于大分子的血管性血友病因子（von Willebrand factor，vWF）多聚体及内皮细胞表达的黏附分子如血管内皮黏附分子黏附于内皮细胞，也可引起红细胞破坏。多种疾病或因素可引发该病。

血栓性血小板减少性紫癜和溶血尿毒症综合征 微血管病性溶血的临床典型疾病，伴血小板减少及多器官小血管血栓形成，主要累及中枢神经系统及肾脏。

血栓性血小板减少性紫癜（thrombotic thrombocytopenic purpura，TTP）患者典型组织学改变是血小板微血管血栓的形成，且主要累及肾脏和中枢神经系统。已证实，vWF 剪切蛋白酶（vWFCP）即 ADAMTS 家族（含Ⅰ型血小板结合蛋白模体的解聚蛋白和金属蛋白酶）中的新成员 ADAMTS13 活性缺乏与获得性和先天性 TTP 有关。

流行性（D+）溶血尿毒症综合征（hemolytic uremic syndrome，HUS）源于感染可产生志贺样毒素（verotoxin，VT）的生物体，后者能产生一种或更多种 VT 或志贺菌毒素（Shiga toxin）S1、S2。若服用污染的食品或水，这些生物体与肠壁上的受体结合而停留在肠道中。有人认为毒素可通过中性粒细胞与靶组织上的 N-脂酰鞘氨醇三己糖苷受体结合，尤其是肾小球微血管内皮细胞。其他少见或不典型类型 HUS 的发病可能有免疫因素或遗传因素参与。

妊娠 某些并发症可伴发血管内溶血，最常见于先兆子痫、子痫及胎盘早剥，血管内凝血在先兆子痫及子痫溶血中起重要作用。先兆子痫被认为与母体全身性炎症反应相关，其中母体内皮细胞活化是炎症反应的突出表现。研究推测来自胎盘的各种先兆子痫循环因子，包括脂质过氧化反应、血管内皮生长因子、神经激肽 B、活化因子 A 或融合表面的凋亡小体在这一过程中发挥重要作用，但是在未出现胎盘剥离时，很少出现弥散性血管内凝血（disseminate intravascular coagulation，DIC）的并发症。

DIC 红细胞可被阻留于微血管内，当红细胞通过沉着的 Fbn 细丝或 VEC 裂隙处时受到血流冲击、挤压，机械性损伤红细胞，受损的红细胞及细胞碎片脆性明显增高，易破裂发生溶血。内毒素的直接作用或通过凝血-纤溶-补体-激肽系统的间接作用影响膜离子通透性或开放钙离子通道，钙离子内流增加，同时钙泵受抑制，使红细胞内游离钙增高，激活一系列蛋白酶和

磷脂酶，损伤红细胞膜，使其形态改变，硬度增加，处于“前溶解状态”。

恶性肿瘤 主要为腺癌，包括胃肠道肿瘤、乳腺癌、肺癌、前列腺癌等。约5%的恶性肿瘤患者可伴发MAHA，且其出现常提示肿瘤细胞扩散。肿瘤相关性MAHA中以胃癌最常见，可能与肿瘤细胞释放的组织因子及半胱氨酸蛋白酶直接激活因子X有关，肿瘤细胞栓子、肿瘤细胞分泌的黏蛋白、凝血活酶等可能是诱发因素；肿瘤细胞骨髓浸润及其在血管内播散也与红细胞的破坏有一定关系。

药物和（或）射线 尤其是抗肿瘤药，可引起类似TTP或HUS表现，丝裂霉素、博来霉素、米托蒽醌无论单独给药或联合其他药物均可引起HUS，柔红霉素和阿糖胞苷合用也有此现象，发病机制尚不清楚，可能与这些药物直接损伤血管内皮细胞有关；器官移植患者并发MAHA可能与排斥反应造成的血管损伤、免疫复合物形成和免疫抑制剂的应用有关；造血干细胞移植前的全身放疗也可引起MAHA，机制尚不清楚。

免疫性疾病 如系统性红斑狼疮、急性肾小球肾炎、结节性多动脉炎、系统性硬化、肉芽肿性血管炎等，可能与免疫复合物沉积、内皮损伤激活凝血系统有关。

局部血管异常 如巨大血管瘤、肝血管内皮细胞瘤、皮肤海绵状血管瘤等引起血管畸形直接造成红细胞破坏。

临床表现 是原发过程的结果，急性发作的溶血表现，严重血红蛋白尿、贫血、不同程度的皮肤黏膜出血，以及原发病表现，但也可反映血小板和纤维蛋白在血管内沉积所累及的器官的症状，如神经系统症状、急性肾衰竭等。

TTP 临床特征为经典五联征，即血小板减少、MAHA、复杂多变的神经系统症状、肾功能异常和发热。常起病凶险，神经系统症状表现多样，包括头痛、举止异常、短暂性脑缺血发作、癫痫和昏迷，昏迷的出现提示预后不良。约35%的TTP患者不出现神经症状或体征。

HUS 特征性表现为三联征，包括急性肾衰竭、MAHA和血小板减少。此病还与其他器官疾病相关，包括小肠结肠炎、神经系统症状、肝损害、胰腺疾病和心脏疾病，这些疾病的表现与TTP相似，尤其出现神经系统症状时鉴别诊断较难。

DIC 除原发病的征象外，主要有出血、休克、栓塞及溶血表现。以程度不同的出血为初发症状，如紫癜、血疱、皮下血肿、采血部位出血、手术创面出血、外伤性出血和内脏出血等。受累严重者可导致器官功能不全甚至衰竭，临床上常同时或相继出现两种或两种以上器官功能障碍的不同症状，如呼吸困难、少尿、无尿、恶心、呕吐、腹部或背部疼痛、发热、黄疸、低血压、意识障碍（严重者发生昏迷）及各种精神神经症状。

溶血合并高肝酶及低血小板综合征 发生在10%严重先兆子痫患者中，严重血小板减少和肝功能异常还可出现于无明显高血压或蛋白尿的情况下。溶血合并高肝酶及低血小板综合征（简称HELLP综合征）可出现在产后，尤其是分娩48小时内，有报道最迟可发生在分娩6天后。一般表现为恶心、不适、上腹或右上腹痛和水肿。转氨酶可有轻度升高，但未出现胎盘剥离和DIC者，很少发生肾衰竭和肝衰竭，有助于区分HELLP综合征和HUS、妊娠期急性脂肪肝。

诊断 依据病史、典型临床表现及实验室检查。关键在于原发病诊断及与伴有类似表现疾病之间的鉴别诊断。最典型的实验室检查表现是外周血涂片中发现畸形的破碎红细胞，如盔型、三角形、棘状红细胞和红细胞碎片等；网织红细胞计数通常升高，溶血严重时外周血可出现有核红细胞；血小板呈不同程度减少，凝血功能异常或DIC；骨髓象示红系比例增高。

治疗 主要基于引起微血管病性溶血的基础疾病，积极控制溶血，严格掌握成分输血适应证。

TTP的治疗 急性特发性TTP的处理主要是血浆置换，优于血浆输注，由于该法的使用，死亡率从超过90%降至10%～30%。若患者出现肾损伤、心脏损伤和昏迷，只要有可能均应尽给予血浆置换。总生存率为54%，意识障碍加重被认为是预后不良因素。辅助治疗如下。①糖皮质激素：尽管对TTP的疗效不明确，但仍然被广泛使用。联合每日血浆置换可使完全缓解率达到76%，尚无研究表明这种联合治疗是否优于单独血浆置换，对使用的剂量和模式也无统一认识。尽管缺乏足够证据，这种联合治疗还是有望成为标准治疗方案。②抗血小板药物在TTP中的使用尚存在争议。噻氯匹定及其类似物氯吡格雷可抑制ADP与血小板之间的反应，干扰剪切力引起的聚集，可能对TTP有效。但氯吡格雷也被认为与TTP的发生有关，因此对有TTP病史者应避免使用噻氯

匹定和氯吡格雷。阿司匹林和双嘧达莫一直用于TTP的早期治疗。联合应用阿司匹林、双嘧达莫和血浆置换治疗，第6个月的反应率为78%。建议在血小板恢复期（血小板计数>50×10^9/L），推荐使用低剂量阿司匹林（75mg/d）。③支持治疗：红细胞输注是基本治疗，但应权衡利弊。所有患者均应接受叶酸的辅助治疗。由于血小板输注可暂时导致病情恶化，不予使用，除非出现威胁生命安全的出血。

难治性TTP的处理尽管使用血浆置换±糖皮质激素治疗后患者生存率有所增加，但是仍有部分临床亚型对治疗反应较慢或不完全。恶性肿瘤和骨髓移植相关性TTP通常对血浆置换无效，可考虑使用蛋白质A柱状免疫吸附。

HUS的治疗 关键在于积极有效的控制急性肾衰竭，治疗上仍用传统的治疗性血浆置换，但复发率高，且不能有效阻止慢性肾损害的进展，有透析指证者应积极行血液透析。

妊娠相关性MAHA的治疗 发生先兆子痫时，胎儿和胎盘的娩出仍然是唯一有效的处理。分娩时间一直存在争议主题，大多认为出现多脏器功能不全、胎儿危险或孕期>34周应给予快速分娩。若出现子痫，可选用硫酸镁预防性治疗惊厥。

HELLP综合征引起新生儿死亡的概率为10%~20%，主要源于胎盘缺血引起剥离、过度早熟和子宫内窒息。因此，出现新生儿危险、胎盘剥离、母体DIC或器官进展性损害时应立即给予分娩。若母体出现明显凝血异常和出血，要求给予新鲜冷冻血浆和血小板补充治疗。

HELLP综合征和先兆子痫相关性血栓性微血管贫血处理指南分娩是最佳处理选择，通常在24~48小时内取得完全恢复。产后症状持续是血浆置换的指征。

DIC处理原则 预防和去除引起DIC的原发病，终止促凝物质入血为首位治疗原则，如及时有效地控制感染、去除滞留在宫腔内的死胎、切除肿瘤等。及时纠正微循环障碍，改善组织灌流是治疗DIC的第二位治疗原则，包括补充血容量、纠正酸中毒、应用血管活性药、增强心功能。恢复凝血和纤溶的正常动态平衡，临床上DIC时凝血和纤溶两个病理过程通常交错在一起，但治疗以抗凝为主，即使在后期以纤溶为主的DIC患者也不主张单独使用抗纤溶药物。应用最广的抗凝血药是肝素，它不仅可抑制凝血系统的活化，还能促进纤溶、保护内皮细胞和减轻炎症反应。继发性纤溶致大量出血时，可用抗纤溶药。

预后 主要与原发病、疾病急性期的严重程度、脏器功能损害程度及治疗方法有关，随着治疗手段及一般支持措施的不断改进，此病预后已明显改善。

（杨林花）

chuāngshāngxìng xīnyuánxìng róngxuèxìng pínxuè

创伤性心源性溶血性贫血

（traumatic cardiac hemolytic anemia） 心脏瓣膜、大血管疾病及其手术造成的创面、血流动力学改变，或安置的异物摩擦、冲击红细胞，使之产生机械性损伤所致溶血性疾病。

病因及发病机制 常见病因包括：①心脏及大血管病变，如主动脉瓣狭窄、主动脉窦破裂、腱索撕裂、主动脉缩窄及主动脉瘤等均可造成血流强烈激荡使红细胞破碎。②心脏大血管手术，尤其是人工瓣膜装置、心腔内修补术等，多见于涉及主动脉瓣的手术。

下述机制参与发病。①异常剪切力：在水性悬浮液中，红细胞膜能够承受高达1500Pa的剪切力，但在严重的主动脉瓣或主动脉瓣下狭窄者，红细胞通过瓣膜时产生的压力梯度明显增高，发生溶血。外科手术修复后的心脏瓣膜口径比正常瓣膜口径小，且瓣膜置换术后，组织向内生长和内皮愈合致使瓣膜口径进一步缩小，瓣膜关闭不全、人工瓣膜撕裂或与周围组织间有缝隙等情况可能引起通过修复瓣膜或周围的血液形成湍流，使得红细胞受到很大的冲击力发生溶血。②人工瓣膜对红细胞的损伤：表面粗糙的人工瓣膜易产生摩擦而损伤红细胞，且易有纤维蛋白沉积而发生类似于微血管病性溶血现象；人工瓣膜的制作材料，如生物瓣、机械瓣及是否容易被内皮细胞覆盖等，均对溶血的产生有影响。③其他免疫因素：该病发生的一个次要因素是个别患者库姆斯（Coombs）试验阳性，可能的原因为机械性损伤后暴露的细胞抗原诱导产生自身抗体。

临床表现 溶血多为慢性、持续性。植入人工心脏瓣膜的患者，贫血严重程度差异很大。通常出现轻度代偿性溶血，严重贫血并不常见。由于心脏疾病患者对贫血的耐受力差，因此血红蛋白浓度轻度下降即可能会引起心绞痛或充血性心力衰竭。

辅助检查 白细胞正常或轻度增多，血小板计数下降。网织红细胞计数增高，外周血涂片可见盔形、三角形的破裂红细胞及红细胞碎片。血浆中血红蛋白水平降低，结合珠蛋白浓度降低，出现含铁血黄素尿，血清铁蛋白水平可下降或明显下降。

诊断 依据临床表现和实验室检查。根据患者的心脏病史、手术史及体征，结合人工瓣膜患者存在碎裂红细胞和慢性溶血的证据，诊断可成立。需除外缺铁、细菌性心内膜炎等伴发情况。

治疗 贫血严重者最有效的治疗是人工瓣膜的替换。大多数病例贫血轻度或完全可代偿，仅需保证良好的红细胞生成活性以维持这种代偿。建议每天口服300mg硫酸亚铁以补充尿中铁的丢失，叶酸对纠正贫血有益，重组人红细胞生成素对输血依赖性患者可减轻贫血。

随着人工瓣膜设计的改进和更合适的塑料及生物材料的使用，已使创伤的影响明显减小，溶血减轻。实际上，人工瓣膜潜在的血栓形成效应已超过它们对红细胞的破坏作用。

（杨林花）

xíngjūnxìng xuèhóngdànbáiniàozhèng

行军性血红蛋白尿症（march hemoglobinuria）

身体某部位与缺乏弹性的物体表面反复剧烈撞击造成红细胞机械性破坏，出现一过性血管内溶血和血红蛋白尿的疾病。1881年弗莱舍（Fleischer）报道的首例患者是一位长途行军后发病的士兵，故称之为“行军性血红蛋白尿症”，后发现在手击鼓、打球、空手道及掌跖频繁拍击硬物后也可发生这一现象，故又称为“运动性血红蛋白尿症”。

此症多见于士兵、运动员，常发生于长途行军、正步训练、长距离跑步、竞走、在硬地面上打球、空手道比赛、连续击打沙袋或手鼓、京剧武生演员连续小翻等活动之后。确切机制不十分明确，一般认为是由于运动部位反复剧烈接触硬物，无垫铺缓冲的作用力，浅表毛细血管内红细胞受撞击损伤而破坏，引起伴血红蛋白血症和血红蛋白尿的血管内溶血。有人认为发病者结合珠蛋白减少，与游离血红蛋白结合的能力不足，比常人更易发生血红蛋白尿。也有认为患者谷胱甘肽还原酶及谷胱甘肽过氧化物酶暂时性缺乏使红细胞脂质过氧化所致。

发病者绝大多数为男性青年，运动后30分钟至5小时常出现腰酸痛、头晕、尿路烧灼感，尿中出现血红蛋白、血红蛋白管型和含铁血黄素等，6~12小时后尿色正常。贫血伴网织红细胞计数轻度升高，偶可出现棘形红细胞，血清铁和总铁结合力正常，血清铁蛋白浓度可减低。

诊断主要依据病史、临床表现及实验室检查，其中病史对诊断至关重要。此病不需特殊治疗，血红蛋白尿在停止活动后可很快自行消失。需注意的是在以后的运动中，穿着弹性、厚度合适的运动鞋，选择适当场地，纠正不良运动姿势，调整运动量，以减少或避免复发。

（杨林花）

gǎnrǎn suǒzhì róngxuèxìng pínxuè

感染所致溶血性贫血（infection-induced hemolytic anemia）

某些病原生物侵入人体后引起炎症或感染的同时出现超过机体造血代偿能力的红细胞破坏所致贫血。病原体包括细菌、病毒及寄生虫等。正常人体血液中的红细胞通过血红蛋白运输氧及二氧化碳，红细胞有一定寿命，其在骨髓中发育成熟并释放到外周血后不再合成血红蛋白，在发挥其生理功能的过程中逐渐衰老，细胞内的物质成分发生变化，最终被人体的单核-巨噬细胞清除。其生成、破坏或丢失呈动态平衡，保证机体的正常功能。若人体感染病原生物，可直接破坏红细胞或通过激活单核-巨噬细胞、免疫反应等而使红细胞破坏增加、寿命缩短，使机体产生一系列不适表现。溶血性贫血按照发病的快慢分为急性溶血性贫血及慢性溶血性贫血，急性者起病急骤，表现为突发寒战、高热、面色苍白、腰背痛、气促、乏力，或恶心、呕吐、腹痛等胃肠道不适；慢性者起病较缓，表现为乏力、苍白、气促、头晕等贫血症状及不同程度的黄疸（血细胞破坏，释放出胆红素，引起皮肤黏膜黄染）、肝脾大。感染所致溶血性贫血较少见，但可引起溶血性贫血的病原体很多，包括细菌（如大肠埃希菌、乙型溶血性链球菌、产气荚膜梭状芽胞杆菌、伤寒杆菌、流感嗜血杆菌、葡萄球菌等）和病毒（如肝炎病毒、风疹病毒、巨细胞病毒、单纯疱疹病毒），寄生虫感染包括疟原虫、巴贝虫、利什曼原虫。

（杨林花）

xìjūn gǎnrǎn suǒzhì róngxuèxìng pínxuè

细菌感染所致溶血性贫血（bacterial infection-induced hemolytic anemia）

细菌感染时机体应激及病原体毒性代谢产物所致溶血性贫血。单核-巨噬细胞活化，吞噬能力增强，使红细胞在脾、肝破坏过多，产生血管外溶血；病原体分泌的毒素及其他代谢产物直接破坏红细胞或刺激机体发生免疫反应，引起红细胞迅速破坏而发生急性溶血性贫血。

病因及发病机制 导致溶血

性贫血的常见细菌有产气荚膜杆菌、溶血链球菌、金黄色葡萄球菌、大肠埃希菌、流感嗜血杆菌等。也有霍乱及伤寒病例发生明显血红蛋白尿者。个别粟粒性结核或脾结核患者也可发生严重溶血。

不同细菌破坏红细胞的机制不同：①产气荚膜杆菌及某些溶血性链球菌败血症主要机制是这些细菌产生特异性毒素，后者作为酶将红细胞膜上的重要物质水解，导致红细胞破坏发生溶血。②大肠埃希菌、沙门菌、流感嗜血杆菌等作为抗原刺激机体产生抗体，抗原抗体结合后形成复合物吸附在红细胞表面，间接破坏红细胞或经补体介导发生溶血反应。③志贺痢疾杆菌、曲菌等分泌血管毒素，可直接破坏红细胞或致组织损伤和变性，如弥散性血管内凝血、细菌性心内膜炎等引起急性溶血。④肺炎支原体刺激机体产生特殊抗体，与红细胞表面的某种蛋白结合，通过自身免疫反应导致溶血性贫血。⑤细菌感染可诱发葡萄糖-6-磷酸脱氢酶缺乏者发生溶血性贫血。

临床表现 因感染细菌种类而不同，一般都有感染及溶血表现，包括发热、感染部位的疼痛、寒战、关节或肌肉疼痛、乏力、头晕、血红蛋白尿等。慢性者常表现为贫血、黄疸及肝脾大，急性者病情急剧加重，重者有头痛、腰背痛、烦躁，甚至休克、昏迷。急性者常由于急性化脓性感染，尤其是败血症或脓毒血症，包括产科感染、严重胆道感染、肠道感染等。尿中出现血红蛋白，尿液呈酱油色或黑色，伴乏力、面色苍白、头晕等贫血表现。产气荚膜杆菌感染所致溶血性贫血为高致命性疾病，重者可发生肝肾衰竭，预后极差。

辅助检查 ①血象：红细胞计数及血红蛋白量下降，白细胞数正常或减低。②骨髓象：增生明显活跃，粒红比值明显减低或倒置，红系显著增生，以中幼红细胞为主，其他阶段的幼红细胞亦相应增多，易见核分裂象，成熟红细胞中易见大红细胞、嗜多色红细胞；粒系及巨核细胞系一般正常。③外周血涂片：可见畸形、破裂红细胞及红细胞碎片。④细菌培养、涂片镜检。⑤其他：库姆斯（Coombs）试验阳性；哈姆（Ham）试验阳性；高铁血红蛋白还原试验阳性等。C反应蛋白增多。血清总胆红素及结合胆红素增多；血浆游离血红蛋白增多，尿中出现血红蛋白。

诊断 主要根据病史、临床表现及实验室检查。确诊需有细菌感染证据，并排除其他原因所致溶血。

治疗 旨在使红细胞停止破坏，或破坏的速度减慢，并使红细胞计数增加到可以维持正常机体生理功能的水平。①病因治疗：去除病因和诱因是治疗的关键，应予积极抗感染，包括外科清创手术及抗生素的应用。②输血：除非重度贫血和循环衰竭危及患者生命时必须输血，且最好输注洗涤红细胞，一般情况应尽量避免输血以免加重溶血。③糖皮质激素：短期应用可减轻炎症反应，减轻溶血。长期应用大剂量糖皮质激素可加重感染，不利于溶血控制。④对症支持治疗：对食欲缺乏者给予营养支持，对急性肾衰竭者可进行透析治疗。

预后 感染性溶血性贫血的预后很大程度取决于感染的治疗，若致病菌得到控制并治愈，溶血性贫血常能停止，预后良好。对于重症感染，发生器官功能衰竭者预后不良。

预防 首先是感染的预防，没有感染溶血就不会发生。一旦发生溶血，注意尽快杀灭致病菌并积极控制并发症，避免溶血进行性加重。

（杨林花）

bìngdú gǎnrǎn suǒzhì róngxuèxìng pínxuè

病毒感染所致溶血性贫血

（viral infection-induced hemolytic anemia） 人体感染病毒破坏红细胞所致溶血性贫血。

病因及发病机制 导致溶血性贫血的常见病毒有肝炎病毒、风疹病毒、巨细胞病毒、单纯疱疹病毒、EB病毒、人类免疫缺陷病毒、流感病毒、麻疹病毒、柯萨奇病毒等。

病毒可通过多种机制导致红细胞破坏：①直接损坏细胞膜。②自身免疫性溶血性贫血可分两种类型，IgM型血管内溶血，为冷抗体型；IgG型血管外溶血型，多为温抗体型。大部分感染诱发的自身免疫性溶血性贫血为冷抗体型，又称冷凝集素综合征。诱发冷凝集素综合征的最常见原因EB病毒感染所致的传染性单核细胞增多症，由于病毒刺激机体产生IgM型抗体，此抗体与红细胞表面特异的抗原结合后，固定补体，通过细胞介导的免疫反应导致溶血。此外尚包括腮腺炎病毒、巨细胞病毒等。③诱发红细胞内酶缺乏。葡萄糖-6-磷酸脱氢酶（G6PD）是红细胞内一种主要的对抗氧化作用的还原酶，它通过参与葡萄糖戊糖磷酸途径代谢，使细胞内生成的还原型谷胱甘肽（GSH）维持在稳定水平，使血红蛋白免被氧化，红细胞有对抗病原微生物氧化作用的能力。对于

G6PD 缺乏症患者，发生感染后中性粒细胞产生大量过氧化氢可使血红蛋白变为高铁血红蛋白，G6PD 缺乏导致抗氧化功能减弱，血红蛋白中的珠蛋白与血红素分离形成海因茨（Heinz）小体，吸附该小体的红细胞膜变得僵硬，更易在脾内被单核-巨噬细胞破坏发生血管外溶血。可诱发 G6PD 缺乏症患者发生溶血性贫血的病毒有肝炎病毒等。

临床表现 主要包括感染及不同程度的溶血表现。①EB 病毒等病毒感染导致冷凝集素综合征：常表现为遇冷后鼻尖、耳郭、指（趾）发绀，保暖后消失，重症者有急性溶血表现。急性溶血者红细胞短期大量破坏，其分解产物对机体有毒性作用，可导致寒战、高热、腰背痛、气促、乏力、烦躁，还可出现恶心、呕吐、腹痛等胃肠道不适。红细胞大量破坏导致血红蛋白释放到血浆中，超过一定浓度时经尿液排出，尿色为浓茶色或酱油色，即血红蛋白尿。大量溶血产物直接损害肾小管、血红蛋白的异常沉积及周围循环衰竭等作用可造成肾衰竭。部分患者可出现神志淡漠或昏迷，甚至血压下降，出现休克和心功能不全。慢性溶血多表现为贫血、黄疸（血细胞破坏后释放出大量胆红素引起皮肤、黏膜黄染）、肝脾大等。②G6PD 缺乏相关的溶血性贫血：患者大多为婴儿或儿童。病毒感染后常出现发热，随后突然发生溶血和贫血，血红蛋白可比原来水平降低 30~40g/L。若溶血由肝炎病毒诱发，可出现显著黄疸，而其他溶血则黄疸常不明显。感染可能抑制骨髓的造血功能，故网织红细胞计数一般不增高。

辅助检查 ①血常规提示贫血。②溶血各项检查，冷抗体型可有冷凝集素试验阳性。③病毒感染的实验室证据：相应病原体的分离、抗体的检出。④对 G6PD 缺乏相关的溶血性贫血，除以上检查其诊断还有赖于 G6PD 的过筛试验或红细胞 G6PD 酶活性测定。

诊断 主要根据临床表现及实验室检查，病毒检测有助于确诊此病。

治疗 关键是控制病毒感染，贫血在感染控制后可减轻或消失。

预后 一般良好，严重并发症常使病情加重。对 G6PD 缺乏者，控制感染的同时应注意避免使用可诱发溶血发作的各种药物，如青霉素、奎宁、α-甲基多巴等。冷凝集素综合征患者应注意保暖。除非严重的溶血性贫血发生循环衰竭、危及生命，应避免输血以免加重溶血。

（杨林花）

yuánchóng gǎnrǎn suǒzhì róngxuèxìng pínxuè

原虫感染所致溶血性贫血

（protozoan infection-induced hemolytic anemia） 人体感染寄生虫破坏红细胞所致溶血性贫血。可引起溶血性贫血的寄生虫包括各型疟原虫、巴贝虫、利什曼原虫等。

病因及发病机制 寄生虫感染中以疟疾最多见，疟疾是疟原虫直接寄生于红细胞并破坏红细胞的典型例子。疟原虫由雌性按蚊传播，疟原虫的不同生长阶段，包括滋养体和裂殖体，侵入红细胞后可直接破坏红细胞，恶性疟原虫可同时侵入各期红细胞，引起大量红细胞短时间内破坏；寄生虫的代谢活性也可使细胞膜发生改变，导致大量红细胞在脾破坏。恶性疟原虫寄生时，红细胞膜有高度不规则的缺陷，红细胞膜渗透脆性增高，使红细胞膜更易破裂，发生溶血。部分病例疟原虫未对红细胞产生直接破坏作用，可能是通过自身免疫机制而发生溶血。

巴贝虫是一种寄生于红细胞内的原虫，由蜱传播，大多寄生于野生动物或家畜体内，偶有人类被感染。该原虫侵犯红细胞，以红细胞的内容物为营养物质，导致严重溶血，红细胞破坏多发生在脾。

黑热病由利什曼原虫引起，由白蛉传播，现已少见。利什曼原虫可侵犯红细胞，导致红细胞在血管外破坏增多，细胞生存时间缩短。

临床表现 不同寄生虫感染，表现不同。

疟疾 患者可因病情轻重呈现不同程度的溶血，贫血多数为轻至中度，有时为重度。被疟原虫破坏的红细胞大部分位于脾内，故慢性疟疾患者的脾多肿大。恶性疟疾患者偶尔可发生特别严重的血管内溶血，尤其是服用奎宁后出现严重的血红蛋白尿，尿呈棕黑色，常伴呕吐、寒战、高热，甚至周围循环衰竭或急性肾衰竭而死亡，称作“黑热尿”。

巴贝虫病 患者起病较缓慢，最初表现为疲倦、乏力、食欲缺乏，之后出现发热、寒战、肌肉及关节酸痛，最终表现为皮肤和巩膜黄染、溶血性贫血、急性肾衰竭等，严重者可出现昏迷甚至死亡。

黑热病 表现为较严重乏力、面色苍白、活动时心悸等贫血表现，有时可因白细胞及血小板减少表现为感染、出血，也可有脾及淋巴结肿大。

诊断 依据主要包括原虫接

触史、临床表现及实验室检查。

疟疾　外周血中找到疟原虫是明确疟疾诊断的肯定依据。从寒战开始的6小时内最易在红细胞内找到疟原虫，但是未找到疟原虫并不能排除疟疾。若疟原虫较少或患者已经服用抗疟疾药物，在普通血涂片中不易找到疟原虫，而在厚血涂片中则可找到。慢性疟疾患者的骨髓涂片中有时可发现疟原虫的有性裂殖体。部分患者红细胞膜渗透脆性增高。

巴贝虫病　外周血涂片可发现红细胞内的巴贝虫体，该种虫体形态与疟原虫相似，浆呈蓝色，核呈红色，但其无有性裂殖体，也无色素表现，可用于鉴别。血清中检出抗巴贝虫的抗体可用于辅助诊断。

黑热病　常表现为中或重度贫血，常伴白细胞、血小板减少。肝、脾、淋巴结、骨髓中巨噬细胞增多，并吞噬大量利什曼原虫。

治疗　包括以下几方面。

对症支持治疗　贫血严重者，应予以输血。病情严重者，可合并周围循环衰竭或急性肾衰竭，出现少尿甚至无尿，应及时采取有效的预防措施，包括水化、碱化尿液及维持电解质平衡；若已发生肾衰竭，应早期进行腹膜透析或血液透析，防止病情加重导致死亡。患者常合并营养不良，故加强支持治疗利于患者恢复。此外，应积极控制溶血。

病因治疗　①疟疾：若血液中有疟原虫，可用氯喹，忌用奎宁、扑疟喹啉、伯氨喹啉等药物，防止突然发生大量溶血加重病情。②巴贝虫病：患者可接受氯喹、奎宁、克林霉素等药物治疗，也可行血浆置换。③黑热病：由于大量病原体在肝、脾、淋巴结中聚集，可通过放射性核素进行治疗，若治疗有效可发现脾等器官逐渐缩小，贫血、白细胞和血小板减少可逐渐改善。

预后　经积极的抗寄生虫感染治疗及支持对症处理，大多数患者可痊愈。对于急性严重溶血患者，若合并肾衰竭、周围循环衰竭等严重并发症，预后较差。

预防　通过改善卫生环境，提高人民群众预防医学意识及相关知识，可有效避免该类疾病的发生。

（杨林花）

zàishēng zhàng'àixìng pínxuè

再生障碍性贫血（aplastic anemia，AA）　骨髓造血细胞明显减少或匮乏，代之以脂肪组织，致全血细胞减少的骨髓衰竭症。分为获得性再生障碍性贫血和遗传性再生障碍性贫血。

（邵宗鸿）

huòdéxìng zàishēng zhàng'àixìng pínxuè

获得性再生障碍性贫血（acquired aplastic anemia）　理化、生物因素或不明原因所致获得性骨髓衰竭症。临床上再生障碍性贫血（aplastic anemia，AA）多指此病。主要表现为骨髓造血细胞增生低下、全血细胞减少和贫血、出血、感染，抑制细胞免疫治疗有效。该病由埃利希（Ehrlich）于1888年首先报道，肖法尔（Chauffard）于1904年命名。AA发病呈散发，与种族、性别无关，各国发病率报道不一。1980～1984年在欧洲和以色列进行的骨髓衰竭症的流行病学研究，结论是AA年发病率2/百万。法国年发病率与此接近，为2.34/百万。亚洲国家发病率高于上述欧美国家，泰国曼谷和孔敬地区为（3.9～5.0）/百万，马来西亚沙巴岛为5/百万。中国1986～1989年进行的21省市流行病学调查显示AA年发病率7.4/百万，南北方发病率无差异，平原与山区发病率无差异，但煤矿地区发病率增高（11.2/百万）。中国AA发病高峰是>60岁的老年人，巴塞罗那AA发病有15～24岁和≥65岁两个高峰，美国也是10～25岁和≥60岁两个发病高峰。泰国1989～2002年的研究显示，发病高峰为15～24岁，男性发病率是女性的2倍，可能与该年龄段的男性职业暴露有关。

病因　25%～30%的AA发病与药物、毒物、电离辐射、病毒感染有关，大部分病例病因不明。

药物　与AA发病有关药物以烷化剂、抗代谢药和细胞毒类抗生素导致AA的风险最大（表）。药物导致的AA有两种机制：①药物在体内蓄积导致毒性反应，常为可逆性损伤。②与个体对药物的敏感性有关，与药物剂量无关，药物对骨髓的抑制作用常不可逆。

毒物　苯及苯类化合物、杀虫剂（有机磷农药、DDT、氨基甲酸酯和百草枯等）均可能导致骨髓损伤，其中苯中毒报道最多。苯是工业用途很广的一种骨髓抑制毒物，主要通过其代谢后形成的水溶性产物，如苯酚、对苯二酚、邻苯二酚，共价、不可逆地与骨髓细胞DNA结合，抑制DNA合成，并诱导DNA链断裂。苯也能损伤骨髓间质细胞。苯不仅具有引起骨髓衰竭的风险，而且还可导致溶血性贫血、急性髓细胞性白血病（acute myelogenous leukemia，AML）等血液系统异常。

电离辐射　射线通过使造血干细胞染色体断裂、碱基突变、DNA合成障碍、造血微环境损伤等机制直接损伤造血干细胞，引

表　与AA发病有关的药物

类别	名称
抗炎药	吲哚美辛、保泰松、青霉胺
抗微生物药	氯霉素、氨苯砜
磺胺类	氨苯磺胺
抗甲状腺药	甲巯咪唑、甲硫氧嘧啶、丙硫氧嘧啶
抗心律失常药	奎尼丁、妥卡尼
抗癫痫药	卡马西平、非尔氨酯、乙内酰脲类、丙戊酸钠
镇静药	氯氮䓬、氯丙嗪
抗血小板药	噻氯匹定、氯吡格雷
烷化剂	环磷酰胺、白消安、氮芥、美法仑
抗代谢药	阿糖胞苷、甲氨蝶呤、氟尿嘧啶、巯嘌呤
细胞毒类抗生素	柔红霉素、多柔比星、米托蒽醌
抗疟药	米帕林、氯喹
利尿药	乙酰唑胺
其他	秋水仙碱、金盐、别嘌醇

起干细胞增殖、分化障碍，导致骨髓造血功能衰竭。短期接受超允许量照射，通常引起急性AA。

病毒　肝炎病毒、EB病毒感染与AA发病有关。肝炎病毒血清学检测常为阴性，发生机制与病毒感染后机体异常的免疫反应损伤造血干细胞和（或）造血微环境有关。肝炎相关性AA（hepatitis associated AA，HAAA）在AA中并不少见，西方国家统计2%~9%的AA患者发病前有肝炎病史。中国文献报道重型AA（severe AA，SAA）737例，其中慢性乙型肝炎并发SAA 21例，占2.8%。微小病毒（parvovirus，PV）B19常引起纯红细胞AA。

发病机制　AA的发病主要是细胞免疫功能增强、原发或继发性造血干细胞缺陷和遗传背景等多因素作用的结果。

细胞免疫功能增强　①患者体内存在寡克隆扩增的细胞毒性T细胞，外周血和骨髓淋巴细胞比例增高。②T细胞亚群失衡，Th1/Th2平衡向Th1偏移，Ⅰ型淋巴因子如白介素-2（interleukin-2，IL-2）、肿瘤坏死因子（tumor necrosis factor，TNF）、γ-干扰素（interferon-γ，IFN-γ）水平增高，这些造血负调控因子通过Fas途径、T细胞介导骨髓造血干细胞凋亡。③SAA患者外周血、骨髓与提呈抗原有关的树突细胞（dendritic cell，DC）亚群呈失衡状态，即激活下游细胞免疫的髓系树突细胞（mDC）比例增加，激活的mDC：未激活的mDC比例增加，且mDC功能亢进，mDC膜上共刺激分子CD83、CD86表达增加。④患者记忆性$CD4^+$和$CD8^+$效应T细胞数量增加。⑤患者体内具有免疫负调控作用的细胞如Th3细胞、$CD4^+$转化生长因子（transforming growth factor，TGF）-β^+细胞、$CD4^+CD25^+FoxP3^+$调节性T细胞数量减少，调节性T细胞的特异性转录因子FoxP3无论在mRNA水平还是蛋白水平均减低甚至缺如。机体细胞免疫在正调控增强和负调控减弱的共同作用下，向“细胞免疫亢进”偏移，导致AA。

造血干细胞缺陷　有学者发现AA患者骨髓$CD34^+$细胞明显减少，有自我更新和长期培养启动能力的“类原始细胞（blast-like）”明显减少；造血干/祖细胞集落形成能力降低，体外对造血生长因子反应差，免疫抑制治疗后造血恢复不完整。毒物、电离辐射也直接损害造血干/祖细胞。约5%患者体内存在$CD59^-$细胞小克隆，其意义不明，且在经过免疫抑制治疗后获得长期生存的患者中，少数发生克隆性疾病。

遗传因素　可能对发病起一定作用。AA患者谷胱甘肽S转移酶纯合子基因突变或缺失的发生频率明显高于非AA患者。该酶与体内解毒作用有关，若其功能缺失，生物体暴露于有毒物质（如苯）时对毒物的易感性增强，易引起干细胞损伤。在AA患者骨髓细胞还发现端粒酶、端粒酶RNA组分、端粒酶反转录酶的基因突变，使这些细胞端粒缩短加速、寿命缩短。

临床表现　全血细胞减少引起的贫血、出血和感染，其严重程度与临床类型有关。重型AA（SAA）：起病急、进展快、病情重，出血和感染常为起病时的主要症状。出血部位广泛，有不同程度的皮肤出血、黏膜及内脏出血。起病初期贫血常不明显，随病情进展，患者血红蛋白呈进行性下降，表现为苍白、乏力、头晕、心悸等。非重型AA（NSAA）：起病相对缓、进展慢、病情轻。贫血较明显，出现苍白、乏力、头晕、心悸等。感染和出血倾向比SAA轻，内脏出血较少见。

辅助检查　包括以下几方面。

血象　呈全血细胞减少。贫血多为正细胞正色素性贫血，网织红细胞比例和绝对值下降。白细胞数减少，中性粒细胞比例和

绝对值明显下降，淋巴细胞比例相对增高。可有出血时间延长、血块回缩不良。血涂片白细胞、成熟红细胞形态无明显异常，无异常细胞和原幼细胞。各项溶血检查阴性。

骨髓象 SAA多部位骨髓增生减低至重度减低，粒、红系造血细胞明显减少，且主要为偏成熟细胞，形态大致正常。较早阶段细胞基本缺如，巨核细胞缺如，非造血细胞（淋巴细胞、浆细胞、网状细胞、组织嗜碱细胞等）比例相对增多。骨髓小粒空虚，以非造血细胞为主。骨髓活检显示骨髓组织呈黄白色，增生减低，主要为脂肪细胞和其他非造血细胞。骨髓无异常细胞浸润，无网状纤维。

免疫学检查 T细胞功能亢进，有 $CD4^+/CD8^+$ 比例倒置，$CD8^+/CD3^+$ 比值增高，血清Ⅰ型淋巴因子（IL-2、IFN-γ、TNF）水平升高，Th1（$CD4^+$ IFN-γ^+）/Th2（$CD4^+$ IL-4^+）比值向Th1增高偏移。抗核抗体、类风湿因子、抗Sm抗体等自身免疫病相关抗体检测阴性。

异常克隆检测 通过流式细胞术检测患者骨髓、外周血细胞表面CD55、CD59表达正常，髓系早期抗原表达不高。染色体核型或荧光原位杂交无细胞遗传学异常。

其他检查 血液生化检查一般无特殊。血清叶酸、维生素 B_{12} 水平不低。HAAA的病毒血清学可阳性，可有转氨酶、结合胆红素水平升高。

诊断 根据患者贫血、出血、感染的临床表现，结合实验室检查，并除外引起全血细胞减少的其他疾病，即可确诊AA，之后再根据外周血中性粒细胞绝对值、网织红细胞数、血小板数及骨髓增生情况对其分型。国外多采用1976年卡米诺（Camitta）提出的标准，将AA分为SAA（包括极重型，VSAA）与NSAA。SAA诊断标准如下。①骨髓有核细胞比例<正常的25%；若<正常的50%，则造血细胞应<30%。②血象需具备下列3项中的2项：中性粒细胞 $<0.5\times10^9/L$；校正的网织红细胞比例<1%；血小板 $<20\times10^9/L$。若中性粒细胞 $<0.2\times10^9/L$ 为VSAA。NSAA诊断标准为达不到SAA标准的AA即诊断为NSAA。

中国1987年第四届全国AA学术会议上制定诊断标准，2007年修订，其主要依据是骨髓造血功能低下、T细胞功能亢进和除外诊断：①全血细胞减少，网织红细胞减少，淋巴细胞相对增多。②骨髓至少1个部位增生减低或重度减低（若增生活跃需有巨核细胞明显减少及淋巴细胞相对增多），骨髓小粒非造血细胞增多（有条件者做骨髓活检，显示造血组织减少、脂肪组织增加）。③能除外引起全血细胞减少的其他疾病，如阵发性睡眠性血红蛋白尿症（paroxysmal nocturnal hemoglobinuria，PNH）、骨髓增生异常综合征（myelodysplastic syndrome，MDS）、免疫相关性全血细胞减少症（immunorelated pancytopenia，IRP）、急性造血功能停滞（acute hemopoiesis arrest，AHA）、原发性骨髓纤维化、急性白血病、恶性组织细胞病等。

根据上述标准诊断为AA后，再进一步分为急性型和慢性型。急性AA（又称SAA-Ⅰ型）诊断标准如下。①临床表现：起病急，贫血呈进行性加剧，常伴严重感染和内脏出血。②血象：除血红蛋白下降较快外，应具备下列中两项：网织红细胞<1%，绝对值 $<15\times10^9/L$；中性粒细胞 $<0.5\times10^9/L$；血小板 $<20\times10^9/L$。③骨髓象：多部位（包括胸骨骨髓）增生减低，三系造血细胞明显减少，非造血细胞相对增多；骨髓小粒中非造血细胞相对增多。慢性AA（包括NSAA和SAA-Ⅱ型）诊断标准如下。①临床表现：起病较急性AA缓慢，贫血、感染、出血相对较轻。②血象：血红蛋白下降速度较慢，网织红细胞、中性粒细胞及血小板减少，但达不到急性AA的程度。③骨髓象：三系或两系减少，至少一个部位增生不良，若增生活跃，则淋巴细胞相对增多，巨核细胞明显减少；骨髓小粒中非造血细胞（如脂肪细胞等）增加。④病程中若病情恶化，临床、血象及骨髓象与急性AA相同，则称SAA-Ⅱ型。

英国血液病学标准委员会（British Committee for Standards in Haematology，BCSH）2009年推荐的AA分型标准如下。①SAA标准：骨髓有核细胞比例<25%；或25%～30%，但其中残余造血细胞<30%，并至少存在下列3项标准中的2项：中性粒细胞 $<0.5\times10^9/L$；血小板 $<20\times10^9/L$；网织红细胞 $<20\times10^9/L$。②VSAA标准：除满足SAA条件外，应有中性粒细胞 $<0.2\times10^9/L$。③NSAA：未达到SAA和VSAA标准的AA。

鉴别诊断 主要包括以下疾病。

范科尼贫血 编码与DNA修复有关的基因发生突变所致遗传性骨髓衰竭症，主要特点是细胞对氧化剂和DNA交联剂超敏，发生染色体断裂，表现为不同器官和组织异常，如骨骼畸形、脏器发育不全或缺失、色素沉着、全

血细胞减少、高风险进展为MDS、AML和实体肿瘤。多见于儿童，但也可见于成人且可无阳性家族史及发育异常。某些长期不愈的慢性AA，特别是儿童期发病或有肿瘤及贫血家族史者，均应进行染色体断裂试验或相关基因检测。

自身抗体介导的免疫性血细胞减少症 该类疾病系B细胞功能亢进，产生针对骨髓或外周血细胞的自身抗体，抑制或破坏造血，导致全血细胞减少。免疫学检查提示体液免疫亢进，细胞免疫正常，部分患者可检测到骨髓和（或）外周血细胞表面结合IgG、IgM、IgA型自身抗体。患者不需抗胸腺细胞球蛋白（ATG）或抗淋巴细胞球蛋白（ALG）治疗，对糖皮质激素、环孢素、静脉注射丙种球蛋白、抗CD20单抗、环磷酰胺治疗有效。

MDS AA应与低增生性MDS鉴别。MDS骨髓细胞分化障碍、异常，细胞分化常停滞在较早阶段，可见至少一系病态造血，骨髓病理有幼稚前体细胞异常定位或$CD34^+$细胞聚集现象，细胞遗传学检查可发现染色体异常，流式细胞仪检测可发现骨髓早期抗原表达增多，干/祖细胞体外培养呈白血病样生长方式，可有某些癌基因（*RAS*、*WT1*等）突变和（或）抑癌基因甲基化、细胞周期分布异常。

PNH 若造血干/祖细胞多数来源于PNH克隆而对补体异常敏感，骨髓造血即呈衰竭状态，需与AA鉴别。诊断PNH的常规方法是利用流式细胞仪检测外周血红细胞、中性粒细胞或骨髓细胞膜CD59、CD55表达。对微量PNH克隆患者，利用嗜水气单胞菌溶素变异体可特异性结合于糖基磷脂酰肌醇的特性，用流式细胞仪可敏感检测PNH克隆。

AHA 一种良性、获得性、自限性造血功能衰竭症。多数患者有一定诱因（感染、药物、化学中毒、接触射线、疫苗接种等），发病时表现为急剧、重度全血细胞减少伴骨髓衰竭，但此病在去除诱因并予充足支持治疗后，血象和骨髓象可在6周内完全恢复正常。

低增生性白血病 外周血呈全血细胞减少，但可见原幼细胞，骨髓涂片可见原幼细胞增多，通过流式细胞术免疫表型的检测可明确鉴别。

恶性组织细胞病 常有高热，肝、脾、淋巴结肿大，全血细胞减少及进行性衰竭。骨髓象大多增生活跃，可见形态异常的组织细胞。受累组织病理切片中也可见到异常组织细胞浸润。

重度营养不良 可有全血细胞减少、骨髓增生减低，但胸骨骨髓常增生活跃甚至明显活跃，骨髓小粒不空，可见巨核细胞，血清叶酸、维生素B_{12}水平降低，无$CD4^+/CD8^+$比例倒置。经补充造血原料后血象迅速恢复。

骨髓转移癌 积极寻找原发病灶，多部位骨髓穿刺和活检发现转移癌细胞可确诊。

治疗 <40岁特别是<30岁的SAA（包括Ⅰ型和Ⅱ型）患者，若有完全相合的同胞供者可进行造血干细胞移植，>40岁或无完全相合的同胞供者的年轻SAA患者应尽早用ATG或ALG治疗，二者在改善SAA患者生存期方面并无统计学差异。NSAA一般用环孢素、雄激素、造血细胞生长因子等治疗。

造血干细胞移植 <40岁的SAA、VSAA，首选HLA完全相合的同胞供者造血干细胞移植。年龄>40岁的SAA，在ATG/ALG联合环孢素治疗失败后，也可用HLA相合同胞供者造血干细胞移植。英国对30岁以下患者采用非清髓性高强度预处理方案，包含环磷酰胺、ATG和甲泼尼龙，移植后以环孢素和甲氨蝶呤预防移植物抗宿主病。欧洲血液和骨髓移植学会（European Society for Blood and Marrow Transplantation，EBMT）也有以低剂量环磷酰胺联合氟达拉滨和ATG的预处理方案用于年龄>30岁患者。包含照射的方案尽管可降低排斥反应的发生，但不能提高患者生存率，而且增加移植后实体肿瘤发生的危险性，导致不育，影响儿童生长发育，所以在HLA相合同胞移植中不推荐使用照射。

强化免疫抑制治疗 年龄>40岁的SAA、依赖于输血的NSAA、<40岁但无相合供者的SAA患者需用以ATG/ALG和环孢素为主的免疫抑制治疗。此类免疫抑制剂能抑制T细胞，降低T细胞产生的造血负调控因子，解除造血负调控因子对造血细胞的抑制和（或）破坏，重建造血。

ATG/ALG 有马、兔、猪等不同来源，不同来源的制剂临床用量不同。用药前应做过敏试验，阴性者方可使用。ATG静脉滴注同时需滴注糖皮质激素，而后改为口服泼尼松并逐渐减量至1个月时停用，以预防血清病反应。ATG/ALG用药过程中应为患者创造无菌环境，严格做好口腔、皮肤、肛周护理，预防真菌感染，进无菌饮食。通过输成分血将患者的血红蛋白提高至80g/L，血小板维持在$20 \times 10^9/L$以上。ATG的不良反应有发热、寒战、皮疹等过敏反应，以及白细胞和血小板减少引起感染和出血。用药后1

周可出现血清病反应（发热、充血、出血、混合性皮疹、关节酸痛等），可用糖皮质激素处理。

ATG/ALG 起效时间一般在用药后 6~9 个月，个别可早或晚，晚者可达 36 个月。首次 ATG/ALG 治疗后 6 个月若无效，可考虑用第二次 ATG/ALG 治疗。注意应避免选用与第一次 ATG/ALG 同种属来源的药物，以免发生急性过敏反应。

环孢素　主要机制是选择性作用于 T 细胞亚群，抑制 IL-2 和 IFN-γ 的产生，抑制 T 抑制细胞激活和增殖。与 ATG/ALG 联用不仅能提高后者疗效，而且能减少 SAA 复发。单用环孢素加雄激素治疗慢性 AA 也有较好疗效（有效率约 50%），但多起效慢，支持治疗花费多。其主要副作用是消化道反应、牙龈增生、色素沉着、肌肉震颤、肝肾功能损害，极少数出现头痛和血压变化，出现毒副反应时应减量甚至停药。环孢素减量宜慢以避免复发。可根据患者骨髓象、血象、免疫功能指标、药物副作用等综合考虑用药疗程，最好血象恢复正常后逐渐减量，小剂量巩固 1~3 年。

对症支持治疗　包括以下几方面等。

护理　SAA 患者应住无菌病房，对患者进行保护性隔离。ATG 治疗期间应预防性应用抗肠源性念珠菌感染的药物。

促造血治疗　包括造血细胞生长因子和雄激素类药物。对伴严重感染的 SAA 患者，若抗生素无效，可短期内应用粒细胞集落刺激因子。雄激素类药物常用的有：甲睾酮、十一酸睾酮、丙酸睾酮，以及蛋白同化激素达那唑、司坦唑醇等，可刺激骨髓造血、促进蛋白质合成。十一酸睾酮是一种天然睾酮分子的脂肪酸酯，口服后经肠道吸收后进入淋巴系统，所以无肝脏的首过失活。丙酸睾酮常用作女性患者子宫出血时的临时治疗，作用较持久，1 次注射可维持 2~3 天。长期应用雄激素类药物的主要副作用是肝损害、水肿和男性化。

纠正贫血　血红蛋白<60g/L 或出现明显血容量不足、缺血缺氧症状者应给予输血。若年轻患者血红蛋白<60g/L，但代偿机制良好、无明显缺血缺氧症状也可暂缓输血。老年人代偿反应能力低（如伴心肺疾病），需氧量增加（如感染、发热、疼痛等）时应放宽输血阈值到血红蛋白≤80g/L。ATG/ALG 治疗前应将血红蛋白提高到 80g/L。最好选择输注浓缩红细胞，拟行干细胞移植者应输注辐照红细胞或过滤后的红细胞。AA 患者反复输注红细胞，不可避免出现铁负荷过多。若血清铁蛋白>1000μg/L 应开始祛铁治疗。可皮下注射或静脉滴注去铁胺，不能耐受者也可选用口服铁螯合剂，注意应用去铁胺期间有发生耶尔森菌感染的风险。

控制出血　预防出血一般选用酚磺乙胺。血小板<10×10^9/L，无论有无出血倾向均应给予血小板输注。若患者存在血小板消耗危险因素（感染、出血、使用抗生素或 ATG/ALG 等），血小板<20×10^9/L 应输注血小板以预防出血。发生严重出血者则不受上述标准限制，应积极输注血小板悬液，使血小板计数达到相对较高水平。凝血功能异常者可输新鲜冷冻血浆、凝血酶原复合物、纤维蛋白原等。女性患者子宫出血可肌内注射丙酸睾酮或口服孕激素、雌激素合剂等。其他部位的出血按相应的治疗原则处理。抗凝剂枸橼酸钠可螯合血浆中的钙离子，加重出血，大量输注抗凝剂时应及时补钙。

控制感染　AA 患者中性粒细胞减少甚至缺乏、长期应用免疫抑制剂，极易发生各类感染，感染加重骨髓衰竭，因此感染的防治尤为重要。若患者出现感染性发热，应做可疑部位分泌物和血、尿、粪细菌培养和药敏试验，做真菌抗原的半乳糖甘露聚糖试验（GM 试验）和 1,3-β-D-葡聚糖试验（G 试验），定期胸部 CT 等影像学检查，经验性应用抗感染药。待细菌培养和药敏试验回报后再调整用药。SAA 患者也是发生侵袭性真菌感染（invasive fungal infection，IFI）的高危人群，据德国的一项统计，在发生 IFI 的 1000 多例血液病患者中，AA 占 76%。2010 年中国侵袭性真菌感染工作组制定的《血液病/恶性肿瘤患者侵袭性真菌感染的诊断标准与治疗原则（第三次修订）》中指出，SAA 患者应预防性应用抗真菌药，推荐药物是伊曲康唑和氟康唑。SAA 感染患者应用广谱抗生素治疗 96 小时无效者，或起初有效但 3~7 天再出现发热者，均应给予经验性抗真菌治疗，一般选择抗菌谱较广的药物，如伊曲康唑、两性霉素 B、卡泊芬净、伏立康唑、米卡芬净。待确诊后，根据检出的真菌菌种、药敏结果，合理选择药物，足量、足疗程应用抗真菌药。SAA 患者的感染常是混合感染、致命感染，因此在考虑细菌、真菌感染的同时，不能忽略病毒、原虫感染，采用“强效、足量、广覆盖”的治疗原则，有助于早期控制感染灶。粒细胞缺乏伴严重感染危及生命者在联合抗生素与重组人粒细胞集落刺激因子疗效欠佳者可考虑输注粒细胞。

HAAA 的治疗　原则是抑制亢进的细胞免疫，加强促造血治疗和保肝治疗，随时监测肝功能和病毒复制情况（尽管大多数病例病毒血清学阴性）。雄激素类药物剂量不宜过大。可应用静脉注射丙种球蛋白或胸腺素，有助于增强患者的抗病毒能力。

妊娠期 AA 的治疗　妊娠加重 AA 病情，或以往对免疫抑制治疗有反应的病例出现复发。AA 合并早期妊娠应尽早终止妊娠，同时加强支持治疗。AA 合并中晚期妊娠主要是给予支持治疗，避免应用损害胎儿的药物，输血使血红蛋白＞80g/L，输血小板使其>20×10^9/L，可适量应用静脉注射丙种球蛋白支持到分娩后再治疗 AA。不推荐对妊娠期患者使用 ATG/ALG。

出现异常克隆 AA 患者的处理　少部分 AA 患者在诊断时存在细胞遗传学克隆异常，常见的有：+8、+6、5q-和 7 号、13 号染色体异常。一般异常克隆仅占总分裂象的很小部分，对免疫抑制治疗的反应与无遗传学异常者相似，但这些有异常核型的 AA 患者应每隔 3~6 个月做一次骨髓细胞遗传学分析，异常分裂象增多提示疾病转化。

伴明显 PNH 克隆 AA 患者的处理　AA 患者中可检测到 PNH 小克隆，患者骨髓细胞减少但并不出现溶血。通常仅单核细胞和中性粒细胞单独受累，且仅占很小部分。推荐对这些患者的处理同无 PNH 克隆的 AA 患者。伴明显 PNH 克隆（＞50%）的 AA 患者慎用 ATG/ALG，可暂按 PNH 处理。AA-PNH 或 PNH-AA 综合征患者治疗以针对 PNH 为主，兼顾 AA。

疗效标准　中国疗效标准（2007 年）如下。①基本治愈：贫血和出血症状消失。血红蛋白达 120g/L（男性）或 110g/L（女性），白细胞达 4×10^9/L，血小板达 100×10^9/L，随访 1 年以上未复发。②缓解：贫血和出血症状消失。血红蛋白达 120g/L（男性）或 100g/L（女性），白细胞达 3.5 $\times10^9$/L 左右，血小板也有一定程度增加，随访 3 个月病情稳定或继续进步。③明显进步：贫血和出血症状明显好转，不输血，血红蛋白较治疗前 1 个月内常见值增长 30g/L 以上，并能维持 3 个月。判定以上 3 项疗效标准者，均应在 3 个月内不输血。④无效：经充分治疗后，症状、血象无明显进步。

预后　与病情、年龄、治疗是否及时得当有关。SAA 预后比 NSAA 预后差；≥65 岁的患者预后差。20 世纪 80 年代以来随着对 AA 免疫病理机制的认识及治疗方法的改进，完全相合同胞供者造血干细胞移植的有效率为 75%~90%，基于 ATG/ALG+环孢素的免疫抑制治疗的有效率也接近 75%。SAA 的首位死亡原因为感染，其次为出血。免疫抑制治疗有效的 AA 患者有发生克隆性疾病的危险，10 年内的累积发生率在 8% ~ 10%（包括 AML、MDS、PNH 和实体瘤），而相合供者造血干细胞移植后的发生率较低。

预防　大部分 AA 患者无明确病因，故无有效的预防措施。避免大量接触毒物、射线，采取有效的劳动防护措施、避免滥用药物、加强体育锻炼、避免病毒感染等措施可能对此类因素导致的 AA 起一定预防作用。

（邵宗鸿）

yíchuánxìng zàishēng zhàng'àixìng pínxuè

遗传性再生障碍性贫血（inherited aplastic anemia）

先天性染色体异常所致一组骨髓衰竭症。主要包括范科尼贫血（Fanconi anemia，FA）、先天性角化不良（dyskeratosis congenita，DC）和舒瓦克曼-戴蒙德综合征（Shwachman-Diamond syndrome，SDS），以 FA 相对多见，DC 和 SDS 罕见。该组疾病为遗传性，可能系胚胎期病毒感染和（或）理化因素影响而造成遗传基因改变，导致骨髓造血干细胞损伤和其他先天畸形。受累基因不同，遗传方式亦不同。多数病例儿童期起病，少数至成人起病。临床特点是血细胞减少伴体格发育异常、高风险进展为骨髓增生异常综合征、急性髓细胞性白血病及实体瘤。体格发育异常有矮小、骨骼发育异常、小头畸形、发育迟缓、胃肠道和泌尿系发育不良、性腺发育不良等，有些患者无体格发育异常，仅以血液学改变或幼年发生恶性肿瘤为临床表现。DC 有特征性网状皮肤色素沉着、口腔黏膜白斑、指甲营养不良三联征。SDS 特征性病变是胰腺外分泌功能障碍所致吸收不良、脂肪泻，但 SDS 罕有发生实体肿瘤者。

虽然该组疾病为先天性，但有部分病例成年后才被确诊。家族史可提供诊断的重要线索。若患者同时有血液学异常和典型的体格发育异常，则诊断不难。血液学检查和骨髓形态学无特异性改变，但有助于除外血液系统其他疾病。疑似患者需做遗传学检查。染色体断裂试验阳性有助于确诊 FA。中性粒细胞、淋巴细胞端粒缩短有助于确诊 DC。患者胰腺外分泌功能缺陷，包括血清胰蛋白酶原和胰淀粉酶水平降低，影像学发现胰腺脂肪化则提示SDS。无论何种遗传性再生障碍性贫血，检测其突变的基因，不仅有助于确诊，而且有利于判断预后、筛查家族携带者。该组疾病在无体格发育异常而仅有血液系统异常时需与获得性再生障碍性贫血鉴别。

及时确诊遗传性再生障碍性贫血非常重要，因为此类疾病对免疫抑制治疗无效。造血干细胞移植是可能有效的疗法，重度骨髓衰竭或继发白血病者首选人类白细胞抗原相合同胞供者HSCT，但应注意除外同胞供者为隐性携带者。雄激素类药物可改善FA、DC患者血象，出现血液学反应一般需2~3个月。有症状的SDS患者需在进餐时补充胰酶，并补充脂溶性维生素，小剂量粒细胞集落刺激因子有助于改善中性粒细胞减少。

该组疾病预后不良。患者大多会发生骨髓增生异常综合征、急性髓细胞性白血病或实体瘤。造血干细胞移植仅能纠正血液学异常，不能预防或治疗实体瘤。骨髓衰竭常是患者死亡的主要原因。

有此病家族史的女性患者孕前应做基因检测和咨询。重视孕期保健，积极防治各种感染，尤其是病毒感染性疾病，避免孕期受理化因素、毒物的损害。

（邵宗鸿）

Fànkēní pínxuè

范科尼贫血（Fanconi anemia，FA） 调节DNA稳定性的基因缺陷所致，以细胞对DNA交联剂超敏为特征的遗传性再生障碍性贫血。是最常见的遗传性再生障碍性贫血，1927年由瑞士医师范科尼（Fanconi）报道一家三个兄弟罹患该病而得名。全球发病率估计约为1/百万，基因携带率约1/300，男女发病比约1.2∶1。FA并不仅限于儿童，有些患者成人期才被确诊，有的患者无家族史。美国奥尔特（Alter）等统计发现，9%的病例确诊FA时年龄≥16岁，中位年龄在6.5岁，尚有55岁诊断的病例。据统计约25%的儿童再生障碍性贫血、10%成人再生障碍性贫血患者存在遗传因素。

病因及发病机制 FA遗传方式通常是常染色体隐性遗传，小部分病例即源于突变的*FANCB*基因者，属于X连锁隐性遗传。截至2010年已发现13个基因与其有关，分别命名为*FANCA*、*FANCB*、*FANCC*、*FANCD1*（*BRCA2*）、*FANCD2*、*FANCE*、*FANCF*、*FANCG*、*FANCI*、*FANCJ*（*BRIP1*）、*FANCL*、*FANCM*、*FANCN*（*PALB2*），其中*FANCA*、*FANCC*、*FANCG*异常（主要为基因缺失）在患者中的发生率最高（表）。

FA相关基因编码的蛋白在DNA交联损伤的修复过程中发挥重要作用。*FANCD1*即肿瘤抑制基因*BRCA2*，对同源重组造成的DNA损伤的修复很重要，*BRCA2*双等位基因突变，将导致无法精确修复DNA，细胞有很高的自发染色体断裂频率，且对DNA交联剂高度敏感。FANCN蛋白，即PALB2（partner and localizer of BRCA2）蛋白，对BRCA2的稳定性和定位很重要，与BRCA2共同作用于DNA修复蛋白而发挥作用。*FANCJ*是*BRIP1-BACH1*，编码5′-3′DNA解旋酶，能结合于

表 FA累及基因

基因	在患者中的发生率（%）	染色体定位	基因产物	外显子
FANCA	65	16q24.3	FANCA	43
FANCB	<1	Xp22.2	FANCB	10
FANCC	12	9q22.3	FANCC	14
FANCD1（*BRCA2*）	<1	13q12.3	FANCD1	27
FANCD2	<1	3p25.3	FANCD2	44
FANCE	4	6p21.3	FANCE	10
FANCF	4	11p15	FANCF	1
FANC	12	9p1	FANCG	14
FANCI	<1	15q26.1	FANCI	35
FANCJ（*BRIP1*）	<5	17q23.1	FANCJ	20
FANCL	<1	2p16.1	FANCL	14
FANCM	<1	14q21.3	FANCM	23
FANCN（*PALB2*）	<1	16p12.1	FANCN	13

BRCA1 的 BRCT 区。*FANCA*、*FANCB*、*FANCC*、*FANCE*、*FANCF*、*FANCG*、*FANCL* 和 *FANCM* 这 8 种基因编码的蛋白互相作用，形成核复合体，称为范科尼贫血核心复合体。*FANCL* 含 E3 泛素连接酶，*FANCM* 识别 DNA 损伤部位的复制叉，募集核心复合体到染色质。*FANCM* 包含 DNA 解旋酶区。正常情况下，DNA 发生交联损伤后，FA 核心复合体被上游的蛋白激酶 ATR 磷酸化而激活，再通过 *FANCL* 的 E3 泛素连接酶和 E2 结合酶 UBE2T 从而单泛素化底物 *FANCI* 和 *FANCD2*。泛素化的 FANCD2/FANCI 复合体结合于 DNA 损伤处已分离的染色质上，与 FA 蛋白 FANCD1/BRCA2、FANCN/PALB2、FANCJ/BRIP1/BACH1 及其他 DNA 修复蛋白如 BRCA1、RAD51、MRE11、ATM、BLM、RAD50、NBS1 等作用，共同修复受损的 DNA。缺失或突变的 FA 相关基因在 DNA 损伤后无法启动这一修复途径，导致造血干/祖细胞过度凋亡，发生骨髓衰竭。此外，FA 相关蛋白也参与氧化损伤和炎症因子介导的凋亡途径，对这些信号高度敏感。

临床表现 FA 临床特征为进行性骨髓衰竭和高倾向发生恶性肿瘤。起病缓慢，多在 5~10 岁发病，表现为乏力、虚弱、皮肤黏膜出血等。身材矮小、咖啡牛奶斑（皮肤表面扁平、浅褐色的色素沉着或色素脱失，直径 1~12cm）、肾及尿路异常、小眼畸形、小头畸形、精神发育迟缓、骨骼畸形（以拇指和桡骨发育不全最多）、耳外形异常、耳聋、先天性心脏病等。内分泌异常包括生长激素缺乏、甲状腺功能减退症、脑中线偏移、糖代谢异常、肥胖等。成人患者还可有性腺发育不全。发生比例最高者为身材矮小，皮肤色素沉着，色素脱失，单侧或双侧拇指、桡骨发育不全。30%~40% 患者无体格发育异常，仅以血液系统改变为唯一表现，易被误诊。1/3 以上患者同时有血液系统和内脏的临床表现。FA 易进展为骨髓增生异常综合征（myelodysplastic syndrome，MDS）、急性髓细胞性白血病（acute myelogenous leukemia，AML）和实体瘤。国际 FA 登记处（International Fanconi Anemia Registry，IFAR）统计的 754 个病例中，50 岁时骨髓衰竭的累积发生率约 90%，MDS 和 AML 的累积发生率 40%，实体瘤的累积发生率是 35%。在美国和加拿大进行的北美调查（NAS）中，研究对象为 145 例患者，48 岁时约 10% 发生 AML，29%发生实体瘤，55%进展为重度骨髓衰竭，最常见的恶性疾病的发生率依次为 AML、头颈部鳞状细胞癌、肝癌、阴道鳞状细胞癌和脑瘤。

辅助检查 ①血象：发病前血象正常，但可有红细胞大小不均和异形性。发病时出现程度不一的血细胞减少，血小板减少常出现于粒细胞减少和贫血之前。②骨髓象：骨髓增生减低，前体细胞形态无明显异常，成熟红细胞体积大。体外培养显示粒细胞-单核细胞集落生成单位和红系爆裂型集落生成单位减少。③细胞遗传学检查：患者淋巴细胞的染色体对 DNA 交联剂如丝裂霉素 C 或双环氧丁烷诱导的染色体断裂异常敏感（染色体断裂试验），可作为此病的确诊实验。基因型检测可证实诊断，并提供预后相关信息。部分患者有遗传学上的镶嵌现象，即造血细胞和体细胞具有不同的遗传组成，对这部分患者需做皮肤成纤维细胞培养证实交联剂对染色体的损伤。

诊断 患者同时有血液学异常和体格发育异常，不难诊断。无体格发育异常的病例易误诊。对再生障碍性贫血及年轻的 MDS、AML、头颈部鳞状细胞癌、妇科肿瘤患者均应考虑 FA 的可能。细胞遗传学检查可确诊。

鉴别诊断 FA 需与其他遗传性骨髓衰竭症和获得性再生障碍性贫血鉴别。

先天性角化不良 此病源于编码维持端粒长度的基因发生突变，导致端粒缩短，造血干细胞不能保持其增殖潜能，发生骨髓衰竭。临床表现为网状皮肤色素沉着、口腔黏膜白斑、指甲营养不良三联征，有诊断意义。尚有体格发育异常、骨髓衰竭、全血细胞减少、AML、实体瘤（以鳞状细胞癌为主）。此病染色体断裂试验阴性，白细胞端粒缩短，进一步检测相关基因可确诊。

舒瓦克曼-戴蒙德（Shwachman-Diamond）综合征 此病源于 *SBDS* 基因突变，除体格发育异常外，突出临床表现是中性粒细胞减少、胰腺外分泌功能不良致脂肪吸收不良，可进展发生 AML，一般不发生实体瘤。患者有脂肪泻，血常规有中性粒细胞减少，细胞体积大，可伴贫血和（或）血小板减少。骨髓有核细胞增生低下。血清胰蛋白酶原和胰淀粉酶水平降低，腹部超声或 CT 检查可发现胰腺脂肪化。若检测到 *SBDS* 基因的双等位突变可确诊。

先天性纯红细胞再生障碍性贫血 此病源于编码核糖体 60S 大亚基和 40S 小亚基的蛋白组分的基因突变，导致核糖体生物合成障碍、红系前体细胞凋亡或细胞周期停滞，属常染色体显性遗传病。患儿常于出生时或出生后不久发生贫血，体格异常发生率比 FA 低且程度轻，最常见的是身材矮小、拇指发育异常，无桡骨异常。血常规提示大细胞性贫血，网织红细胞计数和比例降低，白细胞和血小板正常。血红蛋白电泳可见血红蛋白 F（HbF）比例增高。骨髓有核细胞增生减少或正常，红系比例降低，粒系、巨核细胞系一般无异常。红细胞腺苷脱氨酶水平增高。染色体断裂试验阴性。此病很少进展成为再生障碍性贫血，发生恶性肿瘤的危险度也较低。

严重型遗传性中性粒细胞减少症 此病特点是患儿在婴儿期即发生严重感染，而无体格发育异常。多次血常规检查中性粒细胞绝对值$<1.5\times10^9/L$（常$<0.5\times10^9/L$），血红蛋白和血小板计数一般正常。骨髓增生减低或正常，粒系有分化停滞现象，红系和巨核细胞系一般正常。大部分患者遗传学可检测到编码中性粒细胞弹性蛋白酶的 *ELANE* 基因突变。

先天性无巨核细胞性血小板减少症 此病源于编码血小板生成素受体的 *MPL* 基因突变，导致巨核细胞生成障碍。临床特点是患儿在婴儿期出现无原因的严重出血，无体格发育缺陷。血常规早期改变为血小板减少，部分患儿也可进展为全血细胞减少、AML。

获得性再生障碍性贫血 此病源于 T 细胞异常激活，导致获得性、自身免疫性骨髓衰竭症，无体格发育异常。血常规为全血细胞减少，网织红细胞计数和中性粒细胞绝对值减少。多部位骨髓穿刺提示增生减低或重度减低，骨髓小粒空虚，以非造血细胞为主。遗传学检查阴性，免疫学检查发现细胞免疫功能亢进，多数患者对免疫抑制治疗有效。

治疗 若患者的血红蛋白$<80g/L$、血小板$<30\times10^9/L$、中性粒细胞$<0.5\times10^9/L$或有贫血、出血、感染症状，即应开始治疗。同种异基因造血干细胞移植（allogeneic hematopoietic stem cell transplantation，allo-HSCT）适用于此病。雄激素和造血生长因子可改善血象，免疫抑制治疗无效。

allo-HSCT 首选人类白细胞抗原（human leukocyte antigen，HLA）相合同胞供者，其次考虑非亲缘供者或不相合供者。同胞供者必须严格明确不携带 FA 相关基因，甚至做皮肤成纤维细胞的染色体断裂试验以除外体细胞镶嵌现象。移植时机的选择尚无确切定论。感染、大量输注血制品前移植的预后较好，病情稳定、轻症者不需立即移植。遗传性再生障碍性贫血患者对放疗、化疗或免疫抑制剂的毒副作用敏感，移植相关并发症的发生率和病死率很高，因此 allo-HSCT 只适用于重度骨髓衰竭或继发白血病者。FA 患者对环磷酰胺、白消安等有遗传毒性的药物和射线高度敏感，易于发生移植物抗宿主病（graft versus host disease，GVHD），移植前应使用降低强度的预处理方案，并选择无遗传毒性的方案预防 GVHD。

雄激素 可改善 FA 患者血象，对红细胞、粒细胞和血小板均有升高作用，起效时间约 2 个月，但也有患者起始用药有效而后出现耐药，甚至有的患者对雄激素无反应。副作用有肝功能损害、男性化、高血压等，用药期间应监测肝功能。

造血生长因子 FA 患者发生严重的中性粒细胞减少症特别是出现危及生命的严重感染时，在使用广谱高效的抗感染药物的同时，可应用粒细胞集落刺激因子。

支持治疗 贫血者予浓缩红细胞输注，反复大量输血造成铁负荷过多者应予祛铁治疗。血小板减少或有出血者予血小板输注，应用抗纤溶药对控制出血也有一定益处。

预后 此病预后不良，约 10%患者发生 MDS 和 AML，部分患者发生其他系统的实体瘤。文献报道，患儿在 7 岁以前发生重度骨髓衰竭的年危险率达 4%，而在成人<1%。AML 在青少年和年轻患者的年危险率达 1%，而 45 岁时发生实体瘤的年危险率>10%。MDS、AML 和实体瘤的累积发生率分别约 50%、25% 和 10%。美国文献报道 FA 的中位生存年龄是 23 岁，死亡主要原因为骨髓衰竭、allo-HSCT 并发症和恶性肿瘤。

（邵宗鸿）

xiāntiānxìng jiǎohuàbùliáng

先天性角化不良（dyskeratosis congenita，DC） 以皮肤和黏膜异常、进行性骨髓衰竭及易发生恶性转化为特征，可伴躯体其他畸形的遗传性再生障碍性贫血。属少见病，迄今文献报告共 500 多例患者，发病率约为 1/百万，男性多于女性。

病因及发病机制 DC 属 X 连锁隐性遗传，少数病例呈常染色体显性或隐性遗传。DC 为端粒复合物功能异常性疾病，是端粒酶相关基因突变导致端粒酶活性减低的结果。研究发现与 DC 发病相关基因有 6 个：*TERC*、*TERT*、*DCK1*、*NHP2*、*NOP10* 和 *TINF2*，约 50%的 DC 患者存在这些突变。1986 年发现第一个 DC 基因

DKC1，基因定位于 Xq28，编码角化不良素。后者是一种核仁蛋白，结合核仁小分子 RNA 参与核糖体的生物合成，也是端粒酶复合物的组分之一。*DKC1* 突变能引起端粒酶 RNA 水平降低及端粒长度明显缩短。编码端粒酶 RNA 组分的 *TERC* 基因突变导致常染色体显性遗传的 DC，DC 患者的淋巴细胞凋亡增加、增殖减少都是端粒缩短所致，因此 DC 被认为是端粒维持缺陷的疾病。*TERT* 是编码端粒酶复合物的反转录酶组分基因，在再生障碍性贫血（aplastic anemia，AA）及 DC 患者发现其杂合性突变。*NOP10* 和 *NHP2* 是已发现的 DC 呈常染色体隐性遗传的基因，二者均是 H/ACA 核糖核蛋白复合物的组分，此复合物由 RNA 分子和 4 个蛋白角化不良素、GAR1、NOP10 和 NHP2 组成，与核糖体的生物合成、前 mRNA 的剪切和端粒的维持有关。研究发现端粒结合蛋白中的端粒蛋白复合体也参与 DC 的发病，端粒蛋白复合体由 TRF1、TRF2、POT1、TINF2、TINT1 和 Rap1 共 6 个蛋白组成，主要分布在染色体末端，起保护端粒、调节端粒长度的作用。*TINF2* 突变见于 DC、遗传性血色病、AA 患者。

DC 患者骨髓干/祖细胞培养结果显示粒细胞-红细胞-单核细胞-巨核细胞集落生成单位、红细胞爆裂型集落生成单位、红细胞集落生成单位和粒细胞-单核细胞集落生成单位减少或缺如，骨髓长期培养也显示仅有极少克隆形成细胞、造血重度缺陷。骨髓衰竭的主要原因是进行性骨髓干/祖细胞的耗竭。

临床表现 复杂多样，以黏膜改变、骨髓造血衰竭、肿瘤易感性为主要特征，可累及多个脏器、系统。常染色体显性遗传的患者和 X 连锁 DC 女性携带者临床表现相对较轻，常染色体隐性遗传的患者躯体畸形较多且易发生骨髓衰竭和肿瘤。患者常表现典型的三联征：指（趾）甲角化不良、皮肤色素沉着、口腔黏膜白斑。发病年龄多在 10 岁以下，皮肤黏膜异常出现较早，通常在 5 岁以后出现，包括网状斑、灰褐斑、色素沉着斑或色素脱失斑；头发、睫毛与眉毛脱落；指（趾）皱褶消失；手掌和足底过度角化；75%患者存在黏膜白斑；85%以上患者存在指（趾）甲营养不良。其他部位黏膜如结膜、泪管、食管、尿道、阴道、肛门等也可累及，有时甚至会出现狭窄，造成吞咽困难或排尿困难。其他的躯体畸形如牙齿、胃肠道、泌尿生殖器也可见。骨髓造血衰竭多发生在 20 岁左右，到 30 岁时 80%～90%患者出现骨髓造血异常，少数骨髓造血异常出现在黏膜表现之前，临床易误诊为获得性 AA，约 10%患者进展为骨髓增生异常综合征或急性白血病。DC 的实体瘤主要是头颈部鳞状细胞癌、皮肤和肛门直肠癌，肿瘤发生的中位年龄为 28 岁，50 岁时肿瘤累积发生率为 40%～50%。肺部血管受累见于极少数儿童患者。霍耶拉尔-希达臣（Hoyeraal-Hreidarsson）综合征为 DC 的严重类型，表现为生长迟缓、小头畸形、小脑发育不全、免疫缺陷和骨髓衰竭，常早期死亡。

诊断与鉴别诊断 有典型三联征者，诊断较容易。表现为骨髓造血衰竭而无明显躯体异常者诊断较困难。需用端粒酶复合物基因突变的遗传学分析确诊。通过流式细胞仪和荧光原位杂交的方法检测外周血白细胞各个亚群的端粒长度是最佳诊断方法，白细胞各亚群（总淋巴细胞、$CD45RA^{+}/CD20^{-}$ 幼稚 T 细胞和 $CD20^{+}$B 细胞）端粒长度联合检测分析诊断 DC 敏感性和特异性均很高，可据此与其他骨髓造血衰竭如获得性 AA、范科尼贫血、骨髓增生异常综合征等鉴别。

治疗 免疫抑制治疗对 DC 患者通常无效，早期 50%～70% 患者对雄激素治疗有反应，对粒细胞集落刺激因子和红细胞生成素有一过性治疗反应。有报道雄激素联合粒细胞集落刺激因子可能导致脾破裂，不建议联合使用。对于骨髓衰竭的主要治疗手段仍然主要是同种异基因造血干细胞移植（allogeneic hematopoietic stem cell transplantation，allo-HSCT），若家族中有非 DC 的人类白细胞抗原相合供者，allo-HSCT 是首选治疗方法。部分 DC 患者有肺纤维化等肺部疾病，移植后致命的肺部并发症发生率高，因此疗效不如范科尼贫血。移植预处理应避免肺损伤如放疗和白消安。非清髓 allo-HSCT 在部分患者取得较好疗效，可能改善预后。非亲缘供者的造血干细胞移植报道较少，3 例接受清髓移植的患者均死亡。移植可能改善血细胞减少，但无法纠正其他器官异常或减少继发非血液系统肿瘤的发生率。

预后 黏膜部位鳞状细胞癌的发生率增高，常见于皮肤、胃肠道或泌尿生殖道的白斑处，通常发生于 20～30 岁。此病主要死亡原因是骨髓衰竭或免疫缺陷（占 60%～70%）、肺部并发症（占 10%～15%）和恶性肿瘤（占 5%～10%）。中位生存期 30 年。

（张凤奎）

xiāntiānxìng chúnhóngxìbāo zàishēng zhàng'àixìng pínxuè

先天性纯红细胞再生障碍性贫血（congenital pure red cell aplastic anemia） 婴幼儿贫血伴外周血网织红细胞减少、骨髓红系前体细胞缺乏的遗传性再生障碍性贫血。属少见病。1936年由约瑟夫（Joseph）首次报道为"红系造血衰竭"，1938年由戴蒙德（Diamond）和布莱可凡（Blackfan）描述为先天性低增生性贫血，故又称戴蒙德-布莱可凡贫血（Diamond-Blackfan anemia，DBA）。发病率为（1～5）/百万，典型家系呈常染色体显性遗传，常染色体隐性遗传较少见。散发病例最常见。男女患病比例相当，多个种族人群均有发病，包括非洲黑种人、阿拉伯人、东印度人、日本人。

病因及发病机制 遗传学研究提示DBA为核糖体合成性疾病，第一个DBA基因*DBA1*（*RPS19*）于1999年鉴定，约25%的DBA患者有此基因突变。*DBA1*定位于19q13.2，编码核糖体蛋白RPS19。其他已经发现的5个基因突变为编码核糖体蛋白的*RPS17*、*RPS24*、*RPL5*、*RPL11*、*RPL35A*。50%的DBA患者上述基因出现突变，它们编码的核糖体蛋白参与核糖体40S亚单位和60S亚单位的合成。可能的发病机制是核糖体蛋白合成异常，激活*TP53*及下游事件，导致细胞周期停获和细胞凋亡。核糖体功能缺陷为选择性红系生成不良的原因可能是红系前体细胞增殖分化时有较高的核糖体合成需求，因此对核糖体合成减少更加敏感。其肿瘤易感的机制可能为凋亡亢进的情况下，髓系产生选择压力，产生对抗凋亡的突变克隆，终致白血病。其他机制可能有原癌基因*MYC*的激活。

DBA以红系前体细胞数量减少，红细胞爆裂型集落生成单位（erythrocytic burst-forming unit，BFU-E）和红细胞集落生成单位（erythrocytic colony-forming unit，CFU-E）为特征。细胞培养分析结果表明，相对不依赖红细胞生成素（erythropoietin，EPO）的红系早期造血正常，缺陷主要发生在依赖EPO的晚期红系扩增及成熟过程。晚期红系的分化缺陷与巨红细胞的特征表现及血红蛋白F（HbF）表达增高一致。粒细胞-巨噬细胞集落生成单位（colony-forming unit-granulocyte and macrophage，CFU-GM）法检测粒细胞生成及体外长期培养起始细胞法检测早期造血祖细胞的结果通常是异常的，但较红系（BFU-E和CFU-E生成）功能异常程度为轻。尽管糖皮质激素治疗有效，但几乎无证据表明DBA患者存在细胞免疫或体液免疫机制异常。

临床表现 约1/3患儿于出生时或出生后数周内确诊，90%以上患儿在1岁内确诊，中位发病和诊断的时间分别为出生后8周和12周。与其他先天性骨髓衰竭性疾病相似，此病也表现为先天畸形、骨髓衰竭和肿瘤倾向。早期儿童期贫血的症状包括苍白、淡漠、食欲缺乏及发育迟缓。体格异常见于约1/3患者，以颅面畸形最常见。凯西（Cathie）描述此病的典型表现为"亚麻色头发、鼻背塌、眼距宽、上唇厚和外表机灵"。体格异常按发生概率自高而低分别为拇指畸形、身材矮小、泌尿生殖系异常、蹼状颈、骨骼畸形和心脏异常。血液系统表现主要累及红系，贫血是主要表现，约35%患儿出生时即有贫血表现。婴幼儿时多数仅有贫血，随着年龄增长，部分出现中性粒细胞减少或血小板减少（尤其在糖皮质激素治疗无效患者中易出现），甚至全血细胞减少。90%以上患儿骨髓增生程度正常，早期红系细胞明显减少或缺如，粒红比例达10∶1，粒系和巨核系正常。DBA患儿的红细胞表现为胎儿造血特征，HbF持续升高，6个月后仍保持在5%～10%。正常人1岁后即消失的红细胞表面i抗原在年龄较大的DBA患者仍存在。DBA患者嘌呤核苷代谢异常，多数患者红细胞腺苷脱氨酶（ADA）活性升高。肿瘤发生率相对较低，仅1.9%的DBA患者发生血液系统肿瘤或实体瘤，最常见的实体瘤是骨肉瘤。

诊断 临床诊断的典型三联征包括贫血、网织红细胞减少和骨髓红系前体细胞减少或缺如。1976年的诊断标准为：①出生1岁内即出现大细胞（或正细胞）正色素性贫血。②网织红细胞减少。③骨髓增生活跃，伴选择性红系前体细胞明显减少。④白细胞数正常或稍降低。⑤血小板数正常或稍增高。胎儿HbF和红细胞中ADA活性明显升高也是支持DBA的重要证据。核糖体基因突变分析可作为诊断的补充证据。血清EPO、血清铁及总铁结合力升高，多次输血后可有铁蛋白水平升高。

鉴别诊断 ①一过性幼红细胞减少症：是微小病毒B19感染所致获得性短期红细胞生成不良，多数有感染病史，是一过性自身免疫介导的疾病，有自限性，多发生在1岁以后，无阳性家族史及畸形，于发病后4～8周恢复，预后良好。②范科尼贫血：可通过染色体断裂应激诱导下的细胞遗传学分析及范科尼贫血致病基因突变分析而进行排除。③获得性红细胞生成障碍：对年龄较大的患者，因血液学特征相似，故较难鉴别先天性和获得性红细胞生成障碍。阳性家族史、体格异常及特征性细胞遗传学、酶学或基因改变强烈提示遗传性疾病。

治疗 输血、糖皮质激素及异基因造血干细胞移植均为有效治疗方法。

输血 低龄发病及早产患者常持续依赖红细胞输注。以往铁负荷过多导致的脏器损伤是主要死亡原因，为避免输血性含铁血黄素沉着症，应尽早开始铁螯合剂治疗。输注红细胞时应去除白细胞以避免发生异源性免疫反应。红细胞输注通常需维持血红蛋白水平于70~90g/L，以消除症状和保证正常生长发育。

糖皮质激素 尽管糖皮质激素（简称激素）治疗此病的机制不明，毒性作用大，治疗反应也难以预期，但对大多数患者有效。激素治疗有效预测因素包括发病时年龄大、阳性家族史和血小板计数正常。一旦确诊应给予泼尼松。大多数患者治疗后1~4周可出现网织红细胞增多，血红蛋白水平上升。一旦血红蛋白水平至90~100g/L，即可通过减少每日用药次数缓慢减量激素。减至每日1次后，可用隔日用药方案。持续激素治疗可避免发生严重贫血。维持剂量可很小（1~2mg/d）。虽然某些患者可耐受完全停止泼尼松治疗，但很多患者出现复发且大多数对治疗有反应者出现激素依赖。部分患者在治疗失败多年后再次试用激素仍有效。激素治疗有效与生存率密切相关，服用小剂量泼尼松治疗患者及极少数自发缓解者预期可正常生活。长期服用大剂量泼尼松可出现显著的毒性作用，包括生长延迟、库欣（Cushing）面容、水牛背、骨质疏松症、髋关节无菌性坏死及骨折、糖尿病、高血压及白内障。红细胞输注伴铁螯合剂治疗效果优于大剂量激素维持治疗者。

异基因造血干细胞移植 成功的异基因造血干细胞移植可治愈此病，但该疗法未广泛应用。激素疗效略差和依从性差与铁负荷过多所致心脏及肝脏疾病有关。见于异基因造血干细胞移植相关不良反应发生率及死亡率，多数患者到疾病晚期，在大量输血、铁负荷过多和产生同种异体排斥反应后才接受移植。尽管存在诸多不良预后因素，首次报道的19例移植患者中15例在移植后生存5个月至数年。无亲缘供者的骨髓造血干细胞或脐血干细胞移植的成功率较低。

其他 包括白介素-3、大剂量甲泼尼龙、环孢素、其他免疫抑制剂及甲氧氯普胺诱导催乳素治疗，虽经初步研究取得满意结果，但仍未被广泛接受。体外基因转染可纠正*RPS19*基因（核糖体蛋白编码基因）突变细胞的功能。在动物模型中，被纠正的细胞在体内表现出红系造血改善和体内生存优势，为基因治疗提供了可能性。

预后 若不治疗可致命，死因是严重贫血及充血性心力衰竭。需输血及铁螯合剂治疗患者的预期寿命为30~40岁。由于生存期较长，晚期发展为白血病的风险较高。波士顿儿童医院随访的76例患者中，4例死于急性髓细胞性白血病，相对危险度比预期高200倍。

（张凤奎）

huòdéxìng chúnhóngxìbāo zàishēng zhàng'àixìng pínxuè

获得性纯红细胞再生障碍性贫血（acquired pure red cell aplastic anemia，APRCAA） 以正细胞正色素性贫血、网织红细胞计数显著降低和骨髓幼红细胞减少或缺如为特征的贫血。临床相对少见，确切发病率不详，可见于各不同种族和不同年龄人群，尤以老年人多见，男女发病率大致相同。

病因及发病机制 ①原发性：无病因或诱因可查，如自身免疫性白血病前期、特发性APRCAA。②继发性：被其他疾病诱发，如胸腺瘤，恶性血液病（慢性淋巴细胞白血病、T大颗粒淋巴细胞白血病、淋巴瘤、多发性骨髓瘤），实体瘤（胃癌、肺癌、乳腺癌、肾癌），感染（微小病毒B19感染、人类免疫缺陷病毒感染、传染性单核细胞增多症、巨细胞病毒感染、不典型肺炎），慢性溶血性贫血，结缔组织病，药物及化学毒物，妊娠，严重肾功能不全，严重营养不良，其他因素包括ABO血型不合HSCT、红细胞生成素（erythropoietin，EPO）治疗后产生抗EPO抗体。

根据病因不同，APRCAA临床可呈急性自限性或慢性过程。儿童一过性幼红细胞减少症多呈急性病程，能自发恢复；成人患者以慢性持续性贫血最多见，极少自发缓解，仅少数呈急性自限性疾病过程。

APRCAA骨髓红系祖细胞数量正常或接近正常，但红系前体细胞明显减少或缺如。红系祖细胞不能正常成熟、分化产生成熟红细胞的机制包括：体液或细胞免疫因素抑制红系细胞，外源因素损伤幼红细胞，以及EPO减少或功能异常。继发性 APRCAA 多为免疫机制所致。体外红系造血分析结果显示，加入 APRCAA 患者血浆的正常骨髓幼红细胞对 EPO 反应差，血红素合成明显减少，而加入正常血浆的 APRCAA 患者骨髓幼红细胞对 EPO 反应正常，提示患者血浆中存在抑制红系细胞造血的物质。这种物质被证明是 IgG 组分，可作用于红系细胞从红细胞爆裂型集落生成单位至晚幼红细胞的各个阶段，协同补体以细胞毒方式，或以非补体依赖方式直接抑制红系细胞造血，或抑制 EPO 发挥作用。经治疗缓解后，该组分也随之消失。特发性 APRCAA 虽发病机制不详，但多对免疫抑制治疗反应良好，表明其发病也多为免疫机制所致。

约 4%胸腺瘤可继发 APRCAA，而 APRCAA 患者中约 9%为胸腺瘤继发。胸腺瘤在其发病中的作用尚未完全清楚，有证据表明在胸腺瘤继发 APRCAA 患者体内检测到寡克隆 T 细胞增殖，多数患者免疫抑制治疗有效，因此认为胸腺瘤相关 APRCAA 是通过自身免疫机制介导，其发生可能与其不能抑制活动性自身反应性 T 细胞克隆有关。

T/NK 细胞也可介导 APRCAA 的发生。大颗粒淋巴细胞增多可为 T 细胞大颗粒淋巴细胞白血病或慢性自然杀伤细胞增多症，是最常引起继发 APRCAA 的基础疾病。大颗粒淋巴细胞通过以下机制溶解幼红细胞：①T 细胞受体识别红系祖细胞表达的未知配基。②抗红系祖细胞抗体与颗粒淋巴细胞 CD16 结合。③幼红细胞人类白细胞抗原-Ⅰ类抗原表达逐渐减少，不能与大颗粒淋巴细胞杀伤抑制受体结合，阻止其溶细胞作用，为“抑制缺失”。

研究认为继发于自身免疫性疾病的 APRCAA 主要与体液免疫机制相关。自身免疫病继发 APRCAA 患者血浆可抑制体外自身骨髓细胞红系集落形成。应用重组人 EPO 治疗的患者产生抗重组 EPO 抗体，也可作用于内源性 EPO，抑制红系祖细胞生长。抗体依赖的 APRCAA 亦可发生于异基因造血干细胞移植患者，以 ABO 血型主要不合的移植最多见。

微小病毒 B19 是一单链 DNA 病毒，通过细胞表面 P 血型抗原进入幼红细胞，并在细胞内复制，直接损伤红系祖细胞或抑制红细胞爆裂型集落生成单位生长发育，选择性抑制红系造血。免疫功能正常者，该病毒引起的红系造血抑制通常持续约 15 天，一旦机体产生抗体这种抑制作用即被清除。由于红细胞寿命较长，正常人感染该病毒引起短暂骨髓红系造血停滞并不表现明显的贫血症状，在溶血性贫血患者则可导致一过性再障危象，孕妇感染引起死胎，免疫缺陷患者感染不能产生针对该病毒的特异性抗体以清除病毒，表现为慢性持续性 APRCAA。

文献报告 50 余种药物可导致 APRCAA，不同药物诱发的 PRCA 其发病机制也不尽相同，可为药物直接抑制或通过机体产生 IgG 以体液免疫形式抑制红系造血。

临床表现 贫血常是此病唯一的症状和体征。贫血呈缓慢进行性加重，诊断时患者多已达中至重度贫血。儿童一过性幼红细胞减少症患者多因发热或其他不适就诊时检查血常规而发现、诊断。原发性 APRCAA 患者除贫血的症状、体征外，查体一般无明显其他阳性体征。患者出现肝、脾、淋巴结肿大常提示为继发性 APRCAA。继发性 APRCAA 则可表现相应基础病的症状和体征。依赖输血的慢性难治性 APRCAA 可表现输血相关继发性血色病或肝炎等。急性 APRCAA 呈短暂疾病过程，更常见于儿童患者，成年人极少，主要是病毒感染所致，也可见于某些药物和化学品接触。

诊断 主要依据血液学检查。凡单纯贫血、网织红细胞减少，病史不支持营养性贫血者均应疑诊 APRCAA，需进一步行骨髓细胞学检查以诊断或排除。

APRCAA 外周血呈正细胞正色素性贫血，网织红细胞绝对值减少。白细胞分类计数正常，偶可出现轻度白细胞减少、淋巴细胞或嗜酸性粒细胞增多。血小板计数正常，也可轻度减少或反应性增高。特征性骨髓表现为幼红细胞明显减少，甚至完全缺如，但粒系和巨核细胞不减少，偶有嗜酸性粒细胞增多，各系细胞形态无明显异常。在活动性微小病毒 B19 感染患者骨髓中，有时可发现体积大、胞质有空泡的原始红细胞。患者血清铁、血清转铁蛋白饱和度增加。红细胞生存时间正常。多数患者血清蛋白电泳正常，但有些患者 γ-球蛋白增多或减少。

确诊后尚需评价 APRCAA 的可能原因，包括：仔细病史询问，尤其近期用药史和感染病史；肝肾功能；自身抗体检测，包括抗核抗体、抗 EPO 抗体等；骨髓造血细胞遗传学分析；T 细胞受体基因重排；外周血流式细胞术检测 CD2、CD3、CD4、CD5、CD8、CD16、CD56、CD57；病毒学检测，包括微小病毒 B19 DNA；CT 或磁共振成像检查除外胸腺瘤或其他淋巴瘤。APRCAA 不难诊断，但各类型患者治疗和转归不尽相同，仍需仔细鉴别。

鉴别诊断 成人原发性APRCAA主要应与以APRCAA为初始表现的骨髓增生异常综合征（myelodysplastic syndrome，MDS）鉴别。表现为APRCAA的MDS有以下表现，可用于与原发性者进行鉴别。网织红细胞通常>1%，平均红细胞体积轻度增大，仔细分析外周血涂片可能发现单核细胞增多、佩尔格-许特（Pelger-Huët）畸形；骨髓幼红细胞减少，但很少<5%，且通常表现巨幼样变特征，可有粒系和巨核细胞形态改变，粒系细胞核左移，原始细胞增多，单圆核巨核细胞或小巨核细胞增多；骨髓造血细胞染色体核型可异常。对免疫抑制治疗无反应的原发性APRCAA，应特别注意复查以除外MDS。儿童APRCAA需鉴别为先天性抑或获得性，即先天性纯红细胞再生障碍性贫血与儿童一过性幼红细胞减少症鉴别。

治疗 包括支持治疗和免疫抑制治疗等。

支持治疗 为减轻贫血症状，多数患者在获得治疗反应前需输注红细胞。治疗无效患者多依赖红细胞输注，继发血色病时需祛铁治疗。多数患者血红蛋白水平>70g/L即可达到预防贫血症状的目标，在伴心肺疾病及老年患者中血红蛋白的目标水平通常>90g/L。即使难治患者生存期亦有望延长，甚至可能达到正常预期寿命。

免疫抑制治疗 免疫抑制治疗适用于原发性APRCAA、胸腺瘤继发APRCAA、抗EPO抗体所致APRCAA，以及其他继发性APRCAA针对原发病治疗4周后骨髓红系造血无恢复迹象者。常用药物包括糖皮质激素、环孢素和环磷酰胺等。泼尼松缓解率30%~62%，约40%患者用药4周内即可表现治疗反应，网织红细胞明显增多；若用药12周仍无缓解迹象则需改换方案。血红蛋白达正常水平后泼尼松可缓慢减量，最终以小剂量维持或完全停药。环孢素诱导缓解治疗缓解率可达65%~87%。环磷酰胺治疗此病缓解率约20%，但患者缓解时间明显长于泼尼松治疗。环孢素和环磷酰胺分别与泼尼松联合治疗APRCAA反应率与单药应用相近，但患者疗效持续时间更长，复发减少，各单药应用剂量也可减少，药物不良反应减轻。

其他 难治性患者也可用抗胸腺细胞球蛋白、抗CD20单抗和抗CD52单抗，部分患者仍可有效，但长期疗效不详。雄性激素治疗及脾切除治疗在某些患者也可获得一定疗效。静脉注射大剂量丙种球蛋白用于免疫缺陷患者微小病毒B19感染所致慢性持续性APRCAA，可获得良好疗效。

（张凤奎）

xiāntiānxìng hóngxìbāo shēngchéng yìchángxìng pínxuè

先天性红细胞生成异常性贫血（congenital dyserythropoietic anemia，CDA） 以红系无效造血、多核红细胞和组织内铁蓄积为特征的一类遗传性难治性贫血。属罕见病。CDA分为3型，称为Ⅰ型、Ⅱ型和Ⅲ型。

病因及发病机制 主要是骨髓内幼红细胞大量破坏，与染色体遗传异常有关。

CDAⅠ型 呈常染色体隐性遗传，其致病基因*CDAN1*定位于15q15.1-q15.3，编码蛋白称为codanin-1，是一种受细胞周期调节的蛋白。已发现*CDAN1*基因的30种独特突变，受累者均为该基因突变的纯合子或复杂杂合子。在许多患者中，*CDAN1*等位基因中仅1个可检测到突变。对一组英国CDAⅠ型患者的15q15.1-q15.3区带进行微卫星分析表明，致病基因与*CDAN1*染色体区带并无关联，同一染色体区带异常在一个巴基斯坦家族中也被排除。推测可能还存在第二个Ⅰ型CDA致病基因。

CDAⅡ型 亦呈常染色体隐性遗传，其致病基因*SEC23B*定位于染色体20p11.23-p12.1，长度为54kb，包含19个外显子。受试患者为*SEC23B*基因突变的纯合子或复杂杂合子。30%突变的等位基因携带E109K位点替换。SEC23B蛋白包含767个氨基酸，是COPⅡ复合物的一个组分。Ⅱ型CDA可被视为一种分泌途径异常性疾病，进而导致糖基化异常。其他COPⅡ组分已有突变报道，但不累及红细胞系。

CDAⅢ型 多为常染色体显性遗传，亦有报道一些散发病例被诊断为Ⅲ型CDA。对一瑞典CDAⅢ型家族的研究结果显示，其致病基因*CDAN3*定位于15q22-q25。

临床表现 贫血通常在婴儿或幼年时期发现。脾大常见。外周血中红细胞寿命轻度缩短，无效红细胞生成导致不同程度的贫血，伴大红细胞轻度增多、网织红细胞绝对值正常或轻度升高、非结合胆红素中度升高、结合珠蛋白水平降低及血清铁蛋白水平逐渐升高。

CDAⅠ型 可在婴儿期、儿童期或青春期发病。贫血常为中度（血红蛋白约90g/L）且伴大红细胞增多。脾大小随年龄增长而增大。同其他以骨髓内及外周红细胞破坏加速为特点的血液病类似，肝大及胆石症是常见的继发表现。黄疸常为轻度，若 *UGT1A1* 基因启动子表现为 A[TA]$_7$TAA 多态性，则黄疸可能加重，此亦为导致吉尔伯特（Gilbert）综合征发生的原因。该病常伴多种躯体畸形，手、足骨骼受累最常见，如并指、单个或多个指（趾）骨发育不全、额外的趾骨、内翻足，也可出现体格矮小、蓝色杏眼、眼距宽、小颌畸形及其他异常。

CDAⅡ型　相对常见，婴儿期、儿童期和青春期的表现不尽相同。很长时间以来该病被称为哈姆（Ham）试验阳性的遗传性幼红细胞多核症。患者红细胞在新鲜、组织相容、浓度约 30%的正常酸化血清中发生溶解，但红细胞不会被患者自身的血清溶解。临床特征包括溶血性贫血伴骨髓红系增生，常见肝脾大、间歇性黄疸及胆石症。患者通常为中度贫血（90~100g/L），但临床变异程度大，严重病例从出生起即需要输血。约 10%患者在婴幼儿和儿童期依赖输血，但多数在长大后可脱离输血。部分未曾输血患者也会出现严重铁负荷过多，其血清铁蛋白水平可进行性增高，50 岁以上患者约 40%铁蛋白水平>1000μg/L，约 20%出现继发性肝硬化。

CDAⅢ型　为 CDA 中最少见的一个类型，关于疾病的大部分知识来源于瑞典北部的一个大家族。患者表现为轻至中度贫血，轻度黄疸，常有胆石形成。脾不可触及，亦无铁负荷过多的记录。肝脾大和血清铁蛋白增高在家族性患者中报道不一，黄斑变性导致的视觉障碍在 6 个瑞典家族患者中可见。部分散发病例可见肝脾大，偶可见血红素尿、铁负荷过多、肝硬化、智力障碍、房间隔缺损等。

辅助检查　包括以下几项。

血象　不同程度的血红蛋白减少，网织红细胞计数正常或稍高，白细胞及血小板正常。红细胞形态异常是此病特点，其中 CDAⅡ型为正细胞性，CDAⅠ型多为大细胞性，异形、点彩、卡波环明显，而 CDAⅢ型成熟红细胞明显大小不均，可见巨大红细胞。

骨髓象　骨髓多增生明显活跃或极度活跃，红系比例增高，粒红比例倒置。红细胞形态异常以中、晚幼红细胞最明显，胞质可有嗜碱性点彩、豪-焦（Howell-Jolly）小体，核染色质明显疏松，核碎裂、各种怪异核畸形、核间桥，部分呈巨幼样变，或可见巨大红细胞。粒系、巨核细胞形态正常。有核红细胞核间桥对 CDAⅠ型诊断较特异，但检出率低，文献报道仅 0.6%~2.8%的幼红细胞中存在核间桥。CDAⅡ型幼红细胞常有两个至多个细胞核或分叶核，幼红细胞被巨噬细胞吞噬，可出现戈谢（Gaucher）样细胞。CDAⅢ型可见幼红细胞体积增大，呈多核性并含有大的分叶核，在一些巨大的多核幼红细胞中，细胞核可多达 12 个。

电镜检查　红细胞核异染色质呈海绵状（又称瑞士奶酪样）改变是 CDAⅠ型的特征性改变，见于约 60%的中、晚幼红细胞。核异染色质电子密度异常增高，核孔增大，核膜明显内陷，可伴胞质和细胞器向核内凸入。假性双膜结构见于 CDAⅡ型细胞。电镜下 CDAⅢ型细胞胞质中可见异染色质裂隙、自噬空泡、含铁的线粒体及髓鞘样结构。

血清学检查　Ham 试验阳性是 CDAⅡ型特征性改变。部分 CDAⅡ型患者还存在红细胞珠蛋白 α 与非 α 肽链比值增高。CDAⅠ型、Ⅲ型 Ham 试验均阴性。

其他　带 3 蛋白（即阴离子交换蛋白 1）在 SDS 聚丙烯酰胺凝胶电泳中表现为向阳极泳动加速且区带变窄，为 CDAⅡ型诊断提供可靠依据。

诊断　CDA 诊断参照 2004 年亨佩尔（Heimpel）提出的诊断标准，必须符合以下所有条件：①先天性或遗传性贫血/黄疸证据。②骨髓无效性红细胞生成。③骨髓幼红细胞典型形态改变。④除外已知的符合以上①、②条件的其他先天性贫血，如珠蛋白生成障碍性贫血、某些类型血红蛋白病、遗传性铁粒幼细胞贫血等。特征性幼红细胞形态学改变是诊断 CDA 的最重要证据，也是分型诊断的主要依据。满足上述 CDA 诊断标准同时 Ham 试验阳性者诊断 CDAⅡ型；CDAⅢ型依据典型的形态学改变；骨髓幼红细胞形态学和血清学检查不符合 CDAⅡ、Ⅲ型者，如骨髓有核红细胞呈巨幼样变、核染色质疏松呈海绵样、多核幼红细胞增多、出现核间桥或胞内核间桥及核孔增大、瑞士奶酪样核等，则诊断 CDAⅠ型。

鉴别诊断　①珠蛋白生成障碍性贫血：患者可有“地中海贫血外貌”、红细胞寿命明显缩短、脾切除治疗效果佳等特点，而 CDA 可有核间桥、瑞士奶酪样核、巨大/多核红细胞等，借此可区分两种疾病。基因检查更有助于疾病鉴别。②遗传性球形红细胞增多症：CDAⅡ型可类似于遗传性球形红细胞增多症，SDS 聚丙烯酰胺凝胶电泳联合免疫印迹鉴定内质网蛋白可鉴别。③巨幼细胞贫血：依靠病史（包括营养史和家族史）和叶酸/维生素 B_{12} 水平检测及治疗反应可鉴别。④骨髓增生异常综合征：主要依据后者形态、病理和染色体的异常结果进行鉴别。⑤阵发性睡眠性血红蛋白尿症：可通过测定红细胞膜上的补体调节蛋白（CD55、CD59）进行鉴别。阵发性睡眠性血红蛋白尿症患者通常表现为全血细胞减少和骨髓增生不良，借此也可与 CDA Ⅱ型鉴别。

治疗 多数 CDA 患者贫血为轻至中度，不需特殊治疗。主要为支持治疗，如输血和祛铁，以消除或减轻严重贫血或铁负荷过多引起的相关问题。反复多次输血易引起患者铁负荷过多，极少部分未输血者也可能出现体内铁含量过高，若血清铁蛋白水平>500μg/L，应予以祛铁治疗。若患者贫血较轻且能代偿，可予以规律性少量放血以减少体内的铁。部分胆石症患者可行胆囊切除。

CDA Ⅰ型 α-干扰素最初被用于 1 例丙型肝炎病毒感染的 CDA Ⅰ型患者，结果该患者贫血情况逐步改善，骨髓中绝大多数幼红细胞形态（包括电镜观察）恢复正常。之后的多次应用和长期观察均提示 α-干扰素是治疗 CDA Ⅰ型的安全有效的药物，但对其他类型 CDA 无效。红细胞生成素和脾切除术对 CDA Ⅰ型患者无效。3 例输血依赖的 CDA Ⅰ型患儿成功接受同种异基因造血干细胞移植治疗，并因此脱离输血依赖。

CDA Ⅱ型 不需特殊治疗，仅限于妊娠期发病。输血及宫内输血可能是必要的。输血依赖的病例可行脾切除术，但适应证尚未确立。某些重症患者可能需行骨髓移植。

CDA Ⅲ型 相对于Ⅰ型和Ⅱ型，CDA Ⅲ型患者贫血多为轻度，铁负荷过多亦不明显。

预后 CDA Ⅱ型预后较好，铁负荷过多的监控是影响其预后的重要因素。虽然多数 CDA Ⅲ型患者呈良性病程，但是倾向于出现各种远期并发症，包括血管内溶血、血管条纹征及患多发性骨髓瘤及其他单克隆丙种球蛋白病的风险增高。

（张凤奎）

mànxìngbìng pínxuè

慢性病贫血（anemia of chronic disease，ACD）

慢性感染、炎症性疾病及某些恶性肿瘤相关的轻至中度贫血。又称炎症性贫血（anemia of inflammation，AI）。是仅次于缺铁性贫血（iron deficiency anemia，IDA）的最常见贫血。

病因及发病机制 ACD 发生于伴有急慢性免疫异常的多种疾病。已证明 ACD 主要是炎症细胞因子驱动导致，细胞因子致使机体发生铁稳态异常、红系祖细胞增殖异常、红细胞生成素相对减少及红细胞寿命缩短，最终导致低增生性贫血。研究认为 ACD 更主要与铁代谢紊乱和红系前体细胞增殖异常相关，炎症细胞因子诱导产生铁调素增多在发病机制中最关键。

铁调素对机体铁稳态维持起中心作用 人体需要的铁绝大部分来自再循环，自肠道吸收少量铁主要用于补充每日丢失铁。血浆铁浓度和组织铁分布受机体严密调节，以保证组织铁利用和无毒铁状态。铁调素是由肝细胞合成及分泌的维持机体铁稳态的核心调节因子，它与位于肠上皮细胞及巨噬细胞表面的跨膜铁输出蛋白——膜铁转运蛋白结合，引起后者内化降解，抑制肠道铁吸收及巨噬细胞和肝细胞内铁释放，降低机体血清铁水平，是最重要的铁代谢负性调控因子。膜铁转运蛋白是已知的唯一的细胞膜铁输出通道蛋白，与铁调素结合内化后单核-巨噬细胞内铁输出减少，促进细胞自分泌铁调素，进一步增强铁潴留。机体铁稳态需通过调节肝细胞铁调素表达，控制铁吸收和再循环利用得以实现。有多个不同信号转导途径调节肝细胞铁调素表达，其中骨形成蛋白（bone morphogenetic protein，BMP）尤其是 BMP6 通过 BMP/SMAD 途径激活铁调素转录，是铁调素表达最重要的调节途径。

铁调素与 ACD 样变化 血清铁水平降低而骨髓细胞外铁不少，表明 ACD 患者存在全身铁代谢紊乱。铁调素在机体铁代谢改变和 ACD 发病机制中起关键性作用。构建动物模型研究铁调素表达与 ACD 临床表型的关系表明，铁调素升高可导致与 ACD 相同的表型异常及铁代谢紊乱，抑制铁调素能纠正这些 ACD 样变化。

ACD 患者炎症细胞因子及铁调素水平明显增高 血清铁调素表达主要受转录水平调节。ACD 患者最常通过白介素-6（interleukin-6，IL-6）-铁调素轴途径诱导铁调素合成增加，也可通过非 IL-6 依赖途径诱导铁调素 mRNA 增高。IL-6 样家族和 BMP 家族是调节铁调素表达的两个重要细胞因子家族，BMP 和 IL-6 分别通过与铁调素启动子 BMP 反应元件和 STAT3 结合位点结合调节铁调素转录。

常见伴发 ACD 的疾病包括感染、恶性肿瘤、自身免疫病、慢性肾衰竭和慢性心功能不全，它们均表现有急性或慢性免疫反应的特征，炎症细胞因子如 IL-1、IL-6、BMP 水平升高，并常伴细菌脂多糖水平升高。炎症细胞因子增多见于各种炎症性疾病，包括风湿性疾病、炎症性肠病、各种感染、多发性骨髓瘤、淋巴瘤及重症疾病。在某些非明显炎症表现的疾病或状态也可检测到细胞因子水平升高，并认为可能与这些疾病或状态伴发的贫血发生相关。

铁限制性红细胞生成　典型 ACD 表现为正细胞正色素性贫血，随着疾病进展和持续时间延长，贫血进一步加重，可变为小细胞低色素性贫血。患者实验室检查呈血清铁减低、转铁蛋白饱和度减低，骨髓铁粒幼细胞减少、细胞外铁增多。这些均提示单核-巨噬细胞系统摄取铁增多，并将铁阻留在单核-巨噬细胞内，导致红系祖细胞可利用铁减少，发生铁限制性红细胞生成。

铁调素增高是导致 ACD 可利用铁减少最主要原因。铁调素与十二指肠刷状缘细胞和单核-巨噬细胞细胞膜膜铁转运蛋白结合，使后者内化降解，铁输出通道关闭，导致单核-巨噬细胞再循环铁阻留和胃肠道铁吸收减少。ACD 患者十二指肠铁吸收减少可能更主要与下调二价金属转运蛋白-1 有关。铁调素通过泛素化依赖的蛋白酶降解该转运蛋白，减少小肠铁吸收。

ACD 与缺铁性贫血通过不同途径调节铁调素生成　除炎症细胞因子外，机体可利用铁多寡、氧张力、红细胞造血旺盛程度等也能调节肝细胞铁调素表达。ACD 与 IDA 调节铁调素表达的途径不同，铁缺乏诱导的铁调素表达减低可逆转炎症介导的铁调素高表达，ACD 合并 IDA 时贫血更主要受铁缺乏因素的影响。

红细胞生成素反应迟钝及红细胞寿命缩短　正常生理状态下，红细胞生成素（erythropoietin，EPO）表达与组织氧张力和血红蛋白水平呈负相关。随着贫血加重，血红蛋白浓度下降，EPO 呈对数值上升。ACD 患者则表现为 EPO 反应迟钝，有以下两种形式：①相对于贫血的严重程度，机体生成 EPO 不足。②在相同的 EPO 浓度条件下，幼红细胞增殖反应低下。

ACD 患者尚存在红系祖细胞增殖、分化异常。体外培养显示 ACD 患者红系集落（红细胞爆裂型集落生成单位和红细胞集落生成单位）较正常明显减少，主要与炎症细胞因子 γ-干扰素和肿瘤坏死因子-α 浓度水平升高有关。研究发现 ACD 患者铁调素水平增高可直接抑制红系造血。ACD 红系集落生成缺陷可通过增加培养基内 EPO 浓度纠正，铁调素在低 EPO 水平而非高 EPO 水平条件下抑制红系集落形成，均表明 ACD 红系祖细胞对 EPO 反应迟钝。

ACD 患者红细胞寿命研究较少。一项研究用检测呼出气一氧化碳浓度法评估 ACD 红细胞寿命，结果表明无论代偿性或失代偿性 ACD 患者其红细胞寿命均较正常缩短约 25%。尽管红细胞寿命仅轻度缩短，但发生于红系造血减低基础上，仍对 ACD 贫血的发生有促进作用。

临床表现　主要表现为引起 ACD 的基础疾病症状和体征。贫血呈正细胞正色素性贫血，有时也可表现为轻度小细胞低色素性，多为轻至中度。由于血液学表现相对较轻，其相应症状常为引起 ACD 的基础疾病所掩盖。老年患者，心肺代偿功能相对不足，或中至重度贫血时常明显加重基础疾病表现，或突出表现贫血症状。体格检查除贫血外，也主要表现相应原发病体征。此病显著特征为贫血、血清铁水平减低、巨噬细胞铁阻留及 EPO 反应迟钝。

辅助检查　突出表现为铁代谢参数异常。

贫血及网织红细胞　ACD 通常表现为轻至中度的正细胞正色素性贫血，疾病加重或病程延长可演变成小细胞低色素性贫血。血红蛋白多为 70～110g/L，网织红细胞绝对计数大多正常或轻度升高。

铁代谢参数　炎症细胞因子通过信号转导途径上调肝细胞铁调素表达。铁调素增高抑制肠道铁吸收及巨噬细胞和肝细胞内铁释放，机体铁稳态失衡。胃肠道铁吸收减少以单核-巨噬细胞铁阻留致 ACD 患者血清铁减少。由于炎症细胞因子的负性作用，转铁蛋白水平较正常人并无明显升高，也可正常或轻度降低。血清铁蛋白是一个反映机体铁贮存的指标，又是一个急性期蛋白。慢性病贫血患者血清铁蛋白正常或升高，反映单核-巨噬细胞系统铁阻留。血清铁及总铁结合力降低、铁蛋白升高是 ACD 特征性表现。可溶性转铁蛋白受体是转铁蛋白膜受体片段的分解产物，铁供给减少时升高（IDA），而在 ACD 中因为合并炎症细胞因子的负调节作用则正常或减少。ACD 患者血液和尿液铁调素浓度升高，血清 EPO 水平相对低下。骨髓穿刺铁染色检查显示铁粒幼细胞数量减少，但巨噬细胞内铁粒增多。该项检查具创伤性，较少作为 ACD 常规检查。

诊断　由于缺乏特征性的单

一指标，ACD 的诊断与许多其他疾病一样，也属排除诊断。加之其贫血发病机制的多样性，其诊断并不直接、简便，常致诊断延误。仔细询问病史、血液学检查及铁代谢参数检测非常重要。ACD 诊断依据如下。①临床表现：轻至中度贫血；常伴随慢性感染、炎症或肿瘤。②实验室检查：多为正细胞正色素性贫血，30%~50%可为小细胞低色素性贫血，但平均红细胞体积很少<72fl；网织红细胞正常；骨髓铁染色提示铁粒幼细胞减少，巨噬细胞内铁粒增多；红细胞游离原卟啉增多；血清铁及总铁结合力均降低，转铁蛋白饱和度正常或稍低，通常16%~30%；血清铁蛋白升高。诊断 ACD 时需先排除慢性疾病合并的失血、溶血及药物所致骨髓抑制等因素。

鉴别诊断 ①IDA：患者多有铁摄入减少、铁吸收不良或慢性失血明确病史，常见于育龄妇女和慢性胃肠疾病患者。ACD 几乎均同时伴近期新发或既往早已明确的急慢性炎症性基础疾病，铁缺乏病史不突出。二者可利用铁减少的机制不同，依据铁代谢参数检测进行鉴别诊断，一般不难。②ACD 合并 IDA：血清转铁蛋白在 ACD 患者降低，而在 IDA 患者升高；ACD 患者血清铁蛋白正常或升高，反映单核-巨噬细胞系统铁阻留，而 IDA 患者血清铁蛋白减低，30μg/L 水平诊断 IDA 的阳性预测值仍可高达 92%~98%；ACD 患者可溶性转铁蛋白受体水平较之在正常人并无明显升高，IDA 患者明显升高，用可溶性转铁蛋白受体/铁蛋白指数（sTfR/logSF）鉴别 ACD、IDA 和 ACD 合并 IDA 被认为更加准确可靠。铁蛋白减低、总铁结合力升高是为 IDA，通常 sTfR/logSF>2；铁蛋白升高、总铁结合力减低、sTfR/logSF<1，符合 ACD；铁蛋白减低或正常、总铁结合力减低、sTfR/logSF>2 应为 ACD 合并 IDA。

治疗 针对原发病治疗是最重要的治疗方法。ACD 患者较之无贫血基础病患者预后更差，且若不经治疗干预其贫血常逐渐加重，心输出量代偿性增加，负荷加大。因此，中度贫血、年龄>65岁、合并其他风险因素如冠心病、呼吸系统疾病、慢性肾脏疾病等，均需积极纠正贫血。严重贫血患者可用输血治疗。在原发病难以治愈情况下，可用 EPO 治疗。

预后 除与贫血严重程度相关外，更主要地取决于导致 ACD 的基础疾病预后和治疗反应。

（张凤奎）

jìfāyú xìtǒngxìng jíbìng de pínxuè

继发于系统性疾病的贫血

（anemia secondary to systemic disorder） 机体罹患某些系统性疾病继发的贫血。

病因及发病机制 系统性疾病自身的病理生理学特点干扰了正常的红细胞代谢过程，导致红细胞生成减少、破坏过多或异常丢失，最终引致贫血发生。不同系统性疾病背景下，发病机制有所不同。

继发于慢性肾功能不全的贫血 ①肾功能不全发生导致红细胞生成素（erythropoietin，EPO）生成减少。②肾功能不全导致机体代谢物排泄障碍，在体内积存，对骨髓造血产生抑制效应，并通过减低红细胞内酶活性等途径缩短红细胞寿命，凝血功能可能受损，皮肤、胃肠道出血或月经增多造成失血。③慢性肾功能不全患者合并感染炎症状态、营养不良均可加重贫血，并弱化机体对治疗的反应。

继发于内分泌疾病的贫血 内分泌系统疾病如甲状腺功能减退症或亢进症、肾上腺皮质功能减退症、腺垂体功能减退症、甲状旁腺功能亢进症均可继发贫血。其病理生理机制未完全阐明，一般认为贫血是机体对内分泌功能低下状态所致机体耗氧量下降的一种生理性调节；各内分泌激素可直接影响红细胞造血过程。甲状腺激素、糖皮质激素、雄激素可协同强化 EPO 促红系造血功能，因此，激素水平异常可直接参与贫血发生。

继发于肝病的贫血 发病机制未完全阐明，但已证明与以下因素有关：造血因子缺乏、红细胞生存期缩短、骨髓造血功能降低、血浆容量增加及出血。正常肝脏不仅能合成大量具有功能活性的蛋白质和脂质（包括 EPO 和凝血因子等），也是叶酸、维生素 B_{12} 及铁剂等造血原料的重要贮存器官。肝病发生后，上述功能受损，影响红细胞合成、红细胞自身结构和代谢稳定，并诱发出血最终导致贫血发生。肝病继发脾大和血容量增多加重贫血。

临床表现 主要为原发系统性疾病的临床表现。贫血发生后，因贫血发生的严重程度、速度及发生机制不同，临床表现有所区别，参与组成该类系统性疾病的综合征。慢性肾功能不全患者几乎均有贫血。贫血程度与肾功能不全严重程度虽然大体上有关联性，但是与血清肌酐清除率之间并不存在严格的线性关系。继发于内分泌疾病的贫血患者，通常为轻至中度贫血。肝病患者由于病因不同，贫血程度和临床表现有所不同，一般为轻至中度贫血，重度贫血少见。

诊断 各系统性疾病的诊断依据相应诊断标准，贫血诊断参见贫血。

治疗 ①治疗原发系统性疾病，纠正其异常病理生理过程，消除对正常红细胞造血的影响，去除贫血的诱因。②根据具体发病机制，进行针对性纠正贫血的治疗。

继发于慢性肾功能不全的贫血 ①透析治疗：通过清除体内积存的代谢物，消除其对正常造血的负性抑制作用，是肾功能不全时维持患者内环境稳定的核心治疗措施。②EPO：无论何种原因所致肾功能损害，给予补充EPO均能改善贫血症状，提高血红蛋白浓度。③铁剂和叶酸：尽管铁和叶酸缺乏可能不明显，但有效的刺激造血治疗需充足的造血原料，故大部分患者可予常规补充。④雄激素：可刺激EPO合成并发挥效应。⑤红细胞输注：急性失血或贫血严重者，需及时输注红细胞。

继发于内分泌疾病的贫血 处理原发病，纠正内分泌紊乱。一般内分泌疾病得到专科治疗后，贫血症状均有不同程度改善。可协同应用EPO、雄激素、补充造血原料叶酸和铁剂，必要时输注红细胞改善贫血状况。

继发于肝病的贫血 以原发肝病治疗为主，积极保肝治疗，改善肝功能，加强患者营养。肝硬化合并消化道出血或脾功能亢进者可考虑外科手术治疗。合并溶血性贫血发作者应戒酒，去除不良诱因。视患者造血原料缺乏种类补充造血原料。对合并出血者可补充铁剂或输血。

预后 因原发性系统性疾病而异。

（吴德沛 陈苏宁）

gāotiěxuèhóngdànbáixuèzhèng

高铁血红蛋白血症（methemoglobinemia） 体内高铁血红蛋白生成过多或还原障碍导致血液中无携氧能力的高铁血红蛋白异常增多的疾病。又称正铁血红蛋白血症或变性血红蛋白血症。正常人血红蛋白分子含二价铁（Fe^{2+}），与氧结合为氧合血红蛋白，血红蛋白中Fe^{2+}被氧化为三价铁（Fe^{3+}）则成为高铁血红蛋白（MetHb），失去携氧能力。正常人MetHb仅约占血红蛋白总量的1%，而高铁血红蛋白血症患者MetHb比例>1%，外周动脉血液呈巧克力色。

病因及发病机制 病因包括获得性和先天性，前者多见。

获得性高铁血红蛋白血症 主要因药物或化学物接触引起，包括直接氧化剂和间接氧化剂。直接氧化剂有硝酸盐、亚硝酸盐、氯酸盐、苯醌、硝酸甘油等，此类氧化剂作用强，体外实验即可产生MetHb；间接氧化剂多为硝基、氨基及含苯化合物，尤其是局部麻醉药如苯佐卡因等，此类化学物质须经体内转化才对血红蛋白有强氧化作用。新生儿和婴儿对上述氧化剂较敏感，与其红细胞抗氧化和还原力未建立完善有关。

先天性高铁血红蛋白血症 是遗传性疾病。一类为常染色体隐性遗传，源于体内缺乏MetHb还原酶：纯合子患者该还原酶活性几乎消失，MetHb高达50%~60%；杂合子患者酶活性消失约50%，MetHb占1%~2%。另一类为常染色体显性遗传，多为杂合型，较罕见。由于珠蛋白α或β肽链中氨基酸变异（组氨酸由酪氨酸替代或缬氨酸被谷氨酸代替），与血红素Fe^{3+}相结合形成MetHb，这种异常血红蛋白变异体导致MetHb还原障碍，形成高铁血红蛋白症，即先天性高铁血红蛋白血症伴血红蛋白M病。血红蛋白M包括5种，即HbM-Boston、Iwate、Saskatoon、HydePark和HbM-Milwaukee。在红细胞糖代谢途径中，无氧糖酵解过程中产生的还原型辅酶Ⅰ（NADH），在NADH-细胞色素b5还原酶作用下细胞色素b5由氧化型转为还原型，后者将电子传递给MetHb，使其还原为正常血红蛋白。此为MetHb还原为正常Hb的最主要途径，约占机体总还原力67%。在磷酸戊糖旁路途径中，还原型辅酶Ⅱ（NADPH）与MetHb还原酶结合，也可使MetHb还原为正常血红蛋白。此途径占总还原力的5%，仅有外来电子传递物存在时才发挥作用。若氧化剂使Hb的氧化作用超过抗氧化和还原能力100倍以上，血中MetHb迅速增多，引发MetHb血症。先天性NADH-细胞色素b5还原酶缺陷患者，由于红细胞内血红蛋白还原能力显著减弱，更易引起高铁血红蛋白血症。

临床表现 主要为缺氧和发绀，严重程度取决于MetHb所占血红蛋白比例、发病速度及重要脏器对缺氧的代偿能力。MetHb比例为30%~40%时可表现为乏力、气促、心动过速、头痛、头晕；比例超过60%，可发展为昏睡、昏迷、全身抽搐等明显缺氧症状。先天性高铁血红蛋白血症患者MetHb一般不超过40%，主要表现为发绀，多数无全身症状。部分MetHb还原酶缺乏者还伴智力发育不全和中枢神经系统症状。

诊断 发绀患者经吸氧治疗无效，且不能用其他心肺疾病解释，应考虑高铁血红蛋白血症可能。血液中检测出 MetHb，一般>10%有诊断意义。先天性高铁血红蛋白血症者自幼发病，持续性发绀多年，家族史有助于诊断；获得性高铁血红蛋白血症常有氧化剂接触史，可突然发绀、集体发病，经静脉应用亚甲蓝可立即显效。

实验室检查可协助确诊：①滤纸上滴一滴末梢血，血液呈巧克力色，并在空气中 1 分钟仍不能变为鲜红色，可排除心肺疾病所致缺氧性发绀。②外周血中加入氰化钾，产生鲜红色的氰化高铁血红蛋白，提示为获得性高铁血红蛋白血症。③获得性高铁血红蛋白血症患者外周血在分光镜下，502~632nm 之间有特殊吸光谱，并在 630nm 处有深色特殊吸光带，加入氰化钾后即见消失。④直接测定 NADH-细胞色素 b5 还原酶活性有助于诊断先天性高铁血红蛋白血症。⑤淀粉凝胶电泳分析有助于诊断血红蛋白 M 病。

治疗 先天性高铁血红蛋白血症一般不需治疗，注意避免接触氧化剂，核黄素和大剂量维生素 C 可降低 MetHb 含量。获得性高铁血红蛋白血症者，若缺氧症状明显或 MetHb 比例>20%，应及时注射亚甲蓝，对病情严重者可重复给药。血红蛋白 M 病患者应用维生素或亚甲蓝无效。

预后 先天性高铁血红蛋白血症预后良好，血红蛋白 M 病患者基本不影响寿命；获得性高铁血红蛋白血症者若抢救及时预后良好，不影响寿命。

（吴德沛　陈苏宁）

liúhuàxuèhóngdànbáixuèzhèng

硫化血红蛋白血症（sulfhemoglobinemia）

血液中含有硫化血红蛋白的良性疾病。

病因及发病机制 常因接触药物或毒物而诱发。①药物：尤其是含氮化合物（如硝酸钾、亚硝酸钠或硝酸甘油等）及芳香族氨基化合物（如磺胺、乙酰苯胺、非那西丁及非那吡啶等）。②慢性便秘：可能与肠道产生过多硫化氢有关。③环境污染。④遗传：极少数患者为先天性。发病机制不明。一般认为铁卟啉中 1 个吡咯环的 β 碳双键被打开，添加 1 个硫原子形成硫化血红蛋白（sulfmethemoglobin，SHb），失去携氧功能。SHb 一经形成不能逆转，直到红细胞衰老破坏后被清除。未受影响的血红蛋白与氧亲和力降低，氧解离曲线右移，以利于组织代偿供氧。

临床表现 起病缓慢。轻者仅有发绀，皮肤、黏膜呈灰蓝色，重者可伴头晕、头痛，甚至晕厥。部分患者伴轻度溶血。发病前可有服药或接触化学毒物史，少部分有便秘、腹泻及腹痛病史。有先天性者的报道，自幼发病并持续多年。

辅助检查 ①血液在空气中呈蓝褐色，振荡或加入亚甲蓝温育后均不能变回红色。②分光光度计检查显示，在 620nm 附近有特异的光吸收带，加入氰化钾后条带不消失。③血红蛋白溶液等电聚焦电泳检查发现在氧合血红蛋白和去氧血红蛋白之间出现一条绿色区带。

诊断与鉴别诊断 药物接触史、发绀表现及实验室检查是诊断的主要依据。其中实验室检查尤为重要。需排除心肺疾病引发的缺氧性发绀、高铁血红蛋白血症等异常血红蛋白血症。实验室检查可作为重要的鉴别诊断手段：①高铁血红蛋白血症患者外周血呈现巧克力样棕褐色；SHb 外周血呈蓝褐色。加入氰化钾后，血液颜色转变为鲜红色，硫化血红蛋白血症者不会。②分光光度计高铁血红蛋白（MetHb）的吸收光带在波长 630nm 处，加入氰化钾后光带消失；SHb 的吸收光带在波长 620nm 处，一旦形成不能还原消失。在不同的研究二者吸收波峰稍有不同，但 MetHb 多集中在波长 618~630nm 处，而 SHb 在波长 607~620nm 处。

治疗 无有效治疗药物，平素注意避免接触可诱发的毒物和药物。轻症者不需治疗，肠源性者可试用泻药。急性起病且症状严重者，可考虑输注浓缩红细胞和新鲜冷冻血浆的换血疗法。

预后 预后良好，避免诱因可减少发作。

（吴德沛　陈苏宁）

bǔlínbìng

卟啉病（porphyria）

遗传缺陷造成血红素合成途径中有关酶缺乏导致卟啉产生和排泄异常的代谢性疾病。又称血紫质病。卟啉为四吡咯环结构，其还原型称为卟啉原，氧化型称为卟啉。卟啉主要在红骨髓和肝内合成，前者用于合成血红蛋白，后者主要用于细胞色素、过氧化物酶等的合成。卟啉是体内一种光敏性物质，它是卟啉病出现光敏反应的原因。卟啉代谢过程如下（图）。卟啉病分型及各型特点如下（表）。

（邵宗鸿）

chífāxìng pífū bǔlínbìng

迟发性皮肤卟啉病（prophyria cutanea tarda，PCT）

尿卟啉原脱羧酶缺陷主要损伤皮肤的卟啉代谢障碍性疾病。瓦尔登斯特伦（Waldenström）于 1937 年首先命名。该病是国外卟啉病中最常见的一型。多在中年发病。

病因及发病机制 可分为遗

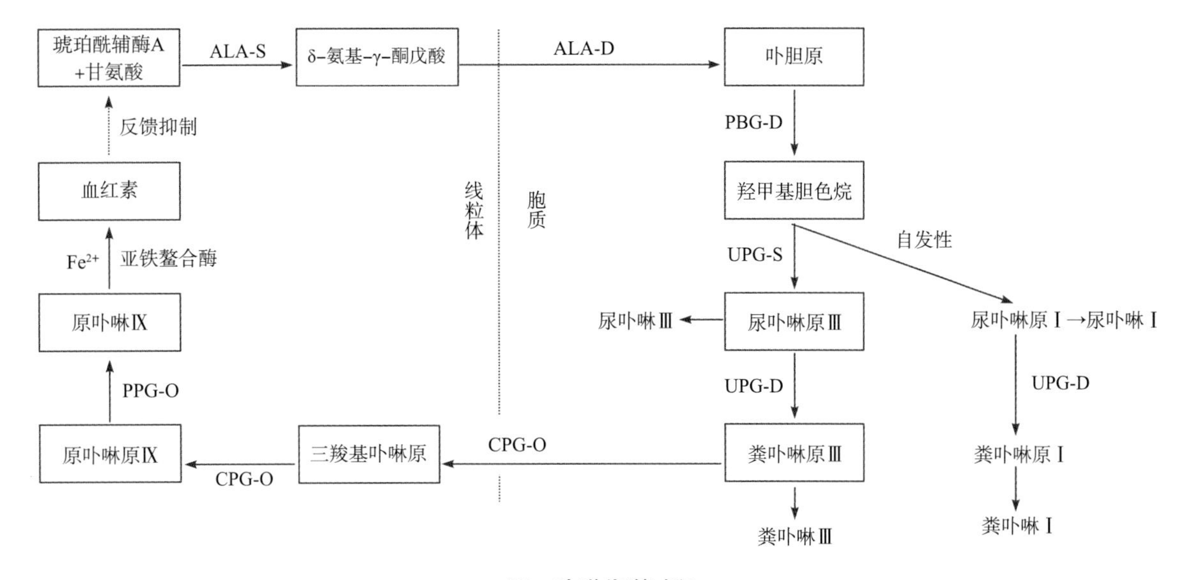

图　卟啉代谢过程

注：ALA-S：δ-氨基-γ-酮戊酸合成酶，是血红素生物合成途径的第一个酶，它催化甘氨酸和琥珀酰辅酶A聚合成δ-氨基-γ-酮戊酸（ALA）。ALA-D：δ-氨基-γ-酮戊酸脱水酶，存在于胞液中，它使2分子的ALA脱去2分子的水而合成单吡咯即卟胆原（PBG）。PBG-D：卟胆原脱氨酶，催化4分子PBG聚合产生线性四吡咯即羟甲基胆色烷（HMB）。有两个PBG脱氨酶的同工酶：一个只存在于红细胞中，而另一个则存在于非红细胞中。UPG-S：尿卟啉原Ⅲ合成酶，催化HMB形成尿卟啉原Ⅲ。UPG-D：尿卟啉原脱羧酶，胞液中催化尿卟啉原Ⅲ（8个羧基的卟啉）中羧甲基侧链的4个羧基连续脱去产生7个羧基卟啉，6个羧基卟啉，5个羧基卟啉，最后形成粪卟啉原Ⅲ（一个4个羧基的卟啉）。此酶也能催化尿卟啉原Ⅰ形成粪卟啉原Ⅰ。CPG-O：粪卟啉原氧化酶，是一种线粒体酶，它催化粪卟啉原Ⅲ的吡咯环A和B上的丙基脱去羧基和2个氢成为这些位置上的乙烯基而形成原卟啉原Ⅸ。PPG-O：原卟啉原氧化酶，该酶在原卟啉原Ⅸ氧化为原卟啉Ⅸ过程中起中介作用，催化原卟啉原Ⅸ中心脱去6个氢原子。亚铁螯合酶：催化铁嵌入原卟啉，是血红素生物合成的最后一步

传性和获得性。在遗传性PCT中，尿卟啉原脱羧酶在包括红细胞在内的所有组织中的活性均降至正常值的50%左右，遗传方式为常染色体显性遗传。获得性PCT中，该酶活性降低只发生在肝脏，主要是一些肝脏毒性因子如乙醇、雌激素、卤素和类化合物等激发后导致肝内卟啉代谢的障碍。饮酒过多在国外是最常见因素（占53%～71%），自20世纪60年代口服避孕药（雌激素）的广泛应用使妇女的发病率增高。中国获得性PCT发病因素则以肝病居首位，可能是病毒性肝炎引起的肝功能损害导致肝内卟啉代谢障碍而激发该病。还可继发于系统性红斑狼疮、溶血性贫血、难治性贫血、慢性髓细胞性白血病及服用苯巴比妥、苯妥英钠、白消安等药物后。研究发现获得性PCT的发病也有一定的遗传背景，国外有报道67%的散发患者人类白细胞抗原（human leukocyte antigen，HLA）-A3阳性，另有报道此型患者中84%伴肝铁质沉积症，HLA-A3阳性频率显著高于未伴铁质沉积症者。肝铁离子对此型发病有重要作用，肝铁负荷过多可加重尿卟啉原脱羧酶的缺陷。服用铁剂可诱发该病。应用原位杂交技术已将尿卟啉脱羧酶的基因定位于1p34。

临床表现　主要表现为光敏性皮炎、皮肤脆性增加，轻微的外伤可引起皮肤破裂，且愈合缓慢，伴水疱、表皮剥蚀、粟丘疹、瘢痕、多毛、色素沉着或减退，多分布于面部及手背光暴露区，病程长者可有硬皮病样改变。面色常发红或呈紫罗兰色，并常有特征性多毛及色素沉着，多见于两颞、眶周和前额，毛密集，粗长乌黑，色素沉着程度及范围不一，深棕到黑褐色，以眶周和颞部最明显，常弥漫成片。该病起病隐匿，进展缓慢，无急性卟啉病发作表现，有时日光过敏史不甚明确，易被患者和医师所忽视，早期诊断较困难。

除皮肤外，有些病例还有某些特殊表现，已发现该病的肝损害可表现为多发性局限性病灶，超声及CT检查类似肝肿瘤。该病与肝细胞癌的关系已受到重视，约15%患者发生肝细胞癌，伴发肝细胞癌的患者皮损病期（平均23年）比不伴肝细胞癌者（平均9年）显著较长。伴肝硬化及年龄>51岁也是发生肝细胞癌的重要因素。有关于人类免疫缺陷病毒（human immunodeficiency virus，HIV）感染者发生该病或继之又发生获得性免疫缺陷综合征（艾滋病）的报道，据推测可能是HIV本身干扰卟啉代谢导致该病。

表　卟啉病分类

类型	遗传方式	酶缺陷	临床表现		排泄途径	代谢异常部位	过量蓄积和排泄									
			光敏性皮炎	神经系统表现			血			尿				粪		
							UP	CP	PP	ALA	PBG	UP	CP	UP	CP	PP
皮肤光敏型卟啉病																
迟发性皮肤卟啉病	常显	UPG-D	+	−	尿	肝细胞	−	−	−	−	−	+++	+++	−	+	−
肝性红细胞生成性卟啉病	常隐	UPG-D	+	−	尿	红细胞和肝细胞	+	+	+	−	−	++++	++++	−	++	−
先天性红细胞生成性卟啉病	常隐	UPG-S	+	−	尿	红细胞	++++	−	−	−	−	++++	+++	−	−	−
红细胞生成性原卟啉病	常显	亚铁螯合酶	+	−	粪	红细胞和肝细胞	−	−	++++	−	−	−	−	−	−	−
三羧基卟啉病	常隐	CPG-O	+	−	粪	肝细胞	−		−	−	−	++++	−	++++	−	−
神经症状型卟啉病																
急性间歇性卟啉病	常显	PBG-D	−	+	尿	肝细胞	−		−	++	++++	−	−	−	−	−
ALA-D 缺陷型卟啉病	常隐	ALA-D	−	+	尿	肝细胞	−		++	++++	++	++	++	−	−	−
皮肤及神经症状型卟啉病																
混合型卟啉病	常显	PPG-O	+	+	尿和粪	肝细胞	−		−	+	+++	+++	++	−	++	++++
遗传性粪卟啉病	常显	CPG-O	+	+	粪	肝细胞	−		−	+	+++	++	++++	−	+++++	−

注：常显：常染色体显性遗传；常隐：常染色体隐性遗传。UPG-D：尿卟啉原脱羧酶；UPG-S：尿卟啉原合成酶；CPG-O：粪卟啉原氧化酶；PBG-D：卟胆原脱氨酶；ALA-D：δ-氨基-γ-酮戊酸脱水酶；PPG-O：原卟啉原氧化酶；UP：尿卟啉；CP：粪卟啉；PP：原卟啉

诊断与鉴别诊断 本型区别于其他卟啉病的实验室检查重要特点是：①尿中尿卟啉和7-羧基卟啉增加。②粪便中存在大量的异粪卟啉和7-羧基卟啉。③遗传性患者红细胞内和肝内尿卟啉原脱羧酶活性降至正常人的50%左右；获得性患者肝内该酶活性降至正常的50%左右，但红细胞内该酶正常。

治疗 ①静脉放血疗法：可除去肝脏储存过多的铁，减轻肝铁质沉积症。一般每周或每两周放血1次，可使症状缓解。缓解期一般能维持6个月，少数可达数年。②去铁胺：疗效优于静脉放血，对有严重并发症不适用静脉放血者，应用去铁胺治疗尤其合适。③氯喹、羟氯喹及5-腺苷基蛋氨酸：氯喹的机制可能是该药与肝内大量尿卟啉结合成为水溶性复合物而易于从尿中排泄，清除肝细胞内病理性尿卟啉而使肝损害改善。一般用小剂量口服，服药4个月可使临床症状改善，但应维持应用至尿中尿卟啉排出量<100nmol/d，一般需用药10个月左右。羟氯喹能使患者尿中尿卟啉排泄量显著降低。5-腺苷基蛋氨酸可和小剂量氯喹联合应用。④干扰素：研究发现丙型肝炎病毒感染和获得性皮肤卟啉病发病有关。1993年埃雷罗（Herrero）发现获得性患者79%的病例丙型肝炎病毒抗体阳性，而遗传性患者均为阴性，他认为有活动性肝病和丙型肝炎病毒感染的获得性患者，必须考虑应用干扰素治疗。⑤红细胞生成素：1990年安德森（Anderson）报告1例长期血液透析的该病患者每次透析后静脉注射红细胞生成素，4个月后血浆卟啉和血清铁蛋白明显下降，病情缓解。⑥去除对肝有害的因素：禁酒，避免应用对肝脏有害的药物，如巴比妥类、雌激素、类化学物、铁剂等。

（邵宗鸿）

gānxìng hóngxìbāo shēngchéngxìng bǔlínbìng

肝性红细胞生成性卟啉病

（hepatoerythropoietic porphyria，HEP） 尿卟啉原脱羧酶严重缺陷所致卟啉代谢障碍性疾病。其遗传方式为常染色体隐性遗传。极少见，实际上是遗传性迟发性皮肤卟啉病的遗传纯合子型，患者父母均有尿卟啉原脱羧酶缺陷基因存在。研究发现，该病患者的尿卟啉原脱羧酶缺陷基因有多种突变型。因此，该病的基因型是多种多样的。多在幼儿期发病，临床表现与迟发性皮肤卟啉病相似，但病情更严重。诊断主要依据临床表现和实验室检查。主要特点是红细胞内尿卟啉原脱羧酶活性显著降低（仅为正常值的5%~27%），红细胞内原卟啉量增多；尿中尿卟啉增加，7-羧基卟啉、6-羧基卟啉、5-羧基卟啉及异粪卟啉也增多；粪便中粪卟啉、异粪卟啉的排出量增多。治疗可参照迟发性皮肤卟啉病的治疗方法。

（邵宗鸿）

xiāntiānxìng hóngxìbāo shēngchéngxìng bǔlínbìng

先天性红细胞生成性卟啉病

（congenital erythropoitic porphyria，CEP） 尿卟啉原Ⅲ合成酶缺陷所致遗传性皮肤型卟啉代谢障碍性疾病。属少见病，至1990年报道仅100例。

病因及发病机制 CEP属常染色体隐性遗传。尿卟啉原Ⅲ合成酶位于10q，已知有7种以上不同位点基因突变导致此酶活性缺陷，其中以第217位点上的胞嘧啶（C）代替胸腺嘧啶（T）的突变型最多见。由于患者有尿卟啉原Ⅲ合成酶缺陷，羟甲基胆色烷（hydroxymethylbilane，HMB）在尿卟啉原Ⅲ合成酶作用下形成尿卟啉原Ⅲ的过程受阻，导致体内存留过多的HMB，后者不需酶的作用就可自发性形成尿卟啉原Ⅰ，继而氧化成尿卟啉Ⅰ，同时尿卟啉原Ⅰ又在下一步酶即尿卟啉原脱羧酶的作用下脱羧产生粪卟啉原Ⅰ，继而氧化成粪卟啉Ⅰ。尿卟啉Ⅰ和粪卟啉Ⅰ在体内蓄积而引起相应的临床表现而发病。

临床表现 此型多在婴儿期发病，首发临床表现常是尿色改变，从粉红至深葡萄酒色（因含有大量尿卟啉Ⅰ）。最突出的临床表现是出生后不久即出现显著的皮肤光敏性损害，且持续终身，表现为阳光暴露部位的皮肤出现红肿、疼痛、烧灼感、水疱、溃疡、结痂，最后形成瘢痕，病程久者可引起鼻、耳和指（趾）畸形，甚至脱落致残。常有多毛及色素沉着。还可出现畏光、角膜结膜炎，甚至失明。牙齿呈棕红或褐色，在汞蒸气灯的紫外线照射下，可见牙齿呈褐色或红色荧光。

诊断 尿中尿卟啉Ⅰ和粪卟啉Ⅰ大量增加。粪便中只有粪卟啉Ⅰ增加。血液中红细胞内尿卟啉Ⅰ和粪卟啉Ⅰ增加。血液中的红细胞、网织红细胞和骨髓中的幼红细胞都含有较多的尿卟啉Ⅰ，在紫外线照射检查时发出红色荧光。

治疗 避光，严防日晒，暴露部位皮肤可涂凡士林加以保护。β-胡萝卜素可保护皮肤，增加皮肤对阳光的耐受性。活性炭可降低血浆和皮肤卟啉的含量，使临床症状获得完全缓解。高铁血红素能降低尿及粪便中的卟啉。有严重溶血性贫血伴脾大的病例，脾切除术可改善临床症状。迪皮伊-吉罗（Dupuis-Girod）等报道应用相合无关供者造血干细胞移植成功治疗的案例。

（邵宗鸿）

hóngxìbāo shēngchéngxìng yuánbǔlínbìng

红细胞生成性原卟啉病（erythropoietic protoporphyria，EPP）

体内亚铁螯合酶缺陷所致遗传性皮肤型卟啉代谢障碍性疾病。又称原卟啉病。可能是中国卟啉病的最常见类型。多在儿童期发病，中国报告平均发病年龄为7~9岁，其他国家报告大多数患者于6岁前发病。

病因及发病机制 EPP属常染色体显性遗传，但有不同表现度或不全外显率。病因是体内亚铁螯合酶（又称血红素合成酶）缺陷引起，该酶活性只有正常人的10%~20%。亚铁螯合酶缺陷，血红素生物合成过程中原卟啉和Fe^{2+}结合形成血红素发生障碍，导致红细胞、血浆中原卟啉增加，但尿中原卟啉大致正常，可能源于原卟啉不溶于水。红细胞内游离原卟啉过量，引起皮肤对日光敏感；原卟啉系脂溶性物质，只能经肝排泌至胆道，过量的原卟啉可在毛细胆管，肝巨噬细胞和肝实质细胞中积聚，导致肝功能损害，甚至引起肝硬化。约20%患者出现原卟啉胆结石。

临床表现 主要是对日光过敏，日晒后皮肤发生疼痛、发痒、烧灼感、红斑、紫癜、水肿、水疱、血疱、糜烂、结痂、瘢痕形成，但皮肤损害变化多端，随着发作次数增多和年龄增长而呈现不同的阶段性特征：在儿童期，面部常有线条状和麻点样或虫蚀状表浅性凹陷性瘢痕，掌指和近端指间关节伸侧指节皮肤变厚起褶；在成人期，皮肤增厚更明显、更广泛，外观特殊，面部呈蜡样，鼻部呈橘皮样，口周呈放射状裂痕，手背呈卵石样。上述特征性临床表现具有诊断意义。有肝功能损害或肝硬化者有相应临床表现。

诊断与鉴别诊断 患者日晒后皮肤出现光敏性损害，结合实验室检查结果可诊断：红细胞内游离原卟啉显著增加，是诊断该病的主要依据。血浆中游离原卟啉增高。红细胞卟啉荧光显微镜检查可见红细胞有红色荧光，简便、可靠。粪中原卟啉正常或增多。尿中原卟啉阴性。EPP需与先天性红细胞生成性卟啉病鉴别，两者日晒后均发生光敏性皮肤损害，但先天性红细胞生成性卟啉病为常染色体隐性遗传，发病年龄更早，多于1岁内发病，牙釉呈棕红色或褐色，尿中卟啉检查阳性。

治疗 ①β-胡萝卜素：可提高患者对阳光的耐受性。②高铁血红素：可通过反馈抑制δ-氨基-γ-酮戊酸合成酶的活性减少原卟啉的产生。③考来烯胺：可结合原卟啉并促进其从粪便中排泄，取得部分阻断卟啉肠肝循环的效果，使红细胞内和血浆中原卟啉浓度下降，并改善原卟啉所致肝损害。④活性炭：作为一种有效的非吸收性卟啉结合剂和一种阻断卟啉肠肝循环的方法，已成功地用于治疗该病。

（邵宗鸿）

sānsuōjī bǔlínbìng

三羧基卟啉病（harderoporphyria）

粪卟啉原氧化酶缺陷引起粪便中含有高比例的三羧基卟啉的遗传性卟啉代谢障碍性疾病。是遗传性卟啉病的变异型。罕见，属常染色体隐性遗传，只有纯合子才发病。三羧基卟啉原是由粪卟啉原转化为原卟啉原时所形成的中间体，其A环上有一个乙烯基而B环却保留着丙酸基，在正常人的代谢过程中，这一丙酸基在粪卟啉原氧化酶的作用下，继续脱羧氧化为乙烯基形成原卟啉原。患者因体内粪卟啉原氧化酶缺陷，使反应在这一步受到抑制，导致三羧基卟啉原及三羧基卟啉的增多和蓄积。遗传性粪卟啉病和三羧基卟啉病均为粪卟啉原氧化酶的缺陷所致，两者之间该酶缺陷的细微区别有待进一步研究。出生后起病，日晒后皮肤出现红斑、水疱等光敏性损害，并有明显黄疸、溶血性贫血和肝脾大，但生长发育无障碍。粪便中卟啉排出量增加，以三羧基卟啉为主，占总量的60%以上。淋巴细胞内粪卟啉原氧化酶活性明显降低（<正常值的10%）。治疗同遗传性粪卟啉病。

（邵宗鸿）

jíxìng jiànxiēxìng bǔlínbìng

急性间歇性卟啉病（acute intermittent porphyria，AIP）

卟胆原脱氨酶缺陷所致遗传性卟啉代谢障碍性疾病。又称吡咯卟啉病。是卟啉病中较多见的类型。不同地区发病情况不一，总发病率为（1.5~10）/10万，在瑞典拉普兰（Lapland）地区发病率高达100/10万。多数在20~40岁开始出现症状，女性比男性多见。

病因及发病机制 AIP属常染色体显性遗传。病因是卟胆原脱氨酶缺陷。约60%急性发作有诱因，常见诱因是饮酒、饥饿、感染、月经期及药物。文献报告，有可能促进该病发作的常见药物有镇静安眠抗惊厥药（巴比妥酸盐、甲丙氨酯、扑米酮等）、磺胺类药、降血糖药（甲苯磺丁脲、氯磺丙脲等）、达那唑等。患者该酶活性约为正常人的50%，但仅约10%患者有临床症状，其余则为隐性。用核酸原位杂交等技术已确定卟胆原脱氨酶的基因位于11q24，含15个外显子。新近研究发现，该酶至少有3种同工酶，已知其中一种存在于所有组织中，另一种只存在于红细胞内。由于卟胆原脱氨酶缺陷，卟胆原（PBG）转化成羟甲基胆色烷减少，导致卟胆原增多。该酶缺陷导致之后环节转化相继发生障碍，最终引起血红素合成减少，并由此而产生反馈抑制减弱，引起δ-氨基-γ-酮戊酸（ALA）合成酶的作用加强，使ALA及PBG合成增加，尿中有大量ALA及PBG排出。

临床表现 腹痛是最常见症状，85%~95%患者发作时有腹痛，腹痛部位不定，性质多为剧烈绞痛，以不伴腹肌紧张和腹膜刺激征为其特点，腹痛发作持续时间数小时至数天，可放射至背部或外生殖器。腹痛原因是自主神经损害引起腹腔脏器平滑肌痉挛。腹痛发作时常伴恶心、呕吐、便秘等，X线检查可见小肠充气或液平面，易被误诊为肠梗阻而进行手术。周围神经受损时，出现类似末梢神经炎的表现，如四肢疼痛、乏力、感觉减退等。严重者可出现腕下垂、足下垂、单瘫甚至截瘫。自主神经症状常见的是心动过速、一过性高血压等。中枢神经受损者可出现吞咽困难、声音嘶哑、眼球活动障碍等，还可出现惊厥、强直性痉挛性癫痫发作，甚至昏迷等。精神症状表现为性格改变、精神错乱、抑郁、幻觉、焦急、狂躁等。

诊断与鉴别诊断 此型有腹痛、末梢神经炎、神经精神症状，实验室检查可见尿液卟胆原试验阳性，尿呈紫红色，红细胞卟胆原脱氨酶的活性降至正常人的50%左右，诊断一般不难。腹痛应与某些急腹症（如肠梗阻）鉴别，及时做尿卟胆原试验可避免误诊。尿液呈紫红色应与症状性卟胆原尿鉴别，后者多见于肝硬化、溶血性贫血、服用巴比妥类或磺胺类药物的患者，可根据不同临床表现鉴别。

治疗 ①去除诱因：避免饥饿、饮酒，治疗感染，不使用可诱发该病的药物，尤其是巴比妥类和磺胺类药物。②一般疗法：饮食宜进高糖类食物，加强护理。急性发作与月经周期有关的患者，与体内激素紊乱有关，这类发作可用避孕药预防或治疗。③支持疗法：急性发作期应静脉滴注10%葡萄糖注射液，纠正电解质紊乱（常有低钠血症），口服大剂量B族维生素、烟酰胺、维生素C和维生素E。④高铁血红素：可迅速有效地控制中重度急性发作。治疗反应发生在48小时内，可改善临床症状，血清及尿总ALA及卟胆原含量减低。⑤对症治疗：腹痛可用麻醉性镇痛药如可待因、哌替啶或吗啡，但应严防成瘾。恶心、呕吐可用氯丙嗪或其他吩噻嗪类药控制。交感神经过度兴奋所致的心悸和高血压可用β受体阻断药普萘洛尔治疗，但用药前应纠正低血容量。精神狂躁可用奋乃静或三氟拉嗪治疗。

预后 20世纪60年代以前此型患者死亡率偏高，约22%急性发作者死亡。死亡原因主要为呼吸肌麻痹和心律失常。随着治疗的改进和疗效的提高，20世纪70年代后死亡率明显下降，现在急性发作期已很少死亡。

（邵宗鸿）

δ-ānjī-γ-tóngwùsuān tuōshuǐméi quēxiànxíng bǔlínbìng

δ-氨基-γ-酮戊酸脱水酶缺陷型卟啉病（δ-aminolevulinic acid dehydratase deficiency porphyria） δ-氨基-γ-酮戊酸脱水酶（ALA-D）缺陷所致遗传性神经性卟啉代谢障碍性疾病。较少见，属常染色体隐性遗传。ALA-D的基因已被克隆出，定位于9q34，发现两个不同的突变位点，一个位于第718位碱基上，使ALA-D活性几乎全部丧失，另一个突变使该酶活性下降约50%。杂合子ALA-D活性在正常值的50%以下，但无临床症状，而纯合子该酶活性可降至正常值的2%。纯合子患者发作时出现剧烈腹痛、呕吐和持久性神经麻痹，尿中ALA明显增加，卟胆原轻度增加，粪卟啉和尿卟啉也增加；红细胞内原卟啉轻度增多，但粪和肝卟啉正常。临床表现与治疗同急性间歇型卟啉病。

（邵宗鸿）

hùnhéxíng bǔlínbìng

混合型卟啉病（mixed porphyria，MP） 原卟啉原氧化酶缺陷所致遗传性卟啉代谢障碍性疾病。多见于南非杜奇（Dutch）家族，欧洲、美国和中国台湾也有病例报告。属常染色体显性遗传。很少在青春期前发病。临床表现兼有卟啉病急性发作和皮肤光敏性损害两者的症状，且常与性别有关，女性患者常有急性发作史，这可能与体内激素变化有关，男性患者则皮肤损害更常见。急性发作大多由于巴比妥类、磺胺类、抗惊厥药及避孕药等诱发，临床症状与急性间歇性卟啉病相似，皮肤症状可在急性发作后持续存在。有些病例无急性发作症状，皮肤症状是唯一表现。皮肤表现为光敏性皮炎，多见于面部及双手暴露部位，表现为水疱形成，易破溃成浅溃疡，常继发感染，愈合缓慢，最后遗留瘢痕。粪便中原卟啉和粪卟啉明显增高，且原卟啉与粪卟啉的量之比>1.5∶1。发作期尿δ-氨基-γ-酮戊酸及卟胆原排出量增加，这可能源于血红素的反馈抑制减弱。发作期处理同急性间歇性卟啉病，高铁血红素和葡萄糖治疗有效。皮肤损害用β-胡萝卜素治疗有效。虽然该病和皮肤型卟啉病均有肝卟啉过多沉积，但氯喹和放血治疗无效。避免阳光暴晒是防治该病光敏性皮炎最有效的方法。

（邵宗鸿）

yíchuánxìng fènbǔlínbìng

遗传性粪卟啉病（hereditary coproporphyria，HCP） 粪卟啉原氧化酶缺陷所致遗传性卟啉代谢障碍性疾病。由伯杰（Berger）和戈德堡（Goldberg）于1955年首先全面描述。少见，属常染色体显性遗传，粪卟啉原氧化酶的基因用体细胞杂交技术定位于第9号染色体。该酶活性杂合子约为正常人的50%，纯合子仅为正常人的10%。实验室检查可见患者尿和粪中含有大量粪卟啉。约95%是Ⅲ型异构体，即粪卟啉Ⅲ。与急性间歇型卟啉病相似，该病急性发作时卟啉前体即δ-氨基-γ-酮戊酸和卟胆原也增多，源于该酶缺陷使血红素合成受阻，其反馈抑制减弱，加速δ-氨基-γ-酮戊酸的合成。

（邵宗鸿）

zhōngxìnglìxìbāo zēngduōzhèng

中性粒细胞增多症（neutrophilic granulocytosis） 外周血中性粒细胞绝对计数增高的血液学异常。年龄大于1月龄儿童和各年龄组成人外周血中性杆状核和分叶核粒细胞计数>7.5×10^9/L和小于1月龄婴儿>26×10^9/L。此病诊断是根据白细胞计数×中性粒细胞百分比计算出的绝对值升高，不是根据白细胞分类计数时中性粒细胞百分比增高。

病因 中性粒细胞增多见于多种疾病。

感染 多种局部或全身的急慢性感染。细菌感染尤其是球菌（如葡萄球菌、肺炎链球菌、脑膜炎球菌等）及结核分枝杆菌，病毒感染如狂犬病、脊髓灰质炎、水痘、立克次体病等均可致中性粒细胞增多，增多程度常与感染程度成正比，有化脓现象者增多更明显，甚至引起类白血病反应，此时白细胞计数可达50×10^9/L以上，或出现幼稚细胞。

物理和情绪刺激 物理刺激如冷、热、运动、剧痛、抽搐、创伤、妊娠、电休克、缺氧等；情绪激动如焦虑、愤怒、惊吓、过度兴奋等均可使中性粒细胞暂时增多。

炎症及组织坏死 风湿病如风湿热、类风湿关节炎（特别是幼年型）、结节性多动脉炎、皮肌炎、血管炎等，中性粒细胞可增多，若合并感染则更易发生。其他炎症如肾小球肾炎、胰腺炎、结肠炎、甲状腺炎，组织坏死如心肌梗死、肺梗死、血栓栓塞性疾病等，亦可致中性粒细胞增多。

肿瘤 胃、肺、肝、胰腺、乳腺、子宫、肾癌等常有中性粒细胞增多，甚至可呈类白血病反应，并可作为副肿瘤综合征表现之一。淋巴瘤特别是霍奇金淋巴瘤可有中性粒细胞增多。

内分泌和代谢紊乱 甲状腺危象、糖尿病酸中毒、尿毒症、肝性脑病、急性痛风、子痫、肾上腺皮质功能亢进症等可引起中性粒细胞增多。

中毒和变态反应 一些化学品和药物如铅、汞、砷、锂、肾上腺素、肾上腺皮质激素、洋地黄类、5-羟色胺、组胺、肝素、氯酸钾、乙酰胆碱等，以及一氧化碳中毒、抗原抗体复合物、补体激活等均可引起中性粒细胞增多。

急性失血及溶血 急性失血后2小时即可见白细胞增多，胸腔、腹腔、关节腔、蛛网膜下腔及颅内出血时，白细胞增多更显著。异位妊娠破裂，肝、脾破裂，白细胞增多也明显。大量急性溶血时，白细胞及中性粒细胞增多甚至可达到类白血病反应程度。

血液病 骨髓增殖性肿瘤，如慢性髓细胞性白血病、真性红细胞增多症、原发性骨髓纤维化、原发性血小板增多症可有白细胞和中性粒细胞明显增多，并出现幼稚粒细胞；慢性中性粒细胞白血病患者白细胞亦明显增多，可达100×10^9/L以上，成熟中性粒细胞约90%；巨幼细胞贫血或粒细胞缺乏的恢复期，以及家族性中性粒细胞增多亦可见中性粒细胞增多。

其他 手术后12~36小时即有中性粒细胞增多，其程度与手术范围、失血多少及组织损伤程度成正比。脾切除后中性粒细胞增多并可呈类白血病反应，此变化于脾切除后短期内出现，亦可迟至数月后始出现，多在数周内恢复，亦有持续数月或数年才消失。输血反应也可致白细胞增多。

发病机制 中性粒细胞在骨髓中生成源于造血干细胞。原粒、早幼粒及中幼粒细胞等阶段均有合成DNA的能力，进行有丝分裂而增生，构成骨髓中粒细胞的增生池。正常时，这些细胞不能穿过骨髓血窦壁，故不能进入外周血液循环。晚幼粒、杆状核、分叶核粒细胞不能增生。晚幼粒细胞一般在外周血中也不能见到，杆状核粒细胞在外周血也少见。分叶核中性粒细胞部分进入外周血，其余的与晚幼粒、杆状核细胞存于骨髓中构成有效的贮备部分（贮存池），其数量约为血中循环粒细胞的 10~15 倍，需要时，释放到外周血中。正常情况下，成人每分钟约有 10^7~10^8 个粒细胞从骨髓贮存池进入血液循环。成熟的分叶核中性粒细胞从骨髓进入血循环后，半数随血循环而游走，称循环粒细胞，是平时能检测到的粒细胞；其余半数存在于血管壁边缘或依附于毛细血管内皮上，称边缘粒细胞。这两类细胞间可互相转换，形成动态平衡。两类细胞数的总和为外周血中粒细胞总池。

外周血中性粒细胞增多机制：①循环粒细胞与边缘粒细胞之比约为 44.3∶55.7，边缘粒细胞动员到血液循环中，中性粒细胞数可成倍增加，称为假性中性粒细胞增多症。剧痛、运动、癫痫、心动过速或情绪激动时，血流加快，边缘粒细胞快速进入循环池，粒细胞数增多，但粒细胞总池不变，这种增加是暂时的，一般不超过 2 倍，且不出现幼稚细胞。②血管中的中性粒细胞可透过毛细血管进入组织或器官，执行吞噬细胞及异物功能。若其进入组织的速度降低，可导致外周血中性粒细胞增多。某些药物如糖皮质激素、乙醇、保泰松和吲哚美辛等可阻止粒细胞从血循环进入组织，使血中中性粒细胞增多。这种机制的中性粒细胞增多，数量也不会超过 2 倍，不会出现幼稚细胞。③骨髓生成粒细胞及释放入血流的速度增快使粒细胞增多。骨髓中粒细胞贮存部分为血中循环粒细胞的 10~15 倍，其成熟与释放加快可使粒细胞数明显增高。若骨髓窦壁完整性遭到破坏，幼稚细胞也可释放入血。感染、炎症、细菌内毒素可促使单核-巨噬细胞系统产生粒细胞集落刺激因子、粒细胞-巨噬细胞集落刺激因子、白介素-6、肿瘤坏死因子-α 和转化生长因子-β 等刺激骨髓粒细胞增生，释放加快，使血中中性粒细胞大量增加。骨髓受白血病细胞浸润，转移癌细胞浸润及骨髓纤维化时，可损及窦壁，幼稚细胞进入血液。

临床表现 无特异性临床表现。中性粒细胞增多可暂时性阻塞毛细血管，可暂时性减少局部血流量而引起局部缺血，如引起心肌的再灌流损伤和梗死等。

诊断与鉴别诊断 诊断步骤如下（图）。中性粒细胞形态有助于早期诊断，中毒颗粒、Döhle 小体、胞质空泡的存在常提示存在明显或亚临床炎症、中毒、创伤或肿瘤。若同时伴发热或其他炎症而原因不明，应考虑少见感染，如结核或骨髓炎。若外周血中同时出现嗜酸性粒细胞和嗜碱性粒细胞增多，基本可排除急性创伤和感染所致的可能，此时应考虑内分泌疾病和肿瘤，若同时伴外周血早幼粒细胞、晚幼粒细胞增多和不能解释的脾大，应考虑骨髓增殖性肿瘤。在炎症或接受糖皮质激素治疗患者，其外周血中性粒细胞碱性磷酸酶（NAP）升高，而慢性髓细胞性白血病时其值减低，NAP 水平检测亦有助于诊断。

治疗 主要是对引起中性粒细胞增多症的原发性疾病的治疗。

预后 与病因有关，如感染、物理因素所致者去除病因即可恢复，肿瘤等因素所致预后则差。

（刘启发）

zhōngxìnglìxìbāo jiǎnshǎozhèng

中性粒细胞减少症（neutrophilic granuloaytopenia） 外周血中性粒细胞绝对计数减少的血液学异常。10 岁以下儿童 $<1.5\times10^9/L$，10 ~ 14 岁儿童 $<1.8\times10^9/L$，成人 $<2.0\times10^9/L$。粒细胞 $<0.5\times10^9/L$ 者称粒细胞缺乏症。大多数情况下非一种独立疾病。

病因 很多，根据各种原因作用部位不同，可归纳为以下三方面。

作用于骨髓 包括骨髓损伤和成熟障碍。

骨髓损伤 ①药物：包括细胞毒和非细胞毒药物。②放射线。③化学物质：如苯、DDT、二硝基苯酚、砷酸、铋、一氧化氮等。④某些先天性和遗传性中性粒细胞减少：如先天性中性粒细胞减少症（Kostmann syndrome）、伴先天性白细胞缺乏的网状组织发育不良、伴粒细胞生成异常的中性粒细胞减少等。⑤免疫性疾病：如系统性红斑狼疮、类风湿关节炎等。⑥感染：细菌感染，如伤寒、副伤寒、布鲁菌病、粟粒性结核；病毒感染，如病毒性肝炎、获得性免疫缺陷综合征等。⑦血液病：如骨髓转移瘤、原发性骨髓纤维化、淋巴瘤、白细胞减少的白血病、再生障碍性贫血、多发性骨髓瘤、恶性组织细胞增生症等。

成熟障碍 ①获得性：如叶酸缺乏、维生素 B_{12} 缺乏、恶性贫血、重度缺铁性贫血等。②恶性和其他克隆性疾病：如骨髓增生异常综合征、阵发性睡眠性血红蛋白尿症等。

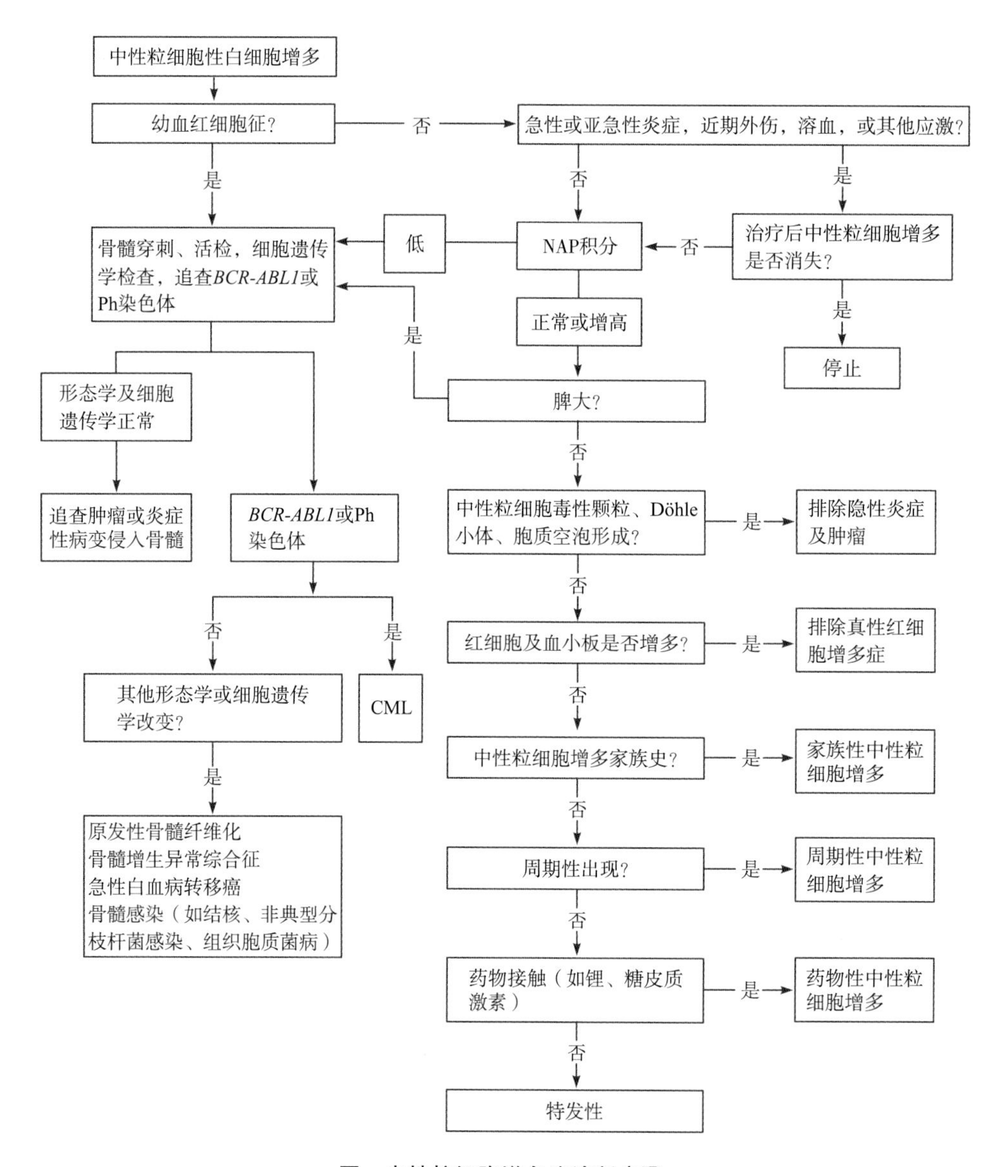

图　中性粒细胞增多症诊断步骤

注：CML：慢性髓细胞性白血病

作用于外周血　包括假性中性粒细胞减少和血管内阻留。

假性中性粒细胞减少　即中性粒细胞外循环池转换至边缘池。①遗传性良性假性中性粒细胞减少症。②获得性：如严重的细菌感染、恶性营养不良病、疟疾等。

血管内阻留　如由补体介导的白细胞凝集素所致的肺内阻留、脾功能亢进所致的脾内阻留等。

作用于血管外　①利用增多：如严重的细菌、真菌、病毒或立克次体感染、过敏性疾病等。②破坏增多：如脾功能亢进等。

发病机制　①粒细胞生成减少或无效生成。②粒细胞破坏丧失过多，粒细胞寿命缩短。③粒细胞分布异常。④综合前 3 种机制。

临床表现　若未合并感染，通常无临床表现。若长期粒细胞减少，部分患者可有乏力、困倦。若合并感染，则依感染部位不同，出现相应症状和体征。感染发生的可能性与中性粒细胞减少程度呈负相关：中性粒细胞绝对计数（absolute neutrophil count，ANC）为 $(1.0\sim1.8)\times10^9/L$ 者感染发生的可能性小，$(0.5\sim1.0)\times10^9/L$ 者居中，$<0.5\times10^9/L$ 者可能性最大。此外，感染发生的频率和严重程度与中性粒细胞减少的原因和病程有关：源于中性粒细胞生成减少的疾病（如继发于细胞毒药物、骨髓放疗或早期造血祖细胞内在缺陷等）比其他原因所致感染发生的概率大；中性粒细胞减少的同时伴单核细胞和淋巴细胞减少、低丙种球蛋白血症的患者比单纯性中性粒细胞减少症患者感染更严重。

诊断　主要依据血象指标：

①白细胞减少症：外周血白细胞<4×10^9/L。儿童则参考不同年龄的正常值确定。②粒细胞减少症：外周血 ANC < 1.5×10^9/L。③粒细胞缺乏症：外周血 ANC<0.5×10^9/L。确定上述诊断后，还需按各种原发病的诊断标准，检出原发病。并发感染者，则按各种感染的诊断标准明确之。诊断的难度在于寻找原发病。

鉴别诊断 需从以下几方面鉴别。

继发性粒细胞缺乏症的病因鉴别 根据病史及临床表现一般不难鉴别，但药物诱发者，有时需确定为某一药物所致，有一定难度，因为患者可能同时或先后使用多种药物。鉴别意义是明确应禁用药物。

各种先天性粒细胞减少症的鉴别 根据粒细胞减少的程度，可确定为良性或严重性粒细胞减少；周期性规律发作者，最易确诊；各种综合征伴发的粒细胞减少，则可根据各自的临床特点及实验室检查结果区分。发病年龄对诊断也有一定参考意义。

粒细胞减少并发感染与感染诱发的粒细胞减少的鉴别 非感染原因引发的粒细胞减少症，其粒细胞减少发生在前，感染并发在后；感染诱发的粒细胞减少则反之。非感染原因引起的粒细胞减少症，若并发感染，大多还有明确的原发病。

粒细胞缺乏症恢复期和急性白血病鉴别 粒细胞缺乏症恢复期患者，主要是骨髓象（有时也累及血象）可出现较多粒系早期细胞，包括原始及早幼粒细胞，有时可>30%，酷似急性髓细胞性白血病。鉴别要点：①前者有粒细胞缺乏症病史，以及原发病或用药史。②无淋巴结、肝、脾大等白血病浸润的体征。③通常无贫血和（或）血小板减少。④短期动态观察，骨髓及外周血早期粒系细胞逐渐减少及消失。

治疗 主要是病因治疗，如停用可疑药物，停止接触可疑毒物，针对导致中性粒细胞减少的各种原发病的治疗等。

升中性粒细胞数的治疗 ①促白细胞生成药：如维生素 B_6、维生素 B_4、利血生、肌苷、脱氧核苷酸、雄激素、碳酸锂等，种类多但均缺乏肯定和持久疗效，初治患者可选用1~2种，每4~6周更换一组，直到有效。若连续数月仍不见效者，则不再继续使用。②免疫抑制剂：如糖皮质激素、硫唑嘌呤、环磷酰胺、大剂量人血丙种球蛋白输注等，对部分患者（如抗中性粒细胞胞质抗体阳性或由细胞毒性T细胞介导的骨髓衰竭者等）有效。③集落刺激因子：主要有重组人粒细胞集落刺激因子和重组人粒细胞-巨噬细胞集落刺激因子。用非格司亭治疗严重慢性粒细胞减少症（ANC<0.5×10^9/L）的Ⅲ期随机对照临床试验报道：120例特发性粒细胞减少症、周期性粒细胞减少症和先天性粒细胞减少症患者，用非格司亭皮下注射，连续4个月后，其中108例患者 ANC≥1.5×10^9/L。其他原因所致的中性粒细胞减少症，如费尔蒂（Felty）综合征、药物性粒细胞缺乏症、骨髓内破坏不定期中性粒细胞减少症、科斯曼（Kostmann）综合征、舒瓦克曼（Shwachmann）综合征等也有治疗成功的小宗病例报道。治疗不仅通过促进骨髓内粒细胞生成和释放而使中性粒细胞数升高，而且可激活成熟中性粒细胞，使其吞噬功能增强而有利于感染的控制。

骨髓移植 除导致中性粒细胞减少的某些血液病，如再生障碍性贫血、骨髓增生异常综合征、阵发性睡眠性血红蛋白尿症、淋巴瘤等成功地用骨髓移植治疗外，先天性中性粒细胞减少症也有治疗成功报道。异基因骨髓移植的治疗相关病死率高，应权衡利弊，选择好适应证。

感染性中性粒细胞减少症的治疗 若中性粒细胞减少症患者仅有发热而无脓毒血症表现，一般可在门诊治疗以避免医院内继发感染。严重中性粒细胞减少患者（特别是粒细胞缺乏患者）出现发热，应予内科急诊患者对待，立即收入院，有条件时应予逆向隔离。在进行皮肤、咽喉、血、尿、粪便等病菌培养检查后，立即给予经验性广谱抗生素治疗。若病原菌明确，则根据药敏试验改用针对性窄谱抗生素。若未发现病原菌，但经治疗后病情得以控制，在病情治愈后仍应继续给予口服抗生素7~14天。若未发现病原菌，且经前述处理3天后病情无好转，对病情较轻者可停用经验性抗生素治疗，再次进行病原菌培养，对病情较重者应在原有治疗基础上加用抗真菌药，如两性霉素B等。对于严重感染患者，还可给予中性粒细胞输注。

预后 与粒细胞减少的程度、病程、病因、治疗方法等有关。ANC>1.0×10^9/L时，感染机会较少，若去除病因，则预后较好。急性粒细胞缺乏症在过去因继发感染致病死率高达70%~90%，随着抗菌药、造血细胞生长因子（粒细胞集落刺激因子、粒细胞-巨噬细胞集落刺激因子）等控制感染手段的增强及广泛应用，大多数患者能渡过感染关，预后良好，病死率已降至25%以下。

年老、全身衰竭、黄疸或合并严重感染者病死率仍高。积极治疗10天仍无明显好转者预后较差。骨髓中尚保留少量幼稚细胞比完全缺乏者恢复较快。外周血单核细胞持续存在并有增多趋势者，提示疾病好转。

预防 对密切接触射线、苯或其他有害物质人群应实施严格防护制度，并定期进行血常规等检查，以便及时诊断和治疗。使用细胞毒药物的患者应每1~2天检测粒细胞数，并及时减少药物剂量或停药。尽可能避免或限制服用可能引起粒细胞减少的药物。服用可能引起粒细胞减少的药物（非细胞毒药物）时，应注意每周检查血常规。对有药物过敏史或药物性粒细胞减少或缺乏病史者，应避免服用相同及同类药物。

（刘启发）

shìsuānxìng lìxìbāo zēngduōzhèng

嗜酸性粒细胞增多症（eosinophilia） 外周血嗜酸性粒细胞绝对计数增高的血液学异常。一般>0.4×10⁹/L。若嗜酸性粒细胞增多持续存在，常>1.5×10⁹/L甚至到30×10⁹/L，可伴器官脏器浸润与损伤。临床上常与多种疾病相关，特别是寄生虫感染、过敏性疾病、结缔组织病和肿瘤的非特异性反应等。

病因及发病机制 包括反应性嗜酸性粒细胞增多和克隆性嗜酸性粒细胞增多两类。

反应性嗜酸性粒细胞增多 粒细胞-巨噬细胞集落刺激因子（granulocyte-macrophage colony-stimulating factor，GM-CSF）和白介素（interleukin，IL）-3是嗜酸性粒细胞生长因子，辅助性T细胞（Th）2分泌的IL-2和IL-5可刺激嗜酸性粒细胞增殖，IL-5是嗜酸性粒细胞增殖及释放的最主要因素。常见病因如下。①变态反应性疾病：哮喘、花粉症、荨麻疹、湿疹。②可引起超敏反应的药物：GM-CSF、IL-2。③寄生虫感染：包虫病、蛔虫病、丝虫病、血吸虫病及疟疾。④细菌感染：猩红热、结核病。⑤皮肤病：疱疹样皮炎、天疱疮、银屑病。⑥消化道疾病：炎症性肠病、乳糜泻、热带口炎性腹泻。⑦血管炎：结节性多动脉炎、肉芽肿性血管炎。

克隆性嗜酸性粒细胞增多 包括慢性嗜酸性粒细胞白血病、高嗜酸性粒细胞综合征、慢性髓细胞性白血病、骨髓增殖性肿瘤、急性髓细胞性白血病、骨髓发育异常、霍奇金淋巴瘤和非霍奇金淋巴瘤（特别是T细胞性）。

临床表现 与原发病及嗜酸性粒细胞在组织浸润有关。嗜酸性粒细胞代谢产物溶血磷脂酶，又称夏科-莱登晶体（Charcot-Leyden crystals）在特定组织如肺和细胞内外沉积。肺嗜酸性粒细胞增多症（Loeffler syndrome）是以短暂的肺部浸润及轻度肺部症状为特征的自限性疾病，可能与药物或寄生虫感染有关。

诊断与鉴别诊断 外周血嗜酸性粒细胞绝对计数增高即可诊断此病，关键在于病因诊断。必须详细全面检查，以确定原发病，区分反应性与克隆性嗜酸性粒细胞增多至关重要。对诊断不肯定者应定期随访并积极寻找病因。若曾到过蠕虫感染流行区旅游则应考虑血吸虫等寄生虫感染；表现为气喘、鼻炎或湿疹则提示变态反应性疾病；经常接触宠物狗，则应排除犬弓形虫感染；注意有无肿瘤的症状、体征；注意用药史，以排除药物的过敏反应。药物引起的嗜酸性粒细胞增多，嗜酸性粒细胞一般随停药而减少，但在某些病例，如摄入污染的色氨酸所致嗜酸性粒细胞增多-肌痛综合征，尽管停用药物，疾病还会持续存在。嗜酸性粒细胞形态学异常，骨髓或外周血未成熟细胞增加，或核型异常都提示嗜酸性粒细胞白血病。嗜酸性粒细胞聚集、浸润限定于特定器官，是特殊疾病的特性，如嗜酸性粒细胞蜂窝织炎（Wells syndrome）、嗜酸性粒细胞肺炎及嗜酸性粒细胞筋膜炎。嗜酸性粒细胞增多合并脉管炎、神经系统疾病和哮喘病史，提示嗜酸性肉芽肿性血管炎。中至重度嗜酸性粒细胞增多者，若找不到明确病因，同时有脏器损害，则应考虑高嗜酸性粒细胞综合征。

对嗜酸性粒细胞绝对计数中至重度升高，以及持续轻度升高者应进行血涂片形态学检查、尿液分析和一系列的粪便虫卵和寄生虫检查。对粪类圆线虫等寄生虫的诊断有时需血清学试验。骨髓、染色体分析和组织活检可根据病情选择。

治疗 应以治疗原发病为主。若是寄生虫过敏引起，只需去除病因，不需特殊治疗。若患者有脏器受损，则不管嗜酸性粒细胞增多程度，均应给予降低嗜酸性粒细胞计数或阻断嗜酸性粒细胞效应的治疗。此外，还应根据病情给予支持、对症处理。

预后 与病因有关。若源于寄生虫、变态反应性、药物等，去除病因即可恢复，不需特殊治疗，若源于恶性肿瘤或嗜酸性粒细胞白血病，则预后差。

（刘启发）

shìsuānxìng lìxìbāo jiǎnshǎozhèng

嗜酸性粒细胞减少症（eosinopenia） 外周血嗜酸性粒细胞绝对

计数减少（一般<0.05×10^9/L）的血液学异常。嗜酸性粒细胞在大部分感染性疾病时减少，在腹型伤寒时消失。库欣（Cushing）综合征和糖皮质激素治疗者常有嗜酸性粒细胞缺乏。嗜酸性粒细胞缺如有诊断价值，常提示预后不佳及高死亡率。治疗主要针对引起嗜酸性粒细胞减少的原发病。

（刘启发）

shìjiǎnxìng lìxìbāo zēngduōzhèng

嗜碱性粒细胞增多症（basophilia） 外周血嗜碱性粒细胞绝对计数增高的血液学异常。成人外周血嗜碱性粒细胞分类计数>2%（至少计数200个白细胞）或绝对计数>0.15×10^9/L（以白细胞计数及分类计算）或>0.1×10^9/L（直接计数法计算）。是白细胞增多症的一种类型，临床上较少见。正常成人外周血嗜碱性粒细胞占白细胞分类计数的0~1%，绝对计数为（0.02~0.05）×10^9/L。

此症可见于以下疾病。①骨髓增殖性肿瘤：真性红细胞增多症、原发性血小板增多症、原发性骨髓纤维化、慢性髓细胞性白血病特别是加速期和急变期，嗜碱性粒细胞明显增多。嗜碱性粒细胞白血病时还有早期嗜碱性粒细胞增多。有的急性髓细胞性白血病特别是伴染色体易位如t（3；6）或t（6；9）者，亦可有嗜碱性粒细胞增多。②感染：结核（特别是播散性无反应性结核）、水痘、钩虫病等。③中毒及超敏反应：铅、汞、铋、锌、药物（特别是全反式维A酸）、注射异体蛋白、某些食物过敏。④内分泌及代谢紊乱：黏液性水肿、糖尿病等。⑤其他：肥大细胞增多症、脾切除术后、恶性肿瘤、霍奇金淋巴瘤、溶血性贫血、溃疡性结肠炎、肾病、照射、幼年型类风湿关节炎、月经初期、重组白介素-3注射后等。嗜碱性粒细胞富含组胺，其增多可致高组胺血症。此外，嗜碱性粒细胞含肝素，其增多可致出血。

临床表现为高组胺综合征，可有发热、全身潮红、心动过速、哮喘、血压降低，甚至休克、消化性溃疡及出血等。此种情况可见于全反式维A酸治疗急性早幼粒细胞白血病，作为其治疗相关综合征之一，一般于用药2~4周出现，嗜碱性粒细胞随白细胞计数增高而增多。在嗜碱性粒细胞高峰时，白细胞维A酸受体α重排明显减少，说明嗜碱性粒细胞并非来自白血病细胞克隆，而是反应性增多。根据外周血嗜碱性粒细胞增多，即可诊断此病。

高肝素血症可用鱼精蛋白拮抗。高组胺血症通过H_1受体引起的腹泻、潮红、荨麻疹和支气管痉挛可用H_1受体拮抗药如赛庚啶，通过H_2受体引起的胃酸分泌过多、消化性溃疡及出血和心动过速，则可用H_2受体拮抗药如西咪替丁、雷尼替丁等治疗，疗效显著。

预后与原发病有关。积极防治感染，避免毒物接触，注意药物不良反应。

（刘启发）

dānhéxìbāo zēngduōzhèng

单核细胞增多症（monocytosis） 外周血单核细胞绝对计数增高的血液学异常。单核细胞计数多为中度升高，为（1~5）×10^9/L，但在急性单核细胞白血病及慢性粒-单核细胞白血病中，单核细胞可>30×10^9/L。

病因及发病机制 许多血液系统及非血液系统疾病可引起单核细胞生成过多（表）。在血液系统疾病中，除急性单核细胞白血病，慢性髓细胞性白血病、恶性组织细胞病及真性红细胞增多症也可伴单核细胞增多。1/3的霍奇金淋巴瘤有单核细胞增多。部分家族性良性中性粒细胞减少可伴单核细胞增多。循环中中性粒细胞减少伴单核细胞增多常预示中性粒细胞缺乏恢复期。在非血液系统疾病中，EB病毒相关的传染性单核细胞增多症最常见。在慢性感染特别是结核感染中也并不少见。近1/4的亚急性细菌性心内膜炎伴单核细胞增多。

临床表现 与病因有关。以传染性单核细胞增多症为例。5岁以下的儿童感染后多数为无症状的隐性感染，青少年和成人可呈隐性或显性感染。从受感染到出现症状的时间（潜伏期）是30~50天。传染性单核细胞增多症的主要症状是乏力、发热、咽痛和淋巴结肿大，但并非每例患

表　单核细胞增多症常见病因

单核细胞增多症常见病因
感染
细菌：结核，布鲁菌病，亚急性细菌性心内膜炎，梅毒
原虫：疟疾，利什曼病，锥虫病
立克次体：斑疹伤寒
病毒：EB病毒和巨细胞病毒感染
炎症反应性疾病
炎症反应
肠道异常：克罗恩病，溃疡性结肠炎
系统性：类风湿关节炎，系统性红斑狼疮
血液系统恶性肿瘤
霍奇金淋巴瘤
淋巴瘤样肉芽肿病
急性单核细胞白血病
急性粒-单核细胞白血病
慢性粒-单核细胞白血病
细胞因子治疗后
粒细胞-巨噬细胞集落刺激因子
白介素-3
巨噬细胞集落刺激因子
中性粒细胞异常
粒细胞缺乏症恢复期或急性感染恢复期
周期性中性粒细胞减少
脾切除术后

者均具有这四大症状。乏力为首发症状，持续数日到1周，随后出现发热、咽痛及淋巴结肿大。发热热峰常在午后或傍晚，最高时达40.5℃。咽痛可非常明显，咽后壁可有脓样分泌物覆盖。淋巴结肿大可发生在任何部位，但以颈淋巴结最常见。病初2～3周，乏力症状常最明显。50%以上患者伴脾大，肝亦可轻度肿大。患者可出现黄疸和眼眶周围水肿，但较少见。单核细胞计数通常增高，但也可出现白细胞、血小板和红细胞减少。

诊断与鉴别诊断 根据典型症状和体征可疑诊此病，但需与其他病原体所致感染性咽峡炎、淋巴结肿大鉴别。嗜异性抗体在50%的5岁以下儿童及80%～90%青少年和成人患者中可检出，若阴性，可检测EB病毒特异性IgM或IgG。

治疗 以支持治疗为主。有严重并发症如气道梗阻、严重血小板减少和溶血性贫血者可酌情应用糖皮质激素。

预后 良好，通常为自限性疾病，病程多为1～3周，少数可迁延。偶有复发，复发时病程短，病情轻。病死率仅为1%～2%，多源于严重并发症。

预防 尚无有效预防措施。

（刘启发）

zhōngxìnglìxìbāo gōngnéng yìchángxìng jíbìng

中性粒细胞功能异常性疾病

（disorders of neutrophil function） 体液及细胞因素引起中性粒细胞功能异常所致疾病。血液循环中的中性粒细胞是终末分化状态的细胞，其主要功能是当病原微生物侵入时，离开血液循环到达入侵部位行使吞噬和杀伤功能。中性粒细胞具有趋化、吞噬和杀死病原微生物的功能，基本通过同一信号转导机制完成，最终导致细胞内Ca^{2+}浓度升高、细胞骨架改变、细胞内颗粒与吞噬体或胞质膜融合。若上述功能受损，即引发相应疾病：①体液因素异常。②细胞因素异常，包括脱颗粒异常、黏附异常、细胞运动异常和杀菌功能异常（表1、表2）。临床特征主要有：两种以上系统性细菌感染；频繁发生的严重呼吸道感染如肺炎、鼻窦炎、中耳炎和淋巴结炎等；非常见部位感染（肝或脑脓肿）；非常见病原体（如肺曲菌、播散性念珠菌、黏质沙雷菌、诺卡菌及伯克霍尔德菌等）感染。

（任汉云）

mànxìng ròuyázhǒngbìng

慢性肉芽肿病

（chronic granulomatous disease，CGD） 编码NADPH氧化酶某一亚单位蛋白的基因突变，主要影响中性粒细胞和单核细胞杀菌功能的遗传性疾病。由于不能产生杀菌性氧代谢产物，这些细胞能够吞噬但不能杀死过氧化氢（H_2O_2）酶阳性细菌。

病因及发病机制 吞噬细胞吞入、杀死和消化微生物过程中大量耗氧的现象被称为呼吸爆发，这一过程不是通过线粒体呼吸，而是通过一种独特的电子传递链即NADPH氧化酶。在NADPH氧化酶作用下，氧被还原成超氧化物。NADPH氧化酶胞膜部分即细胞色素b_{558}为异二聚体，大的糖蛋白亚基分子量为91kD，简称为$gp91^{phox}$，小亚基分子量为22kD，即$p22^{phox}$，大小亚基均含有血红

表1 体液因素所致中性粒细胞功能异常

类型	病因	对中性粒细胞功能影响	临床后果
抗体缺乏	先天性（*IGH*基因缺陷）；后天性（淋巴组织恶性病，如慢性淋巴细胞白血病、多发性骨髓瘤等）	调理和趋化功能均降低	反复化脓性感染
补体异常			
C1、C2、C4缺乏	基因改变	调理和趋化功能一定程度异常	感染易感性可能增加
C3缺乏	基因改变，C3和因子B分解亢进	调理和趋化功能明显降低	反复化脓性感染
C3b灭活剂缺乏	基因改变，C3和因子B分解亢进	调理和趋化功能明显降低	反复化脓性感染
备解素缺乏	基因改变，C3功能缺失	调理和趋化功能明显降低	严重致死性感染
C5缺乏	基因改变	趋化功能降低	反复化脓性感染
C5功能不全综合征	基因改变	趋化功能降低	皮炎、反复细菌性感染
甘露糖结合凝集素缺乏	基因改变	调理功能降低	反复不明原因感染及特殊病原体感染
多因子缺乏（存在抑制物）	类风湿关节炎、系统性红斑狼疮、肝硬化、严重感染、烧伤、镰状细胞贫血、其他炎症等	调理和趋化功能均降低	反复感染

表 2 细胞因素所致中性粒细胞功能异常

类型	病因	对中性粒细胞功能影响	临床后果
脱颗粒异常			
先天性白细胞颗粒异常综合征	常染色体隐性遗传，颗粒膜融合异常	趋化功能、脱颗粒异常和杀菌活性降低	中性粒细胞减少，反复化脓性感染，加速期肝脾大，部分白化病、神经病变等
特异性颗粒缺乏症	常染色体隐性遗传，基因突变导致骨髓调节特异性颗粒形成的转录因子缺失	趋化功能、杀菌活性降低，中性粒细胞 2 叶核	反复皮肤及深部脓肿
黏附异常			
白细胞黏附缺陷症Ⅰ型	常染色体隐性遗传，白细胞膜缺乏整合素 β_2	黏附、聚集、趋化、C3bi 介导的吞噬、细胞毒作用显著异常	白细胞增多，反复细菌感染而无脓
白细胞黏附缺陷症Ⅱ型	常染色体隐性遗传，寡糖结构 sLe^x 缺乏	黏附于活化血管内皮功能降低	白细胞增多，反复细菌感染而无脓
中性粒细胞肌动蛋白功能不全	中性粒细胞胞质内肌动蛋白的多聚合作用缺陷	黏附、趋化和杀菌功能均受损	白细胞增多，反复细菌感染而无脓
细胞运动异常			
药物作用	乙醇、糖皮质激素、cAMP 等	移行、吞噬和黏附功能均受损	可能经常发生感染
懒惰白细胞综合征	继发于肝硬化、类风湿关节炎、系统性红斑狼疮、多发性骨髓瘤、烧伤和感染等	移行、黏附、吞噬和杀菌功能均降低	易致全身性感染、反复化脓性感染
高免疫球蛋白 E 综合征	常染色体显性遗传，机制未明，	趋化功能受损	反复皮肤、鼻窦感染
杀菌功能异常	X 连锁或常染色体隐性遗传		
慢性肉芽肿病	吞噬细胞 $gp91^{phox}$、$p22^{phox}$、$p47^{phox}$ 或 $p67^{phox}$ 表达减少	“呼吸爆发”活化失败，难以杀死过氧化氢酶阳性细菌	过氧化氢酶阳性细菌的反复化脓性感染
髓过氧化物酶缺乏症	常染色体隐性遗传，错义突变导致前体蛋白修饰处理异常	过氧化氢酶依赖性抗菌效应降低或消失	个别易患念珠菌病

素结合位点。NADPH 氧化酶胞质部分包括：①$47\times10^3$ 胞质蛋白（$p47^{phox}$）。②$67\times10^3$ 胞质蛋白（$p67^{phox}$）。③$40\times10^3$ 胞质蛋白（$p40^{phox}$）。④一种或多种低分子量胞质 G 蛋白如 Rac2 和 Rap1A。$gp91^{phox}$ 亚基为 FAD 依赖黄素蛋白，有 NADPH 结合位点，并最终将电子传递给氧分子，使形成 O^{2-}。NADPH 氧化酶胞质部分可易位至胞膜，改变细胞色素 b 结构，允许电子从 NADPH 流向 O_2。低分子量 G 蛋白在稳定 NADPH 氧化酶复合物方面起重要作用。因此导致上述任一亚单位蛋白结构和功能异常的基因改变即导致 NADPH 氧化酶复合物的结构和功能异常，导致吞噬细胞杀菌障碍。

CGD 最常见类型是染色体 Xp21.1 的 $gp91^{phox}$ 基因突变所致，占 70%，属 X 连锁隐性遗传。5% 的 CGD 患者基因异常发生在染色体 16q24 的 $p22^{phox}$ 基因，为常染色体隐性遗传。大部分常染色体隐性遗传 CGD，由染色体 7q11 的 $p47^{phox}$ 基因缺陷所致，小部分是染色体 1q 的 $p67^{phox}$ 基因缺陷所致。正常中性粒细胞在吞噬微生物后，其吞噬体内能够积聚 H_2O_2。通过脱颗粒作用，髓过氧化物酶（MPO）被输送至吞噬体。在 MPO 的作用下，H_2O_2 氧化卤化物形成次氯酸和氯胺，进而杀死微生物。很多需氧微生物包括金黄色葡萄球菌、大多数革兰阴性肠道杆菌、白色念珠菌和曲菌等均可产生过氧化氢酶以分解 H_2O_2，正常中性粒细胞能产生足量 H_2O_2，超过过氧化氢酶分解 H_2O_2 的能力，因此正常中性粒细胞中存在足够 H_2O_2，能够杀死微生物。而 CGD 患者中性粒细胞不能产生 H_2O_2，微生物自身产生的 H_2O_2 又被自身过氧化氢酶分解破坏，过氧化氢酶阳性微生物可在 CGD 中性粒细胞中繁殖，且受其保护而不能接触到大多数循环中的抗生素，被运送到远处再释放出来，建立新的感染灶，形成 CGD。NADPH 氧化酶的活化对吞噬泡中 pH 值有很大影响，CGD 患者吞噬泡中 pH 值较正常明显降低。“碱性状态”对于在吞噬行为中具有抗菌和消化作用的水解酶从胞质颗粒释放入吞噬泡这一过程非常重要。因此，在 CGD 患者，吞噬泡呈酸性环境而细菌不能被彻底消化。由于在巨噬细胞中未被消化物质的异常积聚，在HE染色切片上，CGD巨噬细胞带有金色颗粒，由其形成的肉芽肿病灶成为该病特征。另一方面，CGD中性粒细胞吞噬肺炎链球菌和链球菌时，由于细菌本身可制造足够的H_2O_2，细菌可被杀死。

临床表现 CGD患者最常出现临床感染，包括肺炎、脓肿（皮下、肝、肺、脑、肛周）、化脓性淋巴结炎、骨髓炎、菌血症/真菌血症、蜂窝织炎等。X连锁隐性遗传CGD比常染色体显性遗传CGD更易发生肛周脓肿、化脓性淋巴结炎和菌血症/真菌血症，发生率约是后者的2倍。从出生不久到成年早期均可发病，尽管大多数（76%）CGD患者确诊年龄在5岁之前，但仍有10%的患者在20岁以后，某些罕见病例甚至30岁以后才得以确诊。CGD患者感染病原体较以前报道（1957～1976年）发生了很大变化，过去最常见葡萄球菌感染，其次为克雷伯菌和大肠埃希菌，现在曲菌是导致肺炎和死亡的最常见病原。侵袭性曲菌感染可发生于任何年龄的CGD患者。念珠菌和其他种类真菌亦可侵犯CGD患者。伯克霍尔德菌（Burkholderia cepacia）是另一种常导致CGD患者死亡的病原菌。黏质沙雷菌感染占第三位。感染灶常形成微脓肿和肉芽肿。出现含有特征性色素的组织细胞对诊断有帮助。患者还可出现继发于慢性感染的其他表现，如慢性病贫血、淋巴结病、肝大、脾大、慢性化脓性皮炎、限制性肺病、牙龈炎、肾积水及胃肠狭窄等。CGD患者患结肠炎、脉络膜视网膜炎及盘状红斑狼疮等自身免疫病的概率也增高。一些X连锁CGD患者的母亲患有系统性红斑狼疮，其原因与杂合子母亲和CGD患者的细胞不能充分清除免疫复合物有关。

辅助检查 ①流式细胞仪检查：应用二氢玫瑰红123荧光素进行，可测定中性粒细胞氧化产物生成量。在大多数CGD患者中，适当刺激后无法检测出超氧化物或H_2O_2生成，而在CGD变异型，生成的超氧化物量是正常对照的0.5%～10.0%。②四唑氮蓝（nitroblue tetrazolium，NBT）试验：是另一项测定呼吸爆发功能的试验，其原理是正常中性粒细胞被激活时，由呼吸产生的超氧化物释放，使黄色的NBT染料还原成紫色的结晶。大多数CGD患者该试验阴性，而在一些变异型患者，中性粒细胞中可能仅含有少量的紫色结晶。在X连锁CGD基因携带状态，该试验也可检测出5%～10%的中性粒细胞NBT试验阴性。③鉴定分子缺陷试验：用分光光度计可测定破碎中性粒细胞提取物中的细胞色素b含量；在无细胞氧化酶系统中可测定中性粒细胞胞质和胞膜活性；应用免疫印迹法测定细胞色素b亚单位及NADPH氧化酶的胞质成分可用于确定CGD的遗传方式及基因型；通过分析脐血中性粒细胞氧化产物的DNA可作出产前诊断；也可进行羊水细胞、绒毛细胞的DNA分析；限制性片段长度多态性分析可用于诊断$gp91^{phox}$或$p67^{phox}$缺乏；若家族突变基因已知，可通过聚合酶链反应方法检测胎儿DNA。

诊断与鉴别诊断 有下列情况之一者应考虑CGD的可能性：①反复发生淋巴结炎。②细菌性肝脓肿。③多部位或手足小型骨骼的骨髓炎。④有反复感染家族史。⑤非常见的过氧化氢酶阳性细菌感染。根据流式细胞仪和NBT试验结果，可作出CGD诊断，再通过上述相关实验技术，确立遗传方式、基因型等，也可作出产前诊断。

CGD有时需与葡萄糖-6-磷酸脱氢酶（G6PD）缺乏症鉴别，后者因细胞内NADPH缺乏而导致呼吸爆发功能进行性下降，但G6PD缺乏症者常有溶血性贫血表现，红细胞G6PD活性明显降低，与CGD不同。

治疗 骨髓移植是治愈CGD的唯一方式。积极支持和应用重组γ-干扰素（IFN-γ）是最基本治疗。一旦怀疑感染存在，应迅速进行细菌培养。为达到治疗和诊断目的，大多数脓肿需外科引流，且需延长抗生素的用药时间。若出现发热，建议进行相关检查以协助诊断，包括胸部和骨骼X线、肝脏CT检查以确定有无肺炎、骨髓炎及肝脓肿。早期干预可使很多病灶通过保守治疗即可得到控制。病原学诊断很重要，细针穿刺抽吸很有帮助。病原体无法及时确定时，经验应用静脉广谱抗生素很有必要。针对曲菌感染可应用两性霉素B，难治病例还可进行粒细胞输注。

为预防曲菌感染应避免吸食大麻及接触腐烂植物根叶。对CGD患者进行长期预防性口服复方磺胺甲噁唑治疗，对金黄色葡萄球菌感染有预防作用且不增加真菌感染率。预防性应用伊曲康唑可降低真菌感染率。应用IFN-γ可降低严重感染发生率，其机制与IFN-γ增强中性粒细胞的吞噬功能和高亲和力Fcγ受体Ⅰ（FcγRⅠ）的表达，以及增加单核细胞表达FcγRⅠ、FcγRⅡ、FcγRⅢ、CD11/CD18、HLA-DR有关。对于罕见的可产生少量超氧化物的X连锁CGD患者，IFN-γ可促进粒细胞表达细胞色素b，使超氧化物产生恢复正常。基因治疗正在探索中，并取得了初步疗效。

预后 通过有效的预防治疗措施，CGD年病死率已降至2%。

（任汉云）

báixìbāo yìcháng sèsù jiǎntuì zōnghézhēng

白细胞异常色素减退综合征（Chediak-Higashi syndrome，CHS） 以胞质颗粒过度融合为特征的广泛性白细胞功能异常性疾病。契迪亚克（Chediak）、东村（Higashi）分别于1952年和1954年发现，故名契-东综合征。属少见病。

病因及发病机制 CHS属常染色体隐性遗传。膜融合异常起重要作用，导致多种组织细胞中出现异常巨大颗粒。巨大颗粒可出现在施万（Schwann）细胞、白细胞、肝脾巨噬细胞，以及胰腺、消化道黏膜、肾、肾上腺、腺垂体某些细胞。巨大黑素体形成阻碍黑色素的正常分布，导致毛发、皮肤、虹膜和眼底色素减退，伴视觉和听觉功能减低。在CHS中性粒细胞形成早期，一些正常大小的嗜天青颗粒融合成巨大颗粒而形成大的次级溶酶体，导致所含水解酶因稀释而减少，包括蛋白水解酶、弹性蛋白酶和组织蛋白酶G等。很多髓系前体细胞在骨髓中即死亡，导致中等程度中性粒细胞减少，外周血白细胞计数在2.5×10^9/L左右。巨大溶酶体颗粒向吞噬体输送的水解酶量不足、速度慢且非连续性，导致中性粒细胞杀死病原微生物的速度较慢，故易患细菌感染。单核细胞可发生同样的异常改变，自然杀伤细胞也可因此缺乏穿孔素致细胞毒作用受损而无法杀死很多靶细胞。CHS血细胞膜的流动性比正常细胞强。膜流动性改变可引起膜受体表达改变，进一步导致细胞内cAMP水平升高、微管装配异常、微管与溶酶体膜相互作用缺陷，最后导致细胞趋化反应减弱。CHS中突变基因编码蛋白被称为CHS1或LYST，分子量>400kD。突变的CHS1蛋白与溶酶体结合蛋白v-SNARE间相互作用紊乱导致溶酶体相互融合。

CHS患者中性粒细胞趋化作用、脱颗粒和杀菌功能存在缺陷。中性粒细胞胞质中的巨大颗粒妨碍其穿越内皮细胞间狭窄通道。CHS其他特征还包括中性粒细胞减少、血小板功能异常、自然杀伤细胞异常、周围神经病变等。类似异常在鼠、貂、猫、牛、鲸等动物中也有发现。

临床表现 CHS患者皮色淡，毛发呈银灰色，常对光敏感或畏光，可出现眼球震颤。患者从婴儿期始即易患感染，感染常累及黏膜、皮肤和呼吸道，病原体可以是细菌或真菌，金黄色葡萄球菌感染最常见。神经系统症状、体征包括周围神经和脑神经病变、自主神经功能异常、感觉障碍、共济失调等。ADP和5-羟色胺贮存缺乏致血小板聚集功能受损，致密体减少，血小板计数正常但出血时间延长。CHS加速期以肝、脾、骨髓中淋巴细胞增生为特点，可发生于任何年龄，表现为肝大、脾大和非感染性高热，因全血细胞减少加重而易出血和感染。伴随细胞因子释放过度，淋巴细胞广泛浸润各组织、导致大量组织坏死和器官衰竭，使机体更易感染、发热，常因衰竭而死亡。尸解可见肝、脾、淋巴结广泛淋巴组织细胞浸润，但未见肿瘤形成。

诊断与鉴别诊断 具有以下1项或多项异常的儿童应疑诊此征：①反复出现不明原因的细菌感染。②毛发、皮肤、眼底色素减退。③外周血或骨髓的粒细胞出现巨大过氧化物酶阳性的溶酶体颗粒。④中性粒细胞轻至中度减少。⑤血小板计数虽正常，但易擦伤或鼻出血。⑥无法解释的肝大、脾大（与疾病加速期有关）。在中性粒细胞中出现巨大过氧化物酶阳性颗粒有诊断意义。同样颗粒在幼稚粒细胞、淋巴细胞、单核细胞、嗜酸性粒细胞、嗜碱性粒细胞中也可见到。类似的巨大颗粒也可出现于慢性髓细胞性白血病和急性髓细胞性白血病。CHS杂合子临床和生物化学表现完全正常。

治疗 在稳定期，大剂量维生素C可改善部分患者临床状况。进入加速期后治疗困难，抗生素应用并不能预防感染。异基因骨髓移植是治愈此病的唯一方法。

（任汉云）

suǐguòyǎnghuàwùméi quēfázhèng

髓过氧化物酶缺乏症（myeloperoxidase deficiency） 以中性粒细胞和单核细胞颗粒缺乏髓过氧化物酶，而嗜酸性粒细胞一般不受累为特征的遗传性疾病。发病率为1/2000，是最常见的中性粒细胞功能障碍性疾病。

病因及发病机制 此病属常染色体隐性遗传。在吞噬体内，髓过氧化物酶（MPO）催化次氯酸形成，一旦缺乏，将导致中性粒细胞吞噬细菌后的早期杀菌作用缺失，但在吞噬细菌后约1小时，其他杀菌机制的代偿使杀菌作用又恢复正常。因此，MPO缺乏中性粒细胞可利用MPO非依赖系统杀死细菌，这一系统的杀菌速率虽比MPO-H_2O_2-卤化物系统慢，但最终还是能有效清除细菌。MPO 缺乏中性粒细胞比正常中性粒细胞能积聚更多 H_2O_2，高浓度的过氧化物可增强受累中性粒细胞的杀菌活性。MPO 缺乏中性粒细胞不仅杀菌速率迟缓，且杀念珠菌活性缺如。

编码人类 MPO 的 cDNA 已被克隆，其基因结构包括启动子和调节元件也已被描绘出来。该基因位于 17q，包含 12 个外显子和 11 个内含子。其表达与编码其他溶酶体蛋白的基因表达完美地协调一致。*MPO* 基因在原粒细胞表达水平低，至早幼粒细胞阶段达到峰值，最后在中幼粒细胞阶段又降至低水平。MPO 分子是对称的，由四条多肽链组成，一条重链和一条轻链构成一个异二聚体，两个异二聚体再构成完整分子。每个异二聚体均起始于一条单链多肽，该单链在翻译后被切为两半，分别形成重链和轻链。两个异二聚体在重链亚单位残端 C319 处通过二硫键相连。

MPO 基因最初翻译产物是分子量为 80kD 的肽链，在一些天（门）冬酰胺残基上同时发生糖基化，随后进行一系列寡糖修饰。在内质网内，MPO 前体与一些被称作“分子伴侣”的内质网“原驻蛋白”发生可逆性结合。随后血红素插入，蛋白水解酶裂解活化 MPO 前体，然后在前溶酶体内，单链多肽被切割形成重链和轻链，但依然相连，最后在嗜天青溶酶体内，单体聚合成二聚体，形成成熟 MPO 分子。

MPO 缺乏症者中大多数是基因错义突变导致第 569 位精氨酸被色氨酸取代。其后果是与“分子伴侣”结合的 MPO 前体不与血红素结合，导致分子成熟停止。另一些患者为杂合子可导致 MPO 部分缺乏。已有 4 种基因型被认定，均为错义突变。在基因型 Y173C，错义突变导致 173 位酪氨酸被半胱氨酸取代，进一步导致突变的 MPO 前体在内质网内停留与“伴侣蛋白”-钙联蛋白作用时间延长，最终导致其在“蛋白酶体”内降解。这一过程中，内质网内突变的 MPO 前体被自身“质量控制系统”从生物合成路径上收回而产生 MPO 缺乏症的生化表型。还有一些患者，错义突变导致结合血红素的完整 MPO 分子蛋白水解过程失败而不能成为成熟分子。

临床表现 在一些合并糖尿病的患者中，发生严重白色念珠菌感染是最显著的临床特征，但绝大多数患者并不经常出现化脓性感染。某些获得性疾病可伴 MPO 缺乏症，如铅中毒、蜡样脂褐质沉积症、骨髓增生异常综合征、急性髓细胞性白血病等。50%未经治疗的急性髓细胞性白血病和 20%慢性髓细胞性白血病患者可能伴 MPO 缺乏症。

辅助检查 患者的异常中性粒细胞，经瑞氏-吉姆萨（Wright-Giemsa）染色后，颗粒明显减少或消失，且过氧化物酶和碱性磷酸酶活性也明显降低。

诊断与鉴别诊断 糖尿病患者经常发生严重白色念珠菌感染而不常发生化脓性感染应疑诊合并此病，可通过 Wright-Giemsa 染色及 MPO 染色以进一步证实。主要应与其他中性粒细胞功能异常性疾病（如慢性肉芽肿病等）进行鉴别。

治疗 绝大多数患者不需治疗。一些合并糖尿病的 MPO 缺乏症者，有发生严重白色念珠菌感染风险，应给予相应预防和治疗。

（任汉云）

gāo IgE zōnghézhēng

高 IgE 综合征（hyperimmunoglobulin E syndrome）

以血清 IgE 水平明显升高、慢性皮炎及严重复发性细菌感染为特征的中性粒细胞功能异常性疾病。又称约伯综合征（Job syndrome）。患者的中性粒细胞和单核细胞趋化功能存在明显缺陷。此征最早报道于 1966 年，发病率无种族差异。

病因及发病机制 此病属常染色体不完全显性遗传。基因连锁分析发现致病基因在 4q 区域附近，负责信号转导和转录活化的基因突变已在患者中检出。分子机制未明。是否存在 T 细胞缺陷仍有疑问。患者对细菌性感染的易感性增高可能源于记忆性 IgG 抗体的反应受损和对新抗原的反应减弱。其他免疫异常包括中性粒细胞趋化功能缺陷和 T 细胞亚群异常。所有患者均未发现特异性免疫缺陷。

临床表现 出生即可发病，特征表现为慢性湿疹样皮疹，典型为丘疹伴瘙痒。皮疹逐渐累及面部及四肢伸侧，病变界限清晰且通常缺乏周围红斑，被称为寒性脓肿。到 5 岁时，所有患儿均发生过复发性皮肤脓肿合并复发性肺炎、慢性中耳炎和鼻窦炎等。患者还可能发生败血症性关节炎、蜂窝织炎、骨髓炎等。主要病原菌为金黄色葡萄球菌，其他较常见致病菌还包括白色念珠菌、流感嗜血杆菌、肺炎链球菌等。某些患者有特殊面部特征，如前额突出、眼窝深陷、鼻背鼻尖宽阔、轻微下颌前凸、面部偏侧肥大等。患者还可出现脊柱侧凸、关节过度伸展、乳牙延迟脱落现象。有时可因不明原因的骨量减少而伴发骨折。

诊断与鉴别诊断 凡有上述

临床表现，反复发生感染者应考虑此征，结合血和痰中嗜酸性粒细胞增多、血清 IgE 水平明显升高（正常值上限的 3～80 倍）等可诊断。需与其他中性粒细胞功能缺陷性疾病鉴别，如懒惰白细胞综合征、C5 功能不全综合征、先天性白细胞颗粒异常综合征、白细胞黏附缺陷症、慢性肉芽肿病等。

治疗 可根据临床表现对症治疗。预防性应用复方磺胺甲噁唑可减少金黄色葡萄球菌感染。可根据细菌培养结果选择抗生素种类和疗程。切开引流对治疗脓肿非常重要。针对湿疹样皮炎可局部应用糖皮质激素以减轻炎症反应，同时应用抗组胺药控制瘙痒。多种保守治疗无效患者可进行血浆置换。

预后 及早发现并用抗葡萄球菌维持治疗，预后良好，很多患者长期生存。若诊断不及时，患者可能发展为感染性巨大肺膨出并继发真菌感染而死亡。

（任汉云）

lǎnduò báixìbāo zōnghézhēng

懒惰白细胞综合征（lazy-leukocyte syndrome）

以中性粒细胞趋化反应和（或）吞噬功能减弱为特征的中性粒细胞功能异常性疾病。又称中性粒细胞麻痹。由米勒（Miller）于 1971 年首先报道。

病因及发病机制 原发性者源于基因缺陷。中性粒细胞趋化功能障碍，使其从骨髓至外周血的移行运动受到影响，外周血中性粒细胞减少。患者中性粒细胞中的肌动蛋白单体不能聚合形成多聚体而构成微丝体，以致发生两种缺陷：①不能形成伪足。②不能调节颗粒与膜的融合。患者中性粒细胞的形态和氧代谢均正常，但不会移行至炎症部位。吞噬功能亦受到很大影响，但吞噬时能自颗粒释放过多的酶至细胞外及吞噬体中。单核细胞功能正常。此外，有研究认为此征患者的中性粒细胞移动功能异常，系因胞膜微丝蛋白结构或功能异常而导致胞膜僵硬，致细胞不易由骨髓释放至血循环中，或由血循环移行至组织中。

继发性者常继发于自身免疫病或其他炎症性疾病，如类风湿关节炎、系统性红斑狼疮、尿毒症、严重细菌或病毒感染、多发性骨髓瘤、肝硬化、移植物抗宿主病、免疫复合物病、烧伤、严重湿疹等，与血中免疫球蛋白、免疫复合物、细菌内毒素吸附于胞膜有关。渗透性增高也能使中性粒细胞的运动能力发生明显障碍，如糖尿病酮症酸中毒或血糖过高时，中性粒细胞的趋化反应也可显著降低。

临床表现 出生后反复发生细菌感染，如中耳炎、口腔炎、牙龈炎和不明原因低热等，感染也可累及皮肤和胃肠道，但不会化脓。

诊断与鉴别诊断 根据自幼反复发生非化脓性细菌感染，外周血中性粒细胞减少但骨髓正常，中性粒细胞聚集、黏附及吞噬功能明显降低，应用皮质醇、肾上腺激素或注射细菌热原等均不能促使中性粒细胞增多（提示贮存的中性粒细胞释放障碍，中性粒细胞移动功能异常）等临床与实验室检查特征，应考虑此征。需与其他中性粒细胞功能障碍性疾病鉴别，如高 IgE 综合征、C5 功能不全综合征、先天性白细胞颗粒异常综合征、白细胞黏附缺陷症、慢性肉芽肿病等。

治疗 积极发现和控制感染，选用强力抗菌药物。异基因骨髓移植后能产生功能正常的中性粒细胞，为治疗的有效途径。对继发性者，主要针对原发病治疗。

（任汉云）

C5 gōngnéng bùquán zōnghézhēng

C5 功能不全综合征（C5 insufficiency syndrome）

以血清 C5 含量正常但功能不全为特征的遗传性中性粒细胞功能异常性疾病。又称家族性 C5 功能缺陷。由米勒（Miller）于 1968 年首先报道。主要见于婴儿。

病因及发病机制 此征属常染色体异常，显性或隐性遗传尚无定论。补体活化的共同终末效应是在细胞膜上组装膜攻击复合物介导细胞溶解效应。补体活化过程中生成多种裂解片段，通过与细胞膜相应受体结合而介导多种生物功能。主要有：①调理作用：附着于细菌或其他颗粒表面，促进吞噬细胞吞噬细菌等病原体，是机体抵御全身性细菌和真菌感染的主要机制。②免疫黏附：此效应是机体清除循环免疫复合物的重要机制。③炎症介质作用：C3a 和 C5a 被称为过敏毒素，它们可与肥大细胞或嗜碱性粒细胞表面受体结合，触发靶细胞脱颗粒，释放组胺和其他血管活性介质，介导局部炎症反应；C5a 对中性粒细胞等有很强趋化活性，可诱导中性粒细胞表达黏附分子，刺激中性粒细胞产生氧自由基、前列腺素和花生四烯酸，引起血管扩张、毛细血管通透性增高、平滑肌收缩等。补体功能不全表现为对各种感染的易感性增高，并易继发各种自身免疫病。C5 功能不全综合征是 C5 功能不全，导致中性粒细胞趋化功能障碍，具体发病机制尚不明。

临床表现 从婴儿期即出现脂溢性皮炎，可由任何部位开始，很快累及全身，严重时可造成剥脱性皮炎，并伴慢性腹泻、消瘦、生活能力低下。患儿抗感染能力差，易出现反复细菌感染（以革兰阴性菌感染为主），如中耳炎、肺炎、肠炎、脓毒血症、化脓性脑膜炎等。

诊断与鉴别诊断 婴儿期出现典型症状，结合实验室检查可确诊。血清总补体水平及C5含量均正常，但对酵母颗粒的调理作用及吞噬功能有缺陷，表明C5活力下降，加入纯化的C5后可纠正，中性粒细胞趋化功能恢复正常。患儿的血清不能像正常人一样有增强吞噬细胞对淀粉颗粒和葡萄球菌的吞噬作用。其他中性粒细胞功能正常，但部分患者可伴T细胞功能异常和高球蛋白血症。需与其他中性粒细胞功能障碍性疾病鉴别，如高IgE综合征、懒惰白细胞综合征、先天性白细胞颗粒异常综合征、白细胞黏附缺陷症、慢性肉芽肿病等。

治疗 以预防和控制感染为主，可根据培养和药敏试验结果选择合适抗生素治疗。可输注新鲜血或血浆。部分患儿的T细胞功能存在缺陷，接受新鲜血或血浆后可能发生严重的移植物抗宿主病，应注意预防。

（任汉云）

báixìbāo niánfù quēxiànzhèng Ⅰ xíng

白细胞黏附缺陷症Ⅰ型（leukocyte adhesion deficiency type Ⅰ，LAD-Ⅰ） 存在白细胞表面糖蛋白家族CD11/CD18复合体表达下降或缺失，表现为复发性软组织感染、伤口愈合延迟、外周血白细胞明显增多但脓肿形成困难的遗传性疾病。属罕见病。1979年首次报道，患儿出现出生后脐带脱落延迟，且脱落后伤口愈合延迟、反复感染、白细胞持续增高但趋化功能异常等现象。1985年安德森（Anderson）等发现患者临床表现和白细胞功能异常程度与CD11/CD18复合体缺乏程度相关。

病因及发病机制 此病属常染色体隐性遗传。CD11/CD18复合体（白细胞黏附蛋白整合素β_2家族）主要包括淋巴细胞功能相关抗原-1（LFA-1；CD11a/CD18）、巨噬细胞抗原-1（Mac-1；CD11b/CD18）及p150，95（CD11c/CD18）。CD11/CD18复合体与胞膜整合形成膜糖蛋白，均含有一个α和一个β亚单位，彼此以非共价键相连构成异源二聚体，其中β亚单位相同而α亚单位不同。编码β亚单位的基因位于21号染色体。LAD-Ⅰ基因异常涉及CD11/CD18所有成员，类型包括分子缺乏、消失和β亚单位（CD18）结构异常。已发现局限于21q22.3的异质性突变类型。很多患者发生点突变而导致CD18分子单个氨基酸替换，主要发生在高度保守的第111~361位氨基酸之间，这是与α亚单位发生作用的区域。有些患者为双等位基因突变杂合子，有些为单等位基因突变纯合子。mRNA拼接异常可导致CD18分子保守的胞外域发生氨基酸缺失和插入。CD18基因编码序列的一些微小缺失可以使读码框断裂或核苷酸替换导致成熟前终止信号产生。CD18基因突变还可使αβ亚单位间连接断裂而导致αβ分子成熟、细胞内转运及在细胞表面装配失败。约半数患者细胞表面存在低水平的CD11/CD18分子，病情为中等程度。其余患者完全缺乏上述蛋白表达，可造成中性粒细胞和单核细胞黏附及相关功能（移动、吞噬及补体或抗体依赖细胞毒作用）严重受损。

双等位基因突变杂合子，为LAD-Ⅰ变异型。该型整合素β_2水平约为正常的60%，白细胞黏附功能正常。另一个LAD-Ⅰ变异型涉及细胞内外信号转导障碍，血小板亦可受累。

大量的中性粒细胞Mac-1糖蛋白贮存于胞内特异性明胶酶颗粒和分泌小泡膜上。中性粒细胞接受脱颗粒信号后，颗粒膜与胞膜融合，胞膜上Mac-1分子将增加5~10倍。部分LAD-Ⅰ患者由于β亚单位合成缺陷影响到胞膜和颗粒膜上的Mac-1贮存池，故中性粒细胞上Mac-1分子无法适时增加。

缺乏CD11/CD18的淋巴细胞可借助其表达的迟现抗原整合素受体与血管细胞黏附分子-1结合而黏附于内皮细胞表面。因此LAD-Ⅰ很少出现淋巴细胞功能异常表现。

中性粒细胞穿越内皮移行通过整合素β_2与炎症内皮细胞表达的细胞间黏附分子-1（CD54）和细胞间黏附分子-2结合完成。因此，LAD-Ⅰ中性粒细胞不能牢固黏附、穿越小静脉血管内皮，故不能移行至肺和腹膜以外的炎症部位，表现为感染皮肤等组织病灶处中性粒细胞异常稀少。在炎性肺内病灶，LAD-Ⅰ中性粒细胞可通过一种不需要CD11/CD18的运动方式积聚，但积聚的白细胞不能识别C3bi调理后的微生物，其他由C3bi触发的中性粒细胞功能如脱颗粒、氧化代谢等亦消失或明显减弱。同样，由于需要通过CD11/CD18传递信号，尿激酶-纤溶酶原激活物受体、Fcγ受体Ⅲ、两种磷脂酰肌醇蛋白在LAD-Ⅰ患者亦存在功能缺陷。由于失去CD11/CD18的促进作用，患者单核细胞与纤维蛋白原结合能力下降，影响伤口的有效愈合。

临床表现 LAD-Ⅰ最严重类型整合素 β_2 表达量低于正常的0.3%。中间型为正常的2%~7%。重型患者会出现慢性复发性甚至坏疽性软组织感染，病原体主要为细菌和真菌，如金黄色葡萄球菌、假单胞菌及念珠菌属。中间型患者很少出现严重感染。幸存的所有婴儿患者均可出现严重、广泛、进展的牙周炎。已鉴定出临床正常的杂合子携带者，其活化的中性粒细胞表达Mac-1α亚单位约为正常量的50%，而β亚单位量正常。

诊断与鉴别诊断 根据临床表现及实验室检查结果可作出诊断。①流式细胞术：接受刺激后中性粒细胞表面CD11b量较正常明显降低，中性粒细胞和单核细胞的黏附、聚集、趋化功能，C3bi介导的吞噬及细胞毒功能均显著异常。迟发型超敏反应正常，且大多数患者特异性抗体产生正常，故水痘和病毒性呼吸道感染呈自限性，但部分患者存在T细胞依赖抗体反应异常，故需重复接种破伤风、白喉和脊髓灰质炎疫苗。检测胎儿血液CD11/CD18表达，可作出产前诊断，但母体血液污染可能会干扰检测结果。②血象：患者外周血中性粒细胞绝对计数为 $(15\sim60)\times10^9$/L，感染期通常达到 100×10^9/L以上甚至 160×10^9/L。③骨髓象：显示粒细胞过度增生。

应与LAD-Ⅱ鉴别，后者具有严重智力低下、身材矮小、特殊面貌、孟买血型（hh）、反复细菌感染、白细胞增多等特征。由于选择素主要识别表达于白细胞和内皮细胞表面的唾液酸和岩藻糖化的路易斯寡糖（sialyl-Lweis^X，sLe^x）或类似分子。LAD-Ⅱ中性粒细胞能够表达正常水平的CD18整合素，但寡糖结构sLe^{x}缺乏，导致中性粒细胞不能在活化的血管内皮细胞（表达E选择素）上滚动并拴挂，影响其进一步活化。缺乏sLe^{x}原因系编码GDP-岩藻糖载体的基因突变导致高尔基体内载体缺乏进而导致GDP-岩藻糖从胞质至高尔基体的转运障碍。

治疗 主要是支持治疗。反复发生感染者可给予预防性复方磺胺甲噁唑维持治疗。重型患者可选择异基因骨髓移植。体细胞基因治疗正在探索中。

预后 并发感染的严重程度与整合素 β_2 缺乏程度相关。严重缺乏者可能死于婴儿期，存活婴儿也易患严重危及生命的系统性感染。中度缺乏者，严重感染并不频繁，生存期相对较长。

（任汉云）

dānhé-jùshìxìbāo xìtǒng gōngnéng yìchángxìng jíbìng

单核-巨噬细胞系统功能异常性疾病（disorder of monocyte and macrophage function） 多种因素引起单核-巨噬细胞系统功能异常所致疾病。单核-巨噬细胞系统是人体内具有吞噬能力的巨噬细胞及其前体单核细胞所组成的细胞系统，曾称网状内皮系统，是机体防御结构的重要组成部分。该系统包括分布于血液中的单核细胞及全身各器官组织中的巨噬细胞，共同起源于多能造血干细胞，在骨髓中分化发育成为单核细胞，在血液内停留一段时间后，随血液循环入全身器官和组织，变为巨噬细胞。单核-巨噬细胞系统的细胞包括骨髓中的定向干细胞、原始单核细胞、幼稚单核细胞，血液中的单核细胞和各种器官组织中的巨噬细胞。巨噬细胞包括结缔组织的巨噬细胞，肝库普弗（Kupffer）细胞，肺尘细胞，淋巴结和脾的巨噬细胞，胸膜腔和腹膜腔的巨噬细胞，神经组织的小胶质细胞及骨组织的破骨细胞等。其共同特点为均来源于血液中的单核细胞，细胞核为单个，细胞膜表面有抗体和补体的受体，有很强的吞噬功能等。单核-巨噬细胞系统在机体内分布广泛且细胞数量很多，主要有3个功能：①吞噬、清除异物及衰老和损伤的细胞及其碎片，参与组织修复和重建。②作为第一道防线参与机体防御体系的构成，主要通过内吞功能和细胞毒作用抵抗微生物侵袭。③通过与淋巴细胞作用参与机体的一些免疫反应，如处理和呈递抗原、参与细胞免疫和体液免疫，如刺激B细胞活化和抗体产生。

单核-巨噬细胞系统异常可引起多种病理过程。对单核-巨噬细胞系统异常进行分类比较困难，因为仅涉及单核-巨噬细胞系统异常的疾病极少，常同时伴其他血细胞或其他系统异常，与其他致病因素共同作用而引发疾病。其功能异常包括先天性贮积病，源于溶酶体特异性功能异常，部分疾病主要与特异性水解酶失活有关，另一些疾病原因包括受体破坏、重要辅助因子或保护性蛋白功能不全等。常见疾病为鞘脂类代谢障碍。有3种疾病的临床表现、生化及基因特点已经阐明，法布里（Fabry）病、尼曼-皮克（Niemann-Pick）病和戈谢（Gaucher）病分别源于Xq21的α-半乳糖苷酶A基因、11p的酸性鞘磷脂酶和1q的酸性β-葡糖苷酶基因缺陷。每一种疾病的编码溶酶体酶的特异性DNA片段发生核苷酸碱基置换，导致缺陷基因产生，使之不能发挥正常水解功能，导致鞘脂类底物代谢异常，使鞘磷脂在单核-巨噬细胞系统中的细胞聚集。

有关疾病主要有六大类。①炎症反应性组织细胞增多症：包括家族性或散发性原发性噬血细胞性淋巴组织细胞增生症、感染相关的噬血细胞性组织细胞增生症、肿瘤相关性噬血细胞性组织细胞增生症、药物相关性噬血细胞性组织细胞增生症、幼年型或成年型黄色肉芽肿及窦性组织细胞增生症伴巨大淋巴结。②脂质贮积病：包括戈谢病、尼曼-皮克病、神经节苷脂贮积症、海蓝组织细胞增生症、岩藻糖苷贮积症及其他脂质贮积病。③克隆性组织细胞增多症：包括局限性或系统性朗格汉斯细胞组织细胞增生症及肿瘤性组织细胞增生症。④单核-巨噬细胞功能异常：包括α_1-蛋白酶抑制剂缺乏、先天性白细胞颗粒异常综合征、慢性肉芽肿病、播散性皮肤黏膜念珠菌病、糖皮质激素治疗后、川崎病、软斑病、分枝杆菌综合征、创伤后、脓毒血症性休克、实体瘤、吸烟及惠普尔（Whipple）病。⑤血栓形成。⑥骨硬化病。

（马 军）

zhīzhì zhùjībìng

脂质贮积病（lipoidosis） 参与类脂代谢的酶缺陷致鞘脂类不能分解，多种神经酰胺衍生物沉积于机体组织的遗传性代谢性疾病。较罕见。该类疾病不属于血液系统疾病，因少数疾病如戈谢（Gaucher）病和尼曼-皮克（Niemann-Pick）病有血细胞减少、肝脾大及异常形态的血细胞而就诊血液科。多为常染色体隐性遗传。患者多为儿童，少数患者至青春期或青春期后才出现明显症状。

因所缺陷的酶不同而产生糖原、神经鞘脂、黏多糖及黏脂等不同贮积物。各种贮积物可在体内多种组织中贮积，主要包括单核-巨噬细胞系统、中枢神经系统、皮肤、骨骼和角膜。主要类型如下。①鞘脂贮积症：戈谢病、异染性脑白质营养不良、多发性磷酸酯酶缺乏等。②神经节苷脂贮积症：GM2 神经节苷脂贮积症变异型 B 婴儿型、GM2 神经节苷脂贮积症变异型 O 等。③中性鞘脂贮积症：法布里（Fabry）病、尼曼-皮克病等。④中性脂质贮积症：酸性脂酶缺乏症、胆固醇酯贮积症等。⑤其他：如海蓝组织细胞增生症、原发性高脂质血症等。因组织受累程度不同，临床表现各异。累及单核-巨噬细胞系统，表现为肝、脾、淋巴结肿大，骨髓受侵犯；累及中枢神经系统，表现为生长发育迟缓、退行性变、惊厥、肌张力改变等。

外周血涂片淋巴细胞出现空泡样改变，肝、脾、淋巴结及骨髓中出现泡沫细胞，可为该类疾病提供诊断依据。脾功能亢进者可出现全血细胞减少。确诊可通过白细胞、皮肤成纤维细胞培养检测酶活性。以皮肤成纤维细胞培养法诊断杂合子较可靠。

治疗主要包括对症支持治疗、替代治疗、补充所缺陷的酶。血浆或纯化酶替代治疗不甚理想，因为多数缺陷酶的半衰期过短不能维持有效浓度。替代治疗进入体内的酶不能通过血脑屏障，不能改善神经系统损害。造血干细胞移植可使正常供者造血细胞和单核-巨噬细胞在患儿体内持续产生所需的酶，改善生化异常和临床症状。其缺点为骨髓细胞产生的酶并不能通过血脑屏障。移植时机为在永久性细胞损害、骨骼畸形及神经系统症状出现前进行。

预防措施为产前诊断，各类脂质贮积症均可于妊娠 14 周左右取羊膜细胞培养的提取物做酶活性测定。部分疾病诊断可通过孕早期活检所得绒毛膜绒毛的酶活性测定。对已有此类疾病患儿生育史的父母可行产前诊断，或进行杂合子鉴定。

（马 军）

Gēxièbìng

戈谢病（Gaucher disease）

β-葡糖脑苷脂酶缺陷致类脂质代谢紊乱，引起葡糖脑苷脂在肝、脾、骨髓和中枢神经系统等处大量沉积的遗传性疾病。又称葡糖脑苷脂病，曾称高雪病、糖脂贮积病。法国医师戈谢（Gaucher）于 1882 年首先报道。任何年龄均可发病，但以少年儿童多发，7 岁以下更多。

病因及发病机制 此病属常染色体隐性遗传。主要病因是缺乏 β-葡糖脑苷脂酶。该酶基因定位于 1 号染色体，有 35 种以上基因突变。基因突变致体内 β-葡糖脑苷脂酶缺乏，葡糖脑苷脂水解发生障碍，形成体内葡糖脑苷脂的堆积及产生相应临床表现。肝、脾、骨髓等器官组织中葡糖脑苷脂主要来自红细胞内的血糖苷脂的降解，被单核-巨噬细胞吞噬，形成含有大量葡糖脑苷脂堆积的大型组织细胞即戈谢细胞。

临床表现 典型的临床表现为肝大、脾大、皮肤有棕黄色素沉积、球结膜对称性楔形黄斑、全血细胞减少、神经系统和骨骼病变，以及肝、脾、骨髓中可见戈谢细胞。可分为 3 型。

成人型（Ⅰ型） 为最常见类型，也是脂质贮积病中最常见者。犹太人多见，任何年龄均可发病，最早与最突出的临床表现为脾大，常以脾大就诊。进展可快可慢，可伴脾功能亢进、血细胞减少。肝大也较常见，可伴肝功能损害。病程较长者皮肤及黏膜呈茶黄色，于暴露部位如颈、手及小腿最明显，呈棕黄色，易误诊为黄疸。结膜常有楔形眼睑斑，呈黄白色或棕黄色。肺也可受累，出现呼吸困难、肺部感染，常见死因为肺部感染。骨骼损害较广泛，以股骨下端受累为著，可呈典型的“长颈烧瓶”状，脊椎骨、肱骨和胫骨也可受累，以骨痛和病理性骨折多见。

婴儿型（Ⅱ型） 患儿自生后即可肝脾大，3～6个月时已很明显，有吸吮和吞咽困难，生长发育落后表现。神经系统症状以颈项强直、头后仰、肌张力增高、角弓反张和软瘫等突出表现。可有脑神经受累症状，如内斜视、面瘫等。易并发感染。病程短暂，多于婴儿期死亡。肝脾大不明显、无皮肤色素沉着及骨骼改变不显著等可与成人型鉴别。

幼年型（Ⅲ型） 常见2岁至青少年期发病，常于体检时发现脾大，常呈中度肿大。病情进展缓慢，多在10岁左右逐渐出现中枢神经系统症状。肝常缓慢进行性肿大，轻至中度贫血。

辅助检查 ①血象：示血细胞可降低，血涂片白细胞中偶见戈谢细胞。②骨髓象：示骨髓有核细胞总数及分类一般正常，可见戈谢细胞，直径为20～100μm，形态可呈卵圆形或多边不规则形；胞质内有与细胞长轴平行的粗暗条纹样结构，交织成网，无孔泡；胞核偏心，圆形或椭圆形，1～3个，有时更多，染色质粗，副染色质明显。瑞特（Wright）染色胞质呈粉紫色，阿尼林蓝（Mallory）染色呈深蓝色；普鲁士蓝反应阳性；过碘酸希夫（PAS）染色及酸性磷酸酶（ACP）反应为强阳性；用戈莫理（Gomori）硫化钴法显棕色至棕黑色反应。③血液生化检查：血清ACP、碱性磷酸酶水平常增高，肝功能检查基本正常，血浆葡糖脑苷脂水平可增加。④X线检查：广泛性骨质疏松影响股骨、肱骨、胫骨、腓骨等，表现为海绵样多孔透明区改变、虫蚀样骨质破坏、骨干扩宽或在股骨下端可见扩宽的“三角烧瓶样”畸形；骨皮质变薄，并有骨化中心愈合较晚等发育障碍现象。

诊断 国内诊断标准是根据临床分型、X线检查、血象、骨髓象、β-葡糖脑苷脂酶活性。患者表现为贫血、肝大、脾大，骨髓涂片或肝、脾、淋巴结活检中见较多的戈谢细胞可诊断此病。β-葡糖脑苷脂酶活性测定对诊断具有决定意义，根据各型临床表现，血清ACP水平增高可协助诊断，骨髓穿刺或脾穿刺涂片中找到戈谢细胞可诊断此病。国外诊断标准与国内标准类似，除贫血、肝大、脾大、出现戈谢细胞外，主要强调白细胞或皮肤成纤维细胞培养测定β-葡糖脑苷脂酶活性，后者更有诊断意义，并可检出杂合子基因携带者。

鉴别诊断 ①尼曼-皮克病：主要鉴别要点是此病黄斑部有樱桃红色斑点，骨髓中特殊细胞与戈谢病显著不同，且ACP反应为阴性，结合其他组织化学染色可鉴别。②某些代谢性疾病：如GM1神经节苷脂贮积症，鉴别要点为此病50%患者有黄斑部樱桃红色斑，骨髓中有泡沫细胞。③有肝脾大的疾病：如白血病、淋巴瘤及黑热病等，根据相关疾病的临床特征可鉴别。④有戈谢细胞的疾病：如慢性髓细胞性白血病、重型珠蛋白生成障碍性贫血、慢性淋巴细胞白血病等，但一般β-葡糖脑苷脂酶活性正常。⑤其他：获得性免疫缺陷综合征（艾滋病）和分枝杆菌属感染，以及霍奇金淋巴瘤均可有戈谢细胞，根据临床及实验室检查可鉴别。

治疗 ①对症及支持治疗：注意营养，防止继发感染。贫血严重者可予输血。血小板减少所致危及生命的出血倾向者可输血小板。骨髓病变致严重骨痛者，常需使用镇痛药，局部放疗可暂时减轻局部骨骼疼痛症状及缓解病情。巨脾或脾功能亢进者偶有自行缓解，故尽量延迟脾切除术。②酶疗法：β-葡糖脑苷脂酶治疗对各型具有一定疗效。有两种药物，分别为葡糖脑苷酶和伊米苷酶（Imiglucerase）。③底物清除疗法：常用药物如阿糖苷酶（Alglucerase）和伊米苷酶有一定疗效。④造血干细胞移植：异基因造血干细胞移植有一定疗效，降低移植相关死亡率是关键。⑤基因治疗：尚处于研究阶段。

预后 成人型（Ⅰ型）预后较好，生存期可长达40年，少数患者可至中老年才确诊；婴儿型（Ⅱ型）预后极差，生存期一般不超过2年，常继发感染或全身消瘦；幼年型（Ⅲ型）的预后介于Ⅰ型、Ⅱ型之间，可存活数年或十几年，个别患者可活至老年。

预防 避免近亲结婚；对有戈谢病患者生育史的夫妇进行产前诊断，避免再次生育；对胎儿进行产前检查，检测酶活性，必要时进行人工流产。

（马　军）

Nímàn - Píkèbìng

尼曼-皮克病（Niemann-Pick disease） 酸性鞘磷脂酶缺乏致

神经鞘磷脂及其他脂质代谢紊乱的遗传性疾病。又称神经鞘磷脂病。此病少见，发病年龄差异较大，是一组具有高度表型异质性的疾病。1914年由尼曼（Nieimann）首先报道1例，1922年皮克（Pick）详细描述此病病理变化与戈谢病的区别。1963年中国首次报道2例，以后陆续有个例报道。

病因及发病机制 此病为常染色体隐性遗传。A型及B型病因与缺乏鞘磷脂酶有关，该酶基因位于17号染色体，其结构已清楚。该酶广泛存在于多种组织细胞的溶酶体中，以肝细胞中居多。线粒体及微粒体中也有分布，该酶缺乏时，此类脂不能分解，致使在细胞内大量沉积，也常同时有胆固醇及双磷酸盐的沉积。C型与D型患者细胞中，主要沉积物为胆固醇，鞘磷脂较少，细胞中鞘磷脂酶也降低，其水平在A型、B型与正常人之间。C型的基因突变在18号染色体上。

临床表现 以逐渐出现的消化营养不良、肝脾明显肿大、眼底黄斑部樱桃红色斑块及骨髓涂片中可见大泡沫样细胞即尼曼-皮克细胞为主要表现。根据发病年龄、临床表现与酶学测定结果，尼曼-皮克病通常分为5型。①A型（急性神经型）：最常见类型，占85%，其中50%为犹太人血统。发病于婴儿期，故又称婴儿型。病情进展迅速，内脏和中枢神经系统均受累。主要临床表现为肝脾大，智力和运动功能进行性减退，终呈全身弛缓状态。暴露部位皮肤可见棕色色素沉着，50%患儿眼底检查黄斑部有樱桃红斑点，为神经系统受累的特异性征象，多于3岁以内死亡。②B型（慢性非神经型）：发病比A型略迟，多见于婴幼儿期。内脏广泛受累。主要临床表现为肝脾大，但神经系统不受累，智力正常，故又称内脏型。患者可存活至成年。③C型（慢性神经型）：多发于2~4岁，逐渐出现神经系统症状，表现为运动和智力障碍。亦可有特征性的黄斑部樱桃红斑点。肝脾大程度比A型、B型轻。多死于青少年期。④D型：多于2~4岁发病，神经系统症状出现较C型略早，其他表现同C型。⑤E型：病例甚少。发病晚，多在成年期因轻至中度肝脾大而被发现。症状轻，进展慢。无神经系统症状。智力发育正常。

辅助检查 ①血象：可有血细胞减少。淋巴细胞与单核细胞胞质中可见数量不等的空泡。电镜见含脂质的溶酶体空泡对诊断有参考价值。②骨髓象：骨髓增生程度及各种细胞比例正常，可见尼曼-皮克细胞。胞体大，直径20~100μm，1个胞核，呈偏心位，染色质疏松，可见2或3个核仁，胞质丰富，其中充满空泡，呈泡沫样，瑞特（Wright）染色或吉姆萨（Giemsa）染色胞质空泡呈浅蓝色，过碘酸希夫（PAS）染色空泡中心常呈阴性，泡壁阳性，酸性磷酸酶（ACP）染色阴性或弱阳性，可与戈谢细胞鉴别。③神经鞘磷脂含量或神经鞘磷脂酶活性测定：患者组织器官中神经鞘磷脂含量明显增高，肝、脾、外周血白细胞、羊水细胞及体外培养的成纤维细胞中神经鞘磷脂酶活性明显降低。④生化检查：血清脂质含量大多正常，但部分患者胆固醇及磷脂浓度增高。肝肾功能多正常。绝大多数患者血清ACP正常，有别于戈谢病。患者尿中神经鞘磷脂排泄增多。⑤组织病理学检查：肝、脾、骨髓、淋巴结的活检中常可见到充满脂质的尼曼-皮克细胞。C、D与E型可见海蓝组织细胞。

诊断 婴幼儿期有肝脾大，且肝大程度较脾大程度显著，并逐渐出现神经系统表现者，应疑诊此病，发现黄斑有樱桃红色斑点，肺部X线片有粟粒样改变者支持此病，骨髓涂片找到充满脂质的泡沫细胞即尼曼-皮克细胞是诊断此病的重要依据。鞘磷脂酶活性测定若降低可确诊。尼曼-皮克病的杂合子携带者，可通过外周血白细胞或体外培养的皮肤成纤维细胞内的神经鞘磷脂酶活性测定，结合家系调查作出诊断。

鉴别诊断 ①其他脂质贮积病：如糖原贮积症、戈谢病。②骨髓、肝、脾病理组织检查发现泡沫细胞的疾病：统称为泡沫细胞综合征，除尼曼-皮克病外，还见于慢性髓细胞性白血病、原发性免疫性血小板减少症、珠蛋白生成障碍性贫血、先天性红细胞生成异常性贫血及其他一些先天性脂质代谢性疾病（如弥漫性神经节苷脂贮积症）等，应加以鉴别，必要时通过测定组织器官中神经鞘磷脂含量或神经鞘磷脂酶活性以确诊。③骨髓及脾等组织中出现海蓝细胞的疾病：统称为海蓝组织细胞增生症或海蓝组织细胞综合征，除尼曼-皮克病外，还包括原发性海蓝组织细胞增生症（常染色体隐性遗传，临床表现有肝脾大、血小板减少，伴轻度紫癜，骨髓象有大量充满海蓝色颗粒的组织细胞，预后相对良好）、原发性免疫性血小板减少症、镰状细胞贫血、珠蛋白生成障碍性贫血、真性红细胞增多症、多发性骨髓瘤、高脂蛋白血症、肝硬化时继发性（获得性）海蓝组织细胞增生症，需注意鉴别，必要时也需通过组织神经鞘磷脂含量测定或神经鞘磷脂酶活性以确诊。

治疗 尚无特效的根治性治疗方法。①支持与对症治疗：注意营养，低脂肪饮食，加强护理，防止继发感染。临床症状对症处理。②抗氧化剂治疗：长期服用维生素C、维生素E、羟基二苯乙酰等抗氧化剂，以阻止神经鞘磷脂不饱和脂肪酸氧化、聚合。③脾切除术：仅适用于少数巨脾引起严重压迫症状或甚少见的严重脾功能亢进者。④替代治疗：静脉提纯的外源性神经鞘磷脂酶治疗此病可能为一新途径，但因经验甚少，尚无法推广。⑤胚胎肝移植治疗：胚胎肝内有神经鞘磷脂酶，已有胚胎肝移植治疗A型尼曼-皮克病的报道，初步结果表明可改善神经系统症状并减少神经鞘磷脂在肝脾内的蓄积。

预后 不良。发病晚、病情轻、进展慢者预后稍好。各类型患者预后略有不同：A型患者多死于3岁以内，B型多可活至成年，C型多死于青少年期，D型可活至青年期，而E型则可存活更长时间。

预防 应对胎儿进行酶活性检测产前诊断，必要时进行人工流产。

（马 军）

hǎilánzǔzhīxìbāo zēngshēngzhèng

海蓝组织细胞增生症

海蓝组织细胞增生症（sea blue histiocytosis） 神经鞘磷脂酶活性降低，受累组织中神经鞘磷脂和神经糖脂积聚，经组织化学染色呈海蓝色颗粒的一组异源性疾病。海蓝细胞于1947年由默施林（Moeschlin）首先描述，1970年西尔弗斯坦（Sliverstein）提出海蓝组织细胞增生症的名称。

此病分为遗传性与继发性，前者系常染色体隐性遗传病，尚未明确发现有酶缺乏，后者与原发病有关，常见于以下疾病：慢性髓细胞性白血病、原发性免疫性血小板减少症、珠蛋白生成障碍性贫血、镰状细胞贫血、尼曼-皮克病、高脂蛋白血症、法布里（Fabry）病、类风湿关节炎、霍奇金淋巴瘤、传染性单核细胞增多症、病毒性肝炎等。

遗传性海蓝组织细胞增生症多数患者有肝脾大、轻度血小板减少、出血及紫癜等。大部分患者海蓝组织细胞增生常见于骨髓、肝、脾及肺。海蓝细胞指用罗氏（Romanovsky）染色胞质内有被染成海蓝色物质的组织细胞。这种物质是不溶于碳酸脂质性溶剂的蜡样物，它能被油红及苏丹黑染色，过碘酸希夫（PAS）反应阳性。海蓝细胞胞体呈圆形或卵形，直径20~60nm，胞核为单个，常偏位，多无核仁，胞质丰富，充满大小均一海蓝颗粒。骨髓象示正常，造血细胞常减少，海蓝细胞呈大片状分布，也可散在分布。胞质较普通泡沫细胞的空泡大。脾病理变化与尼曼-皮克病相似，但海蓝细胞浸润程度较轻，HE染色可见脾窦和脾索内大量蓝灰色泡沫组织细胞浸润，淋巴小结受挤压而萎缩。

骨髓、淋巴结或脾找到大量海蓝色、泡沫状胞质的组织细胞，结合临床表现即可诊断。遗传性海蓝组织细胞增生症应与继发性鉴别。

遗传性海蓝组织细胞增生症以对症治疗为主，预后良好。继发性海蓝组织细胞增生症治疗原发病，其预后与原发病有关。按照遗传病预防措施，避免近亲结婚，积极开展遗传性疾病的咨询工作。

（马 军）

shénjīngjiégānzhī zhùjīzhèng

神经节苷脂贮积症

神经节苷脂贮积症（gangiosidosis） 神经节苷脂基质主要沉积于中枢神经系统导致其功能异常的一类遗传性脂质贮积病。属常染色体隐性遗传。临床表现主要以中枢神经系统症状异常为主。根据沉积神经节苷脂不同分为3型，即GM1神经节苷脂贮积症、GM2神经节苷脂贮积症和GM3神经节苷脂贮积症。

（马 军）

GM1 shénjīngjiégānzhī zhùjīzhèng

GM1神经节苷脂贮积症

GM1神经节苷脂贮积症（GM1-gangiosidosis） β-半乳糖苷酶缺乏所致遗传性脂质贮积病。

病因及发病机制 病因与患儿溶酶体中缺乏酸性β-半乳糖苷酶密切相关。该酶的功能是水解GM1神经节苷脂、蛋白聚糖和葡萄糖胺多糖结合的β-半乳糖基。若缺乏使正常的代谢发生障碍导致GM1神经节苷脂沉积于组织和器官的单核-巨噬细胞，引起相应的临床表现。酸性β-半乳糖苷酶的基因定位于3p21.33，已发现有102种突变型。

临床表现 根据患者年龄分为3型。

Ⅰ型（婴儿型） 又称全身性神经节苷脂贮积症。起病早，在出生起可表现肝脾大、非凹陷性水肿及原因不明的皮疹。继而出现外貌异常，表现为黏多糖贮积症IH型，即前额突出、鼻背扁平、眼间距增宽、牙龈肥厚、舌大、短颈和多毛症；智力落后、心室肥大、腰椎后凸、关节僵硬、樱桃红斑点黄斑；肌张力增高、抽搐、吞咽困难及听视力丧失等。多于3~4岁时因感染死亡。血涂片示淋巴细胞中含有空泡，骨髓象示泡沫细胞。骨骼X线检查常发现成骨发育不良，表现为全身骨骼发育畸形，鞍部变大，颅顶骨增厚和椎体下缘前方有钩形嘴样等改变。CT 和磁共振成像示脑萎缩及脑室扩大。

Ⅱ型（幼年型或晚发婴儿型） 酶活性仍部分存在，发病年龄较晚，多在 1 岁左右开始发病，病情较轻，进展较慢。仅限于神经系统症状，开始为共济失调、发育迟缓、失语及乏力，逐渐出现强直及抽搐，骨骼病变较轻，常无肝脾大。黄斑部有樱桃红斑点，骨髓及血涂片中可见泡沫细胞。一般生存期 3～10 年。

Ⅲ型（成人型） 又称青年型或慢性型。酶活性在 3 型中最高，发病较晚，进展缓慢，多在 4 岁以后发病，可存活至 30 岁。开始表现为构音障碍、肌张力改变及智力轻度低下，多无步态异常。无面容改变和肝脾大，无视网膜及角膜病变。骨骼 X 线片检查无异常改变。

诊断与鉴别诊断 若患者出现智力低下、运动发育落后、丑陋面容、肝脾大及黄斑部有樱桃红斑，应考虑此病。需行 X 线检查和骨髓中查找泡沫细胞确诊。此病特有表现为尿中大量硫酸角质素。确诊需测定白细胞、培养成纤维细胞或肝组织中的酸性 β-半乳糖苷酶活性。应与尼曼-皮克病及胡尔勒（Hurler）综合征鉴别，区别是尼曼-皮克病无成骨发育不良改变，鞘磷脂酶活性低；Hurler 综合征骨髓中无泡沫细胞。

治疗 尚无特殊治疗，主要为对症及支持治疗为主，异基因造血干细胞移植、基因治疗、缺陷酶替代治疗仍在研究阶段。

预后 Ⅰ型于婴儿期发病，病程约 2 年，预后最差。Ⅱ型病程相对长，3～10 年，预后较差。Ⅲ型可存活至成人，病程可达 10 年，预后相对较好。

预防 避免近亲结婚，主要预防措施为遗传咨询、携带者基因检测、产前诊断和选择性人工流产等，避免患儿出生。

（马　军）

GM2 shénjīngjiégānzhī zhùjīzhèng

GM2 神经节苷脂贮积症（GM2-gangiosidosis）

己糖氨酶缺乏所致遗传性脂质贮积病。可分为 GM2 神经节苷脂贮积症变异型 B［泰-萨克斯（Tay-Sachs）病］和 GM2 神经节苷脂贮积症变异型 O［桑德霍夫（Sandhoff）病］两类，前者又可根据发病年龄和临床表现分为婴儿型、幼年型、成人型 3 种类型，其发病率约为 1/11.2 万。

病因及发病机制 此病属常染色体隐性遗传。己糖氨酶由 α 和 β 两条肽链组成，编码基因分别位于 15q23-q24 和 5q13。该酶有两种同工酶，包括己糖氨酶 A（Hex A，由 α 和 β 肽链组成）和己糖氨酶 B（Hex B，由 β 和 β 肽链组成）。己糖氨酶缺乏使 GM2 分子所结合的 N-乙酰半乳糖不被脱离，导致 GM2 降解障碍而沉积于体内各组织中。Tay-Sachs 病又称Ⅰ型 GM2 神经节苷脂贮积症，源于 α 肽链突变导致 Hex A 活性丧失；Sandhoff 病源于 β 肽链基因突变导致 Hex A 和 Hex B 两种酶活性均丧失。

临床表现 因涉及多种基因突变，临床表现差异较大。

Tay-Sachs 病 ①婴儿型（家族性黑矇性痴呆）：出生后 3～6 个月后开始出现症状，对声光、触摸较敏感，表现为惊跳反应，注视能力低下，后逐渐发展为肌张力下降，失明，智力及运动发育迟缓，黄斑部出现樱桃红斑，非脑积水所致的巨颅症。终末期患儿姿势如青蛙，角弓反张，抽搐。一般于 3 岁前死亡，主要死于感染。患儿发育极度落后，无肝脾大，内脏功能正常。血清酶活性一般为正常的 0～15%。②幼年型：可在 2 岁或 10～20 岁发病。开始无智力落后，表现为进行性共济失调、舞蹈指痉症、发音困难，后逐渐表现为视力下降、视神经萎缩、失明、强直性麻痹和痉挛，黄斑部无樱桃样红斑，无肝脾大。病程较短，多死于呼吸道感染。③成人型：常于 15～25 岁发病，临床表现多样化，一般不出现视力障碍，可出现共济失调、构音不全、下运动神经元性肌无力或萎缩、精神病等，在临床上易发生误诊。

Sandhoff 病 临床表现与 Tay-Sachs 病酷似，出生后数月内大多正常，出现较多的惊跳现象，至 6 个月左右逐渐出现肌张力降低，不能坐、站，失明，惊厥，肝脾轻度肿大等。

诊断与鉴别诊断 婴儿型诊断主要依据为进行性黑矇、精神迟滞及肢体瘫痪等临床特征，眼底检查发现樱桃样红斑支持诊断。其他类型诊断较困难，需进一步检查患儿己糖氨酶活性、白细胞或成纤维细胞培养中氨基己糖苷酶 A 和 B 同工酶活性、脑组织活检和基因检测等。应与其他类型的脂贮积症如神经鞘磷脂贮积症、婴儿型戈谢病、半乳糖脑苷类脂贮积症等鉴别。还应与各型脑白质营养不良、运动神经元病、脊髓小脑变性等疾病鉴别。

治疗 无特殊，主要以支持及对症治疗为主。

预后 成人型 Tay-Sachs 病发病较晚，预后相对较好；其他类型病程短，预后差。

预防 避免近亲结婚，主要预防措施为遗传咨询、携带者基因检测、产前诊断和选择性人工流产等，避免患儿出生。

（马 军）

yánzǎotánggān zhùjīzhèng

岩藻糖苷贮积症（fucosidosis） α-岩藻糖苷酶缺乏所致遗传性脂质贮积病。属常染色体隐性遗传。编码α-岩藻糖苷酶基因定位于2q24-q32，该酶是一种溶酶体水解酶，其缺乏导致溶酶体中糖蛋白和糖脂不能完全降解，含岩藻糖的糖基神经鞘磷脂及糖蛋白沉积于肝、脑、脾及其他器官，主要沉积于脑组织内。表现为生长停滞、心理障碍等。自2~3岁起病，面容改变，巨舌，皮肤增厚、粗糙，肝脾大，心脏扩大，呼吸困难等，随疾病进展，脑白质障碍日益明显。临床分为3型。①Ⅰ型：自2~3岁起出现面容粗陋、巨舌、额部隆起、皮肤增厚。腰椎后凸，肝脾大，心脏扩大、呼吸困难，智力落后。②Ⅱ型：以四肢迅速出现痉挛性麻痹为初发症状，汗中氯化物增多，有胰腺纤维变性。③Ⅲ型：神经系统症状轻，常于腹部及躯干部见到弥漫性血管角质瘤及骨病变。骨骼X线检查发现多发性骨发育不良。头颅CT及磁共振成像检查有1/5变性。血白细胞及皮肤成纤维细胞培养中α-岩藻糖苷酶缺乏可确诊此病。应与神经节苷病、糖胺聚糖代谢病等鉴别。无特殊治疗。幼儿患者预后较差，多在4~6岁死亡；成人患者预后较好，可活到成年期。避免近亲结婚，提倡优生优育，常见预防措施为婚前检查、遗传咨询、产前检查和遗传病的早期治疗等。

（马 军）

Huìpǔ'ěrbìng

惠普尔病（Whipple disease，WD） *Tropheryma whippelei* 杆菌感染引起肠源性脂肪代谢障碍的慢性感染性疾病。属少见病。1907年由惠普尔（Whipple）首次报道。发病年龄多在40~50岁，男女比例为（8~9）∶1。

病因及发病机制 WD的临床表现与感染 *Tropheryma whippelei* 杆菌的巨噬细胞在全身各组织浸润有关。细胞免疫也在WD发病中起一定作用。WD的发病同宿主对 *Tropheryma whippelei* 杆菌的免疫异常有关，如T细胞分泌γ-干扰素减少、小肠黏膜固有层IgA分泌减少、巨噬细胞缺陷和白介素-12的分泌缺陷等。

临床表现 典型表现为腹泻、体重减轻和吸收障碍三联征，可见于约80%患者。数月内体重可减轻10~20kg，腹泻可为水样泻或脂肪泻。10%~25%患者为干性WD，即无消化道症状。关节症状常表现为疼痛，可累及大关节，表现为游走性、非对称性和复发性关节痛，可有肿胀，但少有畸形，以对称性踝、膝、肩和腕关节等受累常见。心脏检查可有心内膜炎、心脏杂音，偶有胸膜摩擦音和心包摩擦音等。WD通常表现为复发-缓解的病程。神经系统表现较复杂，痴呆、核上性眼肌麻痹和肌肉痉挛常为神经系统三联征，可作为诊断WD的依据，部分患者可伴精神症状，如痴呆、抑郁、记忆力下降和注意力不集中等。

辅助检查 小肠镜检查可见黏膜肿胀、苍白、黄色斑块及糜烂等。活检可见在黏膜固有层有过碘酸希夫（PAS）染色阳性的巨噬细胞和淋巴管扩张。巨噬细胞PAS染色及组织电镜检查可发现组织中的 *Tropheryma whippelei* 杆菌。其他如胸片、CT、磁共振成像、超声、小肠造影等。多数患者有正细胞正色素性贫血。

诊断与鉴别诊断 根据患者腹泻、吸收障碍、发热、淋巴结肿大、关节痛及神经精神改变等多系统症状等应疑诊WD，结合病理活检及电镜发现有 *Tropheryma whippelei* 杆菌或聚合酶链反应技术扩增出该菌特征性DNA，可诊断为WD。消化道症状应与慢性结肠炎、热带口炎性腹泻、获得性免疫缺陷综合征鉴别，神经系统症状应与阿尔茨海默病、肌痉挛、神经肉瘤、多发性硬化、维生素 B_{12} 缺乏引发的神经系统表现等鉴别，呼吸系统症状应与结节病、胸膜炎等鉴别。

治疗 旨在降低死亡率、防治并发症和根治感染。主要措施为抗感染治疗。也可在应用抗生素的基础上合用γ-干扰素。治疗有效的病例在2~4周症状即显著改善，腹泻停止。2个月内组织标本中PAS阳性巨噬细胞显著减少，细菌死亡。聚合酶链反应是确定有无残存细菌的最佳方法，也是判断治愈的标准。多数复发病例对抗生素治疗仍有效。治疗期间应加强支持及对症治疗。

预后 与WD治疗情况密切相关，未治疗者预后极差。长疗程治疗大部分患者预后明显改善，仍有部分患者复发。复发患者预后不良。

预防 根本措施是注意饮食卫生，其次加强体育锻炼，增强体质，提高自身免疫力。

（马 军）

ruǎnbānbìng

软斑病（malakoplakia） 以侵犯泌尿系统、胃肠道、皮肤、骨骼、肺及肠系膜淋巴结并以巨噬细胞内层状钙化小体和软斑病小体为病理特征的黄褐色斑块样炎性病变。又称软化症。属罕见病。多发生于空腔脏器表面。发病无明显种族差异，皮肤软斑病的中位发病年龄为53岁，男女比例为2.3∶1。

病因及发病机制 单核-巨噬细胞相关免疫功能抑制是引起此病的主要原因。研究认为这种病变是巨噬细胞功能缺陷，阻断溶酶体对吞噬细菌的降解，细胞质里未消化的细菌碎屑过多导致发病，形成钙、铁和菌壁糖脂成分的沉积物并产生肉芽肿反应，表现为丘疹、斑疹和溃疡等。患者细胞内环鸟苷酸（cGMP）水平减低，影响细胞内微管功能和溶酶体活性，使单核-巨噬细胞不能有效清除细胞内细胞。病损处病理活检可见泡沫状组织细胞，胞质中特异性嗜碱性包涵体，又称软斑病小体（Michaelis-Gutmann body），具有诊断意义。常见致病菌是大肠埃希菌，其他肠道菌如金黄色葡萄球菌和铜绿假单胞菌。

临床表现 患者常有免疫缺陷或免疫抑制病史，如肾移植、糖尿病或长期服用糖皮质激素等。近25%累及内脏器官，最常累及膀胱、肾脏、腹膜后和结肠等部位，也可累及其他任何部位。皮肤损害常为黄色、粉红色或皮肤色的丘疹、斑块或溃疡，无痛或瘙痒。临床表现多样，主要取决于受累器官，可表现为孤立质软的结节，深部病变常能触及肿块，可有液波感，皮肤病变少见。深部脏器病损处常形成有引流窦道或脓肿，与尿道、腹壁、腹股沟、肛周或阴道相通。常表现为慢性过程，无慢性消耗的症状和体征。

诊断与鉴别诊断 诊断依靠病原学和组织病理学检查。常见检查为窦道或脓肿引流物培养确定病原菌和皮肤病损处病理活检。免疫染色显示CD68阳性、多克隆抗分枝杆菌抗体可证实分枝杆菌的存在。软斑病应与放线菌病、肉瘤和上皮细胞肉瘤鉴别，对深部肿块形成者应同淋巴瘤、朗格汉斯细胞组织细胞增生症等鉴别，对皮肤表现明显者应与皮肤脓肿鉴别。主要鉴别手段是病理活检。

治疗 ①去除病因：积极治疗基础疾病。②抗菌治疗：疗效较好，应选用对细胞膜穿透力好的抗菌药如喹诺酮类和复方磺胺甲噁唑。氨甲酰甲基胆碱有助于改善单核-巨噬细胞功能，常与抗生素和外科手术联合应用。③维生素C：可提高单核细胞内cGMP水平，是治疗软斑病的有效药物之一。④外科手术：是治疗软斑病的重要手段之一，必要时进行外科切除或切开引流。

预后 多数患者经及时规范治疗可获痊愈，预后良好。误诊和延迟治疗则预后较差。死因多为感染。

预防 去除诱因非常重要。积极治疗原发病，感染是软斑病形成的因素之一，如预防和治疗泌尿系统感染等。

（马　军）

mànxìng dàkēlì línbāxìbāo zēngduōzhèng

慢性大颗粒淋巴细胞增多症

（chronic large granular lymphocytosis） 以外周血大颗粒淋巴细胞持续非克隆性增多为特征的淋巴增殖性疾病。较少见，占T/NK细胞性恶性疾病的2%～5%。大颗粒淋巴细胞（large granular lymphocyte，LGL）占外周血单个核细胞的10%～15%，外周血中LGL绝对值为$(223\pm99)\times10^6$/L，若外周血LGL$>500\times10^6$/L则为增多。1968年由霍芬（Hovig）等首先描述。LGL分为$CD3^+$及$CD3^-$两类，前者为激活的细胞毒T细胞（T-LGL），后者为自然杀伤细胞（NK-LGL）。LGL中大部分（60%～80%）呈NK细胞表型，小部分呈T细胞表型。

LGL增殖性疾病是指外周血LGL持续增多而无明确病因的一组疾病的总称，根据克隆性分析可分为非克隆性和克隆性LGL增殖性疾病两类，前者为反应性，后者为肿瘤性。LGL克隆化可形成白血病，分别称为T细胞大颗粒淋巴细胞白血病（T cell large granular lymphocytic leukemia，T-LGLL）和自然杀伤细胞大颗粒淋巴细胞白血病（nature killer cell large granular lymphocytic leukemia，NK-LGLL）。慢性LGL增多症为非克隆性LGL增殖性疾病，分为慢性T细胞LGL增多症与慢性NK细胞LGL增多症。

病因及发病机制 此病常与病毒感染有关，如EB病毒、巨细胞病毒等。慢性NK细胞LGL增多症还与其他疾病如实体及血液肿瘤、血管炎、脾切除、神经病变及自身免疫病相关。酪氨酸激酶抑制剂如达沙替尼导致免疫功能下降，也可能引起慢性LGL增多症。

临床表现 慢性T细胞LGL增多症与T-LGLL临床表现一致，主要表现为：①反复感染。②血小板减少，约50%患者出现贫血，部分表现为纯红细胞再生障碍性贫血。③20%～30%患者出现发热、盗汗、体重减轻等全身症状。④常有脾大，淋巴结肿大较罕见。⑤25%～50%患者伴免疫异常，如类风湿关节炎、干燥综合征等。慢性NK细胞LGL增多症大都无症状，有的可自行缓解，有些患者有系统性症状，主要为中性粒细胞减少、贫血及血小板减少，但发生率和严重程度均较低；发热、肝脾淋巴结肿大及皮肤损害不常见；一般不合并纯红细胞再生障碍性贫血及类风湿关节炎，偶伴血管炎或肾病综合征。

辅助检查 包括以下几项。

血象 大部分患者淋巴细胞计数增多达（2~20）$\times 10^9$/L，外周血LGL和（或）表达NK细胞相关抗原的成熟淋巴细胞绝对值和（或）比例增多，LGL绝对值>2.0×10^9/L和（或）比例>25%。中性粒细胞显著减少，约45%患者有严重的中性粒细胞减少（<0.5×10^9/L）。外周血涂片LGL形态特点为：胞体比正常淋巴细胞大，胞质丰富，有圆形或椭圆形、紫红色或淡紫红色明显的嗜天青颗粒，颗粒可粗可细，一般不超过10个大颗粒。

骨髓象 骨髓涂片中可见红系增生低下，LGL广泛或局灶性浸润伴有反应性噬血细胞增多和髓系细胞成熟障碍。LGL的形态学特点：胞质丰富，浅蓝色，伴数量不等粗大嗜苯胺蓝颗粒，核圆形或椭圆形，染色质呈块状，核仁不易见到。酸性磷酸酶（ACP）染色强阳性，特异性酯酶（SE）阳性，非特异性酯酶（NSE）染色弱阳性或阴性。骨髓活检可见异常细胞浸润窦状隙和间质，这些细胞胞核较小，略不规则，胞质淡染，常需结合免疫组化诊断。

免疫表型检查 慢性T细胞LGL增多症典型的免疫表型是CD3、CD8、CD57、TCRαβ、CD3、CD4、CD8、CD57、TCRαβ阳性；或CD3、CD4、CD57、TCRαβ阳性，CD8阴性；或CD3、CD57、TCRγδ阳性，CD4和CD8阴性。慢性NK细胞LGL增多症膜表面CD3阴性，但胞质CD3ε常阳性，CD16阳性，常有CD56弱表达；CD2、CD7及CD57弱表达或阴性；细胞毒分子如TIA21、颗粒酶B和M亦常阳性。KIR表达异常，为限制性亚型表达或完全缺失。

细胞遗传学检查 染色体多为正常，无免疫球蛋白及*TCR*基因重排。慢性NK细胞LGL增多症女性患者可能出现X染色体失活。

诊断 尚无统一诊断标准，结合现有文献认为需满足以下几点：①外周血LGL和（或）表达NK细胞相关抗原的成熟淋巴细胞绝对值和（或）比例增高，LGL绝对值>2.0×10^9/L和（或）比例>25%。②临床表现呈慢性过程，无脏器浸润表现。③LGL持续增多>6个月，除外反应性增多。④无LGL单克隆增殖的证据。

鉴别诊断 慢性T细胞LGL增多症主要与T-LGLL鉴别，两者临床表现一致，实验室特征类似，但T-LGLL的LGL检测为单克隆增殖，而慢性T细胞LGL增多症为多克隆或寡克隆增殖。一过性反应性的T-LGL增多可出现在病毒感染、免疫异常、恶性肿瘤及部分进行实体器官移植后的患者。反应性LGL呈多克隆，大多数病例表达T细胞免疫表型（$CD3^+$），LGL计数自行恢复正常或治疗后正常，通常在6个月之内。慢性NK细胞LGL增多症与侵袭性NK-LGLL鉴别依据临床表现，侵袭性NK-LGLL发病年龄相对较轻，临床过程呈侵袭性，伴明显的全身症状和脏器浸润，对治疗反应差，生存期短，多在数周或数月内死亡；部分患者的LGL有非随机性染色体异常，EB病毒阳性。

由于缺乏克隆标志，NK细胞克隆性很难确定，不能确定是慢性NK细胞增多，还是慢性NK细胞白血病，因此临床表现是鉴别诊断这两种情况的最重要依据。有系统性症状或有肝、脾、骨髓浸润者一般归类于慢性NK细胞白血病，无症状者倾向于归类至良性慢性NK细胞增多症。

治疗 尚缺乏临床试验，以甲氨蝶呤、环磷酰胺或环孢素单用或联合糖皮质激素为基础的免疫抑制治疗通常是一线选择。适应证：①中性粒细胞减少合并感染。②并发纯红细胞再生障碍性贫血。③合并血管炎综合征。④全身症状明显。慢性NK细胞LGL增多症与惰性T-LGLL的治疗相似，无症状及血液学指标正常者予以观察，有症状或出现血细胞减少时可给予治疗。

预后 大部分患者为慢性病程，某些病例可能出现淋巴细胞进行性增多和血细胞进行性减少。血细胞减少、反复感染及合并疾病为预后不良因素。少数患者转变为侵袭性NK细胞疾病，染色体异常为向侵袭性疾病转化的不良预后因素。

（李建勇）

chíxùxìng duōkèlóng B xìbāo zēngduōzhèng

持续性多克隆B细胞增多症

（persistent polyclonal B cell lymphocytosis，PPBL） 以外周血出现双核淋巴细胞和血清中多克隆IgM增高为特征的疾病。属少见病。1982年戈登（Gordon）等首次报道。多发生在吸烟的中年女性，发病年龄在40~50岁，也有少数婴幼儿发病的报道。其发病率尚不明确。

病因及发病机制 病因不明，

可能与吸烟及EB病毒感染相关，存在一定的家族遗传性。*BCL2-IGH*基因重排可能与NHL的发生有关。

临床表现 起病隐匿，约90%患者可持续无症状及不发生其他并发症，10%患者有脾大，极少数患者体检或CT检查发现肝大或淋巴结肿大。90%的PPBL患者HLA-DR7阳性，但无腹腔疾病表现。少数患者进展为IgM型意义未明的单克隆免疫球蛋白血症（monoclonal gammopathy of unidentified significance，MGUS）、瓦氏巨球蛋白血症、实体瘤或恶性血液病。

辅助检查 包括以下几项。

外周血与骨髓细胞形态学 淋巴细胞绝对值通常$>4\times10^9/L$，但约10%患者淋巴细胞不增多，需依据外周血典型的双核淋巴细胞及+i（3q）诊断。不论淋巴细胞计数为多少，外周血涂片出现双核淋巴细胞即可诊断。中性粒细胞及血小板数一般正常。所有患者均可检测到双核淋巴细胞，细胞数量不等，大部分细胞胞质丰富、淡染、嗜碱性，有的细胞核呈圆形，大部分情况下不规则，多出现凹陷成为双核，有些双核之间有连线。双核淋巴细胞非PPBL所特有，也可能见于其他淋巴增殖性疾病，如毛细胞白血病、慢性淋巴细胞白血病及结边缘区淋巴瘤。骨髓活检资料比较有限，表现为轻至中度的血管内淋巴细胞浸润，间质内浸润不多见。

生化检查 血清中检测到持续增高的多克隆IgM，IgA和IgG正常或减低。少数病例检测出抗磷脂抗体、IgM辅因子抗体及狼疮抗凝物。

免疫表型检查 外周血淋巴细胞免疫表型表现为B细胞表型，如CD19、CD20及CD22，κ和λ轻链共表达，证实为多克隆B细胞。外周血B细胞共表达IgM和IgD，提示其来源于幼稚B细胞亚群，CD27为Ⅰ型糖蛋白，肿瘤坏死因子受体家族成员，表达于部分B细胞及大部分T细胞。$CD27^+$的患者常同时表达CD148。表达CD25及CD23的细胞CD5常为阴性或弱表达。与正常B细胞相比，PPBL的B细胞还表达CD24、CD79、FMC7和CD21。根据其免疫分型特点，表达CD27、IgM^{high}、$CD21^{high}$、$CD5^{low}$及$CD23^{low}$，提示其为记忆B细胞来源。$CD5^-$、$CD23^-$、$CD10^-$、$CD103^-$、$CD11c^-$，髓系标志也均为阴性。与慢性B细胞增殖性疾病相比，外周血B细胞为多克隆性，κ和λ轻链共表达，无克隆性标志如IGH基因表达。外周血B细胞为$CD5^-$及$CD27^+$表明其为脾来源的记忆B细胞。细胞荧光测定术检测细胞DNA及增殖指数与正常对照相似，细胞分选及影像分析检测到双核细胞的二倍性。

细胞遗传学及分子生物学 PPBL可能合并染色体异常，典型改变包括等臂3q、+i（3）（q10）（见于80%的病例，可作为PPBL的特异性标志）、染色体过早浓缩（premature chromosome condensation，PCC）、*BCL2-IGH*基因重排和HLA-DR7表达。佩罗（Perreault）等在1989年经美洲商陆（pokeweed）刺激外周血淋巴细胞后首次在PPBL中发现+i（3）（q10），但局限于非双核淋巴细胞。+i（3）（q10）在慢性B细胞增殖性疾病中很少见，仅见于极少数瓦氏巨球蛋白血症和CLL患者。G_1期的PCC也是PPBL的特征，最初见于病毒感染的细胞及经细胞松弛素B处理的细胞。主要特点为多核细胞不同步的有丝分裂。一个细胞核处于分裂中期导致与之相邻的处于分裂间期的细胞核出现染色质浓缩。PCC形态学上表现为G_1和G_2期细胞（分别为1个或2个染色单体）的浓缩。S期细胞不表现PCC现象。除+i（3）（q10）外，PPBL中还存在+3。除+i（3）（q10）和PCC，染色体异常见于2/3以上的PPBL患者，表现为独立性的克隆性异常，如del（6q）、+der（8）、+8、多倍体、结构改变、非整倍体及非克隆性异常（如染色体丢失或增加）。+i（3）（q10）可能与存在克隆性或恶性细胞亚群有关。

诊断 根据以下特点：①无症状性外周血成熟淋巴细胞计数$>4\times10^9/L$，为多克隆性B细胞。②外周血可见双核/双叶核淋巴细胞，无原始幼稚淋巴细胞。③骨髓中成熟淋巴细胞增多以外，无原始幼稚淋巴细胞。④血常规检查除白细胞计数可轻度增高，无贫血及血小板减少。⑤血清多克隆IgM增高。⑥外周血涂片出现双核淋巴细胞即可诊断。外周血淋巴细胞免疫表型为B细胞标志阳性，$CD5^-$、$CD23^-$、$CD10^-$、$CD103^-$、$CD11c^-$，髓系标志也均为阴性。⑦主要发生于大量吸烟妇女，无明显全身症状。⑧无可知的引起淋巴细胞增多的原因。⑨血液学异常保持稳定6个月以上。

治疗 一般不需治疗，进行随访检测，吸烟者予戒烟。

预后 大部分PPBL患者预后良好，但有潜在恶性转化的可能。少数PPBL患者10~20年后发生恶性肺母细胞瘤、肺癌、淋巴瘤、宫颈癌等。少数患者在PPBL后12~22年发生IgM型

MGUS，但仍无症状且病情长期稳定。对 PPBL 患者应长期随访，发现可能进展为恶性疾病。诊断的关键在于与其他慢性 B 细胞增殖性疾病鉴别，PPBL 是良性疾病还是有发展为恶性疾病可能尚不明确。

（李建勇）

chuánrǎnxìng dānhéxìbāo zēngduōzhèng

传染性单核细胞增多症（infectious mononucleosis，IM）

EB 病毒引起以发热、咽炎、淋巴结肿大、外周血异常淋巴细胞增多为典型表现，血清中可检出嗜异抗体和EB 病毒抗体的感染性疾病。此病传染性低，甚少引起流行，可能与排毒量少有关。发病年龄因地理条件和社会卫生情况而异，热带及发展中国家发病较早。

病因及发病机制 EB 病毒（Epstein-Barr virus，EBV）为此病病原体，电镜下形态结构与疱疹病毒组的其他病毒相似，但抗原性不同。EBV 为 DNA 病毒，完整的病毒颗粒由类核、膜壳、壳微粒、包膜组成。类核含有病毒 DNA；膜壳是 20 面体立体对称外形由管状蛋白亚单位组成；包膜从宿主细胞膜衍生而来；对生长要求极为特殊，仅在非洲淋巴瘤细胞、IM 患者血液、白血病细胞和健康人脑细胞等培养中繁殖，因此病毒分离困难；EBV 有 6 种抗原成分，如膜壳抗原、膜抗原、早期抗原（可再分为弥散成分 D 和局限成分 R）、补体结合抗原（即可溶性抗原 S）、EBV 核抗原、淋巴细胞检查的膜抗原（lymphocyte detected membrance antigen，LYDMA），前 5 种均能产生各自相应的抗体，LYDMA 则尚未测出相应抗体。

发病机制尚未完全阐明。病后或隐性感染后的病毒携带者可能是主要传染源。主要经口接触或通过飞沫传播，也可通过性传播，偶可经血传播。EBV 宿主细胞为成熟的 B 细胞及某些上皮细胞。病毒进入口腔先在咽部的淋巴组织内复制，继而侵入血循环而致病毒血症，并进一步累及淋巴系统的各组织和脏器。因 B 细胞表面具 EBV 受体，故先受累，导致 B 细胞抗原性改变，激发 T 细胞增生（绝大部分为抑制性或细胞毒性 T 细胞）及体液免疫反应。体液免疫介导产生的抗体，有 EBV 特异性抗体、嗜异性抗体及自身抗体 3 种。接触病毒约经 2~4 周后发病，异常淋巴细胞主要在脾及淋巴结中增生，非淋巴组织中也有淋巴细胞浸润，其中以肝脏最常见，心、脑、肾、胰及肺均可累及，骨髓为唯一受累最少器官，偶可见因自身免疫反应而出现神经系统和血液学改变。

临床表现 有多种临床类型，常见为咽峡型、发热型及淋巴结肿大型，其他尚有肺炎型、肝炎型、胃肠型、皮疹型、脑炎型、心脏型及生殖腺型等。典型表现见于青壮年，以发热、乏力、咽峡炎、肝脾淋巴结肿大为最常见症状。发热可高可低，急性或隐匿起病，持续 1~3 周后骤退或渐退，也有持续 3~4 周或持续低热达 3~4 周。患者常诉咽痛，甚至因咽喉部充血水肿而发生呼吸困难、吞咽困难。全身浅表淋巴结均可受累而肿大，以颈后三角区最常见，腋下及腹股沟次之，大多于热退后数周消失。肠系膜淋巴结肿大时可引起相应症状如腹痛等。肝大者占 20%~60%，大多在右肋下 2cm 以内，多伴肝功能异常，少数患者有黄疸。脾大者占 30%~65%，伴脾区疼痛或触痛。其他表现：10%~20%患者在病程 4~10 天出现皮疹。约 1/4 患者在软硬腭交界处有针尖样小出血点，或有眼结膜充血。1/3~1/2 有多发性神经炎及 20%面神经瘫痪。也可表现为间质性肺炎、血尿等，以及食欲缺乏、恶心、腹泻等消化系统症状。

孕妇感染 EBV 对胎儿影响很大，可致流产、死胎。小儿生后 6~8 个月内因有来自母体的抗体，故甚少发病，小儿 EBV 感染后常无症状，或症状轻微，有症状者通常呼吸道症状较明显，也可有腹泻、腹部症状、中耳炎等，症状表现不典型而变化多端。

最常见并发症是氨苄西林或青霉素所致超敏反应，神经系统并发症（脑炎、脑膜炎、急性小脑综合征及多发性神经根炎等）约占 1%，多在病后 1~3 周发生。还可见自身免疫性溶血性贫血、粒细胞减少等。血小板减少常见，但罕有引起紫癜者。其他尚有淋巴细胞增生引起的并发症如呼吸道梗阻、间质性肾炎、肝炎、胰腺炎、卵巢炎等。

辅助检查 ①血象：白细胞计数正常或轻度增加，多在 $20\times10^9/L$ 以下，少数白细胞计数可减低。淋巴细胞可占 60%~97%，伴异型淋巴细胞。异型淋巴细胞于疾病第 4~5 天开始出现，第 7~10 天达高峰，多>20%。在小儿中，年龄越小，异型淋巴细胞的阳性率越高。血象改变至少持续 2 周，常为 1~2 个月。②骨髓象：淋巴细胞增多或正常，可有异型淋巴细胞出现，但不及血中所见者多，原始淋巴细胞不增多。组织细胞可增生。③嗜异性凝集试验：对此病有一定诊断价值。用豚鼠肾脏吸附待测血清，清除其中抗嗜异性抗原的抗体，通过观察羊红细胞凝集程度而测定血清中嗜异性抗体效价。仅1%可出现假阳性（为白血病、淋巴瘤、肝炎及类风湿关节炎患者）。④EBV抗体测定：此法具有特异性。IgM抗体阳性说明为新近感染。⑤肝功能检测：疾病第2周开始可有肝功能异常。⑥尿常规：部分患者可有蛋白尿，有时尿内有红、白细胞。⑦粪常规：腹泻时呈稀便或水样便，有的含黏液，少数含脓和血，显微镜下可发现少至多量白细胞。

诊断 根据临床表现、外周血异型淋巴细胞增多（>10%）、嗜异性凝集试验阳性即可诊断。若嗜异性凝集试验阴性，则应做EBV抗体检查，若为阳性，则急性期IM诊断成立；若抗体阴性，应除外可引起单核细胞增多的其他疾病。

鉴别诊断 需与以下疾病进行鉴别。

其他病毒感染 ①巨细胞病毒（cytomegalovirus，CMV）感染：引起此类单核细胞增多最常见，占5%~10%，有发热、全身淋巴结肿大，肝功能异常不少见，但异型淋巴细胞较此病少，感染3~6周后症状消失；CMV抗原阳性或聚合酶链反应测得CMV DNA可确诊。②人类疱疹病毒-6感染：约占2%，婴儿期感染表现为玫瑰疹，特异性IgM或IgG抗体效价呈4倍升高可确诊。③人类免疫缺陷病毒-1（human immunodeficiency virus-1，HIV-1）感染：约<1%，于接触获得性免疫缺陷综合征患者3~8周后起病，一般有发热、躯体不适、咽痛、体重下降、肌痛、无菌性脑膜炎、脑炎和多发神经病，体检有咽炎、皮疹、淋巴结病、口腔或生殖器溃疡，抗HIV-1阳性可确诊。④甲型或乙型肝炎病毒感染：也可造成类单核细胞增多症，但患者血清一般肝酶水平显著升高，发热较轻，肝炎病毒抗体阳性。⑤其他病毒感染：风疹病毒、腺病毒偶见，特异性抗体阳性者可确诊。

弓形虫感染 是造成单核细胞增多的唯一已确认的非病毒性因素，多源于接触家庭宠物（猫），或进食不够熟的羊或猪肉。此病原生物感染可产生发热和淋巴结病，但更多感染患者无临床症状，或只有淋巴结病而不伴发热，偶有轻微皮疹、脑炎或脑膜炎，但无咽炎，肝脾大不突出。肝功能试验一般正常。弓形虫特异性IgM抗体或逐渐上升的IgG抗体可确诊。

慢性疲劳综合征 严重疲劳持续6个月以上，体力下降50%以上，但无单核细胞增多。血清学研究已排除EBV感染。

传染性淋巴细胞增多症 无症状或症状甚微，无全身淋巴结肿大或脾大，白细胞计数均值$(20 \sim 30) \times 10^9/L$，以成熟小淋巴细胞为主。一般根据以上几点可鉴别，若有疑问，可做EBV抗体测定。嗜异性凝集试验在IM中的阳性率在5岁以下小儿很低，对该年龄期二者的鉴别意义不大。

淋巴瘤 其发热、肝脾淋巴结肿大的表现易与IM混淆，病理活检可确诊。有时在IM患者的淋巴结可见里-施（Reed-Sternberg）细胞，易与霍奇金淋巴瘤混淆，后者EBV抗体和嗜异性凝集试验均阴性。

治疗 ①对症治疗：病情多自限性，多数病例只需对症治疗。若有脾大，应短期减少活动，以防脾破裂。对乙酰氨基酚和（或）含漱盐水用于缓解发热和咽部炎症。伴细菌感染者可用青霉素、红霉素、甲硝唑。②抗病毒治疗：阿昔洛韦无效。有免疫缺陷伴严重EBV感染者，可用更昔洛韦治疗。③糖皮质激素治疗：病情严重如并发心肌炎、声门水肿、急性溶血性贫血、血小板减少性紫癜、脑炎、神经根炎者可用泼尼松治疗。泼尼松也可使高热及淋巴组织增生迅速消退。

疗效标准 ①治愈：症状与体征消失，血常规与肝功能等实验室检查恢复正常（血清EBV抗体除外），并发症治愈，观察1个月无复发。②好转：症状与体征好转，血常规与肝功能等实验室检查好转，并发症好转或治愈。③无效：症状与体征无好转或恶化，血常规与肝功能等实验室检查无好转或恶化，并发症发生或恶化。

预后 IM大多属自限性，预后良好，很少留有后遗症。复发率仅为1%。并发症少见，但有时严重者可引起死亡，病死率为1%~2%。导致死亡的主要原因是异型淋巴细胞浸润引起的心肌炎、脑膜脑炎、间质性肺炎、肝坏死或脾破裂等并发症。有免疫缺陷者预后差。

（李建勇）

lèibáixuèbìng fǎnyìng

类白血病反应

类白血病反应（leukemoid reaction） 某些因素作用下出现外周血白细胞计数显著增高和（或）存在幼稚细胞，但随后的病程中证实机体不存在白血病的血液学异常。是正常骨髓对某些刺激信号作出的一种反应，是一种并发症或是一种中间病理过程，与白血病的发病机制、治疗、预后截然不同，病因去除后，类白血病反应可完全消失。可见于各年龄组，但儿童多见，男女发病率无差别。

病因 常与各种感染、恶性肿瘤、中毒、自身免疫病、应激状态、血液病有关，其中感染最常见。

感染 ①细菌性疾病：细菌性败血症、结核、肺炎、脑膜炎、感染性心内膜炎、白喉、腹膜炎、胰腺炎、肾盂肾炎、子宫附件炎等。②病毒性疾病：传染性单核细胞增多症、传染性淋巴细胞增多症、乙型病毒性肝炎、水痘等。③原虫病：阿米巴病、疟疾等。④真菌病：真菌败血症等。

恶性肿瘤 主要见于骨髓转移瘤，原发肿瘤最常见的有乳腺癌、前列腺癌、肺癌、胃肠道肿瘤、神经母细胞瘤及畸胎瘤等。

中毒 各种药物如磺胺类、解热镇痛类药中毒，一氧化碳、汞、苯等化学试剂中毒。

自身免疫病 免疫性血管炎、皮肌炎、多发性肌炎、系统性红斑狼疮等。

应激状态 重度烧伤、休克、组织损伤、急性失血、溶血性贫血等。

血液病 霍奇金淋巴瘤、非霍奇金淋巴瘤、骨髓抑制恢复期、自身免疫性溶血性贫血等。

发病机制 仍不很清楚，主要观点如下。

细胞调控机制改变 造血细胞增殖、分化受多种细胞生长因子调节，这些因子在类白血病反应中起重要作用。微生物或内毒素进入机体，被巨噬细胞吞噬后，宿主防御系统迅速作出反应，巨噬细胞和T细胞被激活，产生各种造血生长因子如粒细胞集落刺激因子（granulocyte colony-stimulating factor，G-CSF）、粒细胞-巨噬细胞集落刺激因子（granulocyte-macrophage colony stimulating factor，GM-CSF）等，淋巴因子如白介素（interleukin，IL）-1、IL-3、肿瘤坏死因子（tumor necrosis factor，TNF）等。同时IL-1、IL-3、TNF及细菌产物又可刺激GM-CSF和G-CSF等的分泌。GM-CSF、G-CSF、IL-3等可刺激骨髓造血干细胞和前体细胞的增殖、分化，促使贮存池中的中性粒细胞大量释放至边缘池、循环池，使外周血白细胞计数明显增高，同时亦可出现一些早幼粒、原粒等幼稚细胞，呈现白血病样的变化。病原体清除后，刺激集落刺激因子（colony-stimulating factor，CSF）基因表达的因素被清除，外周血白细胞计数又可恢复正常。

嗜酸性粒细胞的调控与中性粒细胞相似。许多因素如抗原抗体反应、外源蛋白、寄生虫等均可引起嗜酸性粒细胞增多，嗜酸性粒细胞释放因子、可刺激嗜酸性粒细胞产生的易扩散因子、来源于致敏T细胞的嗜酸性粒细胞CSF和可刺激嗜酸性粒细胞产生的低分子量多肽等促进嗜酸性粒细胞的增殖、释放。研究较多的是致敏T细胞亚群，它合成细胞因子（如IL-5），刺激嗜酸性粒细胞的增殖、分化，并在短期内释放至循环池中出现白血病样的改变。嗜酸性粒细胞的释放有选择性，很少出现幼稚嗜酸性粒细胞。

骨髓血液屏障破坏 某些肿瘤细胞也可产生CSF，刺激造血细胞的增殖、分化、释放。肿瘤还可损伤骨髓毛细血管内皮细胞使骨髓血液屏障受损导致部分幼稚细胞进入血循环，出现类白血病反应。毒素、缺氧、免疫反应、化学物质等因素也可损伤骨髓血液屏障导致出现类白血病反应。

血细胞再分布 传染性淋巴细胞增多症、传染性单核细胞增多症时，外周血淋巴细胞明显增多，还可出现幼淋巴细胞，可能与淋巴细胞重新分布有关。百日咳患者的百日咳杆菌可产生一种抑制淋巴细胞由血液向组织转移的因子，致淋巴细胞在血液中停留时间过长，数量增多。此时血中淋巴细胞以辅助性T细胞为主。部分感染恢复期患者，组织中需要的中性粒细胞减少，致中性粒细胞在外周血中积聚，出现类似白血病的反应。

髓外造血 原发性骨髓纤维化、慢性重度贫血及癌症晚期均可出现肝、脾等处的髓外造血灶，外周血中可出现中性中幼粒细胞及有核红细胞。

临床表现 主要是原发病的症状和体征。发热较常见，可有肝、脾、淋巴结肿大，脾大发生率约为20%，一般是轻度增大。根据类白血病反应和外周血象的特点可分以下类型。

粒细胞型类白血病反应 最常见，外周血白细胞增多和（或）出现幼稚细胞，可见中毒颗粒和空泡，中性粒细胞碱性磷酸酶积分增高。常见于败血症、肺炎、脑膜炎、白喉、结核病、肿瘤、超敏反应等疾病。该型又可分为以下3型。①单纯白细胞（主要是中性粒细胞）显著增高型：白细胞计数>50×10^9/L，以中性粒细胞为主，幼稚细胞少见。常见于霍奇金淋巴瘤、实体瘤、严重感染、皮肤疱疹、急性类风湿关节炎和脾切除术后等。②血象似慢性髓细胞性白血病型：白细胞计数增高，伴不同程度的核左移，外周血涂片分类可见中幼粒、晚幼粒细胞，以及早幼粒细胞和原

粒细胞。可见于各种肿瘤，尤其是伴骨髓转移者。某些严重感染亦可见，如播散性肺结核、细菌性脑膜炎、败血症、感染性心内膜炎、肺炎链球菌性肺炎。类风湿关节炎和药物中毒亦可见。③血象似急性髓细胞性白血病型：见于播散性结核病、脾和淋巴结结核、粒细胞缺乏症的骨髓恢复期等。多是骨髓受各种因素作用导致粒细胞储备缺乏，使外周血白细胞减少，骨髓造血快速恢复时，不成熟的粒细胞释放至外周血，导致不同程度的粒细胞核左移，出现血象似急性白血病的反应。

淋巴细胞型类白血病反应 常见于百日咳、水痘、传染性单核细胞增多症、传染性淋巴细胞增多症、输血后综合征、结核病等。①血象似慢性淋巴细胞白血病：主要见于婴幼儿百日咳患者。外周血象以成熟淋巴细胞增高为主，一般无淋巴结肿大。白细胞计数多为（5～25）$\times 10^9$/L，少数可达 50×10^9/L。传染性淋巴细胞增多症可导致淋巴细胞计数增高。还可见于胃癌、乳腺癌、转移性黑色素瘤，以及疱疹、剥脱性皮炎等皮肤病。根据临床表现、体征及外周血淋巴细胞的流式细胞免疫分型可与慢性淋巴细胞白血病鉴别。②血象似急性淋巴细胞白血病：最常见的是传染性单核细胞增多症，临床表现多见发热、咽痛，血象中白细胞计数正常或增多，最高可达（30～50）$\times 10^9$/L，淋巴细胞比例可达60%以上，其中异型淋巴细胞可在10%以上，嗜异性凝集试验和EB病毒抗体检测阳性，病程呈自限性。还可见于传染性肝炎、移植后淋巴增殖性疾病、药物过敏、流行性腮腺炎、先天性梅毒、结核病等。

单核细胞型类白血病反应 常见于结核病、巨细胞病毒感染、亚急性细菌性心内膜炎等。

嗜酸性粒细胞型类白血病反应 常见于寄生虫感染，如血吸虫病、丝虫病、疟疾等。恶性肿瘤如肺癌和淋巴瘤等和少数严重的皮肤过敏亦可见。

红白血病型类白血病反应 外周血中有幼红、幼粒细胞，骨髓象中除粒系增生外，尚有红系增生。主要见于肿瘤伴骨髓转移、急性溶血等。

浆细胞型类白血病反应 有报道在结核病和胸膜炎患者的血象中可见，但少见。

细胞不增多型类白血病反应 白细胞计数不高，但外周血象中出现幼稚细胞。

诊断与鉴别诊断 各型类白血病反应诊断标准如下。①粒细胞型：白细胞计数$>50\times 10^9$/L，或外周血白细胞计数$<50\times 10^9$/L，但出现原粒、幼粒细胞，成熟中性粒细胞胞质中常出现中毒性颗粒和空泡，碱性磷酸酶积分明显增高。骨髓象除有粒细胞增生和核左移外，无白血病细胞的形态异常。②淋巴细胞型：白细胞计数$>50\times 10^9$/L，其中40%以上为淋巴细胞；若白细胞计数$<50\times 10^9$/L，其中异形淋巴细胞应>20%，并出现幼淋巴细胞。③单核细胞型：白细胞计数$>30\times 10^9$/L，单核细胞>30%；若白细胞计数$<30\times 10^9$/L，幼单核细胞应>5%。④嗜酸性粒细胞型：外周血嗜酸性粒细胞明显增加但无幼稚嗜酸性粒细胞；骨髓中原始细胞比例不增高，嗜酸性粒细胞形态无异常。⑤红白血病型：外周血白细胞及有核红细胞计数$>50\times 10^9$/L并有幼稚粒细胞；若白细胞计数$<50\times 10^9$/L，原粒细胞应>2%。骨髓中除粒系增生外，尚有红系增生。⑥浆细胞型：白细胞计数增高或不增高，外周血浆细胞>2%。⑦细胞不增多型：白细胞计数不高，但外周血中出现幼稚细胞。

若病史及体征无法提供有效的诊断线索，血象和骨髓象是诊断关键，主要意义在于排除白血病，粒细胞型类白血病反应与早期慢性髓细胞性白血病鉴别（表）。有原发病存在及原发病缓解后血象随之恢复正常是最主要的诊断依据，尤其是类急性白血病反应，在疾病的某个阶段内几乎无法与急性白血病区分，随诊动态观察是鉴别的重要手段。

治疗 主要针对原发病，如抗感染、治疗肿瘤、控制溶血、解毒等。同时还应加强支持对症治疗，包括补充叶酸、维生素 B_{12} 等造血原料。

预后 主要由原发病决定，一般较好，去除病因和治疗原发病后类白血病反应可消失。

（李建勇）

pígōngnéng kàngjìn

脾功能亢进（hypersplenism）

表现为脾大，一系或多系血细胞减少，骨髓组织造血细胞增生活跃，脾切除后外周血象可接近或恢复正常的综合征。简称脾亢。早在1899年肖法尔（Chauffard）提出脾功能增强可导致溶血，并认为脾切除可能是治疗方法之一。随后于1910年萨瑟兰（Sutherland）和伯格哈德（Burghard）采取脾切除术治疗遗传性球形红细胞增多症获得成功。1916年凯泽尼尔森（Kaznelson）将其用于治疗原发性免疫性血小板减少症。之后人们逐渐认识到脾功能存在正常和异常两种表现。由于上述两种疾病主要是红细胞和血小板

表　粒细胞型类白血病反应与早期慢性髓细胞性白血病的诊断鉴别要点

临床表现	粒细胞型类白血病反应	早期慢性髓细胞性白血病
症状		
发热	常见	不常见
脾大	少见	常见
中性粒细胞增多自然病程	原发病去除则恢复正常	进行性慢性增多
外周血		
白细胞计数	一般在 50×10^9/L 左右	中度或重度升高
嗜酸性和嗜碱性粒细胞	少见	常见
中性粒细胞碱性磷酸酶积分	正常或升高	正常或降低
四氮唑蓝	感染时显著阳性	感染时呈阳性反应
有核红细胞	无，少量或不常见	常见
血小板	正常	增多
骨髓		
增生程度	活跃或明显活跃	明显活跃或极度活跃
嗜酸性或嗜碱性粒细胞	一般不增多	增多
未成熟粒细胞	不增多	增多
巨核细胞	不增多	增多
骨髓活检		
骨小梁	正常	不规则
窦状血管	增多	正常
毛细血管	正常或轻度增多	轻度或中度增多
肥大细胞	轻度或中度增多	无
含铁吞噬细胞	正常或轻至中度增多	正常或无
维生素 B_{12} 浓度	正常	升高
Ph 染色体	无	有
BCR 基因重排	无	有
BCR-ABL1 融合基因	无	有
其他疾病	有	无

本身缺陷，导致正常脾的功能增强，所以即使血细胞确在脾过多破坏，脾切除有效，实际意义上也不能称为脾功能亢进。

病因及发病机制　病因分为原发性和继发性。前者原因不明，继发性包括多种病因：①慢性感染：疟疾、黑热病、血吸虫病、布鲁菌病、梅毒、病毒性肝炎、结核病、感染性心内膜炎、传染性单核细胞增多症。②淤血性脾大：即门静脉高压，肝内阻塞如各种原因所致肝硬化，肝外阻塞如门静脉或脾静脉血栓形成、肝静脉血栓形成。③血液系统疾病：遗传性球形红细胞增多症、自身免疫性溶血性贫血、慢性髓细胞性白血病、原发性骨髓纤维化、慢性淋巴细胞白血病、毛细胞白血病、淋巴瘤、恶性组织细胞病、重型珠蛋白生成障碍性贫血。④脂质贮积病：戈谢（Gaucher）病、尼曼-皮克（Niemann-Pick）病。⑤结缔组织病：系统性红斑狼疮、费尔蒂（Felty）综合征。⑥脾脏疾病：脾囊肿或假性囊肿，脾动脉瘤及海绵状血管瘤。

脾功能亢进引起血细胞减少的机制尚未完全明了，有以下学说。①过分滞留吞噬学说：正常情况下，被滞留吞噬的血细胞大多为衰老、受损、有先天或获得性缺陷的细胞。脾大时，血细胞通过脾的时间延长，滞留数量增加，巨噬细胞数量可能也有所增加，50%~90%的血小板及淋巴细胞、30%以上的红细胞阻留在肿大的脾内，脾对血细胞的破坏功能增强，导致外周血一种或多种血细胞减少，骨髓造血功能也相应代偿性增强。②体液学说：脾可能产生某些体液因子，抑制骨髓造血功能及成熟细胞释放。③免疫学说：脾是分泌 IgM 的主要器官，又是破坏被覆有抗体的血细胞的场所。脾亢时，上述作用加强，即造成外周血血细胞减少，并使骨髓呈代偿性增生。④稀释学说：脾大时，全身血浆容量也随之增加，造成血液稀释而表现为血细胞减少。

临床表现　脾亢多为继发性，以脾大、血细胞减少和骨髓增生为主要临床表现。主要包括原发病表现和脾亢本身的表现。①脾大：大多在左肋缘下 3~6cm，少数可达盆腔，并越过中线。轻至中度脾大者常无症状，多在查体时偶然发现；明显增大者可产生左上腹沉重感，以及因胃肠受压而出现消化系统症状；巨脾者有时感到腹部不适或疼痛；左上腹出现剧烈的疼痛常预示脾梗死的发生。②血细胞减少：可累及红系、粒系或三系。因血细胞三系减少而产生贫血、感染和出血等。多数患者虽白细胞或血小板数量减少，但感染或出血的表现并不严重。贫血、感染与出血的严重程度在继发性脾亢时，还受原发病影响。

辅助检查 ①血象：红细胞、白细胞或血小板可以一系、两系甚至三系同时减少。血细胞减少与脾大程度不一定成比例。发生全血细胞减少时各系列细胞的减少程度也不一致，一般早期以白细胞或（和）血小板减少为主，晚期常发生全血细胞减少。血细胞形态通常正常。贫血一般呈正细胞正色素性。白细胞减少则以中性粒细胞减少为主，淋巴细胞相对增多。②骨髓象：呈增生活跃或明显活跃。若为全血细胞减少，则骨髓中相应三系细胞均有增生。若外周血仅一系或两系细胞减少，则骨髓中相应系列的细胞增生，且一般均伴相应系列细胞的成熟障碍，如粒细胞系列可见分叶核细胞减少，产血小板型巨核细胞减少。可能因外周血细胞大量破坏，使相应系列的成熟细胞释放过多而造成骨髓象呈成熟障碍。③B超、CT、核素脾区扫描：可显示脾大，估计脾大小及形态。^{51}Cr标记血小板或红细胞注入体内进行体表扫描，若发现脾区^{51}Cr量大于肝的2~3倍，提示破坏增多。④流式细胞术：外周血或骨髓细胞的免疫分型有助于白血病、淋巴瘤等疾病的诊断。

诊断 根据血液病诊断及疗效标准（第三版），脾亢诊断标准为：①脾大。②外周血一系或多系血细胞减少。③骨髓造血细胞增生。④脾切除术后外周血常规接近或恢复正常。⑤^{51}Cr标记血小板或红细胞注入体内进行体表扫描，若发现脾区^{51}Cr量大于肝的2~3倍，提示破坏增多。其中，前4条较重要。

鉴别诊断 需与以下疾病进行鉴别。

单系减少 ①药物性白细胞减少：常有服用可致白细胞减少的药物史，脾多不大，给予升高白细胞药物可恢复正常。②原发性免疫性血小板减少症：女性多见，可反复发作，血中有血小板抗体，脾可不大，糖皮质激素治疗有效，骨髓巨核细胞多有成熟障碍。

全血细胞减少 ①再生障碍性贫血：脾不大（肝炎后再生障碍性贫血除外），三系减少以红系为主，外周血网织红细胞减少，骨髓增生低下。②溶血性贫血：溶血危象可引起三系减少，溶血危象时大量红细胞破坏，常出现黄疸，血管内溶血有血红蛋白尿，血管外自身免疫性溶血时库姆斯（Coombs）试验阳性。伊文思（Evans）综合征时血小板抗体可阳性，糖皮质激素治疗有效。

治疗 包括对症治疗、脾切除术等。

对症治疗 首先应治疗原发病，如感染性疾病需抗感染治疗，免疫性疾病予以免疫抑制剂治疗。

脾切除术 适应证：①脾显著肿大导致压迫症状。②严重溶血性贫血。③血小板减少程度及出血症状严重。脾切除术后可引起继发性血小板增多症，有血栓形成危险，故血小板计数正常或轻度降低者不宜切脾。脾切除术后2周内大多数患者血小板有增多现象，有时可高达$2000\times10^9/L$，10%~15%的患者无任何症状，可在术后7~20天恢复正常。血小板骤增致需要临床治疗者较少见，大多数能在术后约2周自行降至$(100\sim300)\times10^9/L$，部分患者需使用抗血小板药治疗方可恢复，如阿司匹林或双嘧达莫。脾切除术后因血液高凝状态，除非合并大出血，一般不建议使用止血药，以防止血栓形成。④粒细胞缺乏症且有反复感染史。约1%脾切除术后患者尤其是儿童出现暴发性肺炎链球菌肺炎，无禁忌证者应提前15天接种多价肺炎球菌疫苗。有报道认为对肝癌合并肝硬化脾亢患者先期或同期切除脾不会给患者治疗带来风险，反而改善患者治疗质量，增加手术安全性。

部分脾动脉栓塞术 适用于不能耐受脾切除手术者。此法保留部分正常脾组织和脾免疫功能，为不能手术者提供了生存机会。可减轻脾亢症状，减少脾血流量后有效降低门静脉压，对肝硬化患者上消化道出血起到治疗和预防作用。

部分患者脾动脉栓塞术后出现并发症，如脾梗死后综合征，即脾实质急性缺血后出现水肿、坏死、液化。胸膜炎的发生为脾动脉栓塞术后脾缺血、坏死引起胸膜反应，以及疼痛限制呼吸运动导致支气管引流不畅。少量胸腔积液可自行吸收，中等量可行胸腔穿刺，经抗生素治疗均可恢复。术后2周患者仍高热且左上腹疼痛，应考虑脾和脾周围脓肿，常需辅助检查证实，可能源于导管和栓塞材料污染，栓塞后缺氧环境有利于厌氧菌生长。其他并发症尚有发热、脾区疼痛、自发性细菌性腹膜炎、腹水、出血、黄疸、肝衰竭等。正常脾脏血液循环的阻断削弱了机体免疫作用，门静脉循环中的细菌也可能进入脾，此并发症发生率较低，但一旦出现处理棘手。术前常规口服肠道抗生素，术中严格无菌操作，术后积极合理地应用抗生素是减少并发症的主要手段。

疗效标准 ①治愈：治疗后已稳定的血常规接近或恢复正常。②好转：治疗后已稳定的血常规比治疗前有明显改善，但仍未能接近或恢复正常。③无效：治疗后已稳定的血常规比治疗前无明显改善。

预后 原发性脾亢者行脾切除术后可治愈，预后良好。继发性脾亢者，脾切除术对脾亢本身的近期效果明确，但患者总体预后仍与原发病有关，如感染性疾病所致脾亢可随感染控制而好转消退，某些骨髓增殖性肿瘤如真性红细胞增多症，随疾病发展可能出现原发性骨髓纤维化，脾大程度将进展。某些疾病通过脾切除术可获得症状改善，如毛细胞白血病，脾切除术后血细胞计数可正常数年至数十年；遗传性溶血性疾病如遗传性球形红细胞增多症，脾切除术治疗后贫血、黄疸均可改善。

（李建勇）

pígōngnéng jiǎntuì

脾功能减退（hyposplenism）

表现为脾过滤功能不良红细胞的能力和抗感染能力下降的综合征。首先在乳糜泻患者红细胞表面发现核残留部分豪-焦（Howell-Jolly）小体，证实脾过滤功能不良红细胞能力的丧失。此后，该小体出现提示脾功能减退。脾大小与脾功能并不一定一致，淀粉样变性患者常表现为脾大、脾功能减退。脾功能亢进和脾功能减退可存在于同一个患者，如酒精性肝硬化患者持续大量饮酒引起门静脉高压和功能性脾功能减退，进而引起脾功能亢进。

病因 ①脾切除术后：最常见。②先天性疾病：如先天性无脾、伊维马克（Ivemark）综合征、斯托莫肯（Stormorken）综合征、自身免疫性多内分泌腺病综合征、胎儿乙内酰脲综合征、先天性发绀型心脏病、早产新生儿。③异常血红蛋白病：血红蛋白S病、血红蛋白C病、珠蛋白生成障碍性贫血-血红蛋白S病、血红蛋白E病、SO-Arab、血红蛋白D病。④血液/肿瘤性疾病：骨髓移植、移植物抗宿主病、急性白血病、慢性淋巴细胞白血病、非霍奇金淋巴瘤、原发性血小板增多症、系统性肥大细胞增多症、塞扎里（Sézary）综合征、纯红细胞再生障碍性贫血、范科尼贫血、进展型乳腺癌、脾血管肉瘤、脾血管内皮瘤、恶性组织细胞增生症。⑤胃肠疾病：乳糜泻、溃疡性结肠炎、克罗恩病、疱疹样皮炎、热带口炎性腹泻、惠普尔病、小肠淋巴管扩张症。⑥肝病：酒精性肝病、慢性活动性肝炎、肝硬化、门静脉高压、原发性胆汁性胆管炎。⑦自身免疫病：系统性红斑狼疮、盘状狼疮、抗磷脂综合征、脉管炎、类风湿关节炎、肾小球肾炎、干燥综合征、混合性结缔组织病、毒性弥漫性甲状腺肿、慢性淋巴细胞性甲状腺炎、多发性硬化。⑧败血症/感染性疾病：弥散性脑膜炎球菌败血症、获得性免疫缺陷综合征。⑨血运障碍：脾动脉血栓形成、脾静脉血栓形成、腹腔动脉血栓形成。⑩其他情况：老年、酒精中毒、结节病、淀粉样变性、应用甲基多巴、垂体功能减退症、选择性IgA缺乏、原发性肺动脉高压、脾照射、二氧化钍暴露、全胃肠外营养、应用大剂量糖皮质激素。

临床表现 脾切除术后凶险性感染（overwhelming post-splenectomy infection，OPSI）最具特征性。OPSI常见于无脾患者（外科手术后或功能性），常无明显感染来源，前驱期短且无特异性，通常表现荚膜微生物（最常见肺炎链球菌，占87%）菌血症，易发生感染性休克、弥散性血管内凝血、双肾上腺出血，24～48小时内病情迅速恶化。脾切除术后血液学异常较常见，血涂片中出现棘形红细胞、靶形红细胞、海因茨（Heinz）小体和铁微粒，即帕彭海默（Pappengheimer）小体；脾切除术后或功能性脾功能减退者常出现白细胞（淋巴细胞和单核细胞）和血小板增多，对于淋巴细胞增多患者需通过骨髓检查和细胞免疫表型分析排除慢性淋巴细胞白血病。男性患者还可出现异常阴茎勃起。脾切除术后患者常出现自身抗体，相关自身免疫病包括重症肌无力、自身免疫性血小板无力症、IgA肾病和间质性肾炎。脾切除术后血液高凝状态亦常见，血栓形成风险增加。

诊断 通过应用相差显微镜计数外周血中缺损红细胞以评价脾功能。正常情况下，具有完整脾功能的个体，缺损红细胞占红细胞总数≤4%；无脾或脾功能减退者，缺损红细胞占红细胞总数的15%～70%。普通显微镜下计数银染色红细胞中嗜银包涵体数目亦可用于评价脾功能。应用流式细胞仪分析外周血中IgM记忆B细胞（$CD22^+$、$CD27^+$、IgM^{bright}、IgD^{dull}）的出现频率，但尚无明确的鉴别脾功能减退的阈值。应用CT、超声、正电子发射体层显像计算机体层扫描（PET-CT）进行脾解剖学显像也可用于评价其功能，但对于继发性功能性脾功能减退患者在疾病早期此类方法特异性较差。通过脾^{99m}Tc摄取率评价脾功能发现，正常示踪摄取为0.00002～0.00060/s。

治疗 对所有无脾或脾功能减退患者均应进行肺炎球菌免疫。免疫实践咨询委员会（Advisory Committee on Immunization Practices，ACIP）疾病控制和预防中心建议对于高危个体特别是脾切除患者进行肺炎球菌疫苗接种。疫苗有两种：荚膜多糖疫苗（PPS）和蛋白-多糖联合疫苗（PC）；PPS对有免疫能力的成人和2岁以上儿童有效，可抵御55%~60%的肺炎球菌感染，但对无脾患者可能无效，40%的无脾患者PPS疫苗接种失败。ACIP建议24个月以内的婴儿及具有肺炎球菌感染风险的24~59个月儿童接种PC疫苗。对于镰状细胞贫血患者，PC疫苗安全有效。对于脾功能减退或是无脾者，PC疫苗效果尚待评价。脾功能低下或无脾者，肺炎球菌疫苗首次接种后每5年应重复免疫，镰状细胞贫血和淋巴细胞增殖性疾病患者应根据体内抗体效价决定重复免疫时间。疫苗接种失败者应予终生抗生素预防治疗。

（李建勇）

yuánfāxìng miǎnyì quēxiànbìng

原发性免疫缺陷病（primary immunodeficiency disease，PID）

先天性机体免疫系统缺陷致机体免疫功能不全和紊乱的一组疾病。除IgA缺陷疾病外，大多数PID较罕见，欧美发病率为（0.2~1）/万，中国具体发病率不详。

病因及发病机制 国际免疫学会联合会（International Union of Immunological Societies，IUIS）已发现的PID超过200种，其中多数已明确为单基因病，大多数PID符合孟德尔遗传定律，部分疾病则为多基因遗传，如普通变异型免疫缺陷病。

临床表现 起源于不同免疫细胞的PID的临床表现不尽相同，大多数在婴幼儿期开始发病，但是普通变异型免疫缺陷病等患者也会出现延迟发病情况。多表现为持续和反复发生的各种感染，如上呼吸道和下呼吸道反复感染、侵袭性细菌败血症、化脓性淋巴结炎、表皮或深层皮肤的脓肿、机会病原体感染（巨细胞病毒、肺孢子菌、蓝氏贾第鞭毛虫、隐孢子虫等）、持续或反复发生的念珠菌感染、自身免疫病，恶性肿瘤发病率升高，以及特殊亚型免疫缺陷综合征所特有的症状和体征。

诊断与鉴别诊断 虽然此类疾病发病率很低，但是对于其快速识别和诊断非常重要，延误诊断可增加并发症甚至死亡率。其诊断建立在家族史、现病史、临床表现及准确的实验室检查基础之上。大多数有典型的家族史和临床表现，如淋巴细胞减少症是重度联合免疫缺陷病的特征性表现之一；血液中免疫球蛋白水平测定及抗体对免疫原的反应对反复感染的患者具有诊断价值。根据临床表现高度怀疑此病患者可做进一步实验室检查，如明显低丙种球蛋白血症及反复感染者需检测循环B细胞（$CD19^+$细胞），明显减少甚至缺如者多见于X连锁丙种球蛋白缺乏症；早期表现为严重或机会性感染且伴淋巴细胞减少者，需尽快进行淋巴细胞亚群检测；循环$CD3^+$T细胞明显减少通常见于重度联合免疫缺陷病，且有可能导致B细胞和自然杀伤性细胞缺陷。相当部分的PID致病基因已明确，因此对临床特征和常规实验室检查疑似此病患者，可进行基因检测以确诊具体的疾病类型。实验室检查结果需参照同年龄段正常参考值，如白细胞计数、淋巴细胞计数、补体和免疫球蛋白水平和抗体功能等。诊断必须排除继发性免疫缺陷的可能，如人类免疫缺陷病毒感染，使用免疫抑制剂或恶性肿瘤等。

治疗 一旦确诊，应尽早进行针对性治疗，以期减少并发症，降低病死率。

替代治疗 对丙种球蛋白缺陷患者可用丙种球蛋白输注的免疫替代疗法，可有效预防或减少感染。此法对其他类型免疫球蛋白缺陷患者疗效欠佳。一些细胞因子如重组人γ-干扰素在一些特定PID可发挥作用。

造血干细胞移植 异基因造血干细胞移植理论上可治愈此病。该技术已用于多种重度联合免疫缺陷并取得成功，其中干细胞来源可为同胞全相合供者、非亲缘全相合供者、非亲缘半相合供者或脐血干细胞。

基因治疗 大多数重度联合免疫缺陷是单基因病，理论上说，纠正基因缺陷可治愈此类疾病。这是当前研究热点之一，虽然技术尚不成熟，但前景令人鼓舞。

药物治疗 对于已发生的各种病原体感染，需及时使用相应抗生素治疗，防止感染的蔓延、扩散甚至更为严重的并发症。免疫功能低下且存在较大感染风险者，可预防性使用抗生素。

其他治疗 对部分伴明显机体免疫功能紊乱者，可用免疫抑制剂。对感染风险较大者可用保护性隔离措施等。

预防 对有明确家族史的家庭需做好家系调查，并对基因已明确的PID积极做好产前基因筛查，降低缺陷胎儿的出生率。

（李建勇）

B xìbāo xìtǒng quēxiànbìng

B细胞系统缺陷病（B cell immunodeficiency disease）

累及B细胞系统的原发性免疫缺陷病。多涉及相应基因改变，主要包括

X连锁丙种球蛋白缺乏症、普通变异型免疫缺陷病、婴儿暂时性低丙种球蛋白血症、选择性免疫球蛋白缺陷及其他少见病种。大多数表现为特定抗体的缺失或减低。多在患儿出生后的7~9个月出现临床症状，可能源于母体过继抗体效价逐渐降低，而患儿自身无法合成。与累及细胞免疫系统缺陷病相比，此类疾病起病相对较晚，主要对于胞外菌和肠道病毒易感，对患儿的生长发育影响相对较小。

（李建勇）

X liánsuǒ bǐngzhǒngqiúdànbái quēfázhèng

X连锁丙种球蛋白缺乏症（X-linked agammaglobulinaemia，XLA） 不能生成成熟的B细胞甚至浆细胞致各种丙种球蛋白缺乏的原发性免疫缺陷病。又称布鲁顿无丙种球蛋白血症。由布鲁顿（Bruton）医师于1952年首先发现并报道，也是第一个被发现的人类原发性免疫缺陷病。属罕见病。多数患儿为男性，在男性新生儿中的发病率约为1/10万，无种族倾向性。

研究认为XLA的发生是机体B细胞上一个重要分子——布鲁顿酪氨酸激酶（Bruton tyrosine kinase，BTK）基因发生突变，*BTK*基因定位于Xq21.3，在正常机体中是B细胞发育、分化和成熟的重要分子，XLA患者*BTK*突变导致B细胞发育被阻滞在较早阶段，难以分化为成熟B细胞，造成机体丙种球蛋白减少甚至缺乏。

XLA患者大多数在婴幼儿期即发生反复感染，较常见的是肺炎、鼻窦炎、中耳炎、脑膜炎等。实验室检查提示患者外周血B细胞缺失，包括IgG、IgA、IgM、IgE和IgD在内的各种免疫球蛋白含量显著减少甚至缺失。分子生物学检测可确认*BTK*基因存在异常，包括*BTK*基因的点突变、片段缺失和插入等。

治疗主要是替代疗法，即输注人丙种球蛋白，可有效减少感染次数和降低严重程度，提高患者生活质量和生存期。输注频率多为每3~4周1次，使IgG水平维持在3~4g/L。同时应进行抗生素治疗。基因治疗有望治愈此病，但尚处于起步阶段，疗效的持久性、不良反应等问题尚未解决。

（李建勇）

pǔtōng biànyìxíng miǎnyì quēxiànbìng

普通变异型免疫缺陷病（common variable immunodeficiency disease，CVID） 以抗体生成缺陷为突出表现且临床症状类似的原发性免疫缺陷病。又称获得性低丙种球蛋白血症。发病率约为1/5万，男女皆可发病，见于各年龄阶段，发病高峰为1~5岁和16~20岁，大多数患者疾病确诊时已超过21岁，无明显种族倾向。

大部分CVID患者病因不明，只发现部分患者发病与*ICOS*和*CD19*基因缺陷有关。已有多篇研究报道显示，CVID患者体内细胞免疫和体液免疫系统存在多种异常，其中抗体生成缺陷最常见。其发病的最基本过程是B细胞发育和分化障碍，但对于确切机制的各种研究结果尚不完全一致。

CVID临床表现类似X连锁丙种球蛋白缺乏症。患者发生的反复感染最常见部位为呼吸道，反复发生的支气管炎可导致呼吸道永久性损伤。临床上多见中耳炎、腹泻、肺炎和鼻窦炎，其中持续反复的腹泻和肠道吸收不良可能源于蓝氏贾第鞭毛虫感染。常见病原体为流感嗜血杆菌、链球菌、莫拉菌和金黄色葡萄球菌，部分患者可发生机会性感染，如肺孢子菌、肺炎支原体等，还有肠道病毒和单纯疱疹病毒感染。约20%患者可发生自身免疫病，如风湿性关节炎、白癜风、自身免疫性溶血性贫血、血小板减少和中性粒细胞减少。胃肠道疾病包括恶性贫血、营养吸收不良、自身免疫性肝炎、原发性胆汁性胆管炎、肠道结节样淋巴组织增生、萎缩性胃炎和炎症性肠病等。患儿可由于反复感染和肠道疾病导致发育不良。CVID患者各种恶性肿瘤的发病率显著升高，其中B细胞来源的淋巴瘤尤为常见，且大多数与EB病毒感染相关；胃肠道肿瘤发生率是普通人群的50倍。

诊断较宽泛，大多数具有免疫缺陷病的共同表现，发病机制、临床表现和预后差异很大，通常将不能明确归类的低免疫球蛋白血症患者诊断为CVID。

治疗主要是替代治疗和对症处理，平时可预防性输注人丙种球蛋白，发生感染时用相应抗生素，自身免疫病可用糖皮质激素或利妥昔单抗，若进展为恶性肿瘤则需化疗。

CVID患者预后较好，20年生存率为64%~67%。

（李建勇）

yīng'ér zànshíxìng dībǐngzhǒngqiúdànbái xuèzhèng

婴儿暂时性低丙种球蛋白血症（transient hypogammaglobulinaemia of infancy，THI） 6个月以上婴幼儿血中丙种球蛋白血症水平低于正常值的原发性免疫缺陷病。大多表现为IgG含量降低，有时伴IgA和IgM含量减低。THI在美国新生儿中的发病率为（0.61~11.0）/万，无种族倾向，男女比例为2∶1。

THI病因可能是机体T细胞辅助功能发育、分化和成熟延迟，致机体免疫球蛋白合成延缓，同时患者也可能存在B细胞对于抗体反应的内在缺陷，尤其对链球菌、呼吸道病毒和嗜血流感病毒B等。

大多数THI患儿在出生后6个月内无明显临床症状，可能源于母体的过继免疫。约50%的THI患儿在出生后6个月出现全身症状，25%在出生后12个月出现临床表现。THI可表现为中耳炎、鼻窦炎和支气管炎。虽然大多数学者认为过敏症在THI患儿中发生率并不高，但是食物过敏、哮喘、过敏性鼻炎等疾病在THI患儿中亦有报道。血液系统异常在THI患者也有报道，包括中性粒细胞和血小板减少。

THI的诊断标准为：6个月以上的婴幼儿体内丙种球蛋白水平低于同年龄段婴幼儿平均值的2个标准差，同时机体对于抗原免疫的反应基本正常，且其他原发性免疫缺陷病必须被排除。

THI患者感染相对较轻，仅对高危感染可能的患儿进行丙种球蛋白输注。过多外源性抗体的输注有可能阻断机体内初次抗体形成，影响机体免疫系统成熟和完善。对于THI患儿提倡进行常规疫苗接种以减少相应病原体感染的可能。

此病多呈自限性过程，出生后30~36个月患儿机体可生成与同龄儿童相同或类似的丙种球蛋白水平。

（李建勇）

xuǎnzéxìng miǎnyì qiúdànbái quēxiàn

选择性免疫球蛋白缺陷（selective immunoglobulin deficiency，SIgD） 主要包括选择性IgA和选择性IgG亚型缺陷的原发性免疫缺陷病。

选择性IgA亚型缺陷（SIgAD）是一种相对轻微的基因缺陷病，1952年格雷伯（Graber）和威廉姆斯（Williams）首先报道。患者机体内缺乏IgA，IgG和IgM水平大多正常。正常体内IgA的作用是在口腔黏膜、呼吸道和消化道抵御外来病原体，机体IgA缺乏易导致相应部位感染。选择性IgA缺陷是发病率最高的原发性免疫缺陷病，任何年龄均可发病，在阿拉巴人群中发病率为1/142，在白种人中发病率为1/（500~700），在非裔美国人中发病率为1/6000，而在亚洲人群中发病率为1/（14 840 ~ 18 500），存在明显种族差异。许多SIgAD患者无任何临床症状，而只是在进行实验室检查时发现，而其他SIgAD患者则可能出现以下表现：反复发生呼吸道感染，尤其是伴IgG2减少者更易感染；胃肠道包括细菌、病毒和寄生虫在内的各种病原体感染所致的慢性腹泻，病理活检通常提示结节性淋巴组织增生；易发生过敏性疾病，如过敏性结膜炎、过敏性鼻炎、荨麻疹、哮喘和食物过敏等；10%~44%的患者有抗IgA抗体，此类患者接受含有IgA物质，尤其是血制品时可能导致严重不良反应。此病无特殊治疗方法，大多数仅针对并发症处理。部分SIgAD患者可能进展为普通变异型免疫缺陷病。

选择性IgG亚型缺陷（SIgGD）也是一种选择性原发性免疫缺陷病，正常人体IgG有4个亚型，分别为IgG1 ~ IgG4，SIgGD即指IgG亚型中一种或多种含量减少，而其他类型免疫球蛋白含量基本正常的免疫缺陷病。SIgGD患者大多无特殊临床表现，但少数人表现为反复发生的呼吸道感染，其他感染包括中耳炎、骨髓炎、脑膜炎、腹泻和皮肤感染。最常见的是成人IgG3缺乏，多伴IgG1缺乏；儿童IgG2缺乏者，若伴IgG4和IgA缺乏易进展为普通变异型免疫缺陷病。对SIgGD的诊断主要是根据血液中IgG各种亚型低于正常人平均值的2个标准差，且对疫苗的刺激反应较低。治疗措施主要为对多糖疫苗反应较差者使用结合疫苗，预防性使用抗生素及输注丙种球蛋白，经过适当治疗大多数患者感染风险明显降低。

（李建勇）

T xìbāo xìtǒng quēxiànbìng

T细胞系统缺陷病（T cell immunodeficiency disease） 累及T细胞系统的原发性免疫缺陷病。在原发性免疫缺陷病中，累及T细胞系统的免疫缺陷病较累及B细胞系统的发病率低，且大多数为联合免疫缺陷，约占全部原发性免疫缺陷病的20%，而单纯的T细胞免疫缺陷仅占10%。可分为联合免疫缺陷病和T细胞缺陷为主的免疫缺陷病，前者又包括重度联合免疫缺陷病和高IgM综合征等。病因及发病机制、临床表现、诊断与鉴别诊断见重度联合免疫缺陷病、高IgM综合征和T细胞缺陷为主的免疫缺陷病。治疗包括以下几方面。①一般治疗：T细胞缺陷患儿不宜输血或新鲜血制品，以防发生移植物抗宿主反应。若必需输血或新鲜血制品，应先将血液进行放射照射，剂量为20 ~ 30Gy。供血者应做巨细胞病毒筛查。不宜行扁桃体和淋巴结切除术，脾切除术被视为禁忌。若患儿尚有一定抗体合成能力，可接种死疫苗，如百白破三联疫苗。严重免疫缺陷患者禁用活疫苗，以防疫苗诱发感染。家庭成员中已确诊免疫缺陷者，应接受遗传学咨询，妊娠期应做产前筛查，必要时终止妊娠。②替代治疗：静脉注射免疫球蛋白（intravenous immunoglobulin，IVIg）治疗仅限于低IgG血症患儿。抗体缺陷者经IVIg治疗后，症状可完全缓解，获得正常生长发育。每月给药，持续终身。剂量应个体化，以能控制感染为尺度。高效价免疫血清球蛋白（special immune globulin，SIG）包括带状疱疹、狂犬病、破伤风和乙肝SIG，用于预防高危患儿。血浆除IgG外，尚有IgM、IgA、补体和其他免疫活性成分。输注新鲜白细胞用于吞噬细胞缺陷伴严重感染者，不作为常规措施。细胞因子如胸腺素类、转移因子、γ-干扰素、白介素-2等治疗。腺苷脱氨酶（ADA）缺陷者，可输注红细胞（富含ADA）或肌内注射牛ADA-多聚乙二烯糖结合物，后者效果优于前者。③免疫重建：用正常细胞或基因片段植入患者体内，使之发挥其功能，以持久地纠正免疫缺陷病。胸腺组织移植包括胎儿胸腺组织移植和胸腺上皮细胞移植，其疗效不肯定，且约1/10接受胸腺移植者发生淋巴瘤，已较少使用。已有超过1000例原发性免疫缺陷病患儿接受骨髓移植。脐血富含造血干细胞，可作为免疫重建的干细胞重要来源。脐血干细胞移植后移植物抗宿主反应比无点供者配型骨髓移植轻。外周血干细胞移植尚处于实验阶段。④基因治疗：许多原发性免疫缺陷病的突变基因已被克隆，其突变位点已经确立，为基因治疗奠定了基础。将正常的目的基因片段整合到患者造血干细胞基因组内（基因转化），经有丝分裂，转化的基因片段在患者体内复制而持续存在。基因治疗原发性免疫缺陷病尝试已经历多年，取得一定成效，但仍处于探索阶段。

（李建勇）

liánhé miǎnyì quēxiànbìng

联合免疫缺陷病（combined immunodeficiency disease，CID） T细胞和B细胞均有缺陷致细胞免疫和体液免疫联合缺陷的一组疾病。包括重度联合免疫缺陷病、高IgM综合征、嘌呤核苷酸磷酸化酶缺陷病及其他联合免疫缺陷病，如主要组织相容性复合体Ⅱ类抗原缺陷，CD3、ZAP-70和TAP2转移因子缺陷。临床表现为婴儿期致死性感染，外周血淋巴细胞减少，尤以T细胞为著。

（李建勇）

zhòngdù liánhé miǎnyì quēxiànbìng

重度联合免疫缺陷病（severe combined immunodeficiency，SCID） 包括T细胞缺陷、B细胞正常（T^-B^+SCID）和T、B细胞均缺如（T^-B^-SCID）的一类遗传性原发性免疫缺陷病。T^-B^-SCID又包括*RAG1*、*RAG2*缺陷和欧门（Omenn）综合征、腺苷脱氨酶（ADA）缺陷和网状发育不良（reticular dysgenesis，RD）3种。属罕见病，国外统计发病率为（0.2～1）/万。多在出生后6个月内发病，表现为反复出现的各种重症及难治性感染，如难治性鹅口疮、肺炎、腹泻、中耳炎及中枢神经系统感染。常见条件致病菌感染。患者不能正常成长，预后不良，一般在婴幼儿期死亡。治疗见T细胞系统缺陷病。

T^-B^+SCID 源于γ链缺陷和*JAK3*基因突变。在造血干细胞中，γ链与非受体酪氨酸激酶家族JAK3结合为白介素（interleukin，IL）-2、IL-4、IL-7、IL-9、IL-15的共同受体，起信号转导和转录激活家族作用，促使基因在细胞核中的表达，对细胞发育与活性有重要调节作用。IL-7所介导的信号通路对T细胞的发育起关键作用，IL-2则促进外周T细胞稳定及抗原特异性T细胞增殖，IL-15为自然杀伤细胞发育所必需，而IL-4却只对终末B细胞分化及同型间的转换起作用。因此γ链缺陷和*JAK3*基因突变会导致T^-B^+SCID。γ链缺陷约占SCID的50%，为X连锁隐性遗传，定位于Xq13.1区编码IL-2、IL-4、IL-7、IL-9和IL-15的共有受体γ链基因突变，引起T细胞早期分化受阻。*JAK3*基因位于19p12-p13.1，其突变占SCID的10%，为常染色体隐性遗传。

T^-B^-SCID 均为常染色体隐性遗传。包括以下3种。

RAG1、*RAG2*缺陷和Omenn综合征 免疫系统的多样性是宿主免疫活性细胞抗原受体（TCR或表面Ig）可变区基因片段重组的结果，即被称为*VDJ*基因片段重组过程。这一过程依赖于淋巴系统特异性的两个关键基因*RAG1*和*RAG2*的活化。*RAG1*和*RAG2*与保守区重组信号序列的特异性结合引起重组的发生，参与各类免疫球蛋白（V）（D）（J）的结合和T细胞受体基因的活动。*RAG1*和*RAG2*基因定位于11q13，该基因突变导致功能丧失，将阻断VDJ重组，导致成熟B细胞和T细胞的完全缺失。人类*RAG1*和*RAG2*基因突变使其重组活性消失将导致抗原受体缺如性T^-B^-SCID。

部分性*RAG1*和*RAG2*突变仅引起*VDJ*重组的不完全缺陷，临床表现为 Omenn 综合征，其特征为可存在一定数量的 T 细胞，但因 T 细胞受体缺陷而致 T 细胞功能障碍。Omenn 综合征患儿 T 细胞数量增加，现已证实这种增殖为寡克隆扩增的结果，T 细胞 TCR 可变区（V）主要的 β 链（TCRβV）。TCRβV 有不通过主要组织相容性复合体而直接与超抗原结合的能力，诱发自身免疫病。TCRβVT 细胞寡克隆扩增可能与 *RAG1* 和 *RAG2* 突变所致的 T 细胞功能不完全障碍有关。

ADA 缺陷　约占常染色体隐性遗传的 SCID 的 40%。ADA 缺陷者脱氧腺苷和脱氧腺苷三磷酸等毒性中间代谢产物的堆积损伤淋巴细胞，包括 T 细胞和 B 细胞。残留 ADA 活性的程度与其临床表现的严重程度及脱氧腺苷和脱氧腺苷三磷酸等毒性中间代谢产物的堆积成反比。脱氧腺苷主要来自代谢快的细胞，如上皮细胞和淋巴细胞。编码 ADA 的基因位于 20q。大多数患儿 ADA 的 mRNA 大体正常，主要为 CpG 二核苷酸 C→T 点突变，整个基因或部分基因缺失仅见于少数病例报道。

RD　源于腺苷酸激酶-2（AK2）突变的常染色体隐性遗传病，是重度联合免疫缺陷病中病情最严重的一种，生后数天至数月即可发生致死性感染，其发病率极低，在 SCID 中所占比例 <1%。主要表现为外周血中性粒细胞、淋巴细胞计数严重减少，红细胞、血小板基本正常，伴胸腺发育不全，并常导致新生儿双侧感音神经性聋。*AK2* 基因位于 1p31-p34，其突变将导致 AK2 蛋白表达减少或缺失。AK2 主要在线粒体内膜表达，也表达于肝、肾、脾、心脏等组织，可参与能量代谢，为造血干细胞的分化提供能量并参与细胞凋亡的调控。

（李建勇）

gāo IgM zōnghézhēng

高 IgM 综合征（hyperimmunoglobulin M syndrome，HIgM）

以血清 IgM 增高或正常，但对胸腺依赖抗原仅有弱的 IgM 应答，IgG、IgA、IgE 均明显降低或缺乏，IgD 正常或增高为特征的原发性免疫缺陷病。属罕见病。男性多见，多为 X 连锁遗传，个别为常染色体隐性或显性遗传。

根据发病的分子机制可分为 HIgM1、HIgM2 和 HIgM3。HIgM1 源于 X 染色体上 *CD40LG* 基因突变，又称性连锁高 IgM 综合征。*CD40LG* 基因位于 Xq26-q27，长 12kb，包括 5 个外显子，第 1 外显子编码胞质区、跨膜区和胞外区 6 个氨基酸，第 2、第 3 外显子编码胞外茎区，第 4、第 5 外显子编码 C 末端 147 个氨基酸，故又称 TNF 同源结构域。*CD40LG* 的启动子有 4 个重复序列，可与转录因子 NF-AT、Fos、Jun 结合形成复合物，NF-AT 是 *CD40LG* 基因表达的主要调控因素。

常染色体隐性遗传的 HIgM 不存在 *CD40LG* 基因突变，CD40LG 在细胞膜上表达正常。研究发现，部分常染色体隐性遗传 HIgM 存在 CD40 活化的 RNA 编辑酶缺陷——活化诱导胞苷脱氨酶（activation-induced cytidine deaminase，AICDA）编码基因突变。AICDA 是免疫球蛋白类别转换与体细胞高频突变所必需。*AICDA* 基因突变导致常染色体隐性遗传的高 IgM 综合征又称 HIgM2。*AICDA* 基因突变不能解释所有常染色体隐性遗传 HIgM，部分常染色体隐性遗传 HIgM 的发病机制是 *CD40* 基因突变，使 CD40 不能表达在细胞表面，有学者称这类常染色体隐性遗传的高 IgM 综合征为 HIgM3。

HIgM 的治疗见 T 细胞系统缺陷病。

（李建勇）

T xìbāo quēxiàn wéizhǔ de miǎnyì quēxiànbìng

T 细胞缺陷为主的免疫缺陷病（immunodeficiency disease characterized by T lymphocyte defect）

胸腺发育不良引起 T 细胞缺陷所致原发性免疫缺陷病。又称胸腺发育不良或迪格奥尔格综合征（DiGeorge syndrome）。因其发生与胸腺发育不良有关而得名。单纯 T 细胞免疫缺陷较少见，一般常同时伴不同程度的体液免疫缺陷，源于正常抗体形成需要 T 细胞和 B 细胞的协同作用。此病为多基因遗传病，但 22q11 区域缺失是主要原因。此病与胚胎期第Ⅲ、Ⅳ对咽囊发育缺陷有关，因此患者常同时有胸腺和甲状旁腺缺如或发育不全，先天性心血管异常（主动脉缩窄、主动脉弓右位畸形等）和其他脸、耳畸形。周围血循环中 T 细胞减少或缺乏，淋巴组织中浆细胞数量正常，但皮质旁胸腺依赖区及脾细动脉鞘周围淋巴细胞明显减少。常在出生后即发病，主要表现为各种严重的病毒或真菌感染，呈反复慢性经过。其治疗见 T 细胞系统缺陷病。

（李建勇）

gǔsuǐ zēngzhíxìng zhǒngliú

骨髓增殖性肿瘤（myeloproliferative neoplasm，MPN）

以髓系（粒、红、巨核）细胞一系或多系增殖为特征的一组克隆性造血干细胞疾病。根据 2008 年世界卫生组织（WHO）造血与淋巴组织肿瘤分类，MPN 包括 *BCR-ABL1* 阳性慢性髓细胞性白血病

(chronic myelogenous leukemia, CML)、慢性中性粒细胞白血病(chronic neutrophilic leukemia, CNL)、真性红细胞增多症(polycythemia vera, PV)、原发性血小板增多症(essential thrombocythemia, ET)、原发性骨髓纤维化(primary myelofibrosis, PMF)、慢性嗜酸性粒细胞白血病,非特指型(chronic eosinophilic leukemia, CEL)、肥大细胞增多症及慢性骨髓增殖性肿瘤,无法分类。

病因及发病机制 MPN 的发生、发展是一个体细胞多种突变共同参与并累积的复杂过程,大多数 MPN 有编码胞质或受体酪氨酸激酶基因异常,导致酪氨酸激酶异常激活信号转导通路,使血细胞异常增殖,涉及异常激活信号转导通路已研究较清楚的是 9q34 移位至 22q11 产生的 *BCR-ABL1* 融合基因而抑制细胞凋亡,削弱造血祖细胞与骨髓基质细胞的黏附,是 CML 发病的重要机制。*JAK2* 基因突变的发现为探索 *BCR-ABL1* 基因阴性 MPN 发病机制迈出重要一步。*JAK2* 基因通过转磷酸化激活 *JAK2* 基因蛋白连接受体的细胞质区域,使受体的酪氨酸发生磷酸化,开始募集并磷酸化信号转导通路的反应物,参与调控细胞内信号转导通路,调控细胞增殖、分化和抑制凋亡的作用,最终发生 PV。*JAK2* V617F 突变还可诱发血小板生成素(thrombopoietin, TPO)受体、粒细胞集落刺激因子(granulocyte-colony stimulating factor, G-CSF)受体等异常活化及信号转导,即不需红细胞生成素(erythropoietin, EPO)或 TPO 或 G-CSF 条件下,转化细胞分别向红细胞、巨核细胞及粒细胞分化,造成巨核细胞系及粒系祖细胞异常增生,ET 及 PMF 的发病也与此有关。*JAK2* V617F 突变发生于 90%以上的 PV 患者、60%的 ET 患者和 50%的 PMF 患者;TPO 受体同 *JAK2* V617F 一样,可以是遗传或获得性突变。*MPLW 515L/K* 突变导致 TPO 非依赖性野生型 *JAK2* 基因发生磷酸化,同样激活 *JAK2* 基因的下游信号转导通路,对细胞因子信号传送阻抑物介导的 JAK2 信号通路进行负向调控,最终导致细胞发生自发性生长。*MPLW* 515L/K 突变发生于 2%~5%的 ET 和 5%~10%的 PMF 患者。

TET2 家族引起越来越多的关注,*TET2* 突变在 PV、ET、PMF、PV 后 MF、ET 后 MF 及 PV/ET/PMF 转化的急性髓细胞性白血病中的发生率分别为 16%、5%、17%、14%、14%、17%。*TET2* 可能参与早期造血和分化相关基因甲基化或去甲基化的表观调控过程;编码跨膜受体 KIT 蛋白的原癌基因 *KIT* 活化性突变是肥大细胞增多症的一个重要机制,这一突变见于 95%的成人系统性肥大细胞增多症(systemic mastocytosis, SM)和 1/3 儿童皮肤肥大细胞增多症(cutaneous mastocytosis, CM);CM 的 D816V 的突变频率明显高于 SM 患者。其他少见的点突变还有 D816Y、D816H 及 D816F。

研究资料还提示,*ASXL1* 及 *CBL* 等基因突变在 MPN 疾病发生过程中亦起一定作用。尽管对 MPN 发病的分子机制有了上述了解,但是否还存在其他未知的基因突变、遗传易感与获得性突变发生之间的关系及表观遗传学改变在 MPN 发病中的作用等方面尚待进一步深入研究。

分化相对成熟的一系或多系髓系(粒、红、巨核)细胞克隆性增殖,呈现有效造血,导致外周血粒细胞、红细胞和(或)血小板增多,使血黏度增高、血流缓慢、血管内皮损伤及血小板功能异常而发生血栓栓塞。常见肝脾大是脾或肝阻留过多的血细胞、髓外造血、白血病细胞浸润或以上多因素所致。由于白细胞及血小板功能缺陷可因数量增加而得到补偿,疾病早期甚少有严重感染及出血。尽管进展缓慢,疾病晚期可因急性变、骨髓纤维化或无效造血而出现骨髓衰竭,并有严重贫血、感染、出血等相应临床表现。

临床表现 MPN 多起病隐匿且进展缓慢,早期除乏力、低热、多汗、体重减轻等一般临床表现,亦可出现因一系或多系髓系细胞克隆性增殖,外周血相应分化相对成熟的细胞增多所致相应症状及肝脾大所致压迫症状。严重贫血、感染、出血多在疾病晚期出现。不同类型 MPN 之间及同一 MPN 不同疾病期的临床表现亦有明显差异。

辅助检查 包括以下几方面。

血象 外周血细胞分类计数及形态检测是 MPN 的重要检查手段,部分早期患者仅因血象异常就诊而被发现。髓系细胞一系或多系克隆性增殖,导致外周血象呈现相应分化相对成熟的细胞增多,部分伴特征性形态异常。CML 慢性期血涂片可见各个发育阶段的粒细胞,形态通常正常;在加速期,嗜碱性粒细胞比例可≥20%。CEL 外周血最显著的特点是嗜酸性粒细胞增多($\geq 1.5 \times 10^9$/L),通常为成熟嗜酸性粒细胞,可见不同程度的嗜酸性粒细胞形态异常。血涂片有幼红、幼粒细胞和异型红细胞,尤其是泪滴样红细胞，是PMF的经典表现。ET血涂片最明显异常是显著血小板增多，血小板大小不等，常聚集成堆，偶见巨核细胞碎片。

骨髓象　骨髓穿刺涂片是诊断MPN的必备检查，但无独立诊断意义，需结合临床及其他实验室检查。

骨髓活检　对确定骨髓增生程度和骨髓纤维化是必需的，骨髓纤维化或其他原因造成的骨髓穿刺不满意时，用免疫组织化学和各种抗体染色是确定细胞类型的主要方法。骨髓活检病理是确定PMF分期及判断肥大细胞增多症是否累及骨髓的重要依据。

细胞遗传学检查　90%～95%的CML初诊时有特征性遗传学t（9；22）（q34；q11）形成Ph染色体，这种染色体存在于所有的血细胞系（原红细胞、粒细胞、巨核细胞、T与B细胞的祖细胞）中。其余则以变异Ph染色体易位形式出现。所有Ph染色体阳性的CML患者皆有相似的临床、血液学及预后特征。尚未发现其他类型MPN有特征性的细胞遗传学异常。

分子生物学检查　常用的有：①分子生物学技术结合传统的细胞遗传分析法共同进行CML的诊断及疗效判定。部分CML常规染色体检测不能发现隐匿易位，但*BCR-ABL1*融合基因是存在的，因此检测t（9；22）分子序列即*BCR*重排基因、突变融合基因的mRNA转录及P210的技术可作为细胞遗传学分析的补充诊断试验。这些试验经常采用的包括：分析异常mRNA的聚合酶链反应（polymerase chain reaction，PCR）、检测*BCR*重排的DNA印迹法、荧光原位杂交。②*JAK2*基因突变的检测在MPN诊断中有重要意义。超过95%的PV、40%～50%的ET、50%的PMF可检出*JAK2* V617F突变，在其他的MPN类型也可见检出，虽不具有特异性，但在PV诊断中意义最大。对*JAK2* V617F突变的检测方法尚未标准化，方法有直接测序、位点特异性PCR和荧光定量PCR，不同方法有差异，且敏感性不同，突变检出率可能不同。

细胞化学染色　中性粒细胞碱性磷酸酶（NAP）染色有助于CML与类白血病反应及其他MPN相区别。慢性期CML患者的NAP积分及阳性率常明显下降或为零分；PV患者NAP染色阳性率及积分值常增加（>100分），但有的患者积分正常；ET及PMF患者NAP积分多为轻至中度增高。常规细胞化学染色肥大细胞颗粒的异染性和氯乙酸AS-D萘酚酯酶（NAS-DCE）染色强阳性有助于SM诊断。铁染色可辅助疾病诊断。ET患者40%～70%骨髓可染铁阳性；PV患者铁染色示细胞内铁、细胞外铁一般均减少，有的甚至消失，但仅对于缺铁的病例有益。嗜酸性粒细胞有抗氰化物髓过氧化物酶活性，正常的嗜酸性粒细胞NAS-DCE染色阴性，因此细胞化学染色可用于鉴别嗜酸性粒细胞，但对诊断无意义。

免疫表型检查　肿瘤性肥大细胞与正常肥大细胞的不同在于出现CD117，CD2/CD25共表达，这对肥大细胞肿瘤与其他相关肿瘤鉴别非常重要。其他类型MPN免疫表型均无特异性。

干/祖细胞培养　对PV的诊断及CML的分期有重要意义。PV患者体外细胞培养红细胞爆裂型集落生成单位生长完全不需加入外源性红细胞生成素，这种现象称为内源性红系集落生长。正常人不具这种现象，也不会出现在非克隆性细胞增多症患者中，对PV的诊断和鉴别诊断有重要意义。CML慢性期患者外周血及骨髓中的粒-单核细胞系或嗜酸性粒细胞集落生成单位数量增加，分别为正常的500倍和20倍左右。加速期粒细胞集落生长的集簇形成增多，集落形成减少，集落与集簇之比减低。若集落内幼稚细胞增加，提示急变可在近期内发生。急变期则呈现AML的特征，无集落形成，可见小的集簇。

其他检查　部分MPN血液生化检测可见血清尿酸、乳酸脱氢酶、维生素B_{12}增高；EPO测定可用于鉴别PV及低氧所致继发性红细胞增多症；ET患者血小板黏附功能及肾上腺素和腺苷二磷酸（ADP）诱导的聚集功能均降低，但对胶原聚集反应一般正常；除骨髓病理以外的其他组织病理检查对肥大细胞增多症的诊断有重要价值。

诊断　根据2008年WHO分类，不同类型MPN的诊断标准详见相关条目。

治疗　不同类型MPN及同一MPN不同疾病期的治疗策略及研究进展详见相关条目。

（王建祥）

mànxìng suǐxìbāoxìng báixuèbìng

慢性髓细胞性白血病（chronic myelogenous leukemia，CML）起源于骨髓造血干细胞，以外周血白细胞显著增多，出现各阶段的幼稚粒细胞、嗜碱性粒细胞和嗜酸性粒细胞增多，脾大，骨髓细胞中有Ph染色体和（或）*BCR-ABL1*融合基因为特征的骨髓增殖性肿瘤。又称慢性粒细胞白血病。是最常见的骨髓增殖性肿瘤，占所有白血病的15%～20%，全世界的年发病率（1.0～

1.5)/百万。各年龄组均可发病，发病率随年龄增大而增加，发病年龄为50～60岁，男女比例为1.4∶1。

病因及发病机制 CML是一种造血干细胞恶性克隆性疾病，其发生与其他肿瘤的发生一样是多因素多步骤的复杂过程，其特征性t（9；22）（q34；q11）染色体易位形成融合基因*BCR-ABL1*，在CML的发病和疾病演变中起着关键作用。Ph染色体即t（9；22）（q34；q11）是人类肿瘤中发现的第一个标志染色体，患者骨髓中期分裂细胞有此特征性染色体核型异常。*BCR-ABL1*融合基因系22号染色体长臂上的*BCR*基因3′端与来自9号染色体*ABL1*基因的5′端首尾相接所构成。*ABL1*基因位于9q34，断裂点在其第2外显子5′端；22号染色体断裂点绝大多数局限于*BCR*基因的中部约5.8kb的主要断裂集中区（*M-BCR*），含5个外显子(b1-b5)。CML患者断裂点最常发生于b2与b3间（称b2）和b3与b4间（称b3）。由于*M-BCR*上断裂部位不同而产生两种最常见的融合基因：*b2a2*、*b3a2*。这两种融合基因的转录与翻译产物相同，均为8.5kb的mRNA和分子量为210kD的蛋白质。P210蛋白较正常*ABL1*基因产物P145酪氨酸激酶活性明显增强。Abl蛋白酪氨酸激酶（PTK）被激活后，可诱导各种底物的氨基酸基团磷酸化，包括BCR/Abl及BCR/Abl调节蛋白复合物的自身磷酸化，随后可激活细胞内多种信号转导途径，如参与细胞增殖和分化调控的Ras激活途径和磷脂酰肌醇-3-羟激酶（PI3K）激活途径等使祖细胞数量增多，干细胞池减少，干细胞成为增殖池的一部分，使未成熟的粒细胞不断扩增。BCR/Abl融合蛋白还可激活c-myc途径，后者含Abl-SH2区域；也可上调Bcl-2表达抑制细胞凋亡，可导致髓系细胞不断扩增。另一方面BCR/Abl融合蛋白干扰β_1-整合素功能，使一些细胞骨架蛋白被磷酸化，通过肌动蛋白结合区域与肌丝相互作用，使细胞自主活动增强，膜流动增强，增殖细胞之间黏附减弱，但未消除生长因子刺激细胞增殖的作用，导致未成熟粒细胞不断扩增。

CML患者骨髓增生极度旺盛，Ph染色体存在于所有血细胞系（原红细胞、粒细胞、巨核细胞、T与B细胞的祖细胞）中，但在大部分B或T细胞中则无Ph染色体。慢性期时以粒系受累为主，兼或累及巨核系，表现为白细胞数及血小板数明显增高。常见肝脾大，源于脾或肝阻留了过多的血细胞及白血病细胞浸润等。急变期多突出一个系列，如急粒变、急淋变、急单变或急性巨核细胞变。CML由慢性期进入加速期、急变期的机制尚未完全明确，推测可能与基因不稳定性致损伤累积有关。

临床表现 CML起病缓慢，病程包括慢性期、加速期及急变期3个阶段。20%～40%患者在初诊时几乎无症状，仅在体检或因其他疾病就医时，发现血象异常或脾大而接受进一步检查时确诊。

慢性期 主要症状为乏力、头晕、腹部不适等，也可伴基础代谢增高，如低热、盗汗、心悸、体重减轻和精神紧张等。随疾病进展逐渐出现脾大、面色苍白、胸骨压痛。脾大是该病早期特征性体征，脾大程度不一，轻者肋下触及，重则达脐部，甚至达盆腔，约50%以上患者在初诊时脾大可致肋下10cm以上，质地坚实无压痛，患者常感左上腹坠胀不适。脾区剧痛，压痛明显，或脾区有摩擦音是发生脾梗死的征兆。治疗后病情缓解时，脾通常缩小，但病变发展会再度肿大。15%～20%患者有轻至中度肝大。淋巴结肿大罕见。慢性期患者不易感染，发热少见。部分患者有胸骨中下段压痛。白细胞极度增高时可发生白细胞淤滞症，表现为呼吸窘迫、头晕、神经精神症状和血栓形成等。

加速期 进入急变期的过渡阶段，临床上以不明原因低热、乏力、盗汗、消瘦加重为特点，伴与白细胞不成比例的脾迅速肿大及压痛，淋巴结突然肿大、胸骨压痛明显，贫血常进行性加重。

急变期 终末期，多数病例为急粒变，20%～30%为急淋变，偶有单核细胞、巨核细胞及红细胞等类型的急性变。除有上述症状外还可伴全身骨痛、严重感染及出血趋势加重等与急性白血病类似的临床表现。髓外浸润还可表现如皮下结节、睾丸浸润、阴茎异常勃起、眼眶浸润出现绿色瘤等。

临床上CML还可伴4种类型的淋巴细胞增殖性疾病：①CML患者进入加速期，克隆去分化而成为一种淋巴增殖性疾病（急性淋巴细胞转化）。②CML患者可同时患有淋巴增殖性疾病或浆细胞恶性肿瘤，如淋巴瘤或淋巴细胞白血病、特发性单克隆γ-球蛋白病、多发性骨髓瘤或巨球蛋白血症。③霍奇金淋巴瘤经放疗后数年而发生CML。④患者可发生Ph染色体阳性的急性淋巴细胞白血病（acute lymphocytic leukemia，ALL），经化疗缓解后可出现CML的表现。

辅助检查 包括以下几项。

血象 外周血白细胞增多是主要特征，确诊时白细胞计数通常（30～90）×10^9/L，半数患者>100×10^9/L。在未经治疗的患者中，白细胞计数进行性增高，其计数增加与脾大呈正相关性。少数患者呈周期性变化，周期长度为60天。早期血红蛋白及红细胞可正常，网织红细胞正常或轻度增高，临床上明显溶血的很少见。大部分患者在诊断时已有血细胞比容下降。随疾病进展可出现正细胞正色素性贫血，红细胞通常仅有轻度改变，可大小不等，偶有变形红细胞（椭圆形或不规则形）。早期诊断时约50%患者血小板计数增高，其余大多数正常。慢性期血小板>1000×10^9/L并不少见，甚至可达到（5000～7000）×10^9/L，但临床上引起的栓塞性出血并发症并不常见。治疗过程中血小板出现与治疗无关的持续性减少或持续性增高，通常是CML进入加速期的征象。血涂片主要表现为各个发育阶段的粒细胞，形态通常正常。在慢性期，原粒细胞所占的比例多<2%，进入加速期的患者，原粒细胞占比增高至10%～19%，急变期患者原始粒细胞≥20%。可能有单核细胞绝对值增高，但比例通常<3%。嗜酸性粒细胞比例通常并不增高，但其绝对值通常增高。几乎每例患者均有嗜碱性粒细胞绝对值增高，这一点可作为初步的鉴别诊断。慢性期嗜碱性粒细胞比例通常在10%～15%。加速期嗜碱性粒细胞比例≥20%。CML患者在诊断时其淋巴细胞绝对值增高，通常约15×10^9/L，这是辅助性T细胞和抑制性T细胞平衡增长的结果，B细胞并不增多。

骨髓象 骨髓显著增生，造血组织占骨髓容积的75%～90%，脂肪明显减少，粒细胞占优势，红系比例通常下降，粒红比例可增至（10～30）：1。粒系分化发育正常，无病态造血，嗜酸性粒细胞和嗜碱性粒细胞增多。40%～50%患者巨核细胞明显增多，有的则正常或轻度减少；巨核细胞可小于正常，并有核分叶。约30%骨髓标本中可见假性戈谢细胞和海蓝组织细胞。若粒系有明显病态造血或有明显小的病态巨核细胞均提示已进入加速期。

骨髓活检 对CML的诊断及预后评估有一定意义。慢性期骨髓活检增生极度活跃，脂肪细胞消失，中性粒细胞及其前体细胞增多，成熟状态与外周血相似。有些病例小梁旁袖套状幼稚中性粒细胞带增宽达5～10层细胞，而正常只有2～3层细胞。骨髓丰富的中性分叶核粒细胞位于骨小梁之间的深区（中央区）。40%患者初诊时骨髓呈现网状纤维增多，有时可能显著增多。骨髓网状纤维增多一般伴骨髓巨核细胞增多、脾大和严重贫血。40%～50%患者巨核细胞中或重度增生。巨核细胞呈中等大小，以单圆核巨核细胞增生为主。可根据巨核细胞数进行分类。①粒系细胞增生型：即经典型，占45%。粒系增生，巨核细胞正常或减少或难见到，网状纤维不多。此型69%可发生急性变，组织形态可转为M_1、M_{2a}或M_4，2%发生骨髓纤维化或骨髓硬化症。②粒系增生伴巨核细胞增多型：占55%。巨核细胞显著增生（>13个/HP），主要为中小型单圆核巨核细胞，70%可伴发骨髓纤维化（网状纤维++～+++），21%发生急性变。加速期骨髓活检可见粒系显著发育异常或胞体小、发育异常的巨核细胞呈大的簇状或片状分布，伴网状纤维或胶原纤维增生。急变期可见大的原始细胞簇和集簇。若骨髓原始细胞聚集呈明显灶性，即使骨髓活检其他区域仍为慢性期改变，也可诊断CML急变期。

细胞化学染色 慢性期CML患者中性粒细胞碱性磷酸酶（NAP）积分及阳性率常明显下降或为0分。10%患者NAP积分正常或增加，多是合并感染、妊娠、使用糖皮质激素所诱发，因此NAP对早期诊断CML有价值。15%进入加速期和急变期的患者，其NAP可出现增强或正常，进入缓解期后可恢复正常。NAP检测有助于与类白血病反应及其他骨髓增殖性肿瘤鉴别，也可作为预后指标。

免疫表型检查 CML患者免疫表型无特异性，无诊断意义。正常见于中性粒细胞的抗原如CD15、HLA-DR的表达延迟或弱表达。可表达髓系单核细胞（CD13、CD14、CD15、CD33等）、巨核细胞系（CDw41、CD61）和（或）红系（血型糖蛋白、血红蛋白A）相关抗原分化。髓系原始细胞表达一种或多种淋系抗原常见，但$CD7^+$是疾病进入急变期的高危因素。多数急淋变病例为前体B淋巴母细胞，但也有前体T细胞起源的病例，原始细胞有一种或多种髓系抗原共表达。

祖细胞培养 慢性期粒-单核细胞系或嗜酸性粒细胞培养集落生成单位（colony-forming unit-culture，CFU-C）的大小、成熟度、细胞类型的分布正常，但其集簇与集落之比常低于正常，密度也较正常集落为轻。CML患者血中CFU-C数量增加，约为正常的500倍，其增加程度与白细胞计数一致，与幼稚细胞数量无关，缓解

后降至正常。骨髓中 CFU-C 数量增加不如血中的 CFU-C，约为正常的 20 倍。加速期粒细胞集落生长的集簇形成增多，集落形成减少，集落/集簇减低。若集落内幼稚细胞增加，提示急性变可在近期内发生。急变期呈现急性髓细胞性白血病的特征，无集落形成，可见小的集簇，个别患者可见以幼稚细胞为主的大集落。

细胞遗传学检查　90%～95%的 CML 初诊时有特征性遗传学 t（9；22）（q34；q11）形成 Ph 染色体，这种染色体存在于所有血细胞系（原红细胞、粒细胞、巨核细胞、T 与 B 细胞的祖细胞）中，但在大部分 B 细胞或 T 细胞中则无。其余则以变异 Ph 染色体易位形式出现，包括简单变异易位、复杂变异易位和隐匿性 Ph 染色体。简单变异易位是 22q11 与非 9 号染色体之外的任何易位；复杂变异易位是包括 9 和 22 号染色体在内的 3 条或更多的染色体之间易位；隐匿性 Ph 染色体是通过显带技术难以鉴定的染色体易位，主要是发生于除 9 号染色体外的一条染色体与 22 号染色体间的交互易位，较通常的易位面积大，易位后 22 号染色体长臂缩短程度不明显，但分子分析仍然检测到 *BCR-ABL1* 融合基因。所有 Ph 染色体阳性的 CML 患者皆有相似临床、血液学及预后特征。约 70%慢性期患者细胞中存在典型 Ph 染色体，20%患者则另外含一个缺失 Y 染色体；一个额外的 C 组染色体，通常为 8 号；一个额外的染色体 22q－，但无 9q+，或 Ph 染色体加上任意其他稳定或另外一个小克隆，如 + 19，i（17q）等，这些核型有的预后好如-Y，不影响慢性期病程；但有的是疾病恶化表现，如双 Ph 染色体、i（17q）、+19，其他还有-7、-/+17、+21、t（3；21）（q26；q22）。出现附加染色体改变的中期细胞比例和出现时间也与病情发展有关，诊断后出现附加染色体异常持续时间 25 个月，且 25%中期细胞含附加染色体改变，预后更差。额外染色体异常比临床或血液学急变征象早 2～4 个月，因此在 CML 患者病程中定期进行染色体核型检测有助于及早发现 CML 急变。

分子生物学检查　包括 t（9；22）分子序列检测及其他分子生物学检测。

t（9；22）分子序列检测　22 号染色体 *BCR* 基因序列和 9 号染色体 *ABL1* 基因序列易位形成 *BCR-ABL1* 融合基因。CML 中 *BCR* 基因断裂几乎总是在主断裂点丛区（M-BCR，BCR 外显子 12～16，又称 b1～b5）和异常融合形成 P210 蛋白增加酪氨酸激酶活性。偶尔，*BCR* 基因的断裂点出现在 μ 区（μ-BCR，BCR 外显子 17～20，又称 c1～c4）和编码较大的融合蛋白 P230。有这种融合蛋白的患者表明中性粒细胞显著成熟。虽然次断裂点区 m-BCR（BCR 外显子 1～2）产生较短的融合蛋白（P190）与 Ph 染色体阳性的 ALL 密切相关，由于改变了 *BCR* 基因的链接，少量 P190 转录物也可在 90%以上的 CML 患者中检测到。*BCR* 基因的断裂点位置可影响疾病表型，含 P230 融合蛋白的非经典 CML 患者在临床上可表现为无嗜碱性粒细胞，外周血中明显的髓样不成熟，明显脾大，或白细胞 NAP 积分低，但其白细胞计数在诊断时平均值 $(3\sim5)\times10^9$/L，比经典 CML 低；含 P190 融合蛋白的 CML 患者在临床上表现为单核细胞明显增多，白细胞计数平均较低，嗜碱性粒细胞增多与脾大不明显，少数病例报道发生髓样或淋巴样祖细胞转化之前的周期缩短。

常规染色体检测中不能发现其隐匿易位，而 *BCR-ABL1* 融合基因是存在的，因此检测 t（9；22）分子序列即 *BCR* 重排基因、突变融合基因的 mRNA 转录本及 P210 的技术可作为细胞遗传学分析的补充诊断实验。用分子分析法检测的敏感性可达 $10^{-7}\sim10^{-5}$ 水平，使对干细胞移植后或伊马替尼治疗后经细胞遗传学分析法测定无 Ph 染色体阳性细胞的患者进行 CML 微小残留病检测成为可能。通过定量聚合酶链反应（polymerase chain reaction，PCR）的检测发现在疾病进展前已有 mRNA 表达增高，可在出现表现型向恶性克隆转化或临床变化的前 16 个月以上即可检测到。

常用检测方法包括分析异常 mRNA 的 PCR 法、检测 *BCR* 重排的 DNA 印迹法及荧光原位杂交（fluorescence in situ hybridization，FISH）。①PCR：可从 $10^5\sim10^7$ 细胞中检测出一个 *BCR-ABL1* 融合基因阳性的肿瘤细胞，敏感性高。这种极度的敏感性需要在分析时特别谨慎，应有阴性对照。定量 PCR 可测定 *BCR-ABL1* 基因数量，这种方法可半定量测定 CML 患者 *BCR-ABL1* mRNA 转录本的水平，可更好揭示在原有基础水平上疾病的转化。实时定量 PCR 对监测微小病变或骨髓移植后复发病例有重要作用。②DNA 印迹法：可测定血细胞中提取出的 DNA，但应与骨髓细胞遗传分析方法相结合，以避免反应程度估计过高。③FISH：检测 CML 患者的 *BCR-ABL1* 融合基因是一种快速、敏感的方法，可替代 DNA 印迹法。可检测到各种分子融合（如 b2a2、b3a2、ela2），用中期 FISH 法可在不到 1 小时内分析每个标本的 500 个分裂中期细胞，比传统细胞遗传分析法敏感性更高，且可用于血标本检测。

其他分子生物学检测 对 CML 的研究不仅局限于对于该病的基础诊断，更多通过对 CML 患者相关基因蛋白的检测预测患者是否存在进入急变期的危险因素及对治疗药物敏感性，更好对 CML 患者进行分组治疗。①弹性蛋白酶（ELA2）或蛋白酶（PR3）：可引起细胞毒性 T 细胞反应，提示造血干/祖细胞分化较好，因此慢性期 ELA2/PR3 高表达提示 CML 患者预后良好。②β-连环蛋白：CML 患者由慢性期进入加速期需通过粒-巨噬干/祖细胞激活细胞核 β-连环蛋白而实现，因此在慢性期的患者出现 β-连环蛋白的高表达提示预后差。③*CEBPA* 基因：CML 患者存在造血干/祖细胞分化停滞，而在干/祖细胞分化中起到关键性调控作用的 *CEBPA* 转录因子非常重要。*CEBPA* 在慢性期高表达提示预后良好，而在急变期 *CEBPA* 低表达提示该病治疗不易缓解，预后差。④血浆 α_1 酸性糖蛋白：血浆 α_1 酸性糖蛋白过高等因素引起的伊马替尼血药浓度不足：血浆 α_1 酸性糖蛋白通过中和血浆中的伊马替尼，阻止伊马替尼进入细胞内的生物靶点，降低疗效。⑤ T315I 突变：BCR/Abl 融合蛋白的 Abl 结构域第 315 位苏氨酸突变为异亮氨酸（T315I）多发生在进展期或晚期慢性期患者，且大多为获得性突变，但有些突变在治疗前即存在，T315 近侧簇是伊马替尼的直接结合区域，其突变包括 T315I 和 F317L，T315I 对伊马替尼及二代酪氨酸激酶抑制剂均高度耐药。⑥P-环簇突变：*BCR-ABL1* 基因突变是伊马替尼产生耐药的常见机制。突变可发生在 P-环簇区域（248-255 一个高度保守的区域）、活化-环簇区域、羧基末端及前二者之间的非催化区域。P-环簇突变多发生于加速或急变的 CML，慢性期出现此突变则预示疾病进展。

血清生化测定 ①血清维生素 B_{12} 结合蛋白与维生素 B_{12}：中性粒细胞含维生素 B_{12} 结合蛋白，包括钴胺传递蛋白 Ⅰ 与 Ⅲ。CML 患者血清中维生素 B_{12} 浓度增高，钴胺传递蛋白水平显著增高，可增至正常值上限 10 倍以上。这与其他中性粒细胞增多疾病（如类白血病反应）维生素 B_{12} 浓度及结合蛋白水平轻度增高不同。在未治疗的患者中，其升高程度与白细胞计数成正比，治疗后可降至正常，但增高的维生素 B_{12} 水平通常在白细胞计数减低至趋于正常时可持续。CML 偶尔与恶性贫血同时存在，在这种情况下，组织缺乏维生素 B_{12}，但血清维生素 B_{12} 水平可正常，因为钴胺传递蛋白水平是增高的。②尿酸：未治疗的 CML 尿酸生成增多，可发生高尿酸血症及高尿酸尿症。尿酸分泌常相当于正常人的 2～3 倍，若强化治疗引起细胞溶解，额外产生的嘌呤负荷生成尿酸沉淀物而阻塞尿道。CML 患者常有尿酸盐结石形成，部分伴潜在痛风患者可发生急性痛风性关节炎或高尿酸血症肾病。饥饿性酸中毒、肾脏疾病或利尿药治疗可使因尿酸盐产生过多而引起并发症的发生率显著增加。③血清乳酸脱氢酶（LDH）、K^+、Ca^{2+}、胆固醇：CML 血清 LDH 水平增高，白细胞聚集时可释放 K^+ 而致假性高钾血症。疾病慢性期可出现高钙血症或低钾血症，但这种情况很少见，除非疾病已转变为急性白血病。血清和尿中溶菌酶水平增高是伴大量单核细胞成分的白血病表现而非 CML 表现。CML 患者血清胆固醇可降低，降低程度与生存期有关。

诊断 包括慢性期、加速期和急变期 3 部分。

慢性期 ①临床表现无症状，或有低热、乏力、多汗、体重减轻等症状。②外周血白细胞计数增高，主要为中性中晚幼和杆状核粒细胞，原始细胞（Ⅰ型+Ⅱ型）<5%～10%，嗜酸性粒细胞和嗜碱性粒细胞增多，可有少量有核红细胞。③骨髓增生明显至极度活跃，以粒系增生为主，中晚幼粒细胞和杆状核粒细胞增多。原始细胞（Ⅰ型+Ⅱ型）<10%。④有 Ph 染色体或 *BCR-ABL1* 融合基因。

加速期 有下列之一或以上者。①外周血白细胞和（或）骨髓中有核细胞中原始细胞占 10%～19%。②外周血嗜碱性粒细胞≥20%。③与治疗无关的持续性血小板减少（$<100\times10^9$/L）或治疗无效的持续性血小板数增多（$>1000\times10^9$/L）。④治疗无效的进行性白细胞计数增高和脾大。⑤细胞遗传学示有克隆演变。

急变期 有以下之一或以上者。①外周血白细胞或骨髓有核细胞中原始细胞占≥20%。②髓外浸润：常见部位是皮肤、淋巴结、脾、骨骼或中枢神经系统。③骨髓活检示原始细胞大量聚集或成簇。若原始细胞明显呈局灶性聚集于骨髓，即使其余部位骨髓活检显示为慢性期，仍可诊断为急变期。

鉴别诊断 需与以下疾病进

行鉴别。

类白血病反应　反应性白细胞增多常发生在严重感染、肿瘤或炎症性疾病的基础上。无Ph染色体或*BCR-ABL1*融合基因。白细胞计数增高，一般$<50\times10^9/L$，中性粒细胞中有中毒颗粒，嗜碱性粒细胞缺如，NAP积分多增高。原发性疾病控制后白细胞计数恢复正常。

其他骨髓增殖性肿瘤　CML某个阶段可表现为一系或两系增生为主，亦可合并骨髓纤维化。故需与真性红细胞增多症、原发性血小板增多症、原发性骨髓纤维化等骨髓增殖性肿瘤鉴别。原发性骨髓纤维化外周血白细胞大多$<30\times10^9/L$，脾大程度与白细胞计数不呈正相关，NAP阳性，幼红细胞持续出现于外周血，成熟红细胞形态异常，特别是泪滴状红细胞易见。Ph染色体或*BCR-ABL1*融合基因是可靠的鉴别指标。

Ph染色体或*BCR-ABL1*阳性的ALL　Ph染色体或*BCR-ABL1*阳性的ALL需与无慢性期的CML急淋变鉴别。两者临床表现相似，后者脾大较明显。前者在完全缓解期染色体核型可恢复正常，复发时再现；后者Ph染色体难以转阴或减少，常伴附加染色体异常。前者约半数*BCR-ABL1*融合基因的表达产物与CML相同，为P210，另半数为P190。

治疗　CML治疗应着重于慢性期早期，旨在促进正常干细胞的生长和抑制白血病克隆增殖，以降低外周血白细胞计数，缓解脾大并控制高代谢综合征，达到细胞遗传学和分子生物学缓解，延长患者生存期，提高生存质量。

一般治疗　根据外周血白细胞计数、尿酸程度、脾大小等采取适当措施处理白细胞淤滞，防治高尿酸血症肾损害，防治感染，成分输血支持，必要时行白细胞单采。

慢性期治疗　包括应用酪氨酸激酶抑制剂、造血干细胞移植、干扰素和脾切除术等。

酪氨酸激酶抑制剂　Ph染色体阳性CML患者白血病细胞中的BCR/Abl酪氨酸激酶持续活化，酪氨酸激酶抑制剂（tyrosine kinase inhibitor，TKI）是特异性针对BCR/Abl酪氨酸激酶的分子靶向治疗药，它竞争性与Abl酪氨酸激酶ATP上的ATP结合位点结合，阻断Abl酪氨酸激酶及其下游分子的持续磷酸化作用，阻止Abl诱导细胞增殖、凋亡所需能量的传递。

伊马替尼：第一代TKI，是一种特异性很强的基因产物抑制剂，但不能消除疾病基因。2001年国际研究协会开始的全球最大规模的CML随机Ⅲ期临床试验显示，18个月时伊马替尼治疗组95%患者获得血液学完全缓解，85%患者获得主要细胞遗传学缓解，74%患者获得完全细胞遗传学缓解。到第8年时，伊马替尼治疗组无事件生存率81%，无加速急变生存率92%。伊马替尼治疗7年中失效或进展集中在治疗后的前3年，而第二年是高峰，此后逐年递减。鉴于伊马替尼的显著疗效，2008年国际上公认伊马替尼为CML慢性期的一线治疗。伊马替尼对部分加速急变期患者依然有效。常见不良反应是水肿、胃肠道反应、皮疹等过敏反应，以及肌痉挛、骨痛和血细胞减少等。多出现于治疗初期，以1和2级不良反应居多，多可耐受或可控制。5%患者出现严重不良反应，治疗2年后新发生的3~4级不良反应少见，心力衰竭发生率<1%，说明伊马替尼的不良反应并不因长期治疗而增加，未见蓄积毒性。若治疗有效，伊马替尼可持续应用多久，尚仍无定论。美国国家综合癌症网络（National Comprehensive Cancer Network，NCCN）2010年CML治疗指南中对伊马替尼治疗有效者不推荐停药。不良反应多在伊马替尼应用早期或疾病进展时出现，应与疾病进展本身引起外周血细胞减少区别，予成分输血和粒细胞集落刺激因子，坚持伊马替尼治疗是取得最佳疗效的保证。伊马替尼血药浓度受多种药物干扰，如CYP2D6底物、CYP3A4/5底物，通过抑制或诱导CYP450的活性而增加或降低伊马替尼血浆浓度，伊马替尼治疗期间若患者有其他合并症应注意药物配伍。伊马替尼治疗CML有15%~25%患者失败。治疗耐药可分为原发性及继发性。最常见耐药机制是BCR/Abl激酶点突变，阻止或减弱伊马替尼与BCR/Abl激酶的结合，使之不能发挥药效。*BCR-ABL1*基因组扩增、药物转运途径改变、细胞增殖分化信号通路异常等在耐药发展中起不同作用。伊马替尼不能清除CML干细胞，故静止的、未分化的CML干细胞可能是伊马替尼耐药的另一个重要机制。防止耐药的最有效措施是尽早用药。治疗越早，Ph染色体阳性细胞清除率越高。保证治疗剂量可减少耐药。迅速减少肿瘤负荷及最大限度抑制BCR-Abl酪氨酸激酶活性可能减少治疗中突变风险，使用大剂量伊马替尼可能减少治疗中突变发生。高危的初治CML慢性期患者可使用更高剂量的伊马替尼。对伊马替尼治疗反应不佳者，应检测血药浓

度，对达不到有效血药浓度者，应加量保证达到最佳疗效。若出现治疗失败，且耐药并非出现对伊马替尼高度不敏感的突变，在患者能够耐受的情况下应增加伊马替尼剂量；若耐药是因为出现伊马替尼高度不敏感的突变如Y253、E255，则应该换用第二代TKI如达沙替尼、尼洛替尼或伯舒替尼等；若为对伊马替尼和其他TKI均耐药的T315I突变则进行造血干细胞移植。

尼洛替尼：第二代TKI，是伊马替尼的衍生物，对酪氨酸激酶的抑制作用比伊马替尼更强，其在体外的作用效果超过伊马替尼30倍，可抑制对伊马替尼耐药的BCR/*ABL1*突变型激酶活性，但对T315I型突变无效。尼洛替尼可抑制BCR/Abl、c-Kit和血小板衍生生长因子受体（platelet-derived growth factor receptor，PDGFR）活性，但对SRC家族激酶和处于静止期的原始白血病细胞无效，对Y253H/F、E255V/K和F359V突变耐药。ENESTnd Ⅲ期试验表明尼洛替尼治疗CML慢性期比伊马替尼更有效，且能更早达到分子学反应。还有研究显示使用尼洛替尼导致的*BCR-ABL1*基因突变也较伊马替尼低。尼洛替尼治疗剂量标准化问题仍有待于进一步研究。应用尼洛替尼治疗，患者耐受性好，不良反应多为1~2级，3~4级不良反应少，且经对症处理或适当减量后可耐受，即使对高龄、伴发糖尿病者亦能应用。其血药浓度越低、疾病预后积分越高，疗效越差。高血药浓度在提高疗效的同时，也带来较大的不良反应，主要为胆红素异常，故长期用药、维持合适的血药浓度及监测不良反应对提高临床疗效至关重要。

达沙替尼：强效、多作用靶点的BCR/Abl酪氨酸激酶抑制剂，亦属第二代TKI。在体外，其作用约为伊马替尼的325倍，尼洛替尼的16倍。因达沙替尼可与酪氨酸激酶分子活性和非活性形式结合，故其对许多伊马替尼耐药的激酶突变均有效，但对T315I、F317L、V299L突变无效。达沙替尼可透过血脑屏障，对合并中枢神经系统受累的CML患者可能有效。现有研究结果表明对于第一代TKI耐药的患者使用低剂量的达沙替尼可能无效，但低剂量的治疗方案对维持完全细胞遗传学缓解有效。有基础心血管疾病者应用达沙替尼治疗发生液体潴留及心脏不良反应，包括心绞痛、心力衰竭的概率较高，但可耐受，其他伴随疾病不影响其治疗反应性及安全性。

伯舒替尼：一种口服的SRC和BCR/Abl双重抑制剂，亦属第二代TKI。伯舒替尼能抑制伊马替尼耐药的多种*BCR-ABL1*突变（如Y253H/F、E255V/K、F359V、D276G），但对T315I突变无效。与其他TKI不同的是，其对PDGFR、c-Kit抑制活性很低，使得其不良反应发生率相对较低。主要不良反应为胃肠道反应（包括腹泻、恶心、呕吐）、皮疹、头痛、乏力、液体潴留、骨髓抑制、转移酶升高等。不良反应多为1~2级，3~4级反应发生率低，耐受较好。

关于巴氟替尼等其他第二代TKI及第三代TKI的临床研究资料较少。前述第二代TKI的选择应依据医师经验、患者特点、中止伊马替尼的原因、突变类型、可能发生的药物不良反应等进行个体化治疗。从疾病分期考虑，如为疾病晚期即急变期时，首先考虑达沙替尼；病情相对稳定者，可首先考虑不良反应相对轻的尼洛替尼。从药物不良反应方面考虑，有胰腺炎病史或年轻肥胖易患胰腺炎者，首先考虑达沙替尼，有充血性心力衰竭病史的老年患者首先考虑尼洛替尼。从基因突变方面考虑，如为Y253F/H突变选择达沙替尼，V299L突变选择尼洛替尼。

造血干细胞移植　同种异基因造血干细胞移植（allogeneic hematopoietic stem cell transplantation，allo-HSCT）是唯一可治愈CML的方法，50岁以下慢性期患者移植后长期无病生存率可达50%以上。由于TKI的应用，根据IRIS研究的5年随访结果，NCCN 2008年CML治疗指南已不再将造血干细胞移植作为CML-CP的一线治疗方案，再结合欧洲血液和骨髓移植组根据供者类型、疾病分期、年龄等5个移植前变量提出的CML的allo-HSCT前风险评估积分（表1），了解移植相关死亡风险和治愈可能（表2）。

allo-HSCT在CML的适应证为：①索卡尔（Sokal）评分高危而移植风险较低的CML慢性期患者，若有人类白细胞抗原（human leucocyte antigen，HLA）相合的同胞供者，可选择一线allo-HSCT；若无HLA相合供者，则首选伊马替尼；非亲缘及HLA不相合造血干细胞移植最好推迟至疾病有进展时进行。②伴随*BCR-ABL1* T315I突变、对第二代TKI耐药或不能耐受的CML慢性期患者应考虑行造血干细胞移植，CML加速期或急变期患者无论是通过TKI治疗还是细胞毒药物联合化疗获得血液学缓解或回到慢性期后，无论HLA配型相合或不相合均应尽早选择allo-HSCT。移

表 1　CML 的 allo-HSCT 前风险评估

积分	病期	患者年龄（岁）	从确诊至移植的时间（月）	患者/供者性别	HLA 相合供者来源
0	CP1	<20	≤12	其他	同胞
1	AP	20～40	>12	男/女	无亲缘
2	BP≥CP2	>40	—	—	—

注：CP1：第一次慢性期；CP2：第二次慢性期；AP：加速期；BP：急变期

表 2　CML 的 allo-HSCT 前风险评估积分系统

风险评分	无病生存率（%）	移植相关死亡率（%）	生存率（%）
0	60	20	72
1	60	23	70
2	47	31	62
3	37	46	48
4	35	51	40
5	19	71	18
6	16	73	22

植后通过 PCR 方法可检测微小残留病，HLA 相合同胞间移植后复发率 20%～25%，非亲缘供者移植较之为低。

移植后复发的主要治疗方法：①立即停用免疫抑制剂。②药物治疗，如 TKI。③输入供者淋巴细胞，缓解率 65%～75%，并发症为移植物抗宿主病和骨髓抑制。④非清髓造血干细胞移植或二次移植。

干扰素　CML 来源的造血祖细胞对骨髓基质细胞的黏附作用存在缺陷，导致外周循环中祖细胞大量增多。α-干扰素（IFN-α）能恢复这种黏附作用，使循环池中的 CML 造血干细胞重新分布到骨髓中。IFN-α 还抑制有助于恶性造血克隆增殖的骨髓基质细胞因子过量表达。干扰素还升高主要组织相容性复合体Ⅱ类抗原的表达，提高对细胞毒 T 细胞的调节作用，还可能对基因组的稳定性有保护作用，延缓 CML 的进展。干扰素还可通过上调 Fas 受体/Fas 配基系统，诱导 Fas 阳性 CML 祖细胞凋亡。20 世纪 80 年代开始，重组 IFN-α 用于治疗 CML。IFN-α 对加速期和急变期患者无效，可单独应用或与化疗联合应用。单独应用可使约 70% 的 CML 慢性期患者获得血液学缓解，30%～40% 可获得细胞遗传学缓解。联合羟基脲可使病情迅速得到控制，取得更好的血液学缓解，减低干扰素的不良反应，缩短控制疾病的时间，但其遗传学反应与单用干扰素相比无改善。联合应用干扰素和小剂量阿糖胞苷可获得良好的血液学与细胞遗传学疗效。白细胞计数明显增高者在干扰素治疗前应先用羟基脲降低白细胞负荷。治疗原则是早期、大剂量及长期持续应用。干扰素早期常见不良反应有发热、畏寒、头痛、疲乏、食欲缺乏、肌痛及骨痛等似流感样症状，持续数天至 2 个月；晚期可有持续乏力、食欲下降、体重下降，少数患者可有贫血、血小板减少、肝肾功能损害、脱发，有时有甲状腺功能减退症、抑郁等，严重者可有心绞痛、注意力不集中、记忆力减退及昏睡等神经系统毒性表现。剂量减少时以上症状可减轻或消失，给予小剂量解热镇痛药如对乙酰氨基酚等可解除上述不良反应。

化疗　虽可使大多数 CML 慢性期患者达到血液学完全缓解，但患者中位生存期并未得到改善。①羟基脲：首选化疗药，是 S 期特异性抑制 DNA 合成的药物，起效快，白细胞减少较快，但药物后作用小，持续时间较短，无严重骨髓抑制作用，停药后复发快，故应小剂量长期维持。服用初始剂量至白细胞减少后，逐渐减量，直至缓解。白细胞降至 $10\times10^9/L$ 时，可服用维持剂量。羟基脲不良反应轻，可有轻度消化道反应（食欲缺乏、恶心）、脱发、皮肤丘疹、月经量多、骨髓细胞巨幼变等，对胎儿有致畸作用，骨髓抑制少，无肺纤维化。②白消安：又称马利兰，是一种烷化剂，作用于早期祖细胞。由于白消安代谢产物排泄较慢，治疗开始白细胞下降缓慢，一旦有骨髓抑制，则持续时间较长。临床上已很少应用此药。主要不良反应为骨髓抑制、皮肤色素沉着、不可逆的闭经或睾丸萎缩、间质性肺纤维化等。③靛玉红及其衍生物甲异靛：是从青黛中提取的新型结构类型（吲哚类化合物）的抗肿瘤药。常规剂量用药后 20～40 天白细胞数下降，约 2 个月可降至正常水平。靛玉红治疗后脾缩小早于白细胞下降，甚至脾缩小后外周血白细胞计数可升高，取得缓解后应长期维持治疗。不良反应有腹泻、腹痛、腹胀、恶心、呕吐、便血、骨痛、关节痛、水肿等。约1/3病例出现消化道不良反应，大部分病例随服药时间延长不良反应逐渐减轻，不良反应轻重程度与药物剂量大小无关，可能与患者的个体敏感性有关。甲异靛克服了靛玉红对胃肠道的明显副作用及溶解性差的缺点。④其他：有学者尝试小剂量阿糖胞苷、高三尖杉酯碱、环磷酰胺、巯嘌呤、美法仑、苯丁酸氮芥、蒽环类药、门冬酰胺酶、依托泊苷等单用或联合，这些药物虽均对CML有效，但无一种药物疗效超过羟基脲或白消安，绝大部分研究表明强烈联合化疗不能明显延长生存期。

放疗　脾区照射可用于化疗耐药、脾极度增大患者，若有骨骼软组织浸润也可用局部放疗。

脾切除术　不能延长慢性期或生存期、不能提高生存质量，已少应用。只有在少数情况下如巨脾引起不适、脾梗死、脾破裂、出现脾功能亢进症状才考虑该治疗。

加速期和急变期治疗　一旦进入加速期或急变期应按急性白血病治疗，化疗方案根据急变类型而定，急髓变患者一般用类似急性髓细胞性白血病的治疗方案，但缓解率低、生存期短。急淋变患者应用ALL的治疗方案，如VDCLP方案（长春新碱+柔红霉素+环磷酰胺+门冬酰胺酶+泼尼松），约1/3患者可达血液学缓解或回到慢性期。传统化疗总体血液学反应20%～50%，不良反应多，且血液学反应短暂。伊马替尼对部分急变期患者依然有效，从未用过伊马替尼治疗者，应先用此药；若慢性期用过伊马替尼产生耐药者可选择第二代TKI。尽管TKI的血液学反应率相对较高，但持续反应时间短且不可治愈CML，易复发，获得血液学缓解或回到慢性期后，尽早选择allo-HSCT。

疗效标准　①完全血液学缓解：外周血细胞数完全正常，白细胞计数$<10\times10^9/L$，血小板计数$<450\times10^9/L$，外周血无幼稚细胞如原粒、早幼粒细胞和中幼粒细胞，无症状及阳性体征，脾不可触及。②部分血液学缓解：基本同完全血液学缓解，但外周血有不成熟细胞；或血小板计数较治疗前下降50%以上，但仍$>450\times10^9/L$，或脾比治疗前缩小50%以上，但仍持续性肿大。③完全细胞遗传学缓解：骨髓Ph染色体0（至少检测20个中期分裂象）。④部分细胞遗传学缓解：骨髓Ph染色体1%～35%（至少检测20个中期分裂象）。⑤小部分细胞遗传学缓解：骨髓Ph染色体36%～65%（至少检测20个中期分裂象）。⑥微小细胞遗传学缓解：骨髓Ph染色体66%～95%（至少检测20个中期分裂象）。⑦无细胞遗传学缓解：骨髓Ph染色体>95%（至少检测20个中期分裂象）。⑧完全分子学缓解：定量PCR未测出*BCR-ABL1* mRNA。⑨主要分子学缓解：定量PCR测出的*BCR-ABL1* mRNA水平减低≥3个对数级。

伊马替尼治疗CML慢性期疗效判定多用2009年欧洲白血病网（European Leukemia Net，ELN）的标准（表3）。

预后　TKI时代以前CML的

表3　伊马替尼一线治疗CML慢性期患者总体疗效评估

评估时间	疗效			警告因素
	最佳	欠佳	失败	
基线	NA	NA	NA	高危，CCA/Ph^+
3个月	CHR且至少达到CyR（$Ph^+\leq65\%$）	无CyR（$Ph^+>95\%$）	低于CHR	NA
6个月	至少PCyR（$Ph^+\leq35\%$）	低于PCyR（$Ph^+>35\%$）	无CyR（$Ph^+>95\%$）	NA
12个月	CCyR	PCyR（Ph^+ 1%～35%）	低于PCyR（$Ph^+>35\%$）	低于MMR
18个月	MMR	低于MMR	低于CCyR	NA
治疗中任意时间	MMR稳定或提高	MMR丧失；仍然对伊马替尼敏感的*BCR-ABL1*酪氨酸激酶域突变	CHR丧失；CCyR丧失；对伊马替尼敏感性差的*BCR-ABL1*酪氨酸激酶域突变；CCA/Ph^+	转录水平增加；CCA/Ph^-

注：NA：不适用；CCA：克隆性染色体异常；Ph：费城染色体；CHR：完全血液学缓解；CyR：细胞遗传学缓解；PCyR：部分细胞遗传学缓解；CCyR：完全细胞遗传学缓解；MMR：主要分子学缓解（指国际单位表示的*BCR-ABL1*与*ABL1*或其他管家基因的比值≤0.1%）。诊断时CCA/Ph^+是一个警告因素。治疗期间出现CCA/Ph^+（即克隆进展）是治疗失败的标志。需要进行两次连续的细胞遗传学检测，至少在两个Ph^+细胞中发现相同的CCA

生存期为39~47个月，5年生存率25%~35%。加速期患者生存期12~18个月，一旦急变则存活期仅为3~6个月，甚少超过1年。随着造血干细胞移植技术的不断成熟及TKI的问世，CML患者生存期明显延长。常用危险因素预后分层有Sokal评分和哈斯福德（Hasford）评分两种。Sokal评分≤0.8为低危，0.8~1.2为中危，≥1.2为高危。Hasford评分≤780为低危，780~1480为中危，≥1480为高危。

（王建祥）

zhēnxìng hóngxìbāo zēngduōzhèng

真性红细胞增多症（polycythemia vera，PV） 以红细胞显著增多，常伴白细胞和血小板增多为主要表现的慢性克隆性骨髓增殖性肿瘤。较少见，发病率较高地区为（1.9~2.6）/10万，中老年多见，男性发病率略高于女性。

病因及发病机制 尚不清楚，一般认为该病为造血多能干细胞克隆起源。可能的发病机制有：①细胞遗传学异常，与*JAK2* V617F基因突变有关。②造血生长因子信号转导异常。③对细胞因子敏感性增加。

临床表现 起病缓慢、隐匿，通常体检时意外发现，或因血栓形成、出血等并发症而进一步被确诊。①多血症：颜面、耳鼻、口唇、眼结膜、四肢末端等处充血呈绛红色。肝大、脾大多见。②心血管及神经系统：可出现高血压、心绞痛、心肌梗死、充血性心力衰竭，以及头痛、头晕、视力障碍、肢端麻木等症状。③血栓形成及出血：约1/3患者可发生血栓，以脑血栓常见，其次为肝静脉血栓、冠状动脉血栓、深静脉血栓和肺血栓。肠系膜、肝、脾和门静脉栓塞时可并发急腹症。出血以皮肤淤斑、牙龈出血多见，少数表现为咯血、呕血、便血、月经过多。④其他：皮肤瘙痒、消化道溃疡、痛风等。

辅助检查 ①血红蛋白（Hb）测定及红细胞计数：多次Hb≥180g/L（男性）或≥170g/L（女性），红细胞计数≥6.5×10^{12}/L（男性），或≥6.0×10^{12}/L（女性）。②红细胞容量：^{51}Cr标记红细胞法或^{99}Tc标记红细胞法检测显示红细胞容量绝对值增加。③血细胞比容（Hct）：男性≥0.55，女性≥0.50。④白细胞计数：无感染及其他原因情况下，白细胞多次>11.0×10^{9}/L。⑤血小板计数：多次>300×10^{9}/L。⑥外周血中性粒细胞碱性磷酸酶（NAP）积分：>100。⑦骨髓象：示增生明显活跃或活跃，粒系、红系及巨核细胞系均增生，尤以红系为著。

诊断 参照2008年世界卫生组织（WHO）诊断标准，满足2个主要标准和1个次要标准或第一条主要标准和2条次要标准即可诊断。

主要标准 ①有红细胞容量增加的证据，符合下列任意一条：Hb>185g/L（男性），>165g/L（女性）；Hb或Hct高于相应年龄、性别、居住纬度参考范围的第99百分位值；Hb>170g/L（男性），>150g/L（女性），Hb较基础水平持续增加≥20g/L，排除纠正缺铁所致；红细胞容量>平均正常预测值的25%。②有*JAK2* V617F或其他类似的功能突变（如*JAK*第12外显子突变）。

次要标准 ①骨髓活检显示红系、粒系和巨核细胞系三系高度增生（全髓系增生）。②血清红细胞生成素水平低于正常。③体外内源性红系集落生长。

鉴别诊断 主要与继发性和相对性红细胞增多症鉴别。继发性红细胞增多症包括高原性红细胞增多，慢性肺疾病或先天性心脏病继发红细胞增多，异常血红蛋白病，某些肿瘤、囊肿、血管异常或药物等所致红细胞增多，家族性红细胞增多。相对性红细胞增多症包括大量失液、休克等原因所致暂时性红细胞增多，以及慢性相对性红细胞增多如盖斯伯克（Gaisbock）综合征。

治疗 除极少数患者接受同种异基因造血干细胞移植外，尚无其他方法可根除异常造血克隆。主要治疗目的：①缓解临床症状，防止血栓等并发症。②防止该病进展（骨髓纤维化、白血病）。一般建议患者接受静脉放血或红细胞单采术，降低Hct。高危血栓形成患者（>60岁或有血栓病史），可给予骨髓抑制性治疗，如羟基脲、干扰素、放射性核素^{32}P等。

静脉放血 简便、安全，短期内缓解与高血容量、高黏滞血症有关的症状，降低血栓形成和出血风险。可单独应用或与其他治疗方法合用。注意应酌减老年及心血管疾病患者的放血量。

红细胞单采术 应用血细胞分离机进行，治疗性红细胞单采术可迅速缓解高黏滞血症，效果明显。

放射性核素 放射性核素^{32}P可释放β射线，进行选择性内照射，抑制骨髓造血。常用磷酸氢二钠，可口服或静脉注射。适用于羟基脲治疗无效或不愿服药、高龄、症状明显及有血栓等并发症者，但^{32}P有可能增加白血病发生的风险。

化疗 多用骨髓抑制药。常用羟基脲，与静脉放血联合，可降低血栓并发症，其骨髓抑制作用时间短，较安全，致白血病作用亦低于烷化剂。也可选用白消安，可有效缓解临床症状，尤适用于白细胞及血小板明显增多患者，但应注意骨髓严重抑制风险。烷化剂，如苯丁酸氮芥、环磷酰胺、美法仑，因有增加白血病发生风险，已较少应用。α-干扰素可抑制过度增殖的红细胞及血小板，有效降低血常规指标，改善临床症状。

对症治疗　对于并发痛风和高尿酸血症患者，应予低嘌呤饮食，应用别嘌呤醇、秋水仙碱类药物。与血清组胺增高有关的皮肤瘙痒，可给予抗组胺药、阿司匹林或赛庚啶，也可用补骨脂素光化学治疗。

预后　此病发展缓慢，若无并发症，病程可长达20年。病程长短与多种因素有关，如发病年龄、并发症情况及治疗方法等。此病可进展至骨髓纤维化、骨髓衰竭或白血病，以急性髓细胞性白血病最常见，其次为急性淋巴细胞白血病。

（吴德沛　陈　峰）

yuánfāxìng xuèxiǎobǎn zēngduōzhèng

原发性血小板增多症

（essential thrombocythemia，ET）　以骨髓巨核细胞过度增殖，外周血血小板计数显著持续性增高且功能异常为特征的非反应性骨髓增殖性肿瘤。又称血栓性出血性血小板增多症。较少见，好发于中老年人，发病年龄为50~60岁，女性略多于男性。

病因及发病机制　病因尚不明确。病变在多能干细胞水平。多能干细胞异常导致骨髓中巨核细胞持续增殖，血小板生成增多，而血小板寿命大多正常，因此血小板数量明显增高。40%~50%的患者发现*JAK2* V617F基因突变。

临床表现　①一般症状：起病隐匿，25%~33%患者初发病时体检异常并不显著。轻者除疲劳、乏力外，无其他症状，偶尔因发现血小板增多或脾大而就诊。②出血：大多患者因出血倾向而就诊，少数因创伤和手术中止血困难而被发现。常表现为牙龈出血、鼻出血、皮肤紫癜、消化道出血，出血常呈发作性，间歇期较长。③血栓和栓塞：血小板极度增多，部分患者血小板黏附性增高可致动脉或静脉内血栓形成。好发于脾静脉、肝静脉、肠系膜静脉、下肢静脉和腋动脉、颅内动脉、肢端动脉，常引起相应症状，下肢静脉血栓脱落可并发致死性肺栓塞。④肝脾大：50%~80%患者有脾大，多为中度，巨脾少见。约半数患者肝轻度肿大，一般无淋巴结肿大。20%患者可有无症状脾梗死，导致脾萎缩。

辅助检查　包括以下几方面。

血象　血小板计数多在（1000~3000）×10^9/L，外周血涂片可见血小板明显增多，聚集成堆，大小不一，有巨型血小板，偶见巨核细胞碎片。白细胞增多，常在（10~30）×10^9/L，部分有嗜酸性和嗜碱性粒细胞增多，可有中幼、晚幼粒细胞。中性粒细胞碱性磷酸酶活性增高。少数患者可伴红细胞增多。

骨髓象　有核细胞增生活跃，以巨核细胞增生为主。原始及幼巨核细胞均增多，并有大量血小板形成。骨髓活检显示巨核细胞数增多，有时伴轻至中度纤维组织增生。

血小板及凝血功能试验　多数患者血小板黏附率降低，ADP诱发的血小板聚集功能异常，血小板3因子有效性降低。凝血检查一般正常。

细胞遗传学检查　可出现异常染色体核型，21q-可能是此病染色体畸变的一个重要特征。10%患者存在Ph染色体，此类患者有潜在向急性白血病转化的风险。

分子生物学检查　40%~50%患者发现*JAK2* V617F突变。

诊断　符合以下4个条件即可诊断：①持续血小板增多≥450×10^9/L。②骨髓活检显示巨核细胞系增生伴体积增大的成熟巨核细胞数增多，无明显的中性粒细胞或红系增多或核左移。③不符合真性红细胞增多症、原发性骨髓纤维化、*BCR-ABL1*阳性的慢性髓细胞性白血病、骨髓增生异常综合征或其他髓系肿瘤的世界卫生组织（WHO）诊断标准。④有*JAK2* V617F或其他克隆性标志，或无*JAK2* V617F情况下，无反应性血小板增多的证据。

鉴别诊断　①继发性血小板增多症：多继发于脾切除术后、溶血性贫血、急性失血后、慢性或急性感染、肿瘤性疾病等。自身免疫疾病、铁缺乏、类风湿关节炎、坏死性肉芽肿、溃疡性结肠炎、分娩及肾上腺素等药物反应也可引起血小板增多。②其他骨髓增殖性肿瘤。

治疗　并非所有患者均需治疗，老年人、既往有出血或血栓史及血小板明显增多的患者多需积极治疗，但现有治疗措施并不能阻碍其向高危阶段发展，治疗旨在减少血小板以预防和控制出血、血栓形成和栓塞。

骨髓抑制药　主要治疗措施。目的是破坏异常的巨核细胞，使血循环中的血小板数正常或接近正常。血小板在1000×10^9/L以上者，白消安、环磷酰胺、羟基脲等均有一定疗效，需3~4周或更长时间才获缓解。苯丁酸氮芥、美法仑等亦有效。血小板计数下降或症状缓解后即可停药。血小板再度增多时可重复使用。

放射性核素　放射性核素^{32}P为治疗此病的重要手段。效果佳，见效快。口服或静脉注射，必要时3个月后重复给药。因有诱发白血病的可能，一般不主张应用。

α-干扰素　对人巨核细胞前体细胞有抗增殖作用，可使血小板生存期缩短，但停药后易复发。

血小板单采术　可迅速减少血小板量。常用于手术前、急性胃肠道出血、妊娠和分娩、骨髓抑制药无效者。

出血、血栓、栓塞的治疗　出血以继发于血栓形成者较多，可选用抗血小板黏附和聚集药（如双嘧达莫、阿司匹林、阿那格雷）改善出血倾向。若发生血栓形成或栓塞，可用肝素或双香豆素类抗凝药，脾切除术为禁忌。

妊娠相关治疗　妊娠及哺乳期间羟基脲及阿那格雷禁用，α-干扰素的使用尚有争议。妊娠合并原发性血小板增多症可使习惯性流产或妊娠前3个月流产的风险增加。整个妊娠期间应密切监测孕妇血栓形成及胎盘血凝块，血栓形成高风险的孕妇分娩后应每日使用低分子量肝素或依诺肝素持续数周。

预后　大多数病例进展缓慢，中位生存期常在10年以上，10年生存率64%~80%。0.6%~5.0%患者进展为急性髓细胞性白血病，曾应用化学药物治疗的此类患者发生概率更高。反复重要脏器出血或血栓形成是此病主要致死原因，少数患者转化为其他骨髓增殖性肿瘤。

（吴德沛　马　骁）

yuánfāxìng gǔsuǐ xiānwéihuà

原发性骨髓纤维化（primary myelofibrosis，PM）　造血干细胞异常所致，以骨髓出现弥漫性纤维组织和骨质增生，常伴髓外造血为主要表现的慢性骨髓增殖性肿瘤。简称骨纤。发病率为（0.6~1.3）/10万，多见于50岁以上人群，但少数病例可见于儿童。男女发病率相等。

病因及发病机制　PM原因不明，是起源于单个多能干细胞的克隆性血液病。骨髓内纤维组织增多与血小板衍生生长因子、巨核细胞衍生生长因子、表皮生长因子和转化生长因子-β的释放有关。*JAK2* V617F基因突变虽可见于部分PM患者，但是否为其真正的分子致病机制尚待进一步研究证实。

临床表现　起病多隐匿，进展缓慢，部分患者开始多无症状或症状不典型，偶因发现脾大而确诊。主要症状为贫血和脾大压迫引起的各种症状。病程早期及中期可由代谢增高致低热、盗汗、消瘦、心动过速。少数有骨痛和出血。疾病晚期因骨髓造血障碍出现严重贫血及出血。巨脾是此病特征，质多坚硬，表面光滑，无触痛。约半数患者就诊时脾已达盆腔。并发脾梗死及脾周围炎者表现为左上腹剧痛，甚至左肩痛，脾区压痛明显，可触及摩擦感，闻及摩擦音，可伴左侧反应性胸膜炎。病程中常合并感染和出血。中性粒细胞性皮炎是重要并发症，与急性发热性嗜中性皮肤病相似，表现为血小板轻度增多，并可进展为大疱或坏疽性脓皮病，主要是中性粒细胞浸润所致皮肤受损。

髓外造血主要在脾，其次在肝、淋巴结、肾、肾上腺等，可检测到相应的造血组织纤维瘤。肿瘤主要由造血组织构成，逐渐出现纤维化。患者脾门血流量增加，肝静脉及门静脉血栓形成，可导致门静脉高压、腹水、食管-胃底静脉曲张、消化道出血及肝性脑病。

诊断　包括国内诊断标准和国外诊断标准。

国内诊断标准　①脾明显肿大。②外周血中出现幼稚粒细胞和（或）有核红细胞，有数量不一的泪滴状红细胞，病程中可有红细胞、白细胞及血小板增多或减少。③骨髓穿刺多次“干抽”或呈增生低下表现。④肝、脾、淋巴结病理检查示有造血灶。⑤骨髓活检病理切片显示纤维组织明显增生。上述第5项为必备条件，加上其他任何两项，并除外继发性骨髓纤维化即可诊断。

国外诊断标准　2008年世界卫生组织（WHO）制定的诊断标准要求满足3个主要条件和2个次要条件。主要条件包括：①巨核细胞增生且呈异型，常伴网硬蛋白和（或）胶原纤维化；或无明显网硬蛋白纤维化时，巨核细胞改变同时伴骨髓细胞增生，通常是粒细胞增生而红系减少。②不符合真性红细胞增多症、*BCR-ABL1*阳性慢性髓细胞性白血病、骨髓增生异常综合征或其他髓系肿瘤等的WHO诊断标准。③具有*JAK2* V617F或其他克隆性标志如*MPLW* 515K/L；或无克隆性标志，且无继发性骨髓纤维化或其他改变的证据，如继发于感染、自身免疫病或其他慢性炎性疾病、毛细胞白血病或其他淋系肿瘤、恶性肿瘤转移、中毒性（慢性）脊髓病等。次要条件包括：①出现幼稚红、白细胞增多。②血清乳酸脱氢酶升高。③贫血。④脾大。

鉴别诊断 ①继发性骨髓纤维化：有明显病因，多见于恶性肿瘤、感染（主要是结核）和暴露于某些毒物和电离辐射后、骨髓转移瘤所致者，一般病程短，脾略大，骨髓中可找到瘤细胞，部分可找到原发病灶，纤维化也较局限。②其他骨髓增殖性肿瘤：包括慢性髓细胞性白血病、真性红细胞增多症、原发性血小板增多症等（表）。

治疗 无临床症状，病情持续数年稳定者不需特殊治疗。临床症状较明显或血象改变者可开始治疗，主要改善贫血及巨脾所致压迫症状。

纠正贫血 雄激素等可加速幼红细胞成熟与释放，但改善贫血效果不肯定，对肝病患者慎用。红细胞生成素水平低者可用人重组红细胞生成素。若合并溶血，可用泼尼松治疗。严重贫血可输红细胞，血细胞比容应保持在0.25以上。

化疗 抑制骨髓造血祖细胞异常增殖的同时，可抑制免疫发病机制，防止骨髓纤维化的进一步发展。适用于白细胞和血小板明显增多、有显著脾大而骨髓造血障碍不明显者。常用药物有白消安、羟基脲及巯嘌呤等。羟基脲是最常用且疗效较好的药物，可有效缩小肝、脾体积，改善盗汗、体重减轻等全身症状，增加血红蛋白含量，使升高的血小板计数下降，有时可减慢骨髓纤维化的进程。

干扰素 α-干扰素和γ-干扰素可协同作用抑制骨髓增生，对有血小板增多者疗效较好。

脾切除术 适应证：①巨脾有明显压迫症状或脾梗死疼痛不止者。②严重溶血性贫血。③血小板明显减少伴出血。④门静脉高压并发食管静脉曲张破裂出血。术后有使肝迅速增大或血小板增多，加重血栓形成可能，应权衡利弊，慎重考虑。

维生素 D_3 其活性代谢物是骨化三醇，前体是1,25-二羟胆钙化醇，有抑制巨核细胞增殖，并诱导髓细胞向单核及巨噬细胞转化的作用。

二膦酸盐 伴骨硬化或骨膜炎者长期受到骨痛的困扰，可使用二膦酸盐改善骨痛症状。

放疗 适应证：①严重脾区疼痛，如脾梗死。②巨脾而有脾切除术禁忌者。③腹膜髓样化生出现腹水。④局部严重骨痛，如骨膜炎或粒细胞瘤引起的溶骨性损害。⑤髓外造血组织纤维瘤，特别是硬膜外肿瘤。

造血干细胞移植 有个别成功病例报道，确切效果尚须观察。

其他 ①沙利度胺：通过抑制血管新生及调节细胞因子特别是肿瘤坏死因子-α，对贫血、血小板减少及脾大有一定疗效。②伊马替尼：可通过抑制c-Kit和血小板衍生生长因子受体两个酪氨酸激酶活性而治疗此病。

预后 此病进展缓慢。病程长短不一，生存期2~5年不等，少数可生存10年以上。影响预后的因素有：年龄、贫血严重程度、细胞遗传学异常情况。常见死因为严重贫血、感染、心力衰竭和出血。病程中可与其他骨髓增殖性肿瘤相互转化，晚期骨髓衰竭，约20%患者最后可转化为急性髓细胞性白血病。急性型病情进展迅速，病程多不超过1年。

（吴德沛 马 骁）

表 各类骨髓增殖性肿瘤的鉴别诊断

鉴别要点	慢性髓细胞性白血病	真性红细胞增多症	原发性血小板增多症	原发性骨髓纤维化
临床表现	贫血、出血	高血容量综合征、栓塞	出血为主，有血栓症状	贫血
脾大	中至重度	轻至中度	轻至中度	中至重度
红细胞计数（$\times10^{12}$/L）	正常或偏低	>6.0	轻度增高	低于正常
白细胞计数（$\times10^{9}$/L）	>50	<50	<50	10~20
血小板计数（$\times10^{9}$/L）	正常或增多	正常或增多	显著增高	常减少
血细胞形态	可见幼稚粒细胞	正常	异形血小板	外周血可见幼红、幼粒细胞，以及泪滴状红细胞
NAP积分	减低	增高	增高	增高
骨髓象	粒系增生为主，可见各阶段粒细胞	红系增生为主	巨核系增生为主，可见幼稚巨核细胞增多	增生减低，活检可见纤维化
Ph染色体或*BCR-ABL1*融合基因	阳性	阴性	阴性	阴性

注：NAP：中性粒细胞碱性磷酸酶

mànxìng zhōngxìnglìxìbāo báixuèbìng

慢性中性粒细胞白血病（chronic neutrophilic leukemia，CNL） 以外周血成熟中性粒细胞持续增多、脾大为特点的骨髓增殖性肿瘤。属罕见病。约90%患者在60岁以上，男性稍多于女性。

CNL属克隆性疾病，起源于造血干/祖细胞，具体病因不明。可有乏力、食欲缺乏、体重下降、腹痛。部分患者有出血倾向。一般无淋巴结肿大，但有脾进行性增大，常伴肝大。不伴发热、炎症、其他肿瘤和引起类白血病反应的其他病因。中性粒细胞和血小板进行性减少，出现新的细胞遗传学改变，对原有治疗无反应通常是疾病进展的表现。无Ph染色体，*BCR-ABL1*融合基因阴性。

若患者出现外周血成熟中性粒细胞持续增多和脾大应疑诊此病。中性粒细胞浸润肝门和脾红髓，以及由非成熟粒细胞和巨核细胞组成的髓外造血是此病特征。辅助检查有助于确诊：①血象：大部分患者白细胞计数在$(25\sim50)\times10^9/L$，极少数$>100\times10^9/L$。分类以成熟中性粒细胞为主，该类细胞可含粗大颗粒，似中毒颗粒，可有空泡，嗜酸性和嗜碱性粒细胞不增多，通常无早、中、晚幼粒细胞，原始细胞<1%；红细胞形态正常，偶见幼红细胞（图1）。大多数有贫血，网织红细胞比例0.5%~3.0%。血小板计数常正常。②骨髓象：骨髓增生极度活跃。粒系增生极度活跃，粒红比可高达10∶1，以成熟中性粒细胞增生为主，占50%以上，原始及幼稚粒细胞不增多，嗜酸性和嗜碱性粒细胞不增多。幼红细胞增生严重减低。巨核系细胞多正常（图2）。③细胞遗传/分子生物学检查：大部分染色体正常，可有+8、+9、del（20q）、del（11q）等，无Ph染色体。*BCR-ABL1*融合基因阴性。可有*JAK2* V617F基因突变。④其他：骨髓活检常见成熟粒细胞显著增多，嗜酸性粒细胞不增多，红系细胞增生降低，多数患者戈莫理（Gomori）染色无网硬蛋白纤维增多现象。中性粒细胞碱性磷酸酶活性几乎均增高。血清维生素B_{12}水平明显增高。需与类白血病反应、慢性髓细胞性白血病及其他慢性骨髓增殖性肿瘤鉴别。

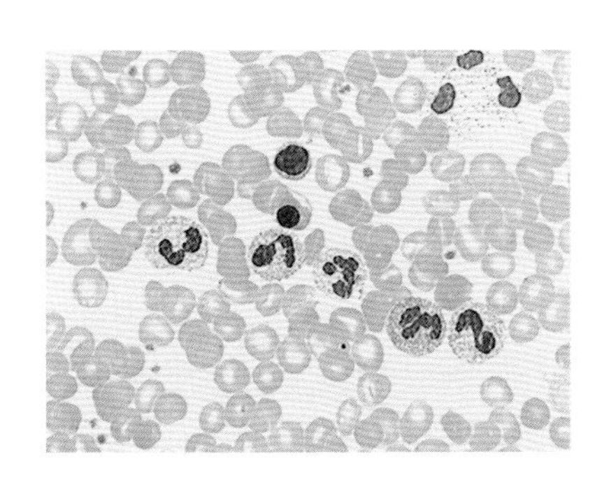

图1 CNL外周血象

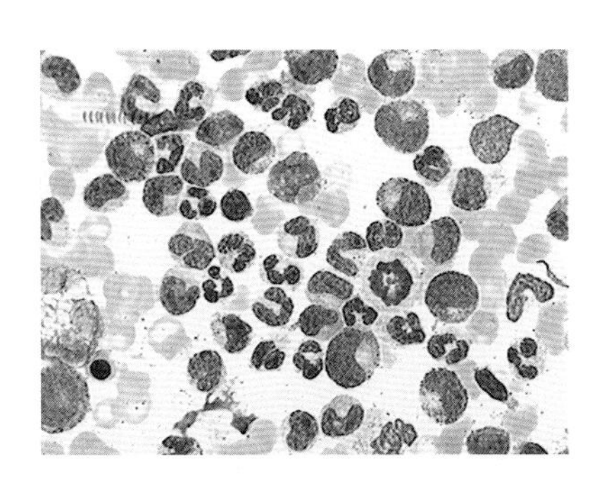

图2 CNL骨髓象

治疗 羟基脲或白消安是减少白细胞、缩小脾脏的首选。部分患者对α-干扰素治疗有反应。罕见伊马替尼有效。有条件行同种异基因造血干细胞移植者可望获长期生存。

预后 生存期为2~3年。主要死亡原因为出血、疾病进展和感染。进展为急性髓细胞性白血病后对联合化疗反应甚差。

（吴德沛 顾 斌 梁建英）

féidàxìbāo zēngduōzhèng

肥大细胞增多症（mastocytosis） 以皮肤或内脏器官肥大细胞和（或）肥大细胞前体细胞数量显著增多为特征的骨髓增殖性肿瘤。属罕见病，各年龄段均可发病。根据临床表现和病理特征分为7个亚型：①皮肤型肥大细胞增多症（cutaneous mastocytosis，CM），包括色素性荨麻疹、弥漫性皮肤肥大细胞增多症、持久性毛细血管扩张斑状发疹型和皮肤肥大细胞瘤。②惰性系统性肥大细胞增多症（indolent systemic mastocytosis，ISM）。③系统性肥大细胞增多症伴克隆性非肥大细胞系血液病（systemic mastocytosis associated with clonal haematological non-mast cell lineage disease，SM-AHNMD）。④侵袭性系统性肥大细胞增多症（aggressive systemic mastocytosis，ASM）。⑤肥大细胞白血病（mast cell leukemia，MCL）。⑥肥大细胞肉瘤。⑦皮肤外肥大细胞瘤，可划分为局灶性和系统性两大类，前者以皮肤病变为主，表现为各种发作形式的皮疹改变（见皮肤型肥大细胞增多症），后者包括ISM、SM-AHNMD、ASM、MCL和肥大细胞肉瘤（见系统性肥大细胞增多症）。

病因及发病机制 肥大细胞来源于造血干细胞，呈圆形或卵圆形，胞质富含组胺、5-羟色胺、肝素和各种酶类的嗜碱性颗粒，广泛分布于血管组织，尤其是皮肤、胃肠道等部位，其细胞表面表达高亲和力FcεRI，可结合游离IgE，通过脱颗粒作用，在抗感染和炎症反应中起重要作用，并能促进血管生长，参与组织重建。不受调控的肥大细胞增多则引起肥大细胞增多症。

绝大多数成人肥大细胞增多症患者有 *KIT* 基因突变。该基因编码的 KIT 蛋白（CD117）属跨细胞膜的酪氨酸激酶受体，表达在包括造血干细胞、肥大细胞、生殖细胞及黑色素细胞等细胞表面。生理状况下，KIT 蛋白与其配体（干细胞因子）结合后活化，形成二聚体，引发磷酸化的级联反应，活化下游的转录因子，调节细胞增殖、分化和凋亡。*KIT* 基因突变后对干细胞因子的依赖性显著降低，导致肥大细胞异常增殖，最终产生肥大细胞增多症的各种临床表现。*KIT* 基因突变有多种形式，D816V 突变最常见。D816V 突变导致缬氨酸或酪氨酸取代原有的天冬氨酸，造成自主活化并引发级联的磷酸化反应。其他突变类型有 D816F、A533D 和 F522C 等。研究结果证实，多数肥大细胞增多症患者的皮肤损害和骨髓细胞中可以检出 D816V 突变或类似突变，受累细胞的体内分布和突变类型决定患者的疾病进展和预后差异。少数缺乏 *KIT* 基因突变患者的发病机制尚不清楚。

临床表现 不同亚型的临床表现差异很大，从自发消散的皮肤病变到高度侵袭性多脏器受损，从局限性炎症反应到急性炎症介质释放导致的休克反应。惰性病程的患者可无症状，仅因其他原因进行的骨髓检查中发现异常增多的肥大细胞而考虑此诊断。进展性患者常有进行性淋巴结肿大和肝脾大。肥大细胞脱颗粒释放的因子可引起患者一系列的变态反应表现，如乏力、发热、低血压、颜面潮红、头痛、肌肉酸痛、支气管痉挛、恶心、呕吐、腹痛、腹泻、消化性溃疡等。

诊断 局灶性病变通过病变（皮疹）活检可作出诊断，吉姆萨（Giemsa）染色见到肥大细胞胞质内紫蓝色异染颗粒或甲苯胺蓝染色见到玫瑰红颗粒，对诊断有特异性价值。系统性病变由受累器官的活检（主要是骨髓）可作出诊断，变异肥大细胞细胞膜表面共表达 CD34、CD117 和 CD25。*KIT* 基因的突变检测对诊断有重要价值。肥大细胞胞质内含类胰蛋白酶，检测血清类胰蛋白酶水平有利于区分系统性肥大细胞增多症和其他过敏性疾病。

鉴别诊断 皮肤肥大细胞增多症需与其他皮肤疾病鉴别，系统性肥大细胞增多症需与过敏性疾病、高 IgE 综合征、遗传性或获得性血管神经性水肿、副肿瘤综合征和特发性毛细血管渗漏综合征等鉴别。

治疗 部分儿童皮肤肥大细胞增多症和皮肤外肥大细胞瘤患者在青春期可自然消退。治疗旨在控制肥大细胞增生，消除肥大细胞释放的炎症介质所致症状，但尚不能改变疾病进程。患者应避免过度体力活动、阳光、环境温度的急剧变化、情绪刺激、接触过敏原、乙醇、非甾体抗炎药及麻醉镇痛药等。

对症治疗　包括肾上腺素、H_1 和 H_2 受体拮抗剂、质子泵抑制剂、色甘酸钠、酮替芬、二膦酸盐、钙剂、糖皮质激素、甲氧沙林及长波紫外线等。肾上腺素应用于抗休克治疗。H_1 受体拮抗剂可预防症状发作。H_2 受体拮抗剂雷尼替丁、法莫替丁和质子泵抑制剂奥美拉唑可用于减轻胃酸分泌，防治消化性溃疡。色甘酸钠用于治疗胃肠绞痛和腹泻，还可改善头痛。酮替芬用于改善皮疹瘙痒、风团形成。二膦酸盐和钙剂可用于治疗疾病所致骨质疏松。糖皮质激素用于减轻全身炎性反应，局部应用可改善皮肤损害。甲氧沙林及长波紫外线对改善皮肤损害有效。

α-干扰素　适用于肿瘤负荷较高的 ISM 或缓慢进展型 ASM，对减轻肥大细胞负荷有一定疗效。

克拉屈滨　对惰性和侵袭性的病例均有效，但由于其骨髓抑制作用，一般不用于惰性病例的治疗。

联合化疗　用于 SM-AHNMD 和 MCL 患者。

异基因造血干细胞移植　用于治疗致命性系统性肥大细胞增多症患者。

酪氨酸激酶抑制剂　通过抑制酪氨酸激酶活性，使 *KIT* 基因突变的肥大细胞凋亡而发挥治疗作用，但现有药物仅对部分突变类型有效。

放疗　适用于有症状的局限性病灶。

脾切除术　适用于巨脾伴脾功能亢进或门静脉高压的侵袭性系统性患者，有助于降低肥大细胞负荷，改善疾病所致全血细胞减少。

（吴德沛）

pífūxíng féidàxìbāo zēngduōzhèng

皮肤型肥大细胞增多症

（cutaneous mastocytosis，CM）以多部位皮肤内肥大细胞异常生长、聚集为特征，不伴系统性损害的骨髓增殖性肿瘤。是肥大细胞增多症的一种亚型。多见于儿童，尤其是 2 岁以内，多数儿童患者的症状可在青春期消失，少数迁延至成年。

儿童患者发病原因可能是生长因子调控紊乱；成人患者病因

多与*KIT*基因突变相关，见肥大细胞增多症。除局部皮疹外，CM也可有肥大细胞脱颗粒所致全身症状，包括皮肤潮红、瘙痒、低血压、支气管痉挛、消化性溃疡、腹泻等。CM包括4种亚型。①色素性荨麻疹/斑丘疹皮肤肥大细胞增多症：最常见。皮肤损害除掌跖、面部、头皮外均可累及，主要分布于躯干，表现为多发性淡黄色或棕红色边缘清晰的斑丘疹。约50%的患者轻划皮肤可引发荨麻疹［达里耶（Darier）征］，甚至可发展为水疱。②弥漫性皮肤肥大细胞增多症：多见于婴儿。病变累及广泛，皮肤损害表现为密集的黄色橘皮状的浸润性斑块，部分患者可伴红皮病。此型全身症状最突出，后期转化为系统性肥大细胞增多症的概率较高。③持久性毛细血管扩张斑状发疹型：患者以成人为主，特征为无瘙痒的毛细血管扩张性红色斑疹，转化或合并系统性肥大细胞增多症的概率高。④皮肤孤立性肥大细胞瘤：又称肥大细胞痣，多于1岁内发病。初发损害为一棕黄色斑，继而发展形成丘疹或直径3~4cm的球形或卵圆形结节，表面平滑或呈橘皮状，孤立性病变多见。

皮肤损害处呈现典型的色素性荨麻疹/斑丘疹皮肤肥大细胞增多症、弥漫性皮肤肥大细胞增多或皮肤孤立性肥大细胞瘤，皮肤活检可见典型的肥大细胞多灶性或弥漫性组织浸润可诊断，同时应排除系统性肥大细胞增多症。

儿童CM患者有自发缓解的特性，避免激发因素尤为重要。治疗旨在缓解症状，见肥大细胞增多症。儿童患者预后较好，青春期后多能自发缓解。

（吴德沛）

xìtǒngxìng féidàxìbāo zēngduōzhèng

系统性肥大细胞增多症（systemic mastocytosis，SM） 以内脏组织和器官（包括骨髓、肝、脾、淋巴结等）内肥大细胞异常生长、聚集为特征的骨髓增殖性肿瘤。主要见于成人，是肥大细胞增多症的一种亚型。世界卫生组织（WHO）将此病分为：①惰性系统性肥大细胞增多症（indolent systemic mastocytosis，ISM）。②系统性肥大细胞增多症伴克隆性非肥大细胞系血液病。③侵袭性系统性肥大细胞增多症（aggressive systemic mastocytosis，ASM）。④肥大细胞白血病。⑤肥大细胞肉瘤。⑥皮肤外肥大细胞肉瘤。

病因及发病机制见肥大细胞增多症。临床特征及病程呈异质性，既可表现为惰性过程不影响寿命，也能表现为高度侵袭性，生存期很短。其中，ISM患者仅存在脏器肥大细胞浸润的病理证据，可有肝脾大或淋巴结肿大，但无具体临床表现；ASM患者则伴肥大细胞浸润导致的脏器功能障碍，包括：①全血细胞减少。②肝大合并腹水和肝功能异常。③可触及的脾大伴脾功能亢进。④肠道吸收不良导致的低蛋白血症和体重下降。⑤溶骨性骨破坏和病理性骨折。

诊断SM需满足至少1个主要条件和1个次要条件，或3个次要条件。主要条件为骨髓和（或）皮肤外器官活检标本中见多部位、密集的肥大细胞浸润。次要条件包括：①骨髓或皮肤外器官活检标本中，25%以上的肥大细胞呈梭形或不典型的形态改变，或骨髓象中不成熟或非典型的肥大细胞占其总数的25%以上。②骨髓、血或其他皮肤外器官检测到*KIT*基因816密码子处存在点突变。③骨髓、血或其他皮肤外器官的肥大细胞除自身标志外还表达CD2和（或）CD24。④血清类胰蛋白酶水平≥20μg/L（若伴相关克隆性髓系疾病，则该指标无效）。

SM仍是不可根治的疾病。治疗主要以对症措施为主，肿瘤负荷高的ISM患者和其他类型SM患者可尝试α-干扰素、克拉屈滨、酪氨酸激酶抑制剂治疗，高危年轻患者可进行同种异基因造血干细胞移植。

仅有骨髓侵犯的ISM患者预后较好，多数ISM患者寿命不受该病影响。侵袭性肥大细胞增多症患者伴随多种并发症，生存期3~5年。

（吴德沛）

féidàxìbāo báixuèbìng

肥大细胞白血病（mast cell leukemia，MCL） 肥大细胞恶性增殖，数周或数月内发展至骨髓造血功能障碍、多器官功能障碍综合征的骨髓增殖性肿瘤。此型恶性度高，可原发也可继发于其他类型系统性肥大细胞增多症，成人患者多见。除急性白血病症状与体征（如贫血、出血、感染发热、肝脾大、淋巴结肿大等）外，尚有肥大细胞增多症所特有的变态反应表现。皮疹不常见（见肥大细胞增多症）。诊断依据：①符合系统性肥大细胞增多症的诊断标准。②骨髓涂片肥大细胞占有核细胞的20%以上，外周血中肥大细胞占白细胞总数的10%以上。若外周血比例不足10%，为变异型MCL。多数治疗疗效不确切。联合化疗可参照急性髓细胞性白血病诱导方案，完全缓解后行大剂量阿糖胞苷巩固或同种异基因造血干细胞移植。此病高度恶性，预后极差，一般数月内即可出现多器官功能障碍综合征，生存期多不超过1年。

（吴德沛）

féidàxìbāo ròuliú

肥大细胞肉瘤（mast cell sarcoma） 表现为异形性肥大细胞侵袭性生长的骨髓增殖性肿瘤。此型高度恶性，发病率极低，仅有数例报道。早期多无系统受累表现，不满足系统性肥大细胞增多症的诊断标准。早期阶段需与皮肤外肥大细胞瘤鉴别，见肥大细胞增多症。患者均较快进展为肥大细胞白血病，预后差。

（吴德沛）

pífūwài féidàxìbāoliú

皮肤外肥大细胞瘤（extracutaneous mastocytoma） 表现为成熟肥大细胞局灶性生长的骨髓增殖性肿瘤。较罕见，仅为个案报道。其形态学表现为成熟的肥大细胞异常聚集，文献报道累及部位包括骨、肺等器官。病程进展缓慢，预后良好（见肥大细胞增多症）。

（吴德沛）

mànxìng gǔsuǐ zēngzhíxìng zhǒngliú, wúfǎ fēnlèi

慢性骨髓增殖性肿瘤，无法分类（myeloproliferative neoplasm, unclassifiable） 有慢性骨髓增殖性肿瘤典型表现（肝脾大）、实验室检查（无Ph染色体和*BCR-ABL1*融合基因）及形态学（白细胞和血小板增多，有或无贫血，红细胞亦可增多）特征，但不符合任何特定骨髓增殖性肿瘤的诊断标准，或具有两种及两种以上骨髓增殖性肿瘤特征重叠的一组克隆性造血干细胞疾病。又称未分化骨髓增殖性肿瘤。占骨髓增殖性肿瘤的10%～20%。好发于中老年人。

病因及发病机制 病因不明，骨髓形态学表现多变，无特征性免疫表型，无特殊细胞遗传学特征。来源于骨髓多潜能造血干细胞。JAK-STAT信号通路的激活在慢性骨髓增殖性肿瘤发病机制中起重要作用。*JAK2* V617F基因突变在骨髓增殖性肿瘤中常见。骨髓干细胞克隆性增殖引起血细胞逐渐扩增，导致血黏度过高，循环障碍及血栓事件。

临床表现 骨髓髓系（粒系、红系、巨核系）一系或多系细胞增生，分化成熟相对正常，引起外周血白细胞、红细胞和（或）血小板增多。临床上常有肝脾大，尤以脾大显著。血细胞增多表现如面红、血压升高、血栓形成等，病程缓慢。

诊断与鉴别诊断 具有下列临床、血液学特点者可诊断：①可有肝脾大。②外周血三系可不同程度增多，可有幼稚细胞，单核细胞$<1\times10^9/L$，或有不等程度的贫血，但未达到诊断原发性红细胞增多症（血红蛋白男性>185g/L，女性>165g/L）、原发性血小板增多症（血小板持续$\geqslant600\times10^9/L$）的标准。③骨髓象示全髓性增生，原始细胞<10%，无病态造血现象。骨髓活检无或有轻度网硬蛋白纤维化，无胶原纤维化，无骨髓增生异常综合征的幼稚细胞异常定位。④Ph染色体和*BCR-ABL1*融合基因均阴性，除外慢性髓细胞性白血病。⑤排除感染、毒素、免疫抑制剂、细胞因子、生长因子和肿瘤（含骨髓转移癌）所致反应性骨髓增殖变化（骨髓纤维化和骨髓硬化症）。

治疗 最常用的药物是羟基脲，降低过度增殖的血细胞数，减少血栓事件的发生。也可用干扰素治疗。用阿司匹林降低血栓事件的发生。针对异常的JAK信号通路采取靶向治疗是一个可行的方法。需要进一步研究它们各自的作用机制及作用靶点，为临床开发针对*BCR-ABL1*阴性的骨髓增殖性肿瘤的分子靶向治疗药物提供理论基础。

预后 此病大部分最终可归为两类：①原发性红细胞增多症、原发性血小板增多症或原发性骨髓纤维化的早期阶段。此时，疾病的临床及实验室特征未完全呈现。②晚期或进展期慢性骨髓增殖性肿瘤，包括原发性骨髓纤维化、骨髓硬化症，或向更侵袭的疾病转化。此时，骨髓检查的标本质量不佳或标本大小不够是诊断过程中的最常见问题，能解释大部分所谓的无法分类，若发生确实的无法分类，应做进一步临床和实验室检查以明确分类。对处于骨髓增殖性肿瘤早期阶段的无法分类患者，随访4～6个月，大部分患者逐渐表现为特征性骨髓增殖性肿瘤。慢性骨髓增殖性肿瘤总体预后不良。部分患者会转变为恶性血液病。

（吴德沛）

mànxìng shìsuānxìnglìxìbāo báixuèbìng, fēitèzhǐxíng

慢性嗜酸性粒细胞白血病，非特指型（chronic eosinophilic leukemia, not otherwise specified, CEL-NOS） 嗜酸性粒细胞前体克隆性增殖导致血液、骨髓和外周组织中嗜酸性粒细胞数量增加，但尚未发现任何单一或特定细胞遗传学或分子遗传学异常的慢性骨髓增殖性肿瘤。属罕见病。发病率尚不清楚。

病因及发病机制 病因不明。发病是多因素作用的结果，遗传、病毒、放射、化学物质等因素可能相互影响，重叠作用而导致白血病的发生。

临床表现 约10%患者临床症状不典型，嗜酸性粒细胞增多偶然被发现。部分患者有此病相关的原发症状，如发热、疲劳、咳嗽、血管性水肿、肌痛、皮肤瘙痒、腹泻等。

诊断 外周血嗜酸性粒细胞绝对值≥1.5×10^9/L，还需具备克隆性的依据，主要是细胞遗传学或分子遗传学异常，同时排除伴*PDGFRA*、*PDGFB*和*FGFR1*基因异常的嗜酸性粒细胞增多性髓性肿瘤。应详细全面检查以确定原发病，对诊断不肯定者应定期随访。

鉴别诊断 对嗜酸性粒细胞增多症进行病因鉴别，应详细、全面询问病史。若曾到蠕虫感染流行区旅游则应考虑血吸虫等寄生虫感染；表现为喘息、鼻炎或湿疹则提示变态反应性疾病；经常接触宠物狗，则应排除犬弓蛔虫感染；注意有无肿瘤表现；注意用药史，以排除药物过敏反应。药物所致嗜酸性粒细胞增多，其数量一般随停药而降低，但在某些病例如由于摄入污染的色氨酸所致嗜酸性粒细胞增多-肌痛综合征，尽管停药，疾病仍持续存在。异常的嗜酸性粒细胞形态学，骨髓或外周血未成熟细胞的增加，或核型异常均提示嗜酸性粒细胞白血病。嗜酸性粒细胞聚集、浸润限定于特定器官，是特殊疾病的特性，如嗜酸性粒细胞蜂窝织炎、嗜酸性粒细胞肺炎及嗜酸性筋膜炎。嗜酸性粒细胞增多合并脉管炎、神经系统疾病和哮喘病史，提示嗜酸性肉芽肿性多血管炎。在中至重度嗜酸性粒细胞增多患者，若未找到明确病因，又有脏器损害，则应考虑特发性嗜酸性粒细胞增多综合征。对嗜酸性粒细胞计数中至重度增高及持续轻度增高者应进行血涂片的形态学检查、尿液分析和一系列的粪便寄生虫检查。对于粪类圆线虫等寄生虫的诊断有时需血清学试验。骨髓、染色体分析和组织活检可根据病情选择。

治疗 最佳治疗仍不明确，部分原因是这种疾病罕见。其治疗方法包括骨髓移植和应用α-干扰素。

预后 临床过程多变，预后各不相同，部分病例可病情稳定数十年，预后良好。而一些病例则快速发展为急性白血病，预后不佳。

（吴德沛）

tèfāxìng shìsuānxìnglìxìbāo zēngduō zōnghézhēng

特发性嗜酸性粒细胞增多综合征（idiopathic hypereosinophilic syndrome）

原因不明，以嗜酸性粒细胞持续增多为特征，主要侵犯皮肤、心脏、呼吸及神经系统等髓外器官的一类致死性骨髓增殖性肿瘤。属少见病，多为散在发病，无显著区域聚集性。患病年龄多在20~50岁，婴幼儿和儿童罕见。病因及发病机制不明。临床表现见慢性嗜酸性粒细胞白血病，非特指型和髓系和淋系肿瘤伴嗜酸性粒细胞增多。

诊断依据：①血嗜酸性粒细胞绝对计数≥1.5×10^9/L，并持续半年及以上。②排除其他原因所致嗜酸性粒细胞增多。③伴器官受累表现。此病需与以下疾病鉴别：反应性嗜酸性粒细胞增多；慢性嗜酸性粒细胞白血病，非特指型；髓系和淋系肿瘤伴嗜酸性粒细胞增多，包括髓系和淋系肿瘤伴*PDGFRA*重排、髓系肿瘤伴*PDGFRB*重排、髓系和淋系肿瘤伴*FGFR1*异常；淋巴细胞变异性嗜酸性粒细胞增多症；世界卫生组织（WHO）定义的髓系肿瘤（如骨髓增生异常综合征、骨髓增殖性肿瘤、骨髓增生异常综合征/骨髓增殖性肿瘤、急性髓细胞性白血病）相关的嗜酸性粒细胞增多。

治疗首选糖皮质激素治疗。激素无效者可用羟基脲或α-干扰素，以及伊马替尼、美泊利单抗（抗白介素-5单抗）、阿仑单抗（抗CD52单抗），或其他化疗方法。部分患者可考虑参加临床试验或行造血干细胞移植。不同个体之间有差异，主要器官严重受累者预后差。

（吴德沛）

suǐxì hé línxì zhǒngliú bàn shìsuānxìng lìxìbāo zēngduō

髓系和淋系肿瘤伴嗜酸性粒细胞增多（myeloid and lymphoid neoplasm with eosinophilia）

源于编码异常酪氨酸激酶的融合基因形成，以嗜酸性粒细胞增多为特点的髓系和淋系肿瘤。对伴嗜酸性粒细胞增多的骨髓增殖性疾病（myeloproliferative disease，MPD）认识的主要进展是已证实这些疾病有受体酪氨酸激酶，主要包括血小板衍生生长因子受体A（platelet-derived growth factor receptor A，PDGFRA）、PDGFRB、成纤维细胞生长因子受体1（fibroblast growth factor receptor 1，FGFR1）受累，酪氨酸激酶抑制剂对PDGFRA、PDGFRB受累的MPD有显著疗效。

2008年世界卫生组织（WHO）造血与淋巴组织肿瘤分类中对伴嗜酸性粒细胞增多的骨髓增殖性疾病（myeloproliferative disease，MPD）做了较大修订。MPD已更名为“骨髓增殖性肿瘤（myeloproliferative neoplasm，MPN）”“慢性嗜酸性粒细胞白血病

(chronic eosinophilic leukemia, CEL),不另作分类”归属于MPN这一大类髓系肿瘤。新增“伴嗜酸性粒细胞增多和*PDGFRA*、*PDGFRB*或*FGFR1*异常的髓系和淋系肿瘤”这一组疾病类型,包括三类疾病:①髓系和淋系肿瘤伴*PDGFRA*重排,其中最常见的是“*FIP1L1-PDGFRA*相关的伴嗜酸性粒细胞增多的骨髓增殖性肿瘤”。②髓系肿瘤伴*PDGFRB*重排,这些患者有位于5q31-q33的*PDGFRB*基因重排,通常是t(5;12)(q31-q33;p12)/*ETV6-PDGFRB*融合基因。③髓系和淋系肿瘤伴*FGFR1*异常,是一组异质性疾病。

MPN及淋系肿瘤伴*PDGFRA*、*PDGFRB*和*FGFR1*重排构成了三组罕见的特定疾病,它们既有共性特点也有个性特点。它们都源于一种编码异常酪氨酸激酶的融合基因的形成。特点为嗜酸性粒细胞增多,但并非一成不变。已证实*PDGFRA*与*FGFR1*相关肿瘤细胞起源于一种突变的多潜能(淋系-髓系)干细胞。*PDGFRB*相关肿瘤可能也是如此,但尚需进一步证实。

三组疾病都可表现为MPN,但表现为淋系肿瘤的发生率不定。临床及血液学特点也受所累及伙伴基因的影响。在*PDGFRA*相关疾病中,通常表现为CEL伴显著肥大细胞系累及,有时为中性粒细胞系累及。少见情况下,表现为急性髓细胞性白血病(acute myelogenous leukemia, AML)或前体T淋巴母细胞淋巴瘤(T lymphoblastic lymphoma, T-LBL),这两种疾病均伴嗜酸性粒细胞增多。在*PDGFRB*相关疾病中,MPN表现较多样,但常表现为慢性粒-单核细胞白血病伴嗜酸性粒细胞增多。异常肥大细胞增殖也是表现之一。已报告的急性转化均为髓系。在*FGFR1*相关疾病中,常表现为淋巴瘤,特别是T-LBL伴嗜酸性粒细胞增多。其他病例为CEL,前体B淋巴母细胞白血病/淋巴瘤或AML。

识别这些疾病的重要意义在于异常的酪氨酸激酶活性可使疾病对酪氨酸激酶抑制剂治疗有效。这种希望已在MPN伴*PDGFRA*或*PDGFRB*重排中得以实现,后者对伊马替尼及某些相关的酪氨酸激酶抑制剂治疗有效。*FGFR1*相关疾病尚无类似的特异性治疗方法。对于所有疑为MPN伴嗜酸性粒细胞增多及急性白血病或淋巴母细胞淋巴瘤伴嗜酸性粒细胞增多的病例均应进行相关细胞遗传学和(或)分子学基因分析。

(肖志坚)

suǐxì hé línxì zhǒngliú bàn *PDGFRA* chóngpái

髓系和淋系肿瘤伴*PDGFRA*重排

髓系和淋系肿瘤伴*PDGFRA*重排(myeloid and lymphoid neoplasms with *PDGFRA* rearrangement) 常源于4q12隐匿性缺失致*FIP1L1-PDGFRA*重排的独特类型的髓系和淋系肿瘤。通常表现为慢性嗜酸性粒细胞白血病(chronic eosinophilic leukemia, CEL),但也可表现为急性髓细胞性白血病(acute myelogenous leukemia, AML)、T淋巴母细胞淋巴瘤,或二者同时存在。表现为CEL的随后可发生急性转化。白血病细胞浸润或嗜酸性粒细胞使肥大细胞释放细胞因子、酶或其他蛋白可导致脏器损害。外周血嗜酸性粒细胞数量显著增多($\geqslant 1.5\times10^9/L$)。应注意一些临床研究仅限于嗜酸性粒细胞增多症患者。无Ph染色体或*BCR-ABL1*融合基因。除非转化为急性白血病,外周血和骨髓中原始细胞<20%。此病罕见,男女比例为(0~17):1,发病高峰期在25~55岁(中位发病年龄在40多岁后期),已报道病例的年龄为7~77岁。

病因及发病机制 *PDGFRA*编码基因位于4q12,最常见的累及*PDGFRA*重排的是该染色体内部部分区域丢失,导致*PDGFRA*与*FIP1L1*基因融合形成*FIP1L1-PDGFRA*融合基因。亦有研究报道*PDGFRA*与其他伙伴基因易位,形成新的融合基因,已发现的伙伴基因包括*BCR*(22q11)、*ETV6*(12p13)、*KIF5B*(10p11)、*CDK5RAP2*(9q33)及*STRN*(2p22)。除*ETV6-PDGFRA*融合基因外,其他融合基因中,*PDGFRA*断裂位点均发生在第12外显子,特别是集中在编码区域。该结构域的破坏导致激酶自我抑制功能丧失,导致受体酪氨酸激酶活性持续活化。大鼠模型研究显示,表达*FIP1L1-PDGFRA*融合基因可导致大鼠发生骨髓增殖性疾病样表型,*PDGFRA*基因重排是此类疾病发病机制之一。

临床表现 患者常有乏力、瘙痒,或有呼吸道、心脏或胃肠道症状。大多数患者脾大,少数肝大。最严重的临床病变是心肌内膜纤维化和继之而来的限制型心肌病。二尖瓣或三尖瓣瘢痕形成导致瓣膜反流和心腔内血栓形成,后者可引起栓塞,也可见到静脉血栓栓塞及动脉血栓。肺限制性疾病与纤维化有关,症状包括呼吸困难、咳嗽,也可有阻塞性肺疾病。

辅助检查 包括以下几方面。

血象 最显著特点是嗜酸性粒细胞增多,主要是成熟嗜酸性粒细胞,只有少量嗜酸性中幼粒细胞或早幼粒细胞。可有一系列嗜酸性粒细胞的异常,包括胞质颗粒稀少伴透亮区，胞质空泡，比正常颗粒小的不成熟颗粒，罗氏（Romanowsky）染色略呈紫色。核分叶过多或过少和胞体增大。这些改变也可见于反应性及肿瘤性嗜酸性粒细胞增多。有些CEL伴*FIP1L1-PDGFRA*的病例，嗜酸性粒细胞形态接近正常。仅有很少数病例有外周血原始细胞少量增多。中性粒细胞可增多，而嗜碱性粒细胞与单核细胞数量通常正常。有时有贫血和血小板数减少。任何组织都可有嗜酸性粒细胞浸润，可有夏科－雷登（Charcot-Leyden）结晶。

骨髓象　骨髓穿刺液涂片有核细胞增多，嗜酸性粒细胞和前体细胞显著增多。大多数病例嗜酸性粒细胞循序成熟，无原始细胞不成比例增多，但有少数病例原始细胞百分比增加。可有坏死和夏科-雷登结晶，特别是在急性变的病例。

骨髓活检示肥大细胞常增多，应视为*FIP1L1-PDGFRA*相关骨髓增殖性肿瘤（myeloproliferative neoplasm，MPN）的一个特征。肥大细胞可散在或呈松散的非黏附性簇状或黏附性簇状分布。多数患者$CD25^+$梭形不典型肥大细胞明显增多，偶有病例在形态学表现上无法与系统性肥大细胞增多症区分。网状纤维增多。

细胞化学染色　并非诊断所必需。嗜酸性粒细胞胞质颗粒减少能导致过氧化物酶活性减低和自动分类计数数量不准确。

免疫表型检查　嗜酸性粒细胞可呈活化的免疫表型，如表达CD23、CD25及CD69。肥大细胞通常$CD2^-$、$CD25^+$，但有时$CD2^-$、$CD25^-$，偶尔$CD2^+$、$CD25^+$。

细胞和分子遗传学检查　常规细胞遗传学分析时核型通常正常，偶尔有累及4q12的染色体重排，如t（1；4）（q44；q12）或t（4；10）（q12；p11）。隐匿性del（4）（q12）导致形成*FIP1L1-PDGFRA*融合基因，融合基因5′端为*FIP1L1*基因的部分结构，断裂点一般位于第7～10内含子附近约40kb区域，3′端为*PDGFRA*基因的部分结构，断裂点一般在第12内含子附近。由于常规染色体核型分析不易发现4q12隐匿性缺失，通常需要筑巢式反转录聚合酶链反应或荧光原位杂交检测。尚有累及*PDGFRA*的其他融合基因个例报道，如*KIF513-PDGFRA*融合基因、*CDK5RAP2-PDGFRA*融合基因合并ins（9；4）（q33；q12q25）、t（2；4）（p24；q12）和*STRN-PDGFRA*融合基因、t（4；12）（q12；p12）和*ETV6-PDGFRA*融合基因、t（4；22）（q12；q11）和*BCR-PDGFRA*融合基因。

诊断　诊断标准为：MPN伴显著的嗜酸性粒细胞增多和*FIP1L1-PDGFRA*融合基因阳性。AML或淋巴母细胞白血病/淋巴瘤伴嗜酸性粒细胞增多和*FIP1L1-PDGFRA*融合基因阳性患者也归入此类型。无法进行*FIP1L1-PDGFRA*融合基因检测者，若Ph染色体阴性的MPN具有CEL的血液学特征，并有脾大、血清维生素B_{12}水平显著增高、血清类胰蛋白酶升高及骨髓肥大细胞增多，应疑诊此病。

治疗　主要包括伊马替尼靶向治疗和处理并发症。

白细胞单采术　适用于嗜酸性粒细胞计数$>100\times10^9$/L者。

伊马替尼　已推荐伊马替尼为*PDGFRA*基因重排阳性患者的首选治疗药物。2002～2006年共报道用伊马替尼治疗CEL和嗜酸性粒细胞增多综合征患者104例，57例患者进行*FIP1L1-PDGFRA*融合基因检测，其中37例阳性，20例阴性，用伊马替尼治疗后37例*FIP1L1-PDGFRA*融合基因阳性患者均获完全血液学缓解（complete hematologic response，CHR），45%（9/20例）*FIP1L1-PDGFRA*融合基因阴性患者亦获完全血液学缓解。维持治疗尚无共识，可继续维持原剂量，或改为隔日1次或每周1次给药，以维持临床完全缓解及嗜酸性粒细胞计数在正常范围。尚无*FIP1L1-PDGFRA*阳性CEL对伊马替尼原发耐药的报道。有2例患者在伊马替尼治疗期间出现继发耐药，研究发现是*PDGFRA*的ATP结合位点发生T674I点突变（相当于CML患者*BCR-ABL1*T315I突变）导致伊马替尼耐药，选择其他酪氨酸激酶抑制剂，如PKC412及索拉非尼可能对这些病例有效。

造血干细胞移植　药物不能控制病情进展者，若有合适供者且患者一般状况允许，可考虑。

处理并发症　合并心脏病变，如二尖瓣或三尖瓣瓣膜受损，可行瓣膜修补或瓣膜置换术。心脏外科治疗可改善心脏受累者的心功能，延长其生存期。若有其他脏器受损临床表现，应进行相应的处理。

预后　2003年首次认识*FIP1L1-PDGFRA*相关CEL对伊马替尼治疗有效，长期预后尚不清楚。若未发生心脏损害且能得到伊马替尼治疗，预后似乎良好。

（肖志坚）

suǐxì zhǒngliú bàn *PDGFRB* chóngpái

髓系肿瘤伴*PDGFRB*重排

（myeloid neoplasma with *PDGFRB* rearrangement）　伴5q31-q33位点*PDGFRB*重排的独

特类型的髓系肿瘤。通常为 t（5；12）（q31-q33；p12）染色体易位及导致形成的 *ETV6-PDGFRB* 融合基因。在不常见的变异型中，其他涉及 5q31-q33 断裂点易位导致也含 *PDGFRB* 的其他融合基因。男女比例为 2∶1，发病年龄 8~72 岁，发病高峰期在中年人，中位发病年龄为 40 多岁后期。

病因及发病机制 病因不明。*PDGFRB* 基因位于染色体 5q33。已报道的累及 *PDGFRB* 的易位有 17 种，已证实的伙伴基因有 12 种，其中以 t（5；12）（q33；p13）形成 *ETV6-PDGFRB* 融合基因最常见，其余还包括 *PDE4DIP*（1q22）、*TPM3*（1q25）、*HIP1*（7q11）、*CCDC6*（10q21）、*NIN*（14q24）、*TRIP11*（14q31）、*KIAA1509*（14q32）、*TP53BP1*（15q22）、*NDE1*（16p13）、*HCMOGT1*（17p11）及 *RABEP1*（17q13）。在 t（5；12）的病例及在变异型易位，*PDGFRB* 断裂点一般位于第 10 外显子上游区域，其伙伴基因本身具有转曲螺旋，使融合蛋白形成二聚体化功能域，*PDGFRB* 不依赖其配体而形成受体二聚体，并发生自身磷酸化，引起酪氨酸激酶持续激活。伴 *PDGFRB* 重排患者对酪氨酸激酶抑制剂如伊马替尼治疗敏感。

临床表现 患者常有脾大，少数有肝大。部分患者有皮肤浸润，部分有心脏损害导致心力衰竭。

辅助检查 包括以下几方面。

血象 白细胞增多。可有贫血和血小板计数减少。中性粒细胞、嗜酸性粒细胞、单核细胞及幼稚嗜酸性和中性粒细胞有不同程度增多。罕见情况下，嗜碱性粒细胞显著增多。

骨髓象 骨髓穿刺液涂片有核细胞增多，分类计数粒系（中性和嗜酸性粒细胞）比例增高。骨髓活检还可见肥大细胞增多，可呈梭形。骨髓网状纤维可增多。疾病慢性期时，外周血与骨髓原始细胞比例<20%。

细胞和分子遗传学检查 细胞遗传学分析常有 t（5；12）（q31-q33；p12），该染色体易位导致形成 *ETV6-PDGFRB*（*TEL-PDGFRB*）融合基因。已发现多种类型累及 *PDGFRB* 基因的染色体易位及其相应的融合基因（表）。并非所有呈 t（5；12）（q31；p13）特征的易位均导致形成 *ETV6-PDGFRB* 融合基因，因此推荐反转录聚合酶链反应用于所有已知断裂点的引物确证 *ETV6-PDGFRB* 融合基因。发生在 5q33 这一区域的断裂区不一定都涉及

表 累及 *PDGFRB* 基因的染色体易位及其相应的融合基因

染色体易位	融合基因	血液学诊断
t（1；3；5）（p36；p21；q33）	*WDR48-PDGFRB*	CEL
der（1）t（1；5）（p34；q33）	*GPIAP1-PDGFRB*	CEL
der（5）t（1；5）（p34；q15）	未确定	
der（11）ins（11；5）（p12；q15q33）	未确定	
t（1；5）（q21；q33）	*TPM3-PDGFRB*	CEL
t（1；5）（q23；q33）	*PDE4DIP-PDGFRB*	MPD/MDS 伴嗜酸性粒细胞增多
t（4；5；5）（q23；q31；q33）	*PRKG2-PDGFRB*	慢性嗜碱性粒细胞白血病
t（3；5）（p21-25；q31-35）	*GOLGA4-PDGFRB*	
t（5；7）（q33；q11.2）	*HIP1-PDGFRB*	CMML 伴嗜酸性粒细胞增多
t（5；10）（q33；q21）	*CCDC6-PDGFRB*	aCML 伴嗜酸性粒细胞增多
		MPD 伴嗜酸性粒细胞增多
t（5；12）（q31-33；q24）	*GIT2-PDGFRB*	CEL
t（5；14）（q33；q24）	*NIN-PDGFRB*	Ph 染色体阴性 CML（13%的嗜酸性粒细胞）
t（5；14）（q33；q32）	*KIAA1509-PDGFRB*	CMML 伴嗜酸性粒细胞增多
t（5；15）（q33；q22）	*TP53BP1-PDGFRB*	Ph 染色体阴性 CML 伴显著嗜酸性粒细胞增多
t（5；16）（q33；p13）	*NDE1-PDGFRB*	CMML
t（5；17）（q33；p13）	*RABEP1-PDGFRB*	CMML
t（5；17）（q33；p11.2）	*SPECC1-PDGFRB*	JMML

注：aCML：不典型慢性髓细胞性白血病；CEL：慢性嗜酸性粒细胞白血病；CML：慢性粒细胞白血病；CMML：慢性粒-单核细胞白血病；JMML：幼年型粒-单核细胞白血病；MPD/MDS：骨髓增殖性疾病/骨髓增生异常综合征；MPN：骨髓增殖性肿瘤

PDGFRB 这一基因，应通过荧光原位杂交等方法证实是否存在 *PDGFRB* 重排。

诊断 2008 年世界卫生组织（WHO）诊断标准为：骨髓增殖性肿瘤常有显著的嗜酸性粒细胞增多，有时为中性粒细胞增多或单核细胞增多，同时存在 t（5；12）（q31-q33；p12）或其变异型易位或有 *ETV6-PDGFRB* 融合基因或其他 *PDGFRB* 重排。因为 t（5；12）（q31-q33；p12）并非总会形成 *ETV6-PDGFRB* 融合基因，后者亟需分子学方法的确定。若无法进行分子学分析，而为 Ph 染色体阴性 MPN 伴嗜酸性粒细胞增多和涉及 5q31-q33 断裂点的易位，应疑诊此病。

治疗 同髓系和淋系肿瘤伴 *PDGFRA* 重排。

预后 伊马替尼出现之前，中位生存期<2 年。尚无伊马替尼治疗的患者生存期的可靠数据，但有一个小系列研究（10 例）表明，中位生存期为 65 个月。随着诊断时即开始治疗，而非已有心脏损害或发生转化时，患者中位生存期可能会延长。

（肖志坚）

suǐxì hé línxì zhǒngliú bàn *FGFR1* yìcháng

髓系和淋系肿瘤伴 *FGFR1* 异常（myeloid and lymphoid neoplasm with *FGFR1* abnormality）

伴 *FGFR1* 重排的独特类型的髓系和淋系肿瘤。又称 8p11 骨髓增殖综合征、8p11 干细胞综合征或 8p11 干细胞白血病/淋巴瘤综合征。主要累及骨髓、外周血、淋巴结、肝和脾。发病年龄在 3～84 岁，但多数是年轻人，中位发病年龄约 32 岁。男女比例为 1.5∶1。中国医学科学院血液病研究所于 1996 年报道 1 例。

病因及发病机制 尽管在不同病例或在疾病不同阶段，肿瘤细胞可以是前体细胞或成熟细胞，但均来源于一个多潜能造血干细胞。表现为骨髓增殖性肿瘤（myeloproliferative neoplasm，MPN）或 MPN 处在转化期如急性髓细胞性白血病（acute myelogenous leukemia，AML），T 系或 B 系淋巴母细胞淋巴瘤/白血病或混合表型急性白血病。

临床表现 呈异质性。淋巴结肿大源于淋巴母细胞或髓系细胞浸润。部分患者表现为淋巴瘤，以淋巴结受累为主；部分患者则表现为骨髓增殖的特点，如脾大和代谢增高；其他患者可呈 AML 或髓系肉瘤的表现。常有全身症状，如发热、体重减轻和盗汗。

辅助检查 ①血象：几乎所有患者外周血白细胞计数增高，中性粒细胞核左移，可出现数量不等的原始细胞。90% 以上患者外周血和骨髓同时存在嗜酸性粒细胞增多，可达 $(1.2\sim40.0)\times10^9$/L，中位数为 4×10^9/L。红细胞和血红蛋白正常或增多。血小板正常或减少，嗜碱性粒细胞和血小板增多较少见。在某些 t（8；9）者可见血小板和单核细胞增多。②骨髓象：粒系高度增生伴不同程度核左移，类似慢性髓细胞性白血病（chronic myelogenous leukemia，CML）、不典型慢性髓细胞性白血病（atypical chronic myelogenous leukemia，aCML）及慢性粒-单核细胞白血病等，嗜酸性粒细胞比例增高。③细胞化学：中性粒细胞碱性磷酸酶积分减低。④淋巴结活检：病理形态和免疫细胞化学染色常示 T 细胞非霍奇金淋巴瘤或 T 淋巴母细胞淋巴瘤。少数患者表现为髓样化生。⑤免疫表型检查：对慢性期疾病无意义，但对证实 T 系或 B 系前体 T 细胞或前体 B 细胞白血病/淋巴瘤很重要。⑥细胞和分子遗传学检查：大部分患者累及 8p11-p12，少数累及 8p23。根据伙伴染色体的不同，形成多种包含部分 *FGFR1* 的融合基因。所有融合基因编码一种异常酪氨酸激酶（表）。

诊断 *FGFR1* 相关 MPN 或急性白血病诊断标准：一种骨髓增殖性或骨髓增生异常/MPN，伴显著嗜酸性粒细胞增多，且有时伴中性粒细胞增多和单核细胞增多，或 AML，或前体 T 或前体 B 细胞白血病/淋巴瘤，或混合表型急性白血病（常有外周血或骨髓嗜酸性粒细胞增多），在髓系细胞、原始淋巴细胞或二者中证实有 t（8；13）（p11；q12）或导致 *FGFR1* 重排的变异型易位。

表 MPN 伴 *FGFR1* 重排中已报道的染色体易位和融合基因

染色体易位	融合基因	病例数
t（8；13）（p11；q12）	*ZNF198-FGFR1*	21
t（8；9）（p11；q13）	*CEP110-FGFR1*	8
t（6；8）（q27；p11-p12）	*FGFR1OP1-FGFR1*	6
t（8；22）（p11；q11）	*BCR-FGFR1*	5
t（7；8）（q34；p11）	*TRIM24-FGFR1*	1
t（8；17）（p11；q23）	*MYO18A-FGFR1*	1
t（8；19）（p12；q13.3）	*HERVK-FGFR1*	1
ins（12；8）（p11；p11p22）	*FGFR1OP2-FGFR1*	1

治疗 尚无理想的治疗方法。有用干扰素加阿糖胞苷联合治疗取得疗效者。急变后即使给予AML或非霍奇金淋巴瘤相应的方案化疗，多数患者仍死于疾病持续和早期复发。异基因造血干细胞移植（hematopoietic stem cell transplantation，HSCT）可有效根除恶性克隆，治愈此病。报道的7例HSCT患者，3例死于移植相关并发症，4例持续缓解。此外，以*FGFR1*为靶点的抗FGFR1活性药如SU5404、SU6668、PD173074可能成为新的靶向治疗药。

预后 此病预后差。尚无已确定的酪氨酸激酶抑制剂可治疗MPN伴*FGFR1*重排，尽管有1例芦可替尼治疗有效，有几例干扰素诱导细胞遗传学缓解的病例。在特异性治疗方法出现前，应考虑HSCT，即便是慢性期患者。

（肖志坚）

gǔsuǐ zēngshēng yìcháng/gǔsuǐ zēngzhíxìng zhǒngliú

骨髓增生异常/骨髓增殖性肿瘤（myelodysplastic/myeloproliferative neoplasm，MDS/MPN）

临床和血液学表现兼有骨髓增生异常和骨髓增殖特点的一类髓系肿瘤。是2001年世界卫生组织（WHO）造血与淋巴组织肿瘤分类中设立的一大类髓系肿瘤，2008年将其更名为现名。MDS/MPN表现为骨髓髓系中一系或两系细胞过度增殖且为有效造血，导致外周血中该系细胞增多伴或不伴发育异常；髓系细胞中另外的一系或两系发育明显异常且为无效造血，导致外周血中该系细胞减少且形态异常。这类患者不符合骨髓增殖性肿瘤（myeloproliferative neoplasm，MPN）或骨髓增生异常综合征（myelodysplastic syndrome，MDS）中任何一个已知疾病的诊断标准，因此将它们归为MDS/MPN，包括4种独立疾病，即慢性粒-单核细胞白血病（chronic myelomonocytic leukemia，CMML）、不典型慢性髓细胞性白血病（atypical chronic myelogenous leukemia，aCML）、幼年型粒-单核细胞白血病（juvenile myelomonocytic leukemia，JMML）和MDS/MPN，无法分类。既往曾确诊为MPN的患者，之后出现MDS的表现，通常表明原来的MPN发生恶性转化。对于这类病例仍应维持原来MPN的诊断，而不应诊断为MDS/MPN。多数MDS/MPN的细胞增殖状况与RAS/MAPK信号通路异常有关。约80%的JMML病例证实有*PTPN11*、*N-RAS*或*K-RAS*或*NF1*基因的互相排他性突变。上述基因均编码RAS依赖性通路的信号蛋白，30%～40%的CMML和aCML病例有*N-RAS*突变。

（肖志坚）

mànxìng lì-dānhéxìbāo báixuèbìng

慢性粒-单核细胞白血病（chronic myelomonocytic leukemia，CMML）

以骨髓粒系、单核细胞系显著增殖且同时具有病态造血为特征的骨髓造血干细胞克隆性疾病。既往被认为是骨髓增生异常综合征的一个亚型，因其兼有骨髓发育异常和骨髓增殖的特点，2008年世界卫生组织（WHO）造血与淋巴组织肿瘤分类将其归属于一个新的独立病种，即骨髓增生异常/骨髓增殖性肿瘤。主要发生于老龄人，60岁以上人群中年发病率约为3/万。发病年龄为65～75岁，男女比例为（1.5～3）：1。

病因及发病机制 尚不明确。可能与电离辐射、职业、环境致癌物质和毒物有关。一些细胞因子如肿瘤坏死因子（tumor necrosis factor，TNF），粒细胞-巨噬细胞集落刺激因子（granulocyte-macrophage colony-stimulating factor，GM-CSF），白介素（interleukin，IL）-3，IL-4等可能参与粒-单核系的过度增殖。*RAS*基因突变在初诊和病程中可达40%。克隆性染色体异常可见于20%～40%的CMML患者，但均无特异性。

临床表现 常见有发热、感染、出血、乏力、体重减轻、盗汗等，有不同程度的肝脾大。淋巴结肿大不常见，若出现淋巴结肿大，预示疾病向急性期进展。

辅助检查 主要包括以下几方面。

血象 特征性变化是单核细胞增多，通常为$(2\sim5)\times10^9$/L，但可>80×10^9/L。白细胞分类计数单核细胞几乎占总数的10%以上。通常单核细胞是成熟的，形态学无明显异常，但可有异常颗粒或不常见的核分叶或染色质表现，后者现称为不成熟单核细胞，与幼单核细胞及原单核细胞不同，染色质更浓密，核扭曲折叠，胞质更呈灰色调。也可见到原始细胞和幼单核细胞，但这两者之和<20%。白细胞可正常或轻度减少，伴中性粒细胞减少，但近1/2患者白细胞增多是单核细胞与粒细胞同时。中性粒细胞前体细胞（早幼粒细胞、中幼粒细胞）计数常<10%白细胞。多数病例有粒系发育异常，包括中性粒细胞核分叶过少或分叶异常或胞质颗粒异常。有时嗜碱性粒细胞轻度增多。嗜酸性粒细胞通常正常或轻度增多，但有些病例嗜酸性粒细胞增多显著。若符合CMML的诊断标准，外周血嗜酸性粒细胞≥1.5×10^9/L，可诊断为CMML伴嗜酸性粒细胞增多。常见轻度正

细胞性贫血，有时为大细胞性。血小板数不定，但中度血小板减少常见。

骨髓象　75%以上的病例骨髓有核细胞增多。骨髓活检标本中粒系细胞增殖常是最显著的表现，但也可见红系细胞增多。单核细胞系增殖必然存在，但在骨髓活检或骨髓穿刺液涂片中可能难以认出。若疑诊为CMML，应使用有助于确认单核细胞和不成熟单核细胞的细胞化学和免疫组化方法。大多数患者有粒系和巨核系发育异常，可看到小巨核细胞和（或）核分叶异常的巨核细胞。约30%患者骨髓中可见轻至中度网状纤维增加。20%患者骨髓活检可见到成熟浆细胞样树突状细胞（浆细胞样单核细胞）结节。这些细胞核圆形，染色质细致分散，核仁不明显，极少量嗜酸性胞质，胞膜常清楚。浸润的细胞呈现紧密聚集的外观，常见呈星空样分布的组织细胞中的凋亡小体。一项研究证明这些浆细胞样树突状细胞是克隆性、肿瘤性，与合并的髓系肿瘤密切相关。

细胞化学染色　外周血和骨髓液涂片中单用α-萘酚乙酸酯酶或α-萘酚丁酸酯酶染色，或与萘酚ASD-氯乙酸酯酶（chloroacetate esterase，CAE）联用对于识别单核细胞成分非常有用。

免疫表型检查　CMML患者外周血和骨髓细胞通常表达粒细胞、单核细胞抗原，如CD33与CD13，以及不同程度地表达CD14，CD68，CD64。组织切片免疫组化确认单核细胞相对不敏感。最可靠的标志为CD68R与CD163。溶菌酶与CAE染色联用也有助于确认单核细胞，粒系细胞二者均阳性，而单核细胞为溶菌酶阳性，CAE阴性。

细胞和分子遗传学检查　20%～40%病例有克隆性细胞遗传学异常，但均无特异性。最常见重现性异常包括+8，-7/del（7q）及12p结构性异常。诊断时或病程中多达40%的患者有*RAS*基因点突变。*SRSF2*基因突变检出率为47.2%。

诊断　2008年WHO分类中CMML诊断标准如下：①外周血单核细胞持续性>1×10^9/L。②无Ph染色体或*BCR-ABL1*融合基因。③无*PDGFRA*或*PDGFRB*重排（在有嗜酸性粒细胞增多的病例中应注意排除）。④外周血或骨髓中原始细胞（包括原始粒细胞和原始、幼稚单核细胞）<20%。⑤髓系细胞一系或多系发育异常，如无骨髓细胞发育异常或极微，但其他条件符合且有下述情况者，仍可诊断为CMML：造血细胞有获得性克隆性细胞遗传学或分子基因异常，或单核细胞增多至少已持续3个月，且除外所有已知能引起单核细胞增多的其他原因。

CMML还应进一步分为以下两个亚型。①CMML-1：原始细胞数（包括幼单核细胞）外周血中<5%，骨髓中<10%。②CMML-2：原始细胞数（包括幼单核细胞）在外周血中占5%～19%，或在骨髓中占10%～19%，若见到奥尔（Auer）小体，则不论原始细胞加幼单核细胞占多少均诊断为CMML-2。若外周血中嗜酸性粒细胞>1.5×10^9/L，则相应诊断为CMML-1或CMML-2伴嗜酸性粒细胞增多。

治疗　根据患者年龄、一般状况、疾病程度及治疗方案的近期和远期副作用等多方面因素，综合制订治疗策略。

支持治疗　大部分CMML患者为老年人，常合并有其他疾病。一些强烈治疗方案（干细胞移植、化疗等）常因严重不良反应或患者身体条件差而不能进行。因此，大部分患者需加强支持治疗以改善症状及减少并发症。血红蛋白<100g/L者，根据贫血症状，定期输注浓缩红细胞以保持较好生活质量。若血小板<15×10^9/L，应预防性输注血小板。贫血患者，特别对于内源性红细胞生成素（erythropoietin，EPO）<500U/ml者，可予EPO治疗，总有效率约30%。对其他细胞因子如粒细胞集落刺激因子或粒细胞-巨噬细胞集落刺激因子，因有可能引起单核细胞增多，故不推荐使用。

化疗　单药或联合化疗适用于中危或高危CMML患者，完全缓解率约10%（单药）～50%（AML样联合化疗方案）。常用单药治疗方案有：①小剂量阿糖胞苷。②5-氮杂胞苷。③地西他滨。④羟基脲适用于高白细胞患者。

造血干细胞移植　是有可能治愈CMML的唯一方法。欧洲血液和骨髓移植学会（European Society for Blood and Marrow Transplantation，EBMT）报道50例CMML患者的移植结果，患者中位年龄44岁（19岁～61岁），亲缘供者移植43例，非亲缘供者移植7例。移植相关死亡率为47%，5年总生存率21%，无病生存率为16%，估计5年复发率为49%。显然，采用何策略进一步降低移植相关死亡率和复发率将是今后努力的方向。

预后　CMML患者的生存期各报道相差甚大，短者仅1个月，长者可100个月，但多为20～40个月。15%～30%的患者进展为急性白血病。外周血和骨髓中原始细胞百分比是最重要的提示不良预后的因素。

（肖志坚）

yòuniánxíng lì-dānhéxìbāo báixuèbìng

幼年型粒-单核细胞白血病

（juvenile myelomonocytic leukemia，JMML） 粒系和单核系细胞异常增殖，外周血和骨髓中原始细胞+幼单核细胞<20%，常伴红系和巨核系细胞发育异常的克隆性骨髓多潜能造血干细胞疾病。文献中曾以不同病名报告过发生于婴幼儿和儿童中类似的几种疾病，包括幼年型慢性粒-单核细胞白血病、幼年型慢性粒细胞白血病和婴幼儿单体7综合征。1996年国际JMML工作组认为上述疾病基本是同一疾病，建议统一命名为JMML，被国际上普遍接受。主要发生于婴幼儿和儿童，0~14岁儿童中的发病率约1.3/百万，占儿童白血病的2%~3%，但占14岁以下全部骨髓增生异常/骨髓增殖性肿瘤患者的20%~30%，男女比例为2∶1。

病因及发病机制 病因未明。已报告的某些病例提示JMML有遗传易感性，如同卵双生子同患此病，JMML与神经纤维瘤病Ⅰ型（neurofibromatosis type Ⅰ，NF-Ⅰ）合并发生。NF-Ⅰ患儿发生髓系肿瘤，主要是JMML的危险性增高200~500倍，而NF-Ⅰ成人患者则无此现象。偶有伴努南（Noonan）综合征的幼小婴儿发生JMML样疾病，某些病例不经治疗自然消退，另一些病例则更具侵袭性。这些患儿有*PTPN11*基因的胚系突变，该基因编码蛋白质酪氨酸磷酸酶SHP2，或有*K-RAS*基因的胚系突变。无*BCR-ABL1*融合基因，有特征性的累犯RAS/MAPK通路基因突变。

JMML骨髓细胞在体外培养中可自发形成粒细胞-单核细胞集落生成单位，提示经由RAS信号转导途径的生长因子失调。*RAS*基因点突变可以激活，而*NF1*基因点突变可灭活RAS信号转导途径。已经证实JMML患儿造血细胞*RAS*和*NF1*基因异常分别可达20%和30%，且这两种异常从不发生于同一个体。

临床表现 多数患者有体质性症状或感染证据。一般有显著肝脾大。偶尔初诊时脾大小正常，但随后迅速增大。约1/2患者出现淋巴结肿大。白血病浸润可引起显著的扁桃体肿大。出血常见，约1/4患者有皮疹。NF-Ⅰ患者可见到咖啡牛奶色斑。

辅助检查 包括以下几方面等。

血象 一般表现为白细胞增多，血小板减少并常有贫血。白细胞多为（25~30）$\times 10^9$/L，极少>100$\times 10^9$/L。主要是中性粒细胞增多，伴不成熟细胞，如早幼粒细胞、中幼粒细胞及单核细胞。原始细胞（包括幼单核细胞）通常占白细胞的<5%，但总是<20%。少数病例嗜酸性粒细胞及嗜碱性粒细胞增多。常见有核红细胞。红细胞改变包括大红细胞增多，特别是在有7号染色体单体的患者，但正细胞性红细胞更常见，由于缺铁或获得性珠蛋白生成障碍性贫血表型出现小细胞增多的情况也可见到。尽管血小板数不定，但仍常见血小板减少且可很重。

骨髓象 骨髓改变本身无诊断意义。骨髓穿刺涂片及活检均示有核细胞高度增多伴粒系增殖，部分患者也可有红系细胞多。骨髓中单核细胞常不如外周血中明显，通常占骨髓细胞的5%~10%。原始细胞（包括幼单核细胞）<20%，从无奥尔（Auer）小体。发育异常不明显。某些病例有网状纤维增生。

细胞和分子遗传学检查 染色体核型分析可在约25%患者检出7号染色体单体，10%患者检出其他异常。无Ph染色体和*BCR-ABL1*融合基因。35%患者有*PTPN11*体细胞性突变。*RAS*基因、*N-RAS*、*K-RAS2*及*NF1*等癌基因的突变各分别见于20%患者。

其他 血红蛋白F（HbF）合成明显增加是多数JMML患者的显著特点，约2/3患儿HbF>10%。血红蛋白A_2（HbA_2）不增多。大多数患儿有多克隆高γ球蛋白血症和存在自身抗体。体外实验显示，JMML髓系祖细胞对粒细胞-巨噬细胞集落刺激因子（granulocyte-macrophage colony-stimulating factor，GM-CSF）高度敏感，这已成为此病标志和重要诊断手段。

诊断 2008年世界卫生组织（WHO）分类中JMML诊断标准如下。①外周血中单核细胞增多，>1.0$\times 10^9$/L。②外周血和骨髓中原始细胞（包括原始粒细胞和原始、幼单核细胞）<20%。③无Ph染色体或*BCR-ABL1*融合基因。④外加以下各项中两项或两项以上：HbF高于年龄应有值、外周血中有不成熟粒细胞、白细胞数>10$\times 10^9$/L、有克隆性染色体异常（如7号染色体单体）和体外培养中髓系祖细胞对GM-CSF高度敏感。

治疗 尚无满意的治疗方法。同种异基因造血干细胞移植（allogeneic hematopoietic stem cell transplantation，allo-HSCT）是唯一可延长生存期、改善预后的治疗手段，5年无病生存率可达25%~40%，但复发率高，为28%~55%。有明确证据表明移植物抗白血病效应起重要治疗作用。allo-HSCT失败后进行供者淋巴细胞输注和免疫调节治疗能治愈大部分患儿。造血干细胞移植前进行抗白血病治疗的作用尚不肯定。小剂量化疗、强烈联合化疗、干扰素治疗均未能证明有肯定疗效。有报告13-顺式维A酸能产生较好疗效，包括个别患儿达到完全缓解，但病例过少，尚需进一步证实。靶向治疗药物如法尼基转移酶抑制剂R115777、信号转导抑制剂PD184352、肽模拟剂E21R、GM-CSF结合白喉毒素等，尚处于临床试验阶段。

预后 尽管JMML极少转化为急性白血病，但在多数儿童若不予治疗，都将是一个迅速致命性的疾病。不进行allo-HSCT的患儿，中位生存期约1年。血小板数低、初诊时年龄>2岁及初诊时HbF水平高为生存期短的主要预后不良因素。在缺乏有效治疗的情况下，多数患儿死于脏器衰竭，如白血病性浸润所致呼吸衰竭。

（肖志坚）

bùdiǎnxíng mànxìng suǐxìbāoxìng báixuèbìng

不典型慢性髓细胞性白血病

（atypical chronic myelogenous leukemia，aCML） 主要累及中性粒细胞系别，表现为外周血白细胞计数增高（主要是不成熟和成熟中性粒细胞），且有明显发育异常的形态学表现，但无Ph染色体和*BCR-ABL1*融合基因的慢性髓细胞性白血病。确切发病率不详。根据已有报道，此病与*BCR-ABL1*阳性的慢性髓细胞性白血病之比为100∶（1~2）。主要发生于老年人，发病年龄为70~90岁，男女比例为（1~2.5）∶1。

病因及发病机制 尚不明确。

临床表现 多数患者有与贫血相关症状，有时症状与血小板减少相关，其他主诉与脾大有关。

辅助检查 包括以下几方面。

血象 白细胞计数常≥13×10^9/L，多为（24~96）×10^9/L，部分患者白细胞计数>300×10^9/L。外周血白细胞分类计数原始细胞常>5%，且总是<20%，中性粒细胞前体细胞（早幼粒细胞、中幼粒细胞和晚幼粒细胞）通常占10%~20%或更高。尽管单核细胞绝对值可升高，但单核细胞百分比极少超过10%。可有嗜碱性粒细胞增多，但不显著。aCML主要特征为粒系发育异常，常十分突出。中性粒细胞中可见获得性佩尔格-许特（Pelger-Huët）或其他核异常，如异常块聚染色质或怪异的核分叶，也可见到胞质颗粒异常。常有中度贫血，红细胞可有发育异常改变，包括巨大卵圆形红细胞增多。血小板数量不定，但常见血小板减少。

骨髓活检 中性粒细胞及其前体细胞增多而有核细胞显著增多。原始细胞数量可中度增多，但总是<20%。无大片状及簇状分布的原始细胞。粒系细胞发育异常，骨髓中性粒细胞系改变与外周血相似。巨核细胞数量可减少、正常或增多，但多数病例存在某些巨核细胞发育异常，包括小巨核细胞及微小巨核细胞和（或）核分叶少或不分叶的巨核细胞。粒红比例>10∶1，但有些病例红系细胞可占骨髓细胞的30%以上。至少50%的病例存在红系发育异常。某些病例诊断时或后来在病程当中可有网状纤维增多。多数报告为“异常染色质凝聚综合征”的病例可认为是aCML的一个变型。这些患者特点为外周血及骨髓中性粒细胞、前体细胞中占很高比例，细胞核染色质呈巨大凝块状。

免疫表型检查 尚无特异性免疫表型特征的报道。骨髓活检切片免疫组化检测CD14或CD68R有助于确认单核细胞。若发现骨髓中单核细胞显著增多，应对aCML的诊断提出质疑。

细胞和分子遗传学检查 多达80%的aCML患者有核型异常。最常见异常为+8及del（20q），但13、14、17、19及12号染色体的异常也常有报道。无*BCR-ABL1*融合基因。某些aCML病例有活化的*JAK2* V617F基因突变。约30%患者伴获得性*N-RAS*或*K-RAS*基因突变。

诊断 2008年世界卫生组织（WHO）分类中aCML诊断标准如下：①显著发育异常的成熟和幼稚中性粒细胞增多而致外周血白细胞增多（白细胞计数≥13×10^9/L）。②无Ph染色体或*BCR-ABL1*融合基因。③无*PDGFRA*或*PDGFRB*基因重排。④白细胞分类中不成熟中性粒细胞（早幼粒细胞、中幼粒细胞、晚幼粒细胞）≥10%。⑤极轻微的嗜碱性粒细胞绝对值增高，白细胞分类中比例通常<2%。⑥无或极轻微的单核细胞绝对值增多，但白细胞分类中比例<10%。⑦骨髓有核细胞增多，粒系增多且有明显发育异常，伴或不伴红系和巨核系发育异常。⑧外周血或骨髓中原始细胞<20%。

治疗 对aCML的治疗经验很少，尚无满意的治疗方法。

支持治疗 重要治疗措施，旨在减少患者痛苦和死亡，保证一定的生活质量。例如，晚期贫血严重者定期输注浓缩红细胞，血小板减少（<30×10^9/L）或有出血倾向者输注浓缩血小板。明

确合并感染者使用敏感抗生素，必要时辅以静脉注射丙种球蛋白。

单药化疗 如羟基脲、白消安等，联合化疗如羟基脲加用巯嘌呤、硫鸟嘌呤，或减量COAP方案（环磷酰胺+长春新碱+阿糖胞苷+泼尼松）等，可使白细胞降低及肿大的脾缩小，但对阻止患者进展为急性白血病基本无效。

干扰素或以干扰素为基础的治疗方案 如干扰素加羟基脲或阿糖胞苷，对此病疗效不明确，至少未显示出对经典型CML治疗的明显优势作用，但因报道较少，尚待观察。

酪氨酸激酶抑制剂 有特异性抑制*BCR-ABL1*融合基因产物酪氨酸激酶活性的功能，对经典型CML疗效肯定，但对于*BCR-ABL1*融合基因阴性的aCML，其疗效并不肯定。

表观遗传学治疗 坎塔尔简（Kantarjian）等报道用地西他滨治疗7例aCML患者，4例有血液学反应，初步疗效令人鼓舞，主要不良反应是重度骨髓抑制。

脾切除术 适用于巨脾合并脾功能亢进，或发生脾破裂、脾梗死的患者。该治疗不能延缓急性变的发生，也不会增加化疗的敏感性。

造血干细胞移植 根治此病的唯一方法。因aCML对所有药物治疗反应均不佳，即使强烈化疗也难使其达完全缓解，故净化后自体造血干细胞移植复发率明显高于骨髓增生异常综合征或骨髓增殖性肿瘤患者。对于尚未发生急性变的aCML患者，异基因造血干细胞移植是唯一可能治愈此病的手段，但因报道皆为个案，尚无法统计其有效率或治愈率。

预后 不良。已报道的系列中仅包括少数患者，生存期为14~29个月。年龄>65岁、女性、白细胞计数>50×10⁹/L、血小板减少、血红蛋白<100g/L是预后不良的因素。15%~40%的患者演化为急性髓细胞性白血病，其余病例死于骨髓衰竭。

（肖志坚）

gǔsuǐ zēngshēng yìcháng/gǔsuǐ zēngzhíxìng zhǒngliú，wúfǎ fēnlèi

骨髓增生异常/骨髓增殖性肿瘤，无法分类（myelodysplastic/myeloproliferative neoplasm，unclassifiable，MDS/MPN，U）

临床、血液学和形态学特点符合骨髓增生异常综合征或骨髓增殖性肿瘤，但不符合*慢性粒-单核细胞白血病*、*幼年型粒-单核细胞白血病*或*不典型慢性髓细胞性白血病*诊断标准的髓系肿瘤。其特征为一系或多系髓系细胞无效性、发育异常性或兼有二者的增殖，另一系或多系髓系细胞有效增殖，伴或不伴发育异常。临床特点与骨髓增生异常综合征（myelodysplastic syndrome，MDS）或骨髓增殖性肿瘤（myeloproliferative neoplasm，MPN）重叠。实验室特点常包括不同严重程度的贫血，血涂片中有或无大红细胞增多，常有二形性红细胞。有一系或多系有效增殖的证据，可以是血小板增多（≥450×10^9/L）或白细胞增多（≥13×10^9/L）。中性粒细胞可有发育异常，可见巨大或颗粒少的血小板。外周血白细胞中和骨髓有核细胞中原始细胞<20%，若外周血或骨髓中原始细胞>10%，可能提示向更具侵袭性的阶段转化。骨髓活检标本有核细胞过度增多，显示任何一系或全部髓系细胞增殖，同时至少有一系细胞存在发育异常。该组疾病无特征性细胞遗传学或分子基因改变。作出诊断前，必须除外Ph染色体及*BCR-ABL1*融合基因，以及除外有*PDGFRA*、*PDGFRB*或*FGFR1*重排或孤立性del（5q）或t（3；3）（q21；q26）或inv（3）（q21q26）的病例。对于疑难病例，*JAK2* V617F基因突变有助于确诊为造血系统肿瘤，尽管这种突变在此病中的意义尚未明确。偶有孤立性del（5q）伴*JAK2* V617F基因突变的病例呈现MDS与MPN二者重叠的特点。

2008年世界卫生组织（WHO）造血与淋巴组织肿瘤分类中诊断标准如下：患者有MDS一种亚型的临床、实验室和形态学特点，外周血和骨髓中原始细胞<20%，且有显著的骨髓增殖性特点，如血小板计数≥450×10^9/L伴骨髓中巨核细胞增多，或白细胞计数≥13×10^9/L，伴或不伴脾大。既往无MPN或MDS病史，无近期细胞毒药或造血生长因子治疗史，无Ph染色体或*BCR-ABL1*融合基因，无*PDGFRA*、*PDGFRB*或*FGFR1*基因重排，无孤立性del（5q）、t（3；3）（q21；q26）或inv（3）（q21q26）；或患者有MDS或MPN的特征，但不能完全满足MDS、MPN或前述MDS/MPN中任何一个亚型的诊断标准。

作出诊断前，应注意以下几点：①若有*BCR-ABL1*融合基因或*PDGFRA*、*PDGFRB*或*FGFR1*基因重排则排除此病诊断。②曾确诊为MPD者，之后出现MDS的特征，常表明其MPD进入更具侵袭性的阶段，仍应维持原来的MPD诊断，而不诊断为此病。某些MPN患者在以前的慢性期时未被查出，而初始即表现为伴骨髓发育异常的转化期，若基础性的MPN不能确定，诊断为此病较合适。③曾诊断为此病，且于近期接受过细胞毒药物或造血生长因子治疗者，需排除治疗影响的可能性。

此病有时是疾病的过渡阶段，应密切随诊，注意其演变。预后和治疗应视其演变情况而定。

（肖志坚）

gǔsuǐ zēngshēng yìcháng zōnghézhēng

骨髓增生异常综合征（myelodysplastic syndrome，MDS） 起源于造血干细胞，表现为无效造血、难治性血细胞减少、高风险向急性髓细胞性白血病转化的一组异质性髓系克隆性疾病。其临床特征表现为主要发生于老年人群的不明原因的慢性进行性血细胞减少（绝大多数为全血细胞减少）、骨髓造血细胞增多或正常，有发育异常的形态学改变，病程中常易发生致死性感染和出血，转变为急性髓细胞性白血病（acute myelogenous leukemia，AML）的危险性很高。国外研究报道其发病率为（2.1～4.1）/10万，中国天津地区1986～1988年仅为0.23/10万。MDS主要发生于老年人，男性多于女性。

病因及发病机制 病因尚未阐明。发病相关因素有电离辐射、高压电磁场、烷化剂、苯、氯霉素、石油产品、有机溶剂、重金属、杀虫剂、染发剂、烟尘、吸烟、酗酒等。其中一些因素，如放疗、烷化剂、苯、氯霉素、乙双吗啉等已被证实可引起继发性或治疗相关MDS，关系较肯定。MDS的发生和进展是一个多步骤过程。环境、职业或生活中的毒害因素或自发性突变，在易感个体中造成造血干/祖细胞的初始性变故。受损的干/祖细胞一方面逐渐对正常干/祖细胞形成生长或活存优势，成为单克隆造血，伴基因组不稳定性，易发生继发性细胞遗传学异常；另一方面诱发免疫反应，导致T细胞介导的自身免疫骨髓抑制，进一步损害造血细胞的增殖和成熟。持续性自身免疫性攻击诱发单个核细胞和基质细胞产生过多肿瘤坏死因子-α、γ-干扰素等细胞因子，后者诱发造血细胞过度凋亡，导致无效造血。过度增殖和凋亡导致端粒过度缩短，进一步加剧基因组不稳定性，继发MDS常见的5q-、7q-、20q-等染色体异常。同时有其相应抑癌基因如*TP53*、*CDKN2B*失活，造成细胞周期失控和加剧基因组不稳定性，终至转化为MDS后AML。

临床表现 一般起病较缓，通常在起病数周甚至数月后方就诊。患者的症状和体征主要是各类血细胞减少的反应。早期一般以顽固性贫血的相关表现为主，出血与感染并发症较少见。一般无肝、脾、淋巴结肿大。晚期除贫血表现外，尚有出血和感染并发症。

辅助检查 主要包括以下几方面。

血细胞发育异常的形态学检查 红细胞、粒细胞和巨核细胞生成异常的形态学改变（曾称病态造血）是MDS的诊断学基础，也是MDS的主要特征之一。

红细胞生成异常 外周血中大红细胞增多，红细胞大小不均，可见到巨大红细胞（直径>2个红细胞）、异形红细胞、嗜点彩红细胞，可出现有核红细胞。骨髓中幼红细胞常见发育异常，形态改变有核出芽，核间桥，核碎裂，多核，核过分叶，核的幼巨红细胞样改变，环形铁粒幼红细胞（铁粒幼红细胞分为3型：Ⅰ型，<5个铁颗粒；Ⅱ型，≥5个铁颗粒但不呈核周分布；Ⅲ型为环形铁粒幼红细胞，≥5个绕核周分布的铁颗粒，常≥1/3核周），空泡，过碘酸希夫（PAS）染色阳性，成熟红细胞形态改变同外周血。

粒细胞生成异常 外周血中性粒细胞颗粒减少或缺如，胞质持续嗜碱性，假佩尔格-许特（Pelger-Hüet）样核异常。骨髓中出现异型原始粒细胞（Ⅰ型、Ⅱ型），其形态特征如下：Ⅰ型是无嗜天青颗粒的原始细胞，Ⅱ型是有嗜天青颗粒的原始细胞，若出现清晰可辨的核旁高尔基区则为早幼粒细胞。幼粒细胞核质发育不平行，巨幼样变，核低分叶（假Pelger-Huët核异常），不规则过分叶，颗粒减少，无颗粒，假契-东（Chediak-Higashi）颗粒，奥尔（Auer）小体。成熟粒细胞形态改变同外周血。

巨核细胞生成异常 外周中可见到巨大血小板。骨髓中出现小巨核细胞（面积<800μm²），包括淋巴细胞样小巨核细胞，小圆核（1～3个核）小巨核细胞，或有多个小核的大巨核细胞。一般的巨核细胞也常有核分叶明显和胞质颗粒减少的改变。淋巴样小巨核细胞形态特征如下：大小和外观与成熟小淋巴细胞相似，核质比大，胞质极少。核圆形或稍有凹陷，核染色质浓密，结构不清，无核仁。胞质强嗜碱性，周边有不规则的毛状撕扯缘或泡状突起。

血细胞发育异常形态学分析注意事项：世界卫生组织（WHO）提出，做MDS形态学分析制片时标本应为新鲜采得，接触抗凝剂不宜超过2小时。计数原始细胞百分数时，骨髓细胞分类需数500个细胞，外周血需数

200个细胞。判断各系别有无发育异常的定量标准为该系有形态异常的细胞比例≥10%。

血象 全血细胞减少是MDS患者最普遍和最基本表现。少数患者在病程早期可表现为贫血和白细胞或血小板减少。极少数患者可无贫血而仅有白细胞和（或）血小板减少。随着病程进展，绝大多数发展为全血细胞减少。MDS患者各类细胞可有发育异常的形态改变。外周血可出现少数原始细胞、不成熟粒细胞或有核红细胞。

骨髓象 应同时进行穿刺液涂片和（或）组织切片细胞形态学分析。

穿刺液涂片 有核细胞增生程度增高或正常，原始细胞比例正常或增高，红系细胞比例明显增高，巨核细胞数目正常或增多，淋巴细胞比例减低。红系、粒系、巨核细胞系细胞有明确的发育异常的形态改变，常至少累及两系。

组织切片 ①造血组织面积增大（>50%）或正常。②造血细胞定位紊乱：红系细胞和巨核细胞不分布在中央窦周围，而分布在骨小梁旁区或小梁表面；粒系细胞不分布于骨小梁表面而分布在小梁间中心区，并有聚集成簇的现象。③不成熟前体细胞异常定位（abnormal localization of immature precursor，ALIP）现象：原粒细胞和早幼粒细胞在小梁间中心区形成集丛（3~5个细胞）或集簇（>5个细胞）。每张骨髓切片上均可见至少3个集丛和（或）集簇为ALIP（+）。④基质改变：血窦壁变性、破裂，间质水肿，骨改建活动增强，网状纤维增多等。

所有疑诊MDS的患者均应做骨髓活检，其价值在于：①若骨髓穿刺混血，借助CD34⁻免疫组织化学染色（immunohistochemical staining，IHC）与AML进行鉴别。②借助CD34⁻IHC与低增生性AML进行鉴别。③检测CD34⁺祖细胞异常分布/定位（ALIP），与再生障碍性贫血进行鉴别。④借助IHC（CD31、CD42或CD62）观察巨核细胞形态和异常聚集。⑤确定是否有骨髓纤维化。⑥除外其他髓系肿瘤。⑦低增生性MDS的诊断。⑧若染色体核型分析无分裂象，可用荧光原位杂交（fluorescence in situ hybridization，FISH）进行细胞遗传学分析。⑨明确有无血管生成增多（CD34⁻IHC）。⑩诊断骨髓增生异常综合征，无法分类或系统性肥大细胞增多症合并MDS。

染色体核型分析 MDS的重现染色体异常如下。①非平衡异常：+8，-7或del（7q），-5或del（5q），del（20q），-Y，i（17q）或t（17p），-13或del（13q），del（11q），del（12p）或t（12p），del（9q），idic（X）（q13），其中+8，del（20q）和-Y，在不符合形态学标准的情况下不能作为MDS的确诊依据。②平衡异常：t（11；16）（q23；p13.3），t（3；21）（q26.2；q22.1），t（1；3）（p36.3；q21.1），t（2；11）（p21；q23），inv（3）（q21q26.2），t（6；9）（p23；q34）。若常规染色体核型分析失败，应至少进行包括5q31、CEP7、7q31、CEP8、20q、CEPY和TP53等探针在内的FISH检测。

骨髓细胞体外培养 大多数MDS患者骨髓细胞爆裂型红细胞集落生成单位、红细胞集落生成单位、巨核细胞集落生成单位、粒细胞-红细胞-单核细胞及巨核细胞集落生成单位均明显减少或全无生长。粒细胞-单核细胞集落生成单位的生长有以下几种情况：①集落产率正常。②集落减少或全无生长。③集落减少而集簇明显增多。④集落产率正常甚或增多，伴集落内细胞分化成熟障碍，成为原始细胞集落。有研究认为前两种生长模式提示非白血病性生长；后两种模式提示白血病性生长，常预示转白。以红系受累为主的难治性贫血伴环形铁粒幼红细胞，其粒细胞-单核细胞集落生成单位生长可正常。

其他 MDS患者可有血清铁、转铁蛋白和铁蛋白水平增高，血清乳酸脱氢酶活性增高，血尿酸水平增高，血免疫球蛋白异常，血红蛋白F含量增高等，均属非特异性改变，对于诊断无重要价值，但对于评估患者病情有参考价值。

诊断 在仔细询问病史和查体后，结合有关实验室检查，MDS诊断一般不难（表1）。在MDS诊断确定后再根据有关指标进行分型（表2）和国际预后积分系统（International Prognostic Scoring System，IPSS）危度分组（表3）。

治疗 基本原则是个体化。对大多数病程平稳、主要表现顽固性血细胞减少，而基本无恶性表征者，治疗目标是提高血细胞数量和保持较好的生活质量；对有明确白血病基本表征者，治疗目标是杀灭恶性克隆，恢复正常造血功能。对MDS患者制订治疗决策时，主要考虑患者IPSS危度分组、年龄及体能状况。治疗选择主要有：①单纯支持治疗。②刺激正常残存造血干/祖细胞和（或）改善病态造血克隆的造血效率。③根除病态造血克隆并恢复正常造血。

表1 MDS最低诊断标准*

必备条件	1. 下列细胞系别中一系或多系持续性减少（≥6个月）**：血红蛋白<110g/L；中性粒细胞绝对计数<1.5×10⁹/L；血小板<100×10⁹/L 2. 排除可成为血细胞减少/发育异常原发原因的所有其他造血组织或非造血组织疾病***
确定条件	1. 骨髓涂片中红系、髓系或巨核细胞系任何一系细胞中至少10%有发育异常，或环形铁粒幼细胞>15% 2. 骨髓涂片中原始细胞占5%～19% 3. 典型的染色体异常（常规核型分析法或FISH）****
辅助条件*****	1. 流式细胞术检测骨髓细胞表型，明确显示有单克隆红系和（或）髓系细胞组群 2. HUMARA分析、基因芯片谱型或基因点突变分析（如*RAS*突变）显示有单克隆细胞组群的明确分子征象 3. CFU检测骨髓和（或）循环中祖细胞集落（±集丛）形成显著而持久性减少

注：必备条件缺一不可，辅助条件指符合必备条件而不符合确定条件，且表现其他方面的典型特征，如输血依赖性大细胞性贫血。*：若符合所有两个必备条件和至少一个确定条件，可确诊为MDS；若不符合任何确定条件，但患者显示有髓系疾病，则需参考辅助条件，以帮助确定患者是患有MDS，或是存在高度疑似MDS（HS-MDS）。**：若同时有染色体核型异常，病程可<6个月。***：由于较多患者被诊断两个髓系肿瘤并存，在很少数患者即使查出可能引起血细胞减少的另一个共存疾病，MDS的诊断仍能成立。对于这类情况应加以说明。****：典型的染色体核型异常是指在MDS中常出现的+8，-7，5q-，20q-等；若仅有核型异常这一个确定条件，则应认为是HS-MDS。*****：辅助条件不需在所有诊疗中心的常规检测工作中均作为标准，若无这些条件，对可疑患者应予随诊并反复定期监测，以便确立MDS的诊断

支持治疗　包括以下几方面。

输注红细胞　尚无确定是否需输注红细胞的血红蛋白水平界定值，主要根据贫血相关症状进行临床判断。若血红蛋白<80g/L应考虑红细胞输注，反复出现非溶血性发热性输血反应后应输少白细胞的红细胞。

输注血小板　慢性血小板减少患者只需观察而不必预防性输注血小板，血小板计数<10×10⁹/L为预防性血小板输注的指征，若有发热、感染应提高到20×10⁹/L。

祛铁治疗　适用于IPSS低危或中危Ⅰ患者，预计生存期较长、已累计输红细胞≥25U（约5g铁）或血清铁蛋白>1000μg/L。可用去铁胺，至铁蛋白浓度<1000μg/L，血清铁蛋白浓度<2000μg/L，剂量不应超过25mg/kg。亦可用地拉罗司（Deferasirox）。

表2 MDS外周血和骨髓异常表现

疾病类型	外周血	骨髓
难治性血细胞减少伴单系发育异常（RCUD） 难治性贫血 难治性中性粒细胞减少 难治性血小板减少	单系细胞减少或两系细胞减少*，无原始细胞或罕见（<1%）**	单系别发育异常：1个髓系细胞中发育异常细胞≥10%，原始细胞<5%，环形铁粒幼细胞<15%
难治性贫血伴环形铁粒幼细胞	贫血，无原始细胞	环形铁粒幼细胞≥15%，仅有红系发育异常，原始细胞<5%
难治性血细胞减少伴多系发育异常（RCMD）	血细胞减少，无原始细胞或罕见（<1%）**，无Auer小体，单核细胞<1×10⁹/L	髓系中2个及以上系别中发育异常的细胞≥10%，即中性粒细胞和（或）红系祖细胞和（或）巨核细胞，骨髓原始细胞<5% 无Auer小体，环形铁粒幼红细胞±15%
难治性贫血伴原始细胞过多-Ⅰ（RAEB-Ⅰ）	血细胞减少，原始细胞<5%，无Auer小体，单核细胞<1×10⁹/L	一系或多系发育异常，原始细胞5%～9%，无Auer小体
难治性贫血伴原始细胞过多-Ⅱ（RAEB-Ⅱ）	血细胞减少，原始细胞5%～19%，有（或）无Auer小体***，单核细胞<1×10⁹/L	一系或多系发育异常，原始细胞10%～19%，有（或）无Auer小体***
MDS，无法分类	血细胞减少，原始细胞≤1%**	一系或一系以上髓系中发育异常细胞<10%，但有可作为MDS诊断的推定证据的细胞遗传学异常，原始细胞<5%
MDS伴单纯5q-	贫血，血小板数正常或增高，无原始细胞或罕见（<1%）	巨核细胞数正常或增加伴核分叶减少，原始细胞<5%，单纯del（5q），无Auer小体

注：Auer小体：奥尔小体。*：偶可见二系细胞减少。全血细胞减少的患者应归于MDS，无法分类；**：若骨髓原始细胞<5%，而外周血原始细胞为2%～4%，诊断分型为RAEB-Ⅰ。外周血原始细胞为1%的RCUD和RCMD患者应归于MDS-U；***：有Auer小体和外周血原始细胞<5%和骨髓原始细胞<10%的患者应归于RAEB-Ⅱ

表 3　MDS 的 IPSS 积分标准及危度分组

预后参数	积分				
	0	0.5	1.0	1.5	2.0
骨髓原始细胞（%）	<5	5~10		11~20	21~30
染色体核型*	良好	中间	不良		
血细胞减少	0~1 系	2~3 系			

注：*：预后良好核型：正常核型，-Y，5q-，20q-；预后不良核型：复杂核型异常（≥3 种异常），7 号染色体异常；预后中间核型：除上述两类以外的其他核型异常。危险度评分：低危：0 分；中危Ⅰ：0.5~1.0 分；中危Ⅱ：1.5~2.0 分；高危：≥2.5 分

处理感染　中性粒细胞减少的 MDS 患者尚无证据支持常规给予预防性抗细菌或真菌药。对严重中性粒细胞减少者可预防性应用小剂量粒细胞集落刺激因子（granulocyte colony-stimulating factor，G-CSF）治疗，以维持中性粒细胞绝对计数（absolute neutrophil count，ANC）$>1\times10^9$/L。有明确感染灶者静脉应用抗生素治疗。

应用造血生长因子　重组人红细胞生成素（recombinant human erythropoietin，rHuEPO）联合 G-CSF 可作为有贫血症状、红细胞输注量每个月<2U 及血清 EPO 水平<500U/L 的铁粒幼细胞贫血患者的首选治疗。首先单独用 rHuEPO，连用 6 周，无效者可再用 6 周或加用 G-CSF。G-CSF 用量每周递增，维持白细胞计数在（6~10）$\times10^9$/L。有效患者，达到最佳疗效后 G-CSF 减量，至维持最佳疗效的最低用量。单独用 G-CSF 80%~90%的病例白细胞计数和中性粒细胞绝对数升高，少数患者尚有红细胞和（或）血小板升高。

免疫抑制剂治疗　有证据表明某些 MDS 患者有免疫功能异常，试用免疫抑制剂如大剂量甲泼尼龙、环孢素（CsA）、抗胸腺细胞球蛋白（ATG）、沙利度胺，取得一定疗效。研究认为，需进行治疗的低危或中危Ⅰ患者，若不适合进行化疗或造血干细胞移植（hematopoietic stem cell transplantation，HSCT），应接受一疗程 ATG 或 CsA 治疗，特别是 HLA-DRB1-15 阳性、骨髓增生减低、染色体核型正常、IPSS 低危、有 PNH 克隆和红细胞输注时间<2 年且需治疗者。雷利度胺是沙利度胺的类似物，主要用于治疗 5q-伴或不伴额外细胞遗传学异常且依赖输血的低危和中危Ⅰ患者，应根据血象调整剂量。

表观遗传学治疗　①5-氮杂胞苷：适用于所有 MDS 患者，尤其是年龄<75 岁，且不适合化疗或 HSCT 的中危Ⅱ和高危患者。②地西他滨：适用于 IPSS 积分为中危Ⅰ、中危Ⅱ和高危 MDS 患者。

小剂量阿糖胞苷为基础的化疗　CAG 方案常用：阿糖胞苷（Ara-C）+阿克拉霉素（ACR）+粒细胞集落刺激因子（G-CSF）。若 ANC$>5\times10^9$/L 或白细胞计数$>20\times10^9$/L，G-CSF 暂停或减量。有报道该方案治疗中、高危 MDS 患者，完全缓解可达 50%。

急性髓细胞性白血病方案化疗　适用于年龄≤65 岁，确诊后时间不长，体能状况良好，IPSS 中危Ⅱ和高危患者。

造血干细胞移植　同种异基因造血干细胞移植（allogeneic hematopoietic stem cell transplantation，allo-HSCT）是可能治愈 MDS 的唯一手段。对于 MDS 患者 allo-HSCT 的倾向性意见为：年龄<50 岁、有 HLA 相合供者的 IPSS 高危和中危Ⅱ患者，应争取尽早施行 allo-HSCT；有同样条件的 IPSS 低危和中危Ⅰ患者，因其自然病程相对良性，应慎重权衡利弊，严格掌握治疗指征。自体造血干细胞移植治疗 MDS 仍处于探索阶段，对于无合适供者或不适于行 allo-HSCT 的高危 MDS 患者，此法可作为强烈化疗获缓解后的强化治疗手段。

预后　MDS 患者的死亡原因，约半数源于骨髓无效造血加重，外周血血细胞进行性减少所致出血和感染，30%~40%源于发生白血病转变，10%~20%源于与 MDS 无直接关系的其他疾病。

（肖志坚）

nánzhìxìng xuèxìbāo jiǎnshǎo bàn dānxì fāyù yìcháng

难治性血细胞减少伴单系发育异常（refractory cytopenia with unilineage dysplasia，RCUD）

表现为单系细胞发育异常的骨髓增生异常综合征。包括难治性贫血（refractory anaemia，RA）、难治性中性粒细胞减少（refractory neutropenia，RN）和难治性血小板减少（refractory thrombocytopenia，RT）。绝大多数 RCUD 病例是 RA，RN 和 RT 罕见。尽管 RA 伴环形铁粒幼细胞也有单系发育异常的特征，但它本身被认为是一个独立病种。伴单系发育异常的难治性两系血细胞减少也可归入 RCUD，难治性全血细胞减少伴单系发育异常应归入骨髓增生异常综合征，无法分类（myelodysplastic symdrome，unclassification，MDS-U）。RCUD 占所有骨髓增生异常综合征的 10%～20%，主要见于老年人，发病年龄为 65～70 岁，无明显性别差异。

病因及发病机制 见骨髓增生异常综合征（myelodysplastic symdrome，MDS）。

临床表现 与血细胞减少的类型有关。RA 患者主要表现为贫血症状，RN 主要表现为乏力和感染，RT 患者则以出血表现为主。

辅助检查 主要包括以下几方面。

血象 RA 患者血红蛋白<100g/L，成熟红细胞常表现为正细胞正色素性或大细胞正色素性，通常还可有低色素性红细胞组群而呈中心浅染或二形性表现。红细胞大小不等和异形红细胞可从无到显著增多。原始细胞罕见（<1%）。中性粒细胞和血小板的数量和形态一般正常，但也可见某种程度的中性粒细胞减少或血小板减少。

RN 患者中性粒细胞绝对计数<1.8×10^9/L，外周血中发育异常的中性粒细胞≥10%，发育异常主要表现为核分叶减少和颗粒减少。红细胞和血小板的数量和形态一般正常，但也可见某种程度的贫血或血小板减少。

RT 患者血小板计数<100×10^9/L，外周血中可见巨大血小板。红细胞和中性粒细胞数量和形态一般正常，但也可见某种程度的中性粒细胞减少或贫血。

骨髓象 RA 的骨髓中红系细胞多少不定，可从减少到显著增多，红系发育异常为轻至中度，必须有≥10%的红系细胞可见明确的发育异常。红系发育异常主要表现为核的变化，包括核出芽、核间桥连、核碎裂、多核及巨幼样变，细胞质的表现包括空泡和弥散，或颗粒状过碘酸希夫（PAS）染色阳性。可有环形铁粒幼细胞，但不超过红系细胞的 15%。原粒细胞<骨髓有核细胞的 5%。中性粒细胞和巨核细胞形态正常或有轻微发育异常，但总不超过该系细胞的 10%。骨髓活检常见由于红系细胞增多所致的骨髓有核细胞增多，但也可正常或减少。

RN 骨髓中发育异常的中性粒细胞≥10%，发育异常主要表现为核分叶和颗粒减少。必须排除药物治疗、毒物接触、感染、免疫机制或其他病因因素所致继发性中性粒细胞减少。其他髓系细胞无显著的发育异常表现（<10%）。

RT 的特征是至少计数 30 个巨核细胞，发育异常的巨核细胞≥10%；核分叶少的巨核细胞、双核和多核巨核细胞及小巨核细胞最可靠，而可重复性的巨核细胞发育异常特征。骨髓切片比涂片更易认定发育异常的巨核细胞，常明显超过 10%的阈值。巨核细胞的数量可减少或增多。其他髓系细胞无显著发育异常表现（<10%）。关键是应与慢性免疫性血小板减少症鉴别，但仅靠临床和形态学表现鉴别极困难，细胞遗传学检测有助于鉴别。

细胞遗传学检查 高达 50%的 RA 病例可有细胞遗传学异常。可检测到几种不同的获得性克隆性染色体异常，虽有助于 RA 诊断，但无特异性。RA 常见的染色体异常包括 del（20q），+8，5 和（或）7 号染色体异常。虽有报道在 RT 中曾检测到 del（20q），但因报道的 RN 和 RT 病例太少，尚不能作出总括性分析。

诊断 2008 年世界卫生组织（WHO）提出的诊断标准为：外周血一系或两系血细胞减少，无或偶见原始细胞（<1%）；骨髓单系发育异常（一系髓系细胞中，发育异常细胞≥10%），原始细胞<5%，红系细胞中环形铁粒幼细胞<15%。

外周血有原始细胞基本上可排除 RCUD 的诊断，但偶尔有病例可见极少数原始细胞。若 RCUD 患者在连续两次检查中，外周血有 1%原始细胞，骨髓中原始细胞<5%，应将其归入 MDS-U。外周血原始细胞占 2%～4%，骨髓中原始细胞<5%的患者，若其他表现符合 MDS，应分类为难治性贫血伴原始细胞过多-Ⅰ。有上述表现的病例数很少，应密切观察这些患者骨髓中原始细胞比例的增多。

治疗 包括支持治疗、免疫抑制剂及细胞因子治疗和造血干细胞移植等。

预后 临床病程很长，一项研究 RA 患者的中位生存期约 66 个月，5 年急性髓细胞性白血病的转化率约为 2%。另一项研究，70 岁以上的 RA、难治性贫血伴环形铁粒幼细胞和 MDS 伴 del（5q）的患者，其中位生存期与未患病人群无显著差异。90%～95%的 RA 患者国际预后积分系统评分为低危或中危。80%～85%为良好到中等的细胞遗传学所见。大多数 RT 患者该评分较低，90%患者生存期超过 2 年。

（肖志坚）

nánzhìxìng pínxuè bàn huánxíng tiělìyòuxìbāo

难治性贫血伴环形铁粒幼细胞（refractory anemia with ring sideroblast，RARS） 以贫血、红系细胞形态发育异常和环形铁粒幼细胞占骨髓红系细胞≥15%为特征的骨髓增生异常综合征。占骨髓增生异常综合征（myelodysplastic syndrome，MDS）的

3%～11%，主要发生于老年人，发病年龄为60～73岁，男女发病率相似。

病因及发病机制 环形铁粒幼细胞是铁在红系细胞线粒体内异常聚集，包括某些沉积为线粒体铁蛋白。RARS中卟啉合成的终末产物原卟啉Ⅸ并不减少，基本上可排除血红素合成的原发性缺陷（如X连锁遗传性铁粒幼细胞贫血中的δ-氨基-γ-酮戊酸合成酶缺乏），且在RARS中尚未证实有血红素合成途径中各基因的获得性突变。推测是线粒体铁代谢的原发性缺陷，可能源于细胞核或线粒体DNA的体细胞突变或缺失。研究发现，剪切体复合物中蛋白编码基因*SF3B1*在RARS、难治性血细胞减少伴多系发育异常和环形铁粒幼细胞及难治性贫血伴环形铁粒幼细胞伴血小板显著增多患者的突变率分别为79%（83/105例）、57.7%（30/50例）及66.7%（12/18例），突变主要集中在该基因的第12～15外显子，主要突变类型为K700E（占所有突变类型的57.7%）。通过X染色体灭活分析已证实RARS患者$CD34^+$祖细胞和红系及粒系细胞的克隆性。RARS患者的干细胞体外培养显示红系集落形成不良且在红系发育早期阶段有异常铁沉积。这些证据提示RARS是克隆性干细胞缺陷，表现为红系铁代谢异常，导致红系无效造血。

临床表现 症状与贫血相关，通常表现为中度贫血，某些患者有血小板和中性粒细胞减少，还可有进行性铁负荷过多的相关症状。

辅助检查 包括以下几方面。

血象 典型表现是大细胞正色素或正细胞正色素性贫血。外周血涂片中红细胞可表现为二形形态，主要组群是正色素性红细胞，次要组群是低色素性红细胞。外周血中无原始细胞。

骨髓象 骨髓涂片可见发育异常的红系细胞增多，其异常包括核分叶和巨幼样变。粒系和巨核细胞系无明显发育异常（发育异常细胞<10%）。常见大量吞噬含铁血黄素的巨噬细胞。骨髓中原粒细胞<有核细胞的5%。骨髓活检有核细胞增生正常至极度活跃，常见红系显著增生，巨核细胞的数量、形态正常。

铁染色 骨髓涂片中可见环形铁粒幼细胞≥15%红系细胞（环形铁粒幼细胞指≥5个铁颗粒环绕≥1/3的胞核）。

细胞遗传学检查 5%～20%的RARS患者有克隆性染色体异常，通常为单个染色体异常。

诊断与鉴别诊断 2008年世界卫生组织（WHO）提出诊断标准：大细胞正色素或正细胞正色素性贫血，外周血中无原始细胞，骨髓涂片铁染色红系细胞中环形铁粒幼细胞≥15%，仅有红系有发育异常的形态学改变，原始细胞<5%。

诊断RARS时应排除产生环形铁粒幼细胞的非肿瘤性原因，包括酒精、毒物（铅和苯）、药物（异烟肼）、锌摄入、铜缺乏和先天性铁粒幼细胞贫血。

在MDS其他亚型中也常见环形铁粒幼细胞。有环形铁粒幼细胞的病例，若外周血或骨髓中原始细胞过多，则归入难治性贫血伴原始细胞过多。环形铁粒幼细胞≥15%的红系细胞，但任何非红系细胞中发育异常细胞≥10%，外周血中原始细胞<1%，骨髓中原始细胞<5%，无奥尔（Auer）小体或单核细胞增多，这类病例应归入难治性血细胞减少伴多系发育异常。

治疗 ①血制品输注：血红蛋白<80g/L时应考虑红细胞输注；血小板计数10×10^9/L为预防性血小板输注的指征，若有发热、感染时应提高到20×10^9/L。②祛铁治疗：适用于预计生存期>1年、已累计输红细胞≥25U（约5g铁）或血清铁蛋白>1000μg/L者，可用去铁胺或地那罗司。③细胞因子治疗：见骨髓增生异常综合征。④其他：维生素B_6、地西他滨和阿扎胞苷对部分患者有效。

预后 1%～2%的RARS进展为急性髓细胞性白血病，总生存期为69～108个月。

（肖志坚）

nánzhìxìng xuèxìbāo jiǎnshǎo bàn duōxì fāyù yìcháng

难治性血细胞减少伴多系发育异常

难治性血细胞减少伴多系发育异常（refractory cytopenia with multilineage dysplasia，RCMD） 以一系或一系以上血细胞减少和两系或两系以上髓系细胞（红系、粒系、巨核系）发育异常为特征的骨髓增生异常综合征。约占骨髓增生异常综合征的30%，发生于老年人，中位发病年龄为70岁，男性略占优势，男性发病高峰为70～74岁，女性为75～79岁。

多数患者有骨髓衰竭表现伴两系或多系髓系细胞减少。骨髓常示有核细胞增多。中性粒细胞发育异常的特征表现包括胞质颗粒减少和（或）核分叶少伴明显的核染色质凝聚[假佩尔格-许特（Pelger-Huët）核]。核分叶减少可表现为两个浓染的核叶以一个由细染色质丝相连（“夹鼻眼镜”型）或显著浓染的无分叶核。骨髓中原粒细胞<5%。某些病例红系细胞明显增多，可见胞质空泡

及明显的核形不规则，包括核间染色质桥连、多分叶核、核出芽、多个核及巨幼样变胞核。空泡边界常不清楚，不像酒精等中毒中所见界限清楚的空泡。空泡呈过碘酸希夫（PAS）染色阳性，也可表现为弥散性胞质 PAS 阳性。RCMD 中可见到数量不定的环形铁粒幼细胞。还可见到巨核细胞异常，包括核不分叶、核分叶少、双核或多核巨核细胞及小巨核细胞。小巨核细胞是胞体大小相当于（或小于）早幼粒细胞核不分叶（或双核）的巨核细胞，是巨核系细胞中最可靠和可重复性的发育异常特征。高达 50% RCMD 患者可有克隆性细胞遗传学异常，包括 8 号染色体三体、7 号染色体单体、del（7q）、5 号染色体单体、del（5q）、del（20q）及复杂核型。

2008 年世界卫生组织（WHO）提出的诊断标准为：外周血血细胞减少（定义血细胞减少的推荐水平是血红蛋白<100g/L，中性粒细胞绝对值$<1.8\times10^9/L$，血小板计数$<100\times10^9/L$），无原始细胞或罕见（<1%），无奥尔（Auer）小体，单核细胞$<1\times10^9/L$；骨髓髓系中≥2 个系别发育异常的细胞≥10%，即中性粒细胞和（或）红系祖细胞和（或）巨核细胞，骨髓原始细胞<5%，无 Auer 小体，环形铁粒幼红细胞±15%。

有多系发育异常，外周血原始细胞占 2%～4%，骨髓原始细胞<5%，无 Auer 小体的病例归入难治性贫血伴原始细胞过多-Ⅰ；外周血原始细胞 ≤ 1%，骨髓中<5%，有 Auer 小体的病例归入难治性贫血伴原始细胞过多-Ⅱ；外周血原始细胞占 1%。骨髓中<5%，无 Auer 小体的病例归入骨髓增生异常综合征，无法分类。某些 RCMD 病例环形铁粒幼细胞可≥15%。

治疗包括支持治疗、细胞因子、免疫抑制剂和造血干细胞移植等，见骨髓增生异常综合征。

RCMD 临床病程不定，大多数患者的国际预后积分系统评分属于中等危险度。其预后与血细胞减少及发育异常的程度相关。2 年急性白血病转化率约为 10%。总中位生存期约 30 个月，复杂核型患者的生存期与难治性贫血伴原始细胞过多患者相似。

（肖志坚）

nánzhìxìng pínxuè bàn yuánshǐ xìbāo guòduō

难治性贫血伴原始细胞过多

（refractory anemia with excess blast，RAEB） 以骨髓中原粒细胞占 5%～19%或外周血中原始细胞占 2%～19%为特征的骨髓增生异常综合征。约占骨髓增生异常综合征（myelodysplastic syndrome，MDS）患者的 40%。主要见于 50 岁以上的人群。

病因及发病机制 病因不明。接触环境毒物（包括杀虫剂、石油衍生物和某些重金属）和吸烟可增加患病风险。发病机制见骨髓增生异常综合征。

临床表现 多数患者初起症状与骨髓衰竭有关，包括贫血、血小板减少和中性粒细胞减少。

辅助检查 包括以下几方面。

血象 外周血涂片常示 3 种髓系细胞异常：包括红细胞大小不匀，异形红细胞，大、巨大或颗粒减少的血小板，中性粒细胞胞质颗粒和核分叶异常，原始细胞常见。

骨髓象 骨髓有核细胞常增多，可见不同程度的发育异常。红系造血增多伴有大红细胞/巨幼样变，红系细胞可见发育异常表现，包括异常核分叶和核间桥。粒系造血常增多伴不同程度的发育异常，其主要特征是中性粒细胞胞体小、核分叶少［假佩尔格-许特（Pelger-Huët）核］或核分叶过多、胞质颗粒少和（或）假契－东（Chediak-Higashi）颗粒。巨核细胞数目不定，但多正常或增多，常见成簇趋势。巨核细胞总会有发育异常，其特征是以胞体小的异常巨核细胞为主，包括小巨核细胞在内异常形式，但也可出现各种大小的巨核细胞及胞核分开的多核巨核细胞。

骨髓活检示正常组织学结构发生改变，在正常情况下以粒系细胞为主的小梁旁区此时常被红系细胞和巨核细胞易位占据。骨髓有核细胞减少的 RAEB 只是低增生性 MDS 的少部分，骨髓活检对证实原始细胞过多非常有用，尤其是在骨髓穿刺取材欠佳的病例，如有核细胞减少和（或）纤维化的骨髓，RAEB 的原始细胞常趋向于在离开骨小梁或血管部位形成簇或聚集，这种组织学所见曾称幼稚前体细胞异常定位。CD34 免疫组化染色特别有助于鉴定它们。

约 15%的 MDS 患者骨髓有显著的网状纤维增生，这类病例曾被称为 MDS 伴纤维化（myelodysplastic syndrome with fibrosis，MDS-F）。暂行的 MDS-F 定义是有弥漫性粗网状纤维，伴或不伴胶原形成，合并至少两系细胞发育异常。大多数 MDS-F 属于 RAEB 亚型（RAEB-F）。这些病例的原始细胞增多通常可用免疫组化特别是 CD34 反应证实，骨髓液涂片通常不适用。

免疫表型检查 流式细胞术检测 RAEB 常可见前体细胞相关抗原 CD34 和（或）CD117 阳性的

细胞增多。这些细胞通常 CD38、HLA-DR 和髓系相关抗原 CD13 和（或）CD33 阳性。在原始细胞组群中可见成熟粒细胞抗原 CD15、CD11b 和（或）CD65 的不同步表达。20%的病例原始细胞异常表达 CD7，10% 的病例异常表达 CD56，而其他淋系标志罕见。

骨髓切片中，CD34 的免疫组化可用于证实原始细胞数量增多，且能见到它们成簇或聚集排列，这是大多数 RAEB 病例的特征性表现。CD61 或 CD42b 可帮助确认小巨核细胞和其他发育异常小型巨核细胞，这类细胞在 RAEB-F 病例特别大量存在。

细胞遗传学检查 30%～50%的 RAEB 病例有克隆性细胞遗传学异常，包括+8，-5，del（5q），-7，del（7q）和 del（20q），也可见到复杂核型。

诊断 2008 年世界卫生组织（WHO）提出诊断标准：根据生存期和转化为急性髓细胞性白血病的发生率不同，RAEB 分为两种亚型：RAEB-Ⅰ，骨髓中原始细胞占 5%～9%或外周血中原始细胞占 2%～4%；RAEB-Ⅱ，骨髓中原始细胞占 10%～19%或外周血中原始细胞占 5%～19%。原始细胞中出现奥尔（Auer）小体，不论其原始细胞的比例为多少，均划入 RAEB-Ⅱ。

治疗 包括支持治疗、表观遗传学治疗、化疗和造血干细胞移植等。见骨髓增生异常综合征。

预后 RAEB 通常的特征是进行性骨髓衰竭伴同不断加重的血细胞减少，约 25%的 RAEB-Ⅰ和 33%的 RAEB-Ⅱ患者进展为急性髓细胞白血病；其余则死于骨髓衰竭。RAEB-Ⅰ的中位生存期约 16 个月，RAEB-Ⅱ约 9 个月。

（肖志坚）

gǔsuǐ zēngshēng yìcháng zōnghézhēng bàn gūlìxìng 5q-rǎnsètǐ yìcháng

骨髓增生异常综合征伴孤立性 5q-染色体异常

骨髓增生异常综合征伴孤立性 5q-染色体异常（myelodysplastic syndrome with isolated 5q-） 以贫血伴或不伴其他血细胞减少和（或）血小板增多，以及有单纯 del（5q）细胞遗传学异常为特征的骨髓增生异常综合征。常发生于女性，中位发病年龄 67 岁。

病因及发病机制 推测此病源于在染色体缺失区内一个抑癌基因丢失。研究证实，所有伴 del（5q）骨髓增生异常综合征（myelodysplastic syndrome，MDS）患者染色体缺失区域中均含有 5q31-q32 这一区带，称为共同缺失区，该区域有 44 个基因，其中 33 个在人 $CD34^+$ 细胞中表达，这 44 个基因尚未发现有突变，但发现其中 *SPARC*（富含半胱氨酸酸性分泌型蛋白）和 *RPS14*（40 小亚基核糖体蛋白）表达水平显著降低，表现为单倍体剂量不足，是其发病的分子基础。

临床表现 患者呈慢性临床过程，主要是顽固性贫血、出血和感染少见。

辅助检查 ①血象：大细胞性贫血，白细胞计数轻度减少或正常，血小板计数正常或增多。②骨髓象：通常骨髓有核细胞增多或正常，常见红系增生低下。巨核细胞数量增多，大小正常或轻度减小，明显的核分叶少或不分叶。红系和粒系细胞发育异常不常见。③细胞遗传学检查：5 号染色体部分缺失是唯一的细胞遗传学异常，缺失的大小和断裂点位置不定，但总有 q31-q32 缺失。若有任何额外染色体异常（Y 染色体丢失除外），则不应归入此类。

诊断 外周血检查示贫血，原始细胞<5%，血小板计数正常或增高。骨髓检查示巨核细胞数正常或增加伴核分叶减少，原始细胞<5%，无奥尔（Auer）小体。单纯 del（5q）。

治疗 包括支持治疗、来那度胺和细胞因子治疗。

支持治疗 见骨髓增生异常综合征。

来那度胺 利斯特（List）等于 2005 年首次报道来那度胺治疗 MDS 特别是伴 del（5q）的输血依赖性 MDS 患者有效（MDS-001 试验）。随后进行了两个多中心试验，观察来那度胺在伴 del（5q）（MDS-003 试验）和不伴 del（5q）（MDS-002 试验）MDS 患者中的疗效，进一步肯定了 MDS-001 试验结果。一项多中心、随机、双盲、安慰剂对照的Ⅲ期临床试验（MDS-004 试验），获得较满意的血液学和细胞遗传学缓解率，进一步肯定了来那度胺在伴单纯 5q31.1-异常低危和中危-Ⅰ患者的疗效，并证实 10mg/d 疗效好于 5mg/d。

细胞因子治疗 适用于不能耐受来那度胺治疗者。

预后 此病中位生存期为 145 个月，转化为急性髓细胞性白血病的患者不到<10%。

（肖志坚）

gǔsuǐ zēngshēng yìcháng zōnghézhēng，wúfǎ fēnlèi

骨髓增生异常综合征，无法分类

骨髓增生异常综合征，无法分类（myelodysplastic symdrome，unclassification，MDS-U） 无特异性形态学表现的骨髓增生异常综合征。发病率不明。症状与骨髓增生异常综合征（myelodysplastic syndrome，MDS）其他亚型相似，以下情况可诊断为

MDS-U：①患者有难治性血细胞减少伴单系发育异常或难治性血细胞减少伴多系发育异常的表现，但外周血中原始细胞数达1%。②MDS患者有单系发育异常而外周血为全血细胞减少。③患者持续性血细胞减少，外周血原始细胞≤1%，骨髓原始细胞<5%，一系或一系以上髓系细胞中有明确发育异常的细胞占该系细胞的<10%，以及患者有疑似MDS证据的细胞遗传学异常。该类病例若在随后的病程中出现特定MDS亚型的特征，则应对其进行相应的重新分类。诊断为MDS-U的病例转化为急性髓细胞性白血病的比例及生存期均不清楚。

（肖志坚）

értóng gǔsuǐ zēngshēng yìcháng zōnghézhēng

儿童骨髓增生异常综合征（myelodysplastic syndrome in childhood） 儿童罹患的骨髓增生异常综合征。属罕见病，占14岁以下患儿所有造血组织肿瘤的比例<5%。过去曾报告骨髓增生异常综合征（myelodysplastic syndrome，MDS）合并唐氏综合征占儿童MDS的20%～25%，但现在认为该病是一个独特生物学疾病实体，与唐氏综合征相关髓系白血病是同义语，而不同于其他儿童MDS。

许多见于成人MDS的形态学、免疫表型及遗传学特征也可见于儿童MDS，但据报道有某些显著不同，特别是在外周血和骨髓原始细胞不增多的病例。例如，难治性贫血伴环形铁粒幼细胞和MDS伴孤立性5q-染色体异常在儿童中十分罕见。单纯贫血是成人难治性贫血的主要表现，但在儿童中并不常见，儿童患者多表现为中性粒细胞减少和血小板减少。此外，1.3%～2.2%的儿童急性淋巴细胞白血病患者有前急性淋巴细胞白血病期，而在成人很少见。其特点是患儿年龄一般<6岁，女性多于男性，以短暂性骨髓有核细胞增生低下起病。外周血常规显示全血细胞减少，但血小板减少常相对较轻，血涂片中无不成熟细胞。骨髓涂片与再生障碍性贫血相似，偶可见到个别原始细胞。骨髓组织切片中造血细胞减少，有时可正常，巨核细胞相对多见，网状纤维增多。这种状态持续6～30天，不经任何治疗或仅接受支持治疗和糖皮质激素治疗，血常规和骨髓完全恢复正常。再经过3周至9个月后，突然转变为急性淋巴细胞白血病（acute lymphocytic leukemia，ALL），常是人普通急性淋巴细胞白血病抗原（human common acute lymphocytic leukemia antigen，CALLA）阳性的前B细胞ALL。对ALL治疗方案反应良好，完全缓解率与原发性ALL基本相同。

原始细胞在外周血中占2%～19%、在骨髓中占5%～19%的MDS患儿，可使用与成人难治性贫血伴原始细胞过多（refractory anemia with excess blast，RAEB）的相同标准。与成人MDS不同的是尚无研究表明在儿童中区分RAEB-Ⅰ和RAEB-Ⅱ的预后意义，但建议在今后的研究中作出区分。儿童RAEB的外周血细胞计数通常在数周或数月内相对稳定。某些儿童病例外周血和（或）骨髓中原始细胞占20%～29%诊断为急性髓细胞性白血病（acute myelogenous leukemia，AML），而有骨髓增生异常改变，包括有骨髓增生异常相关的细胞遗传学异常的病例，也呈现较缓慢的病程。这些病例在法-美-英（FAB）协作组分型中考虑为难治性贫血伴原始细胞增多转化型（RAEB-T），可无急性白血病的临床表现，其表现更像MDS，而不像AML。因此，经常需监测外周血和骨髓以评估此类病例的病程进展速度。有t（8；21）（q22；q22），inv（16）（p13.1q22）或t（16；16）（p13.1；q22）或t（15；17）（q22；q12）的外周血和（或）骨髓疾病的儿童，不管其原始细胞数量多少均应考虑为AML。

儿童原发性MDS应与继发于先天性或获得性骨髓衰竭综合征的“继发性MDS”和此前因肿瘤或非肿瘤疾病接受细胞毒药物治疗所致治疗相关MDS鉴别。

绝大部分儿童MDS应首选造血干细胞移植（hematopoietic stem cell transplantation，HSCT）治疗。有7号染色体单体或复杂染色体核型异常的难治性血细胞减少的患儿，如有人类白细胞抗原（human leukocyte antigen，HLA）匹配的同胞供者或非亲缘供者，应在确诊后尽早进行HSCT，其他RC患儿如有HLA匹配的同胞供者也应在确诊后尽早进行HSCT。晚期MDS（RAEB和RAEB-T）应在确诊后尽早进行HLA完全匹配的同胞供者和非亲缘供者或1个位点不合的非亲缘供者HSCT，若疾病进展可考虑单倍体HSCT。现有资料表明，这些患者在移植前是否接受强化疗及骨髓原始粒细胞的比例对患者移植后生存率和复发率并无影响。药物治疗研究报道极少。

（肖志坚）

értóng nánzhìxìng xuèxìbāo jiǎnshǎo

儿童难治性血细胞减少（refractory cytopenia of childhood，RCC） 以持续性血细胞减少，

骨髓中原始细胞<5%，外周血中原始细胞<2%为特征的儿童骨髓增生异常综合征。是2008年世界卫生组织（WHO）提出的一组暂定病种，约占儿童骨髓增生异常综合征（myelodysplastic syndrome，MDS）的50%，是儿童MDS的最常见亚型。

病因及发病机制 尚不清楚。

临床表现 最常见的症状是不适、出血、发热和感染。可有局部或全身感染所致淋巴结肿大，一般无肝脾大的表现。有20%的患儿无临床症状或体征。可有不同器官系统的先天性异常。

辅助检查 包括以下几方面。

血象 3/4的患儿血小板计数<150×10⁹/L，约半数受累儿童贫血，血红蛋白<100g/L。大多数病例有相对于年龄的大红细胞增多。约25%病例白细胞计数减低伴严重中性粒细胞减少。外周血涂片可见异形红细胞，红细胞大小不均和大红细胞增多，也可见红细胞着色不匀。常见血小板大小不匀，偶见巨大血小板。中性粒细胞假佩尔格-许特（Pelger-Huët）核和（或）胞质颗粒减少。原始细胞缺如或占白细胞<2%。

骨髓象 骨髓穿刺液涂片中应有两个不同系别的髓系细胞发育异常，或仅有一系发育异常但发育异常细胞占该系百分比>10%。红系异常包括核出芽、多核、核碎裂、核间桥连、胞质中有颗粒和大细胞变。粒系细胞可示核分叶少为伴假Pelger-Huët核、胞质颗粒减少或缺如、巨型杆状核及核质发育不同步，原粒细胞占骨髓细胞的<5%。巨核细胞常缺如或极少，查出小巨核细胞是RCC的一个有力指标。未见环形铁粒幼细胞。

骨髓有核细胞正常或增多的RCC，骨髓活检可见轻至中度的红系细胞增多伴不成熟前体细胞聚集，主要是原红细胞。核分裂象增多表明红系无效造血。粒系细胞轻至中度减少，松散分布。原始细胞占骨髓细胞<5%，骨髓活检组织CD34染色有助于证实原始细胞百分比。巨核细胞数可正常、减少或增多，可见发育异常，核不分叶、核叶异常分开和特征性的小巨核细胞。网状纤维不增多。约75%的儿童RCC骨髓显示有核细胞明显减少，减少至相应年龄正常值的5%～10%。形态学所见与骨髓有核细胞正常或增多的RCC相似，可见一个或数个由至少10个不成熟红系前体细胞构成的造血岛，这种片状红系造血模式通常伴稀少分布粒系细胞，巨核细胞显著减少或缺如。尽管小巨核细胞罕见或不易见到，但它们对RCC的确诊十分重要，应仔细寻找此种细胞。骨髓活检组织制备多张切片可有助于确认异常巨核细胞，必须用免疫组化方法检测小巨核细胞。造血区之间的脂肪组织貌似再生障碍性贫血（aplastic anemia，AA）。因此建议至少间隔2周，取至少两次活检，以帮助检出含有红系造血灶的代表性骨髓区域。

免疫表型检查 小巨核细胞在HE染色的骨髓活检组织切片中易漏诊，但通过血小板膜糖蛋白如CD61、CD41或血管性血友病因子（von Willebrand factor，vWF）的表达则易认出。骨髓细胞中原粒细胞≤5%，若CD34、MPO、溶菌酶和CD117阳性的原始细胞数≥5%，可能表明向高恶度MDS进展。RCC中看不到原粒细胞簇。

细胞遗传学检查 对儿童MDS易感的遗传学改变仍不清楚。推测的基础机制也可能产生于很多儿童MDS中见到的细微表型异常。-7是最常见的细胞遗传学异常，也可见到包括复杂核型在内的其他细胞遗传学异常。大多数RCC病例为正常核型，与骨髓有核细胞多少无关。有或无-7的RCC，其形态学表现无差异。

诊断 2008年WHO提出的最低诊断标准如下（表）。

鉴别诊断 在儿童中，一些

表 RCC的最低诊断标准

项目	红系造血	粒系造血	巨核系造血
骨髓穿刺	至少10%的红系细胞有发育异常和（或）巨幼样改变	至少10%粒系细胞和中性粒细胞有发育异常改变**，原始细胞<5%	数量不定，明确的小巨核细胞或其他发育异常改变
骨髓活检	可见几个由至少20个红系细胞形成的细胞簇，成熟停滞，原红细胞增多，分裂象增多	无最低诊断标准	明确的小巨核细胞，必须做免疫组化（CD61、CD41）确定数量不定的其他发育异常改变***
外周血		至少10%的中性粒细胞有发育异常改变**，原始细胞<2%	

注：*：异常核分叶，多核细胞，核间桥；**：假Pelger-Huët细胞，颗粒减少或缺如，巨型杆状核（严重中性粒细胞减少的病例可能不符合此标准）；***：不同大小的巨核细胞核叶分开或圆形核，巨核细胞缺如不能排除RCC

非血液系统疾病，如病毒感染、营养缺乏和代谢性疾病等，可引起继发性骨髓发育异常的形态学改变从而貌似RCC。在无细胞遗传学标志的情况下临床病程疑似RCC的病例在确诊前必须仔细评估。血液学鉴别诊断如下。①获得性AA：与RCC不同的是，获得性AA骨髓腔中脂肪细胞增多，极少量髓系细胞散在分布，无由幼稚红系细胞增多构成的红系造血岛，无粒系发育异常，无小巨核细胞。与报道的成人AA不同，儿童获得性AA在初诊时无巨幼细胞样表现，成人AA经免疫抑制治疗后其组织学特征与RCC相同。②遗传性骨髓衰竭性疾病：如范科尼（Fanconi）贫血、先天性角化不良、舒瓦克曼-戴蒙德（Shwachman-Diamond）综合征、无巨核细胞性血小板减少症、伴尺桡骨融合的全血细胞减少等，与RCC的形态学特点有重叠，在作出肯定的RCC诊断之前，必须通过病史、查体、相应实验室和分子学检测排除上述疾病。③阵发性睡眠性血红蛋白尿症（paroxysmal nocturnal hemoglobinuria，PNH）：在儿童中罕见，尽管在RCC患儿中可见到PNH克隆，但无溶血或血栓。有两系或两系以上细胞发育异常的RCC和难治性血细胞减少伴多系发育异常之间的关系尚不清楚。较一致的观点是在证明受累细胞系别的数目是否为儿童MDS的一个重要的预后鉴别指标之前，其他方面符合难治性血细胞减少伴多系发育异常标准的儿童应考虑为RCC。

治疗 对无输血需求、无严重血细胞减少或无感染的患儿可采取密切观察和等待策略。造血干细胞移植是迄今唯一有望治愈此病的方法，是有7号染色单体或复杂核型患儿在疾病早期的治疗选择。因为移植相关死亡率低，若有合适供者，对于有其他染色体核型的患儿也可推荐该治疗。部分早发的骨髓衰竭是T细胞免疫抑制造血所介导，因此对于无供者的患者免疫抑制治疗可能是治疗选择。

预后 染色体核型是提示向晚期MDS进展的最重要因素。有7号染色体单体的患儿较有其他染色体异常或正常核型的患儿发生进展的概率明显高。与有7号染色单体的患儿不同，有8号染色体三体或正常核型的患儿呈现漫长而稳定的病程。

（肖志坚）

jíxìng suǐxìbāoxìng báixuèbìng

急性髓细胞性白血病（acute myelogenous leukemia，AML）

造血干/祖细胞（髓系或淋系）其中一种在骨髓、外周血或其他组织中以髓系原始细胞或已轻度分化的前体细胞发生克隆性增殖所致造血系统恶性肿瘤。主要是源于血细胞某一系列的细胞异常肿瘤性增殖，并在体内各组织器官（如骨髓、肝、脾、淋巴结等）有广泛浸润。全世界范围内，急性白血病年发病率约为4/10万，其中70%为AML，主要发生于成人，中位年龄为60岁，≥60岁者年发病率为10/10万，男女比例约为1∶1，1岁以内儿童AML发病率达1.5/10万，10岁以下儿童AML的死亡率是0.5/10万，随着年龄增长其值逐渐增高，在90岁的患者可达20/10万。2008年新增的初诊AML患者约13 290例，其中8820例死于该病。中国1986～1988年22省（市、自治区）进行了白血病年均发病率调查，AML年发病率为1.85/10万。

病因 AML的发生与其他肿瘤一样符合多次打击模式，可能是多病因参与的过程，随着分子生物学的发展，白血病的病因学已从群体医学、细胞生物学进入分子生物学的研究，对白血病的病因学有了更加深入的认识。

环境因素 有4种与白血病发病有关的因素研究得最清楚：①接受大剂量的外部低线性能量转移射线（包括医源性照射、核动力工厂的环境辐射及日常接触的电磁场等）。②长期接触苯。③接受化疗药（主要药物是烷化剂和拓扑酶Ⅱ抑制剂）。④吸烟。但许多患者发病前并未接触过可疑的致病因素。接触高剂量的线性能量转移射线，例如从二氧化钍等放射性核素发射的α射线时可增加AML的发病率。病例对照研究发现AML的发生与接触有机溶剂、石油产物、氡、杀虫剂和除草剂等有一定关系。越来越多的研究表明吸烟可提高AML发生率的1.5～2.0倍。

病毒因素 人们在人类白血病病毒病因学研究中进行了大量工作，已经从人皮肤T细胞淋巴瘤和成人T细胞白血病的体外细胞培养中分离出C型RNA病毒，研究证实它与人类T细胞白血病/淋巴瘤的发生有关。

慢性克隆性血液病转变而来 许多其他造血干细胞克隆性疾病在病程进展中可转变成AML，包括慢性髓细胞性白血病（chronic myelogenous leukemia，CML）、真性红细胞增多症、原发性骨髓纤维化、原发性血小板增多症和某些白血病前期疾病如骨髓增生异常综合征（myelodysplastic syndrome，MDS），这种转变过程可自行发生，但每种疾病的发病率不同。

个体遗传易感因素 转变为AML之前可出现易感疾病的表现，

如再生障碍性贫血（aplastic anemia，AA）、多发性骨髓瘤，少见情况还有获得性免疫缺陷综合征（acquired immunodeficiency syndrome，AIDS）、免疫性甲状腺疾病、家族性多内分泌腺瘤等。许多是涉及基因改变的遗传性疾病，如DNA修复缺陷的范科尼（Fanconi）贫血、肿瘤抑制因子缺陷、先天性角化不良等均可增加转变成AML的危险。

发病机制 AML是造血干/祖细胞发生体细胞突变的结果。染色体易位、点突变、串联复制是常见的突变形式。染色体易位导致原癌基因的关键区域发生重排，形成融合基因。其编码的融合蛋白结构异常，干扰细胞的正常生长或分化过程，导致细胞恶性转变。这类蛋白产物通常是转录因子，能扰乱控制造血前体细胞分化、生长或生存的调控序列。主要基因突变包括 *CBF*、*RARA*、*HOX* 家族、*KMT2A*（*MLL*）等，这些单一突变不足以导致AML发生，还需要其他附加的原癌基因突变，如 *FLT3*、*KIT*、*NPM1*、*FES*、*FOS*、*GATA1*、*JUNB*、*MPL*、*MYC*、*TP53*、*PU.1*、*RB1* 等，这些突变基因的相互作用引起造血转录因子功能缺失使造血干/祖细胞的增殖、成熟、分化、凋亡受阻，最终导致AML的发生。有些病例中染色体会发生部分或全部缺失如5、7、9号染色体缺失，或出现附加染色体，如4、8、13号染色体，但未发现由此引起的相应“癌基因”。

临床表现 包括一般临床表现和白血病浸润表现。

一般临床表现 AML发病时的症状和体征包括贫血、发热和出血三大临床特征。贫血包括苍白、乏力、心悸和劳力性呼吸困难等，老年患者贫血更多见，症状的严重性与贫血程度相关。发病初期很多患者出现发热，主要原因是感染，可发生在体表、体内任何部位。化疗骨髓抑制期（中性粒细胞$<1.0\times10^9$/L）感染概率明显增高，严重细菌、真菌或病毒感染很常见，如鼻窦炎、肺炎、肾盂肾炎和脑膜炎等。60%初诊AML有不同程度出血，易出现皮肤青紫、淤斑，鼻出血、牙龈渗血，眼底及球结膜出血，严重的胃肠、呼吸道和颅内出血等，主要原因是血小板减少。

白血病浸润表现 因部位不同而异。

皮肤浸润 包括3种表现：非特异性病变、白血病真皮或粒细胞肉瘤、白血病皮下组织浸润。外观呈现斑丘疹、多发性红斑，结节状或肿块，坏疽性脓皮病或脉管炎，粒细胞皮炎，偶有在血象、骨髓象出现白血病改变前皮肤浸润先被发现。

感觉器官浸润 AML可出现视网膜、脉络膜、虹膜和视神经浸润，一般发生于原始细胞极度升高（$>200\times10^9$/L），可合并出血或失明，眼底浸润通常提示合并中枢神经系统受累。若第Ⅶ对脑神经受损，内耳炎、外耳炎、内耳出血、乳突状肿瘤较常见。

口腔及牙龈浸润 口腔、牙龈最常被累及，25%～50%的M_5和M_4患者出现牙龈或牙周组织浸润及溃疡可致出血时间延长，牙槽感染等，严重者牙龈肿胀，表面破溃出血，口鼻黏膜、扁桃体或舌体浸润不多见。

消化系统浸润 胃肠道一般被累及，但功能紊乱相关症状较少见，结肠、肛管也是最常被累及部位，可引起相应症状。40%患者可出现肝脾大，较明显的肝脾大一般≤10%。

呼吸系统浸润 呼吸道可被肿瘤浸润出现咽喉梗阻，肺实质受到侵犯，肺泡膜浸润，或胸膜弥漫性病变等表现。

心脏浸润 心脏通常可受累及，但临床症状少见，出现心包浸润、心室外浸润伴出血、心室内血栓形成时，甚至可引起心力衰竭、心律失常和死亡。心脏传导系统或瓣膜浸润及心肌梗死也可发生。

泌尿生殖系统浸润 相当多的患者肾脏被白血病细胞浸润，但临床症状少见，仅表现蛋白尿、血尿、水肿等，肾脏浸润可引起肾脏肿大，甚至可为白血病的首发表现。外阴、膀胱颈、前列腺或睾丸被累及的病例也可见。

骨关节浸润 主要累及肋骨、脊椎骨或肢体长骨及肘、踝等大关节，以骨痛、关节痛、骨坏死为表现，有时渗出性关节炎也可发生。胸骨体下端压痛是急性白血病患者的常见体征，通常有诊断意义，起病时其他部位尤其长骨干骺端感觉疼痛或压痛也不少见。还可因高尿酸血症或高钙血症引起关节炎（假性痛风）及关节滑膜炎等。

中枢神经系统浸润 初诊AML患者中累及中枢或周围神经系统非常少见（3%～7%），年龄<2岁、高白细胞和原始细胞数增多、显著肝脾大、M_4或M_5亚型及伴7号染色体单体或inv（16）（p13；q22）是发生中枢神经系统浸润的高危因素，多数患者在完全缓解期发生，是髓外复发的首发表现。

粒细胞肉瘤 由原粒细胞或原单核细胞组成的肿瘤。可发生在任何部位，好发于皮肤、眼眶、鼻窦、骨骼、胸廓、乳房、胃肠道、呼吸道、泌尿生殖道、中枢和周围神经系统、淋巴结等。可作为AML的首发症状，数周或数日后出现骨髓或血液病变。伴t（8；21）病变的AML易发生髓外白血病。

辅助检查 包括血象、骨髓象、细胞化学等。

血象 50%患者初诊时白细胞计数<5×10^9/L，中性粒细胞计数<1×10^9/L，白细胞增多，尤其>30×10^9/L者，通常提示预后不良。白细胞明显增多多见于AML-M_4或AML-M_5型，部分患者可>100×10^9/L，即高白细胞血症。白细胞减少多见于AML-M_3型，部分患者白细胞可<1×10^9/L。白细胞计数增高的患者其成熟中性粒细胞比例减低，但中性粒细胞绝对值可正常或轻度增高。一般有血小板减少，半数以上患者其血小板计数<50×10^9/L，严重者初诊时血小板计数<2×10^9/L，极少数患者早期可能正常。起病时红细胞和血红蛋白均有不同程度减少，且进展较迅速，多表现为正细胞正色素性贫血。网织红细胞一般为0.15%~2%。红细胞形态轻度异常，细胞大小不等，可见异形红细胞，有核红细胞或嗜点彩红细胞也可存在。外周血涂片可见原始髓系细胞，白细胞减少的患者则少见，血涂片中原始髓系细胞可占白细胞总数的3%~95%。

骨髓象 骨髓涂片检查是诊断急性白血病必要手段。大部分急性白血病患者的骨髓呈增生显著活跃或极度活跃，骨髓中常充满着白血病性原始或早期幼稚细胞，在有核细胞计数中最少占20%。部分患者因存在大量白血病细胞，骨髓穿刺时骨髓呈“干抽”或骨髓液易凝固。形态上可见原始髓系细胞胞体变化不定，胞核圆形或卵圆形，染色质细颗粒状，通常多个核仁。可能有少数嗜天青颗粒，奥尔（Auer）小体是髓系细胞特殊性颗粒。正常的红系、巨核系和粒系造血减低或缺乏。普遍认同的髓系原始细胞形态特点如下：①原始细胞（粒细胞或单核细胞）Ⅰ型原始细胞核/质比例高，核染色质细致，有一个或多个明显的核仁，胞质不成熟且不含颗粒。②原始细胞（粒细胞或单核细胞）Ⅱ型与原始细胞Ⅰ型相似，胞质量较少，含少量细小颗粒，不含粗大颗粒。③异常早幼粒细胞胞体常呈椭圆形，核偏于一侧，另一端胞质中有异常颗粒，这些颗粒有的粗大，可覆盖细胞核，有的较细。胞质中常伴有Auer小体，有时甚至多如柴捆。④异常中幼粒细胞核质发育显著不平衡，胞质呈橘黄色或偏碱，胞核有1~2个大核仁。⑤异常晚幼粒细胞胞质中有中性粒细胞，可有空泡，核可有凹陷，在核凹陷处有一淡染区，更重要的是仍可见核仁。⑥异常嗜酸性粒细胞胞质中除有典型的嗜酸性颗粒外，还有大的不成熟嗜碱性颗粒，并可存在核不分叶。⑦异常幼稚单核细胞核扭曲或折叠，胞质呈灰蓝色，散在嗜天青颗粒。⑧异常原始巨核细胞形态多样，胞体可非常小，伴致密核染色质，也可有较大的胞体伴致密网状核染色质及1~3个明显核仁，胞质可见气泡。光镜下可有淋巴样小巨核细胞、单圆核巨核细胞、多圆核巨核细胞、大单圆核巨核细胞、多分叶巨核细胞等。⑨异常幼红细胞巨幼样变，双核或多核。

骨髓活检 对确定骨髓增生程度和骨髓纤维化是必需的，由于骨髓纤维化或其他原因骨髓穿刺不满意时，应用免疫组化和各种抗体染色是确定细胞类型的主要方法。骨髓病理学检查显示大量原始和（或）早幼细胞几乎占据整个骨髓腔。部分患者骨髓病理图像中可见残留的正常造血成分，其中多为中幼粒细胞、嗜酸性粒细胞和幼红细胞，并伴异常原始细胞不均匀浸润。有些AML骨髓增生程度<20%，需与AA鉴别，原始细胞≥30%，免疫组化示$CD34^+$原始细胞比例增高。

细胞化学染色 大多数情况下分型诊断需结合组织化学染色检查，国际血液学标准化委员会（International Committee for Standardization in Haematology，ISCH）推荐使用髓过氧化物酶（MPO）、碱性磷酸酶（ALP）、酸性磷酸酶（ACP）、氯乙酸AS-D萘酚酯酶（AS-DCE）、α-乙酸萘酚酯酶（alpha-naphthol acetate esterase，α-NAE）等细胞化学染色法作为主要辅助诊断方法（表1）。尚有苏丹黑B（SBB）、过碘酸希夫（PAS）和中性粒细胞碱性磷酸酶（NAP）染色。

免疫表型检查 已成为现今诊断分型、预后判断和残留病检测的重要手段，有些抗体都具有系特异性，但大多数抗体只有系相关性，有些抗原表达于胞质而不表达于胞膜，许多白血病亚型具有特征性的免疫表型特点（表2），许多病例可根据免疫表型的结果提出或排除某种诊断。常用免疫表型确定白血病系列特异性（髓系或淋系），区分B或T细胞白血病，混合型白血病诊断等方面。

细胞和分子遗传学检查 随着染色体显带分析和荧光原位杂交（fluorescence in situ hybridization，FISH）等细胞遗传学技术，以及聚合酶链反应（polymerase chain reaction，PCR）、RNA印迹法（Northern blotting）、DNA印迹

法（Southern blotting）、蛋白质印迹法（Western blotting）等分子生物学技术的发展和应用，人们对急性白血病细胞和分子遗传学有了更深入的认识。约75%病例出现非随机的染色体异常（表3），它们与白血病的细胞形态学、免疫表型、血液学特征及预后均有密切的关系。其中包括染色体数量异常（非整倍体性）、结构异常（假二倍体性）或两者同时存在。最常见的异常有8号染色体三体、7号染色体单体、12号染色体单体、21号染色体三体和X、Y染色体的丢失，实际上任何染色体均可发生重排、增加和缺失。继发于化疗或放疗的AML病例，5号染色体的全部或部分丢失是常见特征之一。对于AML病例常见的还有染色体易位，由此形成特殊融合基因，其中一些染色体易位而形成白血病具有独特的形态学、免疫表型和临床特征。这些

表1 AML组织化学染色特征

组织化学染色	M_1	M_2	M_3	M_4	M_5	M_6	M_7
MPO	+	+~++	+++~++++	-~++	-~+	-	-
SBB	+	+~++	+++~++++	-~++	-~+	-	-
AS-DCE	+	+~++	+++~++++	-~++	-~+	-	-
AS-DAE	-~+	+	+~+++	+~+++	++~+++	-	-
+NaF	不抑制	不抑制	不抑制	部分抑制	被抑制		
PAS	-~+ 弥漫	-~+ 弥漫	+~+++ 弥漫	-~++ 细颗粒	-~++ 细颗粒	+++ 颗粒或弥漫	-~+
NAP	低	低	低	低或正常	低或正常	低	低
ACP	-~+	-~+	+~++	+~++	+~++	-	-~+

表2 AML免疫表型特点

细胞分类	免疫表型特点
原始粒细胞	CD11b、CD13、CD15、CD33、CD117、HLA-DR
原始单核细胞	CD11b、CD13、CD14、CD15、CD32、CD33、HLA-DR
红系	血型糖蛋白、红细胞膜内蛋白、ABH抗原、碳酸酐酶Ⅰ、HLA-DR、
早幼粒细胞	CD13、CD33
单核细胞	CD11b、11c、CD13、CD14、CD33、CD65、HLA-DR
巨核细胞	CD34、CD41、CD42、CD61、抗vWF
嗜碱性粒细胞	CD11b、CD13、CD33、CD123、CD203c
肥大细胞	CD13、CD33、CD117

表3 AML常见细胞与分子遗传学异常及临床意义

染色体异常	受累基因	临床意义
染色体缺失或增加		
5或7号染色体部分或全部丢失	未知	继发AML常见，多有化学品、药物或射线接触史和（或）有血液病病史
8号染色体三体	未知	多见于急性原粒细胞白血病，预后差，常为继发性改变
染色体易位		
t（8；21）（q22；q22）	*RUNX1-RUNX1T1*	约8%的<50岁及3%的>50岁AML患者有此异常改变。约75%患者合并附加染色体异常，常见性染色体丢失。继发的合并分子突变包括*KRAS*、*NRAS*、*KIT*基因突变。粒细胞肉瘤易见
t（15；17）（q31；q22）	*PML-RARA*	约6%的AML患者可见，大部分急性早幼粒细胞白血病病例中出现的易位累及染色体17，t（15；17）、t（11；17）或t（5；17）
t（9；11）（p22；q23）	*KMT2A*（特别是*MLLT3*）	约7%的AML患者可见，与急性单核细胞白血病有关，约60%婴儿AML的11q23累及，预后差。提示*KMT2A*基因重排，常见易位模式为*KMT2A*、*KMT2B*、*MLL10*
t（9；22）（q34；q22）	*BCR-ABL1*	约2%患者可见
t（1；22）（p13；q13）	*RBM15MKL1*	约<1%的AML患者可见。骨髓形态上可见髓系原始细胞、原始巨核细胞、小巨核细胞，活检可见骨髓纤维化
t（6；9）（p23；q34）	*DEK-NUP214*	约<1%的AML患者可见，骨髓形态可见嗜碱性粒细胞增多和多系病态造血
染色体倒置		
inv（16）（p13.1；q22）或t（16；16）（p13.1；q22）	*CBFB-MYH11*	约8%的<50岁及3%的>50岁AML可见。常见于急性粒-单核细胞白血病，对化疗反应良好，髓系肉瘤易见
inv（3）（q21q26.2）	*RPN1-MECOM*	约1%的AML患者可见。约85%患者外周血血小板计数正常

融合基因和编码融合蛋白的检测对白血病诊断、残留病灶监测、治疗、发病机制研究和预后评估均有重要价值（表4）。

诊断 包括形态学诊断和分型诊断两部分。

形态学诊断 从1976年法-美-英（FAB）协作组根据骨髓形态学特点提出以骨髓和（或）外周血原始细胞≥30%作为AML的诊断标准。1991年又增补一特殊类型，即AML微分化型。2001年世界卫生组织（WHO）将AML的诊断标准调整为骨髓和（或）外周血原始细胞≥20%，国际上均统一采用此标准。其中原始细胞包括Ⅰ型和Ⅱ型原始细胞，原始和（或）幼稚细胞比例均指占所有有核细胞（all the nucleated cells，ANC）的百分比，ANC计数原始细胞是指不包括非髓系肿瘤细胞。

表4　AML染色体核型预后分组

预后分组	SWOG标准	MRC标准
低危	t（15；17）（可伴其他任何异常） inv（16）/t（16；16）/del（16q）（可伴其他任何异常）	t（15；17）（可伴其他任何异常） inv（16）/t（16；16）/del（16q）（可伴其他任何异常）
中危	t（8；21）无del（9q）或复杂核型 +8，-Y，+6，del（12p） 正常核型	t（8；21）（可伴任何其他异常） 11q23异常 del（9q），del（7q），无其他异常 复杂核型异常（≥3种，但≤5种） 所有预后意义不清的核型异常
高危	-5/del（5q），-7/del（7q） t（8；21）和del（9q）或复杂核型 inv（3q），abn11q23，20q，21q，del（9q） t（6；9），t（9；22），abn17p	-5/del（5q），-7 3q异常
不明	复杂核型（≥3种异常） 所有其他异常	复杂核型（≥5种异常） 所有其他异常

WHO分型诊断 随着对急性白血病的深入认识，已发现急性白血病有高度异质性，根据形态学进行诊断的FAB分型（表5）已远不能满足临床需求。随着细胞和分子遗传学进展，具有相同特殊细胞和分子遗传学异常的患者，其白血病细胞的形态、免疫表型和治疗反应性及预后较一致，即使白血病细胞的形态和免疫表型等方面不一致，其预后也相似。鉴于上述认识，WHO根据形态学、细胞免疫学、细胞和分子遗传学对急性白血病进行重新分类

表5　AML的形态学分型及其诊断标准（FAB分型）

形态学分型	诊断标准
急性髓系白血病微分化型（M_0）	原始细胞≥90%，胞质大多透亮或中度嗜碱，无嗜天青颗粒及Auer小体，核仁明显
急性粒细胞白血病未成熟型（M_1）	原粒细胞≥90%，其中至少3%的原粒细胞POX或SBB染色阳性，早幼粒细胞以下各阶段粒细胞或单核细胞<10%
急性粒细胞白血病部分成熟型（M_2）	原粒细胞（Ⅰ型+Ⅱ型）占30%~90%，单核细胞<20%，早幼粒细胞及以下阶段>10%。可出现一类胞质丰富、嗜碱性，有不等量的颗粒，有时颗粒聚集，核染色质很细，有1~2个核仁，此类细胞>10%
急性早幼粒细胞白血病（M_3）	异常的多颗粒早幼粒细胞为主
急性粒-单核细胞白血病（M_4）	骨髓原始细胞>30%，原粒细胞加早幼、中性中幼及其他中性粒细胞占30%~80%，不同成熟阶段的单核细胞>20%。骨髓如上述，外周血中单核细胞系≥$5×10^9$/L；骨髓如上述，外周血中单核细胞系<$5×10^9$/L，血清溶菌酶及细胞化学支持单核系细胞数量显著者。骨髓象类似M_2，单核细胞>20%，或血清或尿溶菌酶超过正常值上限的3倍
M_4Eo	除上述特征外，异常嗜酸性粒细胞>5%
急性单核细胞白血病（M_5）	
M_{5a}	原单核细胞（Ⅰ型+Ⅱ型）≥80%
M_{5b}	原单核细胞（Ⅰ型+Ⅱ型）<80%，其余为幼稚及成熟单核细胞等
急性红白血病（M_6）	骨髓中红系有核细胞≥50%，原始细胞≥30%，即原粒细胞或原单细胞（Ⅰ型+Ⅱ型）
急性巨核细胞白血病（M_7）	骨髓中原巨核细胞≥30%，原始细胞呈未分化型。若形态不能确定，应做电镜血小板过氧化酶活性检查，或用血小板膜糖蛋白Ⅱb/Ⅲa或Ⅲa或ⅧR：Ag证明是巨核细胞系。骨髓病理有原巨核细胞增多，网状纤维增加

（表6），提出WHO分型。该分型更强调细胞和分子遗传学对急性白血病的影响，更有利于临床上针对不同类型的急性白血病的化疗反应和预后判定，进行危险分组治疗，适合指导临床上选择更有效的治疗方案，提高缓解率，有利于进行个性化治疗。

鉴别诊断 需与以下疾病进行鉴别。

类白血病反应 多种原因引起外周血象暂时性发生白血病样血液学改变的一类疾病，表现为外周血白细胞计数显著增高，一般为（30~50）×10^9/L，或出现幼稚、原始细胞伴白细胞计数增高、正常或减少。类白血病反应与急性白血病之间的鉴别要点：前者多有原发病及一些特殊临床表现；外周血常无或轻度血红蛋白和血小板减少；虽然外周血中均可出现原始和幼稚细胞，但比例多较低，更重要的是无形态异常；骨髓象虽可见原始和幼稚细胞，但一般<20%，且无形态异常；一般无染色体异常；血液学异常是暂时性，去除病因或治疗原发病后即可恢复正常且不会复发。

MDS 该病临床上也常表现为贫血、感染和出血，外周血检查可发现一系或一系以上的血细胞减少伴病态造血，并可发现一定比例的原始和幼稚细胞，骨髓象多表现为增生显著活跃，明显的病态造血，原始或幼稚细胞比例可升高，因此需与AML尤其伴MDS改变的急性AML鉴别。两者主要鉴别要点：MDS起病和进展常较缓慢，一般就诊前已有较长时间的血象异常病史，而急性白血病起病急进展迅速；MDS骨髓和（或）外周血原始和幼稚细胞比例增高，但<20%，骨髓活检可见幼稚前体细胞异常定位现象；MDS患者肝、脾、淋巴结肿大和其他髓外浸润症状远较急性白血病患者少见，也有助于鉴别。

骨髓转移癌 该病以进行性贫血、消瘦及逐渐加重的骨痛为特征，诊断时外周血白细胞多正常或明显增多，伴中、晚幼粒细胞或原始细胞，血红蛋白常中至重度减少，多见网织红细胞增多，血小板减少多见。骨髓检查可发现瘤细胞呈成堆、片状和散在分布，在涂片的起始部、边缘及尾部较易发现，不像白血病细胞多呈均匀分布。多数情况下在形态学上与白血病细胞有明显区别，有时需免疫表型分析以鉴别。病理上骨髓转移癌以腺癌最多见，其次为未分化癌，鳞癌较少见。影像学检查半数以上骨髓转移癌患者可发现骨质破坏，常累及腰椎，其次为胸椎、肋骨、髂骨和股骨等，而急性白血病发生骨质破坏少见。

急性AA 起病急、感染、发热、贫血、出血和外周血三系细胞进行性减少是此病与一些急性白血病患者共同临床特点，初诊时两者易混淆，若进一步发现淋巴结或肝脾大、胸骨压痛或外周血涂片有原始或幼稚细胞，则基本排除AA的诊断，大多数情况下借助骨髓细胞学检查即可鉴别两者。低增生性急性白血病与AA患者的骨髓穿刺标本均易稀释，前者的骨髓涂片中也不易发现有白血病细胞，因此易误诊，必须进行骨髓活检取材病理学检查或同时滚片染色检查以提高白血病细胞的检出率。必要时可行骨髓细胞遗传学检查，急性白血病可有染色体异常，而AA一般无染色体异常。

表6 2008年WHO AML分类

Ⅰ型	伴重现性染色体异常的急性髓细胞性白血病
	AML伴t（8；21）（q22；q22）；*RUNX1-RUNX1T1*
	AML伴inv（16）（p13q22）/t（16；16）（p13；q22）；*CBFB-MYH11*
	AML伴t（15；17）（q22；q21）；*PML-RARA*
	AML伴t（9；11）（p22；q23）；*MLLT3-MLL*
	AML伴t（6；9）（p23；q34）；*DEK-NUP214*
	AML伴inv（3）（q21q26.2）或t（3；3）（q21；q26.2）；*RPN1-EVI1*
	AML伴t（1；12）（p13；q13）；*RBM15-MKL1*
	AML伴*NPM1*突变
	AML伴*CEBPA*突变
Ⅱ型	伴MDS改变的AML
Ⅲ型	治疗相关髓系肿瘤
Ⅳ型	AML，非特指型
	AML微分化型
	AML不成熟型
	AML成熟型
	急性粒-单细胞白血病
	急性单核细胞白血病
	急性红白血病
	急性原始巨核细胞白血病
	急性嗜碱性粒细胞白血病
	急性全髓增殖症伴骨髓纤维化
Ⅴ型	髓系肉瘤
Ⅵ型	唐氏综合征相关骨髓增殖性疾病

原发性骨髓纤维化 该病患者常有贫血、出血和感染等临床表现，外周血红细胞和血小板常减少，而白细胞计数则可高、低或正常，并可伴原始和（或）幼稚细胞，因此需与急性白血病鉴别。多数情况下前者起病和进展缓慢，脾大多显著，常为巨脾，早期骨髓增生明显或显著活跃，伴原始、幼稚细胞比例轻度升高（<20%），巨核细胞明显增多，且骨髓病理显示不同程度的纤维化，常伴 *JAK2* V617F、*CALR* 基因突变。对伴骨髓纤维化的急性白血病或低增生性急性白血病较难鉴别，此时常需骨髓活检组织滚片染色检查及病理检查，根据原始细胞比例是否达到急性白血病诊断标准加以鉴别。

原发性免疫性血小板减少症 少数急性白血病患者起病初期仅以皮肤黏膜出血和外周血血小板减少为突出表现，初诊时可被误诊为原发性免疫性血小板减少症。若仔细查体，对于前者可能发现肝、脾、淋巴结肿大或胸骨压痛等体征，然后进行骨髓细胞学检查即可作出明确的鉴别诊断。

治疗 AML 确诊后应立即开始适当治疗，其化疗遵循两条原则：骨髓中存在两群细胞，即正常的多克隆细胞亚群和白血病的单克隆细胞亚群。只有当白血病细胞群受抑后，正常的多克隆造血才能恢复。因此，白血病化疗分阶段进行，诱导治疗目的是消灭可以发现的白血病细胞使之达到缓解，随后给予缓解后的巩固、强化治疗。

诱导治疗 蒽环类（主要是柔红霉素，DNR）加阿糖胞苷（Ara-C）即 DA 3+7 是国际最通用的 AML 诱导缓解方案。报道在 18～60 岁患者中，完全缓解（complete response，CR）率 60%～85%。多年来为提高 CR 率多中心对此方案进行了大量的临床研究，在原方案基础上酌加依托泊苷、硫鸟嘌呤，调整 DNR 用药时间及采用多柔比星或去甲氧柔红霉素（IDA）替代柔红霉素均不优于原方案。近几年美国和欧洲多中心随机对照研究证实 DNR 90mg/m^2 较 DNR 45mg/m^2 可明显提高 CR 率，总生存（overall survival，OS）期明显延长。国内外的研究表明诱导治疗引入中大剂量 Ara-C（HD-Ara-C）可改善年轻患者的生存。2010 年美国国家综合癌症网络（National Comprehensive Cancer Network，NCCN）指南推荐的标准诱导缓解方案，Ara-C 每天 100～200mg/m^2（7 天）+蒽环类每天 60～90mg/m^2（3 天），即 7+3 方案，可能需两个疗程，大剂量 Ara-C（2～3 g/m^2）+蒽环类（1 个疗程）。标准剂量 Ara-C 诱导治疗患者的诱导后第 7 天存在明显的残留白血病细胞考虑加用大剂量 Ara-C 或标准剂量 Ara-C+蒽环类进行双诱导治疗。根据国情，中国学者采用 HA 方案治疗，即高三尖杉酯碱（homoharringtonine，HHT）联合 Ara-C（Ara-C 每天 100～200mg/m^2 用 7 天 + HHT 每天 2.5mg/m^2 用 7 天）。该方案与 AML 经典化疗方案 DNR 联合 Ara-C（DA）方案比较，获得相似的 CR 率、OS 期及无病生存（disease free survival，DFS）率。以 HA 为基础，联合 DNR 或阿克拉霉素也取得了可喜的效果。

与年轻人相比，约 30%的 60 岁以上初诊老年 AML 发病前存在前驱血液系统疾病，预后不良的染色体核型多见，大多一般情况差，1/3 以上患者合并心、肝、肾等重要脏器疾病。老年 AML 治疗选择应综合考虑患者的预后、一般情况、合并疾病、认知状况。低剂量皮下注射 Ara-C（每天 10～50mg/m^2）治疗老年 AML 已有 20 余年的历史，在许多国家是老年 AML 的标准治疗或最常用的对照方案。15%～25%患者可达 CR，有许多患者血液学指标明显改善。去甲基化药物，如地西他滨 20mg/m^2 连用 5 天，及阿扎胞苷 75mg/m^2 连用 7 天，与传统化疗相比，可改善生存。多药耐药逆转剂（如 PSC833、Zosuquidar 等）、抗 CD33 单抗、FLT3 抑制剂、新型化疗药（Cloretazine 等）也开始应用于老年 AML。

缓解后治疗 旨在争取消灭体内残留的白血病细胞，以减少复发，延长生存期，甚至达到治愈。主张 CR 后治疗应用方案的强度至少与诱导缓解治疗方案相同。HD-Ara-C 和中剂量阿糖胞苷（ID-Ara-C）单用或联合蒽环类已成为标准 60 岁以下 AML 患者的巩固治疗方案。随着分子生物学和细胞遗传学的进展，建议根据危险分组进行分层的巩固治疗。NCCN 指南对于中低危组推荐的多疗程的 HD-Ara-C（3～4 个疗程）；1～2 个疗程 HD-Ara-C 巩固治疗后，继而行同胞供者或自体造血干细胞移植、临床试验。对于高危组患者则推荐用同胞供者或非亲缘供者的造血干细胞移植。

>60 岁 AML 患者缓解后治疗的中位 DFS 期和 OS 期一般<12 个月，考虑老年患者对反复化疗的耐受差，多中心主张缓解后治疗的方案、剂量应做适当删减。尚无证据表明缓解后多疗程的巩固治疗有利于长期生存，无随机试验证明缓解后进行治疗优于不治疗者。造血干细胞移植尤其是减

低预处理剂量的造血干细胞移植在相对年轻、身体状况较好的老年患者中也取得了较好结果。

维持治疗 强化巩固治疗后给予减低剂量的维持治疗旨在减少微小残留病，更好地延长CR期。具体临床治疗方案尚有所争议，根据之前的诱导、巩固治疗方案进行调整。德国急性髓系白血病协作组报道，HD-Ara-C强化治疗后给予DEA、DAC交替进行维持治疗，5年EFS率为31.4%。英国血液学标准委员会（British Committee for standards in Haematology）提出无证据表明巩固强化治疗后给予维持治疗一定可以延长CR期。

复发/难治病例治疗 随着AML预后相关因素的研究（染色体核型、年龄、白细胞计数、新的分子标志如*FLT3*突变等），已可提前预测靠常规治疗手段易复发/难治的患者。这些“高危患者”可在第一次缓解期即按危险度调整治疗策略：包括清髓异基因造血干细胞移植、非清髓异基因造血干细胞移植、单倍型移植或新的靶向治疗，以尽可能减少复发、减少难治性白血病的发生。但仍有约20%的病例在初次诱导治疗后未缓解，50%~70%的病例在达CR后3年复发，难治复发AML的预后差，治愈率不足10%（除非行异基因造血干细胞移植）。对于复发/难治AML病例影响其再次达CR最重要的因素主要是CR1期维持时间，CR1期≥1年，CR2率可达40%~60%，而对于CR1期<1年，CR2率仅有10%~15%；其次是初次诱导治疗和缓解后治疗的强度，通常接受过初次诱导及缓解后治疗的复发者对再治疗的反应将明显下降。对于复发/难治AML尚无统一高效治疗方案，总的治疗原则：传统化疗包括化疗药物剂量调整、新的组合（包括化疗与抗CD33单抗的联合），新药应用等。HD-Ara-C为基础的方案，仍是复发/难治AML最主要的挽救治疗方案。靶向治疗包括信号转导干扰药物、反义核酸、小分子药物等；免疫治疗；造血干细胞移植。

晚期复发患者（CR1年以上复发者）可用原诱导治疗方案进行再诱导，可以取得和挽救治疗方案相似的疗效。1年内复发患者的合适挽救治疗方案当属HD-Ara-C为基础的方案。与Ara-C联合应用的药物主要有蒽环类如IDA、米托蒽醌（Mitoxantrone，MTZ），安吖啶（Amsacrine，AMSA）等。也有报道采用类似双诱导的序贯化疗是强烈诱导和（或）巩固治疗的有效方案，其理论基础是依据细胞增殖、生长过程中细胞周期的调控原理。近些年来以腺苷类似物（克拉屈滨、氟达拉滨）为基础联合中剂量Ara-C的方案进行大量的临床研究，经典方案主要为FLAG（氟达拉滨+阿糖胞苷+粒细胞集落刺激因子）。FA联合蒽环类药物衍化成FLAG-IDA、Mit-FLAG、FLAD、CLAG-M等方案，但获得与FLAG相似的临床疗效。另一类方案主要是小剂量Ara-C（如每12小时10mg/m^2）同时联合粒细胞集落刺激因子（granulocyte colony-stimulating factor，G-CSF），以CAG为基础，由此演化成CMG、CHG、MAE±G-CSF、ADE±G-CSF等方案，但总体CR2及OS未获得满意疗效。

造血干细胞移植仍然是复发/难治AML获得长期生存的挽救治疗方法，国际骨髓移植登记处（International Bone Marrow Transplant Registry，IBMTR）比较复发AML在CR2后使用同种异基因骨髓移植（allo-geneic bone marrow transplantation，allo-BMT）和继续单纯化疗的3年无白血病生存，年龄<30岁、CR1期≥1年的患者分别为41%和17%，年龄>30岁、CR1期<1年的患者分别为18%和7%，allo-BMT的疗效明显优于单纯化疗。

靶向治疗及新药开发 大量的临床数据已表明，即使再提高细胞毒药物的剂量也不能够改善AML患者的预后，需要新的细胞毒药物的出现和新的靶向药物的诞生才可以更好地结合以往标准的化疗方案。近些年来，大量的Ⅰ期和Ⅱ期临床试验已经获得了初步的疗效。如抗凋亡蛋白Bcl-2抑制剂，法尼酰基转移酶、FLT3酪氨酸激酶、IDH1、IDH2等抑制剂，免疫抑制剂西罗莫司，去甲基化药物地西他滨，组蛋白脱乙酰化酶抑制剂等。

单克隆抗体 >90%的AML表达CD33，而正常的造血干细胞不表达。因此，CD33是AML治疗较理想的靶抗原。抗CD33单抗（GO）已获得美国食品药品监督管理局（Food and Drug Administration，FDA）批准，用于初诊AML的治疗，可延长生存期。

核苷类似物 在氟达拉滨的基础上，新的核苷类似物氯法拉滨、曲沙他滨（Troxacitabine）、Sapacitabine已进入Ⅱ期临床试验阶段，仅应用老年患者（>60岁）和复发/难治AML，单一疗法和与Ara-C联合已获得初步结果，早期死亡率低，临床耐受性好。

FLT3抑制剂 *FLT3*基因突变已明确作为AML患者预后不良的重要指标，多种FLT3抑制剂已进入AML治疗的临床试验，主要

是针对伴 *FLT-ITD* 突变的老年及复发/难治 AML 患者。多中心回顾性研究已明确索拉非尼可改善伴 *FLT3* 突变患者的 OS。

法尼酰基转移酶抑制剂 研究证实 *RAS* 基因突变在白血病的形成中占有重要地位，有关法尼酰基转移酶抑制剂的研究也引起人们的关注，该抑制剂可使 Ras 蛋白法尼酰化、裂解、羧基甲基化，最终破坏 Ras 信号转导通路。

组蛋白去乙酰化抑制剂 临床研究中已表明组蛋白去乙酰化抑制剂显示一定的抗癌疗效，已逐渐应用于 AML 的治疗中。Ⅱ期临床试验中还只是与 IDA、Ara-C 的药物协同抗白血病作用，不作为单方案疗法治疗。

DNA 甲基转移酶抑制剂 通过抑制 DNA 甲基转移酶导致 DNA 低甲基化，引起细胞分化和凋亡。主要药物阿扎胞苷、地西他滨，后者为嘧啶类似物，可渗入到 RNA 和（或）DNA，1980 年起应用到复发/难治 AML 的挽救治疗中，但其治疗相关的毒性主要是骨髓抑制较严重。

随着分子生物学的进展，越来越多的 AML 预后标志如 *NPM1*、*FLT3-ITD*、*CEBPA*、*KIT* 等得到明确，传统化疗基础上联合靶向药可更好地提高 AML 患者 CR 率并延长其生存期，为今后 AML 的治疗提供了一个新思路，同时为高危组患者、复发/难治 AML 患者提供了新途径。

（王建祥）

jíxìng suǐxìbāoxìng báixuèbìng bàn chóngxiànxìng yíchuánxué yìcháng

急性髓细胞性白血病伴重现性遗传学异常（acute myelogenous leukemia with recurrent cytogenetic abnormality） 骨髓、外周血或其他组织中髓系原始细胞伴重现性细胞遗传学异常的克隆性增殖性疾病。世界卫生组织（WHO）关于急性髓细胞性白血病（acute myelogenous leukemia，AML）的分类是结合形态学、免疫表型、遗传学及临床特点，界定具有生物学同源性和临床表现相关性的疾病实体。细胞遗传学改变是急性白血病的发病基础，特异性细胞染色体易位为其主要表现。染色体易位导致基因间断裂、重组，形成新的融合基因，致使基因表达异常，或编码产生新的融合蛋白，在正常造血干/祖细胞的恶性转化中起重要作用。随着分子遗传学的发展，基因突变所致原始基因损伤影响造血干/祖细胞分化最终使其恶性转化越来越引起关注。根据细胞遗传学和分子遗传学改变进行分类更能反映疾病本质，这种有特殊标志的 AML 有独立的诊断、治疗及预后特点，2008 年 WHO 提出的伴重现性染色体异常的 AML 包括：t（8；21），inv（16）/t（16；16），t（15；17），t（9；11），t（3；3）/inv（3），t（1；22），t（6；9），t（1；22），AML 伴 *NPM1* 突变，AML 伴 *CEBPA* 突变。

AML 伴 t（8；21）（q22；q22）；*RUNX1-RUNX1T1* 具特征性的 t（8；21）或 *RUNX1-RUNX1T1* 融合基因的 AML。是 AML 最常见的染色体结构异常之一。占 AML 的 5%~12%，发病年龄较轻，中位年龄为 20~30 岁，儿童和老年人少见。

病因及发病机制 AML 伴 t（8；21）发病机制为 8q22 与 21q22 易位形成 *RUNX1-RUNX1T1* 融合基因，RUNX1-RUNX1T1 融合蛋白对 *RUNX1* 基因功能的抑制被认为是其致细胞转化的重要机制。*RUNX1* 的反应基因包括白介素（interleukin，IL）-3、粒细胞-巨噬细胞集落刺激因子、巨噬细胞集落刺激因子受体、髓过氧化物酶和中性粒细胞弹性酶，均参与髓细胞的分化和成熟。ETO 阻抑作用是通过其 C 端的锌指结构域与 N-CoR 相作用，募集 N-CoR/mSin3/HDAc 复合物而实现。RUNX1-RUNX1T1 融合蛋白在其基因结构上与野生型 *RUNX1* 相似，替代野生型 *RUNX1* 基因与 *CBFB* 结合，锌指结构域保留在融合蛋白中，缺失该结构域的突变型 RUNX1-RUNX1T1 融合蛋白不能与 N-CoR 结合，也失去阻抑转录和抑制分化的能力。但 *RUNX1-RUNX1T1* 仍能与 DNA 上的 *RUNX1* 保守序列相结合，与野生型 *RUNX1* 不同，失去了 RUNX1 作为调控造血和细胞周期转录因子的功能，融合蛋白 RUNX1-RUNX1T1 不能启始 p300/CBP 引导的组蛋白乙酰化和转录激活。相反，通过融合蛋白中 ETO 的锌指结构域，RUNX1-RUNX1T1 募集 N-CoR 和 HDAC，使该复合物持久固定于 *RUNX1* 应答基因的启动子区，维持该区的组蛋白去乙酰化构象，DNA 和转录复合体不能接近，主动阻抑 *RUNX1* 靶基因转录。通过抑制 *RUNX1* 靶基因功能，导致造血前体细胞的发育异常，诱导 AML 发生。

临床表现 AML 伴 t（8；21）易发生髓外浸润，如髓系肉瘤样肿瘤，可表现在颅骨、眼眶或硬脊膜等部位，且年龄小者更多见；约 25%患者有轻至中度脾大。疾病初期以贫血为主，经 3~5 个月后出现发热、出血等。

辅助检查 包括以下几方面。

血象 红细胞、血小板减少，多数就诊时白细胞计数不高，可表现为全血细胞减少。起病时中位白细胞数仅为 12×10^9/L，仅10%患者>41×10^9/L。白细胞计数增高多见于儿童。

形态学检查及细胞化学染色 80%以上患者骨髓细胞形态以异常中幼粒细胞为主，该类细胞一般胞体较大，胞质丰富，嗜碱性，胞质内常有较多的嗜天青颗粒和空泡，有时可见到大的假契-东（Chediak-Higashi）颗粒，还可见1个或多个奥尔（Auer）小体，有时在成熟粒细胞中也可见到。伴明显的核质发育不平衡，核呈锯齿状，有明显核凹陷，可见核仁，少数核呈分叶状［假佩尔格-许特（Pelger-Huët）核］，染色质较粗大。骨髓中早幼粒、中幼粒及成熟粒细胞不同程度发育异常；嗜酸性粒细胞增多，但形态和化学染色不同于AML伴inv（16）/t（16；16）中多见的异常嗜酸性粒细胞，有时嗜碱性粒细胞或肥大细胞增多，单核细胞常较少或缺乏。幼稚红系细胞及巨核细胞形态正常。少数患者骨髓原始细胞比例<20%。外周血涂片可见原始和幼稚粒细胞，异常中幼粒细胞较易见到。细胞化学染色髓过氧化物酶（MPO）染色呈强阳性，氯乙酸AS-D萘酚酯酶（NAS-DCE）染色阳性，α-乙酸萘酚酯酶（α-NAE）染色一般为阴性。

免疫表型检查 表达髓系抗原（CD13、CD33、MPO），与其他AML相比，CD33、CD11b、CD36和CD14表达较低，但高表达CD34和HLA-DR抗原。常表达B细胞抗原CD19、PAX5、CD79a、CD54和CD56；也可表达T细胞抗原CD79a，但一般为弱表达；与ALL相反，一般只表达于原始细胞亚群。虽然与CD19表达不一致，但CD34特征性表达，常有CD56表达。CD19、CD56双表达是此病的特征性表型。CD56表达无特异性，但提示预后不良。

遗传学检查 ①细胞遗传学：90%患者经常规细胞染色体核型检查可检测到t（8；21）（q22；q22）染色体易位，10%患者核型正常，70%以上患者伴额外染色体异常如-X/-Y、9q-、+8、+/-7及复杂核型。较常见的是性染色体丢失，-Y约占55.3%，-X约占37%，部分临床报道伴-Y的患者第一次完全缓解（complete response，CR）率明显减低，总体生存（overall survival，OS）期缩短。9q-、+8、+/-7及复杂核型等染色体变异相对少见。其中伴9q-是较肯定的预后不良因素。AML伴t（8；21）患者中可检测出*RUNX1-RUNX1T1*基因重排，染色体核型正常的患者经荧光原位杂交（fluorescence in situ hybridization，FISH）、反转录聚合酶链反应（reverse transcription polymerase chain reaction，RT-PCR）等分子检测技术可发现特异性*RUNX1-RUNX1T1*融合基因，称为隐性易位。②分子遗传学：*KIT*原癌基因，又称干细胞生长因子受体，位于4q11-q12，是Ⅲ受体型蛋白质酪氨酸激酶（protein tyrosine kinase，PTK），编码分子量为145kD的跨膜糖蛋白，其配体为干细胞生长因子。c-Kit在造血干细胞增殖、分化、生存过程中起关键性调节作用。*KIT*有30余种功能获得性突变形式，发生在不同的外显子，由此引发细胞异常增殖和生存，是许多肿瘤发生、发展的直接诱因。*KIT*基因突变在其他类型白血病中较少见，但*KIT*突变发生在20%~25%的AML伴t（8；21）患者。*KIT*突变主要发生在第8和17外显子。AML伴t（8；21）患者含*KIT*突变（特别是第17外显子）与含野生型*KIT*基因相比，无事件生存（event-free survival，EFS）期、无病生存（disease-free survival，DFS）期、无复发生存（recurrence-free survival，RFS）期显著缩短，但与未含*KIT*基因突变者相比OS期无明显差异。*KIT*突变是AML伴t（8；21）患者重要的预后影响因素，提示含*KIT*突变（特别是第17外显子）的患者预后差。RAS调控造血干细胞的增殖、分化及凋亡，*RAS*突变在AML伴t（8；21）主要是*N-RAS*或*K-RAS*，检出率为30%，*RAS*突变对AML伴t（8；21）患者预后无明显影响，但在治疗上表明对阿糖胞苷药物敏感性增加，用中大剂量治疗可获更好的临床疗效。CBL是酪氨酸激酶受体的连接蛋白，调节酪氨酸激酶受体的泛素化，*CBL*突变可诱导造血生长因子自身增殖，导致FMS样酪氨酸激酶3（FLT3）自身磷酸化，活化其下游靶基因。在AML伴t（8；21）患者的检出率是1%~5%，尚未发现对AML伴t（8；21）患者预后的影响。

治疗 AML伴t（8；21）在多家中心根据细胞遗传学进行危险分组均列为低危组，大量临床研究已证明CR率>90%，显著高于其他类型的AML，同时比正常核型和其他异常染色体核型可获得更长的RFS期及OS期。

诱导治疗 推荐诱导治疗仍然是经典的DA 3+7方案，即柔红霉素第1~3天，阿糖胞苷第1~7天，可能需2个疗程，CR率可达90%。对中大剂量阿糖胞苷在诱导化疗中是否采用，尚有争议。

美国东部肿瘤协作组（Eastern Cooperative Oncology Group，ECOG）认为大剂量诱导化疗并未提高骨髓缓解率，并提高化疗相关死亡率；有学者认为虽然未提高骨髓缓解率，但是可改善长期生存。

巩固治疗　3～4个疗程中大剂量阿糖胞苷已成为标准的AML伴t（8；21）巩固治疗方案，但单用大剂量阿糖胞苷还是与其他药物联合应用，尚有争议。癌症和白血病B组（Cancer and Leukemia Group B，GALGB）认为两种方案获得OS期、DFS期相似，但埃斯蒂（Estey）对大剂量阿糖胞苷在预后良好组缓解后巩固治疗的评价认为，2个疗程联合蒽环或蒽醌类或其他药物优于多疗程单用大剂量阿糖胞苷。较为一致的观点为3～4个疗程中大剂量阿糖胞苷优于1个疗程阿糖胞苷。在AML伴t（8；21）巩固治疗中自体造血干细胞移植（auto-hematopoietic stem cell transplantation，auto-HSCT）的临床疗效尚无明确结论，欧洲血液和骨髓移植学会（European Society for Blood and Marrow Transplantation，EBMT）的回顾性研究表明，auto-HSCT对核结合因子（core-binding factor，CBF）相关AML预后的影响与异基因造血干细胞移植（allogeneic hematopoietic stem cell transplantation，allo-HSCT）相似，统计学上无差异，鉴于auto-HSCT临床移植相关死亡率低，无移植物抗宿主病（graft versus host disease，GVHD）发生，推荐1～2个疗程中大剂量阿糖胞苷巩固，继而行auto-HSCT。对allo-HSCT在AML伴t（8；21）巩固治疗中的临床意义已明确，HOVON-SAKK协作组在4个临床研究中均表明第一次达CR后行allo-HSCT对OS期和DFS期的影响并不优于单用化疗组。随后大量回顾性临床研究也证实，以中大剂量阿糖胞苷为基础的化疗方案可获得与allo-HSCT相似或优于allo-HSCT的临床疗效，鉴于allo-HSCT有较高的移植相关死亡率，对AML伴t（8；21）的患者仅建议在复发后用allo-HSCT。

*KIT*基因突变已明确作为AML伴t（8；21）预后不良的因素之一，但伴*KIT*基因突变是否对AML伴t（8；21）的治疗策略产生影响，如是否加强巩固强化治疗及是否建议首次达CR后行allo-HSCT，尚缺乏大系列的前瞻性研究。现在进行临床试验阶段，可能获得比较乐观结果的是在经典化疗基础上联合酪氨酸激酶抑制剂（伊马替尼、达沙替尼等），Ⅰ期临床试验已表明在伴*KIT*突变和t（8；21）的复发AML患者中可获得57%的第二次CR率，但还缺乏长期随访的资料。

AML伴inv（16）（p13q22）/t（16；16）（p13；q22）；*CBFB-MYH11*　16号染色体倒位或易位，染色体重排形成*CBFB-MYH11*融合基因的AML。骨髓以粒、单核细胞分化障碍和异常的嗜酸性粒细胞增多为主要表现。各个年龄段均可发病，但以中青年为主（发病年龄35～40岁），占AML的5%～8%。

病因及发病机制　AML伴inv（16）（p13.1q22）/t（16；16）（p13.1；q22）的发病机制，*CBFB*基因的断裂点主要位于第5内含子，*MYH11*基因的断裂点存在于第7～13外显子之间，产生多种*CBFB-MYH11*嵌合体融合基因转录本，倒位时*MYH11*断裂点5′端以前的序列常丢失，仅有*CBFB-MYH11*融合基因表达，但CBF-β蛋白功能域几乎全部保留，并拥有*MYH11*基因C端的α卷曲螺旋结构域。因此*CBFB-MYH11*融合基因可与*RUNX1*结合，并能通过α卷曲螺旋结构域将*RUNX1*阻留在胞质内，使之不能进入核内发挥转录调节功能，但*RUNX1-CBFB-MYH11*复合物仍保留有与DNA特异序列结合的能力，并通过募集mSin3A和HDAC8等转录辅助抑制因子，因此可能在DNA结合的局部通过染色体重构而干扰转录过程，导致AML发生。

临床表现　起病时可伴轻至中度肝、脾、淋巴结肿大。少数患者还可有粒细胞肉瘤，一些复发患者粒细胞肉瘤是复发的唯一表现。

辅助检查　包括以下几方面。

形态学检查及细胞化学染色

血象以白细胞增多为主要表现，多为（30～100）$\times 10^9$/L，涂片可见幼稚粒细胞、单核细胞，嗜酸性粒细胞通常不多，偶有外周血嗜酸性粒细胞异常或增多的报道。骨髓中除有原始和幼粒、单核细胞增多外，多有嗜酸性粒细胞增多，一般占5%～30%，仅有约10%病例<5%，无分化成熟停滞。最显著异常为幼稚嗜酸性粒细胞颗粒异常，各阶段嗜酸性粒细胞均可见，有时因密集的嗜酸性颗粒分布而使细胞形态难于辨认。胞质内多有大而圆的异常嗜酸性颗粒，主要见于早幼粒和中幼粒细胞，且常有粗大的嗜碱性颗粒，但在成熟的嗜酸性粒细胞中多无异常，偶有核分叶过少。原始粒细胞可见Auer小体，除主要为单核细胞和嗜酸性粒细胞成分外，骨髓中性粒细胞通常较少，成熟中性粒细胞数量减少。原始细

胞<20%但伴inv（16）/t（16；16）仍可诊断为AML。NAS-DCE染色弱阳性（正常嗜酸性粒细胞为阴性），至少3%的原始细胞MPO染色阳性，原始单核细胞及幼稚单核细胞通常非特异酯酶（NSE）阳性，但有些病例染色比较弱。在法-美-英（FAB）协作组分型中，此病多归属于M_4Eo。

免疫表型检查　原始细胞除髓系抗原表达为主（CD13、CD33、MPO），还有单核细胞分化抗原表达。后者包括以下全部或部分抗原表达：CD14、CD15、CD11b、CD11c、CD64、CD36及溶菌酶，可高表达CD34和CD117，无特异性抗原表达。常有CD2与髓系抗原共表达，但对诊断无特异性。

细胞遗传学检查　有3种类型，inv（16）（p13.1q22）、del（16）（q22）和t（16；16）（p13.1；q22），其中以inv（16）（p13.1q22）多见。由于inv（16）为微量重排，因此其检测受染色体数量和质量的高度限制，只能在1/3～2/3病例中检测出inv（16）的异常，特别是R带计数对于检测inv（16）不敏感，传统细胞遗传学方法可能漏诊，需进一步通过RT-PCR、FISH等方法进行*CBFB-MYH11*融合基因检测以协助诊断。约40%病例伴复杂核型和其他染色体异常，其中以+8、+22多见，分别占10%和15%，较少见的有7q－、+21（～5%），其中+22为此病特异性染色体异常，部分报道显示伴+22为预后良好因素之一。

分子遗传学检查　①*KIT*：*KIT*基因突变在AML伴inv（16）/t（16；16）的检出率为30%，*KIT*基因突变主要发生在第8和17外显子。含第8外显子*KIT*突变的患者与含野生型*KIT*相比总有效率（response rate，RR）更差；含第17外显子*KIT*突变的患者与含野生型*KIT*相比累积复发率（cumulative incidence of relapse，CIR）增高，OS期明显缩短；与未含*KIT*突变相比EFS期、总OS期无显著性差异。近期报道显示伴*KIT*基因突变总体复发率还是明显提高。与AML伴t（8；21）不同，*KIT*基因突变不能作为AML伴inv（16）/t（16；16）预后不良因素。②*FLT3*：FLT3为Ⅲ型受体型酪氨酸激酶，*FLT3*突变主要发生在近膜区域或酪氨酸激酶区域，两种突变均可不经过配体激活受体，导致FLT3酪氨酸激酶的结构性活化，与造血干/祖细胞增殖、分化、生存密切相关。与AML伴inv（16）/t（16；16）相关的*FLT3*基因突变主要表现为其点突变（FLT3-TKD），其检出率为14%～24%，但对此病预后的影响尚未明确，需进一步临床观察。

治疗　AML伴inv（16）/t（16；16）与AML伴t（8；21）同属CBF相关AML，根据细胞遗传学进行危险分组列为低危组，治疗原则同AML伴t（8；21）。

急性早幼粒细胞白血病伴t（15；17）（q22；q21）；*PML-RARA*　以异常早幼粒细胞增生为主的AML。又称急性早幼粒细胞白血病（acute promyelocytic leukemia，APL）。有多颗粒（或典型）与细颗粒（颗粒过少）两种亚型。占AML的5%～8%，各年龄阶段均可发病，但以20～50岁多见，儿童和老年人较少见，发病无性别差异。

病因及发病机制　t（15；17）（q22；q12）约占APL的98%，15q22上的*PML*基因与17q21的维A酸受体α基因（*RARA*）发生交互性重排，分别在15号和17号染色体上形成*PML-RARA*和*RARA-PML*融合基因，*PML-RARA*融合基因是致病关键。*RARA*主要表达于髓系细胞，非正常造血所必需的基因，但在细胞分化中起重要作用。*RARA*基因含9个外显子，编码的蛋白含6个保守功能结构域A～F，其中E结构域能与配体和另一种核受体型转录因子RXR结合，具有配体依赖的转录激活复合物活性。RXR结构上与RARA相似，两者形成异二聚体化的RARA/RXR复合物调节靶基因转录，并可募集N-CoR、SMRT、mSin3A等核转录辅助抑制因子，组成转录调节复合物。PML也是一种转录因子，结构上含有富半胱氨酸的环状锌指、B盒和α卷曲螺旋结构域，在细胞衰老、抑制肿瘤生长和诱导细胞凋亡中可能起重要作用。PML-RARA融合蛋白保留了PML的功能结构域，并拥有RARα的B-F结构域，通过PML的α卷曲螺旋结构域与野生型PML蛋白或其他蛋白形成二聚体或多聚体，负显性抑制野生型PML的转录调节功能。PML-RARA融合蛋白以多聚体的形式阻留野生型PML、RXR和其他转录因子，阻滞维A酸依赖的髓系分化，功能上相当于变异的维A酸受体，并能与N-CoR、SMRT、mSin3A等核转录辅助抑制因子，组成转录调节复合物，募集HDAC，最终导致粒细胞分化、成熟障碍，形成APL。变异型APL可检测到t（11；17）（q23；q21），11q23上早幼粒细胞白血病锌指蛋白基因*PLZF*形成*PLZF-RARA*融合基因，是一种新的APL的特异性分子标志，此类早幼粒细胞颗粒稀少，柴捆细胞少见，用全反式维A酸（all-trans retinoic acid，ATRA）治疗无效；此后又发现t（5；17）（q35；q21），导致核磷酸蛋白*NPM*基因与*RARA*重排形成*NPM-RARA*融合基因，此类细胞不典型，但对ATRA治疗敏感；现又发现另一种变异型t（11；17）（q13；q21），11q13上核基质有丝分裂器NUMA，形成*NUMA-RARA*融合基因，此类细胞对ATRA敏感。APL的变异体在临床上发病率较低。

临床表现　起病时较凶险，易出现皮肤、黏膜下出血或内脏出血，典型APL易并发弥散性血管内凝血（disseminated intravascular coagulation，DIC），发生率高达70%～85%。未治疗前，10%～30%患者死于疾病早期的严重出血。细颗粒APL易有高白细胞综合征，并进展迅速，患者胸骨压痛较明显，肝、脾、淋巴结肿大少见，且程度轻。

辅助检查　包括以下几项。

血象　外周血白细胞计数常为（3～15）×10^9/L，大多<5×10^9/L，细颗粒APL白细胞一般为（50～100）×10^9/L。血象对APL的预后、治疗有重要指导意义，西班牙PETHEMALPA94方案中根据白细胞、血小板计数将APL分为不同危险组：低危组（白细胞<10×10^9/L，血小板>40×10^9/L）；中危组（白细胞<10×10^9/L，血小板<40×10^9/L）；高危组（白细胞>10×10^9/L）。5年复发率低危组为4%，中危组7%，高危组达28%。

形态学检查及细胞化学染色　骨髓增生程度常在活跃以上，异常早幼粒细胞一致性增多，通常占60%以上，原粒细胞及中幼粒细胞以下均极少。多颗粒APL的异常早幼粒细胞的核大小及形状不规则，变化多样，常为肾形或双分叶。胞质充满密集或融合大颗粒，罗氏（Romanowsky）染色成浅粉红色、红色或紫色。胞质颗粒很大和（或）数量很多以致遮盖核质的边界。有些细胞胞质充满粉尘样颗粒，多数病例胞质有特征性的束状Auer小体，随机分布。也可见单根Auer小体的原始细胞，多颗粒APL的Auer小体较其他类型AML大。细颗粒APL有独特的形态表现，颗粒明显少或无颗粒，核形状主要为双分叶，Romanowsky染色涂片时可与急性单核细胞白血病混淆，但少数异常早幼粒细胞有清晰可见的颗粒和（或）束状Auer小体，与多颗粒APL相比，细颗粒APL变形的白细胞常明显增多，有大量异常细颗粒的早幼粒细胞。APL细胞化学染色可见髓过氧化物酶、苏丹黑、特异性酯酶染色强阳性反应（+++～++++）。

少见APL还有其他形态特征，高嗜碱性APL有典型的t（15；17），患者白血病细胞核/质比较高，胞质强嗜碱性，无颗粒或仅含少许颗粒，细胞边缘不规则，有突起，类似于小巨核细胞。也有*PML-RARA*阳性的急性嗜酸性粒细胞白血病，骨髓中白血病细胞含粗大嗜酸颗粒，对ATRA治疗反应较好。

免疫表型检查　典型APL表型CD33、CD13常为均一强阳性，HLA-DR、CD34常阴性或弱表达，若阳性，仅见于少部分白血病细胞，更成熟细胞标志CD15、CD65为阴性或弱阳性表达，从不与CD34共表达，但常表达CD64。淋系抗原常见CD2、CD9共表达；CD11a、CD11b、CD18可弱表达；约20%的APL表达CD56，提示预后较差。细颗粒APL常见CD34、CD2共表达。

遗传学检查　①细胞遗传学：98%的APL通过常规细胞遗传学检测可检测到t（15；17）（q22；q12），部分患者染色体未见15号、17号染色体异常，而表达*PML-RARA*融合基因，称为隐蔽性t（15；17）。临床上也可见变异形易位，如t（11；17）（q23；q21）、t（5；17）（q35；q21）、t（11；17）（q13；q21）。40%的APL病例伴继发性细胞遗传学异常，+8占10%～15%。*PML-RARA*融合基因对APL的意义不仅在于诊断，诱导治疗达缓解者*PML-RARA*融合基因可转阴性，再次转阳性预示复发，因此应在治疗期间检测*PML-RARA*融合基因。APL患者进行微小残留病监测对预后判断有重要意义。APL患者在诱导达CR后*PML-RARA*融合基因仍为阳性，患者在达到形态学缓解时融合基因检测结果与预后无明显相关性。巩固治疗后融合基因仍为阳性者复发风险增大，但巩固治疗结束时仅5%～10%病例为阳性。提示单一时点检测*PML-RARA*融合基因不足以识别大多最终复发病例。巩固治疗后多个时点用RT-PCR进行微小残留病检测可识别APL早期复发病例。APL整个治疗过程中应定期检测*PML-RARA*融合基因，2年内每3个月1次，2～3年每6个月1次。若融合基因阴性转阳性，应在4周内复查；仍为阳性者考虑分子学复发，应积极进行干预；若第二次检查为阴性，继续维持治疗，此后2年内每2～3个月监测1次。②分子遗传学：34%～45%的APL患者可检测到*FLT3*突变，包括内部串联重复序列

(*ITD*)、酪氨酸激酶区域点突变，*FLT3-ITD* 临床上起病时以高白细胞居多（$>10\times10^9$/L），形态上以细颗粒 APL 多见，但与发病年龄、性别、血小板计数无关。伴 *FLT3* 突变的 APL 并不影响 APL 早期治疗的临床死亡率及诱导治疗的 CR 率，但 RFS 期和 OS 期明显缩短，已将 *FLT3-ITD* 突变作为 APL 的高危因素之一。

诊断与鉴别诊断　依据 WHO 的诊断标准。按 FAB 协作组分型 APL 又称 $AML-M_3$ 型。其典型特征有：①骨髓形态为胞质含粗大颗粒和 Auer 小体（也有微颗粒变异型）的异常早幼粒细胞增生。②临床常有严重出血且易合并 DIC 和纤维蛋白溶解。③细胞遗传学显示特异性染色体易位 t（15；17）或分子遗传学检测 *PML-RARA* 融合基因呈阳性。④化疗敏感（化疗耐药发生率<5%），缓解生存期长但早期死亡率高。主要与其他类型的白血病鉴别。根据细胞形态学、细胞遗传学、分子遗传学检查，鉴别不难。

治疗　因 1986 年 ATRA 的出现，APL 的临床治疗产生很大改观，已成为经过治疗后生存期最长的急性白血病。

诱导缓解治疗　从 20 世纪 80 年代中期起，ATRA 开始用于 APL 的诱导分化治疗，对于初发 APL 的 CR 率可提高到 90%左右，且 ATRA 的应用减少了 APL 患者因化疗骨髓抑制所致感染，降低了 DIC 的发生率。一经形态学检查考虑为 APL，必须加用 ATRA 诱导治疗，同时进行分子遗传学检查，以确定遗传学诊断。期间给予支持治疗，可输注新鲜或冷冻血浆、纤维蛋白原、血小板，以维持纤维蛋白原（1.5g/L）和血小板［$(30\sim50)\times10^9$/L］水平，直至所有异常临床征象和实验室指标消失。肝素、氨甲环酸、其他抗凝药或抗纤溶药的治疗，其效应仍有争议，可根据实际情况酌情应用。ATRA 达 CR 所需时间为 35~45 天，但治疗中也出现一些严重综合征，发生率在 25%~45%。一般不良反应包括：皮肤、黏膜干燥，食欲不同程度降低，肝功能受损，上述反应一般较轻，可耐受。其他典型临床特征包括颅内压增高、维 A 酸综合征、高组胺综合征及高白细胞综合征等。临床上应及时认识和处理，否则可危及患者生命。单独应用 ATRA 诱导治疗 APL 虽可获 CR，CR 后如继续单用 ATRA，约 1/3 患者在 2~5 个月内复发。推荐 APL 首选诱导化疗方案为 ATRA+蒽环类药为基础的诱导化疗方案。诱导治疗过程中是否联合阿糖胞苷尚有争议，推荐低、中危 APL 诱导治疗应用 ATRA+蒽环类药，高危组同时加用阿糖胞苷可同时提高疗效。骨髓评价一般在第 4~6 周、血细胞计数恢复后进行。

20 世纪 90 年代初开始应用三氧化二砷（arsenic trioxide，ATO）治疗 APL，对于初治 APL 的 CR 率可达 85% 以上，ATO 除与 ATRA 有类似诱导 APL 细胞部分分化作用外，还可诱导对 ATRA 耐药的 APL 细胞凋亡。ATO 的应用使大多数患者获得再次缓解的机会，有效率达 80%，ATO 对复发/难治患者有明显疗效。虽然也有报道 ATRA+亚砷酸的联合治疗均获得 90%~98%的 CR 率，同时显著降低高白细胞反应的发生率，缩短了达到 CR 所用时间，但长期疗效有待更多病例的研究。国际上将 ATO 作为复发/难治 APL 的挽救治疗措施。

巩固治疗　APL 诱导获 CR 后仍有部分病例 *PML-RARA* 融合基因检测呈现阳性反应，因此巩固治疗是必需的，旨在减少复发，维持患者长期无病生存。推荐一线治疗方案以 ATRA 联合去甲氧柔红霉素或柔红霉素诱导治疗，蒽环类药为基础联合 ATRA 进行至少 2 个周期的巩固治疗。中危组患者巩固治疗加用 ATRA；高危组患者巩固治疗建议包括 $\geq 1g/m^2$ 的阿糖胞苷或 ATO。对不能耐受蒽环类药、用 ATRA+ATO 诱导缓解者，予 6 个周期的 ATRA+ATO 巩固治疗。

维持治疗　化疗结束后，*PML-RARA* 融合基因阴性病例给予 ATRA 或巯嘌呤+甲氨蝶呤维持治疗，可明显降低 APL 复发率，文献报道化疗和含 ATRA 的维持治疗交替使用有互相增强疗效的作用。建议巩固治疗结束后对 PCR 检测融合基因阴性者进行 1~2 年的 ARTA±巯嘌呤、甲氨蝶呤治疗。有临床试验结果表明，中低危组患者巩固治疗结束时分子学阴性病例给予维持治疗意义不大。

多数学者不主张在首次 CR 期对 APL 患者行造血干细胞移植，尽管 allo-HSCT 可能治愈 APL，但因其早期死亡率高，也不适于首次 CR 的 APL 患者。若首次 CR 患者持续 *PML-RARA* 融合基因阳性或第二次 CR 患者可选择造血干细胞移植。

预防中枢神经系统白血病　APL 患者合并中枢神经系统白血病并不多见。其发生主要与起病时白细胞数$>10\times10^9$/L、诱导治疗合并中枢神经系统出血密切相关。是否对 APL 患者进行预防性治疗尚不明确，但对存在高危因素者建议积极进行。

复发病例治疗　APL 复发较少见，治疗却较困难。复发前停用 ATRA>6 个月者，可再次用 ATRA+化疗进行重新诱导治疗，85%~90%患者可达第二次 CR。取得两次 CR 的患者继续用含有大剂量阿糖胞苷（2~3g/m^2）±依托泊苷为基础的化疗方案强化巩固治疗，但缓解期一般较短暂。尚无临床研究表明 ATO 为基础的挽救性方案与 ATRA 联合化疗的挽救性方案之间是否有差异，推荐用 ATO 诱导治疗，中国、美国、欧洲协作组均报道再次缓解率 80%~90%，3 年生存率达 50%~70%。巩固治疗结束后分子学持续阳性或分子学复发者，由于 ATRA 和 ATO 之间有协同作用，巩固治疗中未应用 ATRA 者可考虑两者联合。用 ATO 诱导二次缓解的患者，其缓解后治疗包括：重复数疗程的 ATO 治疗；与标准化疗联合；造血干细胞移植，先做 auto-HSCT，再考虑 allo-HSCT。对有造血干细胞移植禁忌证的第二次 CR 患者，建议 6 个疗程的 ATO 治疗。

其他治疗　新的维 A 酸类似物（Am80）、脂质体 ATRA 已进行临床试验阶段，并已证实对于初治、复发 APL 有效。鉴于 ATO 在临床上获得可喜的临床疗效，其他砷剂如四硫化四砷已应用于临床，治疗缓解率达 80%（包括分子生物学缓解）。由于 APL 患者高表达 CD33 抗原，抗 CD33 单抗（GO）广泛用于临床治疗，治疗分子学复发者，两个剂量的再次缓解率达 91%，3 个剂量的再次缓解率达 100%，推荐 ATO 治疗 6 个月内复发者给予 GO 治疗，并作为二线挽救性治疗方案。其他如 9 顺式维 A 酸、*FLT3* 基因靶向药也已进入临床试验。

AML 伴 t（9；11）（p22；q23）；*MLLT3-MLL*　有 *MLL* 基因易位或内部部分串联重复突变的 AML。临床上常表现为急性单核细胞白血病或急性粒-单细胞白血病。占 AML 的 5%~6%，各年龄段均可发病，但主要见于儿童，在儿童急性白血病中占 9%~12%，在成人急性白血病中仅占 2%。

病因及发病机制　9p22 和 11q23 易位形成 *MLLT3-MLL* 融合基因，*MLL* 基因是一种转录因子，所调节的靶基因（*HOX* 基因）与人类的发育和细胞分化有关。*MLL* 基因包含 3 个 AT 吊钩、1 个转录抑制区和 1 个与 DNA 甲基转移酶同源的结构域，C 端除 SET 结构域外还有 1 个转录激活结构域。*MLLT3-MLL* 融合基因在 25%~30%的患者并不表达，说明融合基因的表达在白血病致病中并不起关键作用，但融合基因保留了编码 *MLL* 的 AT 吊钩、DNA 甲基转移酶同源结构域和转录抑制结构域的序列，并分别与伴侣基因断裂点 C 端的结构域融合。伴侣基因提供能使融合蛋白发生二聚体作用的结构域。融合蛋白经二聚体化后而被激活，通过 MLL 蛋白组蛋白甲基转移酶募集转录因子调节复合物，调控基因转录和染色质重塑，使细胞分化、成熟障碍，最终发生恶性转化。

临床表现　该病以髓外浸润较为多见，可表现为髓外单核细胞肉瘤、牙龈肿胀或皮肤浸润性包块等。单核细胞肉瘤的发病率为 1.9%，主要见于儿童，常见于皮肤、腹腔、眼眶或胸腔等处，一些患者可合并 DIC。

辅助检查　包括以下几项。

形态学检查及细胞化学染色　初诊时白细胞计数显著增高，骨髓形态上一般表现为 FAB 协作组分型 M_4 或 M_5，原始及幼稚单核细胞显著增多，原始单核细胞胞体大，胞质丰富，中至重度嗜碱性，可有伪足形成，可有散在细的嗜天青颗粒及空泡。原始单核细胞通常核圆，染色质细，1 个或多个明显核仁，幼稚单核细胞形态不规则，扭曲，胞质常轻度嗜碱，有时颗粒多，偶有大的嗜天青颗粒与空泡。少数骨髓形态表现为 M_1、M_2。细胞化学染色可见 NSE 染色常为强阳性，原始单核细胞 MPO 多为阴性或弱阳性。

免疫表型检查　儿童的 AML 伴 t（9；11）（p22；q23）免疫表型常表达 CD33、CD65、CD4、HLA-DR，而 CD13、CD34、CD14 呈弱表达，大多数 AML 伴 11q23 表达 CSOG4 编码 NG2 同源类似物；成人的 AML 伴 t（9；11）（p22；q23）表达单核细胞分化抗原 CD14、CD4、CD11b、CD11c、CD64、CD36 及溶菌酶，同时还表达不成熟抗原 CD34、CD117、CD56。抗原表达无特异性，可共表达淋系抗原 CD3、CD2、CD7，但并非是该病的明确特征。

遗传学检查　1/3 的 *MLL* 基因易位通过常规细胞遗传学分析法不易检出 t（9；11）（p22；q23），用 RT-PCR 检出也有困难。*MLL* 基因的断裂点不一致，*MLL* 伙伴基因可达到 80 多种，包括 *MLLT2*（*AF4*）、*MLLT3*（*AF9*）、*MLLT1*（*ENL*）、*MLLT10*（*AF10*）、*MLLT4*（*AF6*）和配偶体 *ELL*，除 *MLLT2*（*AF4*）多见于 ALL，其他的均与 AML 相关。检测 *MLL* 基因易位的经典方法是 DNA 印迹法，现在 FISH 法检测 *MLL* 基因重排直观、

快速、敏感，是临床常用方法。若 *MLL* 基因重排，则在杂交位点显示不同的荧光色。各种变异型 *MLL* 基因重排的 AML 在细胞形态上也具有 AML-M_4、M_5 的特点和免疫表型，在过去均归属于 AML 伴 11q23 重现性染色体异常，现在限定为 AML 伴 11q23 平衡易位。对于 t（2；11）（p21；q23）、t（11；16）（q23；p13.3）在治疗相关的 AML 较常见。常规细胞遗传学检测是诊断的基本手段，DNA 印迹法和 FISH 法可使部分漏诊的病例得以确诊。常见继发染色体异常是+8，但对该病预后及生存未见明显的影响。

诊断　根据 WHO 的诊断标准。其典型特征有：①骨髓形态为原始及幼稚单核细胞增多。②临床常伴髓外浸润。③细胞遗传学显示特异性染色体易位 t（9；11）或分子遗传学检测 *MLLT3-MLL* 融合基因呈阳性。④治疗相关 AML 较常见。

鉴别诊断　主要与其他类型的白血病鉴别。其鉴别要点根据细胞形态学、细胞遗传学、分子遗传学检查，一般不难鉴别。

治疗　AML 伴 t（9；11）（p22；q23）在多家中心根据细胞遗传学进行危险分组存在争议，分别列为中危组、高危组。但从现有临床研究报道来看，诱导治疗 CR 率在 70%～80%，4 年 OS 率达 50%左右，考虑应列为中危组。临床上缺乏大系列的报道，德国白血病协作组报道较多，诱导治疗方案以标准剂量阿糖胞苷为基础的 DA（柔红霉素+阿糖胞苷）方案、IA（去甲氧柔红霉素+阿糖胞苷）方案联合依托泊苷、安吖啶（Amsacrine）等，中大剂量阿糖胞苷为基础的诱导治疗并未改善 CR 率。巩固治疗仍以中大剂量阿糖胞苷为基础强烈巩固化疗为主，明确推荐在第一次 CR 期间行 allo-HSCT（包括同胞供者、非亲缘供者）可延长 OS 及 DFS 期，改善患者生存情况。自体造血干细胞移植因无临床大宗报道还未见明确临床疗效。

AML 伴 t（6；9）（p23；q34）；*DEK-NUP214*　具有特征性的 t（6；9）和 *DEK-NUP214* 融合基因的 AML。骨髓以嗜碱性粒细胞增多和多系病态造血为主要表现。起病较年轻，儿童发病的中位年龄为 13 岁，成人发病的中位年龄为 35 岁。

病因及发病机制　t（6；9）（p23；q34）易位为 6 号染色体上的核磷蛋白 *DEK* 基因与 9 号染色体上的核孔蛋白 *NUP214* 基因交互易位所致，6p23 上的 *DEK* 基因为 40kb，而 9 号染色体上的基因超过 130kb。病例分析显示，断裂点分别集中于 *DEK* 基因 1 个特异的 9kb 内含子和 *CAN* 基因的 1 个 7.5kb 的内含子（称 ich-9）。由于染色体易位，产生 *DEK-NUP214* 融合基因。该融合基因的致病机制尚不清楚，可能通过参与翻译起始蛋白 EIF4E 磷酸化调控髓系细胞的蛋白合成，导致转录失控，引起正常血细胞的生长、分化、存活，最终使正常血细胞恶变。另一个学说是 *DEK-NUP214* 融合基因通过扮演抑制 *TP53* 的转录活性而逃脱凋亡信号通路的激活，恶性克隆逃脱凋亡，导致疾病恶化。

临床表现　以贫血症状（如乏力、头晕、心悸等）和血小板减少所致出血倾向为主要表现，起病时伴感染概率较高。

辅助检查　包括以下几项。

血象　红细胞、血小板减少，多数就诊时白细胞计数不高，多表现为全血细胞减少。成人患者起病时白细胞计数普遍低于其他类型 AML，中位计数仅为 $12\times10^9/L$，仅 10%患者白细胞$>41\times10^9/L$。白细胞增高多见于儿童，儿童患者起病时 WBC 计数高于成人，伴红细胞、血小板减少。

形态学检查及细胞化学染色　骨髓形态上一般可表现为 FAB 协作组分型 M_2、M_7、M_5，约 1/3 病例中原始细胞可见 Auer 小体，形态无特异性改变；原始细胞比例一般>20%，也有少部分病例原始细胞<20%。44%～62%的病例骨髓和外周血可见嗜碱性粒细胞比例增高（>2%）。大多数病例可见粒系、红系、巨核细胞系发育不良，少部分病例还可见环形铁幼粒细胞比例增多。髓过氧化物酶（MPO）染色呈强阳性、NSE 染色呈阴性或弱阳性

免疫表型检查　AML 伴 t（6；9）（p23；q34）的免疫表型以髓系抗原为主，无明显特异性，主要表达 CD13、CD33、CD38、HLA-DR、MPO，大部分病例还表达 CD117、CD34。部分病例还表达单核细胞分化抗原 CD15、CD64。对于淋系抗原大多数病例主要表达 TdT，其他抗原较少见。

遗传学检查　①细胞遗传学：大多数病例通过常规细胞遗传学可检测出单一的伴 t（6；9）（p23；q34）的染色体核型，少部分病例伴复杂核型，需进一步通过 RT-PCR 及 DNA 印迹法检测 *DEK-NUP214* 融合基因以确诊。*DEK-NUP214* 融合基因不仅用于诊断此病，在治疗过程中还可用于微小残留病检测指导治疗。②分子遗传学：69%儿童病例和 78%成人病例可检测到 *FLT3* 突变，与 AML 伴 t（6；9）密切相

关的是 *FLT3-ITD*，*FLT3-TKD* 较少见。起病时以高白细胞、骨髓原始细胞比例增高居多。

诊断与鉴别诊断　根据 WHO 的诊断标准。其典型特征有：①骨髓形态上无特异性，但以嗜碱性粒细胞增多和多系病态造血为主要表现。②临床上常有感染。③细胞遗传学显示特异性染色体易位 t（6；9）或分子遗传学检测 *DEK-NUP214* 融合基因呈阳性。

此病主要与其他类型的白血病鉴别。根据细胞形态学、细胞遗传学、分子遗传学检查，一般不难鉴别。

治疗　AML 伴 t（6；9）（p23；q34）根据细胞遗传学进行危险分组归入高危组，因临床发病率低，最大的临床病例报道仅有 69 例，对临床治疗反应不佳，CR 率在儿童病例中为 76%，在成人病例中为 55%，5 年 OS 率在儿童病例中为 28%，在成人病例中仅为 9%。因散在、小样本的临床报道，其诱导、巩固治疗方案差异较大，总体上与其他类型的 AML 无明显不同。最大样本的 allo-HSCT 治疗 AML 伴 t（6；9）（p23；q34）临床报道仅为 18 例，该治疗可能改善 DFS 率，延长其 OS 期，有待大系列的临床研究进一步证实。

预后　预后差，中位生存期 < 1 年，常规化疗缓解率仅 50%，占 AML 的 0.7%～1.8%。

AML 伴 inv（3）（q21q26.2）或 t（3；3）（q21；q26.2）；*RPN1-EVI1* 伴 inv（3）/t（3；3）和 *RPN1-EVI1* 融合基因 AML。临床上以起病时血小板计数正常或增高，骨髓巨核细胞发育异常，伴多系发育异常为主要特征。预后不良，对常规化疗疗效不佳，患者总体生存期短。占 AML 的 1%～2%，无性别差异。

病因及发病机制　3q26.2 的 *EVI1* 基因是原癌基因编码的 DNA 连接的锌指状连接蛋白，作为转录激活因子可调节多种细胞内信号途径，在正常造血干细胞呈低水平表达，而 inv（3）/t（3；3）、ins（3；3）易位形成 *RPN1-EVI1* 融合基因使管家基因 *RPN1* 的启动子接触后发生结构变化，该启动子位于 *EVI1* 上游，导致 *EVI1* 基因过度表达。*EVI1* 基因区域的断裂点分散几百个 kb，而 t（3；3）和 inv（3）的断裂点分别位于 *EVI1* 基因 50kb 和 30kb，而 *RPN1* 基因断裂点跨距～100kb，位于 *RPN1* 基因的 3′端或着丝粒。*RPN1* 启动子导致 *EVI1* 基因异常表达，在髓系细胞中这种异常表达是骨髓增生异常综合征（myelodysplastic syndrome，MDS）和 AML 的诱因。

临床表现　以贫血症状为主要表现，起病时血小板计数正常或增高为主要特征，7%～22% 患者有明确血小板疾病病史，此病多继发于 MDS，初诊 AML 较少见。多伴肝脾大，但伴淋巴结肿大较少见。

辅助检查　包括以下几项。

形态学　50% 以上患者起病时血小板 > 150×10^9/L，外周血涂片中可见中性粒细胞颗粒减少或缺如，假 Pelger-Huët 样核异常，原始粒细胞比例正常或增高；可见异型红细胞、泪滴样红细胞；可见巨型血小板或血小板颗粒减少，偶见巨核细胞胞核。骨髓形态一般表现为 FAB 协作组分型（除急性早幼粒细胞白血病）的多种 AML 形态表现，常见的是 M_2、M_5、M_7。部分病例起病时骨髓原始细胞比例<20%，但伴慢性髓细胞性白血病的临床特征。骨髓以巨核细胞发育不良为主要表现，巨核细胞计数可正常或增多，可见到小巨核（直径<30μm）、单圆核、多圆核巨核细胞，其他形式巨核细胞发育不良的形态也可见，成熟红细胞、粒系也可见发育不良；嗜碱性粒细胞、嗜酸性粒细胞及肥大细胞比例增高。骨髓活检也可见小巨核细胞及分叶过少巨核细胞。

免疫表型检查　80% 以上的病例表达髓系抗原（CD33、CD13、CD117）和未成熟抗原（CD34、HLA-DR）。28% 病例表达 CD38，巨核细胞抗原 CD41、CD61 仅存在 < 10% 的病例中。淋系抗原大多数病例表达 CD7，其余抗原较少见。35%～50% 病例免疫表型较混乱，可出现 CD7、CD56、CD11c 和 MPO。

遗传学检查　①细胞遗传学：可见多种 3 号染色体变异型，inv（3）（q21q26.2）和 t（3；3）（q21；q26.2）最常见，少见的有 ins（3；3）（q26.2；q21q26.2）。常规细胞遗传学常检出的是 inv（3）（q21q26.2）。因该病多继发于 MDS 或其他类型 AML，其伴随染色体异常较常见，50% 病例可检测出+7、5q−及复杂核型，+7 的检出提示此病预后不良。此病可继发于慢性髓细胞性白血病的加速期和急变期后，可同时检出 t（9；22）（q34；q11.2）。通过 RT-PCR、FISH 法检测 *RPN1-EVI1* 融合基因可协助诊断，在治疗过程中还可作为微小残留病检测指导治疗。②分子遗传学：*RAS* 突变在 AML 伴 inv（3）/t（3；3）主要是 *N-RAS*，检出率为 25%，*RAS* 突变对 AML 伴 inv（3）/t（3；3）的患者预后无明显影响，但在治疗上表明对阿糖胞苷药物敏感性增加，可用中大剂量治疗。

诊断与鉴别诊断　诊断依据WHO的诊断标准。其典型特征有：①外周血血小板计数正常或升高，骨髓象单个核或双分叶核的异常巨核细胞增多，有的多系发育异常。②多继发于MDS。③细胞遗传学显示特异性染色体异常inv（3）（q21q26.2）/t（3；3）（q21；q26.2）和分子遗传学可检出*RPN1-EVI1*融合基因呈阳性。主要与其他类型的白血病鉴别，根据细胞形态学、细胞遗传学、分子遗传学检查，鉴别不难。

治疗　根据细胞遗传学进行危险分组中归入高危组，治疗反应不理想，CR率<50%，长期生存率<10%，中位生存期10.3个月，其中伴附加染色体7者5年生存率<5%。涉及3q异常的最大样本报道来自HOVON/SAKK协作组，288例患者用的均为经典诱导、巩固治疗方案，与其他类型的AML无明显差异。allo-HSCT对此病治疗的影响，仅从散在临床报道来看，2年OS率达62%，显著高于单纯化疗者，推测allo-HSCT可能改善OS率，降低复发率。

AML伴t（1；12）（p13；q13）；*RBM15-MKL1*　以巨核系成熟障碍为主要表现伴t（1；22）（p13；q13）和*RBM15-MKL1*融合基因的AML。在AML中较少见（<1%），多发于婴儿和3岁以下幼儿（不伴唐氏综合征），大多数发生在6个月以下婴儿（中位年龄4个月）。女性多见。此病发现的早期作为一类预后不良的疾病，随着近年来强烈化疗的应用使其预后明显改善。

病因及发病机制　1p13的*RBM15*基因和22q13的*MKL1*基因易位形成*RBM15-MKL1*融合基因，形成接近果蝇属的类似物，但与人类基因相似。RBM15蛋白在其氨基端和spen类似物包含RNA识别序列和保守的羧端区域。MKL1的功能尚不清楚，仅了解到它含有支架附着因子，可连接到DNA的支架连接区域。RBM15-MKL1融合蛋白可调控同源异形框（Hox）诱导分化、Ras信号通路和染色质合成，最终与白血病的形成有关，但具体致病机制还需进一步研究。

临床表现　大多数病例有显著器官肿大，以肝脾大为主要表现。患者还可出现贫血症状及因血小板减少所致出血倾向。

辅助检查　包括以下几项。

形态学检查及细胞化学染色　起病时血常规可表现为血小板减少及轻度白细胞增高，外周血及骨髓涂片一般表现为FAB协作组分型AML-M_7，可出现大的和小的幼稚巨核细胞，但一般中等大小（直径12～18μm），圆形、轻度不规则或锯齿状细胞核，并带有细致的网状染色质，细胞核一般1～3个，胞质呈嗜碱性，同时嗜碱性粒细胞也带有明显的水疱或伪足形成，小巨核细胞也可见，粒系和红系发育不良并不经常见到。骨髓活检经常表现为增生正常或增生明显活跃，网状纤维及胶原纤维易见。个别病例也可表现为骨髓间质样浸润类似于转移瘤。若因骨髓标本采集过程中出现“干抽”现象而导致原始细胞比例减低，临床上需排除继发性骨髓纤维化。细胞化学染色可见苏丹黑B（SBB）染色和MPO染色呈阴性。

免疫表型检查　以血小板膜糖蛋白抗原主要表现，表达CD41和（或）CD61，成熟的血小板抗原CD42表达较弱。髓系相关抗原CD13、CD33、CD34也可呈现阳性表达，泛白细胞抗原CD45、MPO、HLA-DR一般呈阴性。CD36是该病特征性抗原表达；淋系抗原和TdT一般不表达。细胞质的CD41或CD61比细胞膜上的表达更具敏感性。操作过程中因血小板黏附性增强可能导致免疫表型的假阳性比例增高。

遗传学检查　常规细胞遗传学检查可检测到t（1；22）（p13；q13），但以单一的染色体核型检出为主，伴随的继发染色体核型少见。RT-PCR和FISH法进行*RBM15-MKL1*融合基因检测可协助诊断。

诊断与鉴别诊断　依据WHO的诊断标准。其典型特征有：①骨髓形态可见巨核细胞发育异常。②临床常有肝脾大。③细胞遗传学显示特异性染色体易位伴t（1；12）（p13；q13）或分子遗传学检测*RBM15-MKL1*融合基因呈阳性。④常见于婴儿，女性常见。主要与其他类型的白血病鉴别。根据细胞形态学、细胞遗传学、分子遗传学检查，鉴别不难。

治疗　临床发病率低，均为散在个案报道，早期治疗采用以标准剂量阿糖胞苷为基础的诱导、巩固治疗，西南肿瘤学研究组（Southwest Oncology Group，SWOG）报道CR率仅为50%，中位生存期为10.2个月，将其列入预后不良类型。近几年用中大剂量阿糖胞苷为基础的诱导、巩固治疗将CR率提高到75%～80%，5年生存率约50%。现明确推荐中大剂量阿糖胞苷为基础强化治疗。allo-HSCT的临床报道少见，临床意义尚待阐明。

AML伴*NPM1*突变　涉及5q35的核磷素基因杂合子突变的AML。*NPM1*是核型正常成人

AML 患者最常见的基因异常（占45%～64%），也可见于 AML 伴t（2；5）、APL 及治疗相关性或继发性 AML 患者。在儿童 AML 中占 2%～8%，随着年龄增加，AML 中 *NPM1* 突变检出率也提高，21～35 岁发生率增加至 15%，35～60 岁增加至 40%，60 岁以上则略有减少。在成人 AML 的总体发生率达 27%～35%，以女性多见。亚洲人 *NPM1* 突变率比欧洲人低。治疗相关性 AML 中 *NPM1* 基因突变发生率远低于原发性 AML，并与治疗药物无关。伴 *NPM1* 突变是临床上独立预后良好指标，对诱导化疗的反应好，缓解率及长期生存率较高。

病因及发病机制　*NPM1* 基因定位于 5q35，含 12 个外显子，编码 3 种核磷素亚型：B23.1、B23.2、B23.3。作为一种核磷蛋白，穿梭于细胞核和细胞质之间，与许多重要区域与细胞功能有关，如 N 端有一个疏水区域，可调节核仁磷蛋白（nucleophosmin，NPM）寡聚化，参与 NPM 二聚体和六聚体形成，后者参与 NPM 与肿瘤抑制因子（ARF）结合、核仁素、周期依赖性蛋白激酶等蛋白的靶向作用。C 端参与 NPM 核仁定位。已发现 AML 的 *NPM1* 基因突变 50 余种，突变部位在956～971bp。成人 AML 近 80%突变是 956～959bp 位置 TCTG 4 个核苷酸插入。儿童发生率为11.1%～50.0%，并有更多变异体。*NPM1* 突变导致 NPM 蛋白羧基端读码框移，末尾 7 个氨基酸被 11 个短肽链或 13 个短肽链代替。所有 NPM 突变蛋白均于288～290 氨基酸残基位点处存在至少一个亮氨酸残基突变。这一突变区域关系着核仁定位。因此，所有 *NPM1* 基因突变均导致 NPM C 端一个明显的氨基酸序列改变，而 C 端 12 外显子对 AML 有特殊作用，但具体机制尚不清楚。NPM 在细胞中最主要的两个功能包括控制中心体复制及保持 *TP53* 的稳定性：①NPM 通过 CDK2-cyclin E 介导的磷酸化作用与中心体解离，引导正常的染色体复制。NPM 失活可导致中心体复制及基因组不稳定。②NPM 和 TP53 的稳定性影响核仁完整性，同时 NPM 可稳定 ARF 因子并决定其亚细胞定位。致癌因素影响 NPM 寡聚物，可上调 ARF 水平，促进 NPM 降解，干扰 NPM 核质穿梭运动。应激时，NPM 及 ARF 易位至细胞质，与胞质中 Mdm2 竞争结合形成 NPM-Mdm2 和 ARF-Mdm2 复合物，通过 Mdm2 影响 TP53 通路，阻断细胞周期进程，控制细胞增殖与凋亡。

临床表现　以髓外浸润为主要表现，可表现为牙龈增生、淋巴结肿大、皮肤浸润。

辅助检查　包括以下几项。

形态学检查及细胞化学染色　大多数病例在初诊时血常规表现为白细胞计数增高，红细胞减少，外周血涂片可见原始细胞比例显著增高。形态上可见于 FAB 协作组分型中的所有类型 AML，但在不同 FAB 亚型中突变率不同，如 M_2 中约为 20%，M_4 中为40%～50%，M_{5a} 中为 40%～50%，M_{5b} 中则高达 90%，可见与单核细胞关系较密切。少部分病例可表现为多系发育不良，这部分病例均有正常核型，原始细胞免疫表型 CD34 阴性。骨髓活检可表现为增生极度活跃，免疫组织化学可见细胞质中存在 NPM 变异体；抗 NPM 抗体染色可见于两系或多系（髓系、单核细胞系、红系、巨核细胞系）表达阳性。

免疫表型检查　40%～80%患者缺乏造血干细胞标志如 CD34、CD123，可表达髓系标志如 CD13、CD33、MPO，主要表达单核细胞标志如 CD14、CD11b 和巨噬细胞标志 CD68。

遗传学检查　①细胞遗传学：AML 伴 *NPM1* 突变主要与正常细胞核型密切相关，仅 5%～15%患者可见额外染色体异常，以+8，9q-多见。对 *NPM1* 突变的检测方法主要有 3 种：PCR 扩增 12 外显子 DNA 测序；荧光标记扩增第 12 外显子后毛细血管电泳；免疫组化检测胞质中 NPM 蛋白。后者简便易行，可同时观察细胞形态及分布，适用于标本取材较少或髓外组织活检等情况。2008 年 WHO 所强调的是胞质的 *NPM1* 突变检测呈阳性。可检测出>50 种 *NPM1* 突变分子变异，主要在第 12 外显子，75%～80%的 *NPM1* 突变为 A 型突变。②分子遗传学：40%的 AML 伴 *NPM1* 突变患者可检出 *FLT3-ITD*。其对此病预后有重要影响。通过检测 *FLT3* 和 *NPM1* 对核型正常的 AML 进行危险度分层治疗是主要治疗策略。与 *NPM1* 合并 *FLT3-ITD* 阳性或野生型 *NPM1* 的患者相比，*NPM1* 突变缺乏 *FLT3-ITD* 者的 CR 率，升高 EFS 期、RFS 期、DFS 期和 OS 期显著延长。

诊断与鉴别诊断　根据 WHO 的诊断标准。其典型特征有：①骨髓形态以原始及幼稚单核细胞增殖多见。②临床以髓外浸润多见。③分子遗传学检测 *NPM1* 阳性。主要与其他类型的白血病鉴别。根据细胞形态学、细胞遗传学、分子遗传学检查，鉴别一般不难。

治疗　AML 伴 *NPM1* 突变，*FLT3-ITD* 阴性根据分子遗传学危险分组归入低危组，与其他低危组类型如CBF相关AML的诱导治疗原则相似，诱导化疗反应良好，CR率达75%~80%。巩固治疗方案仍推荐用以中大剂量阿糖胞苷为基础的巩固强化治疗，染色体区域稳定蛋白抑制剂和来普霉素B等靶向药也进入Ⅰ期临床实验阶段。2008年施伦克（Schlenk）等对872例<60岁患者回顾性研究显示，在第一次CR期allo-HSCT并未改善患者的OS期和DFS期，因此不推荐<60岁患者在此期间行allo-HSCT。对>60岁者部分报道表明*NPM1*突变对预后影响较小，Schlenk等对99例>60岁患者的临床观察证明伴或不伴*NPM1*突变者总生存率相似，因此推荐>60岁患者行减低剂量的allo-HSCT。

AML伴*CEBPA*突变 涉及CCAAT/增强子结合蛋白变异的AML。占初诊AML的6%~15%，占正常核型的AML的15%~18%。各年龄阶段均可发病，无明显性别差异。AML伴*CEBPA*突变是临床上独立的预后良好指标，与AML伴inv（16）（p13.1；q22）、AML伴t（8；21）（q22；q22）预后相似，且对大剂量阿糖胞苷的化疗反应良好。

病因及发病机制 CEBPA是粒系分化的重要因子，属于CCAAT/增强子结合蛋白转录因子家族，这一转录因子家族成员的结构包括：N端的转录活性区、DNA结合区和C端的亮氨酸丰富的二聚化功能区。*CEBPA*基因定位于19q13.1，全长3318bp，无内含子，cDNA全长2385bp，内含多个翻译起始点。CEBPA可自身形成同二聚体或与该家族其他成员或其他转录因子形成异二聚体，调节靶基因转录，CEBPA在调节细胞增殖与分化的平衡中起关键作用。CEBPA通过多条途径发挥作用：下调c-myc的表达，上调粒系特异性基因的表达，与其他在髓系发生中起关键作用的转录因子如CBF和PU.1协调作用。除与特异的DNA结合外，CEBPA可通过蛋白与蛋白相互作用发挥作用，主要是P21、CDK2、CDK4和E2F，与细胞增殖、细胞周期密切相关。*CEBPA*突变主要分为两种类型：N端移码突变与C端框内突变，前者导致全长分子量42kD蛋白合成减少，增加下游的分子量30kD蛋白的形成，30kD蛋白的量增加至超过42kD蛋白的量时，这些突变的30kD蛋白以负显性方式抑制野生型CEBPA蛋白功能，不能诱导粒系分化；C端框内突变主要有碱性区、亮氨酸拉链区及这两区交界处的碱基替换、缺失、插入及重复。在AML中，*CEBPA*突变通常是多个突变，主要是N端移码突变与C端框内突变同时存在于两个不同的等位基因上，导致其功能缺失。疾病复发时并未观察到上述两种类型的突变，提示*CEBPA*突变主要参与疾病发生，不参与疾病进展。

临床表现 AML伴*CEBPA*突变与否无特异性的临床差别，起病时伴髓外浸润较低，包括淋巴结病变、髓系肉瘤等。以血小板较少而诱发的出血倾向为主，起病时血红蛋白水平较高，很少伴贫血症状。

辅助检查 包括以下几项。

形态学检查及细胞化学染色 大多数患者初诊时血常规表现为血小板减少，外周血涂片可见幼稚细胞比例显著增高。外周血及骨髓涂片形态上主要类似于FAB协作组分型M_1、M_2，少见于M_4和M_5，而在M_0、M_3和M_7患者中尚无报道。形态上类似M_1、M_2的病例幼稚细胞可见典型的Auer小体，骨髓中可见嗜酸型粒细胞比例增高。细胞化学染色可见MPO染色、SBB染色阳性，NSE染色阴性。

免疫表型检查 主要表达髓系标志CD13、CD33、CD65、CD11b和CD15，也常表达未成熟粒系标志HLA-DR、CD34，单核细胞标志如CD14、CD64常缺失。50%~73%病例表达CD7，CD56和其他淋系标志不常表达。

遗传学检查 ①细胞遗传学：70%病例常规遗传学检测为正常核型，伴额外染色体异常临床报道较少，未见典型的克隆性染色体异常。在非复杂核型的病例中40%可检出9q-。②分子遗传学：22%~33%患者可检出*FLT3-ITD*，临床资料报道*FLT3-ITD*并未对此病的预后产生显著影响。在发病机制的研究中可见*FLT3*突变可抑制*CEBPA*的表达和功能，接受FLT3抑制剂后可伴随*CEBPA*表达上升，且外源性表达*CEBPA*可克服FLT3的分化阻滞，两者相互影响。

诊断与鉴别诊断 诊断依据WHO的诊断标准。其典型特征有：①骨髓形态上无特异性，常伴嗜酸性粒细胞比例增高。②临床上与其他类型的白血病无特殊性。③分子遗传学检测*CEBPA*阳性。主要与其他类型的白血病鉴别。根据细胞形态学、细胞遗传学、分子遗传学检查，鉴别不难。

治疗 AML伴*CEBPA*突变与AML伴*NPM1*突变*FLT3-ITD*阴性根据分子遗传学危险分组共同归入低危组，治疗原则同AML伴*NPM1*突变。

（王建祥）

gǔsuǐ zēngshēng yìcháng zōnghézhēng xiāngguān jíxìng suǐxìbāoxìng báixuèbìng

骨髓增生异常综合征相关急性髓细胞性白血病（acute myelogenous leukemia associated with myelodysplastic syndrome） 外周血或骨髓中原始细胞≥20%或形态上伴多系发育异常的急性髓细胞性白血病。临床上包括三大类：骨髓增生异常综合征（myelodysplastic syndrome，MDS）或MDS/骨髓增殖性肿瘤（myeloproliferative neoplasm，MPN）演变的急性髓细胞性白血病（acute myelogenous leukemia，AML）、AML伴MDS相关染色体异常、AML伴多系发育异常。老年人多见，儿童罕见，占AML的24%~35%。

病因及发病机制 MDS相关AML的发病机制呈现阶梯式逐步进展的遗传学异常，反映出MDS发展及演变的过程。环境、职业或生活中的毒害因素或自发性突变，在易感个体中造成造血干/祖细胞的初始性变故。这种受损的干/祖细胞一方面逐渐对正常干细胞、祖细胞形成生长或存活优势，成为单克隆造血，伴基因组不稳定性。早期遗传学异常诱导原始的DNA损伤，随后促使其损伤部位的易感性，易于发生继发性遗传学异常，后者又加速其获得其他细胞遗传学及分子遗传学异常。过度凋亡和增殖导致端粒过度缩短，后者进一步加剧基因组不稳定性。同时有其相应抑癌基因如*TP53*、*CDKN2B*失活，造成细胞周期失控和加剧基因组不稳定性，最终MDS转化为AML。其发病过程中基因转录调控中出现表观遗传学改变非常重要，主要涉及DNA、组蛋白修饰导致开放或闭合的染色体结构改变，决定具有特殊顺序转录因子是否可进入基因启动子而诱导转录开始。在细胞周期调控、凋亡和分化过程中也可见DNA高甲基化，这些均提示抑癌基因（包括*CDKN2B*、*HIC1*、*PTPN6*、*SOCS1*、*FHIT*、*ID14*、*KLF1*和*ESR1*等）的沉默是导致疾病恶化的主要原因，这些基因座的高甲基化也预示疾病预后不良。

临床表现 类似于MDS，以重度全血细胞减少为主要表现，但部分病例从MDS演变的原始细胞在20%~29%的AML或儿童发病的情况下可呈缓慢进展过程，血常规数月平稳，波动不大。

辅助检查 包括以下几项。

形态学检查及细胞化学染色 形态学确定多系发育异常的存在必须是染色良好、治疗前外周血或骨髓涂片。发育异常需占两系细胞>50%。①粒系：发育异常表现为胞质颗粒少，核分叶少（假Pelger-Huët核）或核分叶异常。有些外周血涂片比骨髓涂片更易识别这些特点。②红系：发育异常包括巨幼样胞核，核碎裂，核碎片或多核，环形铁粒幼细胞，胞质空泡，过碘酸希夫（PAS）染色阳性。③巨核系：发育异常包括小巨核细胞，正常或大细胞有单个核或多个分开胞核的巨核细胞。区分不同异常巨核细胞包括正常大小不分叶的核（单叶核）与分叶少的小（微）巨核细胞很重要，通过切片观察巨核细胞发育异常比涂片更容易。临床上还可见骨髓涂片非原始细胞较少，不足以观察三系发育不良的形态学改变，或涂片非原始细胞较充分，但三系发育不良占两系细胞<50%，通过细胞遗传学检测出MDS相关的细胞遗传学异常和（或）存在明确的MDS病史的病例也可诊断此病，但形态学异常不能作为独立预后影响因素。

免疫表型检查 根据遗传学异常反映形态学异质性。5、7号染色体变异的病例在免疫表型上CD34强阳性表达，可伴CD7、TdT；既往明确MDS病史的病例在免疫表型上表达CD34和全髓细胞标志CD13、CD33，CD38和（或）HLA-DR弱阳性表达，部分还可表达CD56和（或）CD7。成熟髓系细胞可有不同于正常髓系细胞发育的抗原表达特点，可呈少量散在性分布，尤其粒细胞，原始细胞多药耐药蛋白（MDR1）表达增高。

遗传学检查 ①细胞遗传学：与MDS染色体异常相似，常有的复杂核型中某一特定染色体的获得或缺失，-7/del（7q）和-5/del（5q）常见，其他附加染色体异常有i（17q）/t（17p）、13/del（13q）、del（11q）、del（12p）/t（12p）、del（9q）、idic（X）（q13）等。trisomy8和20q-在MDS细胞遗传学中检出率也较高，在AML患者检出后应考虑伴MDS相关改变的AML。同样Y染色体丢失在老年患者很少检出，不能作为此病的一种特定染色体改变。染色体平衡易位很少见，常见的是包含5q32-q33的平衡易位，如t（5；12）（q33；p12）、t（5；7）（q33；q11.2）、t（5；17）（q33；p13）、t（5；10）（q33；q21）、t（3；5）（q25；q34），其中t（3；5）（q25；q34）的病例显著三系发育不良，以年轻人为主。其他平衡易位包括inv（3）（q21；q26.2）、t（3；3）（q21；q26.2）、t（6，9）（p23；q34）。根据2008年世界卫生组织

(WHO) 造血与淋巴组织肿瘤分类已将其归属于 AML 伴重现性染色体异常。11q23 重排在 t-AML 检出率较高，常见的是 t (11; 16) (q23; p13.3)、t (2; 11) (p21 ; q23)，因此应排除治疗相关 AML 方可诊断此病。②分子遗传学：AML 伴多系发育不良常见的分子遗传学异常为 *NPM1* 伴或不伴 *FLT3* 突变，临床特征以正常染色体核型多见，原始细胞的免疫表型 CD34 阴性，无明确 MDS 病史。*NPM1* 伴或不伴 *FLT3* 突变对此病预后的影响不能与其他类型的 AML 一样作为独立预后因素，对预后的影响尚存在争议。若同时伴有其他细胞遗传学异常，对诊断此病或判断预后以细胞遗传学为主。5%~10%的 MDS 相关 AML 可检出 *FLT3-ITD* 突变，显著低于初诊 AML，形态上多伴多系发育异常，临床特征上多有明确 MDS 病史，细胞遗传学以复杂核型为主，可作为此病独立预后不良影响因素，临床上提示预后差。

诊断与鉴别诊断 诊断依据 WHO 的诊断标准。其典型特征有：①骨髓形态表现为多系病态造血为其主要诊断标准。②典型病例多伴 MDS 病史。③细胞遗传学显示类似 MDS 遗传学改变。主要与其他类型的白血病鉴别。根据既往病史、细胞形态学、细胞遗传学、分子遗传学检查，鉴别不难。

治疗 此病在临床上因常伴预后不良的染色体核型，根据细胞遗传学分组列入高危组。对伴多系发育异常是否影响此病预后，尚有争议。较一致的观点是多系发育异常不能作为独立的此病预后不良因素，应同时参照伴细胞遗传学异常进行危险分组指导临床治疗。MDS 相关 AML 因发病以老年人为主，治疗原则的选择取决于患者是否适合接受强烈方式（如造血干细胞移植或强烈化疗），需要结合患者年龄、体能状况、是否存在严重合并症、心理状况及是否有合适供者等综合考虑。对年龄≤60 岁、确诊后时间不长、体能状况良好的患者可选择强烈联合化疗，但多中心临床研究表明强烈化疗疗效的差异较大，完全缓解（complete response, CR）率 15%~65%，生存期 10~18 个月，并未明显改善患者的生存情况。因既往 MDS 病史患者正常造血储备能力很差，对强烈化疗的耐受能力很低，化疗后易发生骨髓造血功能严重而持久抑制，治疗相关死亡率 15%~35%，可见联合化疗对高危 MDS 有一定疗效，但与 AML 相比，MDS 联合化疗的 CR 率较低，CR 持续时间较短，复发率高。小剂量阿糖胞苷为基础方案如 CAG 方案（阿糖胞苷+阿克拉霉素+粒细胞集落刺激因子）使用较多，CR 率约 50%，但尚无确切证据表明此项治疗能延长患者生存期。尽管这种治疗的缓解率和缓解持续时间低于对标准 AML 的治疗结果，但对部分患者有益，尤其是有干细胞供者和需要减轻肿瘤负荷者。

异基因造血干细胞移植是可延长患者生存期的手段。对年龄<60 岁，有人类白细胞抗原相合供者，应尽早行同种异基因造血干细胞移植（allo-genetic hematopoietic stem cell transplantation, allo-HSCT）；对超过 55 岁或 60 岁以上者应根据患者年龄和体能状态，是否选择非清髓性预处理方案。各中心根据各自的方案决定，尚无明确推荐方案。allo-HSCT 后 5 年生存率达 15%~40%。对自体造血干细胞移植尚处于摸索阶段，欧洲血液和骨髓移植学会（European Society for Blood and Marrow Transplantation, EBMT）报道 2 年生存率可达 28%，疗效失败的主要原因是复发率高（56%）。对无合适供者或不适合进行 allo-HSCT 者，自体造血干细胞移植可作为强烈化疗获缓解后的强化治疗手段。对不适合接受强烈治疗者，可考虑阿扎胞苷、地西他滨或相关临床研究。

预后 此病预后不佳。

（王建祥）

zhìliáo xiāngguān suǐxì zhǒngliú

治疗相关髓系肿瘤（therapy-related myeloid neoplasm, t-MN）

既往肿瘤性或非肿瘤性疾病用细胞毒性药物化疗和（或）放疗后所致髓系恶性疾病。包括治疗相关性急性髓细胞性白血病（therapy-related acute myelogenous leukemia, t-AML）、治疗相关性骨髓增生异常综合征（therapy-related myelodysplastic syndrome, t-MDS）、治疗相关性骨髓增生异常综合征/骨髓增殖性肿瘤（therapy-related myelodysplastic syndrome/myeloproliferative neoplasm, t-MDS/MPN）。作为一类特异性的临床综合征在诊断时需排除 MPN 的变异型。t-AML、t-MDS、t-MDS/MPN 各占 AML、MDS、MDS/MPN 发病率的 10%~20%。发病率因患者既往疾病所用治疗方案而异。任何年龄皆可发病，烷化剂、放疗引起 t-MN 的危险性随着年龄增长而增高，拓扑异构酶Ⅱ抑制剂所致 t-MN 在各个年龄阶段的发病率相似。

病因及发病机制 尚不清楚，可能与药物代谢情况改变或 DNA 修复异常有关。普遍认为源于患者原发病治疗过程中可能激活个体的特殊情况。①易感因素：t-AML患者*NQO1*基因表达显著增多，基因多态性失活，纯合子患者易受致癌物质损伤致AML。杂合子患者经细胞毒性药物治疗后，其造血干细胞野生型等位基因发生突变或丢失概率增高，且携带*NQO1*-187*Ser*等位基因患者在细胞毒性药物治疗后，中性粒细胞和淋巴细胞的端粒酶显著缩短，易形成克隆性造血干细胞，发生t-AML的危险性提高2倍。近50%接受烷化剂治疗（如硫鸟嘌呤、环磷酰胺、丙卡巴肼等）的t-AML患者表现微卫星不稳定性，但并不表现为启动子甲基化或转录沉默，而是以*hMSH2*的内含子剪接受体出现变异型cSNP而增加t-AML的易感性。②遗传学通路改变：DNA损伤机制主要表现为染色体缺失和平衡易位，染色体缺失可能使肿瘤抑制因子等位基因失活导致受累细胞异常增殖，以5q的*EGR1*的单倍体为主要表现，通过*TP53*突变改变凋亡信号通路，而肿瘤抑制因子的双侧等位基因失活所致恶性转变临床上并不多见。7q畸变、RAS通路突变（*K-RAS*、*N-RAS*、*NF1*、*PTPN11*）和*CDKN2B*（*P15*）甲基化沉默导致造血干/祖细胞分化受损。引起上述遗传学改变需一段时期，以此解释烷化剂诱导的t-AML为何需要一段潜伏期。相反，染色体平衡易位可激活细胞内致癌显性基因，如11q23以融合基因的形式扮演重要的致癌基因，独立的融合基因并不能改变造血干/祖细胞，多个遗传事件共同配合导致t-AML的发生。通过细胞增殖和抗细胞凋亡的分子信号通路的改变而导致疾病恶变，主要方式包括染色体易位形成融合基因，如通过t（9；11）编码*KMT2A*（*MLL*）基因；基因缺失（如*TAL1*、*GATA1*、*EKLF*基因）；基因过度表达（如*FLT3*、*PIK3C2B*、*BCL2*基因），使造血干/祖细胞受损，细胞增殖、凋亡的分子信号通路发生改变最终导致疾病恶变。在细胞遗传学改变的基础上合并基因点突变也是此病发生的重要原因，乳腺癌或睾丸精原细胞瘤的患者用含拓扑异构酶Ⅱ抑制剂的联合化疗治疗后，出现t（8；21）合并*JAK2* V617F突变的患者存在t-AML易感性，其他还可见*RUNX1*基因重排合并21q22点突变、*EVI1*基因重排合并3q26点突变。充分证明t-MN的发生是多种遗传事件相互配合作用所致。

临床表现 可有乏力、呼吸困难、出血和感染等血细胞减少相关症状，仅5%患者有明显肝、脾、淋巴结肿大。近半数患者既往有血液系统肿瘤性疾病和实体瘤治疗病史，5%～20%患者接受过细胞毒性药物治疗，同样比例的患者接受过大剂量化疗和自体造血干细胞移植。t-MDS、t-MDS/MPN发生AML的时间是从接受烷化剂治疗或放疗开始的5～10年，患者临床上经常最先表现为t-MDS或一系或多系骨髓衰竭，骨髓中原始细胞通常<5%，约2/3患者在MDS期符合难治性血细胞减少伴多系发育异常，约1/3患者环形铁粒幼细胞>15%，约25%病例符合难治性贫血伴原始细胞过多Ⅰ或Ⅱ的诊断标准，逐渐演变为AML或恶性度高的MDS，少数可呈明显的AML表现；少数患者以t-MDS/MPN为首发表现。细胞遗传学上经常表现为不平衡的丢失，常见5、7号染色体异常。另一类20%～30%接受拓扑异构酶Ⅱ抑制剂治疗的患者发生AML的时间为治疗开始1～5年，此类患者在临床上一般不经历MDS阶段，以典型的AML为最先表现，细胞遗传学上以染色体易位为主要表现。临床上两种类型很难截然分开，主要是对恶性肿瘤性疾病的患者多采用综合治疗，其中同时包括两类药物。

辅助检查 包括以下几项。

血象 示大细胞性贫血，血小板减少，单核细胞增多，嗜碱性粒细胞增多，中性粒细胞减少较少见，可见幼粒细胞或幼红细胞。造血干细胞受损的早期标志是平均红细胞体积不断增大，发生t-MN的高危患者若发现该指标逐渐增大应密切随诊其血液系统变化。

骨髓象 1/3～1/2患者为高度增生，约1/3患者为增生减低，15%患者可伴轻至重度网状纤维增生。骨髓形态上表现为粒系、红系、巨核细胞三系发育异常，以接受烷化剂治疗或染色体合并5、7号染色体异常和复杂核型的患者常见，红系发育异常最显著，环形铁幼粒细胞高达60%，约1/3患者>15%，可见原幼红细胞、核出芽、核碎裂和双核红细胞；中性粒细胞减少，核分叶过少，可见获得性佩尔格-许特（Pelger-Huët）样异常，原始粒细胞和不成熟髓系细胞比例增高，仅5%的患者可见奥尔（Auer）小体；巨核细胞可见多核小巨核细胞较易见。约5%患者有MDS/MPN的临床特征，如慢性髓细胞性白血病。20%～30%的t-MN患者并未经历MDS阶段，以AML为直接表现，这些病例大部分为接受过拓扑异构酶Ⅱ抑制剂治疗的患者，形态上类似法-美-英协作组（FAB）分型M_4/M_5，有些可以粒系分化，急性早幼粒细胞白血病少见。继发烷化剂治疗的患者形态上类似于 FAB 分型 M_6/M_7。急性淋巴细胞白血病少见，占5%～10%，原发病常为淋巴瘤，常有 MDS 期。

免疫表型检查 t-AML/MDS 或 t-AML 或 t-MDS/MPN 并无特异性免疫表型可以反映形态学特点的异质性，仅少部分原始细胞表达 CD34 及全髓标志（CD13、CD33）。常有 CD56 和（或）CD7 异常表达，成熟髓系细胞与正常细胞抗原表达不同，成熟细胞尤其是中性粒细胞，呈少量散在分布，原始细胞 MDR-1 表达率高。

细胞遗传学检查 90%以上的 t-MN 患者有克隆性染色体异常，其细胞遗传学的改变与原发病和原发病治疗过程中所用方案密切相关。约 70%患者细胞遗传学呈现染色体不平衡变异，主要表现 5 号染色体和（或）7 号染色体结构全部或部分缺失，也可合并 1 条或多条额外染色体异常形成复杂核型，其中常见的是 del（13q）、del（20q）、del（11q）、del（3p）、-17、-18、-21、+8，这种遗传学改变通常需要一段潜伏期，伴随前期的 MDS 阶段而导致 t-AML 伴多系发育不良，多为既往用烷化剂和（或）放疗治疗后所诱发。20%～30%患者细胞遗传学为染色体平衡易位，主要表现 11q23 平衡易位，包括 t（9；11）（p22；q23），t（11；19）（q23；p13）；21q22 的平衡易位，包括 t（8；21）（q22；q22），t（3；21）（q26.2；q22.1）；其他的还可见 t（15；17）（q22；q12），inv（16）（p13q22）等，这种遗传学改变仅需要较短时间的潜伏期，无前期的 MDS 阶段，多与既往用拓扑异构酶Ⅱ抑制剂治疗有关（表 1）。

分子遗传学检查 在 t-MN 的发病机制和疾病进展过程中存在多重基因突变，主要分为基因编码的造血干细胞的转录因子和调控细胞因子信号通路蛋白（表 2）。单独的基因突变较少见，均为多重基因突变相互配合而致此病。①*N-RAS*：RAS 信号通路可通过激活其下游的细胞因子受体（FLT-3、IL-3、GM-CSF 受体），该信号通路在血细胞形成中起关键性作用。*N-RAS* 在 t-MN 的检出率为 10%～15%，主要发生在第 12、13 或 61 密码子处。②*JAK2*：是一种非受体型酪氨酸激酶，近些年来逐步认识到细胞因子受体超家族普遍通过 *JAK* 与其下游的 *STAT*（*JAK2/STAT*）信号转导途径在恶性肿瘤发病中发挥作用，认为该途径的活化是造血细胞增殖、分化、凋亡信号转导的重要机制之一。该突变的发生与既往采用蒽环类、拓扑异构酶抑制剂有关，临床上通常提示预后不良，无复发生存期明显缩短。③*RUNX1*：Runt 相关的转录因子，编码核结合因子异二聚体的 DNA 连接区域，*RUN1* 突变可直接影响血细胞形成，且与 RAS 途径的活化突变有关。在 t-MN 的检出率为 15%～30%，一般与 7 号染色体变异-7/del（7q）有关，临床上通常提示预后差，总体生存（overall survival，OS）期缩短。④*TP53*：肿瘤抑制基因，通过编码检查点蛋白监督基因组的完整性，也可通过监控 DNA 损伤阻止细胞周期进展。在 t-MN 的检出率为 25%～30%，*TP53* 主要表现第 4～8 外显子的错义，并与 5 号染色体变异［-5/del（5q）］和复杂核型有关。⑤*NPM1*：其突变累及第 12 外显子，在 C 羧基端 288 或 290 位点发生色氨酸置换，重新建立核输出信号基序，间接扰乱进入胞质的蛋白定位。在 t-MN 的检出率为 5%，在不存在 *FLT3* 突变的情况下提示疾病预后良好。

表 1　t-MN 的细胞遗传学异常

染色体核型	异常核型发生比例（%）
正常核型	9.6
克隆性异常核型	90.4
5 号、7 号染色体（+/-）及其他异常核型	
累及 5 号染色体异常	20
累及 7 号染色体异常	25
累及 5 和 7 号染色体异常	22
重现性染色体平衡易位	10.6
t（11q23）	3
t（3；21），t（8；21）t（21q22）	3
t（15；17）	2
inv（16）	2
重现性染色体非平衡异常	5
+8	3
-13/del（13q）	1
-Y，+11，del（11q），del（20q），+21	2
其他克隆性染色体异常	7.5

表2 t-MN 分子遗传学突变频率

突变型基因	突变频率（%）
FLT3（*ITD*）	0
FLT3（*TKD*）	<1
N-RAS	10
MLL（*ITD*）	2~3
RUNX1	15~30
TP53	25~30
PTPN11	3
NPM1	4~5
CEBPA	罕见
JAK2 V617F	2~5

治疗 t-MN 的临床研究均为回顾性报道，其中大型的队列研究表明此病预后非常不理想，生存期 8~10 个月，5 年生存率<10%。早期 MD 安德森癌症中心报道，用中大剂量阿糖胞苷为基础的强化治疗不能改善其完全缓解率（仅为 37%），因此建议给予支持治疗。随着细胞、分子遗传学的发展，建议分层治疗，对合并 t（8；21）、inv（16）、t（15；17）等特殊标志的 AML，依照该类型初诊 AML 的方案治疗，意大利研究报道 4 年 OS 率为 65%；法国研究报道 8 年 OS 率为 59%。对其他类型 AML 建议行同种异基因造血干细胞移植。大系列队列研究表明该治疗对初诊 AML 和 t-MN 疗效相似，推测移植物抗宿主病可消弭 t-MN 与初诊 AML 的治疗差异。欧洲血液和骨髓移植组和国际血液和骨髓研究中心建议根据年龄、细胞遗传学、移植时疾病阶段和供者情况进行移植风险评分，移植风险分数高者获益较大，报道 OS 率分别为 63%和 50%。对细胞遗传学合并多个不良因素者，考虑移植期间耐受性较差可能导致移植相关死亡率增高，建议行非清髓异基因造血干细胞移植，若无合适供者行自体造血干细胞移植。

预后 此病预后不良，5 年生存率<10%。

（王建祥）

jíxìng suǐxìbāoxìng báixuèbìng，fēitèzhǐxíng

急性髓细胞性白血病，非特指型（acute myelogenous leukemia，not otherwise categorised，AML，NOS） 无法获得遗传学结果，且不符合前述世界卫生组织（WHO）分类其他 6 类中任一诊断标准的急性髓细胞性白血病。包括急性髓细胞性白血病微分化型、急性髓细胞性白血病不成熟型、急性髓细胞性白血病成熟型、急性粒-单核细胞白血病、急性原始单核细胞白血病、急性单核细胞白血病、急性红白血病、急性原始巨核细胞白血病、急性嗜碱性粒细胞白血病和急性全髓增殖症伴骨髓纤维化。

（王建祥）

jíxìng suǐxìbāoxìng báixuèbìng wēifēnhuàxíng

急性髓细胞性白血病微分化型（acute myelogenous leukemia with minimal differentiation） 形态学及光学显微镜检测无髓系分化证据，原始细胞免疫表型和（或）细胞超微结构分析可见髓系特征的急性髓细胞性白血病。是急性髓细胞性白血病，非特指型的亚型之一。在急性髓细胞性白血病中所占比例<5%。任何年龄均可发病，但婴幼儿及老年人少见。

此病与其他急性白血病的临床表现相似，可表现为贫血、血小板减少、正常中性粒细胞减少、外周血原始细胞增多等白血病一般临床表现及相应体征。

辅助检查如下。①形态学检查及细胞化学染色：骨髓原始细胞大小不等，胞质嗜碱，无颗粒及奥尔（Auer）小体，核圆形或稍凹陷，核仁 1~2 个；或细胞较小，胞质稀少，染色质凝聚，核仁不明显。电镜检测髓过氧化物酶（MPO）阳性。细胞化学染色 MPO、苏丹黑 B（SBB）、氯乙酸 AS-D 萘酚酯酶（NAS-DCE）阳性率<3%，α-乙酸萘酚酯酶（α-NAE）阴性或弱阳性。②免疫表型检查：原始细胞多表达造血干细胞相关抗原 CD34、CD38、HLA-DR，而粒细胞及单核细胞相关抗原 CD11b、CD14、CD15、CD64 及 CD65 常不表达，B 细胞系和 T 细胞系特异标志胞质 CD3、CD79a、CD22 均阴性，约 60%患者表达 CD33 同时表达 CD13 和（或）CD117，少数患者 MPO 阳性，约 50%患者 TdT 阳性，有时弱表达 CD7，其他膜淋系抗原表达罕见。③遗传学检查：无特异重现性染色体异常，27%患者有 *RUNX1*（*AML1*）突变，16%~22%患者有 *FLT3* 突变。借助细胞免疫表型分析，此病可与急性淋巴细胞白血病及混合表型急性白血病等鉴别。

确诊依据世界卫生组织（WHO）的诊断标准。其典型特征有：①骨髓原始细胞≥90%，形态类似急性淋巴细胞白血病 L_2 型，细胞化学 MPO 及 SBB 染色<3%；免疫表型髓系标志 CD33 和（或）CD13 可阳性。淋系抗原阴性，但可有 CD7、TdT 阳性；电镜 MPO 阳性。②临床表现与其他类型的急性白血病相似。③细胞学、分子遗传学无特异性。

此病与其他急性髓细胞性白血病（非急性早幼粒细胞白血病）治疗原则相同。

（王建祥）

jíxìng suǐxìbāoxìng báixuèbìng bùchéngshúxíng

急性髓细胞性白血病不成熟型（acute myelogenous leukemia without maturation） 急性髓细胞性白血病，非特指型的亚型之一。占急性髓细胞性白血病的5%~10%，任何年龄均可发病，但成年人多见，中位发病年龄约46岁。

临床表现与其他急性白血病的临床表现相似，可表现为贫血、血小板减少、正常中性粒细胞减少、外周血原始细胞增多等白血病一般临床表现及相应体征。辅助检查如下。①形态学检查及细胞化学染色：骨髓原始粒细胞≥90%（非红系细胞），部分胞质中可有少许嗜天青颗粒和（或）奥尔（Auer）小体。细胞化学染色原始细胞髓过氧化物酶（MPO）、苏丹黑B（SBB）染色阳性率≥3%。非红系细胞计数是指不包括浆细胞、淋巴细胞、组织嗜碱性粒细胞、巨噬细胞及所有有核红细胞的骨髓细胞计数。②免疫表型检查：原始细胞通常表达MPO，同时至少表达髓系抗原CD33、CD13、CD117中的一种，约70%患者表达CD34、HLA-DR，粒细胞及单核细胞相关抗原CD14、CD15、CD64及CD65常不表达，部分患者表达CD11b，B细胞系和T细胞系特异标志胞质CD3、CD79a、CD22均阴性，约30%患者CD7阳性，10%~20%患者有CD2、CD4、CD19及CD56等其他膜淋系抗原表达。③遗传学检查：无特异重现性染色体异常，部分患者*IGH*及*TCR*链基因呈种系异构。借助细胞免疫表型分析可将胞质颗粒少且MPO阳性率低者与急性淋巴细胞白血病，MPO阳性率高者与AML成熟型鉴别。

诊断依据世界卫生组织（WHO）的诊断标准。其典型特征有：①骨髓形态可见原始粒细胞≥90%，早幼粒细胞以下的各阶段粒细胞或单核细胞<10%。细胞免疫表型可见异常髓系抗原表达增高。②临床表现与其他类型的急性白血病相似。③细胞学、分子遗传学无特异性。

此病与其他急性髓细胞性白血病（非急性早幼粒细胞白血病）治疗原则相同。

（王建祥）

jíxìng suǐxìbāoxìng báixuèbìng chéngshúxíng

急性髓细胞性白血病成熟型（acute myelogenous leukemia with maturation） 急性髓细胞性白血病，非特指型的亚型之一。约占急性髓细胞性白血病的10%，任何年龄均可发病，其中20%年龄<25岁，40%年龄不低于60岁。

临床表现与其他急性白血病相似，可表现为贫血、血小板减少、正常中性粒细胞减少等白血病一般临床表现及相应体征。外周血原始细胞计数多少不等。辅助检查如下。①形态学检查及细胞化学染色：骨髓或外周血中原始粒细胞≥20%，不同成熟阶段的中性粒细胞≥10%，骨髓单核细胞<20%，原始细胞胞质中可有或无嗜天青颗粒，奥尔（Auer）小体常见，有不同程度的病态造血。嗜酸性粒细胞常增多，但无AML伴inv（16）的嗜酸性粒细胞形态和细胞化学异常特征。嗜碱性粒细胞和（或）肥大细胞有时增多。②免疫表型检查：原始细胞至少表达髓系抗原CD33、CD13、CD65、CD11b及CD15中的一种，亦可表达HLA-DR、CD34和（或）CD117，20%~30%患者CD7阳性，极少表达CD2、CD4、CD19及CD56等抗原。③遗传学检查：无特异重现性染色体异常。骨髓原始细胞比例低者需与难治性贫血鉴别；骨髓原始细胞比例高者需与急性髓细胞性白血病未成熟型鉴别，伴单核细胞增多者需与急性粒-单核细胞白血病鉴别。

诊断根据世界卫生组织（WHO）的诊断标准。其典型特征有：①骨髓形态可见原粒细胞（Ⅰ型+Ⅱ型）占20%~89%，早幼粒细胞以下至中性分叶核粒细胞>10%，单核细胞10%。②临床表现与其他类型的急性白血病相似。③细胞学、分子遗传学无特异性。

此病与其他急性髓细胞性白血病（非急性早幼粒细胞白血病）治疗原则相同。

（王建祥）

jíxìng lì-dānhéxìbāo báixuèbìng

急性粒-单核细胞白血病（acute myelomonocytic leukemia） 以粒系及单核前体细胞异常增殖为主要特征的急性髓细胞性白血病。是急性髓细胞性白血病，非特指型的亚型之一，在AML占5%~10%，任何年龄均可发病，以年长成人多见，中位发病年龄50岁，男女发病比例为1.4∶1。

临床表现与其他急性白血病的临床表现相似，常有发热、乏力等。辅助检查如下。①形态学检查及细胞化学染色：外周血及骨髓原始细胞≥20%（包括幼稚单核细胞）；粒系及其前体细胞和单核及其前体细胞均不低于20%。形态上需与急性单核细胞白血病、急性髓细胞性白血病不成熟型及急性髓细胞性白血病成熟型鉴别。骨髓可见原始单核细胞比例增高，形态上胞体大，胞质丰富，可有中至高度嗜碱性胞质，可见伪足及散在分布细的嗜天青颗粒及空泡，核染色质细致、稀疏，有1个或多个大的显著核仁。幼单核细胞形态较不规则，核不规则扭曲。胞质轻度嗜碱性，有时有较明显颗粒，偶有大的嗜天青颗粒及空泡。外周血涂片可见成熟的单核细胞比例增高，原始及幼稚单核细胞比例明显低于骨髓情况。细胞化学染色髓过氧化物酶（MPO）阳性（<3%）；非特异性酯酶（NSE）常阳性，但部分病例NSE阴性或弱阳性。②免疫表型检查：可表达髓系抗原CD33、CD13、CD65及CD15，还表达如CD4、CD14、CD11b、CD11c、CD64、CD36、CD68及溶菌酶等单核细胞分化标志。部分病例双表达CD15和CD64强阳性，而患者表达不成熟髓系抗原CD34、CD117、HLA-DR更常见。MPO阳性在急性单核细胞白血病比急性原始单核细胞白血病更常见，约30%患者表达CD7，但其他淋系抗原表达较少见。③遗传学检查：无特异重现性染色体异常。+8染色体异常较常见。

诊断根据世界卫生组织（WHO）的诊断标准。其典型特征有：①骨髓形态可见原始细胞20%以上，粒系及其前体细胞和单核及其前体细胞均≥20%。②临床表现与其他类型的急性白血病相似。③细胞学、分子遗传学无特异性。通过骨髓原始细胞分类计数及细胞化学染色可将此病与急性髓细胞性白血病微分化型、急性髓细胞性白血病不成熟型、急性髓细胞性白血病成熟型、急性早幼粒细胞白血病、急性单核细胞白血病、急性原始巨核细胞白血病及慢性粒-单核细胞白血病鉴别。髓外浸润单核细胞肉瘤需与淋巴瘤及软组织肉瘤鉴别。

此病与其他急性髓细胞性白血病（非急性早幼粒细胞白血病）治疗原则相同。

（王建祥）

jíxìng yuánshǐ dānhéxìbāo báixuèbìng

急性原始单核细胞白血病（acute monoblastic leukemia） 急性髓细胞性白血病，非特异型的亚型之一。在急性髓细胞性白血病中所占比例<5%，任何年龄均可发病，年轻成人多见，男女比例为1.8∶1。

临床表现与其他急性白血病表现相似，常有出血及皮肤、牙龈、中枢神经系统等髓外浸润症状及相应体征。辅助检查如下。①形态学检查及细胞化学染色：骨髓原单核细胞≥80%，可诊断急性原始单核细胞白血病，且骨髓粒细胞系所占比例<20%。原单核细胞胞体大，胞质丰富，可有中等至高度嗜碱性胞质，可见伪足及散在分布细的嗜天青颗粒及空泡，胞核圆形，核染色质细致、稀疏，有1个或多个大的显著核仁。幼单核细胞形态不规则，核不规则扭曲。胞质轻度嗜碱性，有时有较明显颗粒，偶有大的嗜天青颗粒及空泡。急性原始单核细胞白血病奥尔（Auer）小体较少见。细胞化学染色原单核细胞髓过氧化物酶（MPO）阴性，幼单核细胞MPO弱阳性；非特异性酯酶（NSE）常强阳性，10%~20%病例NSE阴性或弱阳性。②免疫表型检查：可表达髓系抗原CD33、CD13、CD65及CD15，还应表达至少两种如CD4、CD14、CD11b、CD11c、CD64、CD36、CD68及溶菌酶等单核细胞分化标志。几乎所有患者都表达HLA-DR，仅30%患者表达CD34，CD117表达更常见。MPO阳性在急性单核细胞白血病中比急性原始单核细胞白血病更常见，20%~40%患者有CD7和（或）CD56异常表达。石蜡包埋的骨髓或髓外浸润肉瘤切片免疫组织化学染色MPO及氯乙酸AS-D萘酚酯酶（NAS-DCE）均阴性或弱阳性，但无特异性。巨噬细胞特异性表达的CD68及CD163常阳性，且比其他单核细胞分化标志特异性更强。③遗传学检查：无特异重现性染色体异常。t（8；16）（p11.2；p13.3）染色体异常可能与急性单核细胞白血病及急性粒-单核细胞白血病有关，常伴嗜血细胞（尤其嗜红细胞）现象。

诊断依据世界卫生组织（WHO）的诊断标准。其典型特征有：①骨髓形态可见原单核细胞≥80%。②临床表现与其他类型的急性白血病相似。③细胞学、分子遗传学无特异性。通过骨髓原始细胞分类计数及细胞化学染色可将此病与急性髓细胞性白血病微分化型、急性髓细胞性白血病不成熟型、急性髓细胞性白血病成熟型、急性早幼粒细胞白血病、急性粒-单核细胞白血病、急性原始巨核细胞白血病及慢性粒-单核细胞白血病鉴别。髓外浸润单核细胞肉瘤需与淋巴瘤及软组织肉瘤鉴别。

此病与其他急性髓细胞性白血病（非急性早幼粒细胞白血病）治疗原则相同。

（王建祥）

jíxìng dānhéxìbāo báixuèbìng

急性单核细胞白血病（acute monocytic leukemia） 急性髓细胞性白血病，非特指型的亚型之一。在急性髓细胞性白血病中占<5%，任何年龄均可发病，年长成人多见，男女比例为1.8∶1。

临床表现与其他急性白血病

相似，常有出血及皮肤、牙龈、中枢神经系统等髓外浸润的症状及相应体征。辅助检查如下。①形态学检查及细胞化学染色：骨髓以幼稚单核细胞为主，若原始、幼稚及成熟单核细胞之和≥80%，则诊断急性单核细胞白血病，且骨髓粒细胞系所占比例应<20%。原单核细胞胞体大，胞质丰富，可有中等至高度嗜碱性胞质，可见伪足及散在分布细的嗜天青颗粒及空泡，胞核圆形，核染色质细致、稀疏，有1个或多个大的显著核仁。幼单核细胞形态较不规则，核不规则扭曲。胞质轻度嗜碱性，有时有较明显颗粒，偶有大的嗜天青颗粒及空泡。②免疫表型检查：可表达髓系抗原CD33、CD13、CD65及CD15，还应表达至少两种如CD4、CD14、CD11b、CD11c、CD64、CD36、CD68及溶菌酶等单核细胞分化标志。几乎所有患者均表达HLA-DR，仅30%患者表达CD34，CD117表达更常见。MPO阳性在此病比急性原始单核细胞白血病更常见，20%~40%患者有CD7和（或）CD56异常表达。石蜡包埋的骨髓或髓外浸润肉瘤切片免疫组织化学染色MPO及氯乙酸AS-D萘酚酯酶（NAS-DCE）均阴性或弱阳性，但无特异性。巨噬细胞特异性表达的CD68及CD163常阳性，且比其他单核细胞分化标志特异性更强。③遗传学：无特异重现性染色体异常。t（8；16）（p11.2；p13.3）染色体异常可能与急性单核细胞白血病及急性粒-单核细胞白血病有关，常伴嗜血细胞（尤其嗜红细胞）现象。

诊断依据世界卫生组织（WHO）的诊断标准。其典型特征有：①骨髓原始、幼稚及成熟单核细胞之和≥80%。②临床表现与其他类型急性白血病相似。③细胞学、分子遗传学无特异性。通过骨髓原始细胞分类计数及细胞化学染色可将该病与急性髓细胞性白血病微分化型、急性髓细胞性白血病不成熟型、急性髓细胞性白血病成熟型、急性早幼粒细胞白血病、急性粒-单核细胞白血病、急性原始巨核细胞白血病及慢性粒单核细胞白血病鉴别。髓外浸润单核细胞肉瘤需与淋巴瘤及软组织肉瘤鉴别。

此病与其他急性髓细胞性白血病（非急性早幼粒细胞白血病）治疗原则相同。

（王建祥）

jíxìng hóngbáixuèbìng

急性红白血病（acute erythroid leukemia，AEL） 红系细胞增生占优势的急性髓细胞性白血病。是急性髓细胞性白血病，非特指型的亚型之一。根据髓（粒）系组分所占比例不同可分为急性红白血病（红系/粒系型）和急性纯红系白血病两种亚型，前者多见于成人，在急性髓细胞性白血病（acute myelogenous leukemia，AML）中所占比例<5%，呈侵袭性临床病程，可出现以原始粒细胞为主的形态学转变；后者罕见，各年龄组均可发病，通常病情进展较快。

临床表现 多样，但常见明显贫血及外周血红系前体细胞增多，红白血病可为原发或来源于骨髓增生异常综合征（myelodysplastic syndrome，MDS），少部分由骨髓增殖性肿瘤（myeloproliferative neoplasm，MPN）急性变而来。

辅助检查 包括以下几项。

形态学检查及细胞化学染色 ①急性红白血病（红系/粒系型）：骨髓红系前体细胞占骨髓全部有核细胞（ANC）的比例≥50%，原始粒细胞占非红系细胞（non-erythroid cell，NEC）≥20%，可见不同成熟阶段的红系前体细胞，常趋向不成熟性细胞多。红系前体细胞发育异常，巨幼样核和（或）双核或多核，胞质偏幼稚，常有边界不清的空泡，可相互融合，可有大的多核红细胞。原始粒细胞为中等大小，常有少数胞质颗粒，偶见奥尔（Auer）小体类似于AML。铁染色可见铁粒幼细胞，红系前体细胞过碘酸希夫（PAS）染色呈球形或弥散性阳性，原始粒细胞髓过氧化物酶（MPO）、氯乙酸AS-D萘酚酯酶（NAS-DCE）及苏丹黑B（SBB）染色阳性。骨髓活检常增生活跃，可有明显的巨核细胞增生异常。②急性纯红系白血病：骨髓红系前体细胞≥80%，原粒细胞缺如或极少。未分化型常见体积中大的原始红细胞，核圆，染色质细致，1个或多个核仁。胞质深嗜碱性常无颗粒，常有边界不清的空泡（PAS染色阳性），偶有原始红细胞较小，与ALL中的原始淋巴细胞相似。原始细胞MPO及SBB阴性，α-乙酸萘酚酯酶（α-NAE）、酸性磷酸酶（ACP）及PAS可阳性，后者通常呈块状阳性。骨髓活检纯红系白血病的细胞多分化差。

免疫表型检查 ①急性红白血病（红系/粒系型）：红白血病原始红细胞通常不表达髓系相关的标志，MPO为阴性，血型糖蛋白A及血红蛋白A阳性，但更幼稚的红细胞血型蛋白常阴性。可有CD71弱表达。原始粒细胞免疫表型与AML不成熟型及AML微分化型类似。②急性纯红系白血病：纯红系白血病分化较为成熟的幼稚红系细胞，可表达血型糖蛋白 A 及血红蛋白 A，不表达 MPO 及其他髓系抗原，原始细胞多 CD34 及 HLA-DR 阴性，但可出现 CD117 阳性；更幼稚的通常血型糖蛋白 A 阴性或仅有少数病例原始细胞弱表达。其他抗原标志如碳酸酐酶 1、抗 Gerbich 血型 Gero 抗体或 CD36 常阳性，可用来标记红系早期分化阶段的祖细胞，但 CD36 对原始红细胞不特异，单核细胞及巨核细胞也可表达。巨核细胞相关抗原（CD41、CD61）常阴性，部分病例可有部分表达。骨髓活检标本抗血红蛋白 A 免疫组化检测对于确定细胞来源有重要意义。

遗传学检查　无特异重现性染色体异常。

诊断　依据世界卫生组织（WHO）的诊断标准。其典型特征有：①骨髓红系前体细胞占骨髓全部有核细胞的比例≥50%，原始粒细胞占非红系细胞的比例≥20%。②临床可为原发或来源于 MDS，少部分由 MPN 急性变而来。③细胞遗传学、分子遗传学无特异性。

鉴别诊断　①急性红白血病（红系/粒系型）应与 MDS 伴难治性贫血伴原始细胞过多及 AML 成熟型伴红系前体细胞增多鉴别。应计数骨髓全部有核细胞，若红系前体细胞占所有骨髓细胞≥50%，应计算非红系细胞所占比例；若原始细胞占非红系细胞≥20%，应确诊为红白血病；若<20%应诊为 MDS。还需与 AML 伴多系增生异常鉴别，若粒系或巨核系发育异常细胞≥50%，应诊为 AML 伴多系增生异常。②急性纯红系白血病应与维生素 B_{12} 或叶酸缺乏性巨幼细胞贫血鉴别。后者对维生素治疗有效，且发育异常不如急性纯红系白血病显著，前体中性粒细胞伴不成熟核分叶是巨幼细胞贫血的另一标志。急性纯红系白血病形态学上无明显红系分化成熟的特征，因此不易与其他类型 AML 鉴别，尤其是与原始巨核细胞白血病、急性淋巴细胞白血病或淋巴瘤鉴别，急性纯红系白血病不表达淋系抗原可与后者鉴别。与急性原始巨核细胞白血病鉴别最难，若免疫表型为红系特点，可诊为急性纯红系白血病。但有些病例同时有红系及巨核系浸润，若这些病例符合多系侵犯的标准，应诊为 AML 伴多系累及。

治疗　此病与其他 AML（非急性早幼粒细胞白血病）治疗原则相同。有关 AEL 的研究报道多为回顾性，病例数相对较少且诊断标准不全相同，妨碍了对不同研究结果的对比，故尚无针对该亚型 AML 的更有效治疗方案。现有资料显示常规的蒽环类药（主要是柔红霉素）联合阿糖胞苷，即“DA3+7”方案诱导治疗急性红白血病（红系/粒系型）完全缓解率 54%~62%，对染色体核型预后不良者，缓解后行异基因造血干细胞移植可延长生存期。纯红系白血病对常规 AML 诱导化疗缓解率为 10%~25%，若条件允许应尽早接受异基因造血干细胞移植。

预后　AEL 在 AML 中属预后较差的亚型，生存期为 3~9 个月。

（王建祥）

jíxìng yuánshǐ jùhéxìbāo báixuèbìng

急性原始巨核细胞白血病

（acute megakaryoblastic leukemia）　急性髓细胞性白血病，非特指型的亚型之一。不常见，在急性髓细胞性白血病（acute myelogenous leukemia，AML）中所占比例<5%，可发生于成人及儿童。与其他亚型 AML 相比预后较差，尤其是伴 t（1；22）（p13；q13）染色体易位及唐氏综合征的患者。

临床表现　可表现为全血细胞减少，常有血小板减少，亦可有血小板增多。可有中性粒细胞及血小板的发育异常。肝脾大不常见，青少年男性患者急性原始巨核细胞白血病和纵隔生殖细胞肿瘤可同时存在。

辅助检查　包括以下几项。

形态学检查及细胞化学染色　原始巨核细胞常为中等至偏大（直径 12~18μm），核圆形，轻度不规则或呈锯齿状核，细网状染色质，核仁 1~3 个，胞质嗜碱性，常无颗粒，可有明显的空泡或伪足形成。有些病例原始细胞大部分胞体小，核质比例大，类似淋巴母细胞。同一病例可有大、小原始细胞同时存在。偶尔原始细胞呈小簇状分布。外周血可有小巨核细胞、原始巨核细胞碎片、异常大的血小板和颗粒少的中性粒细胞。小巨核细胞胞体小，1~2 个圆核，染色质密集，胞质成熟，但这些不应计为原始细胞。有的病例广泛骨髓纤维化，导致“干抽”，在骨髓活检上估算骨髓原始细胞比例，骨髓活检印片也有意义。尽管急性原始巨核细胞白血病常伴纤维化，但这并非一成不变。骨髓活检病理形态变化不定，既可呈分化不良的原始细胞单一性增生，也可呈分化不良的原始细胞与分化成熟发育异常的巨核细胞混合性增生；可见不同程度网状纤维增多。细胞化学染色原始巨核细胞苏丹黑 B（SBB）、氯乙酸 AS-D 萘酚酯酶（NAS-DCE）及髓过氧化物酶（MPO）均为阴性，可有过碘酸希夫（PAS）和酸性磷酸酶（ACP）染色阳性，非特异性酯酶（NSE）

染色呈点状阳性。

免疫表型检查　原始巨核细胞表达一种或多种血小板糖蛋白，如CD41（GPⅡb/Ⅲa）和（或）CD61（GPⅢa），偏成熟型血小板相关标志CD42（GPⅠb）很少表达。髓系标志CD13、CD33可阳性，但CD34、CD45及HLA-DR常阴性，尤其儿童患者；CD36常特征性阳性。原始细胞抗MPO及其他髓系标志为阴性，不表达淋系相关抗原及TdT，可异常表达CD7。流式细胞术检测时可因血小板黏附于原始细胞表面形成CD41或CD61假阳性，故与膜表面抗原相比，胞质内CD41或CD61表达更特异、敏感。骨髓活检可通过因子Ⅷ抗体或CD61识别异常巨核细胞及某些原始巨核细胞，CD61的检测高度依赖于固定及脱钙过程。

遗传学检查　成年患者常无特异重现性染色体异常。部分同时存在急性原始巨核细胞白血病和纵隔生殖细胞肿瘤的青少年男性患者可见12p异常。

诊断　根据世界卫生组织（WHO）的诊断标准。其典型特征有：①骨髓中原始巨核细胞≥20%。血小板抗原阳性，血小板过氧化酶阳性。②部分患者患有唐氏综合征。③细胞学、分子遗传学无特异性，部分青少年男性患者可见12p异常。

鉴别诊断　应与AML微分化型、急性全髓增殖症伴骨髓纤维化、急性淋巴细胞白血病、纯红系白血病、慢性髓细胞性白血病（chronic myelogenous leukemia，CML）急性变或原发性骨髓纤维化（primary myelofibrosis，PMF）鉴别。在CML急性变及PMF时，常有慢性期病史，且常见脾大。PMF时，红细胞形态有明显异常，CML有Ph染色体或*BCR-ABL1*融合基因。某些骨髓转移瘤，特别在儿童期，如牙槽横纹肌肉瘤，可与急性巨核细胞白血病类似。幼儿急性巨核细胞白血病伴t（1；22）者，可类似转移性神经母细胞瘤，尤其在切片上。急性巨核细胞白血病与急性全髓增殖症伴骨髓纤维化通常不易区分，通常情况下，前者以原始巨核细胞增生为主，后者以三系增生（粒系、巨核细胞系、红系）为主，在某些情况下难以明确区分。

治疗　此病与其他AML（非急性早幼粒细胞白血病）治疗原则相同。有关此病的生存期及治疗缺乏大系列报道，故尚无针对该亚型AML的更有效治疗方案，部分资料提示缓解后行异基因造血干细胞移植可延长生存期。

（王建祥）

jíxìng shìjiǎnxìnglìxìbāo báixuèbìng

急性嗜碱性粒细胞白血病

（acute basophilic leukemia，ABL）　急性髓细胞性白血病，非特指型的亚型之一。是罕见的造血系统恶性肿瘤，在急性髓细胞性白血病（acute myelogenous leukemia，AML）中所占比例<1%，各年龄组均可发病。

临床表现　与其他急性白血病相似，可表现为骨髓衰竭的相关症状，如贫血、出血和感染等。因嗜碱性粒细胞嗜碱颗粒中含有组胺和肝素，有些患者起病时可表现高组胺血症的相关症状，如皮肤瘙痒、水肿、荨麻疹样皮疹和色素沉着等皮肤症状；恶心、呕吐、腹泻、消化不良、腹部肿胀或溃疡等消化道症状。还可表现脏器肿大，有些患者可出现溶骨改变。

辅助检查　包括以下几项。

形态学检查及细胞化学染色　外周血及骨髓中的原始细胞为中等大小，核质比增大，卵圆形、圆形或双叶核，染色质松散，1~3个明显的核仁。胞质中度嗜碱性，有不同数量粗的嗜碱性颗粒，胞质可有空泡，成熟嗜碱性粒细胞通常稀少。红系前体细胞可见异常增生。电镜下可见幼稚嗜碱性粒细胞或肥大细胞中有特征性颗粒，为电子致密颗粒物质，中间被分开，呈“θ”形，可见嗜碱性及肥大细胞颗粒在同一幼稚细胞中。骨髓活检可见原始细胞弥漫性增生，有时幼稚嗜碱性粒细胞增多。细胞化学最典型特征为甲苯胺蓝易染性，原始细胞酸性磷酸酶（ACP）弥漫阳性，有的病例过碘酸希夫（PAS）块状阳性，光镜下原始细胞苏丹黑B（SBB）、髓过氧化物酶（MPO）、氯乙酸AS-D萘酚酯酶（NAS-DCE）、非特异性酯酶（NSE）染色阴性，电镜下核膜、内质网及颗粒上可有MPO阳性。

免疫表型检查　原始细胞表达髓系标志CD13和（或）CD33，还可表达CD123、CD203c、CD11b，与正常嗜碱性粒细胞不同的是可表达CD34、HLA-DR，但CD117呈阴性，通过肥大细胞纤维蛋白溶酶和CD25的表达可与恶性肥大细胞白血病鉴别。有些病例还可表达CD9、CD22和（或）TdT，但特征性胞膜和胞质的淋系抗原表达为阴性。

遗传学检查　无特异重现性染色体异常。有些AML伴嗜碱性粒细胞增多患者有t（6；9）（p23；q34），但需排除*BCR-ABL1*阳性的急性白血病。

诊断　①临床表现：与其他类型急性白血病相似。②骨髓象：可见大量嗜碱性粒细胞，原始细胞>5%。嗜碱性中幼、晚幼粒细胞也增高，有核左移现象，胞质有粗大嗜碱颗粒。外周血中嗜碱性粒细胞明显增多。③脏器有嗜碱性粒细胞浸润现象。④除外其他原因所致嗜碱性粒细胞增多。⑤细胞、分子遗传学无特异性。

鉴别诊断 通过临床特点、细胞遗传学及原始细胞形态可与慢性髓细胞性白血病急性变及AML伴嗜碱性粒细胞增多鉴别。通过免疫标志可将粗颗粒型急性淋巴细胞白血病与急性嗜碱性粒细胞白血病区别。光镜细胞化学MPO染色、电镜细胞化学可将ABL与嗜酸性粒细胞白血病区别。

治疗 ABL与其他AML（非急性早幼粒细胞白血病）治疗原则相同。由于此病发病率低，有关生存及治疗方面缺乏大系列报道，但迄今所观察的病例均预后差，尚无针对该亚型AML的有效治疗方案，有个案报道缓解后行异基因造血干细胞移植的患者生存期稍长。

（王建祥）

jíxìng quánsuǐ zēngzhízhèng bàn gǔsuǐ xiānwéihuà

急性全髓增殖症伴骨髓纤维化（acute panmyelosis with myelofibrosis，APMF） 全骨髓细胞增生同时合并原始细胞增多和骨髓纤维化的急性髓细胞性白血病。是急性髓细胞性白血病，非特指型的亚型之一。属罕见病，无流行病学资料，多见于成人，儿童偶发。

以严重体质衰竭为主要特征，可表现为严重乏力、衰弱，常有显著血细胞减少，无或轻度脾大，临床上进展迅速。

辅助检查如下。①形态学检查及细胞化学染色：血象常见显著全血细胞减少，成熟红细胞无或轻度异形，一定程度的大小不均，有数量不等的大红细胞和少量有核红细胞，但泪滴样红细胞少见。偶见包括原始粒细胞在内的幼稚粒细胞，粒细胞常有发育不良的形态学改变。可见不典型血小板。骨髓穿刺常为“干抽”，在诊断时需结合骨髓活检免疫组织化学染色。骨髓活检示有核细胞增多，红系、粒系、巨核细胞祖细胞有不同程度增多，散布有不同程度的幼稚细胞（包括原始细胞）细胞灶。巨核细胞显著增生，常见胞体大小不一、发育异常的巨核细胞增多，形态上可见胞核常不分叶，染色质松散，胞质均为嗜酸性，过碘酸希夫（PAS）染色阳性，也可见小巨核细胞。不同程度纤维增生，多数网状纤维增生明显，无明显胶原纤维。骨髓活检还可见原始细胞比例增高，中位数22.5%（20%～25%）。②免疫表型检查：若取材足够进行免疫标记也可取外周血进行标记，细胞可不同程度表达髓系相关抗原，一般表达髓系祖细胞相关抗原CD34，同时合并表达一种或多种髓系相关抗原CD13、CD33、CD117，但很少表达MPO。有些病例还可表达红系或巨核系抗原。骨髓活检免疫组化染色可用协助识别是否存在其他细胞系增殖，多用MPO、溶酶体识别单核系；CD41、CD42b、CD61、抗vWF抗体识别巨核系；血型糖蛋白A、血红蛋白A识别红系。③遗传学检查：若取材良好，可检测出遗传学异常，常为包含-5/del（5q）、-7/del（7q）的复杂核型。

诊断依据世界卫生组织（WHO）的诊断标准。其典型特征有：①骨髓常出现“干抽”现象，需结合骨髓活检免疫组织化学染色。②临床表现以严重体质衰竭为主要特征。③细胞遗传学常见复杂核型。

APMF主要与急性原始巨核细胞白血病伴骨髓纤维化等其他伴骨髓纤维化的急性白血病鉴别。免疫组化对于区分多个细胞系列的细胞类型是必要的。APMF与原发性骨髓纤维化（primary myelofibrosis，PMF）的鉴别，可通过急性病程、以幼稚细胞增生为主及巨核细胞的特点区分，PMF的巨核细胞大部分核扭曲，染色质密集；APMF多数细胞染色质松散，常见核不分叶或分叶少；PMF总有脾大，可显著增大，而APMF无或轻度脾大。通过免疫组化，用造血及非造血细胞相关抗体可与转移瘤引起的带状纤维增生鉴别。

此病与其他急性髓细胞性白血病（非急性早幼粒细胞白血病）治疗原则相同。

此病中位生存期短且对化疗反应较差，尚无针对该亚型AML的有效治疗方案，有个案报道缓解后行异基因造血干细胞移植者生存期得以延长。预后差，仅存活数月。

（王建祥）

suǐxìbāo ròuliú

髓细胞肉瘤（myeloid sarcoma，MS） 由髓系原始和幼稚细胞组成的髓外肿瘤。曾称绿色瘤。因肿瘤细胞含髓过氧化物酶，暴露于阳光后可发生绿色而得名，但约30%并不呈绿色。瘤细胞以粒系来源多见，故又称粒细胞肉瘤，但除原始和幼稚粒细胞之外，尚可为原幼单核细胞或原幼红细胞来源。2008年世界卫生组织（WHO）淋巴与造血组织肿瘤分类将该肿瘤命名为MS。此外，还有称为髓样原始细胞肉瘤、髓外白血病等。此病罕见，发病率仅占急性髓细胞性白血病（acute myelogenous leukemia，AML）的1%~2%，任何年龄均可发生，平均年龄33岁（1个月~89岁）。

病因及发病机制 同AML和骨髓增殖性肿瘤（myeloproliferative neoplasm，MPN）。

临床表现 ①AML的全身表现之一。②慢性髓细胞性白血病、其他慢性骨髓增殖性肿瘤或AML复发的伴发或首发表现。③髓外MS为首发表现，又称孤立性MS。这类患者无AML、MDS、MPN病史，骨髓活检无AML、MDS和MPN证据，且在确诊后30天内未发展为AML。

MS常表现为固定的结节性团块，生长较快，好发于皮肤、眶周、淋巴结、骨骼、脊椎、软组织、睾丸和胃肠道，但其他部位亦有报道。多为单发，亦可为多个和播散性，见于不到10%的病例。临床可有相应部位表现或压迫症状。

诊断与鉴别诊断 无白血病表现，发病部位不确定，孤立性MS误诊率可达75%。肿瘤组织活检进行形态学检查、组织化学、免疫组化染色和细胞遗传学分析是诊断的主要手段。①形态学检查：有粒细胞肉瘤、单核细胞肉瘤及由粒系、红系、单核或巨核系细胞组成的肉瘤3种组织学亚型，后者极少见，可见于MPN的急性变。表现为原始粒细胞伴或不伴幼稚细胞分化和成熟，部分或完全破坏所在组织结构。部分病例表现为粒-单核两系细胞或单纯原幼单核细胞，亦可有粒系、红系、巨核系三系原幼细胞肿瘤或单纯原幼红细胞或巨核细胞的MS，主要见于MPN白血病转化。②细胞化学染色：可有髓过氧化物酶（MPO）、非特异性酯酶（NSE）阳性。③免疫表型检查：以CD68/KP1阳性最多见，其次有MPO、CD117、CD99、CD68/PG-M1、溶酶体、CD34、TdT、CD56、CD61、CD30，等。④细胞遗传学检查：异常见于55%的病例，可有-7、+8、*MLL*重排、+4、+11及16、5q、20q异常。

MS主要需与淋巴瘤（如弥漫性大B细胞淋巴瘤、淋巴母细胞淋巴瘤、伯基特淋巴瘤、原始浆细胞样树突状细胞肿瘤）、其他肉瘤（如横纹肌肉瘤、软组织肉瘤）及未分化癌等鉴别。

治疗 若有脊髓压迫和肠梗阻，可行手术治疗；局部放疗对大部分患者有效，但并不能阻止其发展为白血病，全身化疗是最佳治疗选择。异基因或自体造血干细胞移植可延长生存期或治愈此病，尤其是进展为白血病者可选用，但其疗效尚待临床进一步验证。

预后 有报道接受局部治疗的患者中位生存期约为14个月，进展为白血病的中位时间为7个月；接受化疗者有30%进展为白血病，孤立性MS确诊至白血病发生的中位时间约为36个月。

（王健民）

Tángshì zōnghézhēng xiāngguān suǐxì zēngzhíxìng jíbìng

唐氏综合征相关髓系增殖性疾病

唐氏综合征相关髓系增殖性疾病（myeloid proliferation related to Down syndrome） 发生于唐氏综合征患者，以髓系细胞异常增生为主要表现的疾病。可分为两种类型：①一过性异常髓系造血（transient abnormal myelopoiesis，TAM）。②唐氏综合征相关髓系白血病（myeloid leukemia associated with Down syndrome，MLDS）：较晚期（1~5岁）发生的髓系细胞异常增生，与经典急性髓细胞性白血病相似的白血病，以唐氏综合征（Down syndrome，DS）相关急性巨核细胞白血病（acute megakaryoblastic leukemia associated with Down syndrome，DS-AMKL）最多见，占70%，多继发于TAM，与非DS-AMKL的形态学、免疫表型、遗传学和临床特征不同。DS患者发生白血病的风险比非DS群体高10~100倍。<4岁DS患儿发生急性淋巴细胞白血病（acute lymphocytic leukemia，ALL）和急性髓细胞性白血病（acute myelogenous leukemia，AML）的比例为1∶1.2，非DS白血病患儿中，ALL和AML的比例为4∶1。

DS又称21三体综合征，曾称先天愚型，为21号染色体多一条的三体型，是小儿染色体疾病中最常见的一种，发生率为1/(600~800)。60%的DS患儿可于胎儿早期夭折流产，出生者出现智力障碍和畸形。DS发生髓系增殖性疾病的确切机制尚不清楚。TAM的原始细胞中存在获得性*GATA1*基因突变，该基因突变也广泛存在于DS-AMKL，但其表达水平在DS-AMKL和TAM中有差异。*GATA1*基因编码红系/巨核系特异的转录因子，广泛表达于红系、巨核系和造血祖细胞，主要功能为调控红系和巨核系统的分化成熟。部分DS-AMKL中有*TP53*基因缺失，提示此病符合肿瘤发生的多次打击理论。DS的21号染色体三体，可视为第一次遗传学改变，然后是*GATA1*基因突变，导致一过性原始巨核细胞异常增殖。这一原始巨核细胞增殖优势有赖于额外的遗传学事件如*TP53*突变长期维持，最终导致DS-AMKL发生。

临床表现、诊断、治疗和预

后见一过性异常髓系造血和唐氏综合征相关髓系白血病。需与非DS相关骨髓增生异常综合征和白血病鉴别，后两者染色体检查无21号染色体三体。加强遗传咨询和产前检查，避免DS患儿出生。

（王健民）

yīguòxìng yìcháng suǐxì zàoxuè

一过性异常髓系造血（transient abnormal myelopoiesis，TAM）

先天发生并可自发缓解的巨核细胞系异常增生性疾病。又称一过性髓系增殖性疾病或一过性白血病。见于约10%的唐氏综合征（Down syndrome，DS）新生儿。

病因及发病机制 见唐氏综合征相关髓系增殖性疾病。

临床表现 约10%的DS新生儿出生当天或数日内在其外周血或骨髓中检测到快速增殖的原始巨核细胞，可无任何不适表现，可伴肝脾大，其他少见表现包括心力衰竭、呼吸衰竭、高黏滞血症、脾梗死和进行性肝纤维化。

诊断与鉴别诊断 新生儿在出生当天或数日内在外周血或骨髓中检测到快速增殖的原始巨核细胞，无不适表现或伴肝脾大，应疑诊此病，进行血常规、骨髓涂片、染色体、免疫表型检查以确诊。血象可在正常范围，但多有血小板减少，可有明显白细胞增多及原始细胞，外周血原始细胞比例可多于骨髓，其形态学、免疫表型或电镜超微结构分析，均符合原始巨核细胞特征，类似唐氏综合征相关急性巨核细胞白血病（acute megakaryoblastic leukemia associated with Down syndrome，DS-AMKL）外周血和骨髓原始细胞常有嗜碱性胞质和粗大的嗜碱性颗粒和胞质出芽，提示为原始巨核细胞。骨髓形态学可有红系和巨核系细胞的病态造血。原始巨核细胞的免疫表型为$CD34^+$、$CD56^+$、$CD117^+$、$CD13^+$、$CD33^+$、$CD7^+$、$CD41^+$、$CD42^+$、$TPO\text{-}R^+$、$IL\text{-}3R^+$、$CD36^+$、$CD61^+$、$CD71^+$、$CD4^{dim+}$，MPO^-、$CD14^-$、$CD15^-$、血型糖蛋白A^-。其中，CD41和CD61检测有助于确定原始细胞的巨核细胞系来源。TAM的原始细胞除有21号染色体三体染色体异常外，常有*GATA1*基因突变。

DS相关髓系增殖性疾病有TAM和DS-AMKL两种异常原始巨核细胞增殖现象，二者是同一种疾病在不同时期的表现还是不同性质的两种疾病，尚有争议。临床工作中，应注意正确区分TAM和DS-AMKL，并与其他类型的急性白血病和骨髓增生异常综合征鉴别，后二者无21号染色体三体染色体异常，唐氏综合征相关急性淋巴细胞白血病亦无*GATA1*基因突变。根据细胞形态学、免疫表型和染色体检查，一般可鉴别。

治疗 约90%患者外周血原始细胞可自发清除，60%以上可完全缓解，TAM阶段是否有必要采取干预措施，选择何种方案治疗，尚待进一步研究。根据TAM临床表现和结局，美国儿童肿瘤协作组（Children's Oncology Group，COG）将TAM按危险度分组：早期即有危及生命的临床证据者为高危组，总生存率较低；有肝大、肝衰竭表现但无危及生命的临床证据者为中危组；其余为低危组。小剂量阿糖胞苷化疗可能使中、高危组患儿受益。

预后 TAM外周血和骨髓中异常原始细胞常在出生后1~3个月内自行消失，症状缓解。30%患者可在未来1~3年内发展为DS-AMKL。亦有少数严重TAM患者可早期死亡，不良预后因素包括高白细胞计数（$>100\times10^9$/L）、早产、严重肝衰竭（持续加重黄疸及出血倾向）及3个月内未获完全缓解。最常见死因是肝大量原始巨核细胞浸润所所致广泛肝纤维化。

（王健民）

Tángshì zōnghézhēng xiāngguān suǐxì báixuèbìng

唐氏综合征相关髓系白血病（myeloid leukemia associated with Down syndrome，MLDS）

包括唐氏综合征相关骨髓增生异常综合征（myelodysplastic syndrome associated with Down syndrome，DS-MDS）和唐氏综合征相关急性髓细胞性白血病（acute myelogenous leukemia associated with Down syndrome，DS-AML）。二者生物学特征、临床表现和预后无显著差别。DS-AML约占儿童AML/MDS的20%。绝大多数DS-AML发生于5岁前，约占DS患者的1%~2%，与非DS者相比，AML发病率增加近150倍；DS-AML中67%~86%为唐氏综合征相关急性巨核细胞白血病（acute megakaryoblastic leukemia associated with Down syndrome，DS-AMKL），而非DS儿童AML中，AMKL仅占3%~6%。DS-AML发生于20%~30%的一过性异常髓系造血（transient abnormal myelopoiesis，TAM）患者，约在TAM缓解后1~3年发病。

病因及发病机制 见唐氏综合征相关髓系增殖性疾病。

临床表现 骨髓中原始细胞<20%的患者临床表现较隐匿，常以血小板减少起病。DS-AMKL主要见于4岁以内的DS儿童，70%患者先有类似MDS的表现，原始细胞比例<20%，持续数月，

逐渐进展为难治性贫血伴原始细胞过多的骨髓增生异常综合征或AML。出现进行性贫血和白细胞、血小板减少及相应临床症状。

辅助检查 ①血象：可有贫血、白细胞和血小板减少，常有原始细胞，偶有幼稚红细胞，可见异形红细胞和巨大血小板。②骨髓象：原始细胞有原始巨核细胞的形态学特征，亦可见红系、巨核系病态造血，有小巨核细胞、原始及幼稚巨核细胞发育异常，骨髓穿刺常"干抽"，活检可有骨髓纤维化。常有髓外浸润，主要累及肝脾。③免疫表型检查：DS-AMKL的免疫表型与TAM的原始细胞相似，为CD4、CD7、CD13、CD33、CD36、CD41、CD42、CD61、CD71、CD117、TPO-R和IL-3R阳性，不表达MPO、CD2、CD14、CD15、CD19、血型糖蛋白A，几乎所有DS-AMKL均共表达T细胞标志CD7和红系标志CD36。与TAM不同，50%病例不表达CD34，30%不表达CD56和CD41。其他类型DS-AML与相应白血病一致。④细胞遗传学和分子学检查：与TAM相似，DS-AML除21号染色体三体异常外，常有编码转录因子*GATA1*的基因突变。13%~44%患者染色体异常有+8，其他的还可有+11、dup（1q）、dup（7q）、del（6q）、del（16q），极少数有-7。

诊断与鉴别诊断 诊断依赖于血常规、骨髓涂片、染色体和免疫表型等检查。应与其他类型急性白血病和MDS鉴别，后二者无21号染色体三体，DS相关急性淋巴细胞白血病亦无*GATA1*基因突变。5岁以上的AML患儿无*GATA1*基因突变者不诊断为DS-AML，而是非DS相关AML。根据细胞形态学、免疫表型和染色体检查，一般可鉴别。

治疗 DS-AMKL对阿糖胞苷敏感，小剂量阿糖胞苷即有治疗反应。4岁以下患儿一般可用标准剂量或较小剂量的阿糖胞苷加蒽环类和依托泊苷组成化疗方案治疗，诱导缓解后可用相同方案1~7疗程巩固强化治疗；若年龄>4岁或有其他重现性遗传学异常，常需更高强度的化疗。化疗相关毒性导致感染、心脏毒性致死亡的比例较高，尤其是DS患儿先天性心脏缺陷率较高，应注意蒽环类药的心脏毒性，若柔红霉素总剂量累积达375mg/m^{2}以上，则迟发性心脏毒性的发生率增高。

预后 DS-AMKL对阿糖胞苷和蒽环类抗生素敏感，完全缓解率高（90%~100%），复发率低（<15%），预后良好，5年无事件生存率可达80%~90%，与非DS儿童AMKL预后显著不同，后者对强烈的化疗方案反应差。但DS-AMKL治疗相关病死率高，可达20%~35%。年龄是重要的预后因素，4岁以上年龄组的完全缓解率和5年无事件生存率较低，与非DS-AMKL组相似，需更强烈的化疗。年龄<3岁和-7为预后不良因素。

（王健民）

yuánshǐ jiāngxìbāoyàng shùtūzhuàng xìbāo zhǒngliú

原始浆细胞样树突状细胞肿瘤（blastic plasmacytoid dendritic cell neoplasm，BPDCN）

起源于前体浆细胞样树突状细胞或浆细胞样单核细胞，从髓系祖细胞分化而来的侵袭性肿瘤。因肿瘤细胞形态为原始细胞，表达CD4和CD56，不表达髓系、T细胞及B细胞特异性标志，曾推测其肿瘤细胞来源于自然杀伤（NK）细胞前体细胞。2001年世界卫生组织（WHO）淋巴瘤分类将其列为来源和分化阶段未明的肿瘤，命名为原始NK细胞淋巴瘤，曾称原始NK细胞白血病/淋巴瘤、无颗粒CD4$^+$NK细胞白血病、无颗粒CD4$^+$/CD56$^+$造血-皮肤肿瘤。后发现其起源于前体浆细胞样树突状细胞，又称专职Ⅰ型干扰素产生细胞或浆细胞样单核细胞，从髓系祖细胞分化而来，2008年WHO淋巴与造血组织肿瘤分类将其命名为原始浆细胞样树突细胞肿瘤，归入急性髓细胞性白血病和相关前体细胞肿瘤。此病属罕见病，男女比例为3.3∶1，可发生于任何年龄，但以老人居多，诊断时的年龄为61~67岁。

病因及发病机制 尚不清楚。与EB病毒无关，某些病例与髓系异常增生有关。

临床表现 以皮肤受累为突出临床特点，90%~100%患者一到多部位皮损，常为最早且唯一临床表现，起初可无症状，呈局限性擦伤样轻微皮肤损害，继而进展为多发性，表现为紫癜、红斑、结节和溃疡。皮损面积可从数平方毫米到10平方厘米以上。随病程进展，易累及骨髓、外周血、淋巴结和其他结外器官，包括软组织和中枢神经系统。大多数患者病程进展迅速，最终呈白血病样播散。10%~20%的可伴发或进展为粒-单核细胞白血病或其他类型的急性髓细胞性白血病。

辅助检查 恶性细胞多呈弥漫性浸润，形态较一致，为中等大小的原始细胞，核不规则，染色质细致，有一至数个核仁，胞质少、嗜碱性、无颗粒。核分裂象多见，一般无坏死和血管侵犯。皮肤病理表现为形态较一致的恶性细胞浸润真皮，逐渐累及皮下脂肪，不侵犯表皮。骨髓受累常见，淋巴结滤泡间区和髓质区呈白血病样弥漫浸润。细胞化学染色非特异性酯酶（NSE）和髓过氧化物酶（MPO）阴性。

肿瘤细胞的免疫表型有特征性，对诊断与鉴别诊断有重要作用。瘤细胞CD45RA、CD43、CD4和CD56阳性，并表达浆细胞样树突状细胞相关抗原CD123（IL-3a链受体）、BDCA-2/CD303、TCL1、CLA和α-干扰素依赖分子MxA。B细胞标志（CD19、CD20、CD23、CD24、CD79a和膜表面Ig）、T细胞标志（CD2、CD3、CD5、CD7、CD8）、NK细胞标志（CD16和CD57）、髓系标志（MPO、CD13、CD14、CD15、CD33和CD117）和CD34均无表达。EB病毒阴性。通常无T细胞和B细胞受体基因重排，2/3患者有核型异常，复杂核型常见，但均无特异性。

诊断与鉴别诊断 此病确诊主要依赖免疫组化，应满足以下3项条件：①CD4和（或）CD56阳性。②CD123、BDCA-2/CD303、TCL1、CLA中一种或多种浆细胞样树突状细胞标志阳性。③排除淋系（CD20、CD19、PAX5和CD3阴性）、髓系（CD117、MPO和溶菌酶阴性）和NK细胞肿瘤。极少情况下，瘤细胞CD56阴性，但CD4、CD123和TCL1阳性亦可诊断。

部分急性髓细胞性白血病、结外NK/T细胞淋巴瘤，鼻型、外周T细胞淋巴瘤可异常表达CD56，伴或不伴CD4阳性及皮肤受累，CD123阳性亦可见于慢性粒-单核细胞白血病、急性单核细胞白血病和B淋巴母细胞白血病/淋巴瘤，应注意鉴别。

治疗 尚无标准治疗方案。年龄较轻者，可按急性白血病大剂量联合化疗，达完全缓解后行异基因造血干细胞移植。年龄<18岁者，对高危急性淋巴细胞白血病的治疗方案有较好的反应。对年龄较大者尚无统一有效的治疗方案。

预后 BPDCN为高度侵袭性肿瘤，联合化疗可使多数患者（80%~90%）取得完全缓解，但通常迅速复发，并对后续治疗无效，预后极差。生存期为12~14个月，5年生存率仅6%。年龄<40岁患者中位生存期可达38个月，年龄>40岁患者中位生存期仅10个月。年龄≤40岁、仅侵犯皮肤、采用急性白血病治疗方案、>50%肿瘤细胞表达TdT者预后相对较好。年龄>60岁是预后差的独立危险因素。10%~20%的BPDCN伴发或进展为粒-单核细胞白血病或急性髓细胞性白血病。

（王健民）

xìliè móhu de jíxìng báixuèbìng

系列模糊的急性白血病（acute leukemia of ambiguous lineage）

用形态学、免疫表型、核型分析和分子遗传学检测等多种诊断方法仍然不能被准确归类于单一系列，如髓系、B细胞系或T细胞系的一类急性白血病。包括急性未分化型白血病（acute undifferentiated leukemia，AUL）和混合表型急性白血病（mixed-phenotype acute leukemia，MPAL）两大类。前者细胞无任何系特异性抗原表达，而后者细胞存在一种白血病细胞克隆同时表达混合表型，或有两种不同形态和免疫表型的白血病细胞克隆。因其异质性大，既往被冠以多种名称，如急性双表型白血病、急性杂合型白血病、急性双系列白血病。2008年世界卫生组织（WHO）将双系列和双表型急性白血病共同归于新的疾病名称“混合表型急性白血病”。双表型与双系列型白血病两者间的相关性仍不清楚。有些患者白血病细胞根据现有细胞表型分析仍然不能归于何种类型，如表达T细胞相关抗原CD7、CD5，但无T细胞特异性CD3表达，表达CD33、CD13，但却不表达MPO。这类患者暂归为“其他系列模糊的白血病”，随着抗原和分子标志检测技术的发展，可能会再细分。根据细胞抗原表达已经定义了一种罕见的自然杀伤细胞淋巴母细胞白血病/淋巴瘤亚型。

对AUL和MPAL尚无统一治疗方案，因此难以对MPAL结果进行评估。在诱导治疗中，是用针对淋系或是髓系方案，以及诱导化疗后是否进行造血干细胞移植等问题均未达成共识。推荐诱导时应选用兼顾急性髓细胞性白血病和急性淋巴细胞白血病的方案，或两种方案交替诱导，这需大规模临床试验证实。无论AUL还是MPAL，预后均较急性髓细胞性白血病和急性淋巴细胞白血病差。

（刘　霆）

jíxìng wèifēnhuàxíng báixuèbìng

急性未分化型白血病（acute undifferentiated leukemia，AUL）

白血病细胞无系列特异性抗原表达的急性白血病亚型。又称急性白血病，非特指型、干细胞性急性白血病。罕见，确切发病率不清楚。临床表现与其他类型急性白血病相同，白血病细胞形态学无任何髓系细胞分化特征，髓过氧化物酶（MPO）和酯酶染色均阴性。免疫表型检测细胞表达HLA-DR、CD34和（或）CD38，TdT可阳性。缺乏T细胞系、髓系特异性抗原胞质CD3、MPO和

B细胞系特异性抗原胞质CD22、胞质CD79a和CD19表达。诊断时应强调采用流式细胞术细胞免疫表型测定足够多的细胞抗原标志，不能确定髓系或淋巴系来源，并排除罕见细胞系列来源的白血病，如浆细胞样树突状细胞来源的白血病、自然杀伤细胞来源的白血病、嗜碱性粒细胞白血病，以及非造血系统肿瘤细胞。AUL发生在造血干细胞水平，预后差。疾病获得控制后尽早行异基因造血干细胞移植可能有一定疗效。

（刘　霆）

hùnhé biǎoxíng jíxìng báixuèbìng

混合表型急性白血病（mixed-phenotype acute leukemia，MPAL）　白血病细胞表达不同系列标志，不能归于单一系列的急性白血病。曾称混合系列白血病、双系列白血病、双表型白血病等。仅占急性白血病的2%～5%。诊断时应排除可根据遗传学或临床特点归类的白血病，如有t（8；21）、t（15；17）和inv（16）等伴重现性遗传学异常的急性髓细胞性白血病（acute myelogenous leukemia，AML）、慢性髓细胞性白血病急变期、骨髓增生异常综合征相关性和治疗相关性的AML。

MPAL患者中大多数表达CD45和早期造血标志CD34、CD38、TdT和HLA-DR，65%共表达髓系和B细胞系列抗原，26%共表达髓系和T细胞系列抗原。随着对急性白血病生物学特点的深入认识，遗传学异常比免疫表型开始受到更多重视，发现一些具有重现性遗传学异常的急性白血病也存在混合表型。根据细胞遗传学异常又新定义MPAL亚型。

混合表型急性白血病伴t（9；22）（q34；q11.2）；*BCR-ABL1*　罕见，占急性白血病的1%。儿童和成人均可发病，以成人更多见。临床表现与其他MPAL患者相似，以高白细胞为多见。此类白血病通常有两种形态的原始细胞，大多数为B/髓系混合，少数为T/髓系混合，罕见T/B/髓三系混合。细胞遗传学检查有t（9；22）染色体易位，荧光原位杂交和聚合酶链反应证明存在*BCR-ABL1*融合基因。多数患者可见染色体复杂核型和额外的细胞遗传学异常。诊断时应注意排除慢性髓细胞性白血病（chronic myelogenous leukemia，CML）急性变。该类型白血病病变发生在多能造血干细胞水平，对化疗反应比其他类型的MPAL预后差。由于存在*BCR-ABL1*靶向基因，可试用酪氨酸激酶抑制剂。

混合表型急性白血病伴t（v；11q23）；*MLL*基因重组　罕见，多见于儿童，尤其是婴幼儿。此类型MPAL中原始细胞有*MLL*基因易位，定位于4q21的*AF4*基因。临床表现与其他MPAL患者相似，也以高白细胞为多见。诊断时应注意与有*MLL*基因易位的急性淋巴细胞白血病鉴别。白血病原始细胞有单核原始细胞和淋巴原始细胞两种形态。原始细胞表达B前体细胞免疫表型$CD19^+$、$CD10^-$，CD22、CD79a弱表达，同时表达CD15。所有患者均有*MLL*基因重组，有些患者可同时伴t（9；11）和t（11；19）的染色体易位。此型预后差。

混合表型急性白血病，B/髓系，非特指型　罕见，占急性白血病的1%。儿童和成人均有发病，以成人多见。大多数患者白血病原始细胞无分化特征，形态类似于急性淋巴细胞白血病，或有原始淋巴细胞和原始髓细胞双克隆特征。免疫表型具有B/髓系抗原双表达。髓过氧化物酶（MPO）阳性的原始髓细胞或原始单核细胞常表达CD13、CD33、CD117等其他髓系抗原。大多数B/髓系MPAL有细胞遗传学异常，包括6p-、12p11.2异常、5q-、7号染色体结构和数目异常（4倍体），也可见复杂染色体核型异常。治疗方案主张兼顾B细胞和髓细胞性急性白血病。该类型白血病病变发生在多能造血干细胞水平，预后差。

混合表型急性白血病，T/髓系，非特指型　罕见，占急性白血病中<1%。儿童和成人均有发病，与B/髓系MPAL相比，T/髓系MPAL发病在儿童更多见。大多数患者白血病原始细胞无分化特征，形态类似于急性淋巴细胞白血病，或有原始淋巴细胞和原始髓细胞双克隆特征。免疫表型具有T系抗原胞质CD3、CD7、CD5、CD2和髓系标志MPO、CD13、CD33、CD117混合表达。多数患者有克隆性染色体异常，但与B/髓系MPAL不同，少有特殊相关性染色体改变。治疗方案主张兼顾T细胞和髓细胞性急性白血病。该类型白血病病变发生在多能造血干细胞水平，预后差。

混合表型急性白血病，非特指罕见型　罕见。免疫表型为B/T系抗原混合表达，或B/T/髓系三系抗原混合表达。诊断时应注意在T细胞白血病中，若仅有CD79a或CD10表达不应被认为是B细胞分化的证据，因为这些标志在T急性淋巴母细胞白血病相对常见。尚无B/T/巨核系或B/T/红系MPAL的文献报道，说明巨核系和红系的发育可能早于多能干细胞水平。尚缺乏可评价的有关临床发病和治疗的资料，预后差。

自然杀伤细胞淋巴母细胞白血病/淋巴瘤 非常罕见，诊断也非常困难和含糊。既往文献中诊断的病例多以CD56表达为依据，但现在认为有些病例可能是浆细胞样树突状细胞白血病。同样，髓系/自然杀伤（NK）系来源的急性白血病的免疫表型同急性髓细胞性白血病的微小分化型类似。在NK细胞发育早期阶段，无系特异性标志表达，但可表达T细胞标志，如CD7、CD2，甚至CD5、胞质CD3，因此很难鉴别T急性淋巴母细胞白血病与原始NK细胞白血病。而更成熟的NK细胞标志CD16罕见于在任何急性白血病表达。NK细胞更特异性的标志CD94、CD161可在前体NK细胞表达。诊断此病主要根据原始细胞表达CD56同时不成熟的T细胞相关抗原CD7、CD2，胞质CD3，无B系及髓系标志表达，无*IGH*或*TCR*基因的重排或缺失，并排除浆细胞样树突状细胞白血病。尚缺乏可评价的有关临床发病和治疗的资料，预后不佳。

（刘 霆）

qiántǐ línbā xìbāo zhǒngliú

前体淋巴细胞肿瘤（precursor lymphatic neoplasia）

定向于B细胞或T细胞系的前体淋巴细胞（原始淋巴细胞/淋巴母细胞）的肿瘤。来源于骨髓前体B细胞或不同分化阶段的胸腺T细胞。典型表现为由小至中等大小的母细胞（原始细胞）组成，母细胞胞质稀少，染色质密度中等至稀疏，核仁不明显，主要累及骨髓和外周血，为急性淋巴母细胞白血病（acute lymphoblastic leukemia，ALL）；部分表现为原发性淋巴结或结外部分受累，为淋巴母细胞淋巴瘤（lymphoblastic lymphoma，LBL）。由于两者在细胞生物学特征（如形态学、免疫表型、细胞和分子遗传学等）、治疗策略和转归上有高度一致性，认为两者是同一种疾病的两种表现模式。在2008年世界卫生组织（WHO）造血与淋巴组织肿瘤分类中，统一将其命名为前体淋巴母细胞白血病/淋巴瘤，其亚型包括：①B淋巴母细胞白血病/淋巴瘤（B lymphoblastic leukemia/lymphoma，B-ALL/LBL）。该亚型又包括B淋巴母细胞白血病/淋巴瘤，非特指型和B淋巴母细胞白血病/淋巴瘤伴重现性遗传学异常两种。②T淋巴母细胞白血病/淋巴瘤（T lymphoblastic leukemia/lymphoblastic lymphoma，T-ALL/LBL）。若患者主要表现为淋巴结和结外肿块，骨髓和外周血侵犯较少见（≤25%）或无侵犯，诊断为LBL；若表现为广泛骨髓和外周血侵犯，诊断为ALL。与髓系白血病不同，确立ALL诊断的淋巴母细胞比例并未达成共识的下限。淋巴母细胞数<20%，应避免诊断为ALL。淋巴母细胞数量较少的ALL也有，但并不常见。两者在临床表现上有所不同，同时在上述生物学特征上也可能存在细微差异。

ALL是儿童最常见的恶性肿瘤，发病高峰为2~5岁，约60%患者发病年龄<20岁。在美国，约占25%的儿童肿瘤和80%的儿童急性白血病。在成人，ALL约占急性白血病的20%，其发病年龄为30~35岁，但统计资料显示ALL在年长患者中常见，>50岁者发病率随年龄增大而逐渐增高。美国的调查资料显示白种人年发病率为1.5/10万，黑种人为0.8/10万，男女比例为1.3∶1。

LBL是非霍奇金淋巴瘤（non-Hodgkin lymphoma，NHL）中的一种少见亚型，是儿童NHL的主要类型之一，约占儿童NHL病例的1/3，而成人LBL的发生率在成人NHL中的比例<2%（T-LBL约1.7%，B-LBL约1%）。美国1978~1995年的调查资料显示，人群中LBL的发病率在男性为0.2/10万，女性为0.1/10万。成人病例的发病年龄为22~37岁，但发病年龄呈双峰分布，分别为<20岁和>50岁。大多数系列报道LBL的发病率同样为男性（61%~75%）高于女性。

病因及发病机制 大多数患者病因不明。研究认为其发生是遗传因素和多种环境因素相互作用的结果，如电离辐射、化学因素、病毒等。可在新生儿标本中检测出与B-ALL相关的一些染色体易位，早于白血病发病之前，且患有同一种白血病的同卵双胎通常有同样的遗传学异常，提示至少在某些病例中遗传学因素的影响。这些易位可能是最初的始动因素。尽管存在这些可能的致病因素，但尚无一种因素能充分解释全部情况，例如接触放射线的人群中发生白血病的只是极少数。因此，推测白血病的发生并非单一因素，可能是多种因素作用的结果，患者可能存在某种先天性的易感素质，在外界因素的作用下发生白血病。

临床表现 ALL的临床表现通常是突发的，常见病史为短期乏力或自发性出血。B症状常见但不显著。多伴骨、关节疼痛，少数患者还可表现不对称关节炎、腰痛、广泛性骨质疏松或溶骨性损害等。这些表现在成人患者中更常见。约50%成人患者可有肝、脾、淋巴结肿大。纵隔肿块是T-LBL最常见表现，但也有约

50%的T-ALL患者合并纵隔肿块。ALL最突出的表现为骨髓和（或）外周血中广泛的原始细胞侵犯，骨髓原始淋巴细胞中位值高达80%。由此影响正常造血而导致的血细胞计数特别是血红蛋白和血小板计数常明显降低，白细胞计数增高，尤其是T-ALL，明显多见于B-ALL。与LBL相比较，ALL更多见乳酸脱氢酶（LDH）升高和中枢神经系统浸润。

LBL较少见。约80%的LBL起源于T细胞，而80%～85%的ALL为B细胞标志，因此LBL多数描述的临床特征来源于T-LBL。B细胞LBL更罕见，故其相对特异的临床特征缺乏系统认识。相较于B-LBL，T-LBL发病年龄更低，初诊时更多表现为纵隔肿块、骨髓或中枢神经系统浸润和Ⅳ期病变。B-LBL易于累及淋巴结及结外侵犯（如皮肤和骨骼等）。纵隔肿块是T-LBL最常见表现（61%～85%），但其他任何组织和器官均有可能被侵犯。相较于T-ALL，T-LBL的纵隔肿块不仅是初诊时的突出表现，且常是复发的首发部位，而T-ALL复发时多表现全身性疾病。大多数T-LBL患者诊断时即为进展期，58%～95%处于Ⅲ～Ⅳ期。16%～48%的患者伴随B症状，48%～84%的患者LDH增高。初诊时中枢神经系统浸润的发生率类似于ALL（0～10%）。相较于T-ALL，T-LBL患者血象特别是血红蛋白和血小板计数通常接近正常，提示骨髓储备功能及对化疗的耐受性更好。

辅助检查 包括以下几项。

形态学检查 典型的前体ALL/LBL的母细胞（原始细胞）小到中等大小，胞质量少，染色质中度凝集或弥散状，核仁常不明显。淋巴结结构多完全破坏，伴被膜累及。因其有丝分裂率高，常出现巨噬细胞吞噬凋亡小体，产生典型的“星空”现象。副皮质区部分侵犯者可见残留的生发中心。在一些病例中，绝大多数原始细胞核扭曲，核分裂象数目多，而其他细胞的胞质可见空泡。ALL和LBL的原始淋巴细胞在形态上不可分。传统法-美-英（FAB）协作组ALL形态学分类如下（表1），其中L_3现证实与伯基特淋巴瘤在临床表现、形态、免疫表型、治疗和预后基本一致，作为特殊类型划分为成熟B细胞ALL或伯基特白血病。

由于前体T-LBL和ALL在生物学特性上高度一致性，通常以骨髓原始淋巴细胞比例25%为定义LBL和ALL的界点。然而二者有时在临床表现上有很大的重叠，如纵隔肿块是T-LBL最突出的临床表现，而T-ALL也有约50%表现纵隔肿块，二者划分的界限有时显得过于武断。同时，形态学上B和T原始淋巴细胞特征相似，不能鉴别其免疫表型。

细胞化学染色 前体淋巴细胞肿瘤的母细胞缺乏特异的细胞化学染色。髓过氧化物酶（MPO）、苏丹黑B（SBB）染色为阴性，可用于与髓系白血病鉴别。非特异性酯酶（NSE）阴性，可与单核细胞白血病鉴别。过碘酸希夫（PAS）染色反应阳性，形态多为粗大颗粒，或呈小珠、团块状，但PAS染色无特异性，在红白血病和其他类型白血病中也可阳性。TdT（末端脱氧核苷酸转移酶，在所有不成熟淋巴细胞和少数髓系祖细胞中表达）用于恶性和反应性淋巴细胞增多症、伯基特白血病（TdT阴性）与其他亚型的鉴别。

免疫表型检查 ALL和LBL的原始淋巴细胞在免疫表型上也表现为高度一致性。其前体T和B细胞肿瘤也分为不同阶段，但其与正常发育的前体B和T细胞抗原表达不同，常可见不同数目的抗原表达不同步、抗原转换和缺失现象（表2）。

80%～85%的ALL起源于B细胞；LBL中>80%为T细胞来源，B细胞来源的LBL常<10%。在T-ALL和T-LBL，通过免疫表型分析，T-ALL的肿瘤细胞比T-LBL表达更多早期胸腺前细胞标志，而T-LBL更多来源于胸腺

表1 FAB分型中ALL各亚型细胞形态学特征

特征	L_1	L_2	L_3
细胞大小	小细胞为主	大细胞为主	大细胞为主，大小较一致
核染色质	较粗、结构较一致	细而分散或粗而浓聚，结构较不一致	呈细点状，均匀一致
核型	规则，偶有凹陷折叠	不规则，常见凹陷或折叠	较规则
核仁	小而不清楚，少或无	清楚，一个或多个	明显，一个或多个，泡沫状
胞质	少	不定，常较多	较多
胞质嗜碱性	轻或中度	不定，有些细胞深染	深蓝色
胞质空泡	不定	不定	常明显，呈蜂窝状

皮质或成熟细胞。乌特布鲁克（Uyttebroeck）等对儿童 T-ALL 和 T-LBL 的研究显示，87% 的 LBL 起源于皮质或成熟细胞，而 ALL 患者的比例为 59%。41% 的 T-ALL 表达早期胸腺前标志（pro-T 或 pre-T 表型），而 T-LBL 只有 13%。从免疫表型的差异上可以部分解释二者在临床病变分布上的差异。T-ALL 更多来源于骨髓残留胸腺前 T 祖细胞，在临床易见早期广泛侵犯骨髓和外周血，表现为全身性疾病。T-LBL 多来自于胸腺皮质或成熟细胞，更易表现为纵隔肿块。另有研究报道 pro-T 细胞肿瘤未见纵隔肿块发生也证实该假定。

细胞和分子遗传学检查 60%～70% 的成人 ALL 具有重现性细胞遗传学异常。细胞遗传学改变已成为 ALL 最重要的预后判断指标。染色体异常可分为数目异常和结构畸变（表 3）。

B-ALL 的细胞遗传学异常主要分为亚二倍体、超二倍体（染色体>50）、易位和假二倍体。特征性易位和分子学改变有：t（9；22）（q34；q11.2），*BCR-ABL1*；t（v；11q23），*KMT2A*（*MLL*）重排；t（12；21）（p13；q22），*ETV6*（*TEL*）-*RUNX1*（*AML1*）；t（1；9）（q23；p13.3），*PBX-TCF3*（*E2A*）；亚二倍体；

表 2　免疫表型及细胞分化阶段

亚型	主要细胞标志	ALL 频率（%）	LBL 频率（%）
B 细胞系	HLA-DR^{+}，TdT^{+}，CD34^{+}，CD19^{+}和（或）CD79^{+}和（或）CD22^{+}	80～85	常<10
祖 B-ALL	CD10^{-}，无其他分化标志		
普通型 B-ALL	CD10^{+}		
前体 B-ALL	胞质 IgM^{+}		
成熟 B-ALL	胞质或膜表面 κ 或 λ		
T 细胞系	HLA-DR^{+}，TdT^{+}，CD34^{+}，胞质或膜表面 CD3^{+}，CD7^{+}	15～20	常>80
早期 T-ALL	CD5$^{\pm}$，CD2^{-}，膜表面 CD3^{-}，CD1a^{-}		
胸腺（皮质）T-ALL	CD2^{+}，CD5^{+}，膜表面 CD3$^{\pm}$，CD1a^{+}		
成熟 T-ALL	CD2^{+}，CD5^{+}，膜表面 CD3^{+}，CD1a^{-}		

表 3　ALL 的主要遗传学异常

疾病	累及基因	遗传学异常	发生率（%）	检测方法
B-ALL	*BCR-ABL1*	t（9；22）（q34；q11）	成人：30，儿童：3	RT-PCR
	MYC-IGH	t（8；14）（q24；q32）	1	FISH
	TCF3（*E2A*）-*PBX1*	t（1；19）（q23；p13）	5	RT-PCR
	TCF3（*E2A*）-*HLF*	t（17；19）（q22；p13）	<1	RT-PCR
	IL3-IGH	t（5；14）（q31；q32）	<1	
	KMT2A（*MLL*）-*ESP15*（*AF1P*）	t（1；11）（p32；q23）	<1	RT-PCR
	KMT2A（*MLL*）-*AFF1*（*AF4*）	t（4；11）（q21；q23）	成人：5，婴儿：60	RT-PCR
	KMT2A（*MLL*）-*MLLT3*（*AF9*）	t（9；11）（p22；q23）	<1	RT-PCR
	KMT2A（*MLL*）-*MLLT1*（*ENL*）	t（11；19）（q23；p13）	<1	RT-PCR
	ETV6（*TEL*）-*RNUX1*（*AML1*）	t（12；21）（p13；q22）	成人：<1，儿童：20	RT-PCR
T-ALL	*MYC-TCRA/B*	t（8；14）（q24；q11）	2	FISH
	TLX1（*HOX11*）-*TCRA/B*	t（10；14）（q24；q11）	5～10	RT-PCR
	LMO1-TCRA/B	t（11；14）（p15；q11）	1	RT-PCR
	LMO2-TCRA/B	t（11；14）（p13；q11）	5～10	RT-PCR
	PMEL（*SIL*）-*TAL1*	正常 1p32	成人：10，儿童：20	RT-PCR
	TAL1-TCRA/B	t（1；14）（p32；q11）	1～3	RT-PCR
	TCL1A-TCRA/B	inv（14）（q11；q32）	<1	FISH

注：FISH：荧光原位杂交；RT-PCR：反转录聚合酶链反应

超二倍体（染色体>50）等。

约50%的T-ALL患者染色体易位涉及14q11.2的TCRα和δ位点、7q35的TCRβ位点、7p14-15的γ位点及各种伴同基因。基因包括转录因子*MYC*（8q24.1）、*TAL1*（1p32）、*RBTN1*（11p15）、*RBTN2*（11p13）、*TLX1*（*HOX11*）（10q24）及胞质酪氨酸激酶LCK等。

因为病例数少，LBL的细胞和分子遗传学尚缺乏系统的资料，尤其是B-LBL。研究报道较多来自于L-LBL。有研究者对比儿童T-ALL和T-LBL的检测资料，发现82%的T-ALL患者和73%的T-LBL患者均累及*TCRα/δ*和*TCRβ*基因。基于此基础，假定T-ALL和T-LBL具有相似的分子起源机制。然而二者间也存在差异。16p缺失更多见于T-ALL（56%），而T-LBL中只占25%。同时应用比较表达序列杂交技术基因表达探针分析检测研究显示，在T-ALL，16p缺失常伴高表达*HOX11*、*HOX11L2*、*NUP214-ABL*或*SIL-TAL1*融合；相较于T-LBL，附加（伴同）基因如*HOX11*、*HOX11L2*或*SIL-TAL1*下调，未见*NUP214-ABL*表达扩增，提示有可能T-ALL和T-LBL的发生并非经历相同的基因“打击”事件，基因组表达谱的差异使其生长调节途径不同，导致不同的疾病发病模式。

诊断与鉴别诊断 根据临床表现、血象和骨髓象，ALL的诊断并不困难。随着检查方法的迅速发展和对白血病生物学特点认识的加深，ALL的诊断分型经历了以细胞形态学为主，到免疫学，到MIC即细胞形态学、免疫学、细胞遗传学，再到细胞形态学+分子生物学即所谓MICM分型的转变，诊断的客观性、准确率明显提高，更重要的是为判断预后、指导治疗及微小残留病（minimal residual disease，MRD）的检测提供了依据。

对侵犯淋巴结或组织器官以适当的方式获取足够的组织标本，结合形态学和免疫组织化学检查，必要时结合细胞或分子遗传学检查，绝大多数LBL患者可获得准确诊断。完整的体格检查、血液学和生化检查及影像学检查（如全身CT等），可精确地对LBL进行临床分期。常用分期系统为传统的淋巴瘤安娜堡（Ann Arbor）分期系统和St. Jude儿童研究医院分期系统。结合功能学的分子影像学检查，如^{18}F-PET-CT检查，可更加敏感地检测分期和评估治疗反应，已得到广泛应用。同时，敏感的影像学引导下穿刺技术是提高深部侵犯部位淋巴瘤诊断的手段。

淋巴母细胞伴髓系表面标志表达并不罕见，尤其是t（9；22）（q34；q11.2），*BCR-ABL1*阳性的ALL。淋巴母细胞可表达CD13和（或）CD33，这种情况称为ALL伴髓系表达，而混合表型急性白血病（mixed-phenotype acute leukemia，MPAL）是指急性白血病中两系或两系以上共同累及的一组疾病，常见为淋系和髓系。ALL伴髓系表达需与MPAL鉴别，意义在于选择不同治疗方案，鉴别主要依据免疫表型积分系统（表4）。

治疗 ALL治疗策略为根据预后因素危险度分层治疗。整体治疗包括多药联合、强烈的诱导化疗、中枢神经系统白血病预防、巩固/强化化疗（部分包含大剂量化疗和自体造血干细胞移植或异基因造血干细胞移植），除成熟B-ALL外尚需维持治疗。

儿童ALL标危组单纯化疗的无病生存（disease-free survival，DFS）率已>80%，进一步强化治疗并未提高生存，反而增加长期不良反应。在标危组患者中降低治疗强度以减少治疗的毒性作用。基因组学和蛋白质组学将提高个体化药物应用的针对性。

成人ALL患者诱导化疗也能取得如儿童患者接近90%的缓解率，但长期DFS率仅为30%～40%。其原因除由于两者的白血病细胞分子生物学不同及儿童患

表4 EGIL积分诊断系统（1998年修订）*

分值	B系	T系	髓系
2	胞质CD79a	胞质CD3	胞质MPO**
	胞质μ链	TCRαβ	
	胞质CD22	TCRγδ	
1	CD19	CD2	CD117
	CD20	CD5	CD13
	CD10	CD8	CD33
		CD10	CD65
0.5	TdT	TdT	CD14
	CD24	CD7	CD15
		CD19	CD64

注：*：欧洲白血病免疫学分型协作组；**：用anti-MPOMcAb或细胞化学法证明；若髓系和一个淋系积分均>2分，则诊断为MPAL

者治疗顺应性、耐受性好等因素外，儿童和成人治疗方案间药物、强度、密度的不同也是造成疗效差异的重要原因。二者方案的不同主要体现在：①儿童方案中非骨髓抑制性药物的应用剂量更大，长春新碱、门冬酰胺酶和糖皮质激素的累积剂量分别约为成人方案的3、20和5倍。②儿童方案骨髓抑制性药物用量减少，如蒽环类、环磷酰胺、阿糖胞苷等。③儿童方案中中枢神经系统白血病的预防和治疗更早、更强，如诱导治疗期间进行两次鞘内注射，维持治疗期间继续给予鞘内注射。④儿童方案治疗连续性好，治疗间歇短。⑤儿童方案维持治疗时间更长，如女性2年而男性患儿延长至3年等。研究结果显示采用儿童ALL样方案治疗年轻成人ALL患者可提高疗效。

由于成人ALL化疗方案的疗效不满意，更多比例的年轻成人ALL患者选择造血干细胞移植（hematopoietic stem cell transplantation，HSCT）作为巩固/强化治疗手段。自体造血干细胞移植（auto-hematopoietic stem cell transplantation，auto-HSCT）在成人ALL中的地位存在争议，国外多数文献报道在标危和中危组ALL患者中auto-HSCT与化疗疗效无差异。中国医学科学院肿瘤医院研究结果显示，缓解后序贯强化巩固治疗联合auto-HSCT可显著提高标危和中危组ALL患者的长期生存期。高危组患者接受HLA相合的同种异基因造血干细胞移植，其疗效优于化疗和auto-HSCT。

随着对ALL患者发病机制认识的不断提高，单克隆抗体和分子靶向药治疗给ALL的治疗带来了曙光。利妥昔单抗已经在B细胞霍奇金淋巴瘤中得到广泛应用。20%～30%的pre-B ALL患者白血病细胞表达CD20抗原，既往为预后不良因素之一。美国MD安德森癌症中心推荐对于CD20阳性ALL采用HyperCVAD（高分次环磷酰胺+吡柔比星+长春新碱+地塞米松）联合利妥昔单抗的治疗方案，克服了CD20表达对预后的不良影响；GMALL的研究结果显示利妥昔单抗联合化疗，显著提高了CD20阳性pre-B ALL患者的分子水平缓解，提高了生存率。更多单克隆抗体，如依帕珠单抗、抗人CD19/CD3双标记BiTE抗体（Blinatumomab）、抗CD22偶联卡奇霉素抗体（inotuzumab ozogamicin）、阿仑单抗等，临床试验也显示了良好的治疗作用。酪氨酸激酶抑制剂伊马替尼已使先前预后极差的Ph^+ ALL的疗效获得巨大进步。FLT3酪氨酸激酶、DNA甲基转移酶抑制剂、组蛋白脱乙酰基酶抑制剂、NOTCH1抑制剂等分子治疗药物正在临床试验中，有可能进一步提高ALL的疗效。

早期报道采用传统的非霍奇金淋巴瘤（non-Hodgkin lymphoma，NHL）方案治疗LBL，如CHOP（环磷酰胺+多柔比星+长春新碱+泼尼松）或CHOP样方案，其完全缓解（complete response，CR）率（53%～71%）和DFS率（23%～53%）均较低。稍后的研究即使在标准序贯NHL诱导化疗后给予高剂量化疗巩固/强化及接受auto-HSCT，结果同样不佳。更强烈的如第三代NHL化疗方案，CR率进一步提高（73%～84%），但DFS率仍未改善（35%～44%）。

NHL样方案治疗LBL的总体疗效欠满意，更多的研究尝试ALL样化疗方案治疗LBL。方案包括强烈的诱导化疗、中枢神经系统白血病预防、巩固化疗（部分包含高剂量化疗和auto-HSCT），某些病例还给予维持治疗。儿童LBL的治疗结果如LSA2-L2方案包括强烈的诱导化疗联合中枢神经系统放疗，近期长期随访结果30年实际生存率79%，无事件生存（event-free survival，EFS）率75%。随机试验对比LSA2-L2和标准的COMP方案治疗儿童LBL，2年实际EFS率在LSA2-L2组为76%，而COMP组仅26%（$P=0.0002$）。德国BFM研究组报道应用ALL样方案治疗儿童T-LBL，EFS率高达90%，甚至超过儿童ALL的疗效。随后类似的方案也应用于成人LBL，多个报道中的CR率55%～100%，DFS率45%～67%。研究还发现，ALL患者中ALL样方案诱导治疗血液学毒性较高，早期相关死亡率为5%～10%或更高。而LBL患者化疗耐受性高于ALL，ALL样方案诱导治疗后几乎无早期感染相关死亡。其原因可能是LBL患者多无广泛骨髓浸润而骨髓储备功能较好。

LBL采用ALL样方案的结果优于标准NHL诱导化疗方案治疗的结果，疗效达到或超过ALL患者的治疗效果。虽然绝大多数报道包含的病例数较少，缺乏与标准NHL方案的对比，尚不能明确其优势，但研究认为应予推荐ALL样强烈治疗方案治疗LBL。美国国家综合癌症网络（National Comprehensive Cancer Network，NCCN）指南已明确指出，CHOP或CHOP样NHL治疗方案不适合于治疗LBL，其建议的一线治疗包括GALGB ALL或HyperCVAD等ALL样方案，同时应包括中枢神经系统预防治疗，而维持治疗的意义尚不统一。

T-LBL 患者合并巨大纵隔肿块是最常见和突出的表现，也是初治失败的主要原因和复发的常见部位。因此，有效地治疗纵隔肿块对于提高 T-LBL 的疗效是关键问题。最佳方法尚不确定，包括 NCCN 指南等均未对此明确推荐。儿童患者，因其能够耐受较大剂量的化疗，纵隔复发率较低；而对于成人 LBL 患者，较通行的治疗策略多给予合并巨大纵隔肿块和诱导治疗后残留肿块者进行纵隔放疗（照射剂量 30~36Gy）。

研究中多数 LBL 患者接受的是 auto-HSCT 治疗，中位 DFS 率为 61%（31%~77%）。虽然有报道 HSCT 比传统剂量化疗提高患者生存，但各系列入选标准、LBL 和 ALL 的诊断标准各异，患者样本数少，绝大多数研究为回顾性分析，无明确证据显示早期 HSCT 提高患者生存。研究还显示强烈 ALL 诱导化疗后 HSCT 的结果优于传统 NHL 诱导方案化疗后 HSCT 的结果，同时有研究认为 ALL 样方案化疗的结果与 auto-HSCT 疗效相当；提示初治方案的选择（ALL 样化疗）可能比 HSCT 对长生存的影响更重要。因此，在尚缺乏精确的 LBL 预后模型的情况下，auto-HSCT 多用于高危和复发患者；而 allo-HSCT，由于其相关并发症和死亡率高，应推荐限制用于复发患者或临床试验。

由于在生物学特征上的高度一致性，ALL 和 LBL 被认为是同一种疾病的两种表现模式。采用相似的治疗策略（ALL 样方案），两者的治疗效果和转归也相似。然而两者间也存在着差异；已发现 T-ALL 和 T-LBL 在免疫表型和基因组表达谱等方面的细微差异，可能是导致不同发病模式的基础和机制。随着免疫学、分子学和基因表达探针/微点阵基因表达图谱等检测手段的进展，今后的目标均应为不断地发现和证实其独特的生物学和预后分子学标志，为选择治疗新策略和开发新的治疗靶点提供依据。

预后 对于 ALL，已有大量研究发现和证实其预后因素，主要包括年龄、白细胞计数、免疫表型、细胞和分子遗传学、获得 CR 的时间（即治疗反应）及 MRD 水平等，其中细胞和分子遗传学、CR 的时间（即治疗反应）以及 MRD 水平等具有独立的预后价值（表 5）。根据这些预后因素进行危险度分级而分层治疗，是现代 ALL 治疗的基础。

由于大多数报道中 LBL 样本量小且入组标准各异，限制对其临床预后因素的研究。

早期报道中单因素分析结果显示侵袭性淋巴瘤传统的预后因素，如年龄增大（>30 岁）、血清 LDH 高于正常值或正常值上限 2 倍以上、中枢神经系统/骨髓/结外侵犯、临床Ⅳ期、表现 B 症状或血红蛋白降低等。这些患者多为晚期或合并巨大肿块。诱导治疗后仅获得部分缓解（partial response，PR）或反应延迟也与预后不良相关。

随着 ALL 样强烈化疗方案的引入，明显提高了患者疗效，成人或儿童 LBL 较大系列的临床试验均难以证实以上预后因素。美国 MD 安德森癌症中心采用 Hyper CVAD 方案的治疗结果显示，除初诊时中枢神经系统侵犯外，未发现其他预后因素。德国多中心成人 ALL 研究组（GMALL）T-ALL 研究中唯一影响生存的预后因素是 LDH 增高（高于正常值上限 2 倍），未证实影响复发率的单一危险因素，特别是研究中未发现疾病分期和年龄对预后有影响。同样，在儿童大系列 T-LBL 研究中也未证实单一预后因素，年龄、疾病分期、LDH 或免疫表型对长期 DFS 均无影响。相较于早期儿童患者，播散性疾病、骨髓侵犯或年龄>14 岁者预后差；

表 5 成人 ALL 危险度分层

影响因素	低危特征	高危特征
年龄	<35 岁	≥35 岁
细胞遗传学	TEL-AML1	t（9；22）/*BCR-ABL1*
分子遗传学	超二倍体	t（4；11）/*ALL1-AF4*
		8 号染色体三体
		7 号染色体单体
		亚二倍体?
		复杂核型
		t（1；19）（q23；p13）?
白细胞计数（$\times10^9$/L）	<30	>30（B 细胞系）
		>100（T 细胞系）
免疫表型	胸腺 T-ALL	原 B-ALL
		早期 T-ALL
		成熟 T-ALL
获得 CR 的时间	<2~4 周	>4 周
MRD 检测	$<10^4$	$>10^4$

这些预后因素不论成年人或儿童在应用更加强烈、有效的化疗后消除。

有研究者尝试揭示联合危险因素对预后的影响。科勒曼（Coleman）等将Ⅳ期患者有骨髓或中枢神经系统侵犯、初诊时LDH＞300U/L（正常＜200U/L）作为高危指标进行回顾性分析，43%患者为高危组。高危组无复发生存（recurrence-free survival，RFS）率为19%，而无危险因素者为94%。该模式也广泛应用于其他LBL研究系列。但GMALL根据Coleman模型分层未发现高危和低危患者预后差异。该研究组中高危患者RFS率66%，显著高于原始模型报告中的19%。其他一些研究采用国际预后积分系统（International Prognostic Scoring System，IPSS），结果不一。儿童LBL患者中IPSS无预测价值，而成人患者中随着危险因素的增多生存率降低。

总的说来，成人LBL尚无较准确的预后模型。近期研究显示侵袭性NHL化疗1~4个疗程后应用FDG-PET影像学检查，若残留高浓集吸收影像则高度预示复发；在LBL患者是否存在同样的结果需要研究证实。更佳的生物学标志特征，如T-LBL的免疫表型和基因表达探针/微点阵基因表达图谱等，对预后分型可能有帮助。而在LBL患者中不同于ALL，同样的研究结果尚缺乏报道。近期有研究者报道根据*TCR*基因型和*HOAXA-TLX1*表达可进行T-LBL分类，并与预后相关。随着免疫组化、分子学和基因表达探针/微点阵基因表达图谱等检测手段的进展，必将不断地发现和证实其独特的生物学和预后分子学标志，为治疗选择和开发新的治疗靶点提供依据。

（邱录贵）

B línbāmǔxìbāo báixuèbìng/línbāliú，fēitèzhǐxíng

B淋巴母细胞白血病/淋巴瘤，非特指型（B lymphoblastic leukemia/lymphoma，not otherwise specified）　不伴重现性遗传学异常的B淋巴母细胞性白血病/淋巴瘤。是B淋巴母细胞性白血病/淋巴瘤（B lymphoblastic leukemia/lymphoma，B-ALL/LBL）中最常见一个亚型。其他伴重现性遗传学异常的B-ALL/LBL分类为相对独立的亚型。

病因及发病机制　ALL/LBL病因不明。大多数成人ALL/LBL被认为其发生是遗传因素和多种环境因素相互作用的结果。可在新生儿标本中检测出与B-ALL相关的一些染色体易位，早于白血病发病之前，且患有同一种白血病的同卵双胎通常伴同样的遗传学异常，均提示（至少在某些病例中）遗传学因素的影响。这些易位可能是最初的始动因素（见前体淋巴细胞肿瘤）。

临床表现　突然发病，常见病史为短期的乏力或自发性出血。B症状常见但不显著。多伴骨、关节疼痛，少数患者还可表现不对称关节炎、腰痛、广泛性骨质疏松或溶骨性损害等。这些表现在成人病例中更常见。约50%成人患者可见淋巴结、肝脾大。最突出表现为骨髓和（或）外周血中广泛性原始细胞侵犯，骨髓原始淋巴细胞中位值高达80%。由此影响正常造血而导致的血细胞计数特别是血红蛋白和血小板计数常明显降低，白细胞计数增高，但T-ALL白细胞增多明显高于B-ALL。B-LBL常见受累部位为皮肤、软组织、骨和淋巴结，纵隔肿块少见。B-LBL患者不伴白血病时常无症状，大多分期较早。骨髓和外周血也可受累，但骨髓中淋巴母细胞比例<25%。

辅助检查　包括以下几项。

形态学检查　淋巴母细胞在涂片和印片上变化很大，从小细胞到大细胞均可见。小细胞胞质少，染色质致密，核仁不明显；大细胞胞质中等，呈浅蓝色至蓝灰色，偶有空泡，染色质弥散，核仁多而清楚。核圆形、不规则或扭曲。约10%病例可见大的嗜天青颗粒。部分病例中淋巴母细胞有伪足（手镜细胞）。骨髓活检中，B-ALL的淋巴母细胞相对一致，核呈圆形、椭圆形，带凹陷或扭曲。核仁可从不明显到显著。染色质细而分散，核分裂象变化较大。在淋巴结或其他组织中，淋巴结结构多完全破坏，伴被膜累及；淋巴母细胞淋巴瘤的肿瘤细胞通常弥散分布，少数仅累及淋巴结副皮质区。软组织中浸润的细胞通常呈单行排列形式。核分裂象常较多，部分病例可见灶性“星空”现象。B和T淋巴母细胞的形态学特征难以区别。

细胞化学染色　细胞化学对ALL/LBL的诊断作用相对较小。淋巴母细胞不表达髓过氧化物酶（MPO）。若细胞内有颗粒，则可被苏丹黑B（SBB）染色，呈浅灰色，但强度弱于髓系母细胞。淋巴母细胞过碘酸希夫（PAS）染色可呈阳性，常表现为粗大颗粒状。淋巴母细胞可呈非特异性酯酶反应阳性，呈多灶点状或高尔基区分布模式，氯化钠可不同程度抑制非特异性酯酶反应。

免疫表型检查　免疫表型为TdT、HLA-DR、CD19、胞质CD79a阳性，多数患者的原始淋巴细胞表达CD10、CD24；CD20、CD22

多有不同程度的表达，CD45 常阴性。髓系抗原 CD13、CD33 可阳性，但该阳性不能排除前体 B-ALL 的诊断。前体 B-ALL 根据发育又分为 3 个阶段。①早期前体 B-ALL：CD19、胞质 CD79a、胞质 CD22 和核 TdT 阳性，不表达其他 B 细胞分化抗原。②普通 ALL（common ALL，cALL）：是成人和儿童 ALL 中最常见的免疫表型，CD10 阳性（CD10 又称 cALL 抗原）。③前体 B-ALL：胞质 μ 链阳性，膜表面 Ig 一般阴性。成熟 B 细胞 ALL 表达单一轻链的膜表面 IgM 和 B 细胞相关抗原 CD19、CD22、CD20 及 CD10、Bcl-6（说明肿瘤细胞起源于生发中心）。CD5、CD23、TdT 阴性，Bcl-2 阴性，细胞形态多表现为法-美-英（FAB）协作组分型中的 L_3 型，几乎 100% 的白血病细胞 Ki-67 阳性（提示高的分裂指数）。

遗传学检查　几乎所有 B-ALL 均有 *IGH* 基因的克隆性 VDJ 重排，多数病例可见 *TCR* 重排。绝大多数患者均可见遗传学异常，但多为非重现性的随机异常，如 del（6q）、del（9p）和 del（12p）等，其对预后意义尚不明确。

诊断与鉴别诊断　据临床表现、血象和骨髓象，ALL 的诊断并不困难。随着检查方法的迅速发展和对白血病生物学特点认识的加深，ALL 的诊断分型经历了以细胞形态学为主，到免疫学，到 MIC 即细胞形态学、免疫学、细胞遗传学，再到细胞形态学+分子生物学即所谓 MICM 分型的转变，诊断的客观性、准确率明显提高，更重要的是为判断预后、指导治疗及微小残留病的检测提供了依据。

治疗　ALL 患者一经确诊后应尽快开始治疗，治疗应根据疾病分型采用合适的治疗方案、策略。以抗肿瘤化疗作为首选和基础疗法，是一个多药联合化疗为基础的连续过程，从诱导化疗开始，继之是多个疗程的强化治疗，以及持续 2~3 年的维持治疗，并伴随中枢神经系统白血病的预防和治疗。

儿童 B-ALL 的完全缓解率 >95%，约 80%可治愈。根据危险度分层采取不同强度的整体治疗策略是治疗的趋势。大多数成人患者的治疗策略由儿童 ALL 的成功治疗方案调整而来，虽然完全缓解率也可达到 80%~90%，但治愈率<50%。研究表明，青少年和年轻成人患者采用更高强度和密度的“儿童样”治疗方案提高疗效。成人 ALL 化疗的疗效不满意，同种异基因造血干细胞移植治疗年轻、成人 ALL 的比例高于儿童。B-LBL 的治疗策略同 B-ALL。

预后　此病预后中等，年龄、白细胞计数、免疫表型、治疗反应和微小残留病状态等与预后密切相关。儿童预后较好，成人预后较差。B-ALL 预后可能优于 ALL。随着二代基因测序的临床应用，在 B-ALL，非特指型中发现部分患者具有类似于 *BCR-ABL1* 相似的酪氨酸激酶家族基因突变，这部分患者常规治疗预后差，被定义为类 Ph 染色体阳性 B-ALL，联合应用伊马替尼等酪氨酸激酶抑制剂可能提高其疗效。

（邱录贵）

B línbāmǔxìbāo báixuèbìng/línbāliú bàn chóngxiànxìng yíchuánxué yìcháng

B 淋巴母细胞白血病/淋巴瘤伴重现性遗传学异常

（B lymphoblastic leukemia/lymphoma, with recurrent genetic abnormality）以重现性遗传学异常（包括平衡易位及染色体其他异常）为特征的 B 淋巴母细胞性白血病/淋巴瘤。许多与 B 淋巴母细胞白血病（B lymphoblastic leukemia，B-ALL）相关的非随机性染色体异常，并未作为独立亚型而分类。这些独立亚型伴随重现性遗传学异常，同时有着不同临床和表型特征及重要预后意义。

B 淋巴母细胞白血病/淋巴瘤伴 t（9；22）（q34；q11.2）；*BCR-ABL1*　伴 22 号染色体上 *BCR* 基因与位于 9 号染色体上 *ABL1* 基因易位的 B 淋巴母细胞白血病/淋巴瘤（B lymphoblastic leukemia/lymphoma，B-ALL/LBL）亚型。表现特点总体上与其他类型 B-ALL 相似。*BCR-ABL1* 和 Ph 染色体阳性 ALL 的发病率随年龄增加而增加，成人明显多于儿童，约占成人 ALL 的 25%，仅占儿童 ALL 的 2%~4%。

起病时高白细胞、肝脾大和中枢神经系统侵犯更常见，常规治疗预后差。虽然伴 t（9；22）的 B-ALL 患者可有器官受累，但是淋巴瘤的表现少见。

实验室检查如下。①形态学检查和细胞化学染色：无独特的形态学和细胞化学特征与其他类型 ALL 区别。②免疫表型检查：伴 t（9；22）的 B-ALL 呈 $CD10^+$、$CD19^+$和 TdT^+。通常表达髓系相关抗原 CD13 和 CD33，不表达 CD117。至少在成人，CD25 与伴 t（9；22）的 B-ALL 密切相关。极少的 t（9；22）ALL 表达前体 T 细胞表型。③遗传学检查：t（9；22）导致 22q11.2 上的 *BCR* 基因和 9q34 上的 *ABL1* 基因发生融合，产生 BCR-ABL 融合蛋白。儿童病例中，多数产生 P190kD 的 BCR-ABL 融合蛋白。约 1/2 成人患者产生 P210kD 的融合蛋白，其通常见于慢性髓细胞性白血病；少数患者 P190kD 和 P210kD 两种融合蛋白可同时存在。两种不同融合蛋白的患者在临床上无明显差异。伴 t（9；22）的 ALL 还可与其他遗传学异常同时存在，对预后可能产生影响，但其临床特征主要与 t（9；22）相关。

无论儿童或成人病例，伴 t（9；22）的 ALL 都是 B-ALL 中预后最差的类型。成人 ALL 预后相对较差的部分原因可能是 t（9；22）的发生率高。总体治疗策略与其他 B-ALL 相似，但常规化疗的预后差，条件合适患者应积极寻找合适供者进行同种异基因造血干细胞移植（allogeneic hematopoietic stem cell transplantation，allo-HSCT）。酪氨酸激酶抑制剂（TKI）纳入 Ph 染色体$^+$ALL 的治疗显著改善了疗效，近 95%患者可达到完全缓解（complete response，CR），3 年生存率从<20%提高到 40%～50%。这种新的治疗方式，不仅为 CR 期患者提供了更多接受 allo-HSCT 的机会，也有助于延长不能移植患者的长期缓解。

B 淋巴母细胞白血病/淋巴瘤伴 t（v；11q23）；*MLL* 重排 伴 11q23 上的 *MLL* 基因与许多不同融合伙伴中任何一种基因之间易位的 B-ALL/LBL 亚型。该亚型不包括伴 11q23 缺失而不存在 *MLL* 重排的白血病。伴 *MLL* 易位的白血病病因不清。这种易位可能发生于胚胎发育期，从易位发生到发展为白血病潜伏期较短。这种推测的证据包括该白血病通常发生于较小的婴儿，而这种易位在新生儿血样中已有检出，在随后较短时间发生白血病。伴 *MLL* 重排的 ALL 是<1 岁的婴儿最常见的白血病。年龄较大的儿童不常见。随着进入成年，发病率开始增加。

患者典型表现为白细胞计数高（通常>100×10^9/L）。诊断时中枢神经系统受累的概率也很高。器官受累可见，但单纯淋巴瘤的出现不是典型表现。

实验室检查如下。①形态学检查和细胞化学染色：与其他类型 ALL 无独特的形态学和细胞化学。在一些伴 *MLL* 重排的白血病病例中，可识别出淋巴母细胞和单核母细胞两种不同细胞群，并可通过免疫表型加以证实，这样的病例应属于 B/髓系白血病。②免疫表型检查：伴 *MLL* 重排的 ALL，尤其是 t（4；11）ALL 多表现为典型的前 B 细胞免疫表型，即 CD19$^+$、CD10$^-$、CD24$^-$，而 CD15$^+$。特征性表达硫酸软骨素蛋白聚糖——神经-胶质抗原 2，并有相对特异性。③遗传学检查：位于染色体 11q23 上的 *MLL* 基因有多种伙伴融合基因。最常见的伙伴基因是位于 4q21 上的 *AF4* 基因，其他常见的伙伴基因包括位于 19p13 的 *ENL* 基因和位于 9p22 上的 *AF9* 基因。*MLL-ENL* 融合基因也常见于 T 淋巴母细胞白血病中。而 *MLL* 和 *AF9* 的融合，更多见于髓系白血病。伴 MLL 易位的白血病通常与 *FLT3* 过度表达有关。伴 11q23 缺失的病例不包括在该亚型白血病中，因为它们有不同的临床和免疫表型特征以及预后。

伴 *MLL-AF4* 易位的白血病预后差。推荐早期行 allo-HSCT。伴其他易位的白血病是否与 *MLL-AF4* 重排者预后同样差尚存在争议。伴 *MLL* 易位的婴儿患者，特别是年龄<6 个月者，预后尤其差。

B 淋巴母细胞白血病/淋巴瘤伴 t（12；21）（p13；q22）；*EVT6-RUNX1*（*TEL-AML1*） 伴 12 号染色体上的 *ETV6*（*TEL*）基因与 21 号染色体上的 *RUNX1*（*AML1*）基因易位的 B-ALL/LBL 亚型。此类白血病儿童常见，约占 B-ALL 的 25%。婴儿中未见，年长儿童中发病率降低，而成人则罕见。

临床特征与其他类型 ALL 相似。实验室检查如下。①形态学检查和细胞化学染色：无独特形态学和细胞化学可与其他类型 ALL 区别。②免疫表型检查：CD19$^+$、CD10$^+$，通常 CD34$^+$。其他相对特异性的表型特征包括几乎不或完全不表达 CD9、CD20 和 CD66。通常表达髓系相关抗原，特别是 CD13，但并不提示混合表型急性白血病。③遗传学检查：这种白血病具有独特的基因表达特征，t（12；21）（p13；q22）；*EVT6-RUNX1* 易位导致一种融合蛋白形成，这种融合蛋白可能通过优势负性形式干扰转录因子 *RUNX1* 的正常功能。对新生儿血样的研究显示，多年后发生白血病的儿童中存在这种易位。因此，*EVT6-RUNX1* 易位被认为是白血病发生中的一个早期事件。有证据表明，这种易位对于白血病的发生是必要的，但并非足够。

总体治疗策略同儿童 B-ALL/LBL。伴 *EVT6-RUNX1* 易位的 B-ALL 预后较好，90%以上的儿童可治愈，特别是同时具有其他低危因素的儿童患者。复发通常比其他类型 ALL 晚得多。因为这种易位是一个早期事件，有人提出，一些晚期的复发源于持续存在的“前白血病”克隆。在最初的白血病克隆被清除后，这些 *EVT6-RUNX1* 易位的“前白血病”克隆发生额外的遗传学改变。有诸如年龄>10 岁或白细胞计数高等因素者预后不良，但较其他类型同样有这些不良预后因素的患儿，仍是一组预后良好的疾病。

B 淋巴母细胞白血病/淋巴瘤伴超二倍体 母细胞染色体数目>50 条，但通常<66 条，且无易位或其他结构畸变的 B-ALL/LBL 亚型。关于是否应将特定染色体增加，而非染色体特定数目归入定义范畴，尚有争议。此类白血病儿童常见，约占 B-ALL 的 25%。婴儿中未见，年长儿童中发病率降低，而成人则罕见。

临床表现特征与其他类型 ALL 相似。实验室检查如下。①形态学检查和细胞化学染色：无独特的形态学和细胞化学。②免疫表型检查：$CD19^+$、$CD10^+$，并表达 B-ALL 的其他标志性抗原。多数病例 $CD34^+$，CD45 通常阴性。虽然超二倍体 T 淋巴母细胞白血病患者有近四倍体核型，但不应属于该亚型范畴。③遗传学检查：超二倍体 B-ALL 存在染色体数目的增加，通常没有染色体结构的异常。额外增加拷贝的染色体不是随机的，最常见的是 21、X、14 和 4 号染色体，最少见的是 1、2、3 号染色体。超二倍体 B-ALL 可通过传统染色体核型分析、荧光原位杂交或流式细胞术检测 DNA 指数诊断。一些通过传统染色体核型检测为超二倍体 ALL 的病例，可能实际上是经历了核内复制而染色体数目加倍的亚二倍体 ALL。对于判断预后，特定染色体的三倍体可能比实际染色体数目更重要。同时存在 4、10 和 17 号染色体三体者预后最好。

治疗策略同儿童 B-ALL/LBL。超二倍体 B-ALL 预后较好，90% 以上的儿童可治愈，尤其是低危患者。年龄较大或白细胞计数高等不良因素可影响其预后，但较无此异常的其他类型者预后仍较好。

B 淋巴母细胞白血病/淋巴瘤伴亚二倍体 母细胞染色体数目<46 条的 B-ALL/LBL 亚型。更严格些的定义应染色体数目<45 条、甚至<44 条，可更精确地反映这一临床病理亚型。亚二倍体 ALL 约占 B-ALL 的 5%，但若将定义限定为染色体数目<45 条，其发病率仅约 1%。近单倍体 ALL（23~29 条染色体）几乎仅限于儿童，但亚二倍体 ALL 在儿童和成人均可发生。

临床特征与其他类型 ALL 相似。实验室检查如下。①形态学检查和细胞化学染色：无独特的形态学和细胞化学可与其他类型 ALL 相区别。②免疫表型检查：多表达前 B 细胞表型，$CD19^+$、$CD10^+$，但无其他独特的表型特征。③遗传学检查：患者均出现 1 条或多条染色体丢失，染色体数目从 45 条到近单倍体不等。剩余的染色体可出现结构畸变，但无特征性异常。在近单倍体病例中，结构异常少见。采用传统染色体核型分析可能会漏诊近单倍体或低亚二倍体 B-ALL，因亚二倍体克隆可核内复制使染色体数目加倍，形成近二倍体或超二倍体核型。流式细胞计数一般可检测出 DNA 指数<1.0 的克隆，尽管其可能是一个较小的细胞群。荧光原位杂交也可检测到染色体亚二倍体的细胞；若核型分析和荧光原位杂交结果出现染色体数目不一致，应可疑亚二倍体诊断的可能。

此亚型预后差，与染色体数目相关：44~45 条染色体者预后相对好；近单倍体患者预后最差。即使治疗后无微小残留病，亚二倍体 B-ALL 的预后也相当差。这一亚型在缓解后应争取进行 allo-HSCT。

B 淋巴母细胞白血病/淋巴瘤伴 t（5；14）（q31；q32）；*IL3-IGH* *IL3* 基因和 *IGH* 基因易位导致不同程度嗜酸性粒细胞增多的 B-ALL/LBL 亚型。即使骨髓母细胞计数不高，也可根据免疫表型和遗传学表现确诊。B-ALL 是一种罕见亚型，占 ALL 的比例<1%，儿童和成人均可发生。

临床特征与其他类型 ALL 相似，或仅表现为无症状的嗜酸性粒细胞增多，甚至外周血无原始母细胞。实验室检查如下。①形态学检查和细胞化学染色：该亚型中母细胞具有典型的淋巴母细胞形态，而循环中嗜酸性粒细胞增多。这些嗜酸性粒细胞是反应性细胞群，而不是白血病克隆性细胞。②免疫表型检查：$CD19^+$、$CD10^+$。在嗜酸性粒细胞增多的患者中，发现少量具有该表型的母细胞，应考虑该亚型 B-ALL 诊断。③遗传学检查：5 号染色体上的 *IL3* 基因和 14 号染色体上的 *IGH* 基因重排，导致 *IL3* 基因过表达，循环嗜酸性粒细胞增多。可通过传统染色体核型分析检测，也可通过荧光原位杂交检测。因确诊病例少，其预后意义尚不清楚。

B 淋巴母细胞白血病/淋巴瘤伴 t（1；19）（q23；p13.3）；*TCF3-PBX1* 伴 19 号染色体上 *TCF3*（*E2A*）基因与 1 号染色体上 *PBX1* 基因易位的 B-ALL/LBL 亚型。儿童患者相对多见，约占 B-ALL 的 6%；成人也可发生，但发病率不高。

临床特征与其他类型 ALL 相似。实验室检查如下。①形态学检查和细胞化学染色：该亚型中母细胞有典型的淋巴母细胞形态，循环中嗜酸性粒细胞增多。这些嗜酸性粒细胞是反应性细胞群，而非白血病克隆性细胞。②免疫表型检查：$CD19^+$、$CD10^+$及胞质μ链阳性。若CD9强表达，且不表达CD34，即使未检测到胞质μ链，也应疑诊该型白血病。③遗传学检查：*TCF3-PBX1*易位产生融合，作为转录激活物，具有致癌作用，同时干扰由*TCF3*和*PBX1*编码的转录因子的正常功能。功能性融合基因存在于19号染色体，在一些病例中可能衍生1号染色体丢失，导致不平衡易位。基因表达谱研究显示该类疾病具有独特性质。极少数病例中出现另一种*TCF3*基因易位，即t（17；19）。这种易位涉及17号染色体上的*HLF*基因，预后不良。早期研究中，*TCF3-PBX1*患者预后不良，但可通过现代强化治疗克服其不良影响。

（邱录贵）

T línbāmǔxìbāo báixuèbìng / línbāliú

T淋巴母细胞白血病/淋巴瘤

（T lymphoblastic leukemia/lymphoma，T-ALL/LBL） 定向于T细胞系的淋巴母细胞肿瘤。典型表现是由小到中等大小的母细胞组成，累及骨髓和外周血（急性T淋巴母细胞白血病，即T-ALL），或表现为原发胸腺、淋巴结或结外部位受累（急性T淋巴母细胞淋巴瘤，即T-LBL）。若患者表现为肿块性病变，骨髓和外周血中出现淋巴母细胞，划分淋巴瘤和白血病则较为武断。在许多治疗方案中，将骨髓中母细胞比例>25%作为定义白血病的界限。不同于髓细胞性白血病，确立急性淋巴母细胞白血病（acute lymphoblastic leukemia，ALL）诊断的母细胞比例并未达成比例下限的共识；母细胞比例<20%，应避免诊断为ALL。T-ALL约占儿童ALL的15%；青少年比儿童更常见。男性多于女性。T-ALL约占成人ALL的20%~25%。T-LBL占所有淋巴母细胞淋巴瘤的85%~90%，但与T-ALL相似，T-LBL最常见于青少年男性，但也可见于各年龄组。

病因及发病机制 尚不清楚。

临床表现 所有T-ALL病例均有骨髓累及，但与B淋巴母细胞白血病比较，其白细胞减少并不常见。T-ALL典型表现为白细胞计数升高、纵隔肿块或其他组织肿块，淋巴结和（或）肝脾大常见。

T-LBL常表现为纵隔（胸腺）受累，临床上常见症状为迅速生长的前纵隔肿块，常由于肿块压迫上腔静脉、心包积液或胸腔积液而表现为呼吸急促。也可累及任何淋巴结或结外部位，皮肤、扁桃体、肝、脾、中枢神经系统和睾丸均可受累，但通常伴淋巴结或纵隔累及。T-LBL常进展迅速，诊断时多为Ⅲ期或Ⅳ期。若患者表现为明显的前纵隔肿块、淋巴结或结外部位受累，同时存在骨髓和外周血受累，区分T-ALL或T-LBL很困难。

辅助检查 包括以下几项。

形态学检查 在形态学上，T-ALL/LBL中的淋巴母细胞与B-ALL/LBL的淋巴母细胞形态无法区别。在涂片中，细胞中等大小，核质比大。淋巴母细胞体积变化大，小淋巴母细胞染色质非常致密、核仁不明显。大的母细胞染色质细而弥散、核仁相对明显。细胞核呈圆形、不规则形或扭曲。胞质内可见空泡。T-ALL的母细胞偶尔可能类似于更成熟的淋巴细胞，类似病例需做免疫表型检测与成熟（外周）T细胞白血病鉴别。

在骨髓切片中，淋巴母细胞核质比例高，核膜薄，染色质细点状，核仁不明显。T-ALL核分裂象通常比B-ALL多。在T-LBL中，淋巴结结构通常被完全破坏，伴被膜累及。在副皮质区部分受累者可见残留的生发中心。有时纤维组织延伸而形成多结节的结构，酷似滤泡淋巴瘤。可见“星空”现象，有时类似于伯基特淋巴瘤，但核仁和核质不明显。母细胞圆形或扭曲核，核分裂象数目通常较多。胸腺实质被广泛取代和弥漫浸润。具有T-LBL形态学表现的部分病例，若淋巴瘤细胞中伴明显嗜酸性粒细胞浸润，可能与嗜酸性粒细胞增多、髓细胞增生和涉及8p11.2上的*FGFR1*基因的细胞遗传学异常有关。

细胞化学染色 在细胞涂片和印片中，T淋巴母细胞常显示局灶性酸性磷酸酶活性，但无特异性。

免疫表型检查 T-ALL/LBL的淋巴母细胞呈TdT阳性，可表达CD1a、CD2、CD3、CD4、CD5、CD7和CD8，其中最常见的是CD7和胞质CD3，但仅CD3具细胞系列特异性。母细胞通常同时表达CD4和CD8，CD10可阳性，但这些免疫表型对T-ALL不特异，因为CD4和CD8双阳性可见于T细胞幼淋巴细胞性白血病（T cell prolymphocytic leukemia，T-PLL），CD10阳性可出现于外周T细胞淋巴瘤，更常见于血管免疫母细胞性T细胞淋巴瘤。除TdT外，最能表明前体T淋巴母细胞特征的标志有CD99、CD34和CD1a，其中CD99最有价值。29%~48%的病例中有TAL-1核染色，但并不一定与*TAL1*基因改变有关。

约10%的病例可有$CD79a^+$。

19%～32%病例表达一种或两种髓系相关抗原CD13和CD33。CD117（c-Kit）偶尔阳性，这些病例与*FLT3*基因激活突变有关。髓系标志的出现不能排除T-ALL/LBL的诊断，也不能提示为混合表型T/髓系白血病。

许多未成熟T细胞的特征性标志物如CD7和CD2，甚至是CD5和胞质CD3，也可在前体自然杀伤（NK）细胞表达，因此很难鉴别前体NK细胞白血病和仅表达未成熟标志的T-ALL，同时NK细胞特征性标志CD56的表达不能除外T细胞白血病。

按照抗原表达，T-ALL/LBL可分为不同的胸腺内分化阶段：祖T细胞（胞质$CD3^+$、$CD7^+$、$CD2^-$、$CD1a^-$、$CD34^{+/-}$）；前体T细胞（胞质$CD3^+$、$CD7^+$、$CD2^+$、$CD1a^-$、$CD34^{+/-}$）；皮质（或胸腺）T细胞（胞质$CD3^+$，$CD7^+$、$CD2^+$、$CD1a^+$、$CD34^-$）；髓质（或成熟）T细胞（胞质$CD3^+$、$CD7^+$、$CD2^+$、$CD1a^-$、$CD34^-$，同时膜表面$CD3^+$）。在祖T和前体T细胞阶段，CD4和CD8为双阴性，皮质T细胞阶段则表现为双阳性（$CD4^+CD8^+$）表型，髓质T细胞阶段只表达CD4和CD8中的一种。

与T-LBL相比，T-ALL趋向于表达更不成熟的免疫表型，但两者之间有重叠。免疫组化或表型上，T-LBL更多来源于晚阶段胸腺细胞（中期或阶段Ⅱ胸腺细胞），而T-ALL更多来源于胸腺前（祖/前体T细胞或阶段Ⅰ胸腺细胞）。

遗传学检查 T-ALL/LBL几乎总是显示克隆性*TCR*重排，约20%病例同时出现*IGH*基因重排。50%～70%的T-ALL/LBL病例中有异常核型发现。最常见的重现性细胞遗传学异常为涉及14q11.2上的α和δTCR位点、7q35上的β、7q14-q15上的γ位点与多种伙伴基因易位。在大多数病例中，这些易位通过使伙伴基因与TCR位点之一的调节区域并列在一起，从而造成伙伴基因的转录调节异常。最常涉及的基因包括转录因子基因*TLX1*（*HOX11*）（10q24）和*TLX3*（*HOX11L2*）（5q35），前者存在于约7%的儿童和30%的成人T-ALL病例中，后者存在于约20%的儿童和10%～15%的成人病例中。其他在易位中可见的转录因子基因有*MYC*（8q24.1）、*TAL1*（1p32）、*LMO1*（*RBTN1*）（11p15）、*LMO2*（*RBTN2*）（11p13）、*LYL1*（19p13）等。*LCK*（1p34.3-p35）也可涉及。在多数病例中，易位通过核型分析检测不到，需通过分子遗传学的方法检测。例如，20%～30%的T-ALL病例中*TAL1*基因位点发生易位改变，仅约3%病例可检测到t（1；14）（p32；q11）易位，而更常见的是染色体1p32的隐形中间缺失使其与*SIL*基因发生融合。异常表达的TAL1蛋白通过抑制*TCF3*（*E47*）-*TCF12*（*HEB*）的转录活性干扰细胞的分化和增殖。10%的T-ALL尚出现其他重要易位，*PIGALM-MLLT10*［t（10；11）（p13；q14）］和通常以19p13上的*MLLT1*（*ENL*）基因为伙伴基因、涉及*MLL*基因易位（约8%）。这两种易位均非T-ALL特异，前者可出现于急性髓细胞性白血病，后者可见于B-ALL。*TAL1*、*LYL1*、*TLX1*和*TLX3*异常表达显示相互排斥，*PIGALM*和*MLL*基因易位也相互排斥，它们之间不存在重叠，是发病机制不同的亚群。

T-ALL中也存在缺失，最重要的是9p-，它导致肿瘤抑制基因*CDKN2A*（一种细胞周期蛋白依赖性激酶CDK4的抑制因子）丢失。通过细胞遗传学检测，此缺失的发生率约30%，若用分子学检测方法其检出率更高。9p-导致细胞周期G_1期调控丧失。约50%病例存在激活性突变，涉及*NOTCH1*基因（编码一种早期T细胞发育的关键蛋白）的细胞外异二聚体结构域和（或）C末端PEST结构域。*NOTCH1*直接的下游靶基因可能是*MYC*，后者促使肿瘤细胞生长。*NOTCH1*突变与成人患者生存期短相关，但与儿童患者的生存期未显示相关性。约30%病例存在*NOTCH1*的一个负性调节因子*FBXW7*基因突变。这些错义突变导致Notch1蛋白半衰期延长。

基因表达谱的研究已鉴定出几种基因表达特征。其中一些特征与正常胸腺细胞发育的特殊阶段相对应：*LYL1*阳性者与祖T细胞阶段相对应，*TLX1*阳性与早期皮质阶段对应，而*TAL1*对应于与晚期皮质/胸腺细胞阶段。因此，*TLX1*阳性者预后相对较好。

在儿童患者，已有研究用基因表达探针区分T-LBL和T-ALL，但类似在成人中的研究尚缺乏。血管生成启动基因，包括*HIF1A*、*PTPRB*和*SLIT2*，在T-LBL样本中更多表达上调。T-LBL中趋化性相关基因表达也显示与T-ALL不同，可能导致病变累及部位不同。基因拷贝数目的变化在二者之间并未发现差异。其他一些有关基因表达探针的研究也显示，*KMT2A*在T-LBL中高表达，而T-ALL高表达CD47。*NOTCH1*突变在二者均多见，约见于60%的患者。

免疫表型和形态学检查区分

T-LBL 和 T-ALL 很困难，临床上多以骨髓侵犯比例 25% 为界限。未来基因表达图谱可能提供鉴别依据。

诊断 主要依据临床表现和辅助检查。

治疗 T-ALL/LBL 的总体治疗策略与 B-ALL/LBL 相似（见前体淋巴细胞肿瘤）。德国多中心成人 ALL（GMALL）研究认为，包含高分次环磷酰胺和大剂量阿糖胞苷的方案，可改善 T-ALL/LBL 预后，尤其是皮质（或胸腺）T 细胞阶段的 T-ALL/LBL 是所有成人 ALL 中预后最好的亚型。美国圣约翰（St. Jude）儿童医院的研究结果显示，应用其 T-ALL 治疗方案治疗 T-LBL 的疗效优于 T-ALL，5 年无病生存率达到 90% 以上。关于造血干细胞移植治疗 T-ALL/LBL 的研究缺乏大系列资料。除预后较好的皮质 T-ALL 外，其他 T-ALL 常规化疗效果欠佳，预后差，应积极考虑异基因造血干细胞移植。T-LBL 在诱导缓解后应考虑自体造血干细胞移植巩固治疗，以提高长期生存率。纵隔肿块通常是 T-LBL 患者初治失败的主要原因之一，也是复发的常见部位。因此有效地治疗纵隔肿块对于提高 T-LBL 的疗效至关重要，虽然最佳方法尚不确定。在儿童患者，因其能够耐受较大剂量的化疗，纵隔复发率较低。对于成人 T-LBL 患者，通行的治疗策略是对合并巨大纵隔肿块和诱导治疗后残留肿块者进行纵隔放疗（照射剂量 30~36Gy）。

预后 在儿童患者中，通常认为 T-ALL 较 B-ALL 高危，部分原因是其易合并高危临床特征（如年龄较大、白细胞计数升高等）。不合并高危特征的 T-ALL 预后仍差于标危 B-ALL 患者。研究结果显示，用强化治疗方案特别是包含大剂量阿糖胞苷和环磷酰胺，可能克服对预后的不良影响。与 B-ALL 患者相比，T-ALL 患者存在更高的诱导失败、早期复发和孤立性中枢神经系统复发风险。与 B-ALL 相比，白细胞计数对预后发生影响的数值更高（通常以>100×10^9/L 为标准）。治疗后微小残留病是非常重要的预后预测因素。由于包含大剂量阿糖胞苷和环磷酰胺等强烈方案应用的引入，T-ALL 的疗效显著提高。

与其他淋巴瘤相似，T-LBL 的预后取决于患者的年龄、临床分期和乳酸脱氢酶水平等。T-LBL 的治疗策略基本与 T-ALL 一致，但也略有不同。

（邱录贵）

chéngshú B xìbāo línbāliú

成熟 B 细胞淋巴瘤（mature B cell neoplasma） 类似于正常或成熟 B 细胞各个分化阶段，并有不同典型形态和免疫表型的克隆性增殖性疾病。在全世界，80%以上的非霍奇金淋巴瘤是成熟 B 细胞肿瘤，约占所有非霍奇金淋巴瘤的 50%。成熟 B 细胞肿瘤相似于正常成熟 B 细胞各个分化阶段的细胞，并有不同的典型形态和免疫表型。根据它们的细胞起源，很容易将其分类。这些不同的特征在它们的鉴别诊断中也有用。这些成熟 B 细胞肿瘤有不同的细胞遗传学异常，大多是基因易位。这些基因易位使潜在的细胞癌基因受到影响。研究这些易位不仅有益于淋巴瘤发病机制的探索，也有益于其他肿瘤的研究。对非霍奇金淋巴瘤的治疗和预后的认识主要基于成熟 B 细胞淋巴瘤的经验，从慢性淋巴细胞白血病到滤泡淋巴瘤和大 B 细胞淋巴瘤，更加精确划分这些肿瘤使更新的治疗方案诞生，包括抗幽门螺杆菌（*Helicobacter pylori*，*Hp*）治疗胃的黏膜相关淋巴组织（mucosa-associated lymphoid tissue，MALT）淋巴瘤和将人类抗 CD20 的抗体作为所有 CD20 阳性的 B 细胞淋巴瘤的辅助治疗。

流行病学 成熟 B 细胞淋巴瘤约占每年新发癌症的 4%。非霍奇金 B 细胞淋巴瘤在发达国家更常见。每年发病率可从中国的 1.2/10 万到美国的 15/10 万，而南美洲、非洲和日本居中。最常见类型是滤泡淋巴瘤和弥漫性大 B 细胞淋巴瘤，共占非霍奇金淋巴瘤的 50%。随着地区变化，B 细胞淋巴瘤各类型的相对构成比亦有变化。滤泡淋巴瘤在发达国家尤其在美国和西欧较常见，在南美、东欧、非洲和亚洲较少见。伯基特淋巴瘤在非洲赤道地区流行，是该地区最常见的儿童恶性肿瘤。伯基特淋巴瘤仅占美国和西欧淋巴瘤的 1%~2%。

各种类型的成熟 B 细胞肿瘤的发病年龄在 50~70 岁，但纵隔大 B 细胞淋巴瘤的中位发病年龄为 37 岁，伯基特淋巴瘤在成人的中位发病年龄为 30 岁。在成熟 B 细胞肿瘤中，只有伯基特淋巴瘤和大 B 细胞淋巴瘤在儿童中发病率较高。淋巴瘤的大多数类型是男性多见（52%~55%），但套细胞淋巴瘤的男性优势非常显著（74%），滤泡淋巴瘤和纵隔弥漫性大 B 细胞淋巴瘤的女性发病率比男性高（58%）。

病因 感染因素在几种成熟 B 细胞淋巴瘤的发生、发展中起重要作用。EB 病毒在地方性伯基特淋巴瘤患者中感染率达 100%，散发性和免疫缺陷性伯基特淋巴瘤为 40%。EB 病毒与大多数免疫抑制患者发生 B 细胞淋巴瘤有关。

其他与B细胞淋巴瘤发生有关的病毒还有人类疱疹病毒8（HHV-8）和丙型肝炎病毒。HHV-8主要见于获得性免疫缺陷综合征相关的原发性渗漏性淋巴瘤和多中心型卡斯特曼病相关淋巴瘤；丙型肝炎病毒主要感染伴Ⅱ型巨球蛋白血症的淋巴浆细胞淋巴瘤和一些发生在肝和唾液腺的淋巴瘤。

细菌或对细菌抗原的免疫反应也参与MALT淋巴瘤发生。伴*Hp*感染的胃MALT淋巴瘤中，肿瘤细胞增生与被*Hp*抗原激活的T细胞有关，治疗*Hp*感染可使许多MALT淋巴瘤消退。与之相似的是Burgdorferi细菌参与皮肤MALT淋巴瘤的发生；与免疫增生性小肠病或α-重链病有关的小肠MALT淋巴瘤常有混合细菌感染。

引发B细胞淋巴瘤的主要危险因素是免疫系统异常，即免疫缺陷或自身免疫病。尽管大多数B细胞淋巴瘤患者并无免疫系统异常，但在免疫缺陷患者中B细胞肿瘤的发病率显著增高，特别是大B细胞淋巴瘤和伯基特淋巴瘤。免疫缺陷主要包括人类免疫缺陷病毒感染、原发性免疫缺陷和使用免疫抑制剂。淋巴瘤在一些自身免疫病患者中的发病率也增高，特别是MALT淋巴瘤易发生在患淋巴上皮性唾液腺炎或慢性淋巴细胞性甲状腺炎患者中。

病理生理学 成熟B细胞肿瘤与相应的各分化阶段的正常B细胞相似，这是分类命名的一个基础。正常B细胞的分化开始于前B淋巴母细胞，它们经过*VDJ*基因重排并分化成表面免疫球蛋白阳性的成熟幼稚B细胞。这些$CD5^+$的幼稚B细胞是在血液中循环的小淋巴细胞，它们的聚集形成初级淋巴滤泡和次级滤泡的套区。这些细胞发生的肿瘤在组织学上恶性程度低，临床上表现为惰性，常播散成白血病，有正常幼稚B细胞的循环特性。$CD5^+$B细胞可发生两种肿瘤：B细胞慢性淋巴细胞白血病（50%）和大多数套细胞淋巴瘤。

若遇到抗原，幼稚B细胞开始向母细胞转化、增生，最终成熟为分泌IgG或IgA的浆细胞和记忆B细胞。遇到抗原后从幼稚B细胞转化的母细胞迁移至初级滤泡中心，位于滤泡树突细胞之间，形成生发中心。生发中心的母细胞称中心母细胞，大多缺乏膜表面Ig，不表达Bcl-2，易凋亡。中心母细胞表达核转录因子Bcl-6，它与CD10同样只在中心母细胞和中心细胞表达。

在生发中心，免疫球蛋白可变区基因（*IGV*）会发生自身突变，改变抗体对抗原的亲和性，也使从几个前体细胞转化而来的一群细胞在同一克隆内呈多样性。一些细胞不再表达IgM，而表达IgG或IgA。生发中心的这些突变为原发或继发的免疫反应生产有良好结合力的抗体。*BCL6*也在生发中心经历自身突变。进行中的*IGV*基因突变及内部克隆是生发中心细胞的标志，它和*BCL6*突变都可作为来源于生发中心细胞的标志。大多数大B细胞淋巴瘤的肿瘤细胞中至少部分细胞像中心母细胞并有*IGV*和*BCL6*基因突变，提示为来源于生发中心的细胞。伯基特淋巴瘤Bcl-6（+），并有*IGV*基因突变，也被认为是生发中心来源。伯基特淋巴瘤和弥漫性大B细胞淋巴瘤的瘤细胞都是增生期细胞，临床上有侵袭性。

中心母细胞进一步成熟转变为中心细胞（有裂的滤泡中心细胞），该细胞中等大，核不规则，核仁不明显，胞质少。中心细胞表达膜表面Ig，与它的前体细胞相比，因为发生了体细胞突变，使抗体结合部位改变。突变后与抗原结合力弱的中心细胞很快凋亡，与抗原结合力强的则与生发中心的滤泡树突状细胞（follicular dentritic cell，FDC）捕获的抗原结合，结合后的中心细胞躲避了凋亡，并重新表达Bcl-2。通过与FDC和T细胞表面分子（如CD23和CD40）接触，中心细胞停止表达Bcl-6，并分化成记忆B细胞或浆细胞。滤泡淋巴瘤是生发中心B细胞（中心细胞和中心母细胞）发生的肿瘤，因为中心细胞的染色体异位t（14；18），使正常情况下应该停止的*BCL2*继续表达，中心细胞不能凋亡，从而形成肿瘤。由于它们主要由静止的中心细胞组成，所以临床上较惰性。

记忆B细胞主要在滤泡的边缘区（边缘区B细胞）；它们通常只表达膜表面IgM，泛B抗原，不表达CD5和CD10。浆细胞归巢到骨髓，它的染色质粗，有富含IgG或IgA的嗜碱性胞质，不表达表面球蛋白和泛B抗原，但是表达CD79a和CD138。从生发中心出来的B细胞有归巢的特性，这使它们通过细胞表面的整合素回到原先受抗原刺激的组织，所以来自MALT的B细胞会回到原来的结外淋巴组织，来自淋巴结的也会归巢于淋巴结。来自边缘区B细胞的淋巴瘤有MALT型、脾型和淋巴结型，与它们相对应的是来自结外，脾和结内的边缘区记忆性B细胞。与多发性骨髓瘤对应的是归巢于骨髓并产生IgG或IgA的浆细胞。

分子遗传学 一些成熟B细胞淋巴瘤有特征性的基因异常，这些异常决定了它们的生物学特征，对鉴别诊断很有用。它们包括套细胞淋巴瘤的 t（11；14）、滤泡淋巴瘤的 t（14；18）、伯基特淋巴瘤的 t（8；14）、MALT 淋巴瘤的 t（11；18）。前三个基因异位将细胞的原癌基因置于染色体 14q 上的免疫球蛋白启动子的控制下，导致原癌基因的连续激活，而 MALT 淋巴瘤的 t（11；18）产生出融合蛋白。在滤泡淋巴瘤和 MALT 淋巴瘤中，这些基因异位的结果是使抗细胞凋亡的 *BCL2* 基因过度表达，而在套细胞淋巴瘤和伯基特淋巴瘤中，它们使与增殖有关的 *CCND1* 或 *MYC* 基因过表达（表）。

临床特征和生存率 成熟 B 细胞淋巴瘤的临床表现、自然病史和治疗反应各异，正确诊断对预后和治疗非常重要，且对新疾病类型的认识能帮助临床研究新的治疗方案。惰性淋巴瘤如慢性淋巴细胞白血病/小淋巴细胞淋巴瘤、滤泡淋巴瘤或多发性骨髓瘤被认为不可治愈，到有症状后才治疗，中位生存期为 5 年或更长。MALT 淋巴瘤可用局部放疗。过去十几年的主要进步之一是发现 MALT 淋巴瘤形态、免疫表型和自然病史均与其他小 B 细胞淋巴瘤不同，并认识到它与 *Hp* 感染有关，通过抗生素治疗 *Hp* 可使肿瘤消退。新近认识的一个小 B 细胞淋巴瘤是套细胞淋巴瘤，它结合了惰性淋巴瘤和侵袭性淋巴瘤的恶性特征，用现有化疗方案不能治愈，中位生存期为 3 年。认识套细胞淋巴瘤有助于研究新的治疗方案。弥漫性大 B 细胞淋巴瘤可能是异源性肿瘤，约 40% 患者用大量多柔比星可治愈。用 DNA 基因芯片分析评价基因表达，结果显示根据基因表达方式可将其区分为有不同预后的亚型，这可使患者得到进一步具体治疗。伯基特淋巴瘤为高度侵袭性，通常用杀伤力更大的化疗方案。抗 B 细胞表面抗原（如 CD20）的单克隆抗体作为一种新的治疗手段被越来越多的使用。进一步细分疾病种类，特别是大 B 细胞淋巴瘤，研究潜在基因改变会帮助临床提高治疗水平。

（沈志祥　李军民）

fēiHuòqíjīn línbāliú

非霍奇金淋巴瘤（non-Hodgkin lymphoma，NHL） 起源于淋巴结和淋巴组织中的 B 细胞、T 细胞或自然杀伤细胞，有高度异质性的一组克隆性淋巴细胞恶性增殖性疾病。有多种组织学亚型，在细胞和组织形态特征、免疫表型、细胞和分子遗传学特征、生物学行为、临床表现及对治疗反应和预后等方面均有差异。在过去几十年中，国际癌症研究中心（International Agency for Research on Cancer）资料显示，NHL 发病率持续升高。近 30 多种不同亚型的

表　成熟 B 细胞淋巴瘤各型的分子遗传学表现

淋巴瘤亚型	染色体易位	涉及基因	正常功能
慢性淋巴细胞白血病/小淋巴细胞淋巴瘤	t（11；14）（q13；q32）	*CCDN1*	细胞周期调节
	t（14；19）（q32；q13）	*BCL3*	转录调节
淋巴浆细胞淋巴瘤	t（9；14）（p13；q32）	*PAX5*	转录调节
MALT 结外边缘区淋巴瘤	t（11；18）（q21；q21）	*CIAP-MLT*	凋亡调节
	t（1；14）（p22；q32）	*BCL10*	凋亡调节
套细胞淋巴瘤	t（11；14）（q13；q32）	*CCDN1*	细胞周期调节
滤泡淋巴瘤	t（14；18）（q32；q21）	*BCL2*	凋亡调节
	t（3；14）（q27；q32）；t（3q27）	*BCL6*	转录调节
弥漫性大 B 细胞淋巴瘤	t（14；18）（q32；q21）	*BCL2*	凋亡调节
	t（8；14）（q24；q32）	*MYC*	转录调节
	t（8；12；14）（q24；q24；q32）	*BCL7A*	
	t（3；14）（q27；q32）；t（3q27）	*BCL6*	转录调节
	t（10；14）（q24；q32）	*NFKB2*	转录调节
	t（14；15）（q32；q11-q13）	*BCL8*	
	t（1；14）（p21；q32）	*MUCE*	肿瘤进展
	t（1；22）（q121；q10）	*FCGR2B*	免疫应答
	t（1；14）（p21；q32）	*BCL9*	
伯基特淋巴瘤	t（8；14）（q24；q32）	*MYC*	转录调节

NHL在不同地区的发病情况有一定区别。NHL见于各年龄组，随年龄增长发病增多，中位发病年龄>50岁且逐年增加。男女发病比例约为1.4∶1，男性死亡率也略高于女性，年龄校正的5年生存率约为51.6%。在各型NHL中，中国T细胞淋巴瘤、高度恶性淋巴瘤及结外NHL的发病率均高于欧美国家，蕈样肉芽肿病则远比欧美国家少见。高度侵袭性的淋巴母细胞淋巴瘤在儿童和青少年中最常见。惰性淋巴瘤随年龄增大发病率增高。

病因及发病机制 尚不十分清楚。大多数情况下NHL为散发疾病，无特定发病因素。流行病学研究显示，NHL的主要危险因素为环境、饮食、免疫状态和感染。研究表明，遗传学改变在淋巴瘤的发病中起重要作用，决定淋巴瘤的组织类型、免疫表型和临床行为等。淋巴瘤的责任基因发生异常有以下原因：①染色体易位。②易位以外的原因所致基因异常，包括基因重复、缺失、点突变等，后天性变异有时存在于先天性基因变异的基础上。③病毒感染，至少有3种病毒为淋巴瘤的责任病毒。④基因碱基排列无异常而问题出现于转录后，各种基因DNA过剩甲基化即属于此类。

临床表现 主要特征为全身浅表或深部淋巴结肿大、结外淋巴组织增生、体内其他脏器受累及出现全身症状。

全身症状 与发病年龄、肿瘤范围、机体免疫力等有关，并因疾病类型及分期不同而差异很大，一般可有消耗性症状如贫血、食欲缺乏、易疲劳等，早期少见，若存在，则通常提示疾病处于晚期或有内脏累及。也可有B症状，包括发热、消瘦（体重减轻10%以上）、盗汗。NHL的全身症状不及霍奇金淋巴瘤（Hodgkin lymphoma，HL）典型和常见，一般在病变累及较广泛时才出现发热等全身症状。

淋巴结肿大 与HL不同，NHL的淋巴结侵犯方式常呈跳跃式或多中心起源，这给诊断和治疗带来一定困难。浅表淋巴结肿大是最常见的首发临床表现，约占全部病例的60%～70%，多为无痛性、进行性肿大，淋巴结肿块大小不等，常为非对称性进行性增大，质实有弹性，多无压痛。

结外病变 ①胃肠道：NHL起源于结外淋巴组织者约占40%，其中以胃肠道最多见，在NHL占13%～25%。临床表现有食欲减退、腹痛、腹泻、腹部包块、肠梗阻和出血等。②肝脾：肝实质受侵犯可引起肝区疼痛，肝大。肝内弥漫性浸润或肿大淋巴结压迫胆总管时可发生黄疸。脾受累可有脾大或脾内多发结节。③骨骼：临床表现有局部骨痛，骨质破坏，甚至病理性骨折及继发性神经压迫所致症状。④胸部：约25%患者在病程中发生胸腔积液，除肿瘤浸润外，也可能因纵隔累及，淋巴管受阻所致。⑤皮肤：特异性皮肤损害多见于皮肤T细胞淋巴瘤。表现多样，包括肿块、皮下结节、浸润性斑块、溃疡、丘疹等，鱼鳞癣、剥脱性红皮病也偶可见到。⑥神经系统：中枢神经系统累及引起症状者约见于10%的NHL。腹膜后淋巴瘤可侵犯脊椎及脊髓，引起截瘫和尿潴留等。截瘫也可因肿瘤侵犯硬膜外而引起。肿瘤侵犯马尾时，可引起下肢抽痛、骶尾部麻木酸痛及行走困难等。大脑浸润多侵犯脑膜，脑实质累及者少见。斑块状肿瘤浸润，可导致脑神经病变、眼肌麻痹及复视等。

辅助检查 包括以下几项。

血象 多为非特异性改变。患者白细胞数多正常，可伴相对或绝对性淋巴细胞增多。进展期可见淋巴细胞减少及细胞免疫反应降低。自身免疫性溶血性贫血或血小板减少均很罕见。转化至白血病期时，血象酷似急性淋巴细胞白血病，极个别患者化疗后也可发生髓细胞性白血病。骨髓被广泛浸润或发生脾功能亢进者，可有全血细胞减少。

骨髓象 多为非特异性，对诊断意义不大。淋巴瘤累及骨髓者很少经骨髓涂片细胞形态学检查而发现，骨髓活检可提高阳性率。NHL转化至白血病期，呈现典型白血病骨髓象。

影像学检查 CT作为评估淋巴瘤分期和疗效的重要手段仍广泛应用于临床中。正电子发射体层显像计算机体层扫描（PET-CT）利用肿瘤对某些物质（如^{18}F-FDG）的摄取量增高，可用于检测淋巴瘤病灶，敏感性为86%～89%，特异性为96%～100%，但有一定的假阳性和假阴性率，费用也较高。

其他检查 B超检查能发现直径增大的淋巴结；疾病活动期红细胞沉降率增快，血清乳酸脱氢酶水平增高；血β_2-微球蛋白增多；中枢神经系统受累者脑脊液异常，如压力增高，白细胞数>10×10^6/L，涂片可见白血病细胞，脑脊液生化异常等。

诊断 依赖于病理组织活检，包括免疫组化检查和分子细胞遗传学检查。在临床上，凡无明显感染灶的淋巴结肿大，不论浅表还是深部的，均应考虑此病。若肿大的淋巴结有饱满、质韧、融合成块等特点，更应引起注意。

活检是诊断所必需的，但对所获得的标本有一定的要求：①要有足够标本组织。②2009 年美国国家综合癌症网络（National Comprehensive Cancer Network，NCCN）指南中特别指出：肿块细针穿刺或空针活检不宜作为淋巴瘤初始诊断和分型依据，最好为切除或切取活检。③细针穿刺或空针活检对诊断复发一般是足够的。④*IGH* 和 *TCR* 基因聚合酶链反应检测、主要易位的荧光原位杂交检测也可为诊断提供有用的信息。⑤通过对石蜡切片的免疫组化检测或流式细胞术检测细胞表面标志，不仅可确诊 NHL，还可作出分型诊断，对了解疾病恶性程度、估计预后和选择治疗方案至关重要。

鉴别诊断 仅依靠临床表现进行 NHL 的鉴别诊断较困难，不少健康人也可发现颈部或腹股沟淋巴结肿大，易被误诊。以浅表淋巴结肿大起病者，需与慢性淋巴结炎、淋巴结结核、其他恶性肿瘤的淋巴结转移、淋巴细胞白血病、免疫母细胞淋巴结病等鉴别。以深部纵隔淋巴结肿大起病者，需与肺癌、结节病等鉴别。以发热为主要表现者，需与结核病、恶性组织细胞病、血流感染、风湿热等鉴别。

治疗 国际淋巴瘤研究组（International Lymphoma Study Group，ILSG）于 2008 年提出新的国际淋巴瘤分类（WHO 分类），该分类密切结合组织形态、免疫表型、基因表达及临床特点，综合分析各种类型的淋巴瘤与白血病，并将两者联系，为临床治疗提供了帮助。NHL 有多重生物学行为，组织病理学类型、疾病病程及患者全身状态和脏器功能等，都可能影响 NHL 治疗疗效和长期预后，应根据淋巴瘤亚型和患者全身状态，制订合理的综合治疗方案，并及时根据治疗过程中发生的不良反应及时处理，以达到理想的治疗效果。

化疗 在临床应用利妥昔单抗之前，对侵袭性淋巴瘤的治疗，多用以 CHOP 方案（环磷酰胺+多柔比星+长春新碱+泼尼松）为基础的联合化疗。CHOP 方案是经典的淋巴瘤一线治疗方案。1993 年费希尔（Fisher）等比较了 CHOP 方案和第二、三代的 m-BACOD（甲氨蝶呤+环磷酰胺+多柔比星+博来霉素+长春新碱+地塞米松）、ProMACE（泼尼松+环磷酰胺+多柔比星+依托泊苷）/CytaBOM（阿糖胞苷+博来霉素+长春新碱+甲氨蝶呤）和 MACOP-B（甲氨蝶呤+多柔比星+环磷酰胺+泼尼松+博来霉素）方案。与更强烈的第二、三代化疗方案相比，CHOP 方案毒性较低而疗效却未降低。20 世纪 90 年代 CHOP 方案仍被认为是晚期中危或高危 NHL 的最佳方案。

放疗 对于 NHL 尤其是某些淋巴瘤治疗中起重要作用。放疗仍然是某些早期低度恶性/惰性淋巴瘤或预后好的早期淋巴瘤的主要治疗手段，如Ⅰ/Ⅱ期（Ⅰ/Ⅱ级）滤泡淋巴瘤、Ⅰ/Ⅱ期小淋巴细胞淋巴瘤、早期皮肤滤泡中心细胞淋巴瘤、蕈样肉芽肿病、ⅠE 期皮肤大细胞间变性淋巴瘤和ⅠE/ⅡE 期结外（胃、腮腺、甲状腺等）黏膜相关淋巴瘤等。部分侵袭性淋巴瘤对化疗不敏感，放疗是其主要治疗手段或根治性治疗手段。

免疫治疗 在淋巴瘤临床治疗中愈发显现出非常重要的作用。单克隆抗体能特异性结合肿瘤细胞上的靶抗原，起特异性杀伤肿瘤细胞的作用。有效克服肿瘤细胞对化疗药物的抗性。利妥昔单抗是 1997 年被美国食品药品监督管理局（Food and Drug Administration，FDA）批准用于治疗肿瘤的第一个单抗药物，是一种非结合型人鼠嵌合型抗 CD20 单抗，其作用靶点是 CD20 抗原，在前 B 细胞和成熟 B 细胞及 95%以上的 B 细胞性 NHL 细胞上均有表达。GELA98.5、MInT 试验、Ricover 60 等研究结果表明，R-CHOP 方案（利妥昔单抗+环磷酰胺+多柔比星+长春新碱+泼尼松）是全球治疗弥漫性大 B 细胞淋巴瘤的标准方案，并对患者无进展生存率和总生存率均有显著改善。上海多中心临床研究结果显示，对中国弥漫性大 B 细胞淋巴瘤患者，R-CHOP 方案作为初始治疗方案对改善患者生存期相当重要。

放射免疫治疗 尽管单抗的临床应用效果令人鼓舞，但仍有半数惰性 NHL、2/3 复发侵袭性 NHL 无效。为增强抗体的治疗作用，研究者将有细胞毒作用的放射性核素与抗体结合，联合二者优势。单抗在直接发挥治疗效应的同时，其所具备的靶向作用可加强放射性核素治疗的针对性。放射性核素发射 β 射线，其作用范围可超过多个细胞直径，杀伤抗体阳性细胞周围的阴性细胞。^{131}I 相对廉价、易获得并易于结合，应用最广泛，^{90}Y 则是第二位常用的放射性物质。FDA 已批准 ^{90}Y-替伊莫单抗和 ^{131}I-托西莫单抗用于治疗复发惰性 NHL，对利妥昔单抗治疗后复发/难治，但骨髓淋巴瘤细胞<25%的惰性淋巴瘤效果甚好。对进展性淋巴瘤的治疗作用尚未明确。

造血干细胞移植 分为自体

造血干细胞移植及异基因造血干细胞移植。淋巴瘤的病理类型、免疫学特征、临床疗效及预后因素等均不同，对移植有不同的治疗效果。移植疗效肯定的淋巴瘤亚型主要包括对化疗敏感但易复发的中、高度恶性 NHL，或弥漫性大细胞特别是 B 细胞来源的初发 NHL。移植疗效基本肯定的淋巴瘤主要包括复发/难治性淋巴瘤或淋巴母细胞淋巴瘤亚型，首次治疗有效，但未达到缓解期的中度恶性淋巴瘤，或套细胞淋巴瘤，或处于进展期的低度恶性淋巴瘤，或进展期结外 NK/T 细胞淋巴瘤，以及伯基特淋巴瘤，研究认为移植可能有效。初次治疗的早期（Ⅰ期～Ⅱ期）低度恶性 NHL 及初次治疗但预后较好的中度恶性 NHL，移植专家认为并不适宜进行移植治疗。

预后 NHL 的各亚型间存在广泛的异质性，使 NHL 的诊治变得复杂。有类似诊断的患者在临床表现、分子生物学改变和临床转归等方面可存在显著差异。因此，阐明预后因素有两个主要目标：首先是通过提供准确的预后帮助医师和患者间的交流，以对结局有一个现实的预期，指导初治方案的选择和临床试验的适当分层，以保证进行交叉试验间的疗效可比性。第二个目标是更好地将具有相同预后因素的患者集中，选择合理治疗方案和靶点，给予针对性治疗以获得最佳疗效。

（沈志祥　李军民）

mànxìng línbāxìbāo báixuèbìng/xiǎolínbāxìbāo línbāliú

慢性淋巴细胞白血病/小淋巴细胞淋巴瘤

慢性淋巴细胞白血病/小淋巴细胞淋巴瘤（chronic lymphocytic leukemia/small lyphocytic leukemia，CLL/SLL） 以淋巴细胞在外周血、骨髓、脾和淋巴结聚集为特征的成熟 B 细胞克隆性增殖性肿瘤。世界卫生组织（WHO）分型中，CLL 仅限于肿瘤性 B 细胞疾病，而以前的 T 细胞 CLL（T-CLL）现称为 T 幼淋巴细胞白血病（T prolymphocytic leukemia，T-PLL）。2008 年慢性淋巴细胞白血病国际工作组（International Workshop on Chronic Lymphocytic Leukemia，IWCLL）规定诊断 CLL 时外周血 B 细胞 $\geq 5\times10^9/L$ 至少持续 3 个月，若有典型骨髓浸润所致血细胞减少及典型免疫表型特征，不管外周血 B 细胞数或淋巴结是否受累，也可诊断为 CLL。SLL 指非白血病患者有 CLL 的组织形态与免疫表型特征。IWCLL 将其定义为淋巴结肿大、无 CLL/SLL 骨髓浸润所致血细胞减少及外周血 B 细胞 $<5\times10^9/L$。CLL 和 SLL 疾病本质相同，仅是疾病的不同状态，属老年性疾病，现以 CLL 为代表着重介绍。

病因及发病机制 确切病因和发病机制不甚清楚，环境因素与 CLL 发病无明显相关。已报告与其他类型白血病发病密切相关的因素如电离辐射、化学致癌物、杀虫剂等均与 CLL/SLL 发病无关。病毒感染如丙型肝炎病毒、EB 病毒亦与 CLL 发病无关。虽然 CLL 患者中男性明显多于女性，但未发现性激素与 CLL/SLL 发病相关。老年、男性、白种人、CLL 和其他淋巴增殖性疾病（lymphoproliferative disorder，LPD）家族史和单克隆 B 细胞增多症是 CLL 发病的危险因素。研究热点集中在 CLL/SLL 发病与遗传因素、染色体异常、凋亡相关基因改变的关系。

临床表现 CLL 临床表现不一。患者最常见症状是疲乏不适和体力下降，部分患者可出现 B 症状（发热、盗汗、体重减轻）等。约半数患者可出现皮肤损害，包括皮肤瘙痒、色素沉着、红斑、丘疹、结节等，远比其他类型白血病多见，源于对蚊虫叮咬等过敏或白血病细胞浸润。若合并贫血，常出现气促、头晕，淤点、淤斑及其他出血症状少见，可出现鼻、唇或生殖器疱疹。随疾病进展，特别是治疗无效者，常见软弱、发热、盗汗、体重下降，以及反复细菌、真菌或病毒感染。

CLL 特征性体征为无痛性淋巴结肿大，见于 80% 以上患者。临床上以颈部、锁骨上淋巴结肿大最常见，腋窝、腹股沟等处亦多见。CT 扫描可见腹腔内深部淋巴结肿大。肿大淋巴结表面光滑、中等硬度、活动、无触痛。疾病进展时，淋巴结可明显肿大、融合，但大多仍活动。扁桃体肿大及腹腔淋巴结肿大少见。部分患者有轻至中度脾大，引起腹胀和饱满感，多出现于淋巴结肿大后。肝大多发生于脾大后，多源于白血病细胞浸润，肝功能异常一般较轻。半数以上尸检发现有肾脏受累，可有肾肿大，但肾功能多正常。中枢神经系统浸润罕见。

辅助检查 包括以下几项。

血象　CLL 诊断时大多患者的淋巴细胞数 $>20\times10^9/L$，中位数为 $30\times10^9/L$，大多随病程持续增高。CLL 细胞与正常淋巴细胞难区别，白细胞分类中以小淋巴细胞为主，一般在 60% 以上，甚至高达 100%。CLL 细胞体积更小，疾病晚期可有大细胞。小淋巴细胞染色质浓集成块，无核仁或核仁不清楚，胞质少。血涂片常见到 CLL 特征性的涂抹细胞或称为篮状细胞，即所谓的贡普雷希特（Gumprecht）现象。根据循环淋巴细胞的形态，可将CLL分为典型CLL和不典型CLL。前者是最常见的CLL形态类型，占80%，大多（>90%）细胞小至中等大小，胞质少，核形规整，染色质致密、成块，核仁即使存在也不明显。部分淋巴细胞较大，有幼稚淋巴细胞特征，或核呈锯齿状或不规则形，但此类细胞常<2%。不典型CLL约占15%，分两种亚型：①伴幼稚淋巴细胞增高（>10%）的CLL，又称CLL/PL，定义为外周血中幼稚淋巴细胞或副免疫母细胞>10%、但<55%；幼稚淋巴细胞≥55%则诊断为B幼淋巴细胞白血病（B-PLL）。②不典型CLL：有淋巴浆细胞分化的形态特征和（或）存在有切迹细胞。法-美-英（FAB）协作组将其称为混合细胞型。≥15%循环不典型细胞。血涂片中还可见到少量幼淋巴细胞，通常<2%。约20%患者就诊时有贫血或血小板减少，贫血为正细胞正色素性贫血，中性粒细胞比例明显减低。

骨髓象　骨髓涂片显示有核细胞增生大多明显活跃，成熟小淋巴细胞的比例显著增高（≥40%），原始、幼淋巴细胞<5%，粒系、红系增生不同程度减低。骨髓组织病理显示4种浸润类型：间质型、结节型、间质和结节混合型和弥漫型。

淋巴结和脾病理学检查　CLL患者的肿大淋巴结随病情进展可融合成块。组织学上可见分化较好的小淋巴细胞弥漫性增殖，常含不同数量的幼淋巴细胞，常与副免疫母细胞聚集成假滤泡。在脾常以白髓受累为主，但红髓也可受累；也可见到增殖中心，但不如淋巴结明显。

免疫表型检查　是LPD诊断、鉴别诊断、预后评估及检测微小残留病的重要方法。对所有形态学怀疑是CLL的淋巴细胞增多患者，均应进行免疫分型分析。免疫标志可区分B或T细胞疾病，且对于B细胞疾病可通过Ig轻链（κ或λ）限制性明确克隆性。CLL起源于$CD5^+$套区淋巴细胞，可产生自身抗体，并有活化B细胞的免疫表型特征。其免疫表型特征主要表现为三个方面。①表达B细胞相关标志：CD19、$CD20^{dim}$（dim：弱表达）和CD23。②膜表面Ig弱表达，Ig常为IgM或IgM+IgD；轻链限制性表达：即单纯表达κ或λ轻链，证实CLL细胞的克隆性。③共表达CD5与B细胞标志。不表达CCND1与CD10。FMC7、CD22和CD79b常阴性或弱表达。CLL细胞CD27也阳性，提示其为记忆B细胞，CD5、CD23及CD27随B细胞活化表达增高，阳性则显示其为活化B细胞。可根据免疫标志积分与其他B-LPD鉴别（表1），CLL积分为4～5分，其他B-LPD为0~2分。

细胞遗传学和分子遗传学检查　CLL患者的白血病细胞有丝分裂活性非常低，难以获得分裂象，常规染色体分析阳性率偏低。在成功进行染色体核型分析的患者中，近50%患者有染色体异常。间期荧光原位杂交（fluorescence in situ hybridization，FISH）技术由于不受分裂象的影响，可敏感、特异的检测染色体异常。用一组探针检出染色体异常率>80%，是使用最广泛的CLL细胞遗传学研究技术。CLL常见染色体异常（表2）。核型异常者比正常核型者预后差，多种克隆性异常者预后更差，异常克隆的比例越高预后越差。在单个克隆异常中，del（17p）预后最差，del（13q）预后较好。del（11）（q22-q23）患者进展快、生存期短。

诊断　根据典型外周血淋巴细胞形态及免疫表型特征，大多CLL患者易诊断。用IWCLL 2008年推荐标准：①外周血B细胞≥5×10^9/L，至少持续3个月。②形态以成熟小淋巴细胞为主，幼淋巴细胞<10%；如幼稚淋巴细胞10%～54%，诊断为CLL/PL。③典型免疫表型特征：膜表面Ig^{dim}、$CD5^+$、$CD19^+$、$CD20^{dim}$、$CD23^+$、$FMC7^-$、$CD22^-$、$CD79b^-$及轻链限制性表达。④排除其他易误诊为CLL的LPD。典型骨髓浸润所致血细胞减少，不管外周血B细胞数或淋巴结是否受累，均可诊断为CLL。

鉴别诊断　①良性淋巴细胞增多症：细菌感染（如结核）、病毒感染（如传染性单核细胞增多症）、持续性多克隆B细胞增多症、高反应性疟疾脾大。②慢性

表1　CLL的免疫标志积分系统

免疫标志	积分	
	1	0
CD5	阳性	阴性
CD23	阳性	阴性
FMC7	阴性	阳性
膜表面Ig	弱表达	中等/强表达
CD22/CD79b	弱表达/阴性	中等/强表达

表2 CLL常见染色体异常及其临床特征

染色体异常	常规细胞遗传学检出率（%）	FISH检出率（%）	累及基因	临床特征
正常	50	18	–	–
del（13q）	10	55	*RB1*，*MIR15A*，*MIR16-1*	预后好
del（11）（q22-q23）	8	18	*ATM*	年轻、巨大淋巴结、预后差
+12	13	16	*MDM2*	不典型形态学、晚期
del（17p）	4	7	*TP53*	CLL/PL、耐药、预后非常差
del（6q）	4	6	–	–

NK细胞淋巴增殖性疾病。③恶性淋巴细胞增多症：单克隆B细胞增多症、幼淋巴细胞白血病、非霍奇金淋巴瘤白血病期、脾边缘区淋巴瘤、弥漫性大B细胞淋巴瘤、淋巴浆细胞淋巴瘤、毛细胞白血病，以及幼稚淋细胞白血病、成人T细胞白血病/淋巴瘤、塞扎里（Sézary）综合征、大颗粒淋巴细胞白血病。

治疗 包括治疗时机的选择、一线治疗、复发/难治患者的治疗和造血干细胞移植等。

治疗时机的选择 CLL确诊后，首要问题不是选择治疗方案，而是考虑何时开始治疗。1/3患者不需治疗；1/3需即刻治疗；1/3患者诊断时不需治疗，随病情进展需要治疗。只有Rai Ⅲ和Ⅳ期或Binet B和C期患者治疗可改善预后。Rai 0期（Binet A期）患者常表现为骨髓非弥散性浸润、血红蛋白≥130g/L、外周血淋巴细胞计数<30×10⁹/L、淋巴细胞倍增时间超过12个月，平均生存期10年左右，与正常人群预期寿命相仿。对这些患者，多数学者主张密切观察随访，出现疾病进展征象时开始治疗。早期患者可分为高危组和低危组，对低危组采取“观察和等待治疗”，高危组患者进行临床研究，以确定最佳治疗手段。

2008年IWCLL提出的CLL开始治疗的标准至少应满足以下一个条件：①进行性骨髓衰竭的证据，表现为贫血和（或）血小板减少进展或恶化。②巨脾（如左肋缘下>6 cm）或进行性或有症状的脾大。③巨块型淋巴结肿大（如最长直径>10cm）或进行性或有症状的淋巴结肿大。④进行性淋巴细胞增多，如2个月内增多>50%，或淋巴细胞倍增时间<6个月。淋巴细胞倍增时间可通过观察2~3个月内每隔2周的淋巴细胞绝对计数线性回归推算获得；初始外周血淋巴细胞计数<30×10^9/L的患者可能需更长的观察时间确定淋巴细胞倍增时间。淋巴细胞增多或淋巴结肿大的因素除CLL外，还应排除其他原因（如感染）。⑤自身免疫性贫血和（或）血小板减少对糖皮质激素或其他标准治疗反应不佳。⑥至少存在下列一种疾病相关症状：在以前6月内无明显原因体重下降≥10%；严重疲乏，如美国东部肿瘤协作组（Eastern Cooperative Oncology Group，ECOG）体能状况≥2分，不能工作或不能进行常规活动；无其他感染证据，发热>38.0℃，≥2周；无感染证据，夜间盗汗>1个月。

一线治疗方案选择 根据FISH结果、年龄及身体适应性进行分层治疗。患者体能状况，而非患者实际年龄是重要因素；治疗前评估患者伴发疾病和身体适应性极其重要。身体适应性好的患者［肌酐清除率≥70ml/min及疾病累积评分表评分<6分］的患者用标准剂量化疗，其他患者则用减低剂量或支持治疗。

无del（17p）或del（11q）CLL患者治疗方案：①有严重伴随疾病的虚弱患者（不能耐受氟达拉滨），苯丁酸氮芥±泼尼松；环磷酰胺±泼尼松；单用利妥昔单抗；糖皮质激素冲击疗法。②≥70岁或有严重伴随疾病<70岁患者，苯丁酸氮芥±泼尼松±利妥昔单抗；环磷酰胺±泼尼松±利妥昔单抗；利妥昔单抗；FR（氟达拉滨+利妥昔单抗）；氟达拉滨。③<70岁或≥70岁但无严重伴随疾病患者，FCR（氟达拉滨+环磷酰胺+利妥昔单抗）；FR；FC（氟达拉滨+环磷酰胺）；氟达拉滨；苯丁酸氮芥±泼尼松±利妥昔单抗；环磷酰胺±泼尼松±利妥昔单抗。

伴del（17p）CLL患者的治疗方案：FCR；FR；大剂量甲泼尼龙±利妥昔单抗；FC；氟达拉滨；苯丁酸氮芥±泼尼松±利妥昔单抗；环磷酰胺±泼尼松±利妥昔单抗。

伴del（11q）CLL患者的治疗方案：①≥70岁或有严重伴随疾病的<70岁患者，苯丁酸氮芥±泼尼松±利妥昔单抗；环磷酰胺±泼尼松±利妥昔单抗；减低剂

量FCR；利妥昔单抗；FR；氟达拉滨。②<70岁或≥70岁但无严重伴随疾病患者，FCR；FC；氟达拉滨；苯丁酸氮芥±泼尼松；环磷酰胺±泼尼松。

细胞遗传学不明的初诊CLL患者治疗方案：若缺乏细胞遗传学结果，参照无del（17p）或del（11q）的CLL患者的治疗方案。

复发/难治患者的治疗选择 复发/难治患者，治疗指征及治疗原则同一线治疗，同时应考虑既往治疗疗效及持续缓解时间。

无del（17p）或del（11q）CLL患者治疗方案：①持续缓解>2年：重复一线治疗方案。②持续缓解<2年且年龄≥70岁：用减低剂量的FCR、大剂量甲泼尼龙±利妥昔单抗；苯丁酸氮芥±泼尼松；环磷酰胺±泼尼松；剂量密集利妥昔单抗；新鲜冷冻血浆+利妥昔单抗。③持续缓解<2年且年龄<70岁或年龄≥70岁无严重伴随疾病：FCR、CHOP（环磷酰胺+多柔比星+长春新碱+泼尼松）±利妥昔单抗、高剂量CVAD（环磷酰胺+多柔比星+长春新碱+地塞米松与大剂量甲氨蝶呤/阿糖胞苷交替）±利妥昔单抗、剂量调整的EPOCH±利妥昔单抗、奥沙利铂+氟达拉滨+阿糖胞苷±利妥昔单抗；大剂量甲泼尼龙±利妥昔单抗；苯丁酸氮芥±泼尼松；环磷酰胺±泼尼松。

伴del（17p）CLL患者治疗方案：CHOP±利妥昔单抗；高剂量CVAD±利妥昔单抗；奥沙利铂+氟达拉滨+阿糖胞苷±利妥昔单抗；大剂量甲泼尼龙±利妥昔单抗；新鲜冷冻血浆+利妥昔单抗；苯丁酸氮芥±泼尼松；环磷酰胺±泼尼松。

伴del（11q）CLL或细胞遗传学不明患者的治疗方案：参照无del（17p）的CLL患者治疗方案。

维持治疗 意义不明确。

造血干细胞移植 自体造血干细胞移植疗效并不优于化学免疫治疗，不推荐适用。异基因造血干细胞移植是CLL的唯一治愈手段，但CLL主要为老年患者，仅少数适合移植。适应证如下。①氟达拉滨耐药：对嘌呤类似物为基础的治疗失败或治疗后12个月内复发。②有*TP53*基因异常者。③伴del（11q）的患者，初始治疗失败或仅获部分缓解。④里克特（Richter）综合征转化患者。

并发症治疗 ①Richter综合征：弥漫性大B细胞/霍奇金淋巴瘤转化的CLL患者，大多数预后差，中位生存期大多不超过1年，治疗建议参照侵袭性淋巴瘤的治疗方案。②自身免疫性血细胞减少症：糖皮质激素是一线治疗。无效者可选择静脉注射免疫球蛋白、利妥昔单抗、环孢素及脾切除术等。③感染：其防治包括CLL化疗前后病毒、细菌、真菌感染的预防和治疗；乙型肝炎病毒携带者治疗中的预防等。

支持治疗 ①CLL患者存在较大感染风险，反复感染者静脉注射免疫球蛋白维持最低值IgG为5g/L。②每年接种流感疫苗、每5年接种肺炎球菌疫苗，避免接种所有活疫苗。

预后 除临床分期系统外，判断CLL临床预后的其他因素还包括骨髓浸润模式、外周血淋巴细胞计数、淋巴细胞倍增时间，以及一些新出现的预后标志，如细胞遗传学、血清学标志、CD38表达、*ZAP70*和*IGH*突变等。美国国家综合癌症网络（National Comprehensive Cancer Network，NCCN）指南中对利用间期FISH技术检测细胞遗传学异常进行预后分类，预后不良组为t（11q；v）、del（11q）和del（17p），预后中等组为正常核型和+12，预后良好组为唯一异常的del（13q）核型。

（李建勇）

B yòulínbāxìbāo báixuèbìng

B幼淋巴细胞白血病（B cell prolymphocytic leukemia，B-PLL） B幼淋巴细胞侵犯外周血、骨髓及脾等器官所致恶性克隆性疾病。属罕见病，约占所有淋系白血病的1%。好发于老年人，中位发病年龄为69岁，男性略多于女性。

病因及发病机制 尚不清楚。20世纪70年代最初报道B-PLL被认为是慢性淋巴细胞白血病（chronic lymphocytic leukemia，CLL）的变异型。随后研究发现B-PLL的临床表现及实验室特征不同于CLL，基因表达谱分析进一步证实B-PLL与CLL起源于不同克隆。B-PLL中*TP53*基因突变、13q14缺失及11q23缺失很常见。与CLL不同的是，与D13S25位点缺失导致的*RB1*等位基因缺失及累及*MYC*基因的t（2；8）易位可能在某些B-PLL的发病机制中起重要作用。

临床表现 病程呈侵袭性经过，常见症状包括疲劳、乏力、获得性出血倾向及脾大所致腹部饱胀感。2/3患者有脾大，常为巨脾，也可有肝大，但无或少有淋巴结肿大。白细胞计数常>100×10^9/L，绝大多数为幼淋细胞。50%患者有贫血及血小板减少，常与骨髓受侵犯程度相关。极少数患者可出现中枢神经系统受累及浆膜腔积液，部分患者可因白细胞数极度增高发生白细胞淤滞症。

辅助检查 包括以下几项。

血象及骨髓象 3/4以上患者

外周血白细胞数明显增高，可>100×10^9/L，外周血涂片幼淋细胞比例>55%。幼淋细胞胞体较大、圆形，胞质丰富，呈弱嗜碱性，核圆，核仁大而明显，核染色质浓集呈块状或大小不等。骨髓活检常可见幼淋细胞弥漫性浸润骨小梁间隙。B-PLL患者诊断时常伴正细胞正色素性贫血和（或）血小板减少。患者常有低丙种球蛋白血症，多数患者血清蛋白电泳可见明显单克隆球蛋白条带。

免疫表型　B-PLL细胞常表达成熟的全B细胞标志，如CD20、CD22、CD24、CD79b；与CLL不同的是，B-PLL膜表面IgM和（或）IgD，呈轻链限制性且常强表达，FMC7强表达；大部分B-PLL细胞CD5及CD23阴性，仅有1/3患者表达CD5。B-PLL患者的CLL积分常<3，通常为0~1分。ZAP-70阳性及CD38阳性分别见于57%及46%的B-PLL，但与预后无关。

细胞遗传学和分子生物学检查　最常见遗传学异常涉及14、6及1号染色体。13q14及11q23缺失率分别为55%及39%，其他异常包括6q-、t（6；12）、1p及1q结构异常，以及*MYC*基因所在的8号染色体易位t（8；14）、t（8；22）。50%~75%的B-PLL患者*TP53*缺失和（或）突变，此基因异常与B-PLL侵袭性病程及化疗耐药相关。约半数B-PLL患者*IGH*无突变，但突变状态与预后无关；所有患者在重排过程中均使用*VH3*及*VH4*基因家族。

诊断与鉴别诊断　诊断须符合：①脾大而淋巴结不大。②外周血白细胞计数升高，通常>100×10^9/L，其中幼淋细胞比例>55%。③幼淋细胞形态学特征为体积较大，胞质嗜碱性，核圆，核仁清晰可见，核染色质浓密，核质比低。④约3/4患者免疫表型为膜表面IgM及IgD高表达，CD19⁺、CD20⁺、CD22⁺、CD79a⁺、FMC7⁺，CD23⁻、CD5部分阳性。⑤20%的患者可发生t（11；14）（q13；q32）。

B-PLL应与CLL合并幼淋细胞增多、套细胞淋巴瘤白血病期、毛细胞白血病及T幼淋巴细胞白血病鉴别。形态学及免疫表型可区分B-PLL及T-PLL，其他几种疾病主要通过形态学、免疫表型及细胞遗传学鉴别（表）。

治疗　多数病情呈进行性加重，诊断后应立即治疗，少数患者可呈惰性病程而不需立即治疗。适应证包括疾病相关症状、明显脾大、进行性骨髓衰竭或幼淋细胞计数>200×10^9/L。

化疗　普遍应用烷化剂，但苯丁酸氮芥或环磷酰胺联合泼尼松和（或）长春新碱的治疗有效率不足20%。约半数患者使用联合化疗如CHOP方案（环磷酰胺+多柔比星+长春新碱+泼尼松）可达到部分缓解或完全缓解，但缓解期短，即使少数患者使用挽救方案有效，但长期生存极差。

嘌呤类似物　国外研究显示嘌呤核苷类似物如氟达拉滨、克拉曲滨、喷司他丁在B-PLL中有效率可达50%。治疗过程中注意不良反应，如肿瘤溶解综合征、血小板减少等。

单克隆抗体　国外报道一些联合应用抗CD52单抗（阿仑单抗）及抗CD20单抗（利妥昔单抗）治疗B-PLL获得成功的病例。

脾切除术　适用于巨脾患者，可减轻肿瘤负荷，减轻脾功能亢进症状，有利于后续治疗。部分患者脾切除术后不经任何化疗，血细胞计数可恢复正常。对老年患者不宜行脾切除术者可选择脾区照射治疗。

其他　有报道α-干扰素可有效减少B-PLL患者白血病细胞。对年轻患者可选择造血干细胞移植以期达到长期生存。

预后　B-PLL预后差，中位生存期3年，不良预后因素包括年龄、贫血、*TP53*缺失，*IGH*突变状态、CD38及ZAP-70表达并无预后价值。

（李建勇）

máoxìbāo báixuèbìng

毛细胞白血病（hairy cell leukemia，HCL）　以典型绒毛状细胞浸润外周血和骨髓，全血细胞减少，伴不同程度脾大为特征的慢性B细胞增殖性疾病。罕见，在所有淋巴细胞白血病中约占2%。1966年正式命名。发病年龄

表　成熟B细胞白血病免疫表型（CD19⁺及CD20⁺）

免疫表型	B-PLL	CLL/PL	HCL	MCL
CD22	+（强）	+（弱）	+	+
CD79b	+	+（弱）	+/-	+
CD23	-	+	-	-
CD5	-（大部分）	+	-	+（大部分）
膜表面mIg	强	弱	强	强
其他抗原	CD10⁻	CD10⁻	CD25⁻，CD103⁺，CD123⁻，TRAP⁻（与典型毛细胞白血病不同）	cyclin D1⁺

注：CLL/PL：CLL合并幼淋细胞增多；HCL：毛细胞白血病；MCL：套细胞淋巴瘤

50～55岁，但诊断时年龄跨越范围较广（22～85岁），男女比为（3～4）∶1。

病因及发病机制 病因不明，可能与辐射、接触苯、农业除草剂和杀虫剂有关。某些患者表现出一定的家族倾向，患者的一级家属中发病率较高。发病机制也不明确，可能与肿瘤基因、细胞因子等有关。

临床表现 以乏力、消瘦、出血、感染或腹胀等为首发症状，最常见症状为乏力。约96%患者脾大，58%有肝大，35%患者伴淋巴结肿大。通过CT检查，有时在诊断时可发现深部淋巴结肿大。约3%患者诉骨痛，大多位于股骨，甚至伴局限溶骨性损害。可伴有自身免疫病，如关节炎、系统性硬化症、多肌炎、结节性多动脉炎和皮肤血管炎等，表现为关节痛、紫癜、结节性皮肤病变、发热、疲倦、体重减轻，可累及肺、肝、肠和肾。反复感染是HCL的主要并发症，且为患者死亡的主要原因。

辅助检查 包括以下几方面。

血象 全血细胞减少是HCL的重要特征，发生率达80%以上。98%患者单核细胞减少，甚至有些患者有严重单核细胞减少。80%患者中性粒细胞减少，少数患者有高的白细胞，且伴很多循环的毛细胞。晚期几乎全部患者发生全血细胞减少。白细胞分类中85%患者可见数量不一的毛细胞，有以下特点：胞体大小不一，比正常淋巴细胞或慢性淋巴细胞白血病（chronic lymphocytic leukemia，CLL）细胞大1～2倍，呈圆或多角形，直径为10～25μm（似大淋巴细胞），核质比低，胞质淡蓝，可有嗜天青颗粒，细胞边缘不齐呈锯齿状或伪足状，有许多不规则纤绒毛突起，核圆、椭圆或肾形或单核样，染色质疏松，核仁不明显。中性粒细胞碱性磷酸酶（NAP）积分高。电镜观察毛细胞表面有长微绒毛状突起，可长达3～5μm，表面突起呈多数相互重叠的皱褶。透射电镜下，毛细胞胞质内有核糖体板层复合物，为毛细胞标志性形态，高尔基体发达；毛细胞对酸性磷酸酶（ACP）染色呈阳性，且不受酒石酸抑制，称抗酒石酸酶性磷酸酶（TRAP）阳性。

骨髓象 骨髓穿刺常呈“干抽”，源于骨髓网状纤维增生，必须同时行骨髓活检。HCL骨髓常规检查多为增生活跃及明显活跃，7%患者增生低下。骨髓低增生患者通常无脾大，表明患者可能是疾病的早期阶段。99%患者通过骨髓活检证实有毛细胞骨髓浸润，其典型病理特征是毛细胞弥漫性浸润。典型毛细胞染色CD20呈强阳性。骨髓活检典型表现为浸润呈弥漫性或灶性。灶性浸润区域可呈小结节或有规则的边缘，毛细胞像“油煎蛋”样表现。银染色是弥漫性网状纤维增多，但无胶原纤维增多。病理切片免疫组化可检测表达膜联蛋白A1（最特异性标志，其他任何B细胞淋巴瘤均为阴性）和DBA.44（CD72）。

免疫表型检查 外周血免疫表型分析对HCL诊断很重要也很敏感，可检测<1%的细胞。毛细胞在流式细胞术检查中有特征性光散射：前向散射经常比其他慢性LPD高，侧向散射也较高，与单核细胞相类似。毛细胞有相对成熟的B细胞免疫分型。表达B谱系的相关抗原CD19、CD20、CD22、CD79a，高表达CD20、CD22。CD79b在1/4患者中呈阳性。膜表面Ig呈中等强度表达或在某些细胞质的Ig也表现为高表达，如IgM，有时也有IgD、IgG或IgA。CD5、CD10、CD23和CD43一般阴性，但CD10、CD23在10%～15%患者中表达。FMC7为阳性，与CD25同样代表白介素-2受体的α链，是有活性的T细胞和B细胞标志。CD11c常阳性，在其他淋巴增殖性疾病中也高表达。细胞化学染色行TRAP检查已被免疫组织化学和免疫分型（可用特殊的单克隆抗体）等检查所代替。

脾和肝病理学检查 脾病理以红髓受累和假窦形成、白髓萎缩为特点，髓索增宽。HCL虽然血单核细胞减少，但是红髓内组织细胞仍增多。肝毛细胞主要浸润门管区及肝窦，可见血管瘤样假窦形成。

细胞遗传学检查 尚未发现有特异性的遗传学异常。很多细胞遗传异常观察到有5号染色体三体、6号染色体三体、10号染色体单体、17号染色体单体、12号染色体单体或三体，del（6q），大多发生14q32易位。

诊断 主要诊断依据是在外周血和或骨髓中发现毛细胞并有其独特生物学特征。①临床表现：多有脾大、可伴发热。②血象：多有全血细胞减少，也可仅表现为一系或两系细胞减少，白细胞可增多、正常或减少。单核细胞减少为特征性表现。③骨髓象：骨髓增生活跃，也可“干抽”。主要依据是在外周血和或骨髓中见到毛细胞，特征如前述。扫描电镜可见延伸的毛有交叉现象。④电镜及免疫组化：透射电镜下在胞质内可见核糖体板层复合物。TRAP强阳性。典型免疫表型：膜表面Ig、CD20、CD22、CD11c呈强阳性，CD19、CD79a、CD25、CD103、CD123、FMC7 和膜联蛋白 A1 阳性，CD5、CD10 和 CD23 阴性。

鉴别诊断 包括以下几方面。

淋巴增殖性疾病 包括 3 种疾病。

CLL CLL 和 HCL 均有脾大及外周血淋巴细胞增多，尤其是 HCL 伴白细胞增多者，更易误诊为 CLL。鉴别要点：①白细胞数 CLL 几无例外地增多，而 HCL 多数降低。血红蛋白和（或）血小板降低在 HCL 多见，而 CLL 大多至晚期才有。② HCL 的血和（或）骨髓涂片中，淋巴细胞有毛状凸起，而 CLL 则无。③骨髓穿刺在 HCL 常遇“干抽”或增生低下，而 CLL 则很少失败，增生活跃或明显活跃。④免疫表型 B 细胞 CLL 呈 CD5、CD23 阳性，CD11C、CD25、CD103 阴性，而 HCL 则反之。

B 幼淋巴细胞白血病 其外周血白细胞常明显升高，甚至>50×10^9/L；脾大更显著；ACP 染色阴性；免疫表型 CD25、CD103 阴性；电镜下核糖体板层复合物缺如。鉴别要点：①HCL 变异型通常无淋巴结肿大，而 B 幼淋巴细胞白血病则常见而明显。②脾浸润性病变主要在红髓，而 B 幼淋巴细胞白血病则主要在白髓。

脾淋巴瘤伴绒毛状淋巴细胞 脾淋巴瘤伴绒毛状淋巴细胞（splenic lymphoma with villus lymphocyte，SIVL）是一种脾边缘区淋巴瘤，主要肿瘤位于脾，外周血有绒毛状淋巴细胞，易被误认为 HCL。鉴别要点：①SLVL 脾大明显，部分患者行 B 超、CT 检查显示脾有占位性病灶。HCL 至晚期才有明显脾大，脾内无占位性病灶。②SLVL 的 ACP 染色阴性或弱阳性，HCL 的毛细胞则为强阳性，且不被酒石酸抑制。③免疫表型二者也不同，SLVL 的绒毛状淋巴细胞 CD11c、CD103 阴性，CD25 阳性者仅 25%，而 HCL 的毛细胞上述三者均阳性。

原发性骨髓纤维化 二者均有脾大、骨髓“干抽”及纤维组织增多等特点，原发性骨髓纤维化晚期也有全血细胞减少，故与 HCL 有相似之处。鉴别要点：①原发性骨髓纤维化因伴髓外造血，常伴幼粒、幼红细胞血象，而 HCL 则无。②HCL 的周围血和（或）骨髓有特殊的毛细胞，并可经 TRAP 染色及免疫表型检查证实，而原发性骨髓纤维化则无。③原发性骨髓纤维化的骨髓中不仅网状纤维增多，胶原纤维也增多，而 HCL 仅为前者增多，且程度远轻于原发性骨髓纤维化。

脾功能亢进 HCL 有脾大及全血细胞减少等脾功能亢进征象，故应与原发性及其他继发性脾功能亢进鉴别。血和（或）骨髓中出现毛细胞为主要鉴别点，形态不典型者应经 TRAP 染色或免疫表型检查区分。继发性脾功能亢进者尚有原发病的临床和实验室特征，通常不难鉴别。

治疗 HCL 为惰性，进展缓慢，确诊后不一定立即治疗，若有下列指标之一应治疗：①症状性肝脾大或淋巴结肿大。②血红蛋白<100g/L，或需输血。③血小板<100×10^9/L，或有出血。④白细胞>20×10^9/L 或多毛细胞增多。⑤中性粒细胞<1×10^9/L。⑥伴自身免疫病。⑦反复或严重感染。⑧有影响正常活动的症状如乏力、发热、盗汗等。

HCL 患者的治疗异质性比较大，尚缺乏对标准方案的统一意见。脾切除术、α-干扰素（IFN-α）单药曾作为 HCL 治疗的主要措施。自 20 世纪 90 年代后嘌呤类似物在欧美国家已取代 IFN-α，成为治疗 HCL 的一线药物。

嘌呤类似物 常用的有 2-氯脱氧腺苷（2-CDA）、2-脱氧可福霉素（DCF）。2-CDA 为耐腺苷脱氨酶（ADA）而不抑制该酶的嘌呤类似物，以三磷酸胞苷脱氨酶（CDA）积集于富含脱氧胞苷激酶的淋巴细胞内干扰 RNA 合成和 DNA 修复，导致细胞凋亡。代表药物为克拉屈滨，作为 HCL 的一线治疗方案，化疗时给药方式较为多样化。DCF 为不可逆抑制淋巴细胞嘌呤代谢重要的 ADA，使三磷酸脱氧腺苷积蓄破坏淋巴细胞。代表药物为喷司他丁。嘌呤类似物化疗后部分患者复发，复发/难治患者联合利妥昔单抗治疗可提高完全缓解（complete response，CR）率，且利妥昔单抗对化疗后骨髓微小残留病阳性患者有明显疗效。

IFN-α 适用于重度血细胞减少和嘌呤类似物治疗无效者，对典型 HCL 疗效较好。停药后 2 年内 50%可临床复发，复发后再用多数患者仍有效。恢复时血小板为先，血红蛋白和白细胞继之。IFN-α 可与其他药物合用，亦可长期维持应用。

脾切除术 是 HCL 传统的标准治疗措施，也是化疗药面世前唯一有效的治疗方法，一直沿用至 20 世纪 80 年代。HCL 患者均有程度不一的血细胞减少，且大多与脾大有关，脾切除后 90%患者血象可很快改善，40%~70%三系血细胞可恢复正常，唯独不能减少骨髓中毛细胞。疗程可维持 18 个月，5 年生存率为 70%。虽然现在很少再行脾切除术，但是

对脾破裂、脾大伴严重血小板减少和活动性出血者应及时行脾切除，药物治疗血小板减少时间较长，部分患者由于未行脾切除而造成死亡。

化疗 可参照治疗B淋巴细胞白血病化疗方案。HCL表达CD20，可于化疗方案中加利妥昔单抗。

复发/难治性HCL治疗 复发者用嘌呤类似物及IFN-α仍有效。10%的HCL患者为原发性耐药，晚期可获得耐药，治疗困难，可联合治疗和脾切除术。复发或难治性HCL患者联合利妥昔单抗后，可提高CR率，改善预后。

HCL对IFN-α及嘌呤类似物如喷司他丁和克拉屈滨均很敏感。大多数患者接受嘌呤类似物均能达到CR，脾切除术者也有可能获得长期缓解，但不常见。10年总生存率超过90%。用IFN-α后继发性恶性病多为造血系统肿瘤；嘌呤类似物继发者多为实体瘤。继发性肿瘤多发生在治疗后13~114个月。

疗效标准 ①CR：症状与体征完全消失，血象恢复正常（血红蛋白≥120g/L，中性性粒细胞绝对值≥1.5×10^9/L，血小板≥100×10^9/L，稳定至少1个月）；外周血及骨髓中毛细胞消失或毛细胞<50%；骨髓活检无HCL证据，网状纤维恢复正常。②部分缓解：以上各项均有改善，但未恢复正常，血象三系细胞应有两系恢复正常；外周血及骨髓中毛细胞减少≥50%。③进步：以上各项指标有进步。血象三系细胞至少一系恢复正常；外周血及骨髓中毛细胞减少<50%。④未缓解：以上各项指标均未恢复正常。

预后 HCL自然病程长短不一，未接受治疗者中位生存期5年，大多患者因病情进展出现显著血细胞减少而需治疗。贫血严重、脾大明显者预后差。感染是常见死亡原因。

（李建勇）

jiébiānyuánqū línbāliú

结边缘区淋巴瘤（nodal marginal zone B cell lymphoma，NMZL） 起源于淋巴结边缘区B细胞的惰性淋巴瘤。约占B细胞边缘区淋巴瘤（marginal zone B cell lymphoma，MZL）10%，形态学与结外和脾MZL淋巴结累及相似，但无结外、脾受累证据。根据世界卫生组织（WHO）淋巴与造血组织肿瘤分类的定义，“结”这个词特指原发在淋巴结的病例，除骨髓、肝或脾，其他结外原发病灶均不列入其中；同时出现结外累及的病例也不属于此型。2001年WHO分类将单核样B细胞淋巴瘤列入MZL。NMZL占非霍奇金淋巴瘤的1.5%~1.8%，多见于中老年人，平均年龄60岁，偶见儿童、少年发病。男女比例为（1~1.5）：5。

病因及发病机制 尚不清楚，无统一的疾病模型，但有研究认为丙型肝炎病毒感染或其他抗原的慢性刺激与NMZL的发生有关，有报道在NMZL中，20%患者丙型肝炎病毒阳性。

临床表现 ①发病特点：多见于外周淋巴结，偶见骨髓和外周血受侵。50%~60%患者发病时处于Ⅰ~Ⅱ期，进展期患者可达71%，28%可侵犯骨髓。②淋巴结肿大：发病部位多为头颈部，其次是腹股沟和腹膜后。肿瘤进展缓慢，多数患者无明显症状，很多病例可出现自行缓解。③全身症状：可有B症状（发热、盗汗、体重下降），但不常见，可能与肿瘤进展有关。

辅助检查 实验室检查少数患者可出现红细胞沉降率增快及贫血。不到半数患者有骨髓受累。部分患者会出现血β_2-微球蛋白增多，少部分患者可出现异常单克隆免疫球蛋白。病理学可表现为：肿瘤细胞围绕反应性滤泡，并且可扩展到滤泡间区，呈现淋巴滤泡边缘区增宽的特点。滤泡植入也可出现，但多数病例有或多或少的残存滤泡。肿瘤细胞由数量不等的边缘区（中心细胞样和单核细胞样）B细胞、浆细胞及散在的转化细胞组成。胞质丰富淡染的单核样B细胞为主的病例并不常见。肿瘤细胞的浆细胞样分化可以非常明显。大多数病例与黏膜相关淋巴组织（mucosa-associated lymphoid tissue，MALT）淋巴瘤的免疫表型相似。CD5、CD10、CD23、Bcl-6及cyclin D1阴性，80%病例Bcl-2弱表达；IgD阴性；一些病例则与脾边缘区淋巴瘤者相似，IgD阳性。NMZL的遗传学异常部分与脾边缘区淋巴瘤及MALT淋巴瘤一致，可观察到3号、18号和7号染色体三体。NMZL不存在MALT淋巴瘤特异性染色体易位，如t（11；18）；*API2-MALT1*和t（14；18）（q32；q21）；*IGH-MALT1*等。

诊断 主要依据其组织病理学特征、免疫组化和分子生物学检查，无特异性标志物。同时排除原发结外MZL淋巴结累及，因1/3病例为MALT淋巴瘤淋巴结播散。

鉴别诊断 ①反应性单核样B细胞增生：淋巴结炎症性病变（如弓形虫病、传染性单核细胞增多症、获得性免疫缺陷综合征早期等）显示有明显的反应性单核样B细胞增生时，应与NMZL鉴别。前者Ig轻链染色显示为多克隆性增生，且 Bcl-2 阴性；后者为单克隆性，Bcl-2 弱阳性。②滤泡淋巴瘤：若出现边缘区分化与 NMZL 鉴别困难。滤泡淋巴瘤的免疫表型（Bcl-2、CD10、Bcl-6 阳性）及分子遗传学检测到 t（14；18）对诊断有决定意义。③套细胞淋巴瘤：有时显示结节性生长模式，通常显示细胞核表面不光滑。CD5 和 cyclin D1 阳性的免疫表型及分子遗传学检测到 t（11；14）对诊断有决定意义。④MALT 淋巴瘤：通过形态学及免疫组化区分 NMZL 与 MALT 淋巴瘤累及淋巴结不大可能。此时，临床资料可能有所帮助。若检测到 MALT 淋巴瘤特异性染色体易位如 t（11；18）、t（14；18）、t（1；14）等对 MALT 淋巴瘤的诊断有决定性意义。⑤小 B 细胞性淋巴瘤：与 NMZL 可显示一些相似性。前者免疫表型为 CD5、CD23 阳性，后者 CD5、CD23 阴性，可鉴别。

治疗 初始治疗可采用滤泡淋巴瘤的一线方案进行，复发患者可选择滤泡淋巴瘤的二线方案治疗或单用依鲁替尼治疗。

预后 临床呈惰性进展，预后与脾 B 细胞边缘区淋巴瘤相似，但较早期 MALT 淋巴瘤为差。5 年总生存率为 60%～80%。约 20% 病例因存在大细胞成分而转化为弥漫性大 B 细胞淋巴瘤，进展期仅 1～2 年。早期仅行局部治疗亦预后较好、生存期较长，进展期患者预后差，且复发危险性大、生存期短。可用滤泡淋巴瘤国际预后指数进行预后分层。

（克晓燕）

értóng jiébiānyuánqū línbāliú

儿童结边缘区淋巴瘤（pediatric nodal marginal zone lymphoma，PNMZL） 发生于儿童淋巴结边缘区 B 细胞的惰性淋巴瘤。2016 年世界卫生组织（WHO）造血与淋巴组织肿瘤分类中新列出的结边缘区淋巴瘤的一个亚型，发病率低，好发于男性。男女比例约为 20∶1，在临床特点、病理及基因上与成人截然不同。多表现为无症状局限性疾病（多数为Ⅰ期）。诊断时多处于疾病早期，头颈部淋巴结受累多见。其与成人型临床行为不同的原因目前尚不清楚，有研究对此类患者进行了全基因组测序，发现有较低的体细胞突变率，且突变多与转录、细胞内信号转导和细胞结构相关，最常见的遗传学异常仍为 18 号染色体三体，发生率可达 17%。组织学上与成人结边缘区淋巴瘤类似，通常发生在进行性转化淋巴结生发中心的边缘，但常出现边缘破坏伴肿瘤细胞浸润。免疫表型与成人结边缘区淋巴瘤相似。临床病程呈惰性，预后较好，经常规治疗后复发率很低。

（克晓燕）

niánmó xiāngguān línbā zǔzhī línbāliú

黏膜相关淋巴组织淋巴瘤（mucosa-associated lymphoid tissue lymphoma，MALT lymphoma） 发生于淋巴结外的一种低度恶性的 B 细胞淋巴瘤。是边缘区 B 细胞淋巴瘤的最常见类型，占边缘区 B 细胞淋巴瘤的 50%～70%、全部 B 细胞淋巴瘤的 7%～8%、原发胃肠道淋巴瘤的 50% 以上。多见于成年人，平均发病年龄 61 岁，男女比例为 1∶1.2。意大利东北部有较高的胃 MALT 淋巴瘤发病率，中东、南非的好望角区及其他赤道、亚赤道区可见到一种特殊亚型，即免疫增生性小肠病，曾称 α-重链小肠病。

病因及发病机制 主要包括以下几方面。

遗传因素 个体遗传因素的不同影响 MALT 淋巴瘤的发生，个体控制炎症反应、抗氧化能力的基因多态性及 *HLA* 等位基因不同等因素在 MALT 淋巴瘤发生中有一定作用。

感染 慢性感染常导致黏膜相关淋巴组织蓄积，继而发生肿瘤。①幽门螺杆菌（*Helicobacter pylori*，*Hp*）感染导致间接（T 细胞特异性激活所介导）及直接（自身抗原）免疫反应，对胃 MALT 淋巴瘤的发生和发展起重要作用，抗生素治疗清除 *Hp* 后可使部分肿瘤消退，90% 胃 MALT 淋巴瘤可见 *Hp* 阳性。②皮肤 MALT 淋巴瘤可能与包柔螺旋体感染有关。③小肠 MALT 淋巴瘤与空肠弯曲菌感染有关。④眼附属器 MALT 淋巴瘤与鹦鹉热衣原体感染有关。

自身免疫病 甲状腺及唾液腺 MALT 淋巴瘤的发生分别与慢性淋巴细胞性甲状腺炎和肌上皮性唾液腺炎相关，提示自身免疫病与 MALT 淋巴瘤相关。艾萨克森（Isaacson）建议将继发于自身免疫病或感染的 MALT 淋巴瘤称为“获得性 MALT 淋巴瘤”。

临床表现 因发生部位不同而呈现多样性，总体发展较缓和，属惰性淋巴瘤。较少向远处转移，多数患者确诊时处于Ⅰ～Ⅱ期。

胃肠道 是 MALT 淋巴瘤最常累及部位，约占 50%，其中胃部受累约占 85%，对于有免疫增生性小肠病的患者，表现为典型小肠受累。患者可出现腹痛、腹胀、贫血、黑粪、体重减轻、恶心、呕吐等，腹部包块及淋巴结肿大少见。

其他部位 25% 以上的胃肠道 MALT 淋巴瘤及 46% 的非胃肠

道MALT淋巴瘤患者可有多发结外病变，可累及唾液腺、骨髓、肺、头颈、眼附属器、皮肤、甲状腺、乳腺等部位，多发淋巴结侵犯较少见。

全身症状　多与肿瘤累及部位相关，全身系统性症状少见。

辅助检查　包括以下几项。

血象　可发现不同程度的缺铁性贫血。红细胞沉降率增快，血清乳酸脱氢酶升高，血 β_2-微球蛋白增多和浆细胞分化是很多患者的特点，1/3患者血清中可检出M蛋白成分，但免疫增生性小肠疾病患者除外。血清白蛋白水平检测可评估预后。

消化内镜及活检　①胃：主要表现为非特异性胃炎或消化性溃疡，大面积病变少见，病变主要发生在胃窦和胃体。内镜下可表现为弥漫型、溃疡型、结节型。②肠道：病变形态多样，包括肿块型、溃疡型、浸润型、多中心性病变等。可用胃镜下活检组织标本，行*Hp*培养、组织染色法和尿素酶试验。炎症状态下需深部活检取材以提高检出率。抗生素和抑酸药的使用也可影响检出率。可用放射性核素标记的 ^{13}C、^{14}C-呼吸试验和血清酶联免疫吸附试验诊断。

影像学检查　B超多显示为形状不规则的占位性病变，边界不清，内回声减少，不可压缩。CT检查可见病变呈不规则高密度影，内密度均匀。磁共振成像对软组织的分辨能力强，可更准确判断肿块侵及范围。2016年美国国立综合癌症网络（National Comprehensive Cancer Network，NCCN）指南中在胃MALT淋巴瘤诊断中增加正电子发射体层显像计算机体层扫描（PET-CT）检查，该检查对于MALT淋巴瘤的临床分期、判断预后及治疗决策的选择有帮助。

组织病理学检查　瘤细胞通常为小到中等大小的淋巴细胞，与滤泡中心细胞相似，故被称为中心细胞样细胞。也可有单核细胞样的淋巴细胞，可见少量散在转化性母细胞（免疫母细胞、中心母细胞样的大细胞）及浆细胞分化。一个重要的病理学特征是淋巴上皮病变。因此，对MALT淋巴瘤的诊断应根据以上形态学特点进行综合判断。若MALT淋巴瘤中转化的免疫母细胞及中心母细胞样大细胞呈实体样或片状增生，应诊断为弥漫性大B细胞淋巴瘤，废弃高度恶性MALT淋巴瘤。瘤细胞表达全B细胞标志物（CD19、CD20、CD79a），而不表达CD5、CD10、CD23和cyclin D1，同时表达IgM，并表现为轻链限制（$\kappa/\lambda > 10:1$，或者相反）。

遗传学检查　MALT淋巴瘤常伴染色体易位，常见的染色体易位包括4种，分别为t（11；18）（q21；q21）、t（14；18）（q32；q21）、t（1；14）（p22；q23）及t（3；14）（p14.1；q32）。不同染色体易位发生频率与MALT淋巴瘤原发部位相关，t（11；18）（q21；q21）常发生于胃MALT淋巴瘤及肺MALT淋巴瘤，t（14；18）（q32；q21）多发生于眼附属器、眼眶、皮肤、唾液腺MALT淋巴瘤。t（11；18）（q21；q21）/*API2-MALT1*是发生于MALT淋巴瘤的最常见特异性染色体易位/融合基因，具有该染色体易位的患者可能对*Hp*根治不反应。t（1；14）（p22；q32）/*BCL10-IgH*导致Bcl-10过度表达。胞核Bcl-10表达有重要意义，可能对*Hp*根治不反应。

诊断　主要依据病理形态和排除性诊断，t（11；18）是较特异的染色体改变，可协助诊断。艾萨克森（Isaacson）等的诊断标准：①浸润的淋巴细胞为中心细胞样细胞，胞质宽广淡染，核不规则。②伴或不伴达彻（Dutcher）小体的浆细胞分化。③中心细胞样细胞浸润生发中心或生发中心萎缩形成滤泡克隆化。④瘤细胞浸润上皮或腺体内，形成淋巴上皮病变。⑤临床惰性进程，极少发生系统性播散。⑥有再发于其他黏膜相关淋巴组织淋巴瘤的趋势。⑦自身免疫病或感染性疾病病史。⑧肿瘤细胞常表达细胞表面单克隆免疫球蛋白（通常是IgM型）、CD20、CD21等抗原，而不表达CD5、CD10和CD23等抗原。⑨常见细胞遗传学异常是3号染色体三体、t（11；18）和t（1；14）。

非胃肠MALT淋巴瘤分期采用安娜堡（Ann Arbor）临床分期标准，胃肠MALT淋巴瘤由于多在同一器官内浸润，Ann Arbor临床分期标准不能反映真实情况，故分期用《穆斯霍夫（Musshoff）胃肠道非霍奇金淋巴瘤分期系统》（表）。NCCN指南的治疗建议依据卢加诺（Lugano）分期：Ⅰ期局限于胃肠道（单发或多发非连续病灶）；Ⅱ期侵及腹腔；Ⅱ1累及局部淋巴结，Ⅱ2累及远处淋巴结；ⅡE期浆膜受累，或侵及邻近器官或组织Ⅳ期病变播散累及结外器官或同时侵及膈上淋巴结。

鉴别诊断　①*Hp*相关性胃炎：早期MALT淋巴瘤易与*Hp*相关性胃炎混淆。慢性胃炎中淋巴细胞虽在固有层内浸润，但呈多克隆性。②其他小淋巴细胞性淋巴瘤：套细胞淋巴瘤，其细胞学

表　Musshoff 胃肠道非霍奇金淋巴瘤分期系统（1994 年修改）

分期	描述
Ⅰ期	肿瘤局限于胃肠道，在膈肌一侧，无淋巴结转移
Ⅰ1	病变局限于黏膜层和黏膜下层
Ⅰ2	病变累及肌层、浆膜及浆膜下
Ⅱ期	肿瘤从胃肠道病变部位侵及腹腔，淋巴结受累
Ⅱ1	引流区淋巴结转移（胃旁淋巴结）
Ⅱ2	远处淋巴结转移（肠系膜、腹主动脉旁、腔静脉旁或腹股沟等膈下淋巴结）
ⅡE	病变穿透浆膜累及邻近器官或组织（应注明累及器官和部位，如ⅡE 胰、ⅡE 结肠、ⅡE 后腹壁等）
Ⅲ期	肿瘤局限于胃肠道有（或）膈肌两侧淋巴结转移
Ⅳ期	肿瘤巨大，伴或不伴淋巴结转移和弥漫性非胃肠道器官或组织累及

特征同 MALT 淋巴瘤细胞非常接近，表达 CD5 和 cyclin D1 核表达可与 MALT 淋巴瘤鉴别。滤泡淋巴瘤经常累及胃，若 MALT 淋巴瘤有滤泡植入现象，两种鉴别有难度，CD10 及 Bcl-6 均阳性提示为滤泡淋巴瘤。③胃肠道非 MALT 淋巴瘤：通过临床表现及病理特征不同，可通过 *Hp* 阴性及影像学特点鉴别。④胃肠道肿瘤：影像学表现为非黏膜下肿物，多为单发肿块或大溃疡。病理表现为瘤细胞成腺样或实性细胞巢，有助于鉴别。⑤弥漫性大 B 细胞淋巴瘤：在有假象的活检标本中，瘤细胞看似体积较小，注意有核仁提示是大细胞，这是非常重要的提示。体积较大的瘤细胞呈簇状或大片状分布>20%应诊断弥漫性大 B 细胞淋巴瘤。

治疗　2017 年 NCCN 指南将 MALT 淋巴瘤的治疗分为胃 MALT 淋巴瘤和非胃 MALT 淋巴瘤两部分。

胃 MALT 淋巴瘤：①*Hp* 阳性的ⅠE1、ⅠE2 及ⅡE 期（Lugano 分期）患者，初始治疗为 *Hp* 根除疗法，需行胃镜检查进行疗效评估。②*Hp* 及 t（11；18）均为阳性的ⅠE 及ⅡE 期患者，虽抗 *Hp* 治疗疗效较差，但仍建议初始治疗为抗 *Hp* 治疗，胃镜评估后：若仍有淋巴瘤，需进行局部放疗，在不能耐受放疗的情况下可选择利妥昔单抗，治疗结束进行胃镜的疗效评估；若未见淋巴瘤，进行完全缓解后随访。③*Hp* 阴性的ⅠE 及ⅡE 期患者，推荐局部放疗，在不能耐受放疗的情况下可选择利妥昔单抗的治疗，需行胃镜检查进行疗效评估。④Ⅳ期患者，若可入组临床试验或出现症状明显、消化道出血、有危险的终末器官损害、大肿块、疾病稳定进展及患者有治疗意愿，可选择系统化疗或局部放疗。

非胃 MALT 淋巴瘤：①Ⅰ~Ⅱ期患者，首选局部放疗，对于肺部、甲状腺、乳腺及结直肠可以选择手术治疗，部分可选择利妥昔单抗或进行观察随访；局部复发可选择放疗，系统复发若未进行过化疗可采取滤泡淋巴瘤的初治治疗方案，若复发患者既往接受过含有利妥昔单抗的化疗方案，则建议应用依鲁替尼治疗或采取滤泡淋巴瘤的二线治疗方案。②Ⅳ期患者可选择局部放疗，部分患者仍可观察或选择滤泡淋巴瘤的一线治疗方案。③伴大细胞转化的患者，采用弥漫性大 B 细胞淋巴瘤方案进行系统性化疗。

抗 Hp 治疗　抗生素是治疗局限期 *Hp* 阳性胃 MALT 淋巴瘤的有效且被广泛接受的一线治疗方法，90%的胃 MALT 淋巴瘤患者感染 *Hp*，其中约 70%对根除 *Hp* 治疗有效。2012 年马斯特里赫特-4（Maastricht-4）共识指出，在克拉霉素高耐药率（15%~20%）地区，四联 *Hp* 根除方案（两种抗菌药+质子泵抑制剂+铋剂，疗程 10~14 天）在根除率方面显著高于三联方案和短疗程方案。2016 年 NCCN 指南推荐根除后 3 个月进行内镜复查（若出现症状需尽早复查），若复查 *Hp*+无论肿瘤检查是否阳性，在疾病稳定的情况下建议行第二轮抗 *Hp* 治疗，若肿瘤进展或症状持续存在也可以选择放疗；若 *Hp* 阴性，此后建议 5 年内每 3~6 个月进行内镜检查，5 年后每年进行内镜检查。

放疗　由于胃 MALT 淋巴瘤发病常较局限，且对小剂量照射敏感，所以抗 *Hp* 失败病例首选单纯放疗，剂量 25~30Gy，毒性持续时间有限，包括厌食、恶心和（或）消化不良。放疗后需每 3~6 个月进行胃镜复查，若 *Hp* 及淋巴瘤均阴性可进行观察；若 *Hp* 阴性而淋巴瘤仍存在，则按照Ⅲ期、Ⅳ期滤泡淋巴瘤的初治治疗方案进行；若 *Hp* 阳性而淋巴瘤阴性，继续进行抗 *Hp* 治疗，并胃镜复查；若 *Hp* 和淋巴瘤均阳性，按照Ⅲ期、Ⅳ期滤泡淋巴瘤的初治方案治疗。

非胃区 MALT 淋巴瘤，采用 25~30Gy 的局部放疗是大多数局限期结外 MALT 的主要治疗。这种淋巴瘤对放疗非常敏感，通常剂量建议不超过 30Gy。对于复发性或晚期病例，较低剂量即可，分两次共给予低至400cGy的剂量即可有效缓解病情。这种方法使完全缓解率和局部控制率超过90%。

化疗 对于Ⅳ期患者，若存在疾病进展、器官浸润、淋巴瘤所致血细胞减少、大肿块及其他症状建议进行系统化疗，化疗方案可参照1~2级滤泡淋巴瘤的方案：一线方案为R-CHOP（利妥昔单抗+环磷酰胺+多柔比星+长春新碱+泼尼松）、R-COP（利妥昔单抗+环磷酰胺+长春新碱+泼尼松）、RB（利妥昔单抗+苯达莫司丁）、单用利妥昔单抗、RL（利妥昔单抗+来那度胺），其中最常用的为R-CHOP方案，其疗效也较为肯定。对于部分*Hp*阴性MALT淋巴瘤患者，对化疗或CD20单抗治疗反应欠佳，可试用依鲁替尼、来那度胺治疗。

手术治疗 进行手术切除的Ⅰ期和Ⅱ期病例，术后切缘病理阳性可继续局部放疗，放疗后5年内每3~6个月进行随访，若再次复发仍可选择局部放疗或选择Ⅲ期、Ⅳ期滤泡淋巴瘤的治疗方案，切缘阴性者直接进入随访。

预后 MALT淋巴瘤属惰性淋巴瘤，病程进展缓慢，原发胃外MALT者更易累及结外，有些患者即使结外多部位及骨髓累及仍可进展缓慢。治疗无论是手术切除、化疗还是放疗，5年生存率可达80%~95%。结外MALT淋巴瘤较比原发胃肠MALT淋巴瘤患者预后差。

（克晓燕）

pí B xìbāo biānyuánqū línbāliú

脾B细胞边缘区淋巴瘤

（splenic marginal zone B cell lymphoma，SMZL） 源于脾边缘区B细胞，以肿瘤性的小淋巴细胞累及脾白髓为特征的低度恶性肿瘤。约占淋巴肿瘤的2%、B细胞边缘区淋巴瘤（marginal zone B cell lymphoma，MZL）的20%。CD5⁻不能归类至慢性淋巴细胞白血病（chronic lymphocytic leukemia，CLL）中的大部分病例属于此类。细胞表面有微绒毛的肿瘤细胞——绒毛状淋巴细胞可出现于外周血中。多发于老年患者。

病因及发病机制 尚不清楚。有研究者认为与其他低度恶性的B细胞淋巴瘤类似，一些长期慢性抗原刺激和相应炎症（包括自身免疫反应）可能与发病有关。丙型肝炎病毒感染可能是一个相关因素。

临床表现 ①脾大为最常见体征，可伴脾门淋巴结肿大。②骨髓和外周血受累，肝可累及，外周淋巴结肿大及结外病变罕见。③某些病例的首发临床表现为免疫性溶血性贫血或免疫性血小板减少症，用糖皮质激素治疗有效。

辅助检查 多有贫血，外周血可见淋巴细胞明显增多，伴或不伴绒毛状淋巴细胞。脾淋巴瘤伴绒毛状淋巴细胞（splenic lymphoma with villous lymphocyte，SLVL）已被纳入该病。血乳酸脱氢酶水平通常正常，β_2-微球蛋白常增多。伴单克隆免疫球蛋白血症，且以IgM为主，但高黏滞血症少见。部分患者可检出凝血因子抗体。骨髓通常受累，淋巴细胞比例升高。病理学可见脾增大，切面有典型微小结节。增生的淋巴细胞累及白髓，使滤泡增大，且大小不等。增生细胞单一性，体积中等偏小，胞质丰富、浅染，核椭圆形，单核样B细胞形态。可有浆细胞转化。肿瘤细胞表达B细胞抗原CD20和CD79a，并表达Bcl-2，不表达cyclin D1、CD5、CD10、CD23、CD43和annexin A1。

诊断 根据临床表现，结合病理形态学、免疫表型及遗传学改变等方面的特征，并排除脾其他类型小B细胞淋巴瘤后进行诊断。

鉴别诊断 ①套细胞淋巴瘤：通常显示更单一的细胞模式，无任何母细胞存在。免疫表型为CD5和cyclin D1阳性，存在t（11；14）的分子遗传学异常。②滤泡淋巴瘤：结构和细胞特点均难鉴别。典型的滤泡淋巴瘤的免疫表型如CD10、Bcl-6阳性及存在t（14；18）可供鉴别。③黏膜相关淋巴样组织（mucosa-associated lymphoid tissue，MALT）淋巴瘤侵犯脾：可形成与原发性SMZL相似的模式，但脾并非MALT淋巴瘤的起始部位或主要累及部位。明确的临床资料对区别二者有重要意义，且半数原发性SMZL表达IgD，而MALT淋巴瘤却不表达。④慢性B淋巴细胞白血病/小淋巴细胞性淋巴瘤：可侵及脾，但几乎均为继发性，其免疫表型为CD5⁺、CD23⁺。⑤反应性滤泡增生：若反应性滤泡增生有明显扩大的边缘带，与SMZL鉴别困难。前者通常发生于儿童及青少年，后者则多发生于50~60岁。若脾重不超过400g，缺乏单一细胞群和克隆性免疫球蛋白重链或轻链重排，则不应诊断为SMZL。⑥毛细胞白血病：易累及脾。瘤细胞体积略大于MZL，胞质宽广，胞质表面有绒毛样突起，电镜下可见绒毛。其特征性免疫标记为CD103、CD25。几乎所有毛细胞白血病都有*BRAF* V600E突变，MAP2K1突变见于近半数变异型毛细胞白血病和大多数无*BRAF* V600E突变的毛细胞白血病。可见5号和7号染色体数量异常。

治疗 若患者无临床症状、

无进行性血细胞减少、无脾大，则不需积极治疗，可随诊观察。对于脾大患者，且HCV阳性，若无抗肝炎治疗禁忌证可以进行合适的抗病毒治疗（选择干扰素联合或不联合利巴韦林）直至到完全缓解或部分缓解，其后前5年每3~6个月复查一次，5年后每年复查一次。HCV阳性存在肝炎治疗禁忌证或抗肝炎治疗无反应、HCV阴性的患者，若无其他临床症状可以观察，若出现血细胞减少或其他临床症状可进行脾切除术或给予利妥昔单抗治疗，脾切除前2周需进行肺炎球菌疫苗及脑膜炎球菌疫苗的接种。

预后 SMZL临床多呈惰性病程，包括骨髓受累病例。多数报道认为预后较好，5年生存率可>50%。大瘤块、体能状况评分差为不良预后因素，*TP53*突变、7q-和*IGH*无突变均与较差预后相关，有预后不良因素者中位生存期仅为26个月。淋巴结或其他结外组织转移者的中位生存期为3.7年。此病可出现向大B细胞淋巴瘤转化。

（克晓燕）

pí B xìbāoxìng línbāliú / báixuèbìng, bùnéng fēnlèi

脾B细胞性淋巴瘤/白血病，不能分类（splenic B cell lymphoma/leukemia, unclassifiable）

源于脾B细胞单克隆增殖，但无法将其归为任何一种的B细胞淋巴瘤。2008年世界卫生组织（WHO）造血与淋巴组织肿瘤分类中将其暂时命名。可分为脾弥漫性红髓小B细胞淋巴瘤和毛细胞白血病，变异型。与其他原发性脾B细胞淋巴瘤的关系尚不清楚。此病尚无明确诊断标准。在排除脾其他实体瘤及可明确分类的B细胞淋巴瘤后可考虑此病诊断。这类疾病属于成熟B细胞淋巴瘤，瘤细胞表达B细胞标志。

（克晓燕）

pí mímànxìng hóngsuǐ xiǎo B xìbāo línbāliú

脾弥漫性红髓小B细胞淋巴瘤（splenic diffuse red pulp small B cell lymphoma）

脾红髓弥漫性形态单一的小B细胞浸润，累及骨髓、外周血的淋巴瘤。尚需进一步分子生物学检查明确其特征及诊断标志。此病少见，不足非霍奇金淋巴瘤的1%，患者发病中位年龄65.5~77岁，男性多于女性。

病因及发病机制 尚不清楚。

临床表现 所有病例在诊断时均侵及脾、骨髓和外周血，诊断时多为Ⅳ期。外周淋巴结受累者罕有报道。巨脾，白细胞常增多。白细胞降低不多见，除非有脾功能亢进。B症状和淋巴结侵犯不多见。少数患者在初诊时表现为皮肤损害，如红皮病、痒丘疹等。

辅助检查 外周血中可见绒毛状淋巴细胞，类似于脾B细胞边缘区淋巴瘤（splenic marginal zone B cell lymphoma, SMZL）的瘤细胞。骨髓主要表现为窦内浸润，也可为间质浸润和结节状浸润。脾红髓可见弥漫性瘤细胞浸润，脾索和脾窦也可累及。瘤细胞为单一、小到中等大小的淋巴细胞，胞质淡染或嗜酸性，核圆、规则，染色质空泡状，核仁偶见。特征性的脾窦内瘤细胞淤滞，偶见瘤细胞形成的假脾窦。与SMZL不同，该病瘤细胞不破坏滤泡，也不浸润边缘区。瘤细胞有浆细胞样特点，但缺乏浆细胞分化的其他特点（缺乏胞质内Ig或CD38表达）。毛细胞胞质抗酒石酸酸性磷酸酶（TRAP）染色阴性。瘤细胞CD20、DBA44和IgG阳性，IgD、膜联蛋白A1、CD25、CD5、CD103、CD123、CD11c、CD10和CD23阴性。多数病例有*IGH*基因的体细胞高频突变。同毛细胞白血病，此病也有*VH3-23*和*VH4-34*过表达。有t（9；14）（p13；q32）*PAX5-IGH*，但无7q-和t（11；14）。可有*TP53*过表达。少数病例可见7q-。

诊断 依据为：①绒毛状淋巴细胞脾红髓浸润。②脾窦内瘤细胞淤滞。③瘤细胞有浆细胞分化特点，但缺乏Ig或CD38表达。诊断需行脾的相关检查，一些病例表现为单纯骨髓受累及外周血中出现嗜碱性绒毛状淋巴细胞，对有争议的病例建议用脾B细胞淋巴瘤/白血病，不能分类。

鉴别诊断 ①SMZL：来源于脾边缘区B细胞的低度恶性肿瘤。早期累及白髓，之后发展可累及红髓。其发生于脾的淋巴滤泡，可见滤泡增大。瘤细胞为单核样B细胞、小淋巴样细胞、生发中心样细胞，瘤细胞可有浆细胞分化。肿瘤细胞表达表面IgM和IgD。②经典型毛细胞白血病或毛细胞白血病：*BRAF* V600E突变在毛细胞白血病有相当的特异性和敏感性，已成为毛细胞白血病诊断和与其他淋巴瘤鉴别的有力工具。③B幼淋巴细胞白血病：临床表现明显脾大，幼淋巴细胞体积较此病细胞大，胞质呈淡蓝色，有明显核仁。电镜下细胞表面绒毛较多，膜表面Ig表达水平高。B幼淋巴细胞白血病侵袭性强，对治疗耐药，预后较差。④慢性淋巴细胞白血病/小淋巴细胞淋巴瘤：可发生于脾，但几乎均为继发性，即其他部位的累及脾。其免疫表型为$CD5^+$、$CD23^+$。⑤经典套细胞淋巴瘤：通常显示更为单一的细胞增生，无任何母细胞存在。免疫表型为 CD5 和 cyclin D1 阳性，存在 t（11；14）分子遗传学异常。⑥滤泡淋巴瘤：瘤细胞为中心细胞及中心母细胞样。典型滤泡淋巴瘤的免疫表型如 CD10 和 Bcl-6 阳性，存在 t（14；18）分子遗传学异常。

治疗 由于此病为 2008 年世界卫生组织（WHO）分类新提出疾病，尚无大宗试验报道。

预后 疾病为惰性病程，大多患者脾切除术后可获得缓解，但不能治愈。

（克晓燕）

máoxìbāo báixuèbìng，biànyìxíng

毛细胞白血病，变异型（hairy cell leukemia，variant）

以异型造血细胞为特征的典型毛细胞白血病样慢性 B 细胞增殖性疾病。脾、骨髓、外周血常累及，但肝和淋巴结肿大少见。其他部位累及罕见。占经典毛细胞白血病（hairy cell leukemia，HCL）的 10%，发病率低。中老年男性多见。在亚洲该型比经典 HCL 更常见。临床表现取决于是否出现脾大及血细胞减少。多数患者白细胞计数持续升高，平均 35×10^9/L。半数患者表现为血小板减少，1/4 患者表现为贫血。单核细胞的计数多在正常范围内。形态学可见细胞体积中等，细胞多形性明显，核染色质致密，有中位核仁，对周围组织的浸润轻微。结合免疫表型 CD25、抗酒石酸酸性磷酸酶（TRAP）和膜联蛋白 A1（ANXA1）染色阴性可诊断。需与经典 HCL 鉴别。经典 HCL 临床上可见中至重度脾大伴血中出现典型毛细胞（胞质多突起）。脾可见红髓受累，白髓萎缩。瘤细胞胞质丰富，略嗜碱性，胞质可见突起，核不规则，核仁消失。电镜下可见典型胞质突起，偶见胞质内的杆状包涵体。骨髓中可见网状纤维弥漫增生。此病为惰性病程，即使对干扰素或嘌呤类似物反应差也可长期存活。利妥昔单抗和抗 CD22 免疫毒素治疗有效。患者脾切除术后可获得较好缓解。

（克晓燕）

lǜpào línbāliú

滤泡淋巴瘤（follicular lymphoma，FL）

源于滤泡生发中心的 B 细胞淋巴瘤。恶性度较低，在美国和欧洲，FL 约占新发非霍奇金淋巴瘤的 22%，惰性淋巴瘤的 70%。多见于中老年患者，发病年龄 60~65 岁，20 岁以下发病者罕见，男女比例为 1∶1.7。

病因 ①环境因素及职业暴露：接触石棉、农业杀虫剂等可增加 FL 的发生危险。②遗传因素：家族中有血液肿瘤的发生史，可增加 FL 的发生风险。③吸烟及饮食习惯：吸烟及大量饮酒者 FL 的发病率增加；摄入煎的红肉类可增加 FL 发生危险；水果和蔬菜摄入可降低女性 FL 的发病风险。

发病机制 ①基因异常：大部分 FL 肿瘤细胞存在 *IGH* 基因重排和多样化、*BCR* 完整性受损，这可能参与 FL 发病。②遗传学异常：影响 *IGH* 位点的染色体易位，如 t（14；18）可能参与 FL 发病。

临床表现 浅表淋巴结肿大最常见，全身均可受累。一些深部淋巴结受累的 FL 临床表现较隐匿，病变常位于膈下，淋巴结呈缓慢生长，如腹膜后、肠系膜或回肠淋巴结受累。深部淋巴结受累者症状通常不典型，但受侵的单个或相邻淋巴结肿大明显。原发纵隔受累和单纯脾大不常见。FL 患者较少出现全身症状，仅少数患者出现 B 症状或体力状态的改变。原发结外受侵少见，但皮肤、乳房、睾丸、胃肠道等均可累及，特别是十二指肠或小肠，可表现为小息肉。50%~60%的病例可出现骨髓受累。确诊时患者多已处于进展期，仅 1/3 患者处于Ⅰ或Ⅱ期。

辅助检查 包括以下几项。

血象 早期无明显异常，晚期患者可出现淋巴细胞减少，血小板减少。

骨髓象 肿瘤浸润骨髓呈多灶性，穿刺部位可能无病变，需重复进行穿刺、活检验证。

血液生化测定 血清乳酸脱氢酶（LDH）>600U/L，β_2-微球蛋白持续增多通常提示患者预后不良。

影像学检查 B 超和 CT 检查有助于发现病灶。正电子发射体层显像计算机体层扫描（PET-CT）对诊断分期、化疗反应性、残余灶检测及预后判断均显示出一定优势，已应用于临床。

组织病理学检查 以多发滤泡样结构生长，大小相近，弥漫分布，套区常变薄或缺乏。肿瘤细胞有不同比例的生发中心样细胞和中心母细胞。2001 年世界卫生组织（WHO）根据滤泡中心母细胞的数目将 FL 分为Ⅰ、Ⅱ、Ⅲ级，其中Ⅰ、Ⅱ级属低度恶性肿瘤。研究显示 FLⅠ级和Ⅱ级在临床表现、治疗和预后上无差别，故在 2008 年 WHO 分类中不再进一步区分Ⅰ、Ⅱ级，而统称为 1~2 级；Ⅲ级属中度恶性肿瘤，有向弥漫性大 B 细胞淋巴瘤（diffuse large B cell lymphoma，DLBCL）转化倾向，Ⅲ级又分为Ⅲa 和Ⅲb，这两级中含浸润成分>50%者预后较差（表 1）。

免疫表型检查 $CD19^+$，$CD22^+$，$CD20^+$，$CD10^+$，$CD23^{+/-}$，$CD43^-$，$CD5^-$，$CCND1^-$和 Bcl-6^+，

表1 FL分级

级别	标准［中心母细胞数目（个）/HPF*］		
	18mm 目镜	20mm 目镜	22mm 目镜
Ⅰ级	<6	<7	<7.5
Ⅱ级	6~15	7~18	7.5~22.5
Ⅲ级	>15	>18	>22.5
Ⅲa 级	仍有中心细胞		
Ⅲb 级	中心母细胞呈实性片状，无残留中心细胞		

注：*：HPF：high power field（高倍视野，指 40×物镜）

Bcl-2蛋白检测大部分病例表达。增殖活性对于判定瘤细胞增殖有意义。

遗传学 80%以上病例存在t（14；18）（q32；q21），高级别的FL可见与DLBCL相似的*BCL6*重排；其他常见异常包括+7、+18、3q27-q28、6q23-q23、17p等。约90%患者可检测到*IGH*基因重排。

诊断 主要依靠其病理学特征性的形态学特点、表达B细胞标志物。其分期用安娜堡（Ann Arbor）分期，由1971年举行的Ann Arbor会议提出，主要根据临床表现、体格检查、B超、CT检查、PEFCT等进行，是国内外公认的淋巴瘤分期标准，见成熟B细胞淋巴瘤。

鉴别诊断 需与以下疾病进行鉴别。

良性淋巴结增生 细菌、病毒感染及自身免疫病等引起，为反应性淋巴结增生，淋巴结增大可自行消退。必要时可行淋巴结活检鉴别。包括以下疾病。①坏死性淋巴结炎：多见于年轻女性，部分有病毒感染史、咽峡炎史，表现为发热、淋巴结肿大、皮疹、肝脾大。抗生素治疗无效，发热可自行消退，对糖皮质激素敏感。结合肿大淋巴结的病理检查可确诊。②传染性单核细胞增多症：多源于EB病毒感染，表现为发热、咽喉炎、淋巴结肿大，外周血淋巴细胞显著增多并出现异常淋巴细胞，EB病毒IgM检测阳性。③结核性淋巴结炎：临床亦常见不典型结核感染，表现为淋巴结慢性肿大，实验检查无结核分枝杆菌感染证据，抗结核治疗有效，但起效所需时间较长，临床需注意鉴别。④免疫性淋巴结肿大：如成人斯蒂尔（Still）病、系统性红斑狼疮等，可表现为发热、淋巴结肿大和（或）肝脾大，但多合并皮疹、关节损害等多器官病变，其自身免疫性抗体多为阳性。

套细胞淋巴瘤 主要应与FL1级鉴别。套细胞淋巴瘤主要发生于老年男性，病程侵袭性较高，cyclin D1阳性是主要鉴别点，$CD5^+$、$CD10^-$可助鉴别。

黏膜相关淋巴组织淋巴瘤 女性患者较多，通常有慢性感染病史，为结外低度恶性淋巴瘤，淋巴结累及者少见。单核样B细胞、淋巴上皮病变有鉴别意义，Bcl-6、CD10和Bcl-2阴性有助鉴别。

慢性淋巴细胞白血病/小淋巴细胞淋巴瘤 淋巴结内慢性淋巴细胞白血病/小淋巴细胞淋巴瘤常出现假滤泡结节而易与FL混淆，免疫表型有助于鉴别，前者IgD、IgM、CD5和CD23常阳性，而大部分CD10阴性；FL瘤细胞Bcl-2阳性表达，*BCL2*基因重排的检测也有助于鉴别。

结节性淋巴细胞为主型霍奇金淋巴瘤 多种淋巴细胞增生，小T细胞增生明显的淋巴细胞结节，有$CD20^+$的爆米花样核大的细胞，通常围绕$CD57^+$的T小淋巴细胞。

卡斯特曼（Castleman）病 淋巴结内大的、滤泡样结构，中心见血管，多量浆细胞转化，滤泡中见较多核分裂象及吞噬细胞碎片的巨噬细胞，不表达Bcl-2。

治疗 主要有放疗、化疗、放射免疫治疗和造血干细胞移植。2017年美国国家综合癌症网络（National Comprehensive Cancer Network，NCCN）推荐FL治疗策略（表2）。

治疗指征包括：①FL引起的症状（不只局限于B症状）。②危及终末器官功能障碍。③继发于淋巴瘤的血细胞减少。④存在大肿块（单个肿块>7cm或3个以上包块>3cm），脾大。⑤6个月内病情稳定进展。无治疗指征者，可观察等待，直至疾病进展再进行治疗。第一年内每3个月体检一次，以后每3~6个月体检一次。

治疗原则如下：①Ⅰ~Ⅱ期以受累野放疗为主，RT 24~30Gy（对于大包块患者可再加6Gy）。替代的治疗方案包括免疫治疗±化疗±放疗。由于化疗加放疗不能使无复发生存获益，故NCCN指南将其作为2B类推荐。②Ⅱ期有大肿块和Ⅲ、Ⅳ期进展期FL，有治疗指征者选择局部放疗（减轻局部症状）或一线化疗。对于局部大包块或有局部症状的患者，可考虑受累部位放疗4~30Gy±额外的系统治疗。

表 2 NCCN 推荐的 FL 治疗（2017 v. 2）

一线治疗	苯达莫司汀+利妥昔单抗（1 类） R-CHOP（利妥昔单抗+环磷酰胺+多柔比星+长春新碱+泼尼松）（1 类） R-CVP（利妥昔单抗+环磷酰胺+长春新碱+泼尼松）（1 类） 利妥昔单抗（375mg/m²，每周 1 次，共 4 次） 来那度胺+利妥昔单抗（3 类）
老年人或体弱者的一线治疗	利妥昔单抗（推荐）（375mg/m²，每周 1 次，共 4 次） 烷化剂单药（苯丁酸氮芥或环磷酰胺）±利妥昔单抗 放射免疫治疗（2B 类）
一线巩固治疗或延伸剂量（可选）	对于初诊时高肿瘤负荷的患者，利妥昔单抗维持，375mg/m²，每 8 周 1 次，共 12 次 对于初始治疗为利妥昔单抗单药的患者，利妥昔单抗维持，375mg/m²，每 8 周 1 次，共 4 次 放射免疫治疗（化疗或化学免疫诱导治疗后）
二线治疗	化疗-免疫治疗（同一线治疗方案） 利妥昔单抗 来那度胺±利妥昔单抗 放射免疫治疗（1 类） Idelalisib（对烷化剂和利妥昔单抗耐药者） 氟达拉滨+利妥昔单抗 RFND（利妥昔单抗+氟达拉滨+米托蒽醌+地塞米松）
二线巩固治疗或延伸剂量	参见弥漫性大 B 细胞淋巴瘤的二线治疗不考虑移植 利妥昔单抗维持，每次 375mg/m²，每 12 周 1 次，共 2 年（1 类）（可选） 大剂量治疗后自体造血干细胞移植挽救 高度选择的患者异基因造血干细胞移植

放疗 FL 对放疗完全反应率高，反应持续时间长，放疗仍是治疗 FL 的一种重要方案。①对于Ⅰ~Ⅱ期 FL，单纯放疗或与化疗联合可取得较好的效果，剂量为 24~30Gy。②对于Ⅱ期腹部大肿块、Ⅲ~Ⅳ期 FL，也可采用局部放疗以缓解局部压迫症状。③局部肿块患者可行受累野放疗 4~30Gy±全身治疗。

造血干细胞移植 包括自体造血干细胞移植、清髓性异基因造血干细胞移植和非清髓性异基因造血干细胞移植。自体造血干细胞移植主要用于复发或难治性患者，还可用于组织类型发生转化的患者。预处理方案包括 BEAM（卡莫司汀+依托泊苷+阿糖胞苷+美法仑）、BEAC（环磷酰胺+依托泊苷+卡莫司汀+阿糖胞苷）、CBV（环磷酰胺+卡莫司汀+依托泊苷）、环磷酰胺（Cy）联合全身照射及白消安（Bu）/Cy 等。自体造血干细胞移植前化疗联合利妥昔单抗处理优于单纯化疗处理。清髓性异基因造血干细胞移植复发率低，但移植相关死亡率高，与自体造血干细胞移植总生存率相似，仅限于年轻、高危、化疗耐药的患者。非清髓移植适用于不能进行清髓的患者，移植后复发或晚期复发者移植后可进行供者淋巴细胞输注以防止疾病复发。预处理方案：氟达拉滨（90mg/m²）+200cGy 全身照射等。

放射免疫治疗 单药作为 FL 的一线治疗方案或巩固治疗均显示出较好疗效。^{90}Y-替伊莫单抗发射高能 β 射线，可用于复发难治性 FL 及转化为 CD20^{+}大 B 细胞非霍奇金淋巴瘤患者的治疗，同时对存在大肿块及先前进行过较多治疗或利妥昔单抗耐药的患者仍有效。^{131}I-托西莫单抗同时发射 γ 和 β 射线，全身照射剂量为 75cGy，对复发耐药患者有效。

预后 FL 病程进展缓慢，预后较好，5 年生存率>70%，平均生存期 8~10 年。在现代化学免疫治疗时期，总生存期可达 20 年。但 FL 易复发，每年约 3% 患者转化成侵袭性淋巴瘤。FL 中 FOXP3 阳性者预后较好；CD68 和 CD57 阳性者预后较差。针对 FL 的国际预后指数（FL International Prognostic Index，FLIPI），对儿童及老年 FL 均适用，根据 5 个因素可将患者分为 3 组（表 3）。低危组 10 年总生存率为 71%，高危组平均中位生存期为 5 年。

表 3 FL 的 FLIPI 标准及危险度分级

FLIPI 标准	
年龄	≥60 岁
Ann Arbor 分期	Ⅲ~Ⅳ期
血红蛋白水平	<120g/L
血清 LDH 水平	>正常值上限
受累淋巴结区数量	≥5
危险度分级	
低危组	0~1 个不良因素
中危组	2 个不良因素
高危组	≥3 个不良因素

（克晓燕）

értóngxíng lǜpào línbāliú

儿童型滤泡淋巴瘤（pediatric follicular lymphoma） 滤泡淋巴瘤（follicular lymphoma，FL）的罕见变异型。在儿童非霍奇金淋巴瘤中仅占不足 2%。在 2016 年世界卫生组织（WHO）分型中，儿童型 FL 被认为是独立的疾病，因为相似的淋巴结改变也可以发生在成年人。此病中位诊断年龄约为11岁，大多数情况下诊断时为Ⅰ、Ⅱ期。病因及发病机制尚不明确。头、颈部区域淋巴结易受累及。在组织学上，儿童型FL可见滤泡区明显扩大，可见“星空”现象，高组织学分级（3级）和高增殖指数。40%~50%病例可见Bcl-2蛋白表达，大多数可见Bcl-6蛋白表达。儿童型FL的治疗包括化疗±放疗，手术切除±放疗。研究显示，进行化学免疫治疗也可取得良好预后，一些研究认为此病具有良性克隆性增殖低度恶性潜质。

（克晓燕）

yuánfāxìng pífū lǜpào zhōngxīn línbāliú

原发性皮肤滤泡中心淋巴瘤

（primary cutaneous follicular center lymphoma，PCFCL） 以广泛皮肤损害为特点的B细胞非霍奇金淋巴瘤。是原发性皮肤B细胞淋巴瘤的最常见类型，占所有病例的60%。好发于成年人，中位发病年龄51岁，男女比例为1.5∶1。

病因及发病机制 尚不明确。

临床表现 前额、头皮及躯干的孤立性或局灶性皮肤损害。约5%患者发生于腿部，15%表现为多灶皮肤损害。皮肤损害常为质硬、红色或紫色的斑块、结节，或大小不等的肿块。特别是发生于躯干的肿物，周围常绕有红色丘疹和轻度浸润性斑块，此表现常在数月或数年内进展。这种发生于背部典型表现的PCFCL，曾称背部网状组织细胞瘤、克罗斯提（Crosti）淋巴瘤。通常皮肤损害表面完整，溃疡罕见。少数患者出现皮肤多发损害，与临床预后无明显相关性。未经治疗的病例，皮肤损害将增大，但扩散至皮肤以外的部位少见（<10%）。复发皮肤损害常位于初始病变周围。

辅助检查 包括以下几项。

组织病理学检查 PCFCL肿瘤细胞可围绕在血管和附属器周围，也可弥漫性分布，一般不累及表皮。肿瘤细胞可形成淋巴滤泡，也可弥漫性生长，显示出肿瘤的进展过程。肿瘤主要由体积中等和偏大的中心细胞及数量不等的中心母细胞组成。①较小和（或）早期病变：可见清晰的生发中心或残留的生发中心。与皮肤滤泡反应性增生相比，PCFCL的滤泡界限不清，由形态单一的Bcl-6阳性滤泡中心细胞增生构成，分布在CD21或CD35阳性的滤泡树突状细胞网中，缺乏可染小体，套区变窄，甚至消失。可见多量反应性T细胞增生，间质成分也常较明显。②进展期：肿瘤由单一的体积大的中心细胞和多叶核细胞组成。罕见病例中为梭形细胞组成，伴数量不等的中心母细胞。反应性T细胞不如早期肿瘤明显，滤泡结构消失，部分显示散在CD21和CD35阳性的滤泡树突状细胞。

免疫表型检查 肿瘤细胞表达CD20、CD79a和Bcl-6，而Ig通常阴性。形成生发中心结构的肿瘤细胞，CD10阳性，弥漫生长者为阴性。大部分病例不表达或部分弱表达Bcl-2。有报道认为，部分存在滤泡结构的PCFCL的病例中，Bcl-2有表达。若肿瘤细胞Bcl-2和CD10均有强表达，则应疑诊结内滤泡淋巴瘤累及皮肤。MUM1、Fox-P1、CD5及CD43多为阴性。

遗传学检查 *IGH*基因克隆性重排，体细胞超突变。一般无*BCL2*基因重排。

诊断与鉴别诊断 依靠病理学进行诊断。需与以下疾病鉴别：①其他皮肤原发B细胞淋巴瘤：包括原发性皮肤边缘区淋巴瘤、皮肤套细胞淋巴瘤、原发性皮肤弥漫性大B细胞淋巴瘤等，主要通过组织学及免疫表型鉴别。②继发性皮肤B细胞淋巴瘤：首先表现为淋巴结或其他脏器病变，后累及皮肤。

治疗 多发皮肤损害，特别是出现巨大斑块和皮外累及者，才需系统性治疗。

预后 较好，5年生存率达95%。无t（14；18）和*BCL2-IGH*基因重排、无Bcl-2蛋白表达和皮肤损害单发者，预后较好。观察30%的复发病例，并未提示预后不良。有报道，发生于腿部的PCFCL预后较差。

（克晓燕）

tàoxìbāo línbāliú

套细胞淋巴瘤

（mantle cell lymphoma，MCL） 有特殊临床和病理表现的小B细胞非霍奇金淋巴瘤。占非霍奇金淋巴瘤的3%~10%。好发于中老年人，中位发病年龄为60岁，男女比例为2∶1。

病因及发病机制 ①遗传学异常：在淋巴系统恶性肿瘤的发生发展过程中染色体易位是一种常见的细胞遗传学异常，导致癌基因表达失控或形成异常融合基因。最常见的染色体易位是t（11；14）（q13；q32），即位于11q13上的*CCDN1*癌基因易位至14q32免疫球蛋白重链基因下游，引起其编码产物cyclin D1的过度表达。该蛋白的过表达造成细胞周期失调致细胞的转化，包含两种不同的分子机制，对应两种不同的临床及生物学亚型。最常见的经典型表现为未进入滤泡生发中心的成熟B细胞，不携带或仅

携带有限的 *IGHV* 突变，表达SOX11转录因子，表现为更侵袭性的生物学行为；不常见的亚型约占套细胞淋巴瘤的20%，形态学多见套区型、结节型，其细胞特征是既携带 t（11；14）导致 cyclin D1 的过度表达，同时也经历滤泡生发中心携带 *IGHV* 超突变，这些肿瘤细胞通常是稳定的，SOX11表达阴性或极低水平，外周血及脾受累多于淋巴结受累，临床表现为惰性，但伴如 *TP53* 等其他基因异常的临床表现为侵袭性。

临床表现 60%~70%患者确诊时为Ⅲ期或Ⅳ期，多数临床病程呈侵袭性，虽然淋巴结起病常见，但大部分同时存在广泛的结外及骨髓侵犯。淋巴结是最常受累的部位，表现为缓慢无痛性进行性淋巴结肿大，疾病进展后可表现为全身淋巴结肿大。伴肝脾大，半数病例脾受累且可以是此病的唯一受累部位。骨髓和（或）外周血侵犯在疾病晚期常见，但部分病例以骨髓侵犯为首发症状。中枢神经系统受累在疾病晚期常见。结外病变较常见，可以表现为胃肠道多发性淋巴瘤样息肉病，瓦尔代尔扁桃体环（Waldeyer's ring）和胸膜受累（5%~20%）；10%~50%的病例可能仅表现为结外病变而无淋巴结累及，30%~50%病例可有两个以上的结外部位累及。25%~50%的患者有B症状。约15%的套细胞淋巴瘤临床表现为惰性。

辅助检查 包括以下几项。

血象和骨髓象 部分患者以外周血及骨髓出现小B细胞白血病样改变为首发症状。骨髓涂片及活检可发现骨髓侵犯，与其他小B细胞淋巴瘤相比，此病易侵犯骨髓，骨髓流式细胞术检测可对肿瘤细胞进行免疫分型。还可进行血乳酸脱氢酶、血 β_2-微球蛋白、红细胞沉降率、C反应蛋白等检查。

组织病理学检查 瘤细胞起源于次级滤泡套区或初级滤泡的幼稚生发中心细胞，淋巴结和结外均可受累，原发性结外MCL发病率仅为4%~15%，原发性结内MCL累及结外者较常见。

原发结内的MCL除经典型外，还有一组变异型MCL，包括母细胞变型、多形性变型、小细胞变型及边缘区样变型，其中母细胞变型及多形性变型提示肿瘤增殖活性高，具有重要的临床意义。经典型及变异型均属于临床经典型MCL。①经典型：瘤细胞可呈套区型、结节型或弥漫型增生，或混合存在。套区增生型MCL中淋巴结正常结构被破坏，瘤细胞围绕生发中心生长使套区明显增宽，细胞层次增多；结节型MCL可见瘤细胞侵入并取代生发中心，使生发中心消失，形成似滤泡淋巴瘤的滤泡样结节；弥漫型MCL可见淋巴结由单一弥漫的小到中等大淋巴细胞取代，结节消失。肿瘤细胞形态较单一，由小到中等大的细胞组成，瘤细胞稍大于正常淋巴细胞，胞质少，核轻度不规则或表面不光滑，染色质致密，核仁不明显。瘤细胞间见散在分布的滤泡树突细胞、组织细胞。伦纳特（Lennert）曾指出均匀红染的玻璃样物沿小血管周沉积对MCL的诊断具提示意义。②变异型：母细胞变型MCL更具有侵袭性，淋巴结正常结构破坏，代之以单一性弥漫的小到中等大的肿瘤细胞，并可见灶性或片状肿瘤细胞较大，胞质较丰富，核增大，核膜清晰，有中小核仁，很像中心母细胞，也可出现形态不规则的大的瘤细胞，染色质分散，见小核仁，核分裂象多，类似淋巴母细胞，但不会向浆母细胞样分化，核分裂象较经典型显著增加至少20~30个/10HP；多形性变型MCL细胞大而多形性明显，胞质嗜碱性，大部分核不规则，可见明显核仁；小细胞变型MCL细胞呈弥漫性生长，细胞体积小，圆形，核无明显不规则，染色质污秽，似小淋巴细胞淋巴瘤；边缘区样变异型细胞中等偏小，胞质浅染空亮，明显聚集似边缘区或增殖中心样，或单核细胞聚集分布于生发中心外周，似边缘区细胞淋巴瘤。

50%~80%淋巴结外MCL伴骨髓浸润，浸润模式可为小结节型、间质或小梁旁甚至弥漫性。骨髓有无浸润与此病预后无关。脾、胃肠道、瓦尔代尔扁桃体环、肝和中枢神经系统等均可累及。脾受累多见，形态以套区增宽为主。切面可见弥漫分布的小结节，镜下多表现为白髓受累。10%~20%病例可有胃肠道累及，多见于大肠，其特征是肠内多发性小息肉，甚至小到肉眼难以辨认，镜下为肠黏膜下多发性小结节。cyclin D1的表达及 *BCL1* 的重排有助于鉴别MCL与其他B细胞淋巴瘤所致胃肠道浸润。肝受累也较常见。

2016年世界卫生组织（WHO）分类中新增原位套细胞肿瘤（in situ mantle cell neoplasm，ISMCN），以淋巴滤泡的内套区局限的cyclin D1阳性的套细胞增生为特征，其范围不足够诊断MCL。大部分为偶然发现，可发生在其他类型的淋巴瘤中，惰性且局限，临床进展低风险。

免疫表型检查 瘤细胞表达B细胞的标志CD19、CD20、

CD22、CD79a 和膜表面 IgM，膜表面 IgD 也常阳性。免疫球蛋白轻链 κ/λ 比值倒置，λ 轻链表达占优势。HLA-DR 抗原标志也多阳性。很少表达 CD23。cyclin D1 在诊断 MCL 中非常有价值。核 cyclin D1 阳性是 MCL 所特有，无 *BCL1* 基因重排者也可检测到，可用于鉴别其他类型淋巴瘤。其他类型淋巴瘤或淋巴细胞性白血病也偶见表达。CD5 是 MCL 的另一个特征性免疫标志物，绝大部分病例均可表达。Ki-67 指数在典型 MCL 中较低，而在母细胞型则明显升高。

遗传学检查 t（11；14）（q13；q32）是 MCL 特征性的细胞遗传学改变，经典细胞遗传学方法可在 50%～70% 的 MCL 病例中发现，用荧光原位杂交技术可发现几乎所有 MCL 均存在该染色体易位。t（11；14）易位也可见于少数非典型和侵袭性慢性淋巴细胞白血病，20%～30%的幼淋巴细胞白血病和 5%的浆细胞性骨髓瘤（如多发性骨髓瘤）病例中。部分 MCL 患者（<10%）不表达 cyclin D1，而是被 cyclin D2 和 cyclin D3 取代。经典临床型无 *IGHV* 突变，而白血病型非淋巴结性 MCL 可检测到 *IGHV* 突变。其他常见染色体异常的染色体获得包括 3q26（31%～50%）、7p21（16%～34%）、8q24（16%～36%）和 12q（25%），常见的染色体缺失包括 1p21-p22（29%～50%）、6q23-q27（23%～36%）、9p21（10%～36%）、11q22（21%～57%）、13q12-q13（43%～54%）、13q14-q34（25%～55%）和 17p13-pter（22%～45%），常见的数目异常为+3、+12、-9、-13 以及性染色体的丢失。*TP53* 突变与 MCL 侵袭性、母细胞变异型及高增殖率相关；*TP27* 在 MCL 患者中大部分缺失表达，在总生存率上有显著性降低。MCL 常含有 *ATM*（40%～75%）、*CCND1*（35%）高频率的突变，还有少于 15%的病例有 *NOTCH1*、*NOTCH2* 的突变，这些突变具有预后意义，也是今后靶向治疗的重点。

其他 ①影像学检查：包括胸部正侧位 X 线片、胸部 CT、腹部和盆腔 CT、正电子发射体层显像计算机体层扫描（PET-CT）。②结肠镜：结外病变可表现为胃肠道多发性淋巴瘤样息肉病，故应行结肠镜检查以明确。③腰椎穿刺：应行脑脊液检查以明确有无中枢神经系统侵犯。

诊断 MCL 临床表现无特异性，病理诊断是确诊的唯一手段。依据形态学诊断有难度，需蛋白水平和基因检测的协助。

鉴别诊断 需与以下疾病进行鉴别。

透明血管型卡斯特曼病 主要与套区增生型 MCL 鉴别。病理检查找到残存的异常生发中心及滤泡间增多的血管；免疫组化染色示巨大淋巴增生的生发中心内有血管内皮细胞，增多的树突状细胞、T 细胞，这些在 MCL 中都是缺乏的。

滤泡淋巴瘤 MCL 的瘤细胞浸润滤泡，内外细胞较一致，大的中心母细胞样细胞一般缺如。滤泡淋巴瘤的结节由中心细胞与中心母细胞混合组成。免疫组化染色有助于鉴别：滤泡淋巴瘤可见生发中心细胞为单克隆增生，表达 CD10，不表达 CD5。在 MCL 可见呈多克隆增生、不表达 CD10 的残存生发中心，并可见表达 CD5 的增宽套区或呈结节状生长。

边缘区 B 细胞淋巴瘤 若患者仅有脾大并淋巴瘤细胞侵犯骨髓和（或）外周血，常需与边缘区 B 细胞淋巴瘤鉴别，特别是黏膜相关淋巴组织淋巴瘤和脾 B 细胞边缘区淋巴瘤鉴别。边缘区 B 细胞淋巴瘤主要由边缘区 B 细胞、数量不等的单核细胞样 B 细胞、浆细胞、转化大细胞和小淋巴细胞组成。边缘区 B 细胞核似中心细胞，但胞质较丰富且淡染。免疫组化染色及 cyclin D1 阴性有助于鉴别。

慢性淋巴细胞白血病/小淋巴细胞淋巴瘤 鉴别很困难，必须借助于免疫组化，必要时需用分子生物学方法，MCL 表达 cyclin D1、CD5、CD43、IgD，有 t（11；14）易位，不表达 CD23。但有少部分慢性淋巴细胞白血病病例可检测到 cyclin D1 和 t（11；14）易位，故在诊断时需注意与临床特征结合。

前 B 淋巴母细胞淋巴瘤及粒细胞肉瘤 MCL 患者 CD5 及膜表面 Ig 阳性，而 TdT 阴性；前 B 淋巴母细胞淋巴瘤 TdT 阳性，CD5 阴性，多数膜表面 Ig 阴性；粒细胞肉瘤可表达髓过氧化物酶（MPO）、Lys 及一些特殊酯酶，而这些在 MCL 中未见表达。此外，在这三者中，cyclin D1 表达仅见于 MCL。

治疗 包括以下几方面。

观察等待 适用于 MCL 中相对少见的携带 *IGHV* 超突变、不表达 SOX11 的非复杂核型，临床表现为惰性且无症状的患者。

联合化疗 根据患者年龄选择方案。年龄≤65 岁患者，可分为初始治疗和复发后二线治疗。对于 MCL 患者，R-CHOP 方案（利妥昔单抗+环磷酰胺+多柔比星+长春新碱+泼尼松）虽然有很高的缓解率，但很少获得完全缓解且长期生存，自体造血干细胞

移植亦不能改善单独使用 R-CHOP 方案的反应率。近年来包含大剂量阿糖胞苷的方案获得更高的缓解率及更持久的反应。可选用 HyperCVAD（环磷酰胺+长春新碱+多柔比星+地塞米松）、R-CHOP/R-DHAP（利妥昔单抗+顺铂+阿糖胞苷+地塞米松）交替、NORDIC（即 R-CHOP 与利妥昔单抗加高剂量阿糖胞苷交替进行）、R-CHOP/RICE（利妥昔单抗+依托泊苷+异环磷酰胺+卡铂）序贯等方案进行化疗。复发后二线治疗方案包括：苯达莫司汀±利妥昔单抗；硼替佐咪±利妥昔单抗；苯达莫司汀+硼替佐咪+利妥昔单抗；克拉屈滨+利妥昔单抗；RFC（利妥昔单抗+氟达拉滨+环磷酰胺）；FMR（氟达拉滨+米妥蒽醌+利妥昔单抗）；伊布替尼；来那度胺±利妥昔单抗；替西罗莫司（Temsirolimus、CCI-779）。

对于年龄>65 岁或身体状况较弱的患者，可选择苯达莫司汀联合利妥昔单抗、R-CHOP、RFC、VR-CAP（硼替佐咪+利妥昔单抗+环磷酰胺+多柔比星+泼尼松）、RBAC（利妥昔单抗+苯达莫司汀+阿糖胞苷）等方案。对于无法行自体造血干细胞移植的患者，在诱导化疗后可进行利妥昔单抗的维持治疗。

造血干细胞移植　包括自体造血干细胞移植、异基因造血干细胞移植及非清髓性异基因造血干细胞移植。对于 MCL 患者一线治疗后进行自体造血干细胞移植巩固治疗优于常规化疗。自体造血干细胞的常用的动员方案为 dexa-BEAM（地塞米松+卡莫司汀+依托泊苷+阿糖胞苷+美法仑）；预处理方案为利妥昔单抗联合环磷酰胺+全身照射或环磷酰胺+依托泊苷。异基因造血干细胞移植因为其移植物抗淋巴瘤作用可治愈 MCL，但移植相关死亡率较高，不作为常规治疗；仅二线治疗后的巩固用于难治性 MCL。大多数 MCL 患者的年龄较大，传统的异基因造血干细胞移植的应用非常有限。非清髓性异基因造血干细胞移植可减低治疗相关毒性和治疗相关死亡率，保持移植物抗淋巴瘤作用，可作为二线的巩固治疗。利妥昔单抗与非清髓的预处理方案联合有望替代异基因造血干细胞移植，通过恢复受者免疫调节机制，利妥昔单抗在移植后可增强移植物抗淋巴瘤的作用。

预后　与国际预后指数有关（表）。生存期 3~5 年，但大多数患者不能治愈。MCL 多数临床进程具有侵袭性，对治疗反应较差，少部分呈惰性进程。尽管患者最初对联合化疗有反应，但疾病常在治疗 1 年内复发。复发后中位生存期为 1 年。高有丝分裂率>［（10~37.5）个/15HP］、高 Ki-67（>40%~60%）、12 号染色体三体、复杂核型、*TP53* 突变等均是预后不良因素。

（克晓燕）

表　MCL 国际预后指数

指标	年龄	行为状态	血清 LDH/LDH 正常上限值	白细胞数（$\times 10^9$/L）
0	<50	0~1	<0.67	<6.7
1	50~59	N/A*	0.67~0.99	6.7~9.99
2	60~69	2~4	1.00~1.49	10.00~14.99
3	>70	N/A*	>1.50	>14.99

注：*：N/A：不适用。低危：0~3 分；中危：4~5 分；高危：6~11 分

línbājiāngxìbāo línbāliú

淋巴浆细胞淋巴瘤（lymphoplasmacytic lymphoma，LPL）

伴不同程度浆细胞样分化的单克隆小细胞 B 细胞淋巴瘤。血清中出现单克隆免疫球蛋白（M 蛋白），绝大多数 LPL 为分泌单克隆 IgM 蛋白的瓦氏巨球蛋白血症（Waldenström macroglobulinemia，WM），仅<5%的 LPL 分泌 IgA、IgG 或不分泌单克隆免疫球蛋白。中位发病年龄为 60 岁，男性发病率稍高于女性。

病因及发病机制　约 20%的 WM 患者有家族倾向。感染所致慢性抗原刺激及暴露于某些药物或化学物品可能是致病因素之一。LPL 是与丙型肝炎病毒感染关系最密切的非霍奇金淋巴瘤亚型。

临床表现　LPL 常侵犯骨髓、淋巴结及脾，结外侵犯及白血病期表现罕见。临床上多表现为弥漫性病灶，<10%患者有局限性病灶。高黏滞综合征是 WM 患者的特征之一，而血浆黏滞度与临床表现之间并无明确相关性。最常见症状为口鼻部黏膜出血，视网膜出血所致视力障碍、眩晕，以及耳鸣、头痛、肢体麻木、心力衰竭、眼球震颤、复视、共济失调、感觉异常、嗜睡。

绝大部分 WM 患者有肿瘤浸润所致症状，如细胞减少、发热、盗汗、体重减轻。肿瘤细胞浸润脏器并导致肝脾大、淋巴结肿大、肾衰竭、皮肤及胃肠道浸润，3%~5%的 WM 患者有肺部受累表现，如结节状或巨块样肺部病灶或胸膜渗出。部分 WM 患者出现轻链相关淀粉样变性，其中 44%有心肌受累，还有肺部及胸膜受

累；伴或不伴单克隆免疫球蛋白增多所致的症状，如高黏滞综合征、冷球蛋白血症、冷凝集素血症、神经病变及淀粉样变性。部分患者无症状。骨痛少见。WM的中枢神经系统浸润极少见，约20%的WM合并周围神经病变。大多数情况下为对称性肢体远端慢性脱髓鞘病变，少数伴本体感觉异常及共济失调。

辅助检查 包括以下几项。

血象 大部分患者有不同程度的正细胞正色素性贫血，红细胞呈缗钱状排列。白细胞和血小板正常或轻度减低。患者常有红细胞沉降率增快，低胆固醇血症及高尿酸血症。血清蛋白电泳在β~γ区有一个均质性高而窄的尖峰。75%IgM为κ轻链，IgG、IgA水平通常下降。

尿液检查 80%患者尿液中有单克隆轻链蛋白。

骨髓象 LPL/WM由克隆性增殖的小淋巴细胞、浆样淋巴细胞及浆细胞组成。浆样淋巴细胞胞质丰富，嗜碱性，形似浆细胞，有或无达彻（Dutcher）小体，但细胞核与小淋巴细胞相似；淋巴细胞常为嗜碱性小细胞，类似浆细胞；浆细胞数量较正常增加，常为成熟浆细胞，有胞质的罗素（Russell）小体和Dutcher小体。肥大细胞易见，骨髓增生常减低，但骨髓病理为活跃，淋巴细胞弥漫性浸润，正常造血成分减少，根据浸润程度可分为结节型、间质型、混合型或弥漫型。血涂片淋巴细胞比例可增高，浆样淋巴细胞易见。

免疫表型检查 大部分LPL/WM的细胞表达膜表面Ig和B系相关抗原CD19、CD20、CD22、CD79a，不表达CD3、CD103，LPL/WM中浆细胞表达胞质Ig，CD11c、CD25、CD22分别在81%、71%和33%患者中表达。在世界卫生组织（WHO）分型中，大部分LPL/WM患者的细胞不表达CD5、CD10及CD23，有10%~20%患者表达CD5、CD10及CD23。

细胞遗传学检查 大多数患者免疫球蛋白（Ig）重链及轻链均有重排。大多数患者为正常核型，约50%的LPL合并t（9；14）（p13；q32）。9p13断裂点含*PAX5*基因，该基因编码参与调控B细胞增殖和分化特异的转录因子。WM中常见染色体异常有17号、18号、19号、20号、21号、22号、X及Y染色体部分或全部缺失，半数WM患者可合并del（6q），但del（6q）并非LPL/WM患者的特征性改变。其他少见的有+3、+18及+4。

诊断 WHO将LPL归类为具有向浆细胞成熟趋势的小淋巴细胞淋巴瘤，临床、肿瘤细胞形态学和免疫表型无其他可确定的淋巴增殖性疾病特征，排除伴M蛋白的其他淋巴瘤。淋巴结、骨髓和脾中有小淋巴细胞、浆细胞和淋-浆细胞；无边缘区或单核样淋巴细胞，无假滤泡形成。$CD14^{+}$、$CD20^{+}$、$CD23^{-}$、$CD5^{-}$，胞质IgM或IgG阳性。t（9；14），*PAX5*基因重排。LPL临床分期标准同其他非霍奇金淋巴瘤，通过完善体格检查、血液学及生化检查、全身影像学检查、骨髓常规及活检来确定。

鉴别诊断 需与以下疾病进行鉴别。

IgM型意义未明单克隆免疫球蛋白血症 血清单克隆IgM<30g/L，骨髓浆样淋巴细胞<10%，且无贫血、相关症状、高黏滞综合征、淋巴结肿大或肝脾大。

冒烟型WM（惰性或无症状WM） 血清单克隆IgM蛋白≥30g/L和（或）骨髓中浆样淋巴细胞浸润≥10%，无相关终末器官损害的证据，如贫血、相关症状、高黏滞综合征、淋巴结肿大或肝脾大。

边缘区淋巴瘤 与典型WM临床表现不同，多以结外表现的方式累及胃肠道（黏膜相关淋巴组织淋巴瘤），或表现为结节性淋巴结病，巨脾，骨髓浸润或是带有绒毛的脾边缘区淋巴瘤，且遗传学常有t（11；18）及+3。

治疗 血红蛋白>120g/L及IgM<30g/L的无症状WM患者呈惰性病程，常可保持多年稳定而不需治疗，但应严密随访。初始治疗不应单纯基于血清单克隆IgM水平，因为该水平可能与WM的临床表现不相符。开始治疗的指征包括：高黏滞综合征的表现；贫血、全血细胞减少；进行性淋巴结肿大和脾大；冷球蛋白血症和神经病变的表现。其疗效标准如下（表）。

初始治疗 一线治疗包括单药烷化剂、核苷类似物及利妥昔单抗或联合化疗。依据患者年龄、血细胞减少程度、是否为自体造血干细胞移植的适应证选择方案。对适合行自体造血干细胞移植者应减少使用核苷类似物及烷化剂。

烷化剂 可作为老年患者的初始治疗的选择。单药苯丁酸氮芥可连续或间断给药，两种用法的总反应（overall response，OR）率无明显差异，间断给药比连续给药有较长的反应持续时间（分别为46个月和26个月），但是两种用法的总生存（overall survival，OS）期无明显差异。苯丁酸氮芥联合泼尼松，72%患者达到主要缓解（IgM减少>50%）。

表　LPL 治疗的疗效标准

完全缓解（CR）	免疫固定电泳提示单克隆免疫球蛋白阴性，无骨髓侵犯证据，CT 检查示淋巴结及脏器肿大消失，WM 相关症状及体征消失。再次验证 CR 应间隔 6 周再次行免疫固定电泳
部分缓解（PR）	血清单克隆免疫球蛋白水平下降≥50%，体检或 CT 证实淋巴结及脏器肿大缩小≥50%，无活动性病变相关的新出现的症状及体征
次要缓解（MR）	血清单克隆免疫球蛋白水平下降≥25%，但<50%，无活动性病变相关新出现的症状及体征
疾病稳定（SD）	血清单克隆免疫球蛋白水平下降<25%或增加<25%，无进展性淋巴结或脏器肿大、细胞减少及疾病相关症状
疾病进展（PD）	两次以上血清单克隆免疫球蛋白增加≥25%，进展性临床表现（如贫血、血小板减少、白细胞减少、淋巴结或脏器肿大）或症状（反复发热≥38.4°C、盗汗、高黏滞血症、神经症状、冷球蛋白血症、淀粉样变性）

核苷类似物　对初治患者克拉屈滨的主要缓解率为 40%~90%；氟达拉滨对初诊患者的 OR 率为 38%~100%。使用核苷类似物可出现骨髓抑制，$CD4^+$ 及 $CD8^+$T 细胞减少可持续至治疗结束后 1 年。

抗 CD20 单抗　利妥昔单抗是针对 CD20 的单克隆抗体，在初治患者中有效率约为 50%。很多 WM 患者在利妥昔单抗初治后血清 IgM 水平出现一过性升高，这并非意味治疗失败，治疗 12 周后 IgM 可回到基线水平。若血清 IgM >50g/L、血浆黏滞度>3.5mPa·s，有高黏滞综合征相关风险，利妥昔单抗治疗前需行血浆置换。

有效的联合方案包括氟达拉滨联合利妥昔单抗、氟达拉滨联合环磷酰胺、克拉屈滨联合环磷酰胺和利妥昔单抗、R-CHOP（利妥昔单抗+环磷酰胺+多柔比星+长春新碱+泼尼松）方案。

复发/难治的治疗　挽救治疗的选择依赖于初始治疗方案、初始治疗缓解质量和持续时间，以及对初始治疗的耐受性和是否预备行造血干细胞移植治疗。第四届瓦氏巨球蛋白血症工作组专家共识推荐，若患者缓解时间长，可重新应用一线治疗方案；若患者缓解时间过短或对一线治疗耐药，推荐应用与一线治疗药物不同类的药物治疗。专家共识中强调复发患者应用氟达拉滨、硼替佐米和阿仑单抗，单独应用或与利妥昔单抗联合可能有效。自体或异基因造血干细胞移植也可考虑。苯达莫司汀单药、沙利度胺单药或联合利妥昔单抗可作为复发患者的有效治疗方案。

预后　呈惰性经过，中位生存期为 50~60 个月，预后与其他 LPL 患者相同，部分患者可转化为大细胞淋巴瘤。主要不良预后因素包括年龄>60 岁、B 症状、贫血、血清白蛋白<35g/L、高 β_2-微球蛋白水平。

（李建勇）

Wǎshì jùqiúdànbái xuèzhèng

瓦氏巨球蛋白血症（Waldenström macroglobulinemia，WM）

以淋巴样浆细胞在骨髓或淋巴组织浸润，合成和分泌单克隆 IgM 蛋白为特点的 B 淋巴细胞增殖性疾病。又称原发性巨球蛋白血症。总发病率约为 0.5/10 万，占所有非霍奇金淋巴瘤<5%，导致的死亡占血液系统肿瘤的 1%~2%。发病率有上升趋势，在白种人中最高，其他种族仅占 5%。诊断时的年龄为 63~68 岁，大部分（55%~70%）新诊断的患者为男性。

病因及发病机制　尚不明确，约 20%的 WM 患者有家族遗传性，还可能与慢性感染及一些肿瘤疾病有关。

临床表现　恶性 B 细胞在骨髓和髓外浸润及 IgM 水平增高引起此病的一系列症状。可表现为全血细胞减少；肝、脾、淋巴结肿大；免疫缺陷易发生感染；IgM 影响神经系统导致四肢麻木、暂时性瘫痪、共济失调等，严重者出现意识模糊、昏迷、惊厥等；部分 IgM 具有冷球蛋白特性，对寒冷过敏或出现雷诺现象；还可出现高黏滞综合征，表现为头痛、头晕、肢体麻木等，视网膜可见出血、渗出和静脉充血等；克隆性 IgM 增高干扰凝血因子和血小板功能，易造成出血倾向，特别是口、鼻部黏膜渗血，胃肠道出血和下肢紫癜等一系列症状。临床表现个体差异大，部分患者可表现出上述症状，很多患者在诊断时无临床症状。

辅助检查　血常规检查常有贫血，红细胞呈缗钱状排列。骨髓象可见淋巴细胞、浆细胞和介于两者之间的淋巴样浆细胞明显增多。血清蛋白电泳在 γ 区内可见高而窄的尖峰或密集带，免疫电泳证实为单克隆 IgM，尿蛋白阳性且有单克隆轻链存在。10%患者可检出冷球蛋白。细胞表达全 B 细胞抗原如 CD19、CD20、CD22，大部分不表达 CD5、CD10 和 CD23。有三体和部分染色体丢失的异常核型，6q 缺失最多见。*IGH* 基因克隆性重排阳性可达 80%。

诊断与鉴别诊断　根据临床

表现、辅助检查作出诊断。发病年龄、血清中单克隆 IgM>10g/L、骨髓中淋巴样浆细胞浸润和无骨质破坏是诊断此病的主要依据。需与慢性淋巴细胞白血病、淋巴瘤、IgM 型多发性骨髓瘤鉴别。

治疗 常用方法有血浆置换、化疗和脾切除术，其中化疗药包括烷化剂（美法仑、环磷酰胺、苯丁酸氮芥等）、核苷类似物（氟达拉滨、克拉屈滨等）、单克隆抗体（如利妥昔单抗）、蛋白酶体抑制剂（硼替佐米）及造血干细胞移植等。

预后 WM 是一种难以治愈的疾病，半数患者由于疾病进展死亡，生存期为 5～10 年。与预后相关的因素有年龄、血红蛋白、血清白蛋白及 β_2-微球蛋白等。

（李建勇）

mímànxìng dà B xìbāo línbāliú

弥漫性大 B 细胞淋巴瘤（diffuse large B cell lymphoma，DLBCL）

可原发于淋巴结或结外器官和组织，也可从惰性淋巴瘤转化而来的一组高异质性疾病。是最常见的非霍奇金淋巴瘤，占所有非霍奇金淋巴瘤的 30%～40%。具体分型如下（表 1）。

病因及发病机制 细胞遗传学检测发现此病有多种复杂的染色体易位和遗传学异常。*BCL6* 基因重排可能是 DLBCL 所特有，见于约 40%患者。约 30%的 DLBCL 患者有 t（14；18），累及 *IGH* 和 *BCL2*。

基因表达谱检测发现 DLBCL 三种分子亚型：①生发中心 B 细胞样（germinal center B-cell-like，GCB）。②激活 B 细胞样（activated B-cell-like，ABC）。GCB 型 DLBCL 来源于正常生发中心 B 细胞，ABC 型 DLBCL 来源于浆样分化停滞的后生发中心 B 细胞。原发纵隔（胸腺）大 B 细胞淋巴瘤（primary mediastinal large B cell lymphoma，PMLBL）来源于胸腺 B 细胞。高通量基因组拷贝数检测联合基因表达谱分析显示这些 DLBCL 亚型具有各自不同的遗传学异常。19 号染色体扩增见于 26%的 ABC 型 DLBCL，但只在 3%的 GCB 和 PMLBL 患者中检测到。此扩增区域中高度上调的基因有 SPIB，后者编码一种 ETS 家族转录因子。*CDKN2A* 肿瘤抑制基因所在位点的缺失和 3 号染色体三体几乎都发生于 ABC 亚型，并与此型患者预后不良有关。癌基因 *FOXP1* 上调可能是 3 号染色体三体或相关区段扩增的 ABC 型 DLBCL 的潜在靶点。GCB 型 DLBCL 中，具有致癌作用的 miR-17-92 微小 RNA 位点扩增和抑癌基因 *PTEN* 缺失多见，但在 ABC 型 DLBCL 中不发生。③第三型 DLBCL：基因表达特征与前两型有别，是一个异质性亚群。

临床表现 典型症状包括进行性淋巴组织病变，最常见的是进行性颈部淋巴结肿大或腹部肿块。B 症状（夜间盗汗、发热、体重减轻）见于约 30%患者。结外病变见于约 40%患者，最常见部位为胃肠道，其他部位包括睾丸、骨、甲状腺、唾液腺、皮肤、肝、乳腺、鼻腔、鼻窦和中枢神经系统。DLBCL 发病可呈高度侵

表 1 弥漫性大 B 细胞淋巴瘤分型

Ⅰ. 弥漫性大 B 细胞淋巴瘤，非特指型
A. 普通形态分类
1. 中心母细胞型
2. 免疫母细胞型
3. 间变型
B. 罕见形态分类
C. 分子亚型
1. 生发中心 B 细胞样
2. 激活 B 细胞样
3. 第三型 DLBCL
D. 免疫组织化学亚型
1. CD5 阳性弥漫性大 B 细胞淋巴瘤
2. 生发中心 B 细胞样
3. 非生发中心 B 细胞样
Ⅱ. 弥漫性大 B 细胞淋巴瘤亚型
A. T 细胞/富含组织细胞的大 B 细胞淋巴瘤
B. 原发中枢神经系统弥漫性大 B 细胞淋巴瘤
C. 原发皮肤弥漫性大 B 细胞淋巴瘤，腿型
D. 老年人 EB 病毒阳性弥漫性大 B 细胞淋巴瘤
Ⅲ. 其他大 B 细胞淋巴瘤
A. 原发纵隔（胸腺）大 B 细胞淋巴瘤
B. 血管内大 B 细胞淋巴瘤
C. 慢性炎症相关性弥漫性大 B 细胞淋巴瘤
D. 淋巴瘤样肉芽肿病
E. 间变性淋巴瘤激酶阳性大 B 细胞淋巴瘤
F. 浆母细胞性淋巴瘤
G. 源于人类疱疹病毒 8 型相关性多中心型卡斯特曼（Castleman）病的大 B 细胞淋巴瘤
H. 原发性渗出性淋巴瘤
Ⅳ. 交界性
A. 介于弥漫性大 B 细胞淋巴瘤和伯基特淋巴瘤之间不能分类的 B 细胞淋巴瘤
B. 介于弥漫性大 B 细胞淋巴瘤和经典型霍奇金淋巴瘤之间不能分类的 B 细胞淋巴瘤

袭性，有局部血管压迫症状（如上腔静脉综合征）或呼吸道压迫症状（气管、支气管压迫），需急诊治疗。其他少见症状和体征发生于某些亚型，如血管内大B细胞淋巴瘤的不明原因发热、胸膜腔淋巴瘤的胸腔积液。50%～60%的DLBCL疾病呈弥散性（Ⅲ期或Ⅳ期），其余病例病变则较局限（Ⅰ期或Ⅱ期）。

辅助检查 包括以下几方面。

组织病理学检查 淋巴结正常形态消失，结构被弥漫浸润的大淋巴细胞替代，细胞形态多样，根据细胞大小、细胞核数量、细胞质嗜碱性、细胞核多型性情况，呈中央母细胞样、免疫母细胞样和间变细胞样。①中心母细胞型DLBCL：由中到大淋巴样细胞组成。细胞呈圆形或椭圆形，泡状核，染色质较细，2～4个核仁，靠近核膜。胞质较少，嗜双色性或嗜碱性。②免疫母细胞型DLBCL：绝大多数（>90%）细胞类似免疫母细胞，其特点为细胞大，胞质较丰富，嗜碱性，有单个中位核仁，有时伴浆细胞分化。中心母细胞<10%。③间变型DLBCL：特点是细胞大，圆形，椭圆形或多边形，异形多核，有的类似于霍奇金淋巴瘤的R-S细胞。有时细胞呈铺路石样排列，也可沿淋巴窦生长。除上述3种常见类型外，还有少数DLBCL呈变异形态，病变可伴黏液间质和原纤维基质、假玫瑰花环，偶尔可见梭形细胞、印戒细胞、胞质颗粒、微绒毛突起、细胞间连接等不常见表现，称为变异型。

免疫表型检查 淋巴瘤细胞表面可表达单克隆Ig κ或λ轻链，最常见表面抗原是IgM，其次为IgG和IgA。通常表达全B细胞抗原CD19、CD20、CD22、PAX5和CD79a，也表达CD45。10%患者表达CD5，25%～50%患者表达CD10。间变型DLBCL可表达CD30。30%～50%患者表达Bcl-2蛋白。20%～60%的DLBCL表达P53。核增殖指数通常>40%，有的甚至>90%。CD10和Bcl-6是生发中心B细胞标志物，而MUM1主要表达于浆细胞和B细胞发育的晚期阶段，为非GCB型的标志物。因此，应用免疫组织化学检测CD10、Bcl-6和MUM1表达，可将DLBCL分为GCB型和非GCB型。CD10表达>30%及CD10阴性但Bcl-6阳性，MUM1阴性病例为GCB型，其余为非GCB型，但这种划分方法与DLBCL的基因表达并非完全吻合。

血象和骨髓象 10%～20%的DLBCL患者累及骨髓，其中1/3患者在外周血涂片中可发现淋巴瘤细胞。若用更敏感的检测方法，如流式细胞术分析，这一比例可能更高。骨髓累及可引起贫血，更严重者发生中度白细胞减少和血小板减少。

诊断 典型临床表现为淋巴结肿大或病变部位的相应症状，可以是可触及的，也可能只有影像学发现，通过病理活检确诊。

鉴别诊断 需与以下疾病进行鉴别。

坏死性淋巴结炎 一种自限性淋巴结炎，通常发生于青年，颈部常见，淋巴细胞增生活跃，可出现明显核不规则折叠，易将其误诊为大细胞淋巴瘤。若坏死灶周围出现活化淋巴细胞，缺乏淋巴结周围组织受累，大量核碎片及大量巨噬细胞，新月形核，支持坏死性淋巴结炎诊断而非大细胞淋巴瘤。

传染性单核细胞增多症 免疫母细胞增生非常活跃，使其与大细胞淋巴瘤的鉴别困难。类似旺盛淋巴组织反应性增生也可见于其他病毒感染和过敏反应。对疑为大细胞淋巴瘤的病例以下线索可帮助诊断传染性单核细胞增多症。①年龄：儿童或青少年诊断大细胞淋巴瘤应非常慎重。②淋巴结结构不完全消失，伴部分明显的窦和反应性滤泡（可出现坏死）。③免疫母细胞缺少一定的异型性（如显著核不规则性）。

伯基特淋巴瘤 典型的伯基特淋巴瘤与DLBCL易鉴别，但在东方人的DLBCL中可有伯基特淋巴瘤样分化，瘤细胞中等大小或偏小、一致，吞噬性组织细胞多见，易误诊为伯基特淋巴瘤。仔细检查还是有一些体积稍大的细胞，有生发中心母细胞分化，有更显著的吞噬性组织细胞增生形成的“星空”现象，EB病毒高表达也是一个重要的辅助指标。同时可借助如下特征诊断伯基特淋巴瘤：①核分裂象和核碎小体多见。②细胞质和细胞核呈方形或铸形状。③CD10阳性。④Leu-8呈阴性。

霍奇金淋巴瘤 DLBCL中富含T细胞的B细胞淋巴瘤型在形态上酷似结节性淋巴细胞为主型霍奇金淋巴瘤，但大细胞通常无R-S细胞中的大核仁，核极度不规则。大细胞对LCA阳性、CD15和B细胞标志物起反应支持B细胞淋巴瘤诊断，尤其当出现单克隆性免疫球蛋白，可证实这一诊断。结节硬化型经典型霍奇金淋巴瘤的特征是结节性生长方式及结节内胶原带形成并出现陷窝细胞，常有嗜酸性粒细胞浸润，甚至形成嗜酸性粒细胞脓肿。对CD20染色结果判定时需慎重，因为R-S细胞在有异质性的霍奇金淋巴瘤类型中也可呈阳性。

治疗 包括早期、进展期、难治和复发 DLBCL 的治疗三部分。

早期 DLBCL 即Ⅰ期和Ⅱ期，20 世纪 80 年代早期标准治疗方法是放疗，Ⅰ期患者放疗后的 5 年无病生存率为 50%，Ⅱ期患者约为 20%。从 20 世纪 80 年代后期开始，化疗加受累野照射的综合治疗方案逐步取代单纯放疗。Ⅰ~Ⅱ期 DLBCL 综合治疗可进一步改善患者生存率，其原理和优势在于全身化疗可有效控制远处器官亚临床转移，放疗可有效控制局部复发。化疗一般用 CHOP（环磷酰胺+多柔比星+长春新碱+泼尼松）方案。

利妥昔单抗是一种具有鼠抗 CD20 变异区域的人类 IgG1 κ 抗体，它的出现改变了 DLBCL 的治疗。R-CHOP（CHOP+利妥昔单抗）方案化疗加受累野照射的综合治疗是Ⅰ/Ⅱ期 DLBCL 的标准治疗方案，但理想的化疗周期数仍是未解决的临床问题。3~4 个疗程 R-CHOP 方案化疗加受累野放疗适用于Ⅰ/Ⅱ期无大肿块的 DLBCL 患者。

进展期 DLBCL 即Ⅰ期大肿块、Ⅱ期、Ⅲ期和Ⅳ期。患者一般先接受 4~6 个疗程 CHOP 化疗方案，获得完全缓解（complete response，CR）者再接受 2 个疗程。大部分获得 CR 患者可达到持续无复发生存，也取决于是否存在预后不良因素。继 CHOP 方案治疗成功后，有多个联合化疗方案应用于临床，但均处于试验阶段。

复发/难治 DLBCL ①化疗：部分进展期 DLBCL 患者对治疗耐药或化疗后复发。复发或难治患者治愈的前提条件是患者对大剂量化疗联合自体造血干细胞移植（auto-hematopoietic stem cell transplantation，auto-HSCT）敏感。R-ICE（利妥昔单抗+异环磷酰胺+卡铂+依托泊苷）方案可提高复发或原发耐药 DLBCL 患者的 CR 率。②auto-HSCT：复发或原发难治 DLBCL，若在 auto-HSCT 前获得 CR，一般预后比仅获得部分缓解者好。疾病对化疗的敏感性是决定 auto-HSCT 疗效的最关键因素。对初治即耐药者，进行 auto HSCT 后 5 年无病生存率仅为 10%~20%。作为初始治疗可有效治疗复发或难治侵袭性淋巴瘤。初治 DLBCL 患者并不推荐进行大剂量化疗联合 auto-HSCT，后者可能用于治疗预后特别差的患者。③同种异基因造血干细胞移植：也应用于 DLBCL 患者。除临床试验外，此法不推荐在 auto-HSCT 前进行。④单用放射免疫治疗：不推荐单用此法，但可作为预处理方案的一部分。

复发患者需接受多药物联合化疗。若患者对化疗敏感且无化疗反指征，应接受 auto-HSCT。老年或伴其他疾病者，治疗旨在尽量延缓疾病进展。放疗可用于缓解局部压迫症状。患者可用单药治疗，但反应率和反应持续时间较短。

预后 国际预后指数（International Prognostic Index，IPI）用于经含多柔比星的化疗方案治疗的侵袭性淋巴瘤患者的预后评估。其临床指标包括：①肿瘤分期。②血清乳酸脱氢酶（LDH）水平。③结外病变部位数目。④一般情况。⑤患者年龄（表 2）。年龄<61 岁者，使用年龄调整的 IPI，包括除年龄和结外病变以外的其他指标。年龄≤60 岁者，IPI 评分在 0、1、2、3 分患者的 5 年总生存率分别为 83%、69%、46%和 32%（表 3）。

表 2 非霍奇金淋巴瘤 IPI

危险因素
年龄>60 岁
血清 LDH>正常值上限 2 倍
一般状况≥2 分
Ⅲ期或Ⅳ期病变
结外病变累及>1 处

注：每个危险因素 1 分，<61 岁患者总分为 0~3 分。年龄调整指数包括除年龄和结外病变数目以外的所有以上变量。≥61 岁的患者总分为 0~5 分，包括所有以上变量

表 3 IPI 各危险组别的预后

组别	国际预后指数	危险因素数目	完全缓解率（%）	无复发生存率（%）		总生存率（%）	
				2 年	5 年	2 年	5 年
年龄调整的 IPI，>60 岁	低危	0 或 1	87	79	70	84	73
	中低危	2	67	66	50	66	51
	中高危	3	55	59	49	54	43
	高危	4 或 5	44	58	40	34	26
年龄调整的 IPI，<61 岁	低危	0	92	88	86	90	83
	中低危	1	78	74	66	79	69
	中高危	2	57	62	53	59	46
	高危	3	46	61	58	37	32

CD5 阳性和 CD5 阴性 DLBCL 比较，结外器官受侵多见、一般状态差、LDH 增高多见、预后差，其生存率明显低于 CD5 阴性的 DLBCL。DLBCL 可分为 GCB 型和 ABC 型，前者预后明显优于后者。Bcl-6 和 CD10 阳性（生发中心型）是预后好的因素，Bcl-2 表达是预后不良因素。

（沈志祥　赵维莅）

fù T xìbāo / zǔzhī xìbāo de dà B xìbāo línbāliú

富 T 细胞/组织细胞的大 B 细胞淋巴瘤

（T cell/histiocyte-rich B cell lymphoma，T/HRBCL）　以在反应性小 T 细胞和（或）组织细胞的背景中散在分布数量不多的肿瘤性大 B 细胞为特征的弥漫性大 B 细胞淋巴瘤。是弥漫性大 B 细胞淋巴瘤的（diffuse large B cell lymphoma，DLBCL）少见亚型，占 DLBCL 的 1%～3%。与传统的 DLBCL 相比，T/HRBCL 的发病年龄较轻，中位发病年龄为 40 岁，而 DLBCL 的整体中位发病年龄为 60 岁。T/HRBCL 患者以男性居多，占 57%～88%，而 DLBCL 中，男女发病率无显著差异。

病因及发病机制　见弥漫性大 B 细胞淋巴瘤。

临床表现　T/HRBCL 多处于安娜堡（Ann Arbor）分期的进展期，倾向于侵犯多种结外器官，多伴乳酸脱氢酶水平升高。肝、脾及骨髓浸润的概率均高于 DLBCL。有 62%的患者有 B 症状，高于传统的 DLBCL 患者。

诊断　主要依据组织病理学和免疫表型检查。①组织病理学检查：受累淋巴结结构完全破坏，在弥漫性小淋巴细胞增生的背景中，存在不到细胞总数 10%的不典型大的肿瘤细胞。不同的 T/HRBCL 患者肿瘤细胞在形态学上存在很大差异，可表现为如传统 DLBCL 的中心母细胞样或免疫母细胞样，也可与经典型霍奇金淋巴瘤的 R-S 细胞相似，或与结节性淋巴细胞为主型霍奇金淋巴瘤（nodular lymphocyte predominance Hodgkin lymphoma，NLPHL）的 L&H 爆米花细胞相似。上述各种形态肿瘤细胞多混合存在。②免疫表型检查：肿瘤性大 B 细胞呈 CD20 强阳性表达，CD45 及 B 细胞转录因子 PAX5/BSAP、OCT2 和 BOB1 阳性。绝大多数肿瘤性大 B 细胞表达 CD79a 和 Bcl-6，少数细胞表达 CD10，极少数细胞 CD30 弱阳性表达。这些细胞 CD15、CD5 和 CD138 表达均阴性。14%～50%肿瘤细胞 Bcl-2 表达阳性，且其阳性表达被认为是 DLBCL 预后差的一个指标。EB 病毒感染在 T/HRBCL 中罕见。背景细胞为多克隆的小 T 细胞，CD3、CD45RO、CD4 或 CD8 阳性。组织细胞呈 CD68 胞质阳性表达。

鉴别诊断　需与以下疾病进行鉴别。

经典型霍奇金淋巴瘤　诊断主要依据是在弥漫性小淋巴细胞背景中出现诊断性 R-S 细胞及变异性 R-S 细胞，绝大多数 R-S 细胞表现为 CD45、CD20 及 CD79a 阴性，CD15 和 CD30 阳性。T/HRBCL 肿瘤细胞表型则相反，OCT2、BOB1 等 B 细胞转录因子阳性，而经典型霍奇金淋巴瘤上述因子通常不表达。

NLPHL　①NLPHL 呈结节性，而 T/HRBCL 则多呈弥漫性表现。②NLPHL 瘤细胞主要为 L&H 细胞，T/HRBCL 瘤细胞则呈多形性，多为中心母细胞样或免疫母细胞样。③NLPHL 中 B 细胞转录因子 PU.1 阳性表达比 T/HRBCL 更常见。④背景细胞中 NLPHL 的小淋巴细胞 CD57 阳性表达明显多于 T/HRBCL。⑤NLPHL 中常见玫瑰花瓣形 $CD57^+$T 细胞围绕肿瘤性 L&H 细胞排列，T/HRBCL 中更常见的是反应性 T 细胞。⑥NLPHL 中可见 $CD21^+$的滤泡树突状细胞，T/HRBCL 则无此细胞。

外周 T 细胞淋巴瘤　其组织学特征是淋巴结结构大多呈弥漫性破坏，肿瘤细胞可呈单核、多核、分叶核、R-S 样等多种形态，且大小不一。其背景细胞多为小淋巴细胞、上皮样组织细胞或其他炎性细胞。免疫组化检测到该组疾病肿瘤细胞表达 T 细胞抗原，可与 T/HRBCL 鉴别。

治疗　与其他 DLBCL 一样，T/HRBCL 也呈侵袭性的临床发展过程，并需给予含蒽环类抗生素的化疗方案及联合抗 CD20 单抗——利妥昔单抗治疗。用 CHOP（环磷酰胺+多柔比星+长春新碱+泼尼松）等含蒽环类抗生素的化疗方案治疗，T/HRBCL 和 DLBCL 的疗效无显著差异。有研究资料显示，T/HRBCL 对类似 CHOP 方案治疗的完全缓解率为 56%～63%，3 年总生存率为 50%～64%，5 年总生存率为 45%～58%。对于 T/HRBCL 应与治疗 DLBCL 一样，用含蒽环类抗生素的治疗侵袭性非霍奇金淋巴瘤的化疗方案。

（沈志祥　许鹏彭　赵维莅）

yuánfā zhōngshū shénjīng xìtǒng mímànxìng dà B xìbāo línbāliú

原发中枢神经系统弥漫性大 B 细胞淋巴瘤

（primary central nervous system diffuse large B cell lymphoma）　以神经系统表现为特征的弥漫性大 B 细胞淋巴瘤亚型。是比较少见的结外淋巴

瘤，发病率仅占非霍奇金淋巴瘤的0.8%~1.5%，但有逐渐升高趋势，尤其是在器官移植后和获得性免疫缺陷综合征患者中。多见于中老年人，男性多于女性。

病因及发病机制 见弥漫性大B细胞淋巴瘤。

临床表现 此病是一种侵袭性淋巴瘤，临床进展迅速。主要表现为颅内压升高（头痛、恶心、呕吐等）和偏瘫、语言障碍、记忆力丧失、意识模糊等。脊髓病变时可有颈背部疼痛，或相应的神经系统症状和体征。

辅助检查 ①组织病理学检查：大多数起源于非生发中心B细胞。典型病例可呈现中心母细胞型、免疫母细胞型、富含T细胞型和间变细胞型等。肿瘤细胞核多数为圆形、椭圆形，部分有核裂。染色质空亮，有清晰的核仁，核膜略厚。有一定的胞质，部分呈双嗜性。②免疫表型检查：淋巴瘤细胞表达白细胞共同抗原，B细胞抗原CD20、CD19、CD22和CD79a阳性，T细胞抗原CD2、CD3、CD7阴性，可表达Ki-67、P53、MIB-1等肿瘤因子。

诊断与鉴别诊断 此病诊断困难，应遵循：以中枢神经为首发表现；无淋巴造血系统疾病；诊断3个月以上未发现颅外有淋巴瘤发生。病理学检查是确诊的唯一方法。诊断时必须除外免疫缺陷或继发累及中枢神经系统的弥漫性大B细胞淋巴瘤，以及中枢神经系统感染性疾病和其他中枢神经系统恶性肿瘤，如胶质母细胞瘤、脑膜瘤等。

治疗 包括以下几方面。

放疗 此病对放疗高度敏感，有效率高达90%以上，但单纯放疗复发率高，10~14个月内复发率高达80%。

化疗 标准化疗方案尚未确定，原则上用以大剂量甲氨蝶呤为基础的化疗方案。在无禁忌证的患者中，甲氨蝶呤是治疗此病必不可少的药物。大剂量甲氨蝶呤与其他药物组成联合化疗方案可提高疗效，常用药物为大剂量阿糖胞苷。利妥昔单抗在原发于颅外的弥漫性大B细胞淋巴瘤患者治疗中，已取得很好疗效。大剂量使用时脑脊液中浓度也相应提高，同时安全性很好。大剂量甲氨蝶呤和大剂量阿糖胞苷静脉给药可在脑脊液中达到治疗浓度，但个体差异大且维持时间短，通过鞘内给药方式脑脊液中药物浓度较稳定、持久。通过Ommaya泵从侧脑室给药，可使药物的有效治疗浓度维持较长时间，有利于提高疗效，但相关感染应重视。

综合治疗 全身化疗、鞘内化疗加全脑放疗的综合治疗可显著提高疗效，延长生存期，是最常用的综合治疗模式，有效率达80%~95%，总生存期达30~40个月。60岁以上患者放疗相关神经毒性损害明显，相关死亡率高，生活质量差，限制了强化放疗的应用。

手术治疗 旨在获取病变组织以明确病理诊断。完全或次全肿瘤病灶切除可能获得缓解，但出现神经系统和全身并发症的风险显著增加，导致患者生活质量降低，无长期生存优势。

（沈志祥　许鹏彭　赵维莅）

yuánfā pífū mímànxìng dà B xìbāo línbāliú，tuǐxíng

原发皮肤弥漫性大B细胞淋巴瘤，腿型（primary cutaneous diffuse large B cell lymphoma, leg type）

主要侵犯腿部皮肤的弥漫性大B细胞淋巴瘤亚型。占所有原发皮肤淋巴瘤的1%~3%，占皮肤B细胞淋巴瘤的5%~10%，腿部皮肤以外部位也偶可发生组织形态学和表型与此病类似的病灶。中老年居多，女性比男性多见。

病因及发病机制 见弥漫性大B细胞淋巴瘤。

临床表现 患者多有皮肤结节或肿瘤，也有见深的浸润斑块和皮下肿瘤。除腿部外，还可累及躯干、上肢和头部。

诊断 原发于皮肤而无皮肤外表现的B细胞淋巴瘤，病理上有以中心母细胞（有圆形或椭圆形核和通常黏附于核膜的一些小核仁的大细胞）和免疫母细胞（有圆核和≥1个的中心核仁的大细胞）为主（≥80%）或融合成片的表现，85%患者Bcl-2染色阳性，56.1%患者MUM1呈强阳性，12.2%为中等强度阳性。CD20、CD79a阳性，CD10常阴性，表达单克隆性膜表面或胞质内Ig，可表达Bcl-6。Bcl-2在大多数患者为阳性。Bcl-2阴性者很少见，对这部分患者了解甚少，有人将其定义为大B细胞淋巴瘤，其他类。Bcl-2阳性和阴性患者的预后相同。Bcl-2染色不作为诊断依据，诊断主要依据病理形态。

鉴别诊断 皮肤边缘区细胞淋巴瘤和原发性皮肤滤泡中心淋巴瘤也常发生于腿部皮肤，但前者在组织学上的特点为有浆细胞样淋巴细胞和浆细胞等多种类型细胞的混合浸润，后者组织学表现多样，可为结节、结节弥漫性或弥漫性浸润，一般不侵犯表皮。肿瘤性B细胞形态可类似成纤维细胞，早期病灶可见到残存滤泡。两者病程较长，呈惰性，与此病不难鉴别。

治疗 广泛应用利妥昔单抗联合含蒽环类药物的联合化疗。

部分患者接受二线或三线化疗。单纯放疗者缓解率较低，且容易复发。

预后 比其他皮肤B细胞淋巴瘤差。此病呈中度进展性，可播散至皮肤外部位，5年总生存率为50%~60%。皮肤损害的部位位于腿部（相对于非腿部）、诊断时多发皮肤损害（相对于单发皮肤损害）与不良预后显著相关。病变位于腿部者通常年龄较大，诊断时大多有多发皮肤损害，一般对治疗反应差，易复发和内脏受累。多发皮肤损害、年龄>75岁者预后稍差。性别、B症状、Bcl-2表达、MUM1表达、体能状态、血清乳酸脱氢酶水平、诊断前皮肤损害持续时间等与预后无显著相关。

（沈志祥　许鹏彭　赵维莅）

lǎoniánrén EB bìngdú yángxìng mímànxìng dà B xìbāo línbāliú

老年人EB病毒阳性弥漫性大B细胞淋巴瘤

老年人EB病毒阳性弥漫性大B细胞淋巴瘤（EBV-positive diffuse large B cell lymphoma in the elderly） 发生在50岁以上中老年、由EB病毒驱动的弥漫性大B细胞淋巴瘤亚型。又称年龄相关EB病毒阳性淋巴增殖性疾病。患者多无已知的免疫缺陷病史或淋巴瘤病史，确诊前相对健康。病例报道基本来自亚洲国家，欧美国家也陆续有少数报道。在亚洲该病占所有无已知免疫缺陷弥漫性大B细胞淋巴瘤病例的8%~10%，发生于老年人（>50岁），平均患病年龄为71（45~92）岁，且随年龄增加患者人数所占比例增大，年龄>90岁者占所有患者的20%~25%，男女比例约为1.4∶1。

病因及发病机制 此病是EB病毒驱动的B细胞淋巴瘤，发病机制与EB病毒阳性B细胞淋巴增殖性疾病中T细胞功能下降所致的EB病毒驱动B细胞增殖的机制类似，只不过前者T细胞功能下降是机体衰老表现的一部分。疾病发生中EB病毒感染起重要作用。与其他EB病毒相关淋巴瘤不同，此病发生于无已知免疫缺陷、年龄>50岁患者，发病机制可能与T细胞反应性下降有关，此被认为是机体免疫功能退化和衰老的表现。

临床表现 表现多样，包括淋巴结肿大，B症状（发热、盗汗、体重下降）及结外受累。>70%患者有结外受累，最常见部位是皮肤、肺、扁桃体和胃，伴或不伴淋巴结受累，30%仅有淋巴结病变。半数以上患者起病时有高或中高的国际预后指数评分，且Ann Arbor分期为Ⅲ~Ⅳ期。

诊断与鉴别诊断 实验室检查无特异性，可有乳酸脱氢酶水平升高，EB病毒抗体效价升高。组织病理学表现为正常组织或淋巴结结构消失，代之以大的非典型淋巴细胞/免疫母细胞和霍奇金/R-S样巨细胞（HR-S细胞），背景为数量不等的小淋巴细胞、浆细胞、组织细胞、中心母细胞和免疫母细胞。肿瘤细胞表达所有B细胞标志，尤其是CD20和（或）CD79a和PAX-5。CD10和Bcl-6通常阴性，IRF4/MUM1通常阳性。CD30阳性率不一，CD15阴性。Ki-67表达率通常很高。所有肿瘤细胞中EB病毒编码的小RNA（EBER）原位杂交阳性。此病需与其他B细胞增殖性疾病（如伯基特淋巴瘤、移植后淋巴增殖性疾病、人类免疫缺陷病毒相关淋巴增殖性疾病、EB病毒阴性弥漫性大B细胞淋巴瘤和经典型霍奇金淋巴瘤）鉴别。

治疗 特异性化疗方案尚未确立。在有关化疗的报道中，最常使用CHOP方案（环磷酰胺+多柔比星+长春新碱+泼尼松）。研究重点是CHOP+利妥昔单抗对此病的疗效。

预后 较差，中位生存期为2年。患者存在B症状和年龄>70岁是最可靠的两项预后指标。根据存在0、1或2项预后指标，中位生存期可从56个月降低至25个月和9个月。国际预后指数评分和组织病理学类型均不影响此病预后。

（沈志祥　余　栋　赵维莅）

yuánfā zònggé（xiōngxiàn）dà B xìbāo línbāliú

原发纵隔（胸腺）大B细胞淋巴瘤

原发纵隔（胸腺）大B细胞淋巴瘤（primary mediastinal large B cell lymphoma，PMLBL） 源于胸腺B细胞的弥漫性大B细胞淋巴瘤亚型。有不同于其他类型弥漫性大B细胞淋巴瘤（diffuse large B cell lymphoma，DLBCL）的独特的临床病理表现。在REAL分型中，被称作原发纵隔（胸腺）淋巴瘤。约占所有非霍奇金淋巴瘤的2%。各个年龄段（包括儿童）都可发病，但以青壮年常见，发病年龄为30~40岁，>60岁者罕见，男女比例为1∶（2~3）。

病因及发病机制 见弥漫性大B细胞淋巴瘤。

临床表现 60%~70%患者可表现为巨块型纵隔肿物，50%患者可出现周围器官（包括肺、胸膜、心包、腔静脉、气道和胸壁）侵犯，可表现为咳嗽、声音嘶哑、胸痛、咯血和呼吸困难。气道受压和上腔静脉压迫综合征是其最常见和严重的紧急并发症。约80%的PMLBL发病时为Ⅰ期或Ⅱ期，结外器官和骨髓受累较少见（<20%）。很少累及淋巴结，即使复发，大部分也只累及结外器官，

包括肺、胃肠道、肾、肾上腺、卵巢、中枢神经系统等。

辅助检查 ①常规检查：与其他非霍奇金淋巴瘤检查相似。主要包括血常规、血清乳酸脱氢酶（LDH）、肝肾功、胸腹盆CT扫描、骨髓活检等。②组织病理学检查：表现为弥漫增生性肿块，多数伴分隔样密度不等的纤维化，肿瘤组织通常由大量核型不一、异型性明显及胞质丰富的大细胞组成，类似于中心母细胞，甚至部分类似于淋巴母细胞，偶然还可见到R-S样细胞。肿瘤组织中可能夹杂有残余的胸腺成分，可聚集成小叶状，有时可类似癌。③免疫表型检查：肿瘤细胞表达B细胞标志如CD19、CD20、CD22和CD79a，但不表达膜表面Ig、CD5、CD21和CD10；常有CD30弱表达。80%病例还表达Bcl-2。分子学研究发现超过半数病例表达Bcl-6和（或）IRF4/MUM1，这提示PMLBL可能来源于活化B细胞。④遗传学检查：PMLBL存在多种遗传学改变，其中常见的遗传学改变包括9p+、12q+、Xq+、1p−、3p−、13q−、15q−和17p−等。常见致癌基因（如*TP53*、*MYC*和*RAS*）异常在PMLBL中并不常见，检出率不足20%。PMLBL常见分子学异常包括膜结合蛋白MAL及FIG1表达。

诊断与鉴别诊断 取得合适的病理标本是诊断的关键。CT或B超引导下经皮肿物穿刺取得的组织很少，且常伴不同程度的人为挤压，常不足以确诊。经纵隔镜或胸腔镜或小开胸术活检取得的标本较大，创伤小，且诊断阳性率高，已成为纵隔肿物的主要活检手段。PMLBL需与发生在纵隔（胸腺）的其他肿瘤鉴别，包括胸腺癌、软组织肉瘤、其他类型淋巴瘤，包括霍奇金淋巴瘤、经典型DLBCL、间变性大T细胞淋巴瘤、胸腺黏膜相关淋巴组织淋巴瘤和淋巴母细胞淋巴瘤等。

治疗 诱导治疗对PMLBL很关键，因为复发或疾病进展后挽救性治疗的疗效非常有限。治疗目标是尽可能一次性治愈肿瘤，但在PMLBL的最佳诱导治疗方案及缓解后是否加用放疗巩固等方面尚有很多不确定因素。

治疗一线方案多选择经典CHOP方案（环磷酰胺+多柔比星+长春新碱+泼尼松），但多项回顾性研究表明。治疗PMLBL三线化疗方案如MACOP-B（环磷酰胺+多柔比星+长春新碱+甲氨蝶呤+博来霉素+泼尼松）可能优于CHOP方案。与其他DLBCL一样，在常规联合化疗基础上加利妥昔单抗可能进一步提高PMLBL患者预后，尚缺少关于利妥昔单抗联合化疗治疗PMLBL的直接证据。化疗结束后进行纵隔放疗的疗效尚不清楚。有研究显示，许多在化疗结束后处于部分缓解状态的患者通过纵隔放疗可达到完全缓解，以及放疗可使部分纵隔残余活性病灶转为无活性病灶，但仍需随机对照试验证实纵隔放疗的疗效，特别是与利妥昔单抗联合的化疗方案的比较。PMLBL患者诊断时较年轻，且骨髓受累比例很低，推测自体造血干细胞移植作为PMLBL患者首次缓解后的巩固治疗可能进一步提高疗效。但研究结果显示自体造血干细胞移植并不优于上述三线化疗方案。

预后 PMLBL的复发率比其他类型DLBCL高，一般在第一年内复发，极少数患者在完成治疗2年后复发。PMLBL的挽救性治疗与DLBCL类似，一般用其他无交叉耐药性的药物进行再诱导，然后进行自体造血干细胞移植作为巩固治疗。复发后治疗效果并不令人满意。

（沈志祥 余 栋 赵维莅）

xuèguǎnnèi dà B xìbāo línbāliú

血管内大B细胞淋巴瘤（intravascular large B-cell lymphoma，IVLBL） 以淋巴瘤细胞全部或大部分存在于小血管，周围组织或器官实质内仅有很少或无淋巴瘤细胞侵犯为主要特点的结外弥漫性大B细胞淋巴瘤亚型。曾称系统型增殖性血管内皮瘤病、恶性血管内皮瘤病、血管内淋巴瘤病、嗜血管内皮性淋巴瘤、嗜血管性大细胞淋巴瘤等。属罕见病。估计发病率<1/百万。中老年人发病多见，发病年龄34~90岁，中位发病年龄为70岁。男女发病比例相当。研究显示，IVLBL在亚洲人群中可能更常见，特别是伴噬血细胞综合征的IVLBL亚洲变异型。

病因及发病机制 尚不清楚。肿瘤细胞偏爱毛细血管内皮的机制可能是这些淋巴瘤细胞表面表达的分子允许其与血管管腔的内皮细胞紧密结合。IVLBL细胞上异常表达的CD11a和CD49d（VLA-4）使肿瘤细胞可与表达CD54（CD11a配体）及CD106（CD49d配体）的内皮细胞结合，其多缺乏CD29（β_1-整合素）和CD54（ICAM-1）的表达。

临床表现 一般起病急，进展迅速，患者通常在数天或数周内死亡。这些患者缺少其他类型淋巴瘤的常见临床表现，如淋巴结肿大、肝脾大等。诊断非常困难，很多病例通过尸解才确诊。

神经系统表现 14%~100%患者有神经系统表现，主要表现为局灶性感觉或运动异常、神志改变、快速进展的痴呆、癫痫、偏瘫、构音障碍、共济失调、眩晕及一过性视力丧失等，但这些表现多无特异性，需与其他神经系统疾病鉴别。

皮肤病变　多发或单灶的斑丘疹、皮下结节、斑块、肿块、紫癜、溃疡等，好发于四肢近端、下腹部和乳房下缘等部位，易被误诊为皮肤感染、坏疽、血管炎、皮肤癌和卡波西肉瘤等。皮肤活检是诊断 IVLBL 最容易和简便的手段。

不明原因发热　发热是最常见的表现之一，约 45% 患者以不明原因发热就诊。对于这些患者，通常因积极寻找感染病灶而延误诊断。

噬血细胞综合征　日本学者报道了大量以发热、贫血、血小板减少和肝脾大等噬血细胞综合征为主要表现的 IVLBL 病例。这些患者常有单核-巨噬细胞系统及骨髓受累，而神经系统及皮肤受累少见。骨髓常表现为淋巴瘤细胞存在于骨髓的血管管腔内及骨髓内出现噬血细胞增多。因此，此种类型还被称为 IVLBL 亚洲变异型。这种亚洲变异型仅见于亚洲人，提示 IVLBL 的发生可能与人种或环境有关。

其他　依据受累脏器的不同，还可表现为间质性肺病、肾上腺功能不全、肺动脉高压、肾病综合征、心肌梗死及多关节炎等。

诊断　主要依据病理学表现：小血管特别是毛细血管管腔内充满大的淋巴细胞，这些肿瘤细胞具有囊样核，核仁明显，类似于中心母细胞或免疫母细胞。其典型免疫表型为 CD19⁺、CD20⁺、CD22⁺、CD79a⁺，部分病例 CD5⁺。肿瘤细胞局限于小血管管腔内，全身各个脏器的血管均可受累，而脏器实质很少受累，淋巴结受累罕见。贫血、血清乳酸脱氢酶（LDH）水平升高及红细胞沉降率增快都是 IVLBL 最常见的实验室检查异常。血小板减少和白细胞减少也不少见。外周血涂片检查很少能发现淋巴瘤细胞，但骨髓活检经常可找到淋巴瘤细胞。

治疗　尚无随机对照试验可比较 IVLBL 的治疗。治疗经验均来自于个案报道、小规模病例总结及经典型弥漫性大 B 细胞淋巴瘤治疗的延伸。积极、强化的联合化疗可能是必需的。治疗方案有 CHOP（环磷酰胺+多柔比星+长春新碱+泼尼松）、CHOPE（环磷酰胺+多柔比星+长春新碱+泼尼松+依托泊苷）、BACOD（博来霉素+多柔比星+环磷酰胺+长春新碱+地塞米松+甲氨蝶呤）、Pro MACE-CytaBOM（泼尼松+多柔比星+环磷酰胺+依托泊苷+博来霉素+长春新碱+甲氨蝶呤）等方案，经上述方案治疗患者均取得一定缓解。由于利妥昔单抗在治疗其他类型 B 细胞淋巴瘤中的成功应用，也有一些关于利妥昔单抗单药或联合 CHOP 方案治疗 IVLBL 的报道。IVLBL 患者发病年龄较大，疾病进展快，仅有极少数 IVLBL 患者有机会接受自体造血干细胞移植治疗。对中枢神经系统有淋巴瘤浸润者，基于大剂量甲氨蝶呤的联合化疗或大剂量糖皮质激素也可能让患者获得短暂的临床改善，但不可能获得长期缓解。

预后　绝大多数 IVLBL 在最初诊断时即表现为多系统性、快速进展性的致命性病程，预后极差。对单发皮肤病变者，尽管数据极为有限，但其预后可能优于其他全身性病变者，已有局灶放疗成功治愈这部分患者的报道。

（沈志祥　余　栋　赵维莅）

jiānbiànxìng línbāliú jīméi yángxìng dà B xìbāo línbāliú

间变性淋巴瘤激酶阳性大 B 细胞淋巴瘤（anaplastic lymphoma kinase-positive large B cell lymphoma，ALK⁺ LBCL）

免疫组化异质性表达间变性淋巴瘤激酶的大 B 细胞淋巴瘤。2001 年世界卫生组织（WHO）造血与淋巴组织肿瘤分类也作了同样解释，认为表达全长间变性淋巴瘤激酶（anaplastic lymphoma kinase，ALK）蛋白的弥漫性大 B 细胞淋巴瘤（diffuse large B cell lymphoma，DLBCL）临床过程呈侵袭性。2008 年 WHO 淋巴与造血组织肿瘤分类将此病归为非特殊类型的 DLBCL，将罕见的 ALK 在 DLBCL 的表达解释为 ALK 全长的表达。多为成年男性发病。

病因及发病机制　ALK 过表达的机制不清楚。以往认为 ALK 蛋白是 T/null ALCL 特征性分子标志，几乎不存在间变性大 B 细胞淋巴瘤，认为后者在临床、病理及遗传学特征与普通的 DLBCL 并无实质区别。多组研究表明，ALK 可在 DLBCL 表达，主要在浆母细胞、免疫母细胞伴浆细胞样分化及形态类似 null/ALCL 的间变细胞中表达，ALK⁺ DLBCL 与 *CLTC-ALK* 和 *NPM1-ALK* 融合基因易位有关，其特征性分子遗传改变说明 ALK⁺DLBCL 不同于一般的 DLBCL。ALK⁺DLBCL 是否是一种独特新类型，尚难定论。可能存在其他类型染色体易位有 *ALK* 基因参与和激活，因此可以设想 *ALK* 基因在 DLBCL 中的表达应比 *CLTC-ALK* 和 *NPM1-ALK* 融合基因易位有更高的检出率。

临床表现　与其他 DLBCL 类型相似，以颈部等浅表淋巴结肿大起病。临床分期多参照安娜堡

（Ann Arbor）分期。国际预后指数也可对其进行预后评价。

诊断 诊断主要依据辅助检查，检测显示EB病毒阴性，人疱疹病毒8型阴性。形态学特征为：免疫母细胞；部分病例出现浆母细胞；窦浸润。B细胞标志物$CD20^-$、$CD79a^-$；浆细胞标志物$CD138^+$、$VS38^+$、$MUM1^{-/+}$、$cIgA^+$；其他标志物EMA^+、$CD30^-$、$CD45^{-/+}$；特异性标志物ALK^+；偶可有CD4、CD43、CK异常表达。

治疗 ①对无巨块（包块直径<10cm）的Ⅰ/Ⅱ期初治患者，若无不良预后因素，则进行CHOP方案（环磷酰胺+多柔比星+长春新碱+泼尼松）3~4个周期±利妥昔单抗±受累淋巴区局部放疗（30~36Gy）。②除无明确不良预后因素的早期病例外，其他患者均应给予至少6~8个周期的CHOP方案±利妥昔单抗化疗，并结合大肿块病灶区域放疗（30~36Gy）。若患者初治4个周期后仅获得部分缓解，则应继续治疗到6~8个周期，仍为部分缓解者均应考虑参加临床试验（年轻患者缓解后可考虑自体造血干细胞移植）。③对初治耐药或治疗中进展者，均应按复发病例处理。耐药或复发患者一般用二线治疗方案，如DHAP（顺铂+阿糖胞苷+地塞米松）、ESHAP（依托泊苷+甲强龙+顺铂+阿糖胞苷）、ICE（异环磷酰胺+卡铂+依托泊苷）、DICE（地塞米松+异环磷酰胺+卡铂+依托泊苷）、MINE（异环磷酰胺+米托蒽醌+依托泊苷）、mini-BEAM（卡莫司汀+依托泊苷+阿糖胞苷+美法仑）方案，均可加利妥昔单抗，缓解后行自体造血干细胞移植。在以DLBCL为代表的侵袭性非霍奇金淋巴瘤的解救治疗中，大剂量化疗联合自体造血干细胞移植有重要作用。无移植条件者行个体化治疗。

预后 病程呈进展性，预后差（儿童除外）。尚缺乏完整的随访资料，对其临床生物学行为需积累更多的资料。

（沈志祥 许鹏彭 赵维莅）

mànxìng yánzhèng xiāngguānxìng mímànxìng dà B xìbāo línbāliú

慢性炎症相关性弥漫性大B细胞淋巴瘤（diffuse large B cell lymphoma associated with chronic inflammation） 发生于长期慢性炎症、与EB病毒感染有关的弥漫性大B细胞淋巴瘤亚型。包括脓胸相关淋巴瘤（pyothorax-associated lymphoma，PAL）、慢性骨髓炎相关淋巴瘤和植入物相关淋巴瘤。发生于20~64岁患者，多数由日本报道，男女发病比例为12.3∶1。

病因及发病机制 EB病毒（Epstein-Barr virus，EBV）分为A、B两型，与此病有关的主要是B型，主要存在于免疫抑制的淋巴瘤患者，缺乏免疫原性，可能是肿瘤细胞逃脱宿主细胞毒性T细胞免疫监视的原因之一。另一个逃脱免疫监视的机制可能是局部慢性炎症在附加EBV感染后，EBV转化的B细胞通过产生免疫抑制因子白介素（interleukin，IL）-10及通过IL-6和IL-6受体提供自分泌向旁分泌的生长而从宿主免疫监视中逃逸。

临床表现 PAL患者表现为胸痛、背痛、发热、胸壁肿物或呼吸道症状，如咳嗽、咯血或呼吸困难。发生于慢性骨髓炎、关节或骨金属植入物及慢性静脉溃疡后的淋巴瘤通常表现为淋巴瘤发生部位如骨、关节、关节周围软组织和皮肤等的疼痛或肿块。

诊断 主要依据辅助检查。①组织病理学检查：慢性炎症相关性弥漫性大B细胞淋巴瘤（diffuse large B cell lymphoma，DLBCL）是实体瘤，体积较大，肿瘤无包膜，边界不清，呈灰白色，质地柔软，切面见明显出血、坏死灶。②形态学检查：形态与DLBCL非特指型无不同，多数病例表现为中心母细胞/免疫母细胞的形态，细胞核大而圆，一个或多个核仁，可见大片肿瘤坏死和血管中心生长。③免疫表型检查：多数表达CD20和CD79a。部分病例表达浆细胞分化，肿瘤细胞表达很高的Ki-67（80%~90%）。④遗传学检查：*IGH*基因克隆性重排和高突变，*TP53*突变见于70%病例。常见复杂核型伴诸多数量和结构异常。⑤其他：影像学检查可见胸腔积液、胸膜增厚和（或）肿块。血清乳酸脱氢酶通常升高。

鉴别诊断 慢性炎症相关性DLBCL需与多种疾病鉴别，如原发胸膜的实体瘤及胸膜转移肿瘤等。正确诊断需详尽病史、可靠的活检病理及适当的辅助检查。一旦疑诊淋巴瘤，应重点与原发性渗出性淋巴瘤鉴别。

治疗 此病是一类侵袭性淋巴瘤，患者5年总生存率20%~35%。文献报道中以R-CHOP方案（利妥昔单抗+环磷酰胺+多柔比星+长春新碱+泼尼松）为主的化疗及放疗是最常用的治疗方法。

预后 肿瘤全切术被报道是取得良好效果的治疗手段，术后5年总生存率为85.7%。EBV抗体效价的升高可预测疾病的发展和病变恶化。病变早期使用抗病毒药等措施，如阿昔洛韦或免疫调节药（α-干扰素），或可抑制EBV感染的B细胞克隆性增殖，即抑制此病发展。

（沈志祥 李啸扬 李军民）

yuányú rénlèi pàozhěnbìngdú 8 xíng xiāngguānxìng duōzhōngxīnxíng Kǎsītèmànbìng de dà B xìbāo línbāliú

源于人类疱疹病毒8型相关性多中心型卡斯特曼病的大B细胞淋巴瘤（large B cell lymphoma arising in human herpes virus 8-associated multicentric Castleman disease） 人疱疹病毒8型相关性淋巴组织增殖性疾病。属罕见病。迄今发现的人疱疹病毒8型（human herpes virus 8，HHV-8）相关性淋巴组织增殖性疾病主要包括：多中心巨大淋巴结增生症、原发性渗出性淋巴瘤、腔外实体性原发性渗出性淋巴瘤、源于HHV-8相关性多中心性巨大淋巴结增生症的大B细胞淋巴瘤及滤泡退变性淋巴组织增生性疾病等。

病因及发病机制 1994年首次从获得性免疫缺陷综合征患者伴发的卡波西（Kaposi）肉瘤组织中发现HHV-8，HHV-8在此病发病过程中起重要作用。潜伏在细胞内的HHV-8产物在淋巴细胞生长、增殖、分化及凋亡起一定作用，可能促进淋巴细胞的转化。

临床表现 发热、肝脾大、多部位淋巴结肿大，多克隆免疫球蛋白增多，低白蛋白血症，血细胞减少。

辅助检查 组织病理学检查具有诊断意义。临床上卡斯特曼病（Casterman disease，CD）分为局灶型和多中心型两种类型，局灶型预后良好，多不伴系统性临床表现，绝大部分手术切除即可治愈；多中心型多伴系统性临床表现，需全身治疗，预后差，部分患者可能转变为淋巴瘤。病理学上CD有3种组织学亚型。①玻璃样血管型：淋巴结内显示散在分布许多增大的淋巴滤泡样结构，增生的小血管穿入滤泡，血管内皮细胞明显肿胀，管壁增厚，血管周围有数量不一的嗜酸性或透明状物质分布，呈玻璃样改变。②浆细胞型：淋巴结内也显示滤泡增生，但无或很少小血管穿入滤泡。主要特征为滤泡间各阶段的浆细胞成片或簇状增生，可见罗素（Russell）小体，同时仍有少量淋巴细胞及免疫母细胞，也可形成薄层的葱皮样结构。③混合型：少数患者兼有透明血管型和浆细胞型两型特点。

诊断 尚无统一标准。建议诊断标准：①符合临床表现特征。②淋巴结病理改变符合CD浆细胞型特征，出现不典型浆母细胞呈灶性或片状分布。③肿瘤细胞HHV-8阳性。感染HHV-8的临床诊断，可通过血液中HHV-8抗体测定、末梢血细胞中HHV-8序列测定、肿瘤组织中病毒及其基因的聚合酶链反应等。血清学方法的敏感性高于病毒序列聚合酶链反应测定。

治疗 尚无针对性治疗方案，相关个案报告均是类似弥漫性大B细胞淋巴瘤及中心型CD治疗方案，但疗效较差。糖皮质激素及联合化疗对中心型CD的效果欠佳，很难达到持续完全缓解。干扰素、抗CD20单抗、抗白介素-6受体单抗、抗病毒药（更昔洛韦）等均有取得完全缓解的报告。联合应用干扰素、抗病毒药和抗白介素-6受体单抗是治疗中心型CD的趋势。

（沈志祥　李啸扬　李军民）

yuánfāxìng shènchūxìng línbāliú

原发性渗出性淋巴瘤（primary effusion lymphoma，PEL） 发生于液性体腔内的克隆性、B细胞起源的人类免疫缺陷病毒相关性非霍奇金淋巴瘤。属罕见病，约占全部人类免疫缺陷病毒相关性非霍奇金淋巴瘤的1%～5%。PEL最先于1989年报道，约占获得性免疫缺陷综合征相关性淋巴瘤的1%～5%。

病因及发病机制 PEL病例必须显示感染卡波西肉瘤相关性疱疹病毒（herpes virus associated with Kaposi sarcoma，KSHV）。KSHV是一种人嗜淋巴细胞的疱疹病毒。KSHV相关性淋巴瘤可表现两种临床类型，即渗出型和实体型。人疱疹病毒（human herpes virus，HHV）促发PEL肿瘤发病的确切机制是积极调研的热点。

临床表现 其独特表现为淋巴瘤在体腔（如胸膜腔、心包腔和腹膜腔）内呈液相生长，一般不伴腔外肿瘤包块，无淋巴结肿大，恶性渗出为其显著特征。

诊断 患者通常有获得性免疫缺陷综合征。大部分患者有卡波西肉瘤或多中心型卡斯特曼病及其他HHV-8感染已知的表现。PEL诊断依靠受累组织的形态学、免疫表型、分子和病毒学标准。形态学上新生物体积大，核圆或不规则，明显的核仁和可变量的胞质，其中偶有空泡。细胞外观范围从免疫母细胞（圆形核，中央明显的核仁）到浆母细胞（奇特的核，胞质量丰富，有时含核周核窝）到间变型（很大，圆形或不规则形，奇异、多形的核），包括多核和R-S样细胞。检出肿瘤细胞HHV-8病毒感染的证据对诊断PEL是根本。评估包括全血细胞计数和乳酸脱氢酶水平等生化检查。虽然PEL通常在远处部位并不存在，最初分期研究常规应包括胸、腹、骨盆CT扫描，并考虑放射性核素显像。若有血细胞减少应行骨髓活检。

鉴别诊断 低度和高度非霍奇金淋巴瘤许多亚型可伴发淋巴瘤渗出，鉴别要点在于典型的形态学与免疫表型和HHV-8感染的证据。

治疗 已有单用抗反转录病毒治疗PEL获得长期缓解的病例报道，提示免疫重建在控制这种侵袭性淋巴瘤中的作用。人类免疫缺陷病毒抗体阳性的PEL患者治疗时推荐启用或持续高效抗反转录病毒治疗作为支持治疗。为避免化疗所致长期中性粒细胞减少，常规应用生长因子如粒细胞集落刺激因子，是获得性免疫缺陷综合征相关性淋巴瘤患者的标准治疗。预防肺孢子菌肺炎和常规监测巨细胞病毒治疗时再活化对疾病预后也有重要意义。联合化疗作为PEL的基本治疗。CHOP（环磷酰胺+多柔比星+长春新碱+泼尼松）类方案用作一线治疗。大剂量甲氨蝶呤联合CHOP方案显示类似的成功率。新方法包括增加抗病毒治疗、应用蛋白酶体抑制剂如硼替佐米、联合应用α-干扰素和齐多夫定等。

预后 不佳，长期生存者很少。治疗完全缓解率42%，中位生存期为6个月，1年总生存率为39.3%。

（沈志祥　李啸扬　李军民）

línbāliúyàng ròuyázhǒngbìng

淋巴瘤样肉芽肿病（lymphomatoid granulomatosis，LYG）

EB病毒感染的非典型B细胞混合大量反应性T细胞和组织细胞组成的结外血管中心性和血管破坏性淋巴组织增生性疾病。介于良性淋巴组织增生和恶性淋巴瘤之间。1972年由利豪（Liehow）于首先报告。好发于40~60岁，男女比例为2∶1。主要累及器官依次为肺、皮肤、中枢神经系统、肝、肾、骨髓、眼，很少累及淋巴结和脾。

病因及发病机制 尚不清楚。可能与EB病毒感染有关。

临床表现 依病变部位而异。①肺部病变：有或无呼吸道症状。②皮肤病变：大片浸润性红斑、结节、溃疡。③中枢神经系统病变：精神异常、共济失调、抽搐、偏瘫及脑神经或周围神经受损表现。④全身症状：多见发热、不适、体重减轻、关节痛和胃肠道症状等。

诊断 伴空洞形成的两肺多发结节病变有一定特异性，是诊断LYG的重要依据，但确诊需依靠病理学检查结果。典型LYG有组织学三联征：包括多形性淋巴细胞浸润、血管炎和肉芽肿病变。血管中心坏死性肉芽肿是最主要病理变化。免疫组化显示瘤细胞CD20、CD79A阳性，CD15、CD30阴性，反应性T细胞$CD3^+$、$CD8^+$>$CD4^+$。依据EB病毒阳性的异形B细胞比例分为3级：Ⅰ级EB病毒阳性的异形B细胞数量稀少或缺如；Ⅱ级于T细胞背景中散布着少量异形B细胞；Ⅲ级异形B细胞成片出现。

鉴别诊断 ①肉芽肿性多血管炎：关节痛，耳鼻喉、眼及肾脏病变常见，皮肤受损两者相似。LYG病理改变为血管中心性淋巴增生性病变，浸润细胞主要是小淋巴细胞和不同数量大的不典型淋巴细胞；肉芽肿性多血管炎中可见坏死性血管炎及大量中性粒细胞、浆细胞及少量嗜酸性粒细胞浸润形成的肉芽肿。②淋巴瘤：LYG与其他类型淋巴瘤之间存在许多重叠，典型淋巴瘤常伴浅表、肺门、纵隔淋巴结肿大及肝脾大，浸润细胞常为单一细胞。③浆细胞肉芽肿：年龄较轻，尚有血γ-球蛋白和白细胞增多，组织切片常有良性梭形细胞和少数病例的罗素（Russell）小体。

治疗 对病变较局限的LYG患者，多主张积极手术治疗，术后可行全身系统治疗。早期病例对干扰素反应良好，也可单用糖皮质激素，对晚期病例可选用治疗淋巴瘤的联合化疗方案，约半数患者可完全缓解。也有用利妥昔单抗治疗成功的报道。对联合化疗无反应者还可尝试造血干细胞移植。

预后 14%~27%病例不经治疗可长期缓解，中位生存期14个月。死亡原因多是肺实质广泛损伤所致呼吸衰竭或感染、中枢神经系统病变、淋巴瘤和噬血细胞综合征。

（沈志祥　李啸扬　李军民）

jiāngmǔxìbāoxìng línbāliú

浆母细胞性淋巴瘤（plasmablastic lymphoma，PBL）

源于终末分化的B细胞淋巴瘤。属罕见病。2008年世界卫生组织（WHO）造血与淋巴组织肿瘤分类中将其归为弥漫性大B细胞淋巴瘤的一种特殊亚型。1997年由德李克（Delecluse）等首先报道。多发于成年男性。

病因及发病机制 PBL属于弥漫性大B细胞淋巴瘤的形态学变异型，常累及结外淋巴器官，与人类免疫缺陷病毒（human immunodeficiency virus，HIV）、EB病毒及人疱疹病毒8型（human herpes virus 8，HHV-8）的感染关系密切。81%的PBL与HIV感染有关，占整个HIV相关性非霍奇金淋巴瘤的2.6%。HIV感染相关的PBL主要涉及发病机制：EBV和（或）HHV-8感染，*MYC*、*TP53*和*BCL6*基因突变等。约

75%的 PBL 患者检测到 EBV 感染，17%～37%的 PBL 患者检测到 HHV-8 感染。

临床表现 最常出现在 HIV 感染患者的口腔，也可出现在其他结外部位。据统计，原发于口腔内的 PBL 病例约为 51%，口腔外最常见部位包括胃肠道、淋巴结和皮肤等。发生 HIV 感染患者的 PBL 近 90%为口型，且通常是局部受累，62%患者诊断时为Ⅰ期，但肿块疼痛明显并快速增长，可侵犯邻近颌骨组织。口外型 PBL 的发生频率相对较少，但通常在发病时已播散性累及多个器官组织，57%的患者诊断时已为Ⅳ期。

诊断 主要依据病理特征及免疫表型。PBL 的肿瘤细胞由高度不典型的中等到大淋巴细胞组成，核圆、椭圆或形态不规则，内有一个或者多个清晰的核仁，染色质可中等或丰富的双染性细胞质，可见明显“星空”征象，肿瘤细胞表现为明显的浆细胞样形态特征。PBL 有终末分化 B 细胞免疫表型，CD45、CD20、CD79a 等 B 细胞标志缺乏或弱表达，肿瘤细胞的免疫表型近似于浆细胞瘤，表达 CD138 和 PRMD1/BLIMP1，并常强表达 MUM1 和 CD38 及克隆性轻链片段，但与普通浆细胞瘤不同，PBL 中 PAX5 阴性，CD56 表达不一致。

鉴别诊断 临床表现和形态学特征有时不能将 PBL 与口腔低分化鳞癌、恶性黑色素瘤和其他淋巴增殖性疾病鉴别。免疫组化染色和免疫表型标志有助于鉴别诊断，低分化鳞癌通常表达角蛋白或 EMA；恶性黑色素瘤表达 S-100、HMB45 和 MART-1；其他类型侵袭性 B 细胞淋巴瘤 CD20 通常阳性；分化差的浆细胞瘤常有骨骼破坏及血浆中存在单克隆免疫球蛋白。

治疗 包括手术切除病灶、化疗、放疗及原发病治疗。手术和放疗主要用于局部受累的早期病例，部分口型患者可用手术切除原发病灶；化疗主要应用含蒽环类的化疗方案；原发病治疗和支持治疗对改善患者生存有利。

预后 不论是口型还是口外型，手术切除、放疗、化疗等综合治疗的效果均不理想，预后差。口型 PBL 平均生存期为 10.4 个月，口外型 PBL 平均生存期为 6.2 个月。

（沈志祥 薛 恺 李军民）

Bójītè línbāliú

伯基特淋巴瘤（Burkitt lymphoma，BL） 源于滤泡生发中心细胞的高度恶性 B 细胞非霍奇金淋巴瘤。1958 年英国外科医师伯基特（Burkitt）首先描述的一种发生在非洲儿童的淋巴瘤。世界各地均发现类似病例，中国也有少数病例报道。患者主要为儿童和青少年，男性多于女性。

病因及发病机制 BL 的发生与 EB 病毒（Epstein-Barr virus，EBV）的潜伏感染和 *MYC* 基因易位有密切关系。*MYC-IGH* 基因易位是 BL 的标志，而 EBV 感染、疟疾和人类免疫缺陷病毒（human immunodeficiency virus，HIV）感染则是 BL 发病的共同作用因子。

细胞遗传学研究发现，在 BL 和伯基特样淋巴瘤中可检出某些特殊染色体易位，如 t（8；14）、t（8；22）和 t（8；2），导致 8 号染色体长臂上的 *MYC* 原癌基因与 14 号染色体上的 *IGH* 基因、22 号染色体上 λ 基因或 2 号染色体上 κ 基因融合，致 *MYC* 原癌基因激活或过度表达。BL 染色体易位通过两种不同机制使 c-myc 蛋白水平发生上调：一种是使 *MYC* mRNA 和蛋白水平表达上调；另一种是使 *MYC* 负调节因子基因序列去除或突变。

BL 发病与 EBV 感染密切相关，但 EBV 在其发生中的确切作用尚不清楚。有研究认为，EBV 潜伏感染基因产物促使 B 细胞多克隆性增生，致 B 细胞永生化，在此基础上染色体易位的可能性增加，而染色体易位可引起 *MYC* 表达增高。疟疾和 HIV 感染在 BL 发病中也是很重要的危险因子，两者均通过超抗原的作用诱导多克隆 B 细胞活化和高 γ-球蛋白血症。有报道 HIV gp120 可能作为一个超抗原在体内或体外刺激 VH3 表达的 B 细胞。在疟疾，富含半胱氨酸的内域区 α（CIDR1α）不仅作为多克隆 B 细胞刺激剂，也是 EBV 的裂解周期诱导剂。疟疾和 HIV 感染可能通过增加多克隆 B 细胞的活化及增加 EBV 感染参与肿瘤发生。

临床表现 根据不同类型和累及部位，临床表现亦有所不同。世界卫生组织（WHO）分类中将 BL 分为 3 个亚型（表 1）：地方性、散发性和免疫缺陷相关性 BL，常以结外或急性白血病的形式发病，肿瘤由细胞单一、中等大小的 B 细胞组成，胞质嗜碱性，核分裂象多见。

地方性 BL 发生在赤道非洲如巴布亚岛和新几内亚，在非洲发病率比美国高 50 倍。儿童发病率高，在乌干达此病占儿童恶性肿瘤几乎一半，是该地区儿童最常见的恶性肿瘤，发病高峰年龄 4~7 岁，男女比例为 2∶1。在这些地区，BL 的发生与地理、气候（雨林、赤道等）因素有关，与疟疾的地理分布一致。50%地方性

BL病变特点是：肿瘤通常累及颌骨和面部骨（眼眶），局部生长，瘤组织呈鱼肉状，伴出血坏死，侵蚀破坏附近组织，造成面部畸形。肿瘤发生于腹腔时，常形成巨大肿块，可累及腹膜后淋巴结及空肠、回肠、网膜、卵巢、肾脏、乳腺等器官，也可累及其他结外部位。EBV感染几乎见于所有患者。

散发性BL　见于世界各地，无特殊的地理、气候相关性。发病率低，主要发生在儿童和青少年。占西欧和美国成人所有淋巴瘤的1%～2%，占儿童淋巴瘤的30%～50%。成人平均发病年龄为30岁，男女比例为（2～3）：1。发病与社会经济状况较差和早期EBV感染有关。主要累及腹部，远端回肠、盲肠或肠系膜是最常受累部位，卵巢、肾、网膜和瓦尔代尔（Waldeyer）环和其他部位也常累及，两侧乳房的累及通常发病于青春期或哺乳期。在成人，淋巴结受累比儿童更常见，患者也可表现为肿瘤性胸腔积液和腹水，也有极少数患者（主要是男性）表现为急性淋巴细胞白血病L_3型。骨髓受累是预后不良的信号，且提示患者体内瘤负荷很高。有急性白血病或瘤负荷高者常出现高尿酸和高乳酸脱氢酶（LDH）。30%以下病例肿瘤细胞呈EBV阳性。

免疫缺陷相关性BL　主要见于HIV感染患者，但也可见于异基因造血干细胞移植后和先天性免疫缺陷患者。HIV相关BL与地方性BL有一些类似特征。常累及的部位有淋巴结、骨髓和腹部等。移植相关BL发病通常是在移植后较长一段时期（中位时间是4.5年），多数患者是接受实体器官移植，但极少数造血干细胞移植患者也会发病，EBV感染常见。

辅助检查　①组织病理学：包括淋巴结穿刺与组织活检，如组织学所谓的“星空征”图像特点。②骨髓穿刺涂片：包括细胞分类和细胞化学染色，如过碘酸希夫（PAS）、过氧化物酶（POX）、α-乙酸萘酚酯酶（α-NAE）等。③染色体检测：细胞遗传学核型分析和荧光原位杂交技术。染色体异常包括：t（8；14）（q24；q32），t（2；8）或t（8；22）。④分子生物学检查：聚合酶链反应（polymerase chain reaction，PCR）技术。⑤免疫表型检查：B细胞相关抗原标志包括CD19、CD20、CD22、CD79a、CD10、Bcl-6、CD43、CD5、CD23、Bcl-2、CD138、TdT和P53等。⑥脑脊液检查。⑦微生物学检查：EBV培养困难，用核酸杂交和PCR等方法检测细胞内EBV基因组及其表达产物，或用EBV特异性抗体检测。

诊断与鉴别诊断　BL有其特征性临床特征、组织病理学、细胞遗传学、瘤细胞免疫表型及基因表达谱特点，诊断不难。需与以下疾病鉴别（表）。

治疗　BL发病率低但恶性度高，其特征是肿瘤细胞增殖比率高，需高强度多药联合化疗，但治疗相关毒性和死亡率较高，尤其是老年患者。地方性和散发性BL均有高度侵袭性，但也有潜在可治愈性。肿瘤倍增时间短，生长快，治疗应尽早进行。手术切除可使瘤块减小，对部分患者有一定价值。HIV阳性患者可用强化疗方案治疗，但尤其要求密切观察，同时必须加强输血支持和

表　BL鉴别诊断

淋巴瘤类型	临床特征	形态学	常用免疫表型	基因型
BL	儿童>成人，男>女，结外>结内，巨大、增长快速的实体瘤	瘤细胞大小一致或轻微多形，“星空”现象	$CD20^+$，$CD10^+$，$Bcl\text{-}6^+$，$Bcl\text{-}2^-$，$CD5^-$，TdT^-，monotypic 膜表面Ig^+，Ki-67	t（8；14），t（2；8）或t（8；22）（*MYC*和*IGH*或*IGL*）；无*BCL2*或*BCL6*易位
弥漫性大B细胞淋巴瘤	成人>儿童，结内或结外，有时巨块，通常局限	大椭圆形，不规则或叶状核，胞质少	$CD20^+$，$CD10^{-/+}$，$Bcl\text{-}6^{+/-}$，$Bcl\text{-}2^{+/-}$，monotypic 膜表面$Ig^{+/-}$	*BCL2*和*BCL6*多异常，少数*MYC*不正常
前体B淋巴母细胞淋巴瘤	儿童>成人，白血病>淋巴瘤	细胞小到中等大小，大小、形态多变	$CD19^+$，$CD20^{-/+}$，$CD10^+$，TdT^+，膜表面Ig^-	多变，超二倍体，无*MYC*重排
前体T淋巴母细胞淋巴瘤	青少年或年轻人，成人>儿童或老年人，男>女，常累及纵隔	细胞小到中等大小，大小、形态多变	$CD3^{+/-}$，$CD7^-$，$CD4^+/8^+$，$CD1a^+$，TdT^+	多变
套细胞淋巴瘤瘤细胞变异型	中老年人，男>女，通常淋巴结和其他部位广泛病变	中到大淋巴母细胞样或少浆多形细胞	$CD20^+$，$CD5^+$，$CD10^-$，$Bcl\text{-}6^-$，$Bcl\text{-}2^+$，cyclin $D1^+$，monotypic 膜表面Ig^+	t（8；14）*CCDN1*和*IGH*

抗生素治疗，高效反转录病毒治疗可改善预后，使患者能耐受完全剂量的化疗。移植后继发性 BL 治疗也较困难，较敏感的治疗方法包括联合化疗、免疫抑制剂减量和使用利妥昔单抗等。新的治疗方法包括 *MYC* 基因靶向性治疗、DNA 甲基化转移酶抑制剂、蛋白酶抑制剂等。造血干细胞移植也在探索中。

预后 BL 对化疗敏感，是可被化疗治愈的肿瘤。散发区患者、成人、病理分期晚、高 LDH、中枢神经系统和骨髓受累、HIV 阳性均为不良预后因素。典型 BL 预后好于非典型的 BL。BL 呈高度侵袭性，其预后与诊断时肿瘤负荷有关，大剂量联合化疗及放疗才能延长生存期。

（沈志祥　薛　恺　李军民）

jièyú mímànxìng dà B xìbāoxìng línbāliú hé Bójītè línbāliú zhījiān bùnéng fēnlèi de B xìbāo línbāliú

介于弥漫性大 B 细胞性淋巴瘤和伯基特淋巴瘤之间不能分类的 B 细胞淋巴瘤（B cell lymphoma between diffuse large B cell lymphoma and Burkitt lymphoma，DLBCL/BL） 形态学和遗传学特征介于弥漫性大 B 细胞淋巴瘤和伯基特淋巴瘤之间的交界性非霍奇金淋巴瘤。发病年龄为 13 个月至 93 岁，平均为 55 岁，高峰年龄为 41~68 岁，男女比例为 2∶1。

病变可累及淋巴结和结外许多部位。患者常表现为不明原因发热、盗汗、体重下降，肝、脾、纵隔淋巴结肿大，胸腔积液、咳嗽、胸痛等。大部分患者病变部位广泛，常累及淋巴结外，胃肠道是最常受累部位，有腹痛、恶心、呕吐等梗阻症状。40%患者有骨髓受累，累及外周血时出现白血病性贫血症状。几乎所有病例在发现腹部包块时已至疾病晚期。病变也可累及肝、卵巢等部位。在非霍奇金淋巴瘤中淋巴结外病变者有高侵袭性和中枢神经系统浸润特征。

辅助检查如下。①组织病理学检查：肿瘤细胞呈弥漫性增生，中等或较大细胞常呈“铺路石”样排列，细胞核有多形性，胞质呈嗜碱性，有空泡。瘤细胞间无明显纤维间质，伴少量小淋巴细胞。由于瘤细胞死亡，出现很多吞噬核碎片的巨噬细胞，周围常有一透明空隙，形成所谓的“星空”现象，散在瘤细胞间。瘤细胞有高增殖活性，核分裂象较多。②免疫表型检查：显示 $CD20^{+}$、$CD10^{+}$、$Bcl\text{-}6^{+}$、$Bcl\text{-}2^{+/-}$、$Ki\text{-}67^{+}$（50%~100%）；遗传学上有复杂核型改变，常同时涉及 *MYC* 和 *BCL2* 基因的染色体易位。

DLBCL/BL 兼有 BL 或 DLBCL 两者的形态学和遗传学特征，因其临床上和生物学特征有其特殊性不能分类到以上两种类型：形态学处于两者的中间状态，中大细胞混合存在；免疫表型：$CD10^{+}$，$Bcl\text{-}6^{+}$，Bcl-2 部分阳性；遗传学有 *MYC* 易位，*BCL2* 胚系型可阳性，复杂核型较多见。此病需与 BL、DLBCL 及淋巴母细胞性淋巴瘤等鉴别。

DLBCL/BL 属于高度侵袭性的淋巴瘤，中位生存期短，预后差。据文献报道，成人 DLBCL/BL 中位生存期为 347 天，同时存在 *MYC* 和 *BCL2* 基因易位者中位生存期比只有 *BCL2* 基因易位者更短。对 DLBCL/BL 的治疗尚无统一标准，可参照 DLBCL 治疗，完善的治疗方案有待于进一步研究和总结。

（沈志祥　薛　恺　李军民）

jièyú mímànxìng dà B xìbāoxìng línbāliú hé jīngdiǎnxíng Huòqíjīn línbāliú zhījiān bùnéng fēnlèi de B xìbāo línbāliú

介于弥漫性大 B 细胞性淋巴瘤和经典型霍奇金淋巴瘤之间不能分类的 B 细胞淋巴瘤（B cell lymphoma between diffuse large B cell lymphoma and classical Hodgkin lymphoma，DLBCL/CHL） 有弥漫性大 B 细胞淋巴瘤和经典型霍奇金淋巴瘤中间特点且不能分类的 B 细胞淋巴瘤，或介于弥漫性大 B 细胞淋巴瘤和伯基特淋巴瘤之间的不能分类的 B 细胞淋巴瘤。1998 年欧美“霍奇金淋巴瘤及相关疾病专题讨论会”的论文汇编中首次提出灰区淋巴瘤（gray zone lymphoma，GZL）的概念，2004 年肺肿瘤分类中首次引用此概念。世界卫生组织（WHO）直至 2008 年才将 GZL 引用到淋巴与造血组织肿瘤。经典的 GZL 主要指发生在纵隔且介于弥漫性大 B 细胞淋巴瘤（diffuse large B cell lymphoma，DLBCL）和经典型霍奇金淋巴瘤（classical Hodgkin lymphoma，CHL）之间的不能分类的 B 细胞淋巴瘤。较少见，好发于 20~40 岁青年男性。

病因及发病机制尚不清楚。最常见于前上纵隔，表现为大的肿物，可累及锁骨上淋巴结。很少累及外周淋巴结，可直接侵犯肺，播散至肝、脾和骨髓。肿物巨大者常可伴上腔静脉综合征或呼吸困难。

诊断主要依据病理特征及免疫表型。典型的病理特征是细胞学表现多样，不同区域细胞形态多样，有的区域极其类似于 CHL，而其他区域则更类似于 DLBCL。常伴少量炎细胞浸润，可见散在嗜酸性粒细胞、淋巴细胞和组织细胞坏死常见。免疫表型显示肿瘤细胞典型表达CD45，常表达CD20、CD79a、CD15、CD30，以及转录因子PAX5、OCT-2、BOB.1，不同程度表达Bcl-6，CD10常阴性；背景淋巴细胞主要为$CD3^+$、$CD4^+$T细胞。

需与以下疾病鉴别。①原发纵隔（胸腺）大B细胞淋巴瘤：是DLBCL的一个亚型，好发年龄为20~40岁，形态学改变以弥漫增生的瘤细胞及细胞间不同程度纤维化为特征，缺乏经典陷窝细胞和R-S细胞。瘤细胞表达B细胞抗原，CD19、CD22、CD79a、PAX5，也可表达CD23、CD30和MAL1，转录因子OCT-2、BOB.1和PU.1。②CHL：GZL的瘤细胞呈弥漫性浸润，表达全B细胞抗原。CHL中很少可检测到多种B细胞表面标志和B细胞相关转录因子，CD45RB、CD20、CD79a和OCT-2。从其他分子生物学特征来看，GZL更倾向于DLBCL，这在霍奇金淋巴瘤不常见。

尚无统一治疗方案，可按DLBCL治疗，若CD20表达阳性，加用利妥昔单抗。与DLBCL和CHL相比，GZL更具侵袭性，预后较差。

（沈志祥　薛　恺　李军民）

Huòqíjīn línbāliú

霍奇金淋巴瘤（Hodgkin lymphoma，HL）　累及淋巴结和淋巴系统的恶性肿瘤。1832年霍奇金（Hodgkin）报告一种淋巴结肿大合并脾大的疾病，1865年威尔克斯（Wilks）以霍奇金病（Hodgkin disease，HD）命名此种疾病。1898年发现里-施细胞（Reed-Stemberg cell，简称R-S细胞），明确了HD组织病理学特征。1994年世界卫生组织（WHO）将HD命名为HL。HL由两种独立疾病组成：结节性淋巴细胞为主型霍奇金淋巴瘤（nodular lymphocyte predominance Hodgkin lymphoma，NLPHL）和经典型霍奇金淋巴瘤（classical Hodgkin lymphoma，CHL）。这两种HL在临床特征、生物学行为、形态学、免疫表型、免疫球蛋白转录及背景反应性细胞的组成均不同。HL的发病率仅占恶性肿瘤的1%，且在全球范围内不一致，以美国、加拿大、瑞士和北欧发病率最高，其次为南欧和东欧，东亚最低。发达国家HL的发病年龄呈双峰分布，分别是15~39岁和50岁以后。中国和日本发病无年龄的双峰分布，发病多在40岁左右。

病因及发病机制　病因尚未明确，可能与多方面因素相关。①病毒感染：原位杂交结果显示，约50%HL患者的R-S细胞含有EB病毒编码的小RNA（EBER），且EB病毒在这些患者的所有R-S细胞内均呈阳性。EB病毒基因组在R-S细胞内扩增达50倍以上。发达国家最高可达50%的HL患者R-S细胞内不存在EB病毒感染。因此，尽管EB病毒可能对HL的发生、发展起重要作用，但其作用并非直接、普遍。HL患者发生人类免疫缺陷病毒感染的机会比正常人群高7倍，且这些患者几乎均存在EB病毒的感染。②遗传因素：有研究结果显示，与双卵双胎相比，同卵双胎者患HL的概率高100倍以上。HL患者的一级亲属患上HL的风险增高5倍。

临床表现　常表现为淋巴结肿大，多见于颈部、腋窝或纵隔区域。约75%的病例首先发现肿大淋巴结位于颈部，且左侧多于右侧。起病时腋窝淋巴结受累的发生率约为25%，而膈肌以下（包括腹股沟和髁窝淋巴结）受累的发生率仅约10%。巨大纵隔肿块或更少见的巨大腹膜后肿块有时是仅有的病灶。肿大淋巴结可时大时小，受累淋巴结常为无痛性，但偶尔患者在饮酒后立即出现受累淋巴结区域不适。25%~33%患者诉有全身症状（B症状）：包括明显体重减轻（比基线水平降低10%以上）、盗汗和发热。约25%患者诊断时伴发热，常为轻度，多发生于下午和夜间。数天至数周反复出现佩-埃热（Pel-Ebstein fever），即周期性发热，虽不常见，却是HL有诊断性的特征性热型。泛发性瘙痒症在HL患者中较常见，并可在出现症状性淋巴结肿大或确诊前数月至数年出现。瘙痒常为弥漫性，常规止痒外用药和抗组胺治疗疗效不好。经验性激素治疗可改善瘙痒症状，但有时也延误诊断。一些患者可因纵隔肿块逐渐增大使气管受压而出现咳嗽、喘鸣和乏力等。诊断时可伴无症状性脾大，但脾很少是唯一病灶。偶有患者可因骨髓受肿瘤侵犯而出现症状性贫血或全血细胞减少。HL患者偶可出现副肿瘤综合征，但较罕见。与非霍奇金淋巴瘤不同，结外病变起病在HL较少见，并在起病时较少出现压迫血管或气管的症状。

临床分期　当前国际上广泛应用的安娜堡（Ann Arbor）分期系统经过科茨沃尔德（Cotswold）修订（1989年）后将HL分为Ⅰ~Ⅳ期。其中Ⅰ~Ⅲ期按淋巴结病变范围区分，脾和咽淋巴环淋巴组织分别计为一个淋巴结区域。结外病变定为Ⅳ期，包括骨髓、肺、骨或肝受侵犯。HL的国际临床分期标准如下。Ⅰ期：单个淋巴结区域（Ⅰ）或局灶性单个结外器官（ⅠE）受侵犯。Ⅱ期：在膈肌同侧的两组或多组淋巴结受侵犯（Ⅱ）或局灶性单个结外器官及其区域淋巴结受侵犯，伴或不伴膈肌同侧其他淋巴结区域受侵犯（ⅡE）。Ⅲ期：膈肌上下淋巴结区域同时受侵犯（Ⅲ），可伴局灶性相关结外器官受侵犯（ⅢE）、脾受侵犯（ⅢS）或二者皆有（ⅢE+S）。Ⅳ期：弥漫性（多灶性）单个或多个结外器官受侵犯，伴或不伴相关淋巴结受侵犯，或孤立性结外器官受侵犯伴远处（非区域性）淋巴结侵犯。结外器官是指除去淋巴结、脾、胸腺、扁桃体环、阑尾及派尔集合淋巴结（Peyer patches）的器官和组织。

全身症状分组：每组分为A、B两组。凡有以下症状者为B组，无以下症状为A组：不明原因发热>38℃，盗汗，体重减轻>10%。

辅助检查 包括：对淋巴结病变和脏器肿大进行体格检查；全血细胞计数和红细胞沉降率检查；血肌酐、碱性磷酸酶、乳酸脱氢酶、胆红素和白蛋白水平；胸部正侧位X线片、颈胸腹盆CT检查、正电子发射体层显像计算机体层扫描（PET-CT）和对个别特殊情况的特定检查。淋巴结或结外病变组织活检对确诊有决定意义。骨髓穿刺和骨髓活检对有B症状或血液学症状者比外周血计数正常者更有意义。

诊断 HL的诊断是基于淋巴结或结外病变组织活检病理切片发现在不同细胞背景下的R-S细胞和（或）霍奇金细胞。细针穿刺活检对于HL的诊断是不够的。切取活检及标准组织化学染色对于病理诊断和组织亚型的鉴别是必需的。免疫组织化学染色有时有助于疑难病例或病理亚型的鉴别诊断，大部分CHL患者的R-S细胞表达CD15和CD30，但不表达CD3和CD45，表达CD20的CHL < 40%。NLPHL通常表达CD45和CD20，但不表达CD15，很少表达CD30，NLPHL还表达表皮膜抗原，而CHL不表达。因此，美国国家综合癌症网络（National Comprehensive Cancer Network，NCCN）推荐CHL需检测CD3、CD15、CD20、CD30和CD45，NLCHL需检测CD3、CD15、CD20、CD21、CD30和CD57。HL的确诊依靠有经验的血液病理学家对足够量的活检组织标本进行病理学检查。对淋巴结病变患者早期进行活检，通常可为患者节省时间和避免不必要的检查，以免延误诊断。CT或PET-CT的广泛应用及合适的活检使HL的诊断并不困难。现在诊断上的困难常仅是提供用于诊断的标本量太少。

鉴别诊断 根据起病部位和相关症状，HL需与非霍奇金淋巴瘤、生殖细胞肿瘤、胸腺瘤、结节病和结核鉴别。免疫组织化学可用于HL与其他疾病的鉴别诊断。例如，富于T细胞的B细胞淋巴瘤与CHL的区别在于前者CD30和CD15为阴性，而CD20和CD45为阳性。富于T细胞的B细胞淋巴瘤与NLPHL较难鉴别，因为两者均为CD30和CD15阴性而CD45阳性。

治疗 放疗和联合化疗可使80%患者获得长期无病生存，且多年来治疗的发展已经形成了很成熟的治疗模式。对大量生存患者的长期随访结果表明，放化疗的远期并发症成为患者死亡或生活质量下降的重要原因。因此，治疗研究的方向是在保证效果的同时，尽量减少放疗剂量、缩小照射范围、探索新的化疗药。

临床上通常HL分期如下。①早期预后良好组：即Ⅰ~Ⅱ期，无B症状或纵隔大肿块。②早期预后不良组：即Ⅰ~Ⅱ期伴B症状或纵隔大肿块，或有多个病灶，或红细胞沉降率显著增快。③晚期组：即Ⅲ~Ⅳ期。

早期HL治疗 对早期预后良好组HL患者，常推荐适度化疗［常用ABVD方案（多柔比星+博来霉素+长春碱+达卡巴嗪）3~4个疗程］联合缩减放射的侵犯野放疗（常用放射剂量20~30Gy）的综合治疗策略。化疗联合放疗效果优于单用放疗。2009年6月欧洲血液病学会（European Hematology Association，EHA）年会报告了由德国霍奇金淋巴瘤研究协作组（German Hodgkin Lymphoma Study Group，GHLSG）开展的关于HD 14研究结果：对于早期预后不良组HL患者，2个疗程BEACOPP方案（博来霉素+依托泊苷+多柔比星+环磷酰胺+长春新碱+丙卡巴肼+泼尼松）联合2个疗程ABVD方案在无进展生存方面优于4个疗程ABVD方案。4~6个疗程ABVD方案化疗序贯侵犯野放疗是大多数早期HL患者的标准治疗。在化疗基础上加用放疗可明显改善无失败生存期。有可能存在仅需化疗的亚组患者。今后的研究方向是根据预后因素和（或）借助于功能摄像的治疗反应预测，寻找方法更好地发现仅需化疗的患者。对于某些病例的治疗选择，医师有时应根据晚期并发症的预测因素考虑个体化方法。对参与临床研究患者远期毒性的长期随访也很关键。

晚期 HL 治疗 对大部分晚期 HL 患者，ABVD 方案疗效高和毒性较低，是标准化疗方案。与 MOPP 方案（氮芥+长春新碱+丙卡巴肼+泼尼松）相比，ABVD 方案在影响生育功能和诱发白血病方面具有优势，但有报道继发于 ABVD 方案的症状性肺纤维化可达 6%。ABVD 方案对晚期 HL 患者完全缓解率达 80%～90%。但是，有不良预后因素的晚期 HL 患者需要比 ABVD 方案更有效的化疗方案。Standford V 方案和 BEACOPP 方案用于晚期 HL 有望改善临床转归，前者相对较少诱发骨髓增生异常综合征和影响生育。GHLSG 的研究结果证明，4 个疗程提高剂量 BEACOPP 方案序贯 4 个疗程基本剂量 BEACOPP 方案是ⅡB 期伴巨大纵隔肿块和（或）结外病变及Ⅲ期/Ⅳ期 HL 患者的标准治疗。

复发性 HL 治疗 对首次缓解持续时间较长的复发性 HL 患者，用标准剂量化疗可能达到治愈目的。但是，对首次缓解持续期短或原发化疗抵抗患者，标准剂量化疗无法达到治愈目的。对化疗敏感复发的 HL 患者，自体造血干细胞移植（auto-hematopoietic stem cell transplantation，auto-HSCT）支持下大剂量化疗是标准治疗。治疗相关死亡率低（约 3%），有选择的化疗敏感患者的 5 年生存率可达 40%～50%。疗效与肿瘤对挽救化疗的缓解率有关。在 auto-HSCT 支持下的大剂量化疗后，对残留病灶或治疗前巨大病灶可行巩固性放疗。对多种挽救化疗方案均耐药病例，auto-HSCT 支持下的大剂量化疗无效，应考虑其他治疗方法。异基因造血干细胞移植（allo-hematopoietic stem cell transplantation，allo-HSCT）可用于多次复发性 HL 患者。尽管 allo-HSCT 可诱导移植物抗淋巴瘤效应，但存在难以接受较高的治疗相关死亡率，其应用受到限制。对 auto-HSCT 支持下大剂量化疗后复发或有选择的首次复发患者，减低强度的 allo-HSCT 治疗相关死亡率也相应减低，可作为一种有效的治疗选择。

auto-HSCT 后复发 HL 治疗 有多种选择，但大部分患者为姑息性治疗。对原来未接受过放疗的局灶性复发者，用能够获得最大疾病控制作用的侵犯野或扩大野放疗（30～40Gy）。对 auto-HSCT 后迅速复发者，或对化疗不敏感者，或复发时存在贫血者，宜考虑参加新药临床试验。对 auto-HSCT 后晚期复发者，治疗上可进行长春瑞滨或吉西他滨单药，或联合化疗等多种选择。获得较长生存期（>5 年）的患者可考虑行第二次移植，但由于存在远期毒性和致第二肿瘤的可能性，尚并不清楚这些患者接受第二次移植与其他治疗相比是否获得远期益处。

HL 治疗远期毒性 HL 的治愈率较高，对预后较好的长期生存患者随访 15 年的研究结果显示，治疗相关死亡超过 HL 相关死亡。①继发第二肿瘤：肺癌最常见，可能主要与这些患者接受过放疗有关。因此，应劝告接受过放疗的 HL 患者戒烟。继发急性髓细胞性白血病或骨髓增生异常综合征可能与蒽环类药的暴露相关，常见于反复化疗患者。接受纵隔和腋窝放疗的青春期女性和年轻妇女 HL 患者继发乳腺癌风险增高，有报道总发病率可达 20%～50%。这些患者在治疗结束后应接受乳腺癌筛查计划。其他继发性恶性肿瘤还包括非霍奇金淋巴瘤、头颈部肿瘤和皮肤癌。②缺血性心脏病：接受纵隔放射剂量>30Gy 的 HL 患者发生缺血性心脏病的风险明显增高，是正常人群的 3 倍。蒽环类药的暴露史与远期继发缺血性心脏病的关系尚不清楚。患者应接受严密监测，处理心脏疾病的其他风险因素，并戒烟。③其他：约 50% 接受过颈部放疗的 HL 患者可发生包括甲状腺功能减退症在内的治疗相关性内分泌疾病。性腺放疗及丙卡巴肼和烷化剂的反复暴露史可致不育或不孕。

预后 80% 以上的 HL 可治愈。并发症防治的成败对疾病预后有重大影响，特别是应用免疫抑制阶段机会性感染的防治。在中国特别应注意结核、真菌感染、肝炎及巨细胞病毒感染等。下列因素在 HL 初诊时有提示预后价值。①疾病的临床分期：疾病范围愈小，预后愈好。②组织学亚型：淋巴细胞为主型和结节硬化型较混合细胞型预后为佳，而后者又较淋巴细胞消减型为佳。③肿瘤细胞负荷大者差。④全身症状：有发热、盗汗、体重减轻等全身症状比无症状者差。⑤年龄：>40 岁者预后较差。⑥疾病部位数目、结外病变数目及有无骨髓病变。⑦性别：女性较男性疾病进展慢。

预防 ①预防病毒感染，如 EB 病毒、人类嗜 T 淋巴细胞病毒、人类免疫缺陷病毒等。②去除环境因素，如避免接触各种射线及一些放射性物质。避免接触相关毒性物质，如苯类、氯乙烯、橡胶、砷、汽油、有机溶剂涂料等。③防治自身免疫缺陷疾病，如各种器官移植后免疫功能低下状态、自身免疫缺陷性疾病、各种癌症化疗后等。移植物抗宿主病或免疫抑制剂均能激活病毒并促其诱导淋巴组织增生。④保持乐观、自信的健康心态，适当体育锻炼，有助于机体免疫功能的稳定，及时清除外来因素的侵袭。⑤对危险人群或发现危险因素，做到早期发现、早期诊断、早期综合治疗。

（马　军）

jiéjiéxìng línbāxìbāo wéizhǔxíng Huòqíjīn línbāliú

结节性淋巴细胞为主型霍奇金淋巴瘤（nodular lymphocyte predominant Hodgkin lymphoma，NLPHL）　以单克隆性B细胞呈结节性或结节性和弥漫性增生为特征的淋巴瘤。这种增生由散在的被称为“爆米花”的大肿瘤细胞或淋巴细胞为主的细胞（LP细胞）构成，即曾称为代表淋巴细胞和（或）组织细胞的里-施细胞（Reed-Stemberg cell，简称R-S细胞）变种的L&H细胞。这些细胞位于滤泡树突状细胞组成的球形网中，其中充满非瘤性淋巴细胞和组织细胞。仍不清楚是否存在单纯的弥漫性淋巴细胞为主型霍奇金淋巴瘤。很多过去诊断为弥漫性淋巴细胞为主型霍奇金淋巴瘤的患者可能是富于T细胞的大B细胞淋巴瘤。仍不能排除NLPHL与富于T细胞的大B细胞淋巴瘤存在重叠。NLPHL的发病率约占所有霍奇金淋巴瘤的5%，男性多发，发病年龄为30~50岁。

病因及发病机制　见霍奇金淋巴瘤。与此相反，NLPHL与EB病毒无关。

临床表现　通常累及颈部、腋窝或腹股沟淋巴结，纵隔、脾和骨髓的侵犯罕见。多数患者表现为局限浅表淋巴结肿大（Ⅰ期或Ⅱ期），5%~25%患者初诊时呈进展期。

辅助检查　①组织病理学检查：淋巴结结构被结节性或结节性和弥漫性浸润全部或部分取代，其细胞为小淋巴细胞、组织细胞、上皮样组织细胞及夹杂其间的LP细胞。LP细胞的细胞核呈折叠或分叶状，且常在其达到极致时被称为“爆米花”细胞。核仁常多个且小，胞体大，通常有一个大的细胞核，胞质少。②免疫表型检查：几乎所有患者的LP细胞均表达CD20、CD79a、CD75、Bcl-6和CD45，而不表达CD15和CD30。大多数患者可出现J链，50%以上的患者表达EMA。临床常用免疫表型指标包括：$CD20^+$、Bag^+、$CD30^-$、$CD15^-$、膜表面Ig^+。背景中小淋巴细胞大多为B细胞，少数为$CD3/CD57^+$T细胞，后者常围绕LP细胞形成菊形团，该特点有助于与其他类型淋巴瘤鉴别。③遗传学检查：LP细胞可检测到IGH重排。

诊断与鉴别诊断　见霍奇金淋巴瘤。

治疗　①早期或Ⅰ期、Ⅱ期NLPHL：早期预后良好者可初次用化疗、放疗或化放疗联合模式。早期预后不良者以采用ABVD方案（多柔比星+博来霉素+长春新碱+达卡巴嗪）加放疗为好。②晚期或Ⅲ期、Ⅳ期NLPHL：根据肿瘤分期、有无肿瘤相关症状、全身症状、巨块、预后不良因素等选择治疗方法。晚期患者尤其有全身症状、肿瘤相关症状、巨块或预后不良因素者可常规给予含烷化剂或蒽环类药的联合化疗方案化疗，但应综合考虑疗效和治疗相关并发症，权衡利弊；有巨块、肿瘤相关症状，可行受累野放疗，起到姑息治疗作用；晚期患者也可选择利妥昔单抗治疗；若无任何症状，也无巨块或预后不良因素者，也可考虑选择观察等待；化疗主要采用ABVD方案±利妥昔单抗，也可应用化疗+放疗。Ⅲ期、Ⅳ期患者可采用ABVD方案，大肿块可加放疗，也可考虑大剂量化疗联合自体造血干细胞移植。

预后　此病发展缓慢，易复发，但即使复发，仍保持对治疗的良好反应，致死率不高。Ⅰ期、Ⅱ期患者预后良好，10年生存率>80%。骨髓累及在NLPHL中少见，出现骨髓累及者表现为侵袭性进展。

（马　军）

jīngdiǎnxíng Huòqíjīn línbāliú

经典型霍奇金淋巴瘤（classical Hodgkin lymphoma，CHL）　源于B细胞的单克隆淋巴淋巴组织恶性增殖性疾病。肿瘤细胞包括单个核霍奇金细胞和多个核R-S细胞（HR-S细胞），其背景包括多种非肿瘤性细胞（小淋巴细胞、嗜酸性粒细胞、中性粒细胞、组织细胞、浆细胞、成纤维细胞等）和胶原纤维。CHL可分为4个亚型：结节硬化型经典型霍奇金淋巴瘤、混合细胞型经典型霍奇金淋巴瘤、淋巴细胞丰富型经典型霍奇金淋巴瘤、淋巴细胞消减型经典型霍奇金淋巴瘤。它们在发病部位、临床特征、生长方式、纤维化、背景反应性细胞的组成、肿瘤细胞数量和非典型程度及EB病毒的感染频度有所不同，但肿瘤细胞的免疫表型相同。CHL约占所有霍奇金淋巴瘤的95%。在发达国家，其发病年龄呈双峰性，15~35岁和老年人。

病因及发病机制　研究认为EB病毒（Epstein-Barr virus，EBV）

与CHL发病的关系最密切。部分CHL患者（尤其是混合细胞型和淋巴细胞消减型）可检测出EBV。EBV定位性技术检测到HR-S细胞中存在EBV。全世界约50%的CHL患者存在EBV感染，中国HL患者感染EBV者达到61%，其中儿童（≤14岁）达到89%，成人达到38%。特别是10岁以下儿童感染率更高，达95%。儿童HL的EBV感染与组织学类型无关，即每种类型的HL均与EBV有密切关系，提示儿童HL可能是EBV相关的独立疾病。组织学上，混合细胞型CHL与EBV感染关系最密切，占80%~100%，其次是淋巴细胞丰富型，占47%，淋巴细胞消减型和结节硬化型占10%~40%。中国HL感染的EBV亚型主要是1型（A型），2型（B型）很少（9%）。EBV在HL的发病过程中可能起重要作用。EBV合成的潜伏期膜蛋白1（latent membrane protein 1，LMP1）被公认为具有致癌的生物学特性，能使成熟淋巴细胞转化为淋巴样母细胞，使啮齿类动物成纤维细胞发生转化并使它们在裸鼠体内致瘤。研究认为：LMP1可能阻断具有*IGH*基因缺陷的生发中心细胞进入凋亡路径，使这些存在基因缺陷的细胞继续存活，最终发展成为HL。EBV是部分HL患者发现的唯一病毒，对其他可能相关病毒的检测尚未成功。免疫缺陷如人类免疫缺陷病毒（human immunodeficiency virus，HIV）感染所致免疫监视功能失常可能引起EBV相关的HL。在这种HIV感染相关HL中EBV检出率达90%~100%。

临床表现 CHL通常表现为外周淋巴结肿大，局限于1~2个淋巴结区域，累及颈部淋巴结（约75%患者）、纵隔、腋窝和主动脉旁区域。非中轴淋巴结组如肠系膜或肱骨内上髁淋巴结累及少见。原发结外累及少见。超过60%患者为局限性病变（Ⅰ期、Ⅱ期），多数为结节硬化型经典型霍奇金淋巴瘤亚型，其常出现纵隔侵犯。混合细胞型经典型霍奇金淋巴瘤亚型则以腹腔和脾受侵犯更常见。脾侵犯者出现结外病变的可能性大。CHL骨髓侵犯的发生率约5%。40%的患者可出现发热（体温>38℃）、盗汗或6个月内不明原因体重下降>10%等所谓B症状。

辅助检查 包括以下几方面。

组织病理学检查 正常的淋巴结构常被大量的HR-S和炎性反应背景所取代。经典的诊断性R-S细胞形态较大，胞质丰富，核大，双叶或双核，核仁大而红，诊断性R-S细胞必须在两个分开的核叶内至少有两个核仁。

免疫表型检查 几乎所有CHL患者HR-S细胞均表达CD30，大多数患者（75%~85%）表达CD15。CHL通常不表达CD45，且J链、CD75和巨噬细胞特异性抗原均为阴性。感染EBV的HR-S细胞表达LMP1和EBNA1，不表达EBNA2。临床常用的免疫表型指标包括：CD20、B细胞相关抗原（CD79a）、膜表面Ig阴性，CD30和CD15阳性。

细胞因子和化学因子测定 CHL常有细胞因子、化学因子和（或）一些受体在HR-S细胞上过表达和异常表达，包括白介素（interleukin，IL）-2、IL-5、IL-6、IL-7、IL-9、IL-10、IL-13和IL-13受体，粒细胞-巨噬细胞集落刺激因子，淋巴毒素-α，转化生长因子-β等。细胞因子和化学因子异常表达，可能有助于解释CHL存在大量反应性细胞。

遗传学检查 98%的CHL患者可检测到*IGH*重排。极少数患者中可检测到克隆性T细胞受体基因重排。

诊断与鉴别诊断 见结节硬化型经典型霍奇金淋巴瘤、混合细胞型经典型霍奇金淋巴瘤、淋巴细胞丰富型经典型霍奇金淋巴瘤、淋巴细胞消减型经典型霍奇金淋巴瘤。

治疗 化疗一般采用ABVD方案（多柔比星+博来霉素+长春新碱+达卡巴嗪）和放疗，完全缓解率可达98%，约85%的患者可治愈。复发者可应用抗CD30单抗治疗。

预后 常规放疗和化疗使85%以上CHL患者有治愈机会。用FDG-PET评价2个疗程ABVD方案的疗效可作为CHL患者的重要预后指标。病理组织类型在一定程度上对预后有提示作用。

（马　军）

jiéjié yìnghuàxíng jīngdiǎnxíng Huòqíjīn línbāliú

结节硬化型经典型霍奇金淋巴瘤（nodular sclerosis classical Hodgkin lymphoma，NSCHL）

以至少有一个结节被胶原束所围绕及陷窝型多个核R-S（HR-S）细胞为特征的经典型霍奇金淋巴瘤。是经典型霍奇金淋巴瘤（classical Hodgkin lymphoma，CHL）的一个亚型。NSCHL在欧美国家约占CHL的70%，男女发病率相近，发病年龄为15~34岁，中位年龄为28岁。

病因及发病机制同经典型霍奇金淋巴瘤。80%的NSCHL患者出现纵隔侵犯，54%患者有巨大肿块，脾和（或）肺占10%，骨髓占3%。多数患者初诊时为Ⅱ期，约40%患者有B症状。

辅助检查如下。①组织病理学检查：淋巴结表现为CHL伴结节、胶原束和陷窝细胞。先有包膜增厚，然后结内出现胶原化。NSCHL中的HR-S细胞、小淋巴细胞和其他非肿瘤性反应细胞数量变化很大。HR-S细胞倾向于更多的分叶核，分叶较小，核仁比其他CHL中的核仁小。经甲醛固定，HR-S细胞常发生收缩。这些细胞看起来像处于一个陷窝中，故称为“陷窝细胞”。结节中的陷窝细胞可聚集成堆，这种现象与结节中的坏死灶有关。若这种聚集非常明显即所谓的“变异型合体细胞”。嗜酸性粒细胞和中性粒细胞常较多。英国全国淋巴瘤调查组建立了NSCHL的分级制。Ⅰ级，>75%的结节在丰富的淋巴细胞、混合细胞或纤维组织细胞背景上有散在R-S细胞。Ⅱ级，至少25%的结节内有数量较多的R-S细胞（40倍视野下见到成片细胞区）。常规诊断不需分级，但对研究有用。在某些研究中，Ⅱ级NSCHL等同于伴淋巴细胞消减的结节硬化型经典型霍奇金淋巴瘤。②免疫表型检查：NSCHL肿瘤细胞有CHL的表型，LMP1的检出率为10%~40%，比其他亚型少。

NSCHL诊断要点包括：①满足霍奇金淋巴瘤的基本标准即散在大细胞和反应性细胞背景。②至少有一个纤维包绕的硬化结节和包膜增厚。③大细胞主要为陷窝型R-S细胞、单核型和多核型R-S细胞。④混合性反应性背景：中性粒细胞、嗜酸性粒细胞、组织细胞和浆细胞等。⑤HR-S细胞总是CD30阳性，多数呈CD15阳性，少数呈CD20阳性，极少出现EMA阳性。⑥少数有EB病毒感染，即EBER和LMP1阳性。

Ⅰ期、Ⅱ期患者可临床观察，Ⅲ、Ⅳ期可用利妥昔单抗±ABVD（多柔比星+博来霉素+长春新碱+达卡巴嗪）或COP（双磷酰胺+长春新碱+泼尼松）及EPOCH（依托泊苷+长春新碱+吡柔比星+环磷酰胺+泼尼松）方案。NSCHL是CHL中预后最好的亚型。早期病例可观察，纵隔大肿块及晚期患者预后较差。巨大纵隔肿块是一个预后不良的因素。

（马　军）

hùnhé xìbāoxíng jīngdiǎnxíng Huòqíjīn línbāliú

混合细胞型经典型霍奇金淋巴瘤（mixed cellularity classical Hodgkin lymphoma，MCCHL）

以在弥漫性或模糊结节状混杂的炎性背景下经典HR-S细胞散在分布为特征但无结节硬化性纤维化的经典型霍奇金淋巴瘤。是经典型霍奇金淋巴瘤（classical Hodgkin lymphoma，CHL）的一种亚型，占CHL的20%~25%。发展中国家较常见，无发病年龄呈双峰的流行病学特点。70%发生于男性，中位发病年龄为38岁。

以EB病毒感染为主，中国MCCHL患者EB病毒亚型一般为A、B两型。与免疫监视功能失常有关。可伴人类免疫缺陷病毒感染。常见于外周淋巴结累及，纵隔侵犯少见。MCCHL就诊时常是Ⅲ期或Ⅳ期。30%患者可出现脾侵犯，3%累及肝，1%~3%累及其他器官。MCCHL患者常伴B症状。

辅助检查如下。①组织病理学检查：常表现为淋巴结结构破坏，但也可能见到滤泡间区生长形式的HL。可出现间质纤维化，淋巴结包膜不增厚，也无宽的胶原束。有典型HR-S细胞。背景由混合细胞组成，其成分变化可很大，常为中性粒细胞、嗜酸性粒细胞、组织细胞和浆细胞，其中可能以一种为主。②免疫表型检查：MCCHL肿瘤细胞有CHL的免疫表型，约75%患者表达LMP1和EBER，比结节硬化型CHL和淋巴细胞丰富型CHL高得多。

MCCHL诊断要点包括：①满足霍奇金淋巴瘤的基本标准，散在大细胞和反应性细胞背景。②HR-S细胞主要为典型R-S细胞、单核型和多核型R-S细胞。③混合性反应性背景，中性粒细胞、嗜酸性粒细胞、组织细胞和浆细胞等。④弥漫为主，可有结节样结构，但无硬化纤维带包绕和包膜增厚。⑤HR-S细胞总是CD30阳性，多数呈CD15阳性，少数呈CD20阳性，极少出现EMA阳性。⑥绝大多数有EB病毒感染，即EBER阳性和LMP1阳性。

治疗一般用化疗ABVD方案，可联合放疗治疗。MCCHL的预后比结节硬化型CHL差，比淋巴细胞消减型CHL好，但现在这些差别已不明显。

（马　军）

línbāxìbāo fēngfùxíng jīngdiǎnxíng Huòqíjīn línbāliú

淋巴细胞丰富型经典型霍奇金淋巴瘤（lymphocyte-rich classical Hodgkin lymphoma，LRCHL）

肿瘤细胞呈结节状（常见）或弥漫性散在分布，背景中有大量小淋巴细胞，不存在中性粒细胞和嗜酸性粒细胞的经典型霍奇金淋巴瘤。占经典型霍奇金淋巴瘤（classical Hodgkin lymphoma，CHL）的3%~5%，在中国占5%~12%。发病年龄与结节性淋巴细胞为主型霍奇金淋巴瘤

（nodular lymphocyte predominant Hodgkin lymphoma，NLPHL）相似，明显高于 CHL。男性患者约占 70%。

外周淋巴结受累是 LRCHL 的典型表现，纵隔受侵（15%）和大肿块（11%）不常见。大部分患者诊断时为Ⅰ期或Ⅱ期。B 症状罕见。临床特点类似于 NLPHL，但复发频率略少。

辅助检查如下。①组织病理学检查：霍奇金淋巴瘤细胞和 R-S 细胞散在分布，有小淋巴细胞构成的结节性或较之少见的弥漫性细胞背景，缺乏中性粒细胞和嗜酸性粒细胞。在病理形态学上可有两种生长方式：结节性（常见）和弥漫性（少见）。病变区有大量的小结节以致结节间的 T 区变窄或消失。部分多个核 R-S 细胞（HR-S 细胞）可像 L&H 细胞或单核的陷窝细胞，这一亚型易与 NLPHL 混淆。既往诊断为 NLPHL 的病例约有 30% 实际为 LRCHL。有典型 CHL 的 HR-S 细胞免疫表型是鉴别所必需。嗜酸性粒细胞和中性粒细胞通常不存在，但也可能少量出现。LRCHL 的 HR-S 细胞免疫表型与其他类型的 CHL 相同。小结节内的小淋巴细胞有套细胞的特点：IgM 和 IgD 阳性。这些结节主要代表膨大的套细胞区。至少部分结节内有呈局灶性的偏心的小生发中心，这可通过 $CD21^+$ 的滤泡树突细胞网得到证实。NLPHL 中几乎见不到完整的生发中心因此，这一特点有助于鉴别诊断。弥漫性 LRCHL 中，淋巴细胞几乎都是 T 细胞。②免疫表型检查：HR-S 细胞免疫表型与 CHL 相同。

LRCHL 诊断要点如下。①满足霍奇金淋巴瘤的基本标准：散在大细胞和反应性细胞背景。②主要为小结节状，少数为弥漫性。③大细胞主要为单核型 R-S 细胞，可见少数 LP 样细胞。④背景中的细胞是小淋巴细胞，无中性粒细胞和嗜酸性粒细胞。⑤大细胞有 CHL 中 HR-S 细胞的典型免疫表型：HR-S 细胞总是 CD30 阳性，多数呈 CD15 阳性，少数呈 CD20 阳性，极少出现 EMA 阳性。大细胞周围有大量 $CD3^+$ 细胞，但很少 $CD57^+$ 细胞。⑥结节内常有 $CD21^+$ 细胞残留的偏位生发中心。

治疗方法主要包括高强度化疗和适量局部放疗。ABVD 方案（多柔比星+博来霉素+长春新碱+达卡巴嗪）是标准方案，有大肿块的患者可选择 Stanford Ⅴ方案联合放疗。BEACOPP 方案（博来霉素+依托泊苷+多柔比星+环磷酰胺+长春新碱+丙卡巴肼+泼尼松）为晚期高危患者的常用方案。LRCHL 的疗效（总生存期和无进展生存期）略优于 CHL 的其他亚型，并与 NLPHL 的疗效相似。LRCHL 与 NLPHL 在疗效上的不同之处在于 LRCHL 中肿瘤复发少于 NLPHL，但 LRCHL 复发后的预后稍差于 NLPHL。

（马　军）

línbāxìbāo xiāojiǎnxíng jīngdiǎnxíng Huòqíjīn línbāliú

淋巴细胞消减型经典型霍奇金淋巴瘤（lymphocyte-depleted classical Hodgkin lymphoma，LDCHL） 多个核 R-S 细胞（HR-S 细胞）增多和（或）弥漫性淋巴细胞减少的经典型霍奇金淋巴瘤。在过去几十年中，此病的定义经历数次变化，源于可靠的临床资料不多。很多曾诊断为 LDCHL 的病例现在认为是非霍奇金淋巴瘤，常是间变性或多形性大细胞形态，其余的可能是结节硬化型经典型霍奇金淋巴瘤的淋巴细胞消减型（Ⅱ级）。LDCHL 是最罕见的霍奇金淋巴瘤亚型，占所有经典型霍奇金淋巴瘤（classical Hodgkin lymphoma，CHL）不足 5%，西方国家 LDCHL 约占 CHL 的 1% 以下。60%~75%的患者为男性，发病年龄为 30~37 岁。

LDCHL 常伴人类免疫缺陷病毒（human immunodeficiency virus，HIV）感染，更常见于发展中国家。常选择性累及腹膜后淋巴结、腹腔脏器和骨髓，外周淋巴结则较少受累。临床分期常为Ⅲ期或Ⅳ期（70%），B 症状（约 80%）较其他霍奇金淋巴瘤亚型更常见。

辅助检查如下。①组织病理学检查：病理特征是富于霍奇金淋巴瘤细胞与 R-S 细胞和（或）少见非肿瘤性淋巴细胞，是 CHL 的弥漫性亚型。虽然 LDCHL 的形态变化很大，但其共同的特征是 HR-S 细胞多于背景中的淋巴细胞。一种类型很像混合细胞型，但 HR-S 细胞数量增多。有的病例以多形性 HR-S 细胞为主，呈肉瘤样表现。这些病例与间变性大细胞淋巴瘤鉴别较困难。另一种类型的特点是弥漫性纤维化，伴或不伴纤维细胞增生，且 HR-S 细胞很少。若有结节硬化的纤维化，应将其归为结节硬化型 CHL。②免疫表型检查：LDCHL 的免疫表型与其他 CHL 亚型一致。多数 HIV 感染病例伴 EB 病毒感染，LMP1 阳性。

诊断要点如下：①满足霍奇金淋巴瘤的基本标准，散在大细胞和反应性细胞背景。②主要为弥漫性生长。③细胞主要为奇异型 R-S 细胞、单核型和多核型 R-S 细胞，可见固缩型 R-S 细胞。

④大细胞或纤维成分相对增多，淋巴细胞相对减少，可见中性粒细胞和嗜酸性粒细胞。⑤大细胞有CHL中HR-S细胞的典型免疫表型，HRS细胞总是CD30阳性，多数呈CD15阳性，少数呈CD20阳性，极少出现EMA阳性。⑥可检测到EB病毒（EBER、LMP1阳性）。

治疗方案与其他CHL相同，包括高强度的化疗和适量的局部放疗。常用方案有ABVD方案（多柔比星+博来霉素+长春新碱+达卡巴嗪）或Stanford Ⅴ方案，BEACOPP方案（博来霉素+依托泊苷+多柔比星+环磷酰胺+长春新碱+丙卡巴肼+泼尼松）适用于晚期高危患者。发展中国家和欧洲一些地区LDCHL的病程仍为侵袭性，而在美国和英国其病程已与相同分期的CHL其他亚型相似。HIV相关LDCHL患者的预后较差。

（马　军）

jiāngxìbāo jíbìng

浆细胞疾病（plasma cell disease）　浆细胞异常增生伴单克隆免疫球蛋白或其多肽链亚单位异常增多的一组疾病。其主要共同特征：①单克隆浆细胞异常增殖。②异常增生的单克隆浆细胞合成、分泌大量结构完全均一的免疫球蛋白或其多肽链亚单位（轻链和重链）。③正常多克隆浆细胞受到抑制，正常多克隆免疫球蛋白合成、分泌减少。临床上分为良性浆细胞疾病和恶性浆细胞疾病两类，前者有意义未明单克隆免疫球蛋白血症，后者包括重链病、多发性骨髓瘤、原发性系统性淀粉样变性、轻链沉积病等。病因未明，可能与遗传、病毒感染有关。

（侯　健）

yìyì wèimíng dānkèlóng miǎnyìqiúdànbáixuèzhèng

意义未明单克隆免疫球蛋白血症（monoclonal gammopathy of unidentified significance，MGUS）　以浆细胞克隆性增殖并产生M蛋白但无临床症状和体征的非霍奇金淋巴瘤。欧美国家诊断的中位年龄约70岁，70岁以上的健康老年人中M蛋白的检出率为3%。中国尚缺乏大宗流行病学资料。

病因及发病机制　病因尚不清楚。MGUS发病与人种密切相关，黑种人发病率高于白种人。63%患者M蛋白<10g/L，一般为5～7g/L。其中，IgG型MGUS约占70%，IgA型占15%～20%，IgM型占10%，少数病例可有双克隆（IgG+IgA或IgG+IgM）或三克隆（IgG+IgA+IgM）的免疫球蛋白。轻链型中62%为κ型，38%为λ型。MGUS发病机制尚不清楚。多项大规模的临床流行病学调查显示，随年龄增加MGUS发病率升高。由此认为MGUS发病与机体免疫监护功能减弱有关。

临床表现　原发性MGUS无任何临床症状和体征，而继发性MGUS的临床表现与原发病有关。已知的与MGUS伴存的疾病包括自身免疫病、淋巴增殖性疾病、慢性感染、恶性肿瘤、免疫缺陷综合征、皮肤疾病及神经系统疾病等。MGUS与这些疾病之间的确切关系尚不明确。IgM型MGUS常伴周围神经病变，与淀粉样变性的周围神经病变相比，不同点在于MGUS的周围神经病变主要累及下肢，淀粉样变性中四肢均易受累，周围神经病变进展缓慢，且常伴自主神经系统疾病，如低血压、无汗、排便习惯改变、心力衰竭、肾衰竭等。患者血清中出现单克隆免疫球蛋白，但缺乏浆细胞病或其他相关疾病，如瓦氏巨球蛋白血症、原发性系统性淀粉样变性、B细胞淋巴瘤、慢性白血病等疾病证据和特征。实验室检查结果提示血清M蛋白含量<30g/L，骨髓中浆细胞<10%，尿中无或少量M蛋白，无贫血、骨骼破坏、高钙血症和肾功能损害等并发症。

MGUS可向多发性骨髓瘤（multiple myeloma，MM）、淋巴瘤、原发性系统性淀粉样变性、巨球蛋白血症、慢性淋巴细胞白血病、浆细胞瘤转化。机制尚不清楚，遗传学改变可能是重要因素。每年约1%的MGUS转变为MM或其他相关疾病。即使经过长期随访MGUS未发生转化，但转化危险性并未下降。在MM和MGUS中，基因变异为常见现象。在约60%的MM患者中存在*IGH*（14q32）易位，MGUS中也存在同样易位。*IGH*易位可能导致*CCND1*（11q13）、*MAF*（16q23）、*FGFR3-NSD2*（4p16）和*CCND3*（6p21）基因异常。这些变化并非MGUS进展成MM的始动因素。冒烟型骨髓瘤（smoldering multiple myeloma，SMM）或MGUS中可见40%高二倍体，提示高倍体MM起始于疾病早期。13号染色体缺失的发生率在MM和MGUS中发病率一致。在MM中，可能与不良预后相关。然而，在MGUS中，这种染色体变化与临床和生物学特点的关系却不密切。在MGUS向MM转化过程中，13号染色体缺失也不是关键性因素。临床上，溶骨性病变、骨质疏松、高钙血症及病理性骨折是区别MM和MGUS的重要临床表现。破骨细胞活化和成骨细胞功能抑制的分化使得MGUS进展成为MM。许多细胞因子激活破骨细胞的活性，如核转录因子配体活化剂和巨噬细胞炎性因子-α等。RANKL的功能受骨保护素的抑制，MM骨病可能源于核转录因子配体活化剂合成过多或骨保护素合成减少。

诊断 国际骨髓瘤工作组（International Myeloma Working Group，IMWG）诊断标准为：①血清M蛋白<30g/L。②骨髓浆细胞<10%。③无相关器官或组织损伤，无其他B细胞增殖性疾病，无轻链相关淀粉样变性，无其他轻链、重链或免疫球蛋白相关的组织损伤。全部符合以上3条可诊断MGUS。

鉴别诊断 需与MM、SMM鉴别（表）。

治疗 约40%的MGUS为低危，因疾病进展的终身风险非常低，可能无须进行随访。若患者无MM和淀粉样变性等的临床表现，且血清M蛋白<15g/L，建议至少每6~12个月进行一次血清蛋白电泳，若持续稳定可每年进行1次。这个阶段并不必要进行骨骼摄片、骨髓检查和24小时尿蛋白电泳。若MGUS患者M蛋白在15~20g/L，需进行1次24小时尿蛋白定量和免疫电泳，每3~6个月进行血清免疫电泳，结果稳定者每6个月或每年复查1次，出现症状随时检查。若IgG或IgA>20g/L，则需进行全身骨骼摄片和骨髓检查；若是IgM，则需进行腹部CT检查，以确定是否伴淋巴增殖性疾病。若需要也可行外周血浆细胞、荧光原位杂交等检查。若怀疑有MM和瓦氏巨球蛋白血症转变的可能，应检测乳酸脱氢酶、β_2-微球蛋白水平和C反应蛋白。若上述检查结果未见明显异常，则应在第一年内每6个月随访1次，然后每年随访1次血清免疫球蛋白、全血细胞计数。对M蛋白稳定者，无治疗指征。MGUS非最终诊断，应长期随访、定期评估，及早作出正确诊断。

预后 MGUS危险预后因素包括初诊时M蛋白水平、M蛋白种类、骨髓中浆细胞量及血清中游离轻链比值等。诊断时M蛋白水平对预测MGUS恶变有重要意义。M蛋白为15g/L的患者危险性是5g/L患者的2倍，而25g/L患者是5g/L患者的4.6倍。IgA型MGUS比其他类型易恶变。骨髓中浆细胞数量可能有助于判断MGUS是否进展，骨髓浆细胞>5%是其进展的独立预后因素。2/3患者伴游离轻链比值异常，该指标异常者进展为MM的危险性远高于正常患者。根据上述指标进行危险度分组，高危组：血清游离轻链比值异常、非IgG型和血清M蛋白>15g/L，20年疾病进展风险为58%；低危组：无上述危险因素，20年疾病进展风险为5%。

（侯　健）

表　MGUS与SMM和MM的鉴别要点

疾病	标　准
MGUS	血清M蛋白<30g/L，骨髓浆细胞<10%，无贫血、高钙血症、肾功能不全和骨骼破坏
SMM	血清M蛋白≥30g/L，骨髓浆细胞≥10%，无贫血、高钙血症、肾功能不全和骨骼破坏
MM	血清或尿中检出M蛋白，骨髓浆细胞≥10%，有贫血、高钙血症、肾功能不全、骨骼破坏或系统性淀粉样变性

zhòngliànbìng

重链病（heavy chain disease，HCD） 以恶变浆细胞合成和分泌大量结构均一、分子结构不完整的单克隆免疫球蛋白为特征的淋巴细胞及浆细胞克隆性增殖性疾病。属特殊类型的M蛋白血症。该种免疫球蛋白仅由不能与轻链结合的异常重链组成，血清及尿中出现大量免疫球蛋白重链的Fc片段。病因尚不清楚，肾损害的发病机制可能与原发性淀粉样变性或轻链沉积病肾损害发病机制类似。依据重链抗原性的不同分为α重链病（α-HCD）、γ重链病（γ-HCD）、μ重链病（μ-HCD）和δ重链病（δ-HCD），ε重链病（ε-HCD）尚未见报道。其中α-HCD最多，γ-HCD次之，μ-HCD罕见，δ-HCD仅见个案报道。患者主要表现为肝、脾和淋巴结肿大，但一般骨髓无明显损害。临床表现因类型不同而异。

（侯　健）

α zhòngliànbìng

α重链病（α-heavy chain disease，α-HCD） 产生不完整α链片段IgA的浆细胞恶性增殖性重链病。1968年由塞利希曼（Seligmann）首先报道，是重链病中最常见的一种，世界各地均有报道。大多数病例集中于北非、以色列、中东及地中海地区，少数病例见于中非、南非、中美洲、南美洲及东亚地区。好发于20~30岁年轻人，仅有5%患者>40岁，男性略多于女性。

病因及发病机制 病因尚未完全明确。认为可能与遗传基因和肠道微生物慢性感染有关。发于卫生条件较差的国家和地区。部分患者应用抗生素治疗有效，支持肠道病原微生物如细菌、寄生虫感染是发病原因的观点。发病机制可能为肠道病原微生物长期慢性刺激，使分泌IgA的免疫活性细胞增殖，最后发生突变，形成恶性增殖的单克隆细胞，导致有缺陷的IgA重链合成和分泌。也有人提到肿瘤病毒在此病的发病中有一定作用，认为病毒影响基因对IgA合成的抑制，造成有缺陷的IgA重链和轻链合成不协同。

其病变部位主要位于小肠。根据小肠壁浸润细胞成分差异和浸润程度不同，可分为3个阶段。A期：表现为肠道黏膜固有层成熟浆细胞或淋巴浆细胞浸润，部分肠绒毛萎缩，肠系膜和腹膜后淋巴结可肿大，无或仅有局限淋巴结结构破坏；B期：非典型浆细胞或淋巴浆细胞及数目不定的非典型免疫母细胞样细胞浸润至黏膜下层，大部分或全部绒毛萎缩，淋巴结结构消失；C期：涉及整个小肠壁的淋巴瘤样增殖，且淋巴瘤样增殖可涉及肠系膜淋巴结并伴结构消失。同一时间在不同器官可出现不同病理分期，准确的病理分期需进行多部位组织活检。

临床表现 临床上最多见的是肠型α-HCD。主要表现为进行性吸收不良综合征，如顽固性腹泻（脂肪泻）、消瘦、脱水、体重减轻，腹痛可持续数月至数年。可发生低蛋白血症及水肿，腹腔内淋巴结肿大可见腹部包块，亦可见杵状指。小肠黏膜增生或溃疡可致肠梗阻，甚至穿孔。肝、脾、淋巴结一般不肿大，发热少见。肝、脾、骨髓及腹腔外部位累及常提示疾病已处于晚期。极少部分患者可侵犯呼吸道，此为肺型α-HCD，主要表现为呼吸困难，伴或不伴咳嗽、咳痰、发热，胸部X线表现为点片状阴影，酷似肺纤维化改变，纵隔淋巴结可肿大。

辅助检查 α-HCD不常侵及骨髓，血液学变化不大，但由于营养障碍，可出现轻至中度贫血。生化检查发现患者经常出现血钾、钙、镁低下，血清白蛋白也经常降低，血清碱性磷酸酶可能升高。X线钡餐检查示十二指肠、空肠和近段回肠扩张，肠黏膜皱襞肥厚、粗糙，也可见肠腔狭窄及充盈缺损。肠壁病理活检对α-HCD的诊断和分期非常重要。血清醋酸纤维素膜电泳在α_2、β区之间出现异常带，峰不高，比一般M带稍宽，但不能发现特征性单克隆蛋白的明显高峰；免疫电泳示异常成分与抗IgA、抗α重链血清皆可起沉淀反应，免疫固定电泳可见伸出火焰的沉淀线。尿中可检出α重链，无轻链。α-HCD的H链长度约为正常H链的1/2～3/4，分子量29～34kD，由完整的铰链区与Fc段构成，无Fd段（包括H1段和可变区）。α-HCD皆为IgA1亚型，未见IgA2亚型的报道。

诊断与鉴别诊断 国内外均将单克隆α重链鉴定作为诊断α-HCD的关键。血清、浓缩尿、空肠液免疫电泳仅有单克隆α重链，轻链缺如。外周血及骨髓可见异常淋巴细胞或浆细胞。肠道α-HCD应与以下疾病鉴别：①非霍奇金淋巴瘤。②其他消化不良，尤其是乳糜泻。③有肠道症状的γ-HCD。④有免疫增生性小肠疾病样临床病理特征的各种免疫缺陷病。

治疗 依据疾病严重程度及病理分期不同，治疗方法亦不同。A期可选用抗生素，如口服四环素、甲硝唑、氨苄西林等，尽量清除肠道内细菌和寄生虫。抗生素见效较快。对口服抗生素疗效差或疾病已处于B、C期患者，可用类似淋巴瘤的化疗方案，如CHOP（环磷酰胺+多柔比星+长春新碱+泼尼松）、CHOPE（环磷酰胺+多柔比星+长春新碱+泼尼松+依托泊苷）、CHOP-Bleo（环磷酰胺+多柔比星+长春新碱+泼尼松+博来霉素）或m-BACOD（博来霉素+多柔比星+环磷酰胺+长春新碱+地塞米松+甲氨蝶呤）方案等，平均完全缓解率为64%，也可用全腹放疗（包括肝、肾），疗效不如化疗。对年轻有条件的难治复发患者造血干细胞移植也在考虑范围之内。

预后 病程长短不一，主要取决于病理分期，通常疾病发展较缓慢。经治疗者5年平均生存率为67%。

（侯　健）

γ zhòngliànbìng

γ重链病（γ-heavy chain disease，γ-HCD） 产生不完整γ链片段IgG的浆细胞恶性增殖性重链病。是最早被发现的重链病，1964年由富兰克林（Franklin）首先报道，故又称富兰克林病。见于世界各地，无人种差异，发病年龄9～81岁，中位发病年龄为61岁，20岁前发病者约占10%，女性居多。

病因及发病机制 病因尚不清楚。约1/4患者伴类风湿关节炎、自身免疫性溶血性贫血、多关节炎、干燥综合征、系统性红斑狼疮、免疫性血小板减少性紫癜和重症肌无力等自身免疫病；某些病例曾有结核病，中国首例在其早年有严重、持久结核病史。可能是自身抗原慢性刺激和其他抗原长期刺激产生非肿瘤性淋巴结病变，再转化为浆细胞恶性增殖。

临床表现 多数患者起病缓慢，并有一个较长的前驱期，如疲劳、乏力、反复感染等。早期常见乏力、发热、颈部及腋窝淋巴结肿大，有时可有锁骨上、颌下及腹股沟淋巴结肿大，全身淋巴结肿大多见于增殖进展期，少数病例浅表淋巴结不肿大而深部淋巴结肿大。腭垂、上腭水肿伴咽淋巴结肿大可致喉部阻塞引起呼吸困难。3/4 病例脾中至重度肿大，主要源于增殖细胞浸润。肝大比脾大少见。肝脾大多见于疾病进展期。疾病本身可致半数病例发热，进展期伴感染者更易发热。皮肤损害为最常见的造血系统外损害，可见皮下结节。偶见血性胸腔积液和血性腹水，偶有溶骨性损害伴高钙血症。个别病例因肿块压迫上腔静脉引起上腔静脉综合征，也有甲状腺浆细胞肿瘤、弥漫性淋巴浆细胞增殖伴溶骨性改变和 B 细胞淋巴瘤表现。

辅助检查 多数患者有轻至中度正细胞正色素性贫血，自身免疫性溶血性贫血也较常见。白细胞计数和分类一般正常，部分病例可见白细胞和血小板减少，分类可见异型淋巴细胞、浆细胞和嗜酸性粒细胞增多。骨髓象可为正常，约 2/3 患者有浆细胞、淋巴细胞和嗜酸性粒细胞比例增加。γ-HCD 淋巴结组织病理学检查未见特异性组织病理学表现。多数病例的淋巴结活检可见淋巴细胞、浆细胞、浆细胞样淋巴细胞、网状细胞和嗜酸性粒细胞等多种细胞浸润。γ-HCD 可根据 M 蛋白亚类分为 4 个亚型：γ1 亚类最多，其次为 γ3 和 γ2，γ4 最少。分子量在 45~80kD。沉降系数为 2.8~4.0S。血清蛋白电泳图形多样，可表现为正常 γ-球蛋白、高 γ-球蛋白、分散或局限 γ-球蛋白峰。异常蛋白电泳带可见于约 1/2 患者。其中大部分异常带出现于 β_1 区和 β_2 区，不足 1/2 患者可见窄的单克隆条带。γ 重链蛋白浓度 5~200g/L，大多<10g/L，血清免疫电泳显示该蛋白片段与抗 γ 重链、抗 IgG 血清均发生沉淀反应，与抗轻链血清不起沉淀反应为诊断主要依据。尿蛋白一般<0.5g/24h，高者可达 20g/24h，多不伴本周蛋白尿，尿和血清 M 蛋白成分一致，均属于小分子蛋白。

诊断与鉴别诊断 国内外均将单克隆 γ 重链蛋白鉴定作为诊断 γ-HCD 的关键。血清及尿液免疫电泳仅见单克隆 γ 重链，而轻链缺如，尿中出现重链片段。所有表现为淋巴浆细胞增殖性疾病者均应怀疑 γ-HCD。

治疗 尚无满意的治疗方法。病情稳定的良性增殖期，可不予治疗，密切观察；有症状者、病情进展期可选用苯丁酸氮芥、COP（环磷酰胺+长春新碱+泼尼松）或 CHOP（环磷酰胺+多柔比星+长春新碱+泼尼松）方案，亦可应用 MP（美法仑+泼尼松）方案。有报道用氟达拉滨、抗 CD20 单抗治疗有效。鼻咽部局部放疗可减轻上腭水肿及咽淋巴结肿大所致呼吸困难。

预后 通常不佳。多数患者在数月内死于感染和疾病进展，亦有患者发展为浆细胞白血病而死亡，生存期 5 年以上者少见。部分患者可生存 5 年以上，甚至重链蛋白消失。

（侯 健）

μ zhòngliànbìng

μ 重链病（μ-heavy chain disease，μ-HCD） 以恶性细胞合成并分泌结构有缺陷的单株性 μ 重链，使轻链和相关重链不能装配成完整的 IgM 球蛋白，血中出现大量无功能的 μ 重链，而未被结合的轻链由尿中排出为特征的浆细胞恶性增殖性重链病。比 α 重链病和 γ 重链病少见，且发现较晚。1970 年由福特（Forte）和巴拉德（Ballard）首次报道。发病年龄多在 40 岁以上，中位发病年龄 57.5 岁（15~80 岁），男性略多于女性。

病因尚不清楚。大多数病例伴淋巴浆细胞增殖性疾病，如慢性淋巴细胞白血病、淋巴瘤、多发性骨髓瘤、淀粉样变性等，尤以慢性淋巴细胞白血病多见。一般起病缓慢，病程较长，不易引起重视，少数病例确诊时无任何临床表现。几乎全部病例均有脾大，肝大不如脾大明显，约半数病例有显著淋巴结病变，但周围淋巴结病变少见。

多数有贫血和红细胞沉降率增快，淋巴细胞常增多。骨髓象以成熟或幼稚淋巴细胞增多为主，浆细胞亦增多，并出现空泡（空泡性浆细胞），为此病骨髓细胞学特征。血清蛋白电泳通常正常或仅有低丙种球蛋白血症，偶尔可有一小峰，多位于 α_2 或 α~β 区之间，双克隆 γ-球蛋白也可见到。血清免疫电泳示一种快速泳动的异常带，可与抗 μ 重链血清起沉淀反应，与抗轻链血清不起反应。μ 重链在血清中形成五聚体，沉降系数 11.5S，分子量为 180~300kD，此大分子聚集体难被完好的肾小球滤过，这可能为尿中很少出现 μ 重链蛋白的原因。半数病例尿中可检测到本周蛋白，大多为 κ 型轻链，少数为 λ 型。

尚无特效治疗方法。对有临床症状和体征者，可按淋巴增殖性疾病方案化疗，如用 COP（环磷酰胺+长春新碱+泼尼松）或

COP 加柔红霉素或卡莫司汀。也可用含氟达拉滨的化疗方案。

此病预后差，病程为 1 个月至 11 年，中位生存期 24 个月。

（侯　健）

jiāngxìbāo zhǒngliú

浆细胞肿瘤（plasma cell neoplasm，PCN）　有浆细胞的形态学特征，伴单克隆 IGH 基因重排的一类 B 细胞单克隆增殖性疾病。PCN 来源于发生类别转换后具有分泌免疫球蛋白能力的终末分化 B 细胞。它们异常增殖，并分泌大量单克隆免疫球蛋白，称副蛋白或 M 蛋白，而此种蛋白的出现则被称为单克隆免疫球蛋白血症。M 蛋白可见于不同的 PCN，包括多发性骨髓瘤、骨孤立性浆细胞瘤及免疫球蛋白沉积所致综合征，包括原发性淀粉样变性和轻链沉积病、重链沉积病等。在发展为多发性骨髓瘤之前的某一时段，外周血中出现低水平的免疫球蛋白，不足以诊断为多发性骨髓瘤，称为意义未明单克隆免疫球蛋白血症（monoclonal gammopathy of unidentified significance，MGUS），作为前驱病变也收入此类。PCN 还包括其他一些由淋巴细胞和浆细胞共同形成的免疫球蛋白分泌性肿瘤，如淋巴浆细胞淋巴瘤、原发性巨球蛋白血症、重链病等。其中一些疾病进展缓慢或无进展，另一些则进展迅速，伴器官功能损害。

病因及发病机制　遗传背景是发生单克隆免疫球蛋白血症和浆细胞瘤的重要危险因素。人类 PCN 的家族性高发现象已有报道，但并未描述过家族成员类似的遗传学变异。在原发性单克隆免疫球蛋白血症和多发性骨髓瘤患者的亲属中，这些疾病中的发病率高于普通人群。不同种族原发性单克隆免疫球蛋白血症的发病率也存在差异。与欧洲裔美国人相比，非洲裔美国人原发性单克隆免疫球蛋白血症和多发性骨髓瘤的发病率高 2~3 倍，但从原发性单克隆免疫球蛋白血症进展到多发性骨髓瘤的危险度，两者却相似。肿瘤细胞的某些染色体异常，在多发性骨髓瘤或浆细胞白血病中都可见到。应用分子杂交和荧光原位杂交技术，几乎所有多发性骨髓瘤患者均有遗传学异常。几乎半数细胞遗传学异常是超二倍体，表现为非随机获得 3、5、7、9、11、15、19、21 号染色体。超二倍体与预后良好相关。非超二倍体核型多与染色体易位有关，主要涉及 14q 上的 *IGH* 基因。伙伴染色体常为 11 号染色体，可发生 t（11；14）（q13；q32）导致 cyclin D1 表达下调。50%~70%的多发性骨髓瘤或浆细胞白血病涉及 1 号染色体异常，但异质性高，也不伴恒定染色体缺失。伴 13 号染色体单体（Rb 缺失）患者的生存期缩短。PCN 细胞主要在骨髓中生长存活，其发生和进展与骨髓微环境关系密切。肿瘤细胞及细胞外基质之间的直接或间接相互作用，是 PCN 生长、存活并产生耐药的关键。通过旁分泌或自分泌机制，可产生与肿瘤细胞生长有关的细胞因子和生长因子。黏附分子对肿瘤细胞的生长也可产生影响，如骨髓瘤细胞的生长和存活破坏正常细胞间的相互作用，导致骨流失、造血功能受抑和正常免疫球蛋白合成减少。骨髓瘤细胞产生的细胞因子是导致骨损害的病理基础，并可引起病理性骨折。

辅助检查　主要包括以下几方面。

骨髓象　明确骨髓中单克隆浆细胞比例，对 PCN 的诊断和病情监测非常重要。单克隆浆细胞比例也是鉴别原发性单克隆免疫球蛋白血症和多发性骨髓瘤的一项指标，通常多发性骨髓瘤患者的比例更高。PCN 患者骨髓表现多样，可表现为形态正常的散在浆细胞，到片状或大结节样分布高度异常的浆细胞。正常骨髓多克隆浆细胞约占 2%，但在多发性骨髓瘤患者骨髓活检标本中，可能显示骨髓已完全被单克隆浆细胞取代。对人类免疫缺陷病毒感染者，反应性多克隆浆细胞可高达 20%以上。典型多发性骨髓瘤细胞表面表达 CD38、CD56、CD138、CD200，胞质表达单克隆免疫球蛋白（γ>α>μ；κ>λ），不表达膜免疫球蛋白、人类白细胞抗原（human leukocyte antigen，HLA）-DR、CD19、CD20 和 CD27。多发性骨髓瘤细胞可有 CD20、CD28 和 CD117 异常表达。正常浆细胞具有类似的免疫标型，此外，还表达 CD19（>70%）、CD27、CD81、CD200 和多克隆浆细胞免疫球蛋白（κ 和 λ 轻链比例为 2∶1），但不表达 CD28（<15%）和 CD56。90%多发性骨髓瘤的浆细胞均伴 $CD56^+$ 和 $CD19^-$。

免疫球蛋白定量和游离轻链检测　通常用免疫比浊法测定血清、尿液和脑脊液的完整免疫球蛋白。游离 κ、λ 轻链是指未与免疫球蛋白重链结合的轻链成分。游离轻链可通过肾小球快速清除，经肾小球滤过后，游离轻链可被近曲小管细胞重吸收。血浆游离轻链的浓度取决于浆细胞的合成能力和肾脏清除之间的平衡。正常情况下，尿游离轻链含量很低。病理情况下，游离 κ、λ 轻链含量会发生变化，如免疫抑制、免疫刺激、肾脏清除率下降和单克隆浆细胞疾病。多克隆游离轻链增加时，血清κ和λ比例约为2∶1。若血清游离轻链比值显著异常，表明存在克隆性浆细胞疾病。因此，血清游离轻链水平及比例对判断浆细胞的克隆属性十分重要。

蛋白电泳和免疫固定电泳　血清蛋白电泳是一种既简单又廉价的筛选方法，用高分辨率琼脂糖凝胶电泳检测M蛋白。M蛋白在琼脂糖凝胶上呈现为致密、清晰条带，在光密度扫描图上则显示为底窄峰尖的图形。免疫固定电泳（immunofixation electrophoresis，IFE）仍然是M蛋白鉴定的金标准。IFE是诊断和评估PCN疗效的重要检测手段。血清游离轻链检测可从量上判别轻链的克隆性，结合IFE和血清游离轻链检测，可提高M蛋白的检出率。

*IGH*基因重排检测　是鉴定淋巴细胞克隆属性最敏感和特异的方法。B细胞免疫球蛋白重链和轻链基因均进行重排，以产生独特的IGH基因，检测非胚系的免疫球蛋白DNA片段，可作为克隆性B细胞疾病的独特标志。IGH基因重排发生在B细胞的发育早期，甚至在不产生M蛋白的细胞里也可检测到。

血清β_2-微球蛋白测定　由*HLA*编码的Ⅰ类分子结构的一部分。在快速分裂的细胞群体中，膜代谢可导致包括HLAⅠ类分子在内的蛋白脱落，被释放到细胞外液和血液里。能够通过肾小球，并在肾近曲小管重吸收。瘤细胞的增殖使血清β_2-微球蛋白增多。多发性骨髓瘤蛋白导致的肾损害，使肾小球滤过率降低，进一步升高了血清β_2-微球蛋白水平。肾小管功能的损害也是导致血清β_2-微球蛋白水平升高的原因。血清β_2-微球蛋白为监测PCN肿瘤负荷、细胞更新速度、肾功能及治疗反应提供了另一个指标。

诊断与鉴别诊断　诊断需建立在球蛋白克隆性分析、病理、放射和临床特征等方面综合的基础上。在患者的血浆和尿液中，可检测到单克隆免疫球蛋白和免疫球蛋白轻链成分。在骨髓中可查见单克隆的浆细胞，患者可伴或不伴骨骼破坏、终末器官损害表现等。

需与PCN鉴别的疾病包括所有可伴单克隆免疫球蛋白的疾病，如卡斯特曼病或血管免疫母细胞性淋巴瘤也可产生单克隆或寡克隆蛋白。根据其单克隆球蛋白及伴随症状诊断和鉴别PCN的不同疾病类型。

治疗　用化疗药物可杀伤不断增殖的肿瘤细胞，减少异常免疫球蛋白的生成，如美法仑、环磷酰胺、泼尼松、丙卡巴肼、多柔比星、卡莫司汀等均有一定疗效，联合用药疗效比较好。硼替佐米、沙利度胺、来那度胺等靶向药及异基因、自体造血干细胞移植治疗能延长大部分PCN患者生存期，改善生活质量。对已有骨骼侵犯者，局部放疗可减轻疼痛，缓解症状。血浆置换能暂时使血浆中异常蛋白的浓度明显降低，使有关症状于短期内减轻或消失。

预后　该类疾病至今仍无法治愈。

（侯　健）

duōfāxìng gǔsuǐliú

多发性骨髓瘤

多发性骨髓瘤（multiple myeloma，MM）　骨髓中克隆性浆细胞异常增生并分泌单克隆免疫球蛋白或其片段（M蛋白）导致相关器官或组织损伤的浆细胞恶性增殖性疾病。曾称浆细胞骨髓瘤（plasma cell myeloma，PCM）。1850年由英国医师威廉（William）首先报道。西方国家MM约占所有恶性肿瘤的1%，占血液系统恶性肿瘤的10%，在美国已经上升成为仅次于非霍奇金淋巴瘤的第二大常见血液系统恶性肿瘤。MM的发病率因国家、人种不同而有较大差别。根据世界卫生组织（WHO）2000年发布的资料，1993～1995年年龄标准化后的MM年发病率，按地理分布最高的是北美，其次是西欧和北欧及南太平洋地区，亚洲国家最低。按人种分析，发病率最高是北美黑种人，其次是北美白种人，欧洲和其他地区的白种人略低，亚洲人种最低。中国尚无MM发病率的确切流行病学调查资料，一般估计与周边东南亚和日本的发病率相近，约1/10万。MM在欧美国家发病高峰年龄为65～75岁，中位发病年龄为68岁，发病率随年龄增长而增高，男性多于女性。

病因及发病机制　病因尚未明确。遗传、环境因素、理化因素、病毒感染、慢性炎症及抗原刺激均可能与MM发病有关。MM是疾病进程中重要染色体数目异常或结构畸变所致。通过荧光原位杂交（fluorescence in situ hybridization，FISH）方法检测，几乎100%的MM患者都有染色体异常。在超二倍体和罕见染色体易位的患者常有染色体数目异常，约半数患者为超二倍体，常为+3、+5、+7、+9、+11、+15、+19和+21。此类患者预后较好，亚二倍体预后较差。非超二倍体核型患者的高发突变位点定位于*IGH*基因14q32易位，常见伴伴染色体易位为*CCND1*（11q13）、*CCND3*（6p21）、*MAF*（16q23）、4p16（*FGFR-NSD2*）和*MAFB*（20q11）。白介素-6（interleukin-6，IL-6）

可促进正常B细胞向浆细胞分化，在MM的发生和发展中起重要作用。MM患者体内IL-6显著升高，且IL-6水平上升直接与肿瘤的负荷量、溶骨损害、急性期蛋白上升及其他肿瘤伴随症状如贫血、血小板减少等有关。在MM发病中，IL-6的过度分泌存在二相性，即骨髓瘤细胞和骨髓基质细胞均可过度表达IL-6，分别以自分泌和旁分泌的模式促进骨髓瘤细胞增殖。

临床表现 MM是一种进行性疾病。早期处于冒烟型阶段，患者可无特殊症状，此期为3~10个月，少数可达数年。以后病情进展，逐渐出现主要由骨髓瘤细胞髓内外浸润和M蛋白增多引起的骨痛（广泛骨骼破坏）、高钙血症、骨痛、乏力、贫血、肾功能损害及因免疫缺陷而发生感染，也可并发淀粉样变性及凝血功能障碍。

骨髓瘤骨病 主要表现为骨痛、局部肿块及病理性骨折。70%以上患者有骨痛，常为首发症状。特点为多见于腰背、胸骨、肋骨，早期以活动时为主，后期疼痛加重，呈持续性。骨痛常见于长骨近端。病理性骨折常见部位是胸腰椎压缩性骨折，其他有锁骨、肋骨，也可出现多部位骨折。约10%患者因脊髓压迫而出现截瘫。骨骼肿块是骨髓瘤细胞增生和浸润所致骨骼局部性隆起，发生率可高达90%，发生部位广泛。肿瘤大小不等，可以是一个部位或多个部位，触之质硬，有弹性或有声响，可伴压痛。

肾脏损害 50%~70%患者尿中有蛋白、红细胞、白细胞、管型，肾功能不全。其机制为：①骨髓瘤细胞产生的M蛋白在肾组织内大量沉积。②大量轻链经肾小球滤过后，被近曲小管重吸收，本周蛋白沉积在近曲小管远端上皮细胞质内，使上皮细胞发生退行性变，肾小管萎缩，功能受损。③瘤细胞裂解使血中尿酸含量升高，而M蛋白与钙结合，使血钙上升，导致高尿酸、高钙尿，甚至并发尿路结石，影响肾功能。④游离轻链（free light chain，FLC）变性后与某些组织蛋白或多糖结合形成复合的蛋白样物质，称为淀粉样物质，浸润血管壁，可引起肾小球和肾小管阻塞和萎缩，导致肾单位破坏和肾衰竭。患者肾衰竭可呈慢性或急性，急性肾衰竭常由脱水、感染、静脉肾盂造影等诱发，是仅次于感染的死亡原因。⑤其他因素，如溶骨破坏引起高钙血症，发生肾小管间质钙盐沉积病；MM化疗致高尿酸血症，导致肾小管间质性损害；肾内血流动力学异常；血清M蛋白增加致高黏滞血症，血容量减少；放射对比剂、非类固醇类抗炎药、血管紧张素转换酶抑制剂（ACEI）类降压药等；肾毒性药物；MM细胞肾脏浸润等。

M蛋白所致临床表现 ①感染：MM患者血清中大量M蛋白反馈抑制正常免疫球蛋白合成，导致正常免疫球蛋白水平低下，抗体形成障碍，易发生细菌或病毒感染。常见病原体有肺炎链球菌、流感嗜血杆菌、单纯疱疹病毒及水痘-带状疱疹病毒等。感染范围广泛，常见部位为呼吸道、鼻窦、咽、皮肤、泌尿系及肠道等。严重者可并发血流感染致死。在疾病晚期，感染是死亡的主要原因之一。②高黏滞综合征：多见于IgG型、IgA型MM患者。血清中的免疫球蛋白水平明显升高，使血浆相对于水的黏度升高。正常血浆相对黏度≤1.8，血浆相对黏度达5~6倍时可出现症状。过高的血清单克隆免疫球蛋白使血液黏滞性增加，血液流动缓慢，造成微循环障碍。主要表现为紫癜、淤斑、鼻出血、头晕、耳鸣、视物模糊、胃肠道出血、眼底出血等。③淀粉样变性：蛋白质与糖类物质形成的复合物在组织中沉淀所致病变。生化分析淀粉样物为各种免疫球蛋白或轻链。发生率约15%。侵犯部位广泛，主要为舌、心脏、胃肠道、皮肤、韧带、外周神经，其次为肝、脾、肾、肾上腺等。引起舌肥大、皮肤出血、腹泻、心肾疾病等。多见于IgD型。④其他：极少数因异常蛋白中有冷球蛋白，可发现手足青紫等雷诺现象。

血液学有关症状 ①贫血：是最常见的症状之一。30%~62%的MM患者有贫血，多为正细胞正色素性贫血。引起MM患者贫血的因素很多，如恶性细胞浸润骨髓、瘤细胞分泌抑制造血因子、红细胞自身寿命缩短、失血、化疗影响及肾衰竭致内源性红细胞生成素产生缺乏等，均可导致不同程度的贫血，程度与瘤细胞负荷直接相关。②出血：瘤细胞骨髓内浸润亦导致巨核系增生受抑，血小板减少。M蛋白覆盖在血小板表面影响血小板功能；M蛋白与纤维蛋白单体结合，影响纤维蛋白多聚化；M蛋白可直接影响因子Ⅷ活性；高黏滞血症可致毛细血管损伤；淀粉样变性对血管壁的损伤，这些因素均可致出血倾向。出血以鼻出血和牙龈出血多见，皮肤紫癜也可发生，病情严重者可有内脏和颅内出血。

高钙血症 易发生在有广泛性骨骼损害及肾功能不全的患者。钙盐沉积在肾脏可加重肾损害。

高钙血症时，患者可有恶心、食欲缺乏、呕吐、多尿、烦渴、脱水，甚至发生嗜睡、昏迷、心律失常而致死。

神经系统症状　脊柱骨髓瘤有时对脊髓或神经根造成压迫，病理性骨折所致的截瘫也较多见。早期症状为局限于神经分布区域的放射性疼痛，负重、咳嗽加剧，晚期为感觉、运动障碍，括约肌失控或瘫痪。肿瘤本身或淀粉样变性浸润周围神经，根据累及神经的不同而表现不同，累及正中神经则表现为腕管综合征，骨髓瘤细胞浸润至脑膜可引起骨髓瘤性脑膜炎等。

辅助检查　包括以下几方面。

血象　早期可正常，晚期可出现贫血，多属正细胞正色素性，少数呈低色素性。异常球蛋白增高围绕红细胞，使红细胞有聚集的倾向，常呈“缗钱状”排列。网织红细胞减少。白细胞以粒细胞减少为主，淋巴细胞相对增多。红细胞沉降率明显增快，多在50~100mm/1h。

骨髓象　骨髓涂片及活检对MM诊断有决定性意义。常为增生性骨髓象，浆细胞一般>10%。若浆细胞比例<10%，细胞畸形对诊断尤为重要。浆细胞形态大小不一，一般直径为20~30μm，最大可>50μm，成熟程度不同，核偏位，核质比大，有1~2个核仁，核染色质较疏松，有时可见核畸形，有时可见双核、三核或多核浆细胞，胞质丰富，深蓝色不透明，可见空泡与少量嗜苯胺蓝颗粒，有时在胞质中可见包含免疫球蛋白的嗜酸性空泡样罗素（Russell）小体。瘤细胞成堆分布，外形不规则。骨髓中浆细胞除弥漫性浸润外还可呈灶性分布，故必要时需多部位穿刺。

M蛋白检测　血清中有M蛋白是MM的突出特点，也是诊断、分型和疗效评价的重要指标。应用高分辨率的琼脂糖凝胶电泳检测M蛋白，是筛查和检测的基本方法，但假阳性或假阴性率较高。免疫固定电泳技术对少量蛋白质分析有较高的特异性和敏感性。若检测出M蛋白，必须用免疫固定电泳证实M蛋白的存在并鉴定其类型。M蛋白定量方法常选用速率比浊法。若疑诊MM、淀粉样变性、瓦氏巨球蛋白血症、重链病，则需进行24小时尿M蛋白测定。有少数患者血清蛋白电泳带未见M蛋白，而尿中有大量轻链蛋白。有1%的MM患者血、尿中均无M蛋白，称为不分泌型MM。血清FLC检测是确定免疫球蛋白克隆性的敏感指标，对判断疗效和预后有很好的价值。免疫固定电泳阴性的不分泌型MM，其中约70%患者FLC比值可出现异常，借此可确定浆细胞的克隆性。FLC检测通常用速率比浊法。正常两种轻链的比值为κ/λ为0.26~1.65。对浆细胞能够分泌完整免疫球蛋白的患者，用FLC的检测有潜在的临床使用价值。

影像学检查　是诊断MM的基本手段之一。

X线检查　骨骼X线检查已作为MM骨病评估及监测的金标准。最常见的骨骼X线改变包括骨质溶解、骨质减少、病理性骨折。几乎80%的MM患者有骨骼累及的放射学表现。小的局灶性溶骨性损害呈粟粒状、颗粒状或虫咬状等，为数不清；大的病灶几毫米至几厘米，呈圆形或卵圆形穿凿样透亮缺损，边缘清晰，一般无新骨形成现象。普通X线相对敏感性差，仅在骨小梁缺失时才能显示出骨病变。

CT　对临床上高度怀疑有骨病者，若通过传统X线检查不能明确或检查结果为阴性，可选CT，比常规X线更灵敏，且可检测骨外累及范围。CT可确定在磁共振成像（MRI）结果为阴性者是否存在骨破坏。CT扫描涉及高剂量射线，不是MM患者常规筛查方法。

MRI　可用来评估骨髓损害，并已用于确定MM的骨髓累及、骨髓受压。骨损害在T_1加权像表现为低信号，在T_2加权像是高信号。MRI在确定无症状骨病中比普通X线平片有更高的敏感性，且能够提供解剖及生理学上有关骨髓累及的更多信息。与转移性骨肿瘤的影像学表现不同，MM骨病的损害并不影响椎间盘或关节面。MRI的主要局限性为缺乏特异性。

正电子发射体层显像计算机体层扫描　也被用于检测MM患者多发性骨损害病灶。使用^{18}F-FDG的全身正电子发射体层显像扫描，由于其极高的敏感性，提示正电子发射体层显像计算机体层扫描（PET-CT）比X线或其他影像系统更早发现骨骼病变。PET-CT在检测小的溶骨性病变比全身X线检查更敏感。在检测脊柱和骨盆骨病变时与MRI具有相同的敏感性。PET-CT主要缺陷是不能检测出小病灶，以及因感染、近期化疗或骨折等导致的假阳性。

FISH　FISH、多色FISH、纤维FISH和比较基因组杂交等显示技术都已应用于MM的细胞遗传学研究。用传统的细胞遗传学方法如染色体显带技术难以全面分析浆细胞瘤的染色体改变。FISH方法不但可以对分裂期细胞，也可对间期肿瘤细胞进行细胞遗传学分析，从而使人们对MM的细胞遗传学改变有了更多的认识。通过 FISH 方法检测认为，几乎100%的 MM 患者有染色体异常，甚至在显带技术分析无异常发现的意义未明的单克隆免疫球蛋白血症（monoclonal gammopathy of undetermined significance，MGUS）患者中，FISH 也可检测到25%～30%的核型异常。

血液生化测定　约 95%患者血清总蛋白超过正常，球蛋白增多，白蛋白正常或减少，白/球蛋白比例倒置。血钙常升高至 3～4mmol/L。血磷含量一般正常，肾功能不全时，血磷常因排出受阻而升高。碱性磷酸酶水平可正常、降低或轻度升高。部分患者诊断时即有血清肌酐、尿素氮升高。晚期可有氮质血症，最终出现尿毒症。血清 β_2-微球蛋白（β_2-MG）含量与疾病分期及肾功能不全相关，是判断预后和治疗效果的重要指标。乳酸脱氢酶（LDH）水平升高与疾病严重程度相关。LDH＞300U/L，提示疾病进展、髓外肿瘤、生存期短。C 反应蛋白可间接反映血清 IL-6 的含量。

诊断　包括诊断标准、分期和分型。

诊断标准　2011 年中国 MM 诊治指南确定诊断标准。

有症状 MM　①血或尿 M 蛋白（无血、尿 M 蛋白量的限制，大多数病例 IgG＞30g/L 或 IgA＞20g/L 或 24h 尿轻链＞1g，但有些有症状 MM 患者低于此水平）。②骨髓单克隆浆细胞或浆细胞瘤（单克隆浆细胞通常＞10%，但未设定最低阈值，因为约 5%有症状的 MM 患者骨髓浆细胞＜10%，但诊断不分泌型 MM 时需浆细胞≥10%，单克隆浆细胞需行免疫组化等证实 κ 或 λ 轻链限制性表达）。③出现骨髓瘤相关器官或组织损伤（表 1）。有症状 MM 最重要标准是确定终末器官的损害，包括高钙血症、肾功能不全、贫血、溶骨损害、高黏滞血症、淀粉样变性或反复感染。

无症状（冒烟型）骨髓瘤　①血清 M 蛋白达到骨髓瘤水平（≥30g/L）。②骨髓瘤中单克隆浆细胞≥10%。③无骨髓瘤相关器官或组织损伤或骨髓瘤相关症状。

分期　临床分期反映 MM 病程早晚和肿瘤负荷，与治疗及预后有关，确诊后应进一步明确患者临床分期。自 20 世纪 70 年代以来临床上广泛采用的迪里（Durie）和萨蒙（Salmon）分期标准仍在沿用（表 2）。众多研究证明 β_2-MG 和白蛋白（ALB）水平对 MM 的临床分期和预后有关键意义。国际骨髓瘤基金会（International Myeloma Foundation）于 2005 年提出 MM 国际分期标准。根据患者血清 β_2-MG 和 ALB 水平，将骨髓瘤分为 3 期。Ⅰ期：β_2-MG＜3.5mg/L，ALB≥35g/L。Ⅱ期：介于Ⅰ期和Ⅲ期之间。Ⅲ期：β_2-MG≥5.5mg/L。

分型　包括临床分型和特殊类型。

临床分型　①IgG 型：约占 MM 的半数以上，并分为 IgG1～IgG4 亚类。该型易发生感染，但淀粉样变性和高血钙少见。IgG3 亚类易导致高黏滞血症。②IgA 型：约占 MM 的 25%，并分为 IgA1 与 IgA2 亚类。该型高血钙、高黏滞血症和淀粉样变性概率增高，易造成肾功能损害，预后差。③IgD 型：占 2%，轻链蛋白尿严重，肾衰竭、贫血、高钙血症、淀粉样变性常见，易转变为浆细胞白血病和髓外浆细胞瘤，生存期短，预后差。④IgM 型：中国少见，易发生高黏滞血症或雷诺现象。⑤IgE 型：罕见类型，约占浆细胞病的 0.01%，由约翰松（Johansson）等于 1967 年首次报道。治疗上该型与其他类型 MM 的化疗方案基本相同。多数对治疗反应较差，预后不良。

表 1　MM 相关器官或组织损伤

血钙水平增高	校正血钙高于正常值上限 0.25mmol/L 以上或＞2.8mmol/L
肾功能损害	血肌酐＞176.8μmol/L
贫血	血红蛋白＜100g/L 或低于正常值 20g/L 以上
骨质破坏	溶骨性损害或骨质疏松伴压缩性骨折
其他	有症状的高黏滞血症、淀粉样变性、反复性感染（≥2 次/年）

表 2　Durie-Salmon 分期标准

分期	标　准	瘤细胞数/m^2
Ⅰ期	符合下列各项 血红蛋白＞100g/L 血钙≤3.0mmol/L X 线检查骨髓正常或只有孤立型浆细胞瘤 M 蛋白：IgG＜50g/L，IgA＜30g/L；本周蛋白＜4g/24h	$<0.6\times10^{12}$
Ⅱ期	介于Ⅰ期和Ⅲ期之间	$(0.6\sim1.2)\times10^{12}$
Ⅲ期	符合下列一项 血红蛋白＜85g/L 血钙＞3.0mmol/L 溶骨性病变多于 3 处 M 蛋白：IgG＞70g/L，IgA＞50g/L；本周蛋白＞12g/24h	$>1.2\times10^{12}$

⑥轻链型：占10%~20%，λ轻链型居多，溶骨性病变、肾功能不全、高钙血症及淀粉样变性发生率高，预后差。⑦双克隆型：常见IgM合并IgG型或IgA型，前者多于后者。两者常含同一种轻链，偶尔为两种轻链。⑧不分泌型：约占1%，血清及尿液不能检出M蛋白，M蛋白仅存在于浆细胞内，为不分泌型；极少数浆细胞内亦不能测得M蛋白，为不合成型。此类浆细胞在形态上更加幼稚，临床上患者相对年轻，骨质破坏更加突出。

特殊类型　①冒烟型：血清M蛋白≥30g/L，骨髓涂片骨髓瘤细胞≥10%，一般均<20%，缺乏贫血、肾功能损害、高钙血症和溶骨性病变等表现，病程维持3~5年以上不变，一般不必急于治疗。②浆细胞白血病：外周血浆细胞>20%，计数>2.0×10^9/L。约60%为原发性，患者较年轻，起病急，肝、脾、淋巴结肿大发生率高，血小板计数较高，而骨骼病变罕见，血清M蛋白量低，治疗反应差，用VAD方案（长春新碱+多柔比星+地塞米松）或烷化剂治疗仅部分有效，中位生存期6个月。40%由MM转化而来者称为继发性浆细胞白血病，为MM的终末期表现。③*骨硬化性骨髓瘤*：以多发性神经病变、器官肿大、内分泌病变、M蛋白和皮肤改变为特征。神经病变为慢性炎症性脱髓鞘，可伴明显运动障碍，脑神经一般不受累，自主神经系统可有改变。50%有肝大，但脾和淋巴结肿大少见。可见皮肤色素沉着和多毛症，男子乳房发育、睾丸萎缩及杵状指（趾）。常无贫血而血小板增多，骨髓内浆细胞<5%。诊断尚须依据骨硬化病灶活检中有单克隆浆细胞存在。④*骨孤立性浆细胞瘤*：组织学上证实骨内孤立的瘤体内含单克隆浆细胞，而其他骨骼X线片、MRI均无MM证据。骨髓穿刺示浆细胞<5%，仅出现少量M蛋白，随孤立病灶的治疗常可消失。部分患者可发展为MM或出现新病灶，亦有无症状生存期达10年以上者。⑤髓外浆细胞瘤：浆细胞瘤原发于骨髓以外部位，常见于头颈部，特别是上呼吸道如鼻腔、鼻窦、鼻咽和喉部。骨髓象、X线骨骼摄片和血、尿检查均无MM的证据。预后良好，亦有40%发展为MM。

鉴别诊断　需与以下疾病进行鉴别。

意义未明单克隆免疫球蛋白血症　患者血清中单克隆免疫球蛋白一般<30g/L；骨髓中浆细胞一般<10%，且历经数年无变化；尿轻链<0.5g/24h；无溶骨性损害，无贫血、高钙血症和肾功能不全；骨髓浆细胞标记指数<1%；β_2-MG水平正常。

反应性浆细胞增多症　可由病毒感染、变态反应性疾病、慢性肝病、结核、伤寒、结缔组织病、恶性肿瘤等引起，其临床表现主要与原发病有关，骨骼累及少见。γ-球蛋白及免疫球蛋白正常或稍增高，以多克隆IgG增高常见。骨髓中浆细胞一般不超过10%（约3%），且为成熟浆细胞，与MM鉴别不难。

骨转移癌　MM骨损害以溶骨破坏为特点，成骨活性低下；骨转移癌表现为成骨、溶骨混合性骨破坏，溶骨缺损周围有骨密度增加，但无弥漫性骨质疏松，无M蛋白出现。骨髓穿刺可见特殊癌细胞散在存在或可见遍布涂片尾部的成堆的“癌巢”，且血清ALP常升高，易与MM鉴别。

瓦氏巨球蛋白血症　又称原发性巨球蛋白血症。此病需与IgM型MM鉴别。MM的一些临床表现如贫血、高黏滞血症、肾功能损害、本周蛋白尿等也可见于此病。骨髓中增生异常细胞的形态有鉴别意义。MM主要为有原始或幼稚浆细胞特征的瘤细胞增生，CD20常阴性；而此病为淋巴细胞样浆细胞增生，克隆性细胞表达CD20抗原。骨骼损害是MM的重要特征；而瓦氏巨球蛋白血症的骨骼损害罕见。临床上IgM型MM很少见。

治疗　随着对MM病因及发生机制的深入研究，逐渐形成了新的治疗思路。治疗重点不仅局限于细胞毒药物降低肿瘤负荷，更侧重于针对骨髓瘤细胞内信号通路、骨髓微环境及两者间交互作用的靶向治疗。据此研制出诸多新药，为MM的治疗开辟了新途径。

化疗　常用药物包括细胞周期非特异性药物，如烷化剂美法仑、环磷酰胺、卡莫司汀、洛莫司汀等；细胞周期特异性药物，如长春新碱、多柔比星。MP（美法仑+泼尼松）及以MP为基础的多药联合方案是初治MM诱导治疗的常用方案，生存期为21~30个月，但完全缓解（complete remission，CR）率仅为5%。对难治性及复发性MM，含多柔比星的VAD方案是常用方法之一，其他方案包括VACD（长春新碱+多柔比星+环磷酰胺+地塞米松）、VABMD（长春新碱+多柔比星+美法仑+地塞米松）、MOCCA（美法仑+洛莫司汀+长春新碱+环磷酰胺+泼尼松龙）、EDAP（依托泊苷+地塞米松+顺铂+阿糖胞苷）。多柔比星不经肾排泄，适用于高钙血症及肾衰竭患者。多药联合

的化疗方案在有效率方面有所提高，但中位生存期并无显著延长。

造血干细胞移植　有自体造血干细胞移植（auto-hematopoietic stem cell transplantation，auto-HSCT）和异基因造血干细胞移植（allo-gene hematopoietic stem cell transplantation，allo-HSCT）。auto-HSCT可明显提高CR率，生存期延长5~13个月，尤其是65岁以下患者，应作为65岁以下无明显器官功能衰竭患者的首选治疗。auto-HSCT联合大剂量放化疗可极大减少患者体内残留骨髓瘤细胞，再合并移植后免疫疗法治疗微小残留病，可延长患者生存期。尽管大剂量化疗及auto-HSCT提高CR率，延长MM生存期，仍不能完全治愈MM。allo-HSCT的优势在于移植物中不含肿瘤细胞，同时有移植物抗骨髓瘤效应，不易导致复发，但同时也存在移植物抗宿主病等并发症，整体移植相关死亡率为30%~40%，并受年龄、人类白细胞抗原相合供者、自身其他脏器功能等条件的限制，90%~95%患者无法进行allo-HSCT。allo-HSCT仅适用于预后不良且有移植条件的高危患者。

硼替佐米　为可逆性蛋白酶体抑制剂，可选择性与蛋白酶体活性位点的苏氨酸结合，抑制蛋白酶体26S亚单位的糜蛋白酶或胰蛋白酶活性。在骨髓瘤细胞中，蛋白酶体受到抑制，抑制I-κB的降解，促进I-κB与NF-κB结合，有效抑制NF-κB活性及细胞增殖相关基因表达，使IL-6等骨髓瘤细胞生长因子表达减少，下调抗凋亡蛋白如Bcl-2的水平，并可通过P44/42有丝分裂原激活通路Jun激酶、胱天蛋白酶-8和胱天蛋白酶-9依赖的凋亡通路，稳定骨髓瘤细胞中的P53，最终导致骨髓瘤细胞凋亡。硼替佐米不仅作用于MM细胞，也影响骨髓微环境。通过降低IL-6的释放，抑制MM细胞的增殖、MM细胞的抗药性及MM相关性骨病的进展。

沙利度胺　一种谷氨酸衍生物，属免疫调节剂，有抗MM效应，作用机制如下。①抗血管新生：骨髓中的新生血管为在骨髓局部生长浸润和发生远处转移的MM肿瘤细胞提供营养物质，是重要的预后因素。沙利度胺能减少瘤细胞和骨髓基质细胞分泌的血管内皮生长因子（vascular endothelial growth factor，VEGF）、IL-6、碱性成纤维细胞生长因子，阻止瘤细胞的生长和转移，抑制骨髓的血管生成。②免疫调节作用：骨髓瘤细胞株和MM患者的骨髓瘤细胞都能产生肿瘤坏死因子-α（tumor necrosis factor-α，TNF-α），又引起骨髓基质细胞分泌IL-6，诱导NF-κB的活性，还能诱导骨髓瘤细胞株LFA-1、ICAM-1、VCAM-1、MUC-1的表达，以及骨髓ICAM-1和VCAM-1的表达，因此TNF-α能促进瘤细胞与骨髓基质细胞的黏附，增加MM细胞的抗药性，诱导IL-6的分泌和P44/42、MAPK在MM细胞中的活动，促进肿瘤细胞生长。沙利度胺及其类似物可抑制TNF-α的产生。③抑制整合素表达：整合素是白细胞合成分泌的跨膜蛋白，能调节细胞与细胞外基质的相互作用，能使细胞与细胞之间，细胞与细胞骨架之间联结起来，还能通过调节蛋白酪氨酸激酶和磷酸激酶影响细胞信号转导，影响细胞增殖、分化、凋亡。细胞恶变与肿瘤细胞转移与整合素的这些行为异常有关。

来那度胺　为第二代免疫调节剂，其化学性质比沙利度胺更稳定，抗肿瘤、免疫调节等作用更强，并克服了沙利度胺常见的不良反应。来那度胺能抑制TNF-α介导的骨髓基质细胞表面黏附分子（如ICAM-1、VCAM-1、E选择素等）的表达，阻断MM细胞与基质细胞的相互作用，抑制基质细胞分泌介导MM细胞增生的IL-6和与血管新生密切相关的VEGF、碱性成纤维细胞生长因子等细胞因子，发挥其抗肿瘤作用。研究还证实来那度胺通过激活促凋亡分子胱天蛋白酶-8、下调NF-κB活性、激活Jun激酶、增加线粒体膜孔通透性等机制诱导MM细胞凋亡。来那度胺通过共刺激T细胞表面的CD28，诱导IL-2介导的初始T细胞增殖，使细胞毒T细胞亚群明显扩增，伴随α-干扰素、IL-2分泌增加，而这些因子能进一步激活NK细胞，增加NK细胞数量，增强其细胞毒性及抗体依赖细胞介导的细胞毒作用，促进MM细胞溶解。

三氧化二砷　三氧化二砷（ATO）能抑制MM细胞株和人亲本MM细胞增殖，诱导其凋亡。外源性IL-6不能抑制ATO诱导的增殖抑制和凋亡。ATO诱导的增殖抑制与P21的稳定及凋亡相关。通过抑制VEGF而抑制MM中血管生成，通过上调CD38/CD31和CD11a/CD54受体配体系统，使MM细胞被溶解破坏。ATO已被美国食品药品管理局及欧洲药品评价局批准用于治疗MM。

免疫治疗　MM患者体内存在的微小残留病是复发和耐药的根源，在自体移植基础上用免疫治疗是最有希望控制和清除微小残留病、治愈MM的治疗方法。以免疫接种为基础的主动免疫有巨大的应用潜力，越来越多的学者开始关注肿瘤独特型疫苗等的免疫治疗，但临床试验结果都不尽如人意。

放疗 MM对放疗较敏感，局部放疗可用于治疗骨痛。全身放疗可用于移植前的预处理。

支持治疗 包括针对以下情况的处理。

骨病治疗 ①减轻骨痛及骨质破坏：骨痛化疗不能控制时，轻至中度骨痛者应合理应用镇痛药，中至重度骨痛者可用放疗。治疗骨质疏松可补充维生素D、氟化钙及雌激素促进骨质形成；骨化三醇抑制骨质破坏。②抑制溶骨：MM骨病的主要病理基础是骨质吸收增高而成骨无相应增加。双膦酸类药物是一种与焦磷酸相似的化合物，对磷酸钙有很强的亲和性，通过吸附于骨骼中羟磷灰石晶体，抑制羟磷灰石晶体吸收，且该药能通过促破骨细胞凋亡抑制破骨细胞活性。二膦酸类药可减少溶骨性病灶产生，减少骨痛和骨骼不良事件的发生。只要证实有骨病存在，即应开始使用二膦酸盐治疗。对肾功能受损者（血肌酐>265μmol/L），应用氨羟二膦酸二钠，并延长输液时间。③脊柱后凸成形术或椎体成形术：经皮椎体成形术是在透视下经皮注射聚甲基丙烯酸甲酯至椎体中起到稳定或缓解骨痛的作用。脊柱后凸成形术是一种椎体成形术，涉及将充气骨填塞到椎体里。这种技术设法膨胀椎骨使其能回复到原先的高度，并形成可将骨水泥注入的腔隙。两种结果都可缓解MM导致的骨痛，改善骨骼累及后出现脊椎压缩性骨折而出现的功能受抑。这些技术仅适用于脊椎压缩性骨折而不是用于其他部位的骨折。④放疗：骨痛患者在接受30 Gy照射后症状可缓解。

贫血处理 根据骨髓瘤患者血红蛋白浓度，可予适当输红细胞。IgG或IgA水平高的患者（50g/L），浆细胞容积增加，血细胞比容可能比预计值高，此时不宜输红细胞，否则可能造成肺水肿。可通过化疗或改善肾功能加以纠正。骨髓瘤患者存在内源性红细胞生长素（erythropoietin，EPO）相对缺乏，用EPO治疗可有效。

纠正高钙血症及高尿酸血症 首先鼓励患者大量饮水，尿量每日保持在2000 ml以上，降低血钙、凝溶蛋白及尿酸浓度。若血钙>3mmol/L，给予补液、呋塞米利尿，并予地塞米松，皮下注射降钙素，快速控制高钙血症。使用二膦酸盐可有效降低血钙浓度。水化、碱化尿液可降低尿酸浓度。

防治感染 MM患者极易感染，是致死的常见原因，应做好相应防治。室内空气每日紫外线消毒，保持口腔和会阴部清洁，保持排便通畅。一旦出现感染征象，应加强抗感染治疗。

防治肾衰竭 骨髓瘤患者因肾衰竭死亡者仅次于感染。应注意低蛋白饮食加必需氨基酸，并可服用包醛氧化淀粉及别嘌醇改善肾功能，药物治疗无效者，可用血液净化疗法。

改善高黏滞血症 化疗及血浆置换可去除血液中过高的M蛋白，较快改善高黏滞血症的表现。

预后 生存期3~4年，有些患者可存活10年以上。若不进行治疗，进展期MM患者的中位生存期仅为6个月。生存期与年龄、分型、分期及治疗措施等相关。影响MM预后因素包括M蛋白成分、轻链性质、浆细胞恶性克隆增殖能力、多药耐药基因等。细胞遗传学改变是决定MM疗效反应和生存期的重要因素，FISH检测的高危MM有t（4；14）、t（14；16）、del（17p），间期细胞遗传学检出13q-是高危因素之一。浆细胞分化程度、循环浆细胞数及LDH水平也是预后独立因素。

（侯 健）

gǔgūlìxìng jiāngxìbāoliú

骨孤立性浆细胞瘤

（solitary bone plasmacytoma，SBP） 原发于骨骼、病变单个孤立，其他部位X线检查正常，且骨髓涂片中浆细胞比例<10%的浆细胞肿瘤。属罕见病。好发于中轴骨，最常见受累部位为脊柱，尤其是胸椎，是脊柱原发性肿瘤的最常见类型之一。中位发病年龄为60岁，男女比例为1.87∶1，

病因及发病机制 尚不清楚，可能与遗传因素、环境因素、理化因素、病毒感染、慢性炎症及抗原刺激等有关。

临床表现 此病发生在扁平骨和长骨，最常见为脊柱、肋骨、骨盆。主要表现为溶骨性病变，并可侵犯周围软组织。其发生骨损害的临床表现与*多发性骨髓瘤*（multiple myeloma，MM）相近，如骨痛、骨折、脊髓压迫、软组织肿块等，以局部疼痛最多见。随病变进展，患者可表现为脊髓受压或神经根压迫症状和体征，甚至出现瘫痪。大部分患者可发展为MM，患者5年和10年进展至MM的比例分别约为51%和72%。出现单克隆免疫球蛋白（M蛋白）是SBP另一个特征，约25%的SBP患者在诊断时血、尿可检出M蛋白，但常<10g/L，而其他正常免疫球蛋白不受抑制，且随着手术和放疗，M蛋白可减少或消失。M蛋白可造成凝血功能障碍或血液黏滞度增高、肾衰竭和组织淀粉样变性，进而出现

一系列临床症状。

辅助检查 包括以下几项。

组织病理学检查 镜下浆细胞瘤血运丰富，伴少量间质，由不同分化程度的浆细胞组成。病变部位组织活检，并用抗λ、κ轻链抗体或IgG、IgA等抗体进行细胞免疫组化检查是确诊此病的主要手段。

血液学检查 全血细胞计数、电解质、血清校正钙水平、血清免疫球蛋白水平、血和尿液蛋白电泳及免疫固定电泳。

影像学检查 ①X线检查：病变早期显示范围较小的松质骨破坏，随病变进展可分为单发型、多发型、溶骨型和硬化型。常规X线片多表现为单发病变，呈膨胀性、不规则溶骨性破坏，椎体有塌陷，通常无骨膜反应。发生于长骨者，多表现为沿长骨轴发展的皂泡状改变，一般范围较长，可有膨胀，但多不明显。发生于椎体者多为溶骨型，其次为硬化型，椎体常被压缩变形，严重者骨质可完全破坏。发生于颌骨者，破坏区边缘清楚、骨皮质变薄。发生于肋骨的病变，多产生病理性骨折，有时出现软组织肿块。②CT检查：多表现为椎体及附件虫蚀样或筛孔样破坏，可见骨破坏区完全被软组织块代替，骨质膨胀，边界清楚，常突破骨皮质，附近形成软组织肿块。③磁共振成像（MRI）：瘤组织常累及椎体及附件，表现为椎体病变节段信号不均，可伴椎旁软组织块影，T_1加权像为等信号，T_2加权像为高信号，骨周围软组织肿块多见，并可压迫脊髓和神经根。可比X线发现更早的病变，与CT检查相互弥补不足，对SBP的诊断有重要价值。④正电子发射体层显像计算机体层扫描（PET-CT）：检出病变敏感性较高，但其表现与一般恶性肿瘤相似，无明显特异性。优点是可发现全身其他部位潜在的病灶，适合用于检测潜在病灶及监测病变的治疗效果，尤其是可能转变为MM的SBP患者。

其他 骨髓穿刺细胞形态学和骨髓活检正常。若条件许可，可行浆细胞免疫表型检查（包括CD19、CD56、CD27、CD117及cyclin D1等）。

诊断 主要依靠组织活检病理。仅依赖骨髓穿刺涂片检查对SBP诊断不够。可通过X线透视或CT引导下穿刺活检、手术标本病理检查等确诊。诊断标准为：①血、尿未检出M蛋白（部分患者血、尿可检出较低水平的M蛋白）。②克隆性浆细胞增殖致单个部位骨破坏。③骨髓穿刺细胞形态学检查和骨髓活检正常（浆细胞比例<5%）。④骨骼影像学检查异常（包括脊柱和骨盆MRI）。⑤无相关器官和组织损害。

鉴别诊断 需与以下疾病进行鉴别。

MM 也可伴骨痛、溶骨性损害及单克隆免疫球蛋白增多，且病理活检也显示有浆细胞异常增殖，但此病可存在贫血、高钙血症和肾功能受损，血清单克隆免疫球蛋白含量多>30g/L，骨髓中浆细胞比例多>15%。X线检查显示多处骨损害，颅骨可见“穿凿样”改变，这些均有助于与SBP鉴别。

骨肿瘤或骨转移瘤 骨巨细胞瘤及某些骨转移瘤与SBP的骨骼X线平片表现有相似之处，但骨巨细胞瘤进展较快，而SBP是惰性肿瘤，进展相对较慢。骨转移瘤除骨骼表现外，还有原发病灶的症状和体征，肿瘤病理活检可鉴别。

其他浆细胞疾病 包括原发性巨球蛋白血症、意义未明单克隆免疫球蛋白血症、髓外浆细胞瘤及骨外浆细胞瘤等。这些疾病均伴单克隆免疫球蛋白增多，但都有各自临床特征，且无骨质破坏。POEMS综合征在合并有某些浆细胞肿瘤时虽可出现骨骼改变，但以骨质硬化多见，且涉及多个系统，与SBP不难区别。

治疗 包括放疗、化疗和手术治疗。

放疗 是首选方法。放疗中位剂量为40Gy。对脊柱SBP患者肿瘤大小是影响局部控制率和决定放疗剂量的最主要因素，瘤块直径≤5cm，局部控制率为100%；瘤块直径>5cm，局部控制率仅为38%。照射范围应包括MRI所显示病灶的全部，并覆盖病灶边缘外至少2cm。放疗过程中应注意避免损伤脊髓及神经根。需严密监测，以明确脊柱SBP患者是否进展为MM，放疗后6个月内每6周需复查1次病变扩散情况，并结合症状、体征及实验室检查结果评估病情和疗效。放疗有效的标志为M蛋白成分消失或减少、症状消失。25%~50%患者放疗后M蛋白水平通常下降很快，但完全消失却需较长时间，M蛋白接近界值下限时下降较慢，且可持续数年。20%~50%患者在放疗后M蛋白可完全消失。M蛋白持续存在及其浓度本身并不能作为决定治疗的指标，但对此类患者需要定期随访。

化疗 SBP患者经放疗后可获得较高缓解率和较长生存期，辅助性化疗不常规使用。对放疗无明显效果，进展为MM者按MM治疗方案给予联合化疗；对高危、年轻SBP患者应予大剂量

化疗后联合造血干细胞移植。

手术治疗 若患者骨骼结构稳定性尚完好、无明显神经系统损害，则一般不需手术。对可切除而对功能影响不大的肿瘤应予以切除，如肋骨、锁骨等。若患者脊椎受损发生压缩性骨折或有脊髓压迫症状，应行脊椎、椎弓根或椎板切除术并予以固定。术后辅以局部放疗。对已接受放疗的SBP患者施行手术，有可能增加手术难度。手术有可能降低术后放疗效果。

预后 SBP患者的中位生存期>10年，是可治愈性肿瘤，但此病可进展为多发性骨损害甚至侵犯重要脏器，更多见的是转化为MM。

（侯 健）

gǔwàijiāng xìbāoliú

骨外浆细胞瘤（exramedullary plasmacytoma，EMP）

发生于骨髓造血组织以外软组织的浆细胞恶性肿瘤。较罕见，占所有浆细胞肿瘤的1.9%~2.8%。中位发病年龄为60岁，男女比例约为2.4∶1。中国发病情况尚不明确。

病因及发病机制 尚不清楚，可能与遗传因素、环境因素、理化因素、病毒感染、慢性炎症及抗原刺激等有关。

临床表现 80%以上的EMP发生于头颈部，尤其好发于上呼吸道，包括鼻腔、鼻窦、口咽部、唾液腺和喉部等。胃肠道病变也较常见。也可累及全身任何部位，如睾丸、膀胱、尿道、乳腺、卵巢、肺、胸膜、甲状腺、眼眶、中枢神经系统和皮肤等。无特征性临床表现，因发病部位不同而临床表现有多样性，常为局部占位性病变所致临床症状和体征，与同部位的其他肿瘤性疾病表现相似。浆细胞瘤通常位于黏膜下，发生于鼻腔者常有流涕、鼻出血、鼻塞及单侧炎性鼻息肉等，上呼吸道受累者常有呼吸道阻塞表现。

辅助检查 ①实验室检查：血、尿、便常规及血生化检查多无明显异常，若无肾脏受累则血肌酐及尿素氮均在正常范围。血清乳酸脱氢酶及β_2-微球蛋白水平正常。免疫球蛋白定量一般均在正常范围，仅有25%以下患者血、尿蛋白电泳和免疫电泳可检测到较低水平的M蛋白。②骨髓穿刺和骨髓活检：骨髓浆细胞比例<5%，骨髓活检无浆细胞浸润。③影像学检查：发生于鼻腔或鼻窦者，X线检查可见附近骨组织破坏，但范围较局限。CT或磁共振成像检查可见有软组织团块影。正电子发射体层显像计算机体层扫描（PET-CT）在EMP中的价值尚待确定。④内镜检查：可直接观察空腔脏器病变，对确定肿块位置和范围有重要作用。⑤病理学检查：是确诊EMP的唯一手段，可见不同成熟程度浆细胞弥漫性浸润。部分病例瘤细胞间可见淀粉样变性。⑥免疫表型检查：EMP以IgG型最多见，IgM次之，IgA、IgD和IgE罕见，有轻链限制性，且以λ轻链型居多。CD20、CD22、CD38、CD45和CD138常阳性，CD15阴性。cyclin D1阴性，CD56不常表达，P53和P21无过表达。

诊断 组织病理活检证实髓外组织单一部位单克隆性浆细胞浸润是诊断EMP的关键。诊断标准：①活检证实为单个部位单克隆性浆细胞瘤，X线、磁共振成像和（或）PET-CT检查证实除原发灶外无阳性结果，血清和（或）尿M蛋白水平较低。②多部位骨髓穿刺涂片或骨活检浆细胞数正常，标本经流式细胞术或聚合酶链反应检测无克隆性增生证据。③无多发性骨髓瘤相关性脏器功能损害等。

鉴别诊断 需与以下疾病进行鉴别。

反应性浆细胞增生 免疫组化对EMP与非瘤性浆细胞增生鉴别很有帮助。EMP为单克隆性增生，免疫组化常表现为轻链限制型，而非瘤性浆细胞增生通常有明确病因，免疫球蛋白增生为多克隆性。

黏膜相关淋巴组织淋巴瘤 此病也可产生单克隆免疫球蛋白，并表现为轻链限制型，但它多发生于胃肠道，病理表现与EMP不同，免疫球蛋白多为IgM，通常表达CD21和CD35，遗传学改变常见，半数以上表现为3号染色体三体，其他可见t（11；18）、t（1；14）等。

治疗 包括放疗、化疗及手术治疗。

放疗 EMP对放疗有高度敏感性，是首选治疗方法。放疗剂量为40~50Gy，若肿瘤直径>5cm或伴其他高危因素可适当提高放疗剂量。局部放疗可使80%~100%患者得到缓解，肿瘤消失，血清单克隆免疫球蛋白显著降低或消失。80%以上EMP发生在上呼吸道和上消化道，10%~20%患者可有局部淋巴结累及，故放射野应包括局部淋巴引流区，以防止淋巴结复发。

化疗 对EMP的疗效尚不确定，不作为EMP的常规治疗手段。对经局部治疗无效或进展，肿瘤直径>5cm者也可行辅助化疗，具体方案可参照多发性骨髓瘤或非霍奇金淋巴瘤。部分进展期或早期复发的EMP患者可从系统化疗联合或不联合自体造血干

细胞移植治疗中获益。部分复发EMP患者用沙利度胺、硼替佐米等治疗获得成功。

手术治疗 对局部肿块过大或可完整切除病灶者，可考虑手术治疗，且应一并切除局部引流淋巴结，特别是对上呼吸道的局限病变，单纯手术即可达到很好疗效。对病变局限但侵犯范围较大和靠近或累及某些重要器官的肿瘤，可考虑放疗前手术，以便适当缩小照射体积，为提高组织耐受性和局部控制率创造条件。部分复发的EMP若能手术切除，也可用外科手术补救，以避免再次放疗可能带来的不良反应。对病变范围广、有局部淋巴结受累及分化不良的髓外淋巴结可用手术切除联合放疗。

预后 EMP的预后比*骨孤立性浆细胞瘤*和多发性骨髓瘤好，10年生存率可达70%，但仍有20%～30%患者最终进展为多发性骨髓瘤。

（侯　健）

gǔyìnghuàxìng gǔsuǐliú

骨硬化性骨髓瘤（osteosclerotic myeloma） 累及人体多系统、以周围神经病变和骨硬化为主要表现的浆细胞肿瘤。20世纪50年代克劳（Crow）认识到浆细胞病与周围神经病变间存在相关性。1980年巴德威克（Bardwick）取该病常见临床表现的首字母，即多发性神经病变（polyneuropathy，P）、脏器肿大（organomegaly，O）、内分泌病（endocrinopathy，E）、M蛋白血症（M protein，M）和皮肤改变（skin changes，S），将其命名为POEMS综合征。又称克劳（Crow）综合征、克劳-深濑（Crow-Fukase）综合征、PEP综合征、高月（Takatsuki）综合征、新宝（Shimpo）综合征、中西（Nakanishi）综合征。发病年龄为27～80岁，平均46岁，40岁前发病者占25%，男女比例为2.3∶1。

病因及发病机制 病因尚不明确。由于在POEMS中λ轻链的出现率极高（>95%），提示该型轻链的出现与疾病发生有一定相关性，但对受累器官及神经进行的组织病理学回顾性分析结果并未提供支持存在该型轻链沉积性病变的证据。细胞因子水平增高，尤其是血管内皮生长因子（vascular endothelial growth factor，VEGF），在发病机制中起重要作用。尽管患者白介素-1β、α-干扰素及白介素-6水平常高于多发性骨髓瘤患者，但以VEGF水平的增高最常见，且经有效治疗后VEGF水平可下降。VEGF可诱导血管通透性增高，并在血管再生中起重要作用。VEGF由成骨细胞正常表达，是一种成骨细胞分化的重要调节因子。VEGF可分泌自浆细胞及血小板，并促进血管通透、血管再生、单核-巨噬细胞迁移，有导致动脉闭塞的潜能。VEGF与脏器肿大、水肿及皮肤破坏也有关。VEGF在多发性神经病变中的作用尚不明确。

POEMS综合征的病理改变可累及多系统器官，周围神经以轴索变性和节段性脱髓鞘病变为主，常伴髓鞘再生。皮肤呈现真皮胶原纤维增生，局灶性血管周围炎和淋巴细胞浸润。淋巴结有类似卡斯特曼病血管滤泡增生的组织学改变。骨骼有硬化性或溶骨性改变，骨髓活检可发现浆细胞瘤。肝通常为慢性炎性改变，肾有系膜增生性肾小球肾炎改变。

临床表现 起病一般缓慢，呈进行性加重。临床上以多发性周围神经病变、脏器肿大、内分泌障碍、M蛋白血症和皮肤病变为特征。

周围神经病变 几乎所有患者均有周围神经病变，首先出现双足麻木、刺痛、感觉异常、发冷。随后出现远端对称性运动神经受累，逐渐向近端发展，也可能快速进展。晚期可能发生呼吸衰竭。神经病变表现类似慢性炎症性脱髓鞘性多发性神经病：运动神经受累明显，但很少累及脑神经；肌电图显示远端潜伏期显著延长，肌肉动作电位进行性延长。远端纤颤电位；神经活检可见轴突变性和原发性脱髓鞘。严重者可见到神经内膜水肿，髓鞘上无免疫球蛋白和淀粉样蛋白免疫沉积物。

脏器肿大 1/2患者有肝大，脾大和淋巴结肿大也常出现。11%～30%患者合并卡斯特曼病。

内分泌系统疾病 是特征性表现，虽然在尸检中未见内分泌腺的异常改变，但是临床中该综合征患者常出现糖尿病和性腺功能异常，肾上腺皮质功能不全及甲状旁腺功能异常也可能出现。性腺功能异常表现为阳痿、男性乳腺增生，闭经，血睾酮、雌二醇水平降低，泌乳素水平增高明显。普通人群中糖尿病及甲状腺功能减退症的发病率较高，对伴周围神经病的意义未明单克隆免疫球蛋白血症并同时伴上述两种内分泌系统疾病的患者，需给予鉴别诊断，以免误诊为POEMS综合征。

M蛋白异常 单克隆浆细胞异常，即M蛋白异常。M蛋白在血中值较低，若检测前未做免疫固定电泳，血清蛋白电泳中约1/3的患者检测不出M蛋白。66%～75%患者血浆免疫球蛋白电泳显示M蛋白带，其中IgG占

41%，IgA 占 20%，多为 λ 轻链，少数为 κ 轻链。类风湿因子和抗核抗体可呈阳性。

皮肤病变 50%～90%患者发生皮肤改变，色素沉着最常见。四肢末端常出现粗且黑的毛发。其他皮肤表现包括快速增大的血管瘤，皮肤充血、发红和（或）肢端发绀、皮肤增厚、指甲苍白和杵状指。

其他 约 95%患者出现骨质硬化，约半数患者为单一部位骨质硬化，至少 1/3 患者出现多部位骨质硬化，硬化和溶骨现象常混合出现。约 50%患者出现血小板增多症。贫血并不多见。视盘水肿可见于 55%患者，患者伴头痛，一过性视物模糊，视野逐渐缩小，检查可见视盘水肿和盲点。近 1/3 患者出现腹水和胸腔积液。

诊断 尚无统一诊断标准，多用 2003 年马丁（Martin）和伊藤（Nakanishi）等提出的 5 项主要表现符合 4 项或 4 项以上，且多发性周围神经病变和 M 蛋白为必备条件的诊断标准。2003 年迪斯本泽里（Dispenzieri）等提出新的诊断标准，即主要标准：多发性神经病变；单克隆浆细胞增生性异常。次要标准：硬化性骨病变；卡斯特曼病；脏器肿大（脾大、肝大或淋巴结肿大）；水肿（外周水肿、胸腔积液或腹水）；内分泌病变（肾上腺、甲状腺、垂体、性腺、甲状旁腺及胰腺）；皮肤改变（色素沉着、多毛、血管瘤、指甲苍白、多血症）；视盘水肿。符合 2 条主要标准和至少 1 条次要标准即可诊断为 POEMS 综合征。2011 年 Dispenzieri 再次更新诊断标准。①必备主要标准：多发性神经病变；单克隆浆细胞增生性异常。②其他主要标准：卡斯特曼病；硬化性骨病变；VEGF 水平增高。③次要标准：脏器肿大（脾大、肝大或淋巴结肿大）；血管外容量超负荷（水肿、胸腔积液或腹水）；内分泌病变（肾上腺、甲状腺、垂体、性腺、甲状旁腺及胰腺）；皮肤改变（色素沉着、多毛、血管瘤、多血症、手足发绀、潮红、指甲苍白）；视盘水肿；血小板增多症或红细胞增多症。④其他症状和体征：杵状指、体重减轻、多汗、肺动脉高压或限制性肺病、易栓体质、腹泻、低维生素 B_{12}。诊断该综合征必须符合上述两条必备的主要标准，以及至少再符合 1 条其他主要标准和 1 条次要标准。

治疗 尚无特效治疗方法，主要联合应用大剂量糖皮质激素和免疫抑制剂，多数患者可短期好转，但部分患者无效。对伴孤立性骨硬化性损害、孤立性骨髓瘤或浆细胞瘤者用局部放疗或手术切除，可明显改善病情；对糖皮质激素及其他免疫抑制剂治疗无效而雌激素水平升高者可试用抗雌激素疗法（如三苯氧胺），以改善症状。血浆置换法、化疗、中药治疗等只能使症状缓解，远期疗效均不佳。大剂量化疗联合造血干细胞移植是治疗 POEMS 综合征的一种新方法，但移植相关事件发生率及死亡率均明显高于典型多发性骨髓瘤，故应根据脏器功能进行分层，对脏器功能好、可耐受大剂量化疗者用自体造血干细胞移植治疗。

预后 取决于伴发疾病的性质和患者状态。伴发孤立性浆细胞瘤或髓外浆细胞瘤者，经手术切除浆细胞瘤配合适当治疗可获完全缓解，而伴发多发性骨髓瘤、巨球蛋白血症或原因不明 POEMS 综合征患者，很难达到完全缓解，远期疗效欠佳。病程为 6 个月至 7 年，平均 33 个月。死亡原因主要与全身脏器衰竭、多发性周围神经病、血栓形成、弥散性血管内凝血、长期使用糖皮质激素和免疫抑制剂所致感染有关。

（侯　健）

yuánfāxìng xìtǒngxìng diànfěnyàng biànxìng

原发性系统性淀粉样变性

（primary systemic amyloid degeneration） 淀粉样蛋白沉积于细胞外基质，造成沉积部位组织和器官损伤的一组疾病。是淀粉样变性中最常见的类型，约占所有淀粉样变性的 70%，其淀粉样物质由免疫球蛋白的轻链组成，因此又称免疫球蛋白轻链淀粉样变性。淀粉样变性的共同特点是淀粉样物质沉淀于组织器官中。该物质在光学显微镜下呈嗜酸性均匀结构，在偏振电子显微镜下呈绿色双折射，在 X 线衍射下呈纤维状并按 β 型编织在一起。1854 年魏尔啸（Virchow）首先描述此类物质并根据其对碘及硫酸的颜色反应与淀粉相似而命名为“淀粉样物质”。研究证实，此类物质系蛋白质而非淀粉样碳水化合物，但仍然沿用“淀粉样变性”这一命名至今未变。淀粉样变性虽然具有共同的形态结构，但实际上包含着在组成及生化性质上不同的多种蛋白质，发生机制也不同。这些蛋白质不同的生化组成特点即成为现代淀粉样变性分类的基础。

病因及发病机制 病因尚不明确，主要与 B 细胞或浆细胞的异常增生有关。

临床表现 淀粉样变性病变可累及多系统器官，临床表现取决于所累及的器官。常被侵犯的器官是舌、心、肾、胃肠道、肝、脾、神经系统等。舌受侵犯后变为巨舌，引起疼痛、说话困难。心脏受累表现为心肌肥厚、心脏扩大、传导阻滞、心功能不全。肾被侵犯的表现为蛋白尿、血尿或肾病综合征，最终发展为肾衰竭。胃肠道病变常表现为吸收不良，偶有肠梗阻或出血。肝常受侵犯而引起肝大，肝功能正常或异常。脾大多无症状。神经系统症状有周围神经病、直立性低血压、艾迪（Adie）综合征等。此外，皮肤、肌肉、关节、呼吸道、内分泌腺均可受侵犯。因子Ⅸ、因子Ⅹ与淀粉样蛋白结合而失去功能导致非血小板减少性紫癜等。

辅助检查 包括组织病理学检查、血清淀粉样P物质（serum amyloid P component，SAP）、影像学检查等。

组织病理学检查 淀粉样物质在光镜下呈无定形、均匀的嗜伊红物质，用刚果红染色在偏光显微镜下呈典型的绿色双折光，电镜下见大小约10nm的原纤维及切面呈五角形中空的杆状物质（P物质）。不同部位活检结果阳性率不同，直肠活检阳性率为75%，腹壁脂肪活检阳性率约80%，骨髓加皮下脂肪活检阳性率达89%。其他器官如肾、心、肝或腓肠神经的阳性率分别为94%、100%、97%、86%。刚果红染色阳性确定为淀粉样变后，应用抗κ链、λ链、前白蛋白、β_2-微球蛋白、淀粉样A蛋白、转甲状腺蛋白、纤维蛋白原、载脂蛋白A~I等抗血清对活检材料进行免疫组化检查，可进一步区分淀粉样物质的类型。原发性系统性淀粉样变性免疫组化显示κ或λ轻链阳性。

血清淀粉样P物质检测 放射性核素标记的SAP是淀粉样物质的特异性示踪剂。应用放射性核素可估计淀粉样物质沉积范围、判断治疗前后其对治疗的反应。系统性淀粉样变性患者^{123}I-SAP从血浆清除速度加快，与间质交换速率增快，血管外滞留增加。血管外滞留与临床估计淀粉样物质负荷有关，且与预后有关。若这一数值超过60%，则生存期缩短。

影像学检查 关节病变的磁共振成像（MRI）有两种表现。①被膜和腱损害：T_1加权像表现为低强度、被二乙三胺五乙酸钆（Gd-DTPA）增强，T_2加权像高强度。②关节周围和骨损害：类似于肿瘤形成，T_1、T_2加权像均为低强度，不被Gd-DTPA增强。心肌淀粉样变性MRI显示：心肌淀粉样变性与肥厚型心肌病的右心房表面积、右心房心肌厚度、右心室游离壁厚度均明显不同，而室间隔、左心室后壁、左心房表面积则无明显差别。淀粉样变性患者信号强度明显低于正常人群或肥厚型心肌病患者。虽然淀粉样变性中MRI有其相应表现，但是并不特异，所以MRI只能作为诊断的辅助手段。

诊断 国际骨髓瘤工作组（International Myeloma Working Group，IMWG）关于原发性系统性淀粉样变性的诊断标准如下：①存在淀粉样蛋白相关的系统性症状（如肾、肝、心、胃肠道或外周神经受累）。②脂肪抽取物、骨髓或器官活检等组织的刚果红染色阳性。③通过免疫组化、直接测序等检查证实淀粉样蛋白为轻链相关性蛋白。④存在单克隆浆细胞增殖性疾病的证据（血和尿M蛋白、血清游离轻链比值异常或骨髓中存在克隆性浆细胞）。以上4项必须全部符合方可诊断。

鉴别诊断 需与以下疾病进行鉴别。

遗传性淀粉样变性 约10%的原发性系统性淀粉样变性实际上为遗传性淀粉样变性。经DNA分析发现，编码纤维蛋白原Aα链和转甲状腺蛋白的基因存在突变。因此，对非反应性系统性淀粉样变性或不能确诊为AL型淀粉样变性的患者均应寻找有无遗传方面的原因。

继发性淀粉样变性 ①继发于恶性浆细胞疾病的淀粉样变性除组织活检证实有淀粉样物质，尚应有恶性浆细胞疾病的临床表现。②继发性系统性淀粉样变性常见原因为慢性感染或慢性炎症，组织活检证实存在淀粉样物质，免疫组化可进一步证实淀粉样物质为淀粉样A蛋白。

治疗 包括化疗、造血干细胞移植和支持治疗。

化疗 常规以烷化剂为基础的化疗使少部分患者淀粉样物质产生减少，改善临床症状。自1975年科恩（Cohen）等首先应用MP方案（美法仑+泼尼松）化疗以来，MP方案作为标准治疗方案将此病患者的中位生存期由13个月延长至17个月，但仅30%患者对MP方案有反应，且获得治疗反应约需1年。多数患者生存期不到1年，MP方案并未对生存期产生重要影响。VBMCP方案（长春新碱+卡莫司汀+美法仑+环磷酰胺+泼尼松）与MP方案相比并未获得更好的治疗反应或更长的生存期。秋水仙碱可阻断促淀粉样因子的形成，可单独用于AL型淀粉样变性或与化疗联合应用。大剂量地塞米松对AL型淀粉样变性患者安全、有效，可使35%患者获得治疗反应，平均获得反应时间为4个月。地塞米松治疗可作为其他更强治疗手段前的过渡。

造血干细胞移植 1996年波士顿大学医学中心首次行干细胞

移植治疗 AL 型淀粉样变性患者。自体造血干细胞移植是治疗 AL 型淀粉样变性的有效方法之一，可使 47%患者获得血液学完全缓解，60%以上患者受累器官功能得到改善。AL 型淀粉样变性患者通常有肾、心、肝、胃肠道或神经病变，这使得它不同于其他疾病的造血干细胞移植。其移植相关死亡率很高，移植后 100 天死亡率平均达 21%。对心脏淀粉样变性患者，若临床表现有充血性心力衰竭、曾发生心律失常、晕厥或反复发生的胸腔积液，则其围移植期死亡率近乎 100%。常见死因为心律失常、难治性低血压、多器官功能障碍综合征、消化道大出血。患者选择是移植成功与否的一个重要因素。推荐的入选标准包括：疾病有症状、无多发性骨髓瘤、年龄<70 岁、室间隔厚度< 15mm、左心室射血分数>55%、血肌酐< 176μmol/L、碱性磷酸酶不超过正常值上限 3 倍、结合胆红素<342μmol/L。同时应根据年龄及受累器官情况评估行造血干细胞移植的危险性，并由此调整美法仑剂量。由于移植前的治疗不能阻止疾病的进展，且对移植没有益处，因此，对 AL 型淀粉样变性患者应尽早行造血干细胞移植。

支持治疗 原发性系统性淀粉样变性可引起患者受累脏器结构和功能的改变，而改善受累脏器功能的支持治疗，可对其生存期产生重要影响。对受累器官进行移植有助于延长患者生存期。肝受累时，若出现迅速进展的胆汁淤积性黄疸，行肝移植仍是挽救生命的方法。少部分 AL 型淀粉样变性患者接受肾移植，疗效满意。疾病进展较慢、年龄<45 岁、无心脏或胃肠道淀粉样变性的患者是行肾移植的最佳人选。心脏淀粉样变性较难处理，若经积极治疗心功能仍然处于终末期，此时行心脏移植可能是唯一选择。淀粉样变进展较慢，无广泛、多系统累及者适宜行心脏移植。随着自体干细胞移植技术的进步及移植相关死亡率的降低，已有个别以心脏受累为主的原发性系统性淀粉样变性患者，在先接受心脏移植的基础上，进一步接受造血干细胞移植，其远期疗效尚待观察评定。

（侯 健）

qīngliàn chénjībìng

轻链沉积病（light chain deposition disease，LCDD） 单克隆免疫球蛋白轻链异常产生并沉积于全身组织所致系统性疾病。常继发于淋巴增殖性疾病，包括*多发性骨髓瘤*（multiple myeloma，MM）、淋巴瘤等。过多游离轻链或片段在血清或尿液中大量出现，并在全身组织中沉积，引起相应临床表现，肾累及率为 90%。

病因及发病机制 尚不清楚。80%的 LCDD 患者轻链类型为 κ 型，而淀粉样变性则以 λ 型为主。阿莱尔特（Alert）等分析发现 LCDD 患者中的轻链可变区大多为 VκⅣ，这在普通人群很少见。采用基因工程技术将人类轻链 VκⅣ 可变区与鼠的轻链连接后，在鼠的组织中可检测到 κ 型轻链的沉积，提示 VκⅣ 可变区参与 LCDD 发病。与之相反，VλⅣ 可变区被认为与淀粉样变性发病有关。其发病机制类似于原发性淀粉样变性，沉积的轻链片段主要是 κ 型，且以轻链的恒定区为主，并不具有形成淀粉样变性纤维所必备的生化特性。LCDD 引起肾小球硬化的机制亦未完全清楚，研究发现 LCDD 患者的肾小球系膜细胞通过自分泌机制产生转化生长因子-β，反过来又促进系膜细胞过度产生基质蛋白，如Ⅳ型胶原、纤维连接蛋白等。

临床表现 起病多缓慢。可表现为不明原因的蛋白尿、水肿、乏力、贫血、出血倾向，浅表淋巴结肿大及肝脾大，继而出现局限性或多发性骨痛、病理性骨折或局部肿块。X 线检查可见骨骼局限性骨质破坏或缺损。部分 LCDD 患者可发展为有症状的 MM；有些患者存在明确的淋巴浆细胞性 B 细胞病变如淋巴瘤或瓦氏巨球蛋白血症。其具体临床表现会随着 M 蛋白/轻链在器官沉积的部位及程度的不同而不尽相同，典型病例存在肾、心脏、神经和肝等器官受累，皮肤、脾、甲状腺、肾上腺和胃肠道等器官也可受累。肾受累时常有明显的肾小球病变，半数以上患者表现为肾病综合征，伴高血压和肾功能不全，伴或不伴镜下血尿，其特点是肾功能不全明显且出现早，呈快速进展趋势。有些患者可出现严重肾小管间质病变，伴肾功能不全，但尿蛋白较少。晚期可能由于游离轻链沉积于肾单位而引起肾小管退化、萎缩，出现慢性肾功能不全。

辅助检查 包括以下几项。

血象 可见轻重不一的贫血，晚期常见严重贫血。白细胞计数可正常、增多或减少。血小板计数大多减低。并发 MM 者可出现少数骨髓瘤细胞。

血液生化测定 可出现巨球蛋白血症，多数本周蛋白阳性。骨质广泛破坏者可有高钙血症。血磷主要由肾排出，故肾功能正常时血磷正常，但晚期尤其是肾功能不全者，血磷可显著升高。血清碱性磷酸酶大多正常或轻度增

高。慢性肾功能不全时可出现肾功能异常，血尿素氮>10.71mmol/L，血肌酐>176.8μmol/L。

尿液检查　伴或不伴镜下血尿，尿蛋白较少，但尿中可排出单克隆轻链蛋白，尿蛋白电泳白蛋白较少而球蛋白显著增多。

肾活检病理检查　①光镜：病理上肾小球可有多种表现，从正常肾小球到系膜增宽硬化及系膜结节状改变等均可在LCDD患者中见到，肾小管基膜呈丝带样增厚最常见，约33%患者可见肾小球系膜区增宽和结节性肾小球硬化。刚果红染色阴性。LCDD合并MM者骨髓瘤管型很少见到。②免疫荧光：可见单克隆轻链（80%为κ型）沉积于肾小球系膜区（结节内）、肾小管基膜和血管壁，补体成分染色常阴性，单克隆轻链弥漫性沿肾小管基膜呈点状或颗粒状沉积。③电镜：肾小球基膜内稀疏层和系膜区有颗粒状物质沉积，系膜基质增宽和肾小球基膜增厚；肾小管基膜和肾间质血管基膜可见密集颗粒电子致密物。

诊断与鉴别诊断　根据临床表现及具有典型LCDD肾活检组织病理特点可确诊。

此病应与原发性系统性淀粉样变性、糖尿病肾病等鉴别。与原发性系统性淀粉样变鉴别要点：①LCDD其沉积轻链中约80%为κ型，而后者沉积轻链中约75%为λ型。②典型LCDD中轻链片段是免疫球蛋白的恒定区，其典型的单克隆轻链免疫荧光呈强阳性，后者沉积的轻链片段是免疫球蛋白的可变区，所以其抗κ型/λ型轻链抗体免疫荧光只呈现弱阳性。③LCDD的轻链沉积呈颗粒状而非纤维样或β片层结构，不能结合刚果红和硫黄素；后者的轻链沉积在电镜下呈纤维样或β片层结构，能与刚果红结合，在偏光显微镜下呈现绿色双折光，与硫黄素结合产生黄绿色荧光。④LCDD常并发于MM或其他疾病如淋巴瘤或瓦氏巨球蛋白血症等，导致单克隆轻链过度产生。根据糖尿病肾病典型的病史及上述肾活检病理特点不难与糖尿病肾病鉴别。

治疗　与MM治疗策略相似，一般对化疗较敏感，使用泼尼松+美法仑联合化疗可使LCDD所致肾功能不全得以稳定或改善。硼替佐米、沙利度胺、来那度胺等靶向药及自体造血干细胞移植均有较好疗效。患者应摄入充足水分，防止脱水，减少游离轻链在肾脏沉积而引起肾小管损害。若因肾脏病变有明显肾功能不全，疗效常较差。其他主要措施为抗感染治疗，加强原发病及对症治疗。对有急性肾衰竭者，除透析外，必要时应行血浆置换。

预后　差异较大，伴MM者预后较差。死亡原因主要是心脏病、心力衰竭、肾衰竭或并发感染。

（侯　健）

T yòulínbāxìbāo báixuèbìng

T幼淋巴细胞白血病（T cell prolymphocytic leukemia，T-PLL）

以小或中等大小的胸腺后T细胞表型的幼稚淋巴细胞增多，可浸润外周血、骨髓、淋巴结、肝、脾和皮肤为特征的侵袭性T细胞白血病。属少见病，发病率较低，占所有成熟淋巴细胞白血病的2%。发病年龄一般为30岁以上，中位发病年龄为65岁，男女比例为3∶2。

病因及发病机制　病因尚不明确。有报道人T细胞白血病病毒（human T cell leukemia virus，HTLV）-Ⅰ感染导致部分患者继发T-PLL，特别是在日本西南部等HTLV-Ⅰ感染流行的地区发病率较高。患者HTLV-Ⅰ血清学检测阴性，但用聚合酶链反应能检测到感染的HTLV-Ⅰ前病毒的完整基因组。也有EB病毒感染和T-PLL发病有关的报道。已证实T细胞白血病-1基因和共济失调毛细血管扩张症突变基因在T-PLL发病机制中起重要作用。

临床表现　患者多有明显的肝、脾和淋巴结肿大，约20%患者出现皮肤结节、皮疹等皮肤浸润症状，少数出现浆膜腔积液和累及眼结膜的表现。大多患者临床过程呈侵袭性，也有患者呈惰性起病，2~3年后病程进入侵袭性阶段。

辅助检查　包括以下几方面。

血象　患者外周血淋巴细胞计数 > 100×10^9/L，半数患者可>200×10^9/L。幼淋巴细胞骨髓浸润和（或）脾功能亢进可致贫血和血小板减少。

细胞形态学和组织病理学检查　①外周血涂片：表现为小到中等大小的淋巴细胞增多，细胞呈圆形、卵圆形，胞质表面有突起或滤泡，胞质嗜碱性，无颗粒，核不规则，可见核仁。25%的T-PLL患者血涂片中出现染色质密集的小淋巴细胞，其形态小，光镜下核仁不明显，为T-PLL的小细胞变异型。5%患者可出现脑回状的不规则核。②骨髓病理：示幼淋巴细胞呈弥漫性浸润，常伴网状纤维化，但单独靠骨髓组织病理学很难诊断，需结合其他检查；淋巴结病理示副皮质区肿瘤细胞弥散性浸润，皮质旁区扩张，可不累及淋巴滤泡，肿瘤细胞浸润的内皮小静脉明显增多。③脾病理：示红髓和白髓扩大，内有大量有核淋巴细胞，滤泡中心萎缩。幼淋细胞也可浸润至脾窦和脾索，但其结构可无破坏。④皮肤病理：示幼淋细胞主要围绕皮肤附属器的真皮弥散性浸润。

细胞化学染色和免疫表型检查　T幼淋细胞α-乙酸萘酚酯酶（α-NAE）染色强阳性，高尔基区酸性磷酸酶（ACP）染色呈点状阳性。T幼淋巴细胞膜表面标志显示：TdT^-、$CD1a^-$、$CD2^+$、$CD3^+$、$CD5^+$、$CD7^+$；膜表面CD3表达呈弱阳性，CD52高表达。60%患者$CD4^+/CD8^-$；25%患者共表达$CD4^+/CD8^+$（为T-PLL细胞所特有）；约15%患者$CD4^-/CD8^+$。

细胞和分子遗传学检查　T-PLL患者最常见的染色体异常为inv14（q11；q32），见于80%的T-PLL患者；70%~80%患者出现8号染色体异常：idic（8p11）、t（8；8）（p11-p12；q12）、8q三体。约46%的T-PLL患者定位于11q23.1的*ATM*基因发生错义突变，该突变也可造成共济失调性毛细血管扩张症，因此患者常继发T-PLL，提示*ATM*基因在T-PLL中起肿瘤抑制作用。10%患者发生t（14；14）（q11；q32）易位，激活*TCL1A*、*TCL1B*癌基因；少数患者为t（X；14）（q28；q11）异常，使14q11的*TCRαδ*基因和定位于Xq28的*MTCP1*基因发生易位，后者是*TCL1A*基因的同源类似物，*TCL1A*和*MTCP1*基因均为癌基因能诱导转基因小鼠发生T细胞白血病。其他遗传学异常有12p13缺失、6和17号染色体异常和p53蛋白高表达（17p13.1）等。

诊断　明显肝、脾、淋巴结肿大，外周血高淋巴细胞计数（$>100×10^9/L$）结合外周血淋巴细胞形态检查，细胞遗传学异常，T-PLL免疫表型和*TCR*重排等可确诊。

鉴别诊断　①T细胞大颗粒淋巴细胞白血病（T cell large granular lymphocyte leukemia，T-LGLL）：外周血肿瘤细胞形态和T-PLL明显不同，T-LGLL为大颗粒淋巴细胞，后者为幼淋巴细胞；T-LGLL临床呈惰性病程，主要累及免疫系统和血液系统，患者出现反复细菌感染、粒细胞减少，肝脾大比T-PLL更不明显。②成人T细胞白血病/淋巴瘤（adult T cell leukemia/lymphoma，ATLL）：表现为肝、脾、淋巴结肿大，高血钙和皮肤浸润，其皮肤病变可累及表皮，这与T-PLL累及皮肤真皮特点不同；ATLL常与HTLV-1感染有关，血清学检查常阳性。③B幼淋巴细胞白血病（B cell prolymphocytic leukemia，B-PLL）：两者均表现为幼淋巴细胞增多，但可通过细胞免疫表型进行区分。B-PLL皮肤浸润和淋巴结肿大少见。④塞扎里综合征（Sézary syndrome）：T-PLL幼淋巴细胞可出现类似于赛扎里综合征的脑回状细胞核，两者均可累及皮肤，但赛扎里综合征常累及皮肤表皮，T-PLL通常累及皮肤真皮。

治疗　病程呈侵袭性的患者确诊后应尽快治疗。对无症状、病程相对惰性患者可暂不治疗，若出现症状和疾病进展则应采取治疗。

传统化疗　T-PLL患者比B细胞淋巴瘤更易产生耐药，使用传统的烷化剂为基础的联合化疗方案治疗反应率较低。有研究显示T-PLL患者接受烷化剂治疗，仅有28%患者获得部分缓解，对CHOP方案（环磷酰胺+多柔比星+长春新碱+泼尼松）的反应率也仅有33%，且缓解持续时间较短。

嘌呤类似物　已作为治疗T-PLL的一线药物。常用的有喷司他丁、克拉屈滨、氟达拉滨等。此类药物对腺苷脱氨酶有强大的抑制作用，明显提高T-PLL患者反应率，延长缓解持续时间。喷司他丁和克拉屈滨治疗T-PLL反应率分别为45%和40%，氟达拉滨对慢性淋巴细胞白血病的疗效较确切，治疗T-PLL疗效不显著，仅少数患者有反应，现倾向于用其治疗病程偏惰性的T-PLL患者。患者对此类药物耐受性良好，不良反应为轻度骨髓抑制、淋巴细胞减少、免疫抑制和机会性感染等。

抗CD52单抗　是一种人源性IgG1κ单克隆抗体，于1983年发现，可通过细胞凋亡、补体依赖的细胞毒性和抗体依赖细胞介导的细胞毒作用清除人T细胞。治疗T-PLL患者的治疗反应率为51%~76%，完全缓解率为31%~60%。患者对药物耐受性较好，是治疗T-PLL最有前景的药物。主要不良反应为淋巴细胞和粒细胞减少、机会性感染。阿仑单抗主要用于嘌呤类似物治疗后部分缓解或耐药的T-PLL患者，也可用作一线药物。还有一些新药对成熟T细胞淋巴瘤有治疗效应，如第二代抗叶酸代谢药物普拉曲沙、嘧啶类抗代谢药物吉西他滨、组蛋白去乙酰基酶抑制剂。上述药物治疗T-PLL尚无大宗病例资料，疗效不明确。一些临床研究用嘌呤类似物、阿仑单抗和传统化疗药联合治疗T-PLL，有望进一步提高T-PLL疗效。

造血干细胞移植　虽然阿仑单抗的使用明显提高T-PLL患者疗效，缓解期明显延长，但是患者终究要复发，寻求获得长期无病生存的方法仍有必要。清髓性和减低剂量预处理的异基因造血干细胞移植用于 T-PLL 显示部分患者获良好反应，有望成为治愈 T-PLL 的方法。自体造血干细胞移植也获得一定疗效，但复发率比异体移植高。T-PLL 发病者多为老年人，何种移植方法更适合患者尚无定论。

预后 T-PLL 患者病程呈侵袭性，预后差，中位生存期仅为 7.5 个月。明显的肝大、淋巴结大、高乳酸脱氢酶为预后不良因素。

（邱录贵）

T xìbāo dàkēlì línbāxìbāo báixuèbìng

T 细胞大颗粒淋巴细胞白血病（T cell large granular lymphocyte leukemia，T-LGLL）以外周血 T 大颗粒淋巴细胞持续（>6 个月）增多为特征的淋巴细胞白血病。占成熟淋巴细胞白血病的 2%～3%，发病率无明显性别差异。大多数（73%）患者发病集中在 45～75 岁，<25 岁患者不超过 3%。

病因及发病机制 绝大多数肿瘤细胞来源于 $CD8^+$ 细胞毒性 T 细胞，克隆增生的大颗粒淋巴细胞（large granular lymphocyte，LGL）部分保留正常细胞毒性 T 细胞的免疫表型特点和功能特征。发病机制不明，可能与持续免疫刺激有关。

临床表现 多表现为惰性临床病程，累及外周血、骨髓、肝、脾，累及淋巴结罕见。常见临床特征为伴或不伴贫血的中性粒细胞减少，血小板计数一般正常。少数可导致纯红细胞再生障碍性贫血。常伴自身免疫异常，出现类风湿因子、循环免疫复合物及其他自身免疫抗体阳性，也可出现高免疫球蛋白血症。体检最常发现是脾轻度肿大。

辅助检查 包括以下几方面。

细胞形态学检查 淋巴细胞增多，通常为（2～20）$\times 10^9$/L。主要是 LGL，胞质丰富，内有细小或粗块状的嗜苯胺蓝颗粒，在超微结构中，淋巴细胞中的嗜苯胺蓝颗粒特征表现为平行的管状排列，含许多在细胞溶解过程发挥作用的蛋白，如穿孔素、颗粒酶 B 等。对诊断 T-LGLL 所要求的淋巴细胞绝对值增高程度尚无统一意见，但 LGL 绝对值>2$\times 10^9$/L，常提示属于克隆性增殖。骨髓侵犯程度不一，常为间质性或窦腔样浸润，淋巴细胞所占比例<50%。

免疫表型检查 T-LGLL 表现为成熟细胞毒 T 细胞免疫表型特征，$CD3^+$、$CD8^+$、$TCR\alpha\beta^+$，少见变异性可表现为 $CD4^+$、$TCR\alpha\beta^+$ 或 $TCR\gamma\delta^+$。T 细胞标志 CD5 和 CD7 常出现表达缺失，80% 患者表达 CD16 和 CD57。>50%患者表达自然杀伤细胞识别主要组织相容性复合体 Ⅰ 类抗原的特异性受体 CD94/NKG2 和 KIR，KIR 阳性患者只表达一种异构体，可用于判断 LGL 的克隆性。LGL 表达细胞毒效应蛋白 TIA1、颗粒酶 B 和颗粒酶 M。利用免疫组化检测骨髓活检组织中的细胞毒效应蛋白和 CD8 有助于诊断。

遗传学检查 所有 T-LGLL 诊断时均应获得 *TCR* 基因重排的证据。所有病例均有 *TRG* 基因重排，即使是表达 TCRαβ 受体的患者。$TCR\gamma\delta^+$ 变异型中，*TRB* 基因可维持胚系结构。大多数 T-LGLL 染色体核型为正常核型，少数病例可能出现染色体数量或结构异常，但尚未发现重现性遗传学异常。

诊断 应综合临床表现、外周血淋巴细胞形态及绝对值、免疫表型、分子生物学检测的 *TCR* 重排结果。慢性中性粒细胞减少、纯红细胞再生障碍性贫血、成人周期性中性粒细胞减少和类风湿关节炎患者均应疑诊 T-LGLL。拟定诊断标准如下。①外周血涂片检查：外周血 LGL 绝对值>2$\times 10^9$/L，持续时间>6 个月；约 25% 的 T-LGLL 患者循环中 LGL<0.5$\times 10^9$/L。②典型免疫表型：$CD3^+/CD4^-/CD8^+/CD16^+/CD56^-/CD57^+/TCR\alpha\beta^+$。③克隆性：*TCR* 克隆重排阳性。④T-LGLL 相应的临床表型。符合上述 4 条可确诊。若 LGL<0.5$\times 10^9$/L，但符合其他 3 条标准也可诊断。

鉴别诊断 ①反应性 T 细胞增多：主要依靠免疫表型及 *TCR* 基因重排判断 T 细胞克隆性，T-LGLL 的 *TCR* 基因重排阳性，而反应性 T 细胞增多阴性。②侵袭性自然杀伤细胞白血病和慢性自然杀伤细胞增殖性疾病：主要依靠免疫表型，二者起源于自然杀伤细胞，具有自然杀伤（NK）细胞的免疫表型特征。

治疗 旨在纠正血细胞减少，降低或清除克隆性增殖的 LGL。T-LGLL 的治疗应注重于免疫抑制治疗，而非消除恶性克隆。常用药物包括小剂量甲氨蝶呤、环磷酰胺、环孢素等，在免疫抑制治疗的基础上加用糖皮质激素可缩短取得疗效的时间。治疗指征包括严重的中性粒细胞减少及由此所致的反复细菌感染，伴临床表现的贫血或血小板减少，脏器明显肿大或外周血淋巴细胞计数迅速升高。对无治疗指征者，只需密切随访，不需治疗。

预后 T-LGLL 病程缓慢，通常表现为非侵袭性，有些学者认为将之视为慢性淋巴细胞克隆性增殖比白血病可能更合适。少数病例可表现为侵袭性临床病程。T-LGLL 常伴中性粒细胞减少，但很少因此而死亡。

（邱录贵）

mànxìng zìránshāshāngxìbāo zēngzhíxìng jíbìng

慢性自然杀伤细胞增殖性疾病

慢性自然杀伤细胞增殖性疾病（chronic lymphoproliferative disorder of natural killer cell，CLPD-NK） 以外周血中自然杀伤细胞持续（>6个月）增多（通常≥2×10^9/L）为主要特征的异质性疾病。由于现有临床检测手段难以鉴别反应性和肿瘤性自然杀伤细胞（简称NK细胞）增多，CLPD-NK代表了一种慢性NK细胞增殖的疾病，作为世界卫生组织（WHO）淋巴与造血组织肿瘤病理学分类的暂定名称。此病少见，多发生于中老年人，中位发病年龄为60岁，无性别差异。

病因及发病机制尚不清楚。大多数患者无临床症状，少数患者可出现系统性症状和血细胞减少（贫血和中性粒细胞减少）。主要累及骨髓和外周血，很少侵犯淋巴结、肝、脾和皮肤。

辅助检查如下。①细胞形态学检查：外周血循环中NK细胞增多，体积中等大小，核圆，轻度嗜碱性胞质中含细小或粗糙的嗜苯胺蓝颗粒。骨髓侵犯程度不一，通常为间质性或窦腔样浸润。②免疫表型检查：CLPD-NK起源于成熟NK细胞，膜表面$CD3^-$、胞质$CD3\varepsilon^+$、$CD16^+$，弱表达CD56。细胞毒标志TIA1、颗粒酶M和颗粒酶B阳性。CD2、CD7和CD57表达缺失。正常NK细胞通过表达杀伤细胞抑制性受体（killer-cell inhibitory receptor，KIR）与其他细胞表达的配体人类白细胞抗原-Ⅰ类分子结合，抑制NK细胞活性，使NK细胞对自身处于耐受状态。CLPD-NK肿瘤细胞的KIR表达异常，或限制性表达一种异构体或表达缺失。其他NK细胞受体异常包括高表达CD94/NKG2A异源二聚体和CD161表达缺失。③遗传学检查：大多数患者染色体核型正常。

CLPD-NK尚无统一诊断标准。外周血NK淋巴细胞持续（>6个月）增多（通常≥2×10^9/L），结合免疫表型和临床表现可诊断。需与一过性反应性NK细胞增多鉴别，后者主要见于病毒感染和自身免疫病，持续时间较短；与侵袭性NK细胞白血病鉴别主要依靠临床病程。

大多数患者表现为惰性临床病程，不需治疗。淋巴细胞进行性增多和血细胞减少加重提示疾病进展。伴血细胞减少、反复感染、有并发症者提示预后不良。少数患者可自发缓解或进展为侵袭性NK细胞白血病。

（邱录贵）

qīnxíxìng zìránshāshāngxìbāo báixuèbìng

侵袭性自然杀伤细胞白血病

侵袭性自然杀伤细胞白血病（aggressive natural killer cell leukemia，ANKCL） 常伴EB病毒感染，具有高度侵袭性临床病程的自然杀伤细胞系统性恶性增殖性疾病。是一种极少见的白血病类型，多见于亚洲人群。患者大部分为中青年人，中位发病年龄为42岁，发病率无性别差异。

病因及发病机制 病因不明，绝大多数患者伴EB病毒（Epstein-Barr virus，EBV）感染，提示EBV可能在ANKCL发病中发挥一定作用。与一般意义上的白血病不同，有时ANKCL肿瘤细胞在外周血和骨髓中数量不一定增高，因此又称侵袭性自然杀伤细胞白血病/淋巴瘤。ANKCL与伴多器官侵犯的结外自然杀伤细胞/T细胞淋巴瘤在临床表现上重合度较高，免疫表型类似，两者可能代表同一种疾病的不同阶段。

临床表现 任何器官均可累及，最常见是外周血、骨髓、肝、脾。患者全身症状比较明显，发热、肝脾大较常见，偶有淋巴结肿大，很少侵犯皮肤。部分患者出现凝血功能障碍、噬血细胞综合征和多器官功能障碍综合征。外周血白细胞绝对值高低不一，贫血、中心粒细胞减少及血小板减少较常见。血清乳酸脱氢酶水平常明显升高。

辅助检查 包括以下几方面。

细胞形态学及组织病理学检查 肿瘤细胞外形差别较大，有的类似于正常大颗粒淋巴细胞，有的细胞核增大、不规则折叠、染色质疏松，核仁明显。胞质丰富，淡染或轻度嗜碱性，含细小或粗块状的嗜苯胺蓝颗粒。骨髓侵犯程度不一，可为弥漫、局灶或轻度侵犯，可观察到噬血细胞现象。

免疫表型检查 免疫表型特征为$CD2^+$、膜表面$CD3^-$、$CD3\varepsilon^+$、$CD56^+$，偶尔表达CD11b，CD57常阴性，表达细胞毒蛋白。肿瘤细胞高表达Fas配体（FasL），患者血清中可见检测到高水平的FasL。

遗传学检查 *TCR*基因呈胚系结构，需通过其他方法判断肿瘤细胞的克隆性，如染色体或检测女性患者X染色体失活模式。>90%患者EBV阳性。部分患者可检测到重现性染色体异常，如del（6）（q21q25）和del（11q）。使用比较基因组杂交技术检测发现ANKCL与结外NK/T细胞淋巴瘤的染色体异常存在较大差异，17p-、7p-和1q+常见于前者，而6q-多见于后者。

诊断 尚无统一诊断标准：

①外周血大颗粒淋巴细胞绝对值>2×10^9/L。②典型免疫表型：$CD2^+$/膜表面$CD3^-$/$CD3\varepsilon^+$/$CD56^+$/$CD57^-$ $EBER^+$/$CD11b^{+/-}$/$CD16^{+/-}$，细胞毒分子阳性。③克隆性：缺乏可供检测的克隆性标志，*TCR*克隆性重排阴性，有助于排除T细胞大颗粒淋巴细胞白血病。④侵袭性临床进程。

鉴别诊断 ①慢性自然杀伤细胞增殖性疾病：表现为惰性临床病程，ANKCL呈侵袭性病程。②T细胞大颗粒淋巴细胞白血病：表现为惰性临床病程，免疫表型具有细胞毒性T细胞的特征。

治疗 尚无标准治疗方案。一般采取急性淋巴细胞白血病或非霍奇金淋巴瘤样化疗方案，若缓解应及时行异基因造血干细胞移植。

预后 绝大多数患者可复发，中位生存期2个月，死亡原因为多器官功能障碍综合征、凝血功能异常和噬血细胞综合征。

（邱录贵）

értóng EB bìngdú yángxìng T xìbāo zēngzhíxìng jíbìng

儿童EB病毒阳性T细胞增殖性疾病（EBV-positive T cell lymphoproliferative disease in childhood） 以EB病毒感染的T细胞克隆性增殖为特征的疾病。可威胁儿童和青少年生命。包括儿童系统性EB病毒阳性T细胞增殖性疾病和种痘水疱病样淋巴瘤两个亚型。

（邱录贵）

értóng xìtǒngxìng EB bìngdú yángxìng T xìbāo zēngzhíxìng jíbìng

儿童系统性EB病毒阳性T细胞增殖性疾病（systemic EBV-positive T cell lymphoproliferative disease in childhood） 发生于原发性急性EB病毒感染后不久或慢性活动性EB病毒感染，T细胞呈多克隆或寡克隆增殖性疾病。曾称儿童暴发性EB病毒阳性T淋巴组织增殖性疾病、散发致死性传染性单核细胞增生症、台湾儿童暴发性噬血细胞综合征、日本致死性EB病毒相关噬血细胞综合征和严重慢性活动性EB病毒感染。2008年世界卫生组织（WHO）造血与淋巴组织肿瘤分类中将这类疾病统一命名为现名。发病人群主要在亚洲（日本和中国台湾地区）、中美洲和南美洲土著居民和墨西哥，欧美国家发病罕见。主要发病人群为儿童和青少年，无性别差异。中国也有散发病例报道。

病因及发病机制 与原发EB病毒（Epstein-Barr virus，EBV）感染有关，其感染T细胞致克隆性增殖的机制尚不清楚。可能为以下原因：①宿主免疫异常。②宿主遗传学缺陷。③淋巴组织中穿孔蛋白基因突变导致功能丧失，淋巴细胞增殖失控。④CD40异位表达致EBV克隆性扩增，恶性转化的机会增多。

临床表现 起病前有急性或慢性EBV感染史，大多数呈暴发性起病，出现发热、全身不适等类似急性病毒性呼吸道感染症状。数周至数月后患者出现肝脾大、肝衰竭、淋巴结肿大等，也可侵犯骨髓、皮肤、肺部。有些患者有蚊虫叮咬超敏反应和皮疹等皮肤损害表现。常合并噬血细胞综合征、凝血功能异常、多器官功能障碍综合征和脓毒血症等。也有患者临床病程呈亚急性，病程持续数月至1年。

辅助检查 主要包括以下几方面。

血清学检查 可出现肝功能异常、出凝血功能异常、EBV血清学检查异常，抗EBV衣壳抗原IgM（VCA-IgM）抗体效价降低或缺乏。

组织病理学和免疫表型检查 WHO将此病的病理形态学特点概括为：组织中浸润的T细胞常为小细胞，缺乏明显的异型性。部分病例可见中到大的多形性淋巴细胞，核不规则，核分裂象易见。肝病理活检示肝窦和肝门有明显的恶性细胞浸润、胆汁淤积、肝细胞脂肪变性及坏死。脾病理示窦内恶性细胞浸润，伴嗜红细胞现象，脾白髓减少；淋巴结病理学检查示淋巴结结构尚存，淋巴窦开放，窦内可见组织细胞增多及嗜红细胞现象，淋巴滤泡周围有较多$CD8^+$小淋巴细胞浸润；骨髓活检示组织细胞增生，伴突出的嗜红细胞现象。浸润细胞典型免疫表型为$CD2^+$、$CD3^+$、$CD56^-$和$TIA1^+$。继发于急性原发性EBV感染的患者多数$CD8^+$，而严重慢性EBV感染的患者多为$CD4^+$。很少EBV感染的T细胞同时出现$CD4^+$和$CD8^+$，几乎所有患者均可检测到EBV编码的RNA（EBER）阳性。

遗传学检查 恶性细胞提示*TCR*基因单克隆重排，无一致的染色体畸形。所有患者均可检测到A型EBV和*LMP1*基因野生型或30bp产物。原位杂交显示大多数浸润的淋巴细胞EBER阳性。

诊断 根据患者有急慢性EBV感染病史，EBV阳性的T细胞增生并浸润肝、脾、淋巴结、骨髓等脏器，脾和骨髓有明显的噬血细胞现象等可确诊。

鉴别诊断 ①传染性单核细胞增多症：源于EBV感染，临床也可表现为发热、淋巴结肿大、肝脾大等，外周血和骨髓中出现异形淋巴细胞，EBV检测为阳性。

但此病临床病程呈自限性，淋巴组织呈良性增生。②*侵袭性自然杀伤细胞白血病*：大多病例与EBV感染相关，临床呈高度侵袭性，也可表现为不明原因高热、明显肝脾大、肝功能异常。临床和病理表现二者有重叠。但成熟自然杀伤细胞胞质内富含嗜天青颗粒，组织浸润呈多形性，常累及血管，典型免疫表型为$CD2^+$、$CD3^-$、$CD56^+$和*TCR*基因克隆性重排阴性。

治疗 在慢性活动性EBV感染阶段，可用更昔洛韦等抑制病毒复制或γ-干扰素抗病毒治疗，增强自然杀伤细胞的活性，清除感染的EBV，但上述方法均不能阻止疾病进展。最有效的方法是造血干细胞移植，总生存率达50%~64%，旨在清除感染的EBV细胞，重建EBV特异性的细胞免疫。由于移植相关并发症增加，造血干细胞移植并未提高患者总生存率。

（邱录贵）

zhǒngdòushuǐpàobìngyàng línbāliú

种痘水疱病样淋巴瘤（hydroa vacciniforme-like lymphoma）

儿童EB病毒阳性的皮肤T细胞淋巴瘤。发病人群分布在亚洲、中美洲、南美洲土著居民和墨西哥。种族差异的原因与其他EB病毒（Epstein-Barr virus，EBV）阳性T细胞/自然杀伤细胞淋巴瘤相同，可能与机体对EBV细胞免疫反应缺陷有关。此病少发于成人。

瘤细胞通常为EBV感染后T细胞或自然杀伤细胞（简称NK细胞）转化而来。此病进展缓慢，反复发作。患者对阳光和蚊虫叮咬高度敏感，可加剧临床症状。主要累及暴露于阳光的皮肤，特别是面部。表现为丘疹水疱样出疹、溃疡、结痂。部分患者在疾病晚期出现系统性症状，如发热、消瘦、淋巴结肿大、肝脾大等。

辅助检查如下。①组织病理学和免疫表型检查：皮肤病理活检示小到中等体积的淋巴细胞浸润，无明显异型性。浸润深度从表皮至皮下组织，可形成表皮溃疡和组织坏死，血管中心性聚集和血管壁浸润。浸润细胞多为细胞毒性T细胞，也可为表达CD56的NK细胞。②遗传学检查：无染色体异常。大多数T细胞来源的病例存在*TCR*基因克隆性重排。部分NK细胞来源的病例无*TCR*基因克隆性重排。所有浸润细胞EBV编码的RNA（EBER）原位杂交阳性，*LMP1*阴性。EBV末端重复序列分析为单克隆。

存在发热、丘疹、水疱疹、破溃结痂等皮肤损害，有典型病理形态学特点，浸润细胞大多为$CD8^+$T细胞呈TCR^+，$CD56^+$NK细胞则TCR^-，EBER原位杂交阳性，*LMP1*阴性，符合上述条件者可诊断此病。

应与下述疾病鉴别。①结外NK细胞/T细胞淋巴瘤：与EBV感染密切有关。多累及鼻咽部，也可累及皮肤，常伴黏膜溃疡和淋巴细胞弥漫性浸润，浸润细胞大小不等，血管呈中心性浸润和破坏，常见组织细胞坏死和凋亡，EBER原位杂交阳性。②*蕈样肉芽肿病*：为常见的原发皮肤淋巴瘤，皮肤损害有嗜表皮性，呈斑片期-斑块期-肿瘤期演变过程。临床进程多呈惰性。组织病理示瘤细胞核大深染、呈脑回状，单个散在时周围见空晕样透明空隙，呈堆聚集时形成Pautrier微脓肿。瘤细胞不表达CD56，EBER阴性。

有关此病治疗的报道较少。常采用联合化疗，局部皮肤损害可用放疗。2002年巴里奥努埃沃（Barrionuevo）报道了16例化疗或化疗联合放疗，随访2年生存率为43%。也有少量病例行造血干细胞移植后获益的报道。

此病临床进展不一，病变累及多系统前皮肤损害可反复持续10~15年，一旦累及各系统脏器，则临床过程具有高度侵袭性。死因常为败血症、多器官功能障碍综合征、恶性肿瘤或噬血细胞综合征。

（邱录贵）

chéngrén T xìbāo báixuèbìng / línbāliú

成人T细胞白血病/淋巴瘤（adult T cell leukemia/lymphoma，ATLL）

人T细胞白血病病毒-1所致由高度多形性淋巴细胞组成的外周T细胞肿瘤。此病分布广泛，有明显地域性，好发于日本西南部、加勒比地区、非洲中部部分地区。中国发病率低。地域性分布与人T细胞白血病病毒（human T cell leukemia virus，HTLV）地方性感染相关。在日本，病毒携带者的ATLL累积发病率为2.5%。有散发病例报道，但是感染者通常有上述疾病流行区居住经历。发病年龄为20~80岁，中位发病年龄58岁。

病因及发病机制 HTLV-1为反转录病毒，感染患者通常在较年轻时感染，然后经过较长时间的潜伏期。该病毒主要传播途径有母婴传播、性传播及血源性传播。HTLV-1与此病发生有紧密关系，但是单独的HTLV-1感染并不足以导致被感染细胞的肿瘤性转化。HTLV-1癌蛋白Tax在发病中起重要作用，Tax是病毒基因组Px区域编码的40kD磷蛋白。这种病毒蛋白可导致病毒感染的淋巴细胞中多种基因的转录激活。HTLV-1的碱性亮氨酸拉链转录因子（HBZ）对于T细胞增殖及肿瘤的发生有重要作用。随着时间推移，感染细胞中其他遗传缺陷逐渐积累可能最终导致肿瘤发生。HTLV-1可间接导致其他疾病，如HTLV-1相关脊髓病/典型痉挛性瘫痪。HTLV-1pX区编码的Tax蛋白在肿瘤发生中起重要作用，可作用于多个信号通路。Tax与转录因子相互作用，激活多个重要的细胞转录因子通路。病毒可增强环磷腺苷反应元件结合蛋白的磷酸化，在肿瘤的发生中起重要作用。

临床表现 疾病表现存在地域性差异，例如，加勒比地区的患者外周血累及比日本患者更常见。大多数ATLL患者肿瘤累及广泛淋巴结及外周血。循环中肿瘤细胞与骨髓受累程度通常不一致，提示循环中肿瘤细胞来自于其他器官，如皮肤疾病通常呈系统性分布，包括脾及淋巴结外部位如皮肤、肺、肝、胃肠道及中枢神经系统。皮肤是最常见的淋巴结外受累部位（>50%）。

辅助检查 主要包括以下几方面。

细胞形态学及组织病理学检查 肿瘤细胞形态多样。有多形性小、中、大的细胞型，间变性及类似于肿瘤免疫母淋巴瘤细胞。有些患者存在白血病方式浸润，残存或扩张的淋巴窦内可见恶性细胞。炎性背景较稀疏，但常存在嗜酸性粒细胞。肿瘤细胞主要是中等大小至大细胞，有明显多形性核，染色质粗，核仁清晰。部分肿瘤细胞呈母细胞样，并有转化核及分散的染色质。可见细胞核呈“扭曲样”或“脑回样”的巨细胞。罕见病例由不典型小淋巴细胞组成，并存在不规则的核扭曲。细胞大小与临床病程无关。早期ATLL患者淋巴结病理形态可能类似于霍奇金淋巴瘤。淋巴结副皮质区扩张，可见小至中的淋巴细胞弥漫浸润，中等大小的不规则核，明显的核仁，以及较少的胞质。背景上可见EB病毒阳性的B细胞及霍奇金淋巴瘤样的特点。这些感染EB病毒的B细胞继发于ATLL患者的免疫缺陷。

外周血中肿瘤细胞因分叶核形似花瓣而被称为“花样细胞”。这些细胞有深染的嗜碱性胞质。骨髓受侵常呈片状，分布稀疏至中等密度。常可见明显骨质破坏，即使无肿瘤细胞浸润也可见明显骨质破坏。皮肤损伤可见于>50%的ATLL患者中。表皮的Pautrier微脓肿浸润较常见。真皮浸润常发生于血管间隙，大的肿瘤结节可扩展至真皮下组织。多个器官的弥漫性浸润体现该肿瘤系统性病变及在循环中存在肿瘤细胞的特性。

免疫表型检查 肿瘤细胞表达T细胞相关抗原（CD2、CD3、CD5），但缺乏CD7表达。大部分患者为$CD4^+$，$CD8^-$，少数患者为$CD4^-$、$CD8^+$或是双阳性。CD25在几乎所有患者中强表达。大的转化细胞可呈CD30阳性但ALK阴性，以及细胞毒分子阴性。肿瘤细胞常表达细胞因子受体CCR4及FOXP3，这恰是调节型T细胞的特征。

遗传学检查 T细胞受体基因存在着克隆性重排。所有病例均可见克隆性HTLV-1的整合。在健康携带者中并未发现该病毒基因组的克隆性整合。几乎所有ATLL患者均存在染色体数目及结构异常，但无特异性。

诊断 诊断依据：①实验室检查证实HTLV-1阳性。②分子学检测证实存在HTLV-1克隆整合。③上述两条不可确诊者需进行淋巴结、皮肤、胃肠道或骨髓活检。④组织学异常基础上的CD3、CD4、CD7、CD8、CD25免疫组化检测。

根据患者临床特点ATLL分型如下（表）。①急性型：最常见，极具侵袭性，以血液中肿瘤细胞明显增多为主要特征，表现为明显白细胞增多、皮疹、淋巴结肿大。高钙血症是特征性表现之一。患者常有系统性损害表现伴肝脾大、乳酸脱氢酶水平增高。白细胞增多、嗜酸性粒细胞增多较常见，很多患者具有T细胞相关免疫缺陷如肺孢子菌肺炎、类圆线虫病。②淋巴瘤型：特点是患者有明显淋巴结肿大，但无外周血累及。大多数患者与急性型

表 ATLL不同临床亚型的诊断标准

特点	急性型	淋巴瘤型	慢性型	隐袭型
淋巴细胞增多	增多	无	增多	无
血异常淋巴细胞	增多	无	增多	>5%
乳酸脱氢酶	升高	升高	轻度升高	正常
血钙	多明显升高	常升高	可有升高	正常
皮疹	多样	多样	多样	红斑、丘疹
淋巴结肿大	多发肿大	多发肿大	轻度	无
肝脾大	多明显肿大	多明显肿大	轻度	无
骨髓浸润	明显	不明显	无	无

患者同样处于疾病进展阶段，但高钙血症发生率比急性型明显降低。急性型和淋巴瘤型患者皮肤损伤均较常见，可表现为红斑性皮疹、丘疹、结节，大结节常伴破溃。③慢性型：常伴剥脱性皮疹。可有淋巴细胞孤立型增加，但外周血不典型淋巴细胞数量并不多。可伴高钙血症。④隐袭型：外周血中白细胞计数正常，肿瘤细胞比例>5%。肿瘤细胞体积较小，且外形大致正常。患者常有皮肤及肺损伤，但无高钙血症。其中>25%的慢性型或隐袭型患者可进展为急性型，但进展期较长。

鉴别诊断 ①*T淋巴母细胞白血病/淋巴瘤*：患者肿瘤形态较均一，TdT阳性；ATLL肿瘤细胞多形性明显，且存在HTLV-1感染。②*蕈样肉芽肿病*：临床病史、病程、组织病理及肿瘤细胞免疫分型可鉴别。③*间变性大细胞淋巴瘤*：临床进展较缓慢，EMA及多数ALK阳性。

治疗 应根据临床分型和预后特点等选择治疗方案。对无症状的慢性型和隐袭型患者，可用与惰性淋巴瘤相同的治疗方案，先进行观察与等待，部分患者可在数月至数年间不需治疗，有症状者可选择抗病毒治疗或多药联合化疗。少数一般状况好的年轻患者可选择同种异基因造血干细胞移植（allogeneic hematopoietic stem cell transplantation，allo-HSCT）。约10%的患者可伴中枢神经系统浸润，故对所有急性型和淋巴瘤型患者进行预防性鞘内注射。

惰性ATLL治疗 预后良好者可等待观察。预后不良者可予以28天1次的CHOP方案，或小剂量依托泊苷，或干扰素。

侵袭性ATLL治疗 予以支持治疗，充分水化，碱化尿液，合理应用利尿药。处理高钙血症，可用二膦酸盐、降钙素降低血钙；糖皮质激素可缓解高钙血症的症状。联合化疗是主要治疗方法。CHOP（环磷酰胺+多柔比星+长春新碱+泼尼松）或VECP（长春新碱+多柔比星+环磷酰胺+泼尼松）为基础的化疗方案完全缓解（complete response，CR）率可达20%，除CHOP方案外，美国国家综合癌症网络（National Comprehensive Cancer Network，NCCN）推荐的一线治疗方案还有剂量调整的EPOCH（依托泊苷+长春新碱+吡柔比星+环磷酰胺+泼尼松）、HyperCVAD/HD-MTX+Ara-c方案（高分次环磷酰胺+长春新碱+多柔比星+地塞米松/大剂量甲氨蝶呤+阿糖胞苷）。增加化疗药物的种类可提高CR率，也可选用MACOP-B（甲氨蝶呤+多柔比星+环磷酰胺+长春新碱+泼尼松+博来霉素）、RCM（包含多种非交叉耐药化疗药物方案：环磷酰胺，泼尼松、长春地辛、雷莫司汀，甲氨蝶呤、吡柔比星、依托泊苷、培洛霉素、阿糖胞苷、米托蒽醌、多柔比星）方案和长期维持OPEC（长春新碱+泼尼松+依托泊苷+环磷酰胺）/MPEC（甲氨蝶呤+泼尼松+依托泊苷+环磷酰胺）方案。可口服依托泊苷、泼尼松治疗。可应用新药喷司他丁，单用或联合其他细胞毒药物，CR率可达15%；也可选用伊立替康。有回顾性分析显示，接受同种allo-HSCT可能获得更好疗效，老年难治性ATLL可选择非清髓性或减低预处理强度的allo-HSCT治疗。

预后 临床类型、年龄、体能状况、血钙及LDH水平是影响预后主要的因素。急性型及淋巴瘤型生存期在2周至1年余不等。急性型患者进展迅速，化疗反应差，中位生存期6个月，2年生存率16.7%，4年生存率5.0%。淋巴瘤型患者化疗反应差，中位生存期6个月，2年生存率21.3%，4年生存率5.7%。致死原因主要为感染（如肺孢子菌肺炎、隐球菌脑炎、播散性水痘-带状疱疹病毒感染）及高钙血症。慢性型患者病情进展较慢，中位生存期24个月，2年生存率52.4%，4年生存率26.9%。隐袭型患者生存期最长，2年生存率77.7%，4年生存率62.8%。慢性型及隐袭型可进展为侵袭性强的急性型。

（邱录贵）

jiéwài zìránshāshāngxìbāo /T xìbāo línbāliú，bíxíng

结外自然杀伤细胞/T细胞淋巴瘤，鼻型（extranodal NK/T cell lymphoma，nasal type） 与EB病毒感染有关，肿瘤细胞呈细胞毒表型，以损伤、破坏血管伴明显组织坏死为特征的T细胞淋巴瘤。曾称血管中心性T细胞淋巴瘤、恶性中线网状细胞增生、多形性网状细胞增生、致死性中线性肉芽肿、血管中心性免疫增殖性损害。好发于亚洲、墨西哥、中南美洲。常发生于成年人，男性多于女性。这种肿瘤被定义为“NK/T细胞”淋巴瘤（而非NK细胞），是因为大部分患者为NK细胞表型，但是一些患者为细胞毒性T细胞表型。

病因及发病机制 病因知之甚少。发病与EB病毒（Epstein-Barr virus，EBV）感染有关，与种族无明显关系。

临床表现 病灶主要存在于结外。上呼吸道（鼻腔、鼻咽部、鼻窦、腭部）常受累，鼻腔为典型受累部位，常有鼻塞、鼻出血，鼻部或其周围皮肤肿胀、坏死。

肿瘤可扩展至邻近组织如鼻窦、口腔、腭部及口咽部。鼻腔外易受累部位包括皮肤、软组织、胃肠道及睾丸。部分患者伴继发淋巴结受累。罕见患者原发累及淋巴结。骨髓受累也较常见。部分患者伴噬血细胞综合征。皮肤病变常呈结节型，常伴溃疡。严重肠道损伤可致穿孔。其他受累部位常呈现团块性损伤。

患者常在发病时即处于疾病进展期，累及多个结外部位。可有系统性症状如发热、消瘦、乏力。淋巴结受累是疾病播散表现之一。发生骨髓及外周血受累的病例与侵袭性自然杀伤细胞白血病有重叠。

辅助检查 主要包括以下几方面。

细胞形态学和组织病理学检查 此病在不同侵袭部位的形态学特点相似。黏膜组织常呈明显溃疡。肿瘤浸润呈弥漫性及渗透性。黏膜腺体常呈空白或缺失。肿瘤呈血管中心性及血管侵袭性生长模式，可伴血管纤维蛋白样改变。凝固性坏死及混合性凋亡小体较常见。肿瘤侵犯、血管纤维蛋白样改变、凝固性坏死及混合性凋亡小体可致血管闭塞。其他因子（趋化因子、细胞因子）可加剧该过程。肿瘤细胞大小不等，可呈小细胞、中等细胞、大细胞及间变细胞型。大多数患者肿瘤细胞由中等大小的细胞组成，或小细胞与大细胞混合组成。细胞核不规则，染色质颗粒状，大细胞中可见囊状细胞核。核仁常小或不显著。胞质中等量，淡染。有丝分裂细胞多见。应用吉姆萨（Giemsa）染色可见明显的嗜苯胺蓝颗粒。超微结构可见结合有颗粒的电子致密膜。结外NK/T细胞淋巴瘤，尤其是存在明显的小细胞或混合细胞，或伴炎性细胞（小淋巴细胞、浆细胞、组织细胞、嗜酸性粒细胞）可模拟炎症进程。有时淋巴瘤伴随上皮表面的鲜红色的假性上皮瘤性增生。

免疫表型检查 典型免疫表型为 $CD2^{+}$、$CD56^{+}$、膜表面 $CD3^{-}$、胞质 $CD3\varepsilon^{+}$。CD56也是此病重要标志，但并非此病特异性标志。细胞毒分子（如颗粒酶B、TIA1及穿孔素）阳性。其他T/NK细胞相关抗原通常阴性，包括CD4、CD5、CD8、CD16、CD57、TCRδ、βF1。CD43、CD45RO、CD25、Fas（CD95）、HLA-DR及Fas配体常表达。偶有病例CD7或CD30阳性。$CD3\varepsilon^{+}CD56^{-}$ 的淋巴瘤，若细胞毒颗粒及EBV阳性也划为结外NK/T细胞淋巴瘤，鼻型。这种患者与表达CD56患者临床表现无明显差异。鼻型或其他结外淋巴瘤，若表达 $CD3\varepsilon$ 但 $CD56^{-}$，且EBV、细胞毒颗粒阴性，可诊断为外周T细胞淋巴瘤，非特指型。EBV感染与该病关系密切，若EBV阴性则此病的诊断值得怀疑。原位杂交方法检测EBV DNA是检测EBV较可靠的方法。监测循环中EBV DNA可反应疾病活性，EBV DNA效价与病情呈正相关，效价高者通常化疗反应差，生存率低。

遗传学检查 大多数患者T细胞受体及免疫球蛋白基因有种族特异性。少数患者T细胞受体基因有克隆性重排，推测这部分患者肿瘤细胞可能起源于细胞毒性T细胞。该病存在着多种细胞遗传学异常，但未发现特异性染色体易位，常见细胞遗传学异常是del（6）（q21-q25）或i（6）（p10），但仍不明确此改变是起始性改变还是进展相关性事件。多个基因启动子CpG区异常甲基化较常见，尤其*TP73*基因。比较基因组杂交技术研究显示常见异常包括2q+、1p36.23-p36.33缺失、6q16.1-q27缺失、4q12缺失、5q34-q35.3缺失、7q21.3-q22.1缺失、11q22.3-q23.3缺失、15q11.2-q14缺失。部分患者存在*FAS*基因部分缺失及*TP53*、*β-catenin*、*K-RAS*或*KIT*基因突变，但其意义仍不完全清楚。

诊断 患者若有鼻塞、鼻出血、鼻部或周围皮肤肿胀坏死等临床表现，体检发现鼻腔或其周围结构有新生物或坏死样组织，应取活检行病理学检查。若发现皮肤有紫红色或暗红色结节、斑片样病变，也可进行活检。常规行头颈CT或磁共振成像（MRI）检查，有条件者可行正电子发射体层显像计算机体层扫描（PET-CT）检查。可行X线胸片、腹部B超、其他部位的CT和MRI等有助于除外鼻区以外受累。

鉴别诊断 ①鼻咽癌：表现为颈淋巴结肿大、回缩性血涕或鼻出血、鼻塞、耳鸣、听力减退、耳内闭塞、舌肌萎缩和伸舌偏斜等，病理学检查有助于鉴别诊断。②鼻咽部结核：常有肺结核病史，除鼻塞、血涕外尚有低热、盗汗、消瘦等。分泌物涂片可找到抗酸杆菌，可伴颈部淋巴结结核。颈部淋巴结穿刺可找到结核核菌，结核菌试验强阳性，X线胸片常提示肺部活动性结核灶。

治疗 尚无统一的治疗方案。主要治疗方式如下。①放疗：肿瘤细胞对放疗敏感，是早期（ⅠE期）患者主要治疗手段。Ⅰ期、Ⅱ期化疗失败后，若肿瘤细胞较局限，也可选择挽救性放疗。②化疗：此病适合短疗程化疗，单纯CHOP方案（环磷酰胺+多柔比星+长春新碱+泼尼松）效果不佳，生存率低于放疗。进入21世纪以来，中国和韩国等的研究表明联合门冬酰胺酶的化疗方案可显著提高NK/T细胞淋巴瘤的近期CR率和长期生存，常用方案包括CHOP-L（环磷酰胺+多柔比星+长春新碱+泼尼松+门冬酰胺酶）、EPOCH-L（依托泊苷+长春新碱+吡柔比星+环磷酰胺+泼尼松+门冬酰胺酶）、GEMOX-L（吉西他滨+奥沙利铂+门冬酰胺酶）、GDP-L（吉西他滨+顺铂+地塞米松+门冬酰胺酶）、SMILE（地塞米松+甲氨蝶呤+异环磷酰胺+依托泊苷+门冬酰胺酶）和IMEP（异环磷酰胺+甲氨蝶呤+依托泊苷+泼尼松）等。广泛浸润者CR率仅为13%。③联合治疗：放化疗联合仍是应用最多的治疗方法。④造血干细胞移植：常规化疗失败或复发者可选择自体造血干细胞移植或异基因造血干细胞移植。

预后 差别较大，有些患者对治疗反应较好，有些患者即使经过积极治疗仍死于疾病播散。既往此病患者的生存率较低（30%~40%），但包括上述放疗在内的更强烈治疗使其生存率明显提高。明显预后不良因素包括处于疾病进展期（Ⅲ期或Ⅳ期）、国际预后指数积分、累及骨或皮肤、循环中EBV DNA效价较高及骨髓中存在EBV阳性细胞。细胞形态对预后影响尚不明确。若病变位于鼻腔外，则有明显侵袭性，治疗反应差、生存期短。研究显示多药耐药基因可影响此病的化疗耐药。

（邱录贵）

chángbìng xiāngguānxìng T xìbāo línbāliú

肠病相关性T细胞淋巴瘤

（enteropathy-associated T cell lymphoma，EATL） 源于上皮内T细胞的肠道肿瘤。曾称肠道T细胞淋巴瘤（存在或不存在肠病）。肿瘤细胞转化程度不一，通常由大量大淋巴细胞组成，并存在炎性背景。相邻小肠道黏膜绒毛萎缩，隐窝过度增生。10%~20%患者淋巴瘤由形态单一中等大小的细胞组成，即EATLⅡ型，此类型常散发，可不伴肠病。因为多种T细胞淋巴瘤亚型可发生肠道疾病（结外自然杀伤细胞/T细胞淋巴瘤、γδT细胞淋巴瘤、间变大细胞淋巴瘤），肠道T细胞淋巴瘤的名称仅适用于在诊断信息不充分不足以精确诊断时。此病在世界大部分地区不常见，在肠病高发病地区（如欧洲南部）发病率高。EATLⅡ型呈全球性分布，可发生于肠病少见的亚洲地区。

病因及发病机制 此病发生与肠病病史、人类白细胞抗原（human leukocyte antigen，HLA）DQ2或DQ8的表达、疱疹样皮炎、脾功能减退有关。在EATLⅡ型患者中，肠病相关性及其他危险因素未得到证实，提示该类型的发病机制独特。EATL发病前可伴或不伴难治性溃疡性肠病（refractory celiac disease，RCD），在部分RCD患者，上皮间淋巴细胞（intraepithelial lymphocyte，IEL）存在表型异常，常有CD8下调，这与邻近EATL肿瘤细胞的肠道黏膜表型一致。这些RCD患者也有单克隆IEL，也存在单克隆T细胞重排。在EATL发病前的RCD患者中，IEL可有与肿瘤一致的*TRG*基因重排。这些IEL存在EATL中常见的染色体异常1q+。RCD患者中的IEL，在免疫表型及基因特征上均可被认为是上皮间T细胞淋巴瘤或原位EATL。在另外一些RCD患者中，IEL有正常免疫表型，并为多克隆，这些病例可能不会进展为EATL。EATLⅡ型患者也可由RCD进展而来，因为RCD中IEL的免疫表型与肿瘤细胞相似，为$CD8^+$和$CD56^+$。

临床表现 少部分患者幼年时有肠病病史，大部分患者在成年时发病或同时诊断为肠病及此病。常累及空肠及回肠，罕见于十二指肠、胃、结肠及胃肠外部位。临床表现不典型，可有腹痛、消化道出血和贫血、肠梗阻、腹部包块，可伴肠道穿孔。尚有恶心、呕吐、上腹部不适、消化不良等。部分患者有肠病复发的前驱期，有时可伴肠道溃疡。EATLⅡ型也有相似的临床表现，但大部分患者并无明显的肠病证据。

辅助检查 包括以下几方面。

细胞形态学及组织病理学检查 此病患者肠道黏膜常呈多发溃疡状，也可呈一个或数个溃疡或大的赘生物。肿瘤可侵及肠壁形成黏膜溃疡。肿瘤细胞呈高度异质性。常见肿瘤细胞形态相对均一，中等至大细胞，核圆形或多角形呈泡状，核仁明显，胞质淡染、中等至丰富。少数肿瘤细胞有明显多形性核，可为多核，似间变性大细胞淋巴瘤。大多数肿瘤存在炎症细胞浸润，部分患者存在大量组织细胞及嗜酸性粒细胞，少数患者可能因炎症细胞较多，掩盖数量较少的肿瘤细胞。多数患者肿瘤可浸润肠道隐窝。肿瘤旁黏膜（特别是在空肠）常表现为肠病性绒毛萎缩、腺管上皮增生，固有层淋巴细胞、浆细胞及IEL增多。肠病程度不同，有的患者仅为IEL增多。

EATLⅡ型肿瘤细胞常呈中等大小圆形，核深染、胞质淡染。该型肿瘤细胞常浸润肠道上皮隐窝，相邻小肠黏膜存在绒毛萎缩、隐窝增生，明显的IEL增生可累及隐窝及上皮表层。该型常缺乏炎性背景，坏死常不及经典型患者明显。

免疫表型检查 此病肿瘤细胞为$CD3^+$、$CD5^-$、$CD7^+$、$CD8^{-/+}$、$CD4^-$、$CD103^+$、$TCR\beta^{+/-}$，常表达细胞毒性颗粒相关蛋白。几乎所有患者肿瘤细胞中CD30均不同比例的表达。相邻肠病黏膜IEL常呈异常表型，与肿瘤细胞一致，常为$CD3^+$、$CD5^-$、$CD8^-$、$CD4^-$。EATLⅡ型肿瘤细胞表型独特，为$CD3^+$、$CD5^-$、$CD8^+$、$CD56^+$及$TCR\beta^+$，邻近肠病黏膜IEL与肿瘤细胞表型一致。

遗传学检查 所有类型患者中均存在*TRB*及*TRG*克隆性重排。大多数患者有肠病特征性基因型：HLA DQA1*0501、DQB1*0201。大多数患者（58%～70%）存在9q31.3-qter染色体区的复杂片段性扩增，或存在16q12.1缺失。经典型患者常有1q+及5q+，EATLⅡ型患者常存在特征性*MYC*（8q24）扩增。

诊断与鉴别诊断 此病临床表现不典型，全消化道钡餐造影有助于定位诊断，CT和B超检查有助于判断肿瘤是否转移，内镜活检及手术标本的病理学检查可确诊。此病需与下述疾病鉴别。①克罗恩病：病史一般较长，可有腹部包块，钡餐检查可见内瘘、节段性狭窄较光滑，近端扩张明显，内镜可见卵石征或假息肉征象。病理检查可见淋巴细胞等炎症细胞浸润，免疫组化为多克隆性淋巴细胞。②肠结核：一般有结核病史，有低热、盗汗、红细胞沉降率增快等结核病表现。③小肠癌：病变通常局限，钡餐检查可见仅为一处的局限性肠管狭窄、黏膜破坏，病理检查可鉴别。

治疗 尚无统一治疗方案。常用方法为手术切除、化疗、造血干细胞移植等。手术切除适用于全身情况较好的ⅠE期、病变局限且全身情况较好的ⅡE期和ⅢE期患者。手术争取彻底切除原发灶，将病变小肠与肠系膜区域淋巴结一并切除。对不可根治性切除者争取做姑息性手术，切除肠梗阻。单纯手术治疗者易复发。美国国家综合癌症网络（National Comprehensive Cancer Network，NCCN）推荐用治疗非特异性外周T细胞淋巴瘤的化疗方案。首选CHOP方案（环磷酰胺+多柔比星+长春新碱+泼尼松），无效者可加大化疗剂量或改用其他二线方案，如大剂量CHOP、CHOPE（环磷酰胺+多柔比星+长春新碱+泼尼松+依托泊苷）、MACOP-B（甲氨蝶呤+多柔比星+环磷酰胺+长春新碱+泼尼松+博来霉素）、IVE（异环磷酰胺+表柔比星+依托泊苷）和HD-MTX（大剂量甲氨蝶呤）方案等。对预后差、化疗效果不佳或复发者可行自体造血干细胞移植。

预后 较差，患者存在不可控制的营养不良及极度虚弱，常死于严重腹部并发症。小肠是最常见的复发部位。患者1年和5年生存率分别为38.7%和19.7%，平均中位生存期仅为7.5个月。

（邱录贵）

gān pí T xìbāo línbāliú

肝脾T细胞淋巴瘤（hepatosplenic T cell lymphoma，HSTCL） 源于细胞毒性T细胞的结外系统性淋巴瘤。又称肝脾γδT细胞淋巴瘤。常为γδT细胞受体类型。是一种罕见的高度恶性的外周T细胞淋巴瘤，在所有非霍奇金淋巴瘤中所占比例<1%。常发生于青年男性，发病年龄为15～32岁，中位年龄20岁，男女比例约为9∶1。

病因及发病机制 20%以上的HSTCL继发于器官移植后长期应用免疫抑制剂，提示其发生与免疫抑制有关，有学者认为HSTCL是一种移植后迟发的宿主来源淋巴细胞增殖性肿瘤。也可发生于长期应用硫唑嘌呤和英夫利昔单抗治疗克罗恩病的儿童。EB病毒在HSTCL发生过程中的作用尚不完全清楚。大岛（Ohshima）等应用EB病毒编码的RNA（EBER）探针原位杂交发现在3例无免疫缺陷的HSTCL患者的肿瘤细胞中，EB病毒RNA强表达，其中有2例检测到EB病毒末端重复序列克隆带，由于抗原刺激可影响γδT细胞激活，推测EB病毒可能通过诱导细胞活化而在HSTCL中起重要启动作用。但也有学者应用EBER-1原位杂交发现仅有少部分肿瘤细胞（5%～7%）存在EB病毒感染，认为EB病毒感染是γδT细胞发生恶性转化后的晚期事件。中国学者研究发现，HSTCL患者虽然在疾病过程中伴随EB病毒抗体持续高效价，但是肿瘤细胞中EB病毒为阴性，推测EB病毒感染出现在肿瘤发生后，仅为一种伴随现象。

临床表现 最突出症状是脾显著肿大，肝大，肝功能损伤，出现腹胀、黄疸等，淋巴结一般无肿大。全身症状常见，表现为发热、体重减轻、盗汗。疾病晚期多有骨髓受累，且随疾病进展，可发生白血病扩散。少数患者可伴自身免疫性溶血性贫血和噬血细胞综合征。

中等大小的淋巴细胞浸润脾

红髓、肝窦和骨髓，而无相关淋巴结病变。

辅助检查 包括以下几方面。

血象 呈全血细胞减少，以血小板减少最显著。可有中至重度贫血、白细胞减少（少数患者可有粒细胞缺乏）。疾病终末期外周血可出现大量幼稚细胞。

骨髓象 疾病晚期骨髓受累后，可见到不典型的中等大小淋巴细胞，有中等量嗜碱性胞质，一般无嗜天青颗粒，界限不清。核轻度不规则，染色质较松散，核仁小且不明显。骨髓活检示肿瘤细胞在间质和窦隙中呈小丛状浸润，或为单个散在浸润。

组织病理学检查 脾活检示脾巨大，肿瘤细胞弥漫浸润红髓，使得红髓扩大，窦内、髓索均可有浸润，窦部浸润更明显，白髓不受累，可见萎缩。肝活检示肿瘤细胞呈明显窦性分布，不破坏肝细胞，肝窦明显扩张，肿瘤细胞念珠样排列或呈小灶状聚集，门管区病变一般不明显，个别可有轻度门管区浸润。

免疫表型检查 肿瘤细胞表达 TCRγδ、CD2、CD3，TCRαβ、CD5、CD4 阴性，CD7、CD8 常阴性，部分患者可为阳性，与自然杀伤细胞相关的抗原如 CD16、CD56 常阳性，CD57 多为阴性。大多数 γδ 型表达 Vδ1 表位，很少一部分表达 αβ，认为是疾病的变异性。与细胞毒性相关抗原中，TIA1 和颗粒酶 M 常阳性，颗粒酶 B 和穿孔素阴性。免疫球蛋白样受体亚型的表达常与 CD94 的缺失同时存在。

遗传学检查 HSTCL 常伴染色体异常，最常见为 7q 等臂染色体异常，其次为 8 号染色体三体。7q 等臂染色体可能是 HSTCL 的原发性染色体异常，8 号染色体三体是继发性改变，所有存在 8 号染色体三体的病例同时均伴 7q 等臂染色体。同时出现这两种染色体异常仅见于 HSTCL。Y 染色体缺失也较常见。HSTCL 常存在克隆性 *TCRγ* 及 *TCRδ* 重排，但同时也发现少数病例 *TCRβ* 重排，说明 *TCRγδ* 重排 T 细胞中并不除外 *TCRβ* 重排，其机制尚不清楚。

其他检查 血液生化检查提示血清乳酸脱氢酶常升高；肝功能常出现异常，天冬氨酸转氨酶、丙氨酸转氨酶、碱性磷酸酶升高。

诊断 肝脾大而淋巴结肿大不明显；肝脾活检示淋巴细胞浸润，表达 TCRγδ、CD2、CD3，而 CD5、CD4 阴性，CD7、CD8 多为阴性，部分患者可阳性，CD16、CD56 常阳性，而 CD57 多阴性。TIA1 通常阳性。*TCR* 基因重排阳性，常有 7q 等臂、8 号染色体三体等染色体异常。符合以上特征即可诊断为 HSTCL。其中肝脾病理组织检查是最主要的诊断标准。

鉴别诊断 疾病初期仅表现为肝脾大、血小板减少，易与毛细胞白血病、脾功能亢进、原发性免疫性血小板减少症等混淆；疾病后期可发生白血病扩散，需与侵袭性自然杀伤细胞白血病鉴别；部分病例终末期外周血可出现母细胞样淋巴细胞，需与淋巴母细胞淋巴瘤/白血病鉴别。

治疗 HSTCL 呈高度侵袭性病程，无有效治疗方案。治疗同其他侵袭性 T 淋巴瘤，应使用联合化疗如 CHOP（环磷酰胺+多柔比星+长春新碱+泼尼松）、m-BACOP（甲氨蝶呤+博来霉素+多柔比星+环磷酰胺+长春新碱+泼尼松）等方案，也可联合自体或异基因造血干细胞移植。大部分患者对初始治疗有效，但早期复发率高。一项回顾性分析研究显示，45 例 HSTCL 患者，大部分应用 CHOP 或 CHOP 样治疗方案，晚期患者应用二、三线化疗方案联合自体移植、骨髓或外周血的异基因移植。5 例患者（11%）达到完全缓解（complete response，CR），但早期复发常见，36 例患者（80%）死于疾病复发进展，只有 4 例（9%）存活，中位生存期为 8（0～42）个月。在接受异基因移植的 4 例患者中有 2 例存活。贝尔哈吉（Beladj）等单中心回顾性分析 21 例 HSTCL 患者，其中 4 例为肾移植术后，1 例为系统性红斑狼疮，均长期使用免疫抑制剂。19 例应用 CHOP 方案化疗，2 例应用铂类+阿糖胞苷化疗，6 例应用自体造血干细胞移植，3 例应用异基因造血干细胞移植。平均生存期 16 个月，2 例铂类+阿糖胞苷化疗联合自体造血干细胞移植的患者生存期较长，分别为 52 个月和 42 个月。也有研究者发现地西他滨和喷司他丁疗效显著，提示嘌呤类似物对 HSTCL 具有一定疗效。

预后 预后差，多数患者在 2 年内死亡，中位生存期<1 年。疾病终末期外周血可出现大量幼稚细胞，呈进行性发展并可在短期内死亡。研究显示，男性、治疗未达到 CR、免疫抑制病史、*TRG* 无重排为不良预后因素。

（邱录贵）

wàizhōu T xìbāo línbāliú，fēitèzhǐxíng

外周 T 细胞淋巴瘤，非特指型（peripheral T cell lymphoma，unspecified，PTCL-U） 包括大部分结内或结外未能独立分类的外周 T 细胞淋巴瘤、淋巴上皮样细胞淋巴瘤、滤泡性变异型、T 区变异型等在内的暂不能独立分类的 T 细胞淋巴瘤。在欧美国家，PTCL-U 约占全部 PTCL 的

30%。成人居多，儿童罕见，男女比例约为2∶1。

病因及发病机制 尚不清楚。

临床表现 缺乏特异性，常伴广泛的淋巴结和（或）结外器官侵犯，亦有合并中枢神经系统受累的报道。多伴全身性临床症状如B症状（发热、消瘦、盗汗）、皮肤瘙痒及噬血细胞综合征，病程具侵袭性。约70%患者起病时已为Ⅲ期或Ⅳ期，60%患者伴结外侵犯，25.8%伴骨髓侵犯，66%患者合并乳酸脱氢酶（LDH）水平升高，依据国际预后指数（International Prognostic Index，IPI）分类，半数患者为中高危。

辅助检查 主要包括以下几方面。

细胞形态学和组织病理学检查 在淋巴结中，肿瘤细胞常弥漫性或皮质旁浸润，导致正常淋巴结结构消失。细胞形态多样，变化大，从单一性到多形性。多数病例的细胞为中至大细胞，核呈多形性、不规则，染色质多或呈泡状，核仁明显，核分裂象多。常有透明细胞或R-S样细胞，少数病例以小淋巴细胞为主，核形不规则。常伴炎性多形性细胞背景：小淋巴细胞、嗜酸性粒细胞、浆细胞、灶性上皮样组织细胞和大B细胞（可能是与EB病毒感染无关的单克隆性B细胞）。PTCL-U形态上与血管免疫母细胞T细胞淋巴瘤常难以鉴别，需借助免疫表型鉴别。①淋巴上皮样细胞淋巴瘤：又称伦纳特（Lennert）淋巴瘤，在WHO分类中属于PTCL-U的一种形态学变异型，其形态学特点为：大量上皮样组织细胞在整个淋巴瘤组织内呈灶性分布，其中淋巴瘤细胞呈弥漫性分布或滤泡间浸润，以小淋巴细胞为主，核轻度不规则。透明细胞、R-S样细胞、嗜酸性粒细胞和浆细胞常见，内皮细胞肥大的小血管不多，这些细胞大多数是$CD8^+$的小细胞毒性T细胞。②滤泡性变异型：是WHO分类新命名的另一类形态学亚型，该型T细胞淋巴瘤常有真正的滤泡结构，类似于滤泡淋巴瘤，或呈滤泡周围生长方式，或广泛累及套区。鉴于该型常具有滤泡辅助性T细胞表型，其与血管免疫母细胞T细胞淋巴瘤是否相关值得进一步探讨。一种新的重现性染色体易位t（5；9）（q33；q22）与该型相关，该易位累及ITK和SYK酪氨酸激酶，在非滤泡型PTCL中罕见，这一发现也许进一步为滤泡型作为PTCL-U的一个特殊亚型提供了依据。③T区变异型：典型者呈滤泡间区生长，能见到残留滤泡，肿瘤细胞以滤泡浸润为特征，以小或中等大小细胞为主，细胞核无明显多形性，透明细胞和R-S样细胞最常见，内皮细胞肥大的小血管增多，包括嗜酸性粒细胞、浆细胞和上皮样组织细胞等在内的反应性细胞多见。仅靠形态几乎不可能与不典型T区增生鉴别，需应用分子遗传学方法方可确认。

PTCL-U常弥漫性侵犯结外器官。侵犯皮肤时，淋巴瘤细胞侵犯真皮层及皮下组织，常形成结节伴中心性坏死，亲表皮性、向血管性现象可见，亦可侵犯皮肤附属器。脾受侵犯时形态各异，从单一或多个结节状侵犯脾白髓，亦可表现为侵犯脾红髓为主。

免疫表型检查 作为T细胞淋巴瘤，常表达T细胞相关抗原如CD3，而B细胞表面抗原如CD19、CD20、CD79a阴性。PTCL-U不具备特征性表面抗原，TdT阴性，而作为成熟T细胞标志的CD5和CD7常阴性，大部分病例为$CD4^+CD8^-$，少部分为$CD4^-CD8^-$或$CD4^+CD8^+$，绝大多数大细胞类型的肿瘤细胞表达CD30，需与间变性大细胞淋巴瘤鉴别。结内PTCL-U很少表达TIA1，这与间变性大细胞淋巴瘤正好相反。约40%的PTCL-U表达CD52。肿瘤细胞中常不表达EB病毒（Epstein-Barr virus，EBV），但EBV可见于旁边反应性的B细胞及少数T细胞。EBV阳性细胞表现为R-S细胞样特征，类似于霍奇金淋巴瘤。有些病例可呈现$CD56^+$，这种现象多见于结外病例，并常有细胞毒性T细胞表型。

细胞学和分子遗传学检查 90%的PTCL-U患者存在*TCR*基因克隆性重排。虽然PTCL-U常伴染色体数目及结构异常等克隆性遗传学改变，复杂核型异常及核型演变亦较常见，但尚未发现特征性的遗传学改变。结构异常多累及1、2、4、6、11和17号染色体，常见的数目异常包括X及3号、5号染色体三体。通过比较基因组杂交研究发现，7q（针对细胞周期蛋白依赖性激酶6）、8q（涉及*MYC*基因）、17q和22q上可观察到重现性染色体异常，以及多种重现性染色体缺失。

诊断与鉴别诊断 PTCL-U在细胞形态学、组织病理学、细胞免疫学及临床表现等方面均无明显特异性，是一个排他性诊断，必须在排除其他类型的T细胞淋巴瘤后，通过综合判断而得出诊断。

在细胞组织形态学检查的基础上，美国国家综合癌症网络（National Comprehensive Cancer Network，NCCN）指南推荐：PTCL-U的诊断必须尽量完善相关免疫学检查，如石蜡切片免疫组化检测CD20、CD3、CD10、Bcl-6、Ki-67、CD5、CD30、CD2、CD4、CD8、CD7、CD56、CD21、CD23、EBER、ALK，或流式细胞术检测κ/λ、CD45、CD3、CD5、CD19、CD10、CD20、CD30、CD4、CD8、CD7及CD2。特定情况下补充有价值的检查，包括分子遗传学分型检测特定细胞表面抗原的重排、细胞遗传学、荧光原位杂交或CXCL13表达的检测。

病变累及鼻腔、鼻咽者，应与结外自然杀伤细胞/T细胞淋巴瘤鉴别，需进一步检测CD56、EBV、JIA-1、颗粒酶B等指标；病变累及皮肤者，需与蕈样肉芽肿病和间变性大细胞淋巴瘤鉴别，其中蕈样肉芽肿病具有脑回状细胞和Pautrier微脓肿等典型皮肤病理改变，T细胞除表达CD3、CD45RO外，尚表达CD4及CD29；若CD30及ALK表达均阳性则支持间变性大细胞淋巴瘤的诊断。

治疗 尚无统一治疗原则，各研究组所用化疗药和剂量强度也不尽相同。NCCN 2011年指南推荐的PTCL-U总的治疗原则为：所有患者均应优先考虑前瞻性临床试验。对年龄调整的国际预后指数（age-adjusted International Prognostic Index，aaIPI）低危或低中危的Ⅰ~Ⅱ期患者，采取4~6个疗程的多药联合化疗，辅以受累野局部放疗（30~40Gy）；对aaIPI中高、高危的Ⅰ~Ⅱ期或Ⅲ~Ⅳ期患者，建议接受6~8个疗程多药联合化疗，不一定辅以放疗。治疗结束后全面评估疗效，依据疗效的不同采取相应措施（图）。对复发或难治性PTCL-U，若有条件行高剂量化疗，则可予

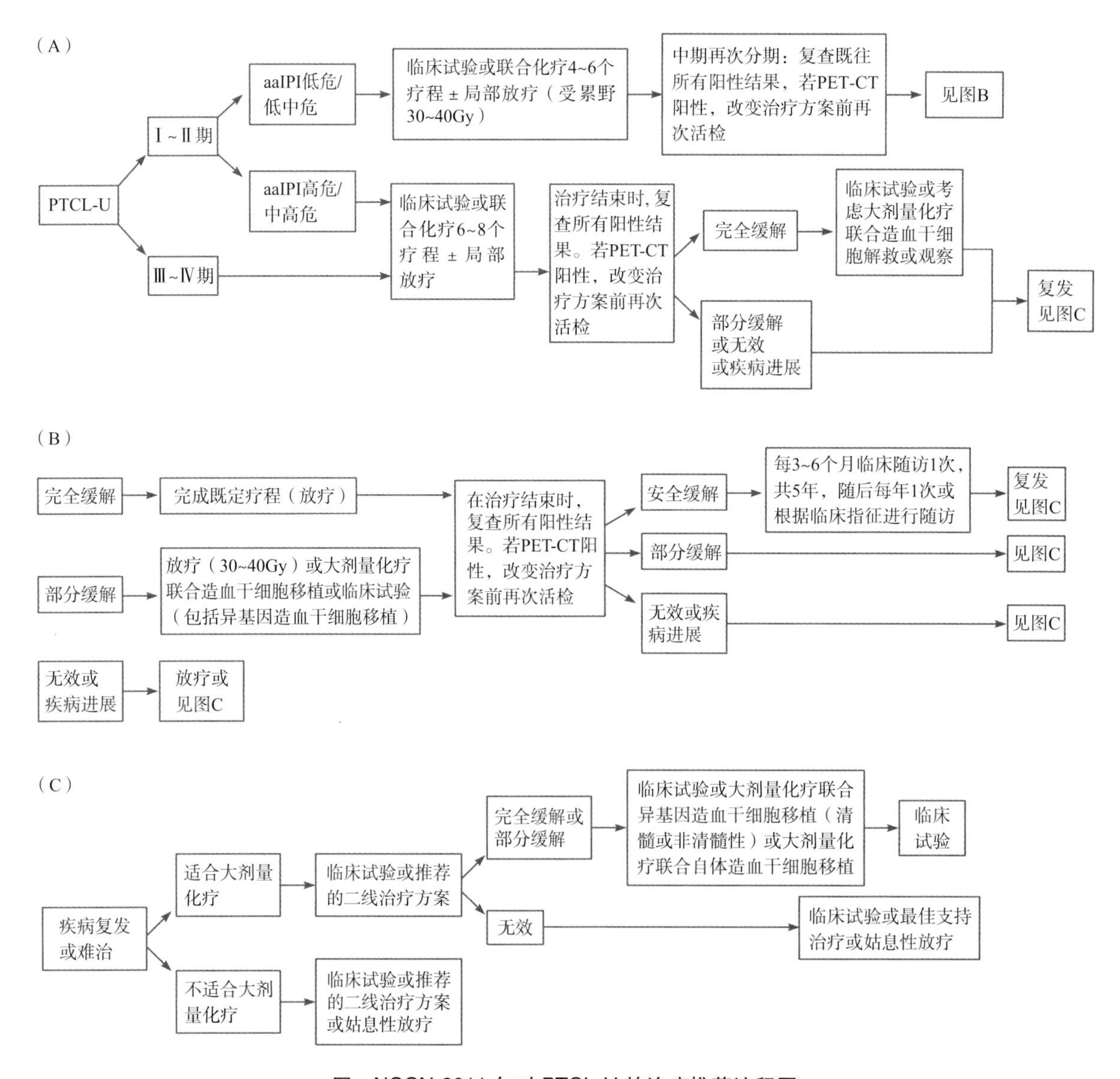

图 NCCN 2011年对PTCL-U的治疗推荐流程图

注：PET-CT：正电子发射体层显像计算机体层扫描

以二线方案治疗，待获得晚期缓解后行高剂量化疗联合自体或异基因造血干细胞移植，若不能获得缓解，则仅予以支持治疗或姑息放疗。若患者不适宜接受高剂量治疗，则予以推荐的二线方案治疗或姑息放疗（表 1）。

化疗 PTCL 发病率低，难组织大规模随机对照临床试验评价各种治疗方案对患者生存的影响。治疗方案几乎完全借鉴 B 细胞非霍奇金淋巴瘤（non-Hodgkin lymphoma，NHL），主要是以 CHOP（环磷酰胺+多柔比星+长春新碱+泼尼松）方案为基础。该方案是 20 世纪 90 年代一项多中心、前瞻性随机研究的结果，是 NHL 的常用治疗方案。该研究未区分 B 细胞 NHL 和 T 细胞 NHL，无法评价该方案对 T 细胞 NHL 的疗效。针对 PTCL 的临床研究表明除间变性淋巴瘤激酶阳性间变性大细胞淋巴瘤外其他亚型的 5 年生存率大多<30%。新的治疗方法，如在≤60 岁患者的诱导化疗中加入依托泊苷和大剂量阿糖胞苷，并延长维持化疗时间，不能改善总生存率和无事件生存率。其他更强烈的化疗方案如 HyperCVAD（高分次环磷酰胺+长春新碱+多柔比星+地塞米松）方案，也未显示出更好的疗效。在美国 MD 安德森癌症中心 134 例 PTCL 患者中 37%的患者接受 CHOP 方案治疗，48% 接受 HyperCVAD、Hyper-CHOP、MINE（米托蒽醌+异环磷酰胺+依托泊苷）方案等强化治疗，15%接受其他方案治疗，除外 ALCL 后，CHOP 组和强化治疗组 3 年总体生存率分别为 43%和 49%，无明显差异。“国际 PTCL 临床/病理回顾计划”的研究结果亦显示，至少对于外周 T 细胞淋巴瘤，非特指型（PTCL-U）来说蒽环类药为基础的治疗方案效果很差。由此可见，以 CHOP 方案为基础的方案并不适合于 PTCL。

大剂量化疗联合自体造血干细胞移植 可用于治疗复发/难治性 PTCL，又可作为 PTCL-U 的一线治疗。

同种异基因造血干细胞移植治疗 PTCL 同种异基因造血干细胞移植（allogeneic hematopoietic stem cell transplantation，allo-HSCT）治疗 PTCL 的经验十分有限。allo-HSCT 在骨髓侵犯特别是发展到白血病期的 PTCL 治疗中有一定地位，也有散在的关于 allo-HSCT 在系统性结外 PTCL（包括 HSCTL）中的报道。有证据表明 allo-HSCT 具有移植物抗淋巴瘤作用，allo-HSCT 治疗的复发率较 ASCT 低，但是较高的治疗相关死亡率（treatment-related mortality，TRM），占 25%～44%。而 ASCT 的 TRM 只有 4%～10%。使 allo-HSCT 的应用受限，非清髓移植可望降低 TRM。

新药物治疗 包括以下几种药物。

阿仑单抗 人源化抗 CD52 的单克隆抗体，美国食品药品监督管理局（Food and Drug Administration，FDA）已批准用于治疗氟达拉滨耐药的慢性淋巴细胞白血病。有不少临床试验表明其单独用药对不同亚型的 PTCL 同样有效，与其他化疗药物联合的临床试验正在开展。阿仑单抗与其他化疗药物合用以及在干细胞移植中应用的临床试验正在开展，由因例数较少，缺乏前瞻性对照研究，其治疗地位尚难确定。

地尼白介素-毒素连接物 重组白介素-2（IL-2）偶合白喉毒素的融合蛋白，可与 T 细胞上的 IL-2 受体结合诱导凋亡。其临床反应与 CD25 的表达密切相关。高表达 CD25 者临床反应率明显高于低表达或难以检测 CD25 者。最常见不良反应包括急性输注相关事件如发热、皮疹、寒战、呼吸困难、低血压等，迟发效应包括肌痛、低蛋白血症、转氨酶升高和毛细血管渗漏综合征等，还可发

表 1 NCCN 2011 年推荐 PTCL-U 化疗方案（按字母排序）

一线方案	首选临床试验 CHOEP（环磷酰胺+多柔比星+长春新碱+依托泊苷+泼尼松） CHOP（环磷酰胺+多柔比星+长春新碱+泼尼松）2 周或 3 周方案 CHOP→ICE（异环磷酰胺+卡铂+依托泊苷） CHOP→IVE（异环磷酰胺+表柔比星+依托泊苷），与中剂量甲氨蝶呤交替
一线巩固方案	除 aaIPI 低危患者外，均应接受高剂量化疗及造血干细胞移植
二线治疗方案（适合高剂量化疗者）	首选临床试验 DHAP（地塞米松+顺铂+阿糖胞苷） ESHAP（依托泊苷+甲泼尼龙+阿糖胞苷+顺铂） GDP（吉西他滨+地塞米松+顺铂） GemOx（吉西他滨+奥沙利铂） ICE（异环磷酰胺+卡铂+依托泊苷）
二线治疗方案（不适合高剂量化疗者）	首选临床试验 阿仑单抗 硼替佐米 地尼白介素-白喉毒素连接物 吉西他滨 普拉曲沙 放疗

生视力下降、色觉减退，其中部分患者视觉损害难以恢复。此药主要用于治疗皮肤T细胞淋巴瘤，其他PTCL亚型淋巴瘤细胞也表达IL-2受体，因此在其他淋巴瘤中的应用值得进一步探索。

组蛋白脱乙酰酶抑制剂 组蛋白乙酰化可调节基因表达、细胞分化、存活，其活性受到组蛋白乙酰转移酶和组蛋白脱乙酰酶的双向调节。组蛋白脱乙酰酶抑制剂（HD inhibitor，HDI）通过增加组蛋白的乙酰化作用，修复肿瘤抑制基因和（或）细胞周期调节基因的表达。从色杆菌属分离出来的组蛋白脱乙酰酶抑制剂（Depsipeptide）（FR901228）在体外和体内均体现出抗肿瘤活性，可诱导细胞分化，减少细胞增殖，诱导细胞死亡。

核苷类似物 吉西他滨是新一代核苷衍生物，有广谱抗实体瘤活性。

蛋白酶体抑制剂 蛋白酶体抑制剂，特别是硼替佐米在多种类型肿瘤中有明确的抗肿瘤效应。硼替佐米有移植肿瘤细胞增殖和（或）促进肿瘤细胞凋亡的作用，这些作用可能通过抑制NF-κB途径实现。PTCL-U中存在NF-κB信号通路相关多种基因失调，故有研究将其用于PTCL-U的治疗。

预后 PTCL-U总体预后差，5年总生存率<30%。虽然众多研究致力于发掘PTCL-U相关的生物学或分子学预后判断标志，如Ki-67、趋化因子受体、基因表达谱分析等，但尚未找到。临床常用的PTCL-U预后判断系统仍以临床因素为主，主要包括国际预后指数（表2）、年龄调整的国际预后指数（表3）和PTCL-U预后指数（表4）。

（邱录贵）

xuèguǎn miǎnyì mǔxìbāoxìng T xìbāo línbāliú

血管免疫母细胞性T细胞淋巴瘤（angioimmunoblastic T cell lymphoma，AITL）

以T细胞异常增殖伴高内皮静脉及滤泡树突细胞增生为主要表现的侵袭性外周T细胞淋巴瘤。最早在1974年被认为是一种免疫学异常，称为血管免疫母细胞淋巴结病伴异常球蛋白血症，之后发现部分患者临床病程表现为恶性，遂将这部分患者划分出来并定义为此病。此病是一种较常见的外周T细胞淋巴瘤亚型，占所有外周T细胞淋巴瘤的15%～20%，在所有非霍奇金淋巴瘤中的比例为1%～2%。地理分布广泛，在美国、欧洲、亚洲和非洲均有报道，中国香港发病率高于欧洲。常见于中老年患者，中位发病年龄为65岁，男性略多于女性。

病因及发病机制 研究发现AITL中的肿瘤性T细胞除表达CD3、CD4外，还表达CD10、Bcl-6、CXCL13等生发中心的辅助性T细胞，提示AITL肿瘤细胞来源于生发中心辅助性T细胞。CXCL13是一种正常滤泡内辅助性T细胞通过CD28和TCR共刺激产生的趋化因子，可通过高内皮静脉捕获B细胞，动员B细胞进入淋巴结生发中心，诱导滤泡树突细胞增生和B细胞活化，AITL肿瘤性T细胞高表达CXCL13可导致滤泡树突细胞网状增生、多

表2 国际预后指数（Internation Prognostic Index，IPI）

所有患者	IPI，所有患者	
年龄>60岁	0～1	低危
血清LDH升高	2	低中危
ECOG评分≥2分	3	中高危
临床分期Ⅲ～Ⅳ期	4～5	高危
结外受累器官>1处		

表3 年龄调整的国际预后指数（age-adjusted IPI，aaIPI）

所有患者	IPI，所有患者	
年龄<60岁	0	低危
血清LDH升高	1	低中危
ECOG评分≥2分	2	中高危
临床分期Ⅲ～Ⅳ期	3	高危

表4 PTCL-U预后指数（Prognostic Index for PTCL-U）

所有患者	IPI，所有患者	
年龄>60岁	0	1组
血清LDH升高	1	2组
ECOG评分≥2分	2	3组
骨髓侵犯	3或4	4组

克隆性B细胞增生及异常蛋白血症等特征性形态学和临床改变。AITL高表达血管内皮生长因子A提示肿瘤发生于毛细血管内皮细胞有关。有报道一些感染性疾病与AITL有关，包括细菌、真菌和病毒所致感染，如结核分枝杆菌、隐球菌、人类疱疹病毒（HHV-6、HHV-7、HHV-8）、人类嗜T淋巴细胞病毒、丙型肝炎病毒和EB病毒。应用EBER原位杂交可发现75%～100%的AITL存在EB病毒感染，受感染细胞均为B细胞。有研究发现在49例AITL中40例存在EB病毒潜伏感染，且随AITL的组织学进展，EB病毒含量增加，继发大B细胞淋巴瘤的AITL中EB病毒含量更高，因此认为EB病毒在AITL的发病中可能发挥重要作用。EB病毒可将其潜伏膜蛋白基因*LMP1*整合到宿主DNA中，活化NF-κB和JAK/STAT信号通路，促使B细胞增殖和存活；EB病毒编码的病毒基因*EBNA-2*可活化cyclin D1和Src家族成员，促使B细胞从G_0期进入G_1期，还可活化LMP-1转录。EB病毒感染的B细胞通过*LMP-1*、*EBNA-2*等病毒基因的综合作用而永生化。美国国家癌症研究所（National Cancer Institute，NCI）的研究者提出一个假说，认为EB病毒阳性的B细胞可在主要组织相容性复合体Ⅱ类抗原的作用下，将其表面的EB病毒蛋白如EBNA-1和LMP-1传递给T细胞，上调CD28配体，提供信号活化辅助性T细胞，继而上调CXCL13。而CXCL13则可作用于B细胞使其活化，形成免疫刺激反馈链。这一假说可解释AITL中EB病毒、T细胞、B细胞和细胞因子之间的复杂关系，也可解释为何AITL患者常继发大B细胞淋巴瘤。

临床表现 常有全身各部位淋巴结肿大，结外受累也常见，可表现为皮疹、肝脾大、浆膜腔积液和骨髓受累。大部分患者可伴发全身症状，如发热、体重下降、食欲缺乏等。部分患者可伴发自身免疫病相关症状，如自身免疫性溶血性贫血、血小板减少、血管炎、多发性关节炎、风湿性关节炎和自身免疫性甲状腺疾病。

辅助检查 包括以下几方面。

血象 约50%患者表现为白细胞计数升高，淋巴计数减少，也有少部分患者白细胞计数减少。患者多有贫血、嗜酸性粒细胞增多，偶有全血细胞减少。

组织病理学检查 特征为淋巴结结构部分消失，小至中等大小的淋巴细胞弥漫性浸润副皮质区，胞质浅染，核圆形或卵圆形，可见小核仁；高内皮静脉呈分枝状显著增生，肿瘤细胞、反应性淋巴细胞、嗜酸性粒细胞、浆细胞和组织细胞呈小簇状将其包绕；血管分叉部位可见胞质透明的非典型T细胞，也可出现散在大的B细胞表型的免疫母细胞，R-S样细胞，其中$CD20^+$的B免疫母细胞是AITL的特征性表现。

免疫表型检查 肿瘤细胞表达成熟T辅助细胞的标志CD2、CD3、CD4、CD5，$CD7^-$；而有AITL典型特征的滤泡树突细胞表达CD21、CD23或CD35。研究发现，90%的AITL肿瘤细胞存在CD10的异常表达，60%～100%的AITL肿瘤细胞表达CXCL13和PD-1，CD10、CXCL13和PD-1可作为AITL的诊断标志，与正常外周T细胞、反应性增生的淋巴细胞和其他类型的外周T细胞淋巴瘤细胞鉴别。

遗传学检查 约90%患者存在细胞遗传学异常改变，克隆性染色体异常见于70%患者，最常见的为+3、+5、+X。比较基因组杂交发现部分病例存在22q、19、11q13获得，13q缺失等异常。75%～90%的病例*TCR*基因存在克隆性重排，25%～30%的病例存在克隆性*IGH*重排。

其他检查 血清乳酸脱氢酶水平常升高；溶血检查可有库姆斯（Coombs）试验阳性或冷凝集素阳性。多存在多克隆性免疫球蛋白升高，30%～40%患者可检测到循环免疫复合物、类风湿因子和抗平滑肌抗体。75%患者可检测到B细胞EB病毒阳性。

诊断 患者多有淋巴结肿大、肝脾大，根据典型的组织学检查，即可确诊。

鉴别诊断 ①血管免疫母细胞性淋巴结病伴异常球蛋白血症：为多克隆良性疾病，但某些病例中也存在单克隆性T细胞，因此被认为AITL的癌前病变，二者在组织病理检查难鉴别。②外周T细胞淋巴瘤，非特指型：AITL系统性症状常见，并有自身免疫病表现，易并发感染。形态学特征包括明显的树突状高内皮静脉、透明胞质的非典型T细胞及含有浆细胞、嗜酸性粒细胞和组织细胞的多细胞背景。AITL免疫表型CD10、CXCL13、CD21或CD35阳性，可与之鉴别。③霍奇金淋巴瘤：二者均可出现R-S细胞，均可表达CD15和CD30，且EB病毒阳性。但AITL中的R-S细胞表达CD20，来源于B细胞，而霍奇金淋巴瘤中的R-S细胞除少数表达CD20外，均不表达T、B细胞的标志，AITL可检测到*IGH*和*TCR*单克隆重排，而霍奇金淋巴瘤则无。

治疗 多用泼尼松单药或联

合化疗的治疗方案，化疗以蒽环类药为基础，以 CHOP（环磷酰胺+多柔比星+长春新碱+泼尼松）方案为首选，化疗后可用干扰素巩固治疗，中位生存期为 3 年，5 年总生存率为 30%。对复发者可用大剂量化疗加全身照射，随后行自体造血干细胞移植，完全缓解率可提高到 45%~76%，5 年总生存率可达 44%，5 年无进展生存率可达 37%。异基因造血干细胞移植被认为是治愈 AITL 的有效治疗手段，且移植物抗白血病效应可进一步改善预后，但移植相关死亡率较高，治疗作用有待进一步探讨。患者多为老年，故可考虑其他替代治疗，如环孢素、嘌呤类似物（氟达拉滨、克拉曲滨）也有一定疗效。

预后 较差，生存期为 13~17 个月，患者多伴免疫缺陷，约 40%患者最终死于感染并发症。细胞遗传学异常与预后相关，+X、1p 结构改变，尤其是涉及 1p32-1p32 区域、4 种以上染色体异常的遗传学异常均为预后不良因素，3 号染色体三体对生存无明显影响，5 号染色体三体生存期延长。

（邱录贵）

jiānbiànxìng línbāliú jīméi yángxìng jiānbiànxìng dàxìbāo línbāliú

间变性淋巴瘤激酶阳性间变性大细胞淋巴瘤

（anaplastic lymphoma kinase-positive anaplastic large cell lymphoma，ALK^+ALCL） 源于激活的成熟 T 细胞伴间变性淋巴瘤激酶高表达的淋巴瘤。约占成人非霍奇金淋巴瘤的 3%，占儿童非霍奇金淋巴瘤的 10%~20%。多发病在<30 岁的人群，男女比例为 1.5∶1。

病因及发病机制 病因不明，发病机制与染色体异位导致间变性淋巴瘤激酶（anaplastic lymphoma kinase，ALK）蛋白高表达有关。

临床表现 70%患者诊断时通常处于Ⅲ期或Ⅳ期，出现外周和（或）腹部淋巴结肿大，伴包括骨髓在内的髓外组织侵犯。患者 B 症状较明显，突出表现为高热。ALK^+ ALCL 既可以侵犯淋巴结，也可侵犯结外器官，常见结外部位包括皮肤、骨骼、软组织、肝和肺，很少侵犯胃肠道和中枢神经系统，纵隔侵犯比霍奇金淋巴瘤少见。对骨髓活检组织 HE 染色检测分析骨髓侵犯的发生率约为 10%，免疫组化分析骨髓侵犯的检出率可提高至 30%，这与 ALK^+ ALCL 骨髓侵犯程度较轻、肿瘤细胞较少有关。小细胞变异型可侵犯外周血，产生类似于白血病的表现。

辅助检查 主要包括以下几方面。

细胞形态学及组织病理学检查 细胞形态多样，但所有病例中均有数量不等的有怪异形、马蹄形或肾形细胞核、细胞核旁有嗜酸性区域的细胞，这些细胞被认为是 ALK^+ALCL 的标志性细胞，可在所有形态变异型中检测到。绝大多数标志性细胞体积较大，但也存在类似小细胞变异型的形态。观察病理组织的细胞切面，一些细胞可能出现胞质包涵体，但这不是真正的包涵体，而是细胞核膜的凹陷，有这些特征的细胞被称为“面包圈”细胞。肿瘤细胞大小不一，肿瘤组织中既可出现体积较小的肿瘤细胞，也可出现细胞体积非常大的细胞，胞质丰富，胞质淡染或嗜酸、嗜碱性。多核细胞可呈现花环样结构，形态学特点类似于 R-S 细胞。细胞核染色质通常呈现为粗块状或弥散状，有多个小的、嗜碱性核仁。由大细胞组成的病例，核仁更加明显，但嗜酸性包涵体样核仁较少见。

根据组织切片中肿瘤细胞的形态学特点和细胞组成分类如下。①普通变异型：主要由具有标志性的多形性大细胞组成。②淋巴组织细胞变异型：特征是肿瘤细胞夹杂大量反应性组织细胞。③小细胞变异型：主要由小至中等的不规则核肿瘤细胞组成。④类霍奇金淋巴瘤变异型：形态学特点类似于结节硬化型经典霍奇金淋巴瘤。约 15%患者可同时观察到一种以上的变异型，复发时形态学特征与初诊时可能有所不同。

免疫表型检查 CD30 是此病特征性免疫表型，阳性部位位于细胞膜和高尔基体区。CD30 在大细胞中染色最强，小细胞中较弱甚至阴性。在淋巴组织细胞变异型和小细胞变异型中，围绕在小血管周围较大的肿瘤细胞强表达 CD30。表达 ALK 蛋白是 ALK^+ ALCL 另一个显著特征。出生后正常组织不表达 ALK 蛋白，因此，免疫组化检测 ALK 蛋白的表达有助于此病诊断。ALK 蛋白的阳性部位在不同的变异型中有所不同，大多数有 t（2；5）/*NPM1-ALK* 遗传学异常的患者中，肿瘤细胞胞质及胞核均为阳性，但小细胞变异型中 ALK 蛋白局限表达于细胞核。在伴 t（2；5）/*NPM1-ALK* 以外其他遗传学异常的病例中，ALK 蛋白阳性部位可为胞质或胞膜。绝大多数肿瘤细胞表达 EMA，少数病例中仅部分肿瘤细胞 EMA 阳性。虽然起源于 T 细胞，但 ALK^+ ALCL 经常出现 T 细胞表面标志的缺失，部分细胞甚至全部丢失 T 细胞的标志呈现

“裸细胞”免疫表型特征。CD3是T细胞特异性标志，但约75%的ALK^+ ALCL患者CD3表达缺失，CD2、CD4、CD5可帮助判断细胞来源。除免疫表型，未发现裸细胞型和T细胞型ALK^+ ALCL存在其他差别，因此两者被视为同一种疾病实体。CD8一般阴性，约2/3患者表达CD43，绝大多数患者强表达CD25。CD15一般阴性，这有助于其与霍奇金淋巴瘤鉴别。大多数病例表达细胞毒相关抗原，如TIA1、颗粒酶B和（或）穿孔素。

遗传学检查 ①抗原受体基因：约90%患者显示*TCR*基因克隆性重排，10%病例无*TCR*和*IGH*基因重排。*TCR*基因重排与是否表达T细胞表面标志无关。②细胞学和分子遗传学：典型遗传学异常为t（2；5）（p23；q35），位于2p23的*ALK*基因和位于5q35的*NPM1*基因融合，产生一个表达独特的嵌合NPM-ALK蛋白。尚发现其他累及2p23的染色体易位，均导致ALK蛋白表达上调。ALK蛋白是一种受体酪氨酸激酶，过度激活通过细胞内多条信号通路，调控细胞增殖、凋亡，参与肿瘤细胞转化和免疫表型调控（表）。

比较基因组杂交显示ALK^+ ALCL常伴继发性遗传学异常，常见的有4、11q、13q缺失及7、17p、17q扩增，且与间变性淋巴瘤激酶阴性间变性大细胞淋巴瘤（ALK-negative anaplastic large cell lymphoma，ALK^- ALCL）比较存在差异，提示两者是不同的疾病实体。基因表达谱研究显示，ALK^+ALCL最显著的过表达基因包括*BCL6*、*PTPN12*、*SERPINA1*和C/EBP，且ALK^+ ALCL和ALK^-ALCL有不同的基因表达谱。

诊断 依据组织病理，结合临床表现、细胞形态、细胞遗传学、免疫表型和分子生物学，诊断ALK^+ALCL不难。

鉴别诊断 ①ALK^-ALCL：二者细胞形态和免疫表型类似，鉴别主要依靠是否有ALK蛋白表达。②霍奇金淋巴瘤：类霍奇金淋巴瘤变异型ALK^+ALCL形态学特点类似于结节硬化型经典霍奇金淋巴瘤，且均表达CD30，应注意鉴别。ALK^+ ALCL缺乏霍奇金淋巴瘤反应性背景，也无典型的R-S细胞。ALK蛋白表达情况有助于鉴别。③弥漫性大B细胞淋巴瘤：极少数有淋巴母细胞或浆母细胞形态的弥漫性大B细胞淋巴瘤表达ALK和EMA，肿瘤细胞生长方式与ALK^+ALCL类似，但这些肿瘤细胞不表达CD30，同时ALK限制性的表达于细胞质内颗粒。原发纵隔的弥漫性大B细胞淋巴瘤多见于年轻患者，且表达CD30，应注意鉴别。原发纵隔的弥漫性大B细胞淋巴瘤表达CD20和CD79a等B细胞表面标志，不表达T细胞标志，ALK阴性。④非血液系统肿瘤：如横纹肌肉瘤和炎性成纤维细胞瘤也可表达ALK，但这些肿瘤CD30和EMA阴性，细胞形态有助于鉴别。

治疗 尚无标准治疗方案，进入临床试验仍是患者的首选治疗。治疗可参考外周T细胞淋巴瘤，非特指型。可选择的一线治疗方案包括CHOP-21（环磷酰胺+多柔比星+长春新碱+泼尼松）或CHOPE-21（环磷酰胺+多柔比星+长春新碱+泼尼松+依托泊苷），自体造血干细胞移植可能提高远期疗效。CD30在ALCL肿瘤组织中高表达，在正常组织很少表达，是ALCL比较有前途的治疗靶点。

预后 预后明显优于ALK^- ALCL及其他外周T细胞淋巴瘤，ALK^+ALCL和ALK^- ALCL的5年生存率分别为80%和48%，无进展生存率分别为60%和36%。国际预后指数具有较高的预后判断价值。伴t（2；5）/*NPM1-ALK*与伴其他遗传学异常患者之间预后无明显差异。小细胞变异型诊断时通常呈播散性，预后稍差。

（邱录贵）

表 ALK^+ALCL遗传学异常

染色体异常	相应基因	发生率（%）
t（2；5）（p23；q35）	*NPM1*	84%
t（1；2）（q25；p23）	*TPM3*	13%
inv（2）（p23；q35）	*ATIC*	1%
t（2；3）（p23；q21）	*TFG*	<1%
t（2；17）（p23；q23）	*CLTC*	<1%
t（2；x）（p23；q11-12）	*MSN*	<1%
t（2；19）（p23；p13.1）	*TPM4*	<1%
t（2；22）（p23；q11.2）	*MYH9*	<1%
t（2；17）（p23；q25）	*RNF213*	<1%

jiānbiànxìng línbāliú jīméi yīnxìng jiānbiànxìng dàxìbāo línbāliú

间变性淋巴瘤激酶阴性间变性大细胞淋巴瘤（anaplastic lymphoma kinase-negative anaplastic large cell lymphoma，ALK^-ALCL） 源于激活的成熟T细胞，形态学上与间变性淋巴瘤激酶阳性间变性大细胞淋巴瘤类似，同时表达 CD30，但缺少间变性淋巴瘤激酶（anaplastic lymphoma kinase，ALK）蛋白表达的恶性 T 细胞肿瘤。是世界卫生组织（WHO）2008 年淋巴与造血组织肿瘤分类从间变性大细胞淋巴瘤分离出来的一个暂定的疾病实体，尚无确切证据表明 ALK^-ALCL 与外周 T 细胞淋巴瘤，非特指型（peripheral T cell lymphoma，not otherwise specified，PTCL-NOS）之间存在不同，是否应将二者区别对待尚有争议。任何年龄段均可发病，高峰在 40~65 岁，男女比例为 1.5∶1。

病因及发病机制 缺乏明确病因。无特征性遗传学和分子标志，发病机制不明。

临床表现 多数患者诊断时临床分期处于Ⅲ期或Ⅳ期，出现外周和（或）腹部淋巴结肿大，常伴 B 症状。可侵犯淋巴结和结外组织，结外侵犯比 ALK 阳性间变性大细胞淋巴瘤（ALK-positive anaplastic large cell lymphoma，ALK^+ ALCL）少见。常见结外侵犯部位为骨骼、软组织和皮肤。

辅助检查 包括以下几方面。

细胞形态学及组织病理学检查 肿瘤细胞形态与 ALK^+ ALCL 非常类似，表现出多样的形态学特征，肿瘤细胞常呈聚集性分布，有明显的淋巴窦浸润。肿瘤细胞体积较大，与 ALK^+ ALCL 相比，间变性更显著，核/质比更高。可见“标志性”细胞，但数量较 ALK^+ ALCL 少。

免疫表型检查 肿瘤细胞高表达 CD30，表达部位位于细胞膜和高尔基区，弥漫性胞质阳性也比较常见。多数 ALK^-ALCL 表达一个或一个以上 T 细胞标志，但也常出现 T 免疫标志的丢失，比较常见的 T 细胞标志为 CD2 和 CD3，其次为 CD5。肿瘤细胞通常高表达 CD43，部分病例肿瘤细胞表达 CD4，但表达 CD8 较少见。与 ALK^+ ALCL 不同，ALK^- ALCL 不表达 ALK 蛋白。多数病例表达细胞毒性颗粒相关蛋白，如 TIA1、颗粒酶 B 和（或）穿孔素。ALK^-ALCL 一般不表达 EB 病毒相关标志。

遗传学检查 绝大多数病例 *TCR* 克隆性重排阳性。尚未发现重现性遗传学异常。

诊断 需结合临床表现、组织病理、细胞遗传学、免疫表型、分子生物学综合诊断。因缺乏特异性免疫表型或基因学标志，仍无公认的诊断标准。

鉴别诊断 ①ALK^+ ALCL：二者肿瘤细胞形态类似，均表达 CD30，鉴别主要依赖是否表达 ALK 蛋白。②霍奇金淋巴瘤：二者共同特点是表达 CD30。在反应性细胞背景下，发现典型 R-S 细胞可确诊霍奇金淋巴瘤。霍奇金淋巴瘤常表达 CD15、PAX-5，部分霍奇金淋巴瘤可检测到 EB 病毒标志物，如 EBER 和 LMP1。ALK^- ALCL 一般不表达 CD15 和 PAX-5，检测不到 EB 病毒相关标志物。ALK^- ALCL 的 T 细胞受体克隆性重排阳性，而霍奇金淋巴瘤为阴性。③PTCL-NOS：有时难以鉴别，即使有经验的病理学家在二者的诊断上也会存在分歧。WHO 推荐了比较保守的鉴别手段，即只有细胞形态和免疫表型均非常接近 ALK^+ ALCL，但不表达 ALK 蛋白的病例方可诊断为 ALK^- ALCL，其余患者诊断为 PTCL-NOS。

治疗 尚无标准治疗方案，进入临床试验仍是首选治疗。可选择的一线诱导治疗方案包括 CHOP（环磷酰胺+多柔比星+长春新碱+泼尼松）、CHOP-14、CHOPE-21（环磷酰胺+多柔比星+长春新碱+泼尼松+依托泊苷）、HyperCVAD（高分次环磷酰胺+吡柔比星+长春新碱+地塞米松）等，推荐大剂量化疗联合造血干细胞移植进行巩固治疗。CD30 在 ALCL 肿瘤组织中高表达，而在正常组织很少表达，是 ALCL 比较有前途的治疗靶点。

预后 此病预后比 ALK^+ ALCL 差，但优于 PTCL-NOS。国际外周 T 细胞淋巴瘤研究计划表明，ALK^+ALCL 和 PTCL-NOS 的 5 年无进展生存率分别为 36% 和 20%，5 年总生存率分别为 49%和 32%。

（邱录贵）

píxià zhīmóyányàng T xìbāo línbāliú

皮下脂膜炎样 T 细胞淋巴瘤

（subcutaneous panniculitis-like T cell lymphoma，SPTCL） 主要侵犯皮下组织，典型者肿瘤细胞常伴明显核碎裂和脂肪坏死的细胞毒性 T 细胞淋巴瘤。属少见类型的淋巴瘤，约占非霍奇金淋巴瘤的 1%。好发于中青年，中位年龄 35 岁，20% 患者年龄<20 岁，女性略多于男性。

约 20%患者发病与自身免疫病相关，最常见伴发疾病是系统性红斑狼疮。是否与 EB 病毒感染有关，存在争议。

四肢、躯干黄褐色至红色的皮下结节或斑块（直径 0.5~2.0cm），常多发，无压痛，可出现坏死、溃疡及出血。部分结节可自愈，瘤下皮肤轻度萎缩。治疗后易复发。半数以上患者可伴畏寒、发热、乏力、肌痛等全身不适。15% ~ 20% 患者表现为发热、肝脾大、贫血、粒细胞和血小板减少，严重者可出现全血细胞减少，病情进展迅速，预后差。

血象可正常，若合并噬血细胞综合征（hemophagocytic syndrome，HPS）可出现全血细胞减少。生化检查可有乳酸脱氢酶水平增高和 β_2-微球蛋白增多。组织学表现为肿瘤细胞弥漫性浸润皮下脂肪小叶，一般不累及脂肪间隔。表皮和真皮通常不受累，呈小叶性脂膜炎样改变。瘤细胞呈多形性，小细胞核圆或有裂，核仁不明显；大细胞胞质透明，核染色质深染。肿瘤细胞有成熟 αβT 细胞表型，通常 CD8、颗粒酶 B、穿孔素和 TIA1 阳性。

肿瘤细胞仅限于皮下脂肪层，且围绕单个脂肪细胞形成环形排列是 SPTCL 的重要诊断依据，这是与其他侵犯皮肤及皮下组织淋巴瘤的鉴别要点。非淋巴瘤性脂膜炎的病灶中有多量脂肪细胞坏死，中性粒细胞、组织细胞浸润多见，有泡沫细胞形成，但不出现异形淋巴细胞、血管纤维素样坏死，免疫表型为多克隆性，主要为 B 细胞、组织细胞和浆细胞。组织细胞吞噬性脂膜炎的皮肤损害好发于四肢，均为红斑样结节，质地较软，病程较缓，可达数年之久，病理学缺乏淋巴瘤细胞的证据。

治疗多用单药治疗、联合化疗、局部放疗或局部放疗联合化疗。一线化疗方案有 CHOP（环磷酰胺+多柔比星+长春新碱+泼尼松）、EPOCH（依托泊苷+长春新碱+吡柔比星+环磷酰胺+泼尼松）、HyperCVAD（高分次环磷酰胺+吡柔比星+长春新碱+地塞米松）/MTX-AraC（甲氨蝶呤+阿糖胞苷）方案，二线化疗方案有 DHAP（顺铂+阿糖胞苷+地塞米松）、ESHAP（依托泊苷+甲强龙+顺铂+阿糖胞苷）、MiniBEAM（卡莫司汀+依托泊苷+阿糖胞苷+美法仑）等方案，其他如 MACOP-B（环磷酰胺+多柔比星+长春新碱+甲氨蝶呤+博来霉素+泼尼松）及类似 CHOP 的联合化疗方案及氟达拉滨治疗。对不伴 HPS 者，大多预后较好，完全缓解率约 30%；对伴 HPS 者用环孢素联合泼尼松治疗；对局限性特别是不伴 HPS 者，可用放疗或放疗联合化疗、干扰素等治疗；对难治/复发者可选用自体或异基因造血干细胞移植。

CD30 阳性患者病情发展较慢。伴发 HPS 者疗效差，易复发。

（达万明）

xùnyàng ròuyázhǒngbìng

蕈样肉芽肿病（mycosis fungoides，MF） 以表皮类似蘑菇样斑片或斑块隆起，中等偏小具有脑回状核的淋巴细胞在表皮和真皮增生浸润为特征的嗜表皮原发性皮肤成熟 T 细胞淋巴瘤。曾称蕈样霉菌病。是最常见的嗜表皮原发性皮肤成熟 T 细胞淋巴瘤，也是最早为人类认识的一种皮肤淋巴瘤，占皮肤淋巴瘤的 50%。好发于 55~60 岁，男女比例约 2∶1。

病因及发病机制 病因尚不明确，可能与人 T 细胞白血病病毒 1 型感染有关，也有人认为暴露于环境中的芳香族化合物等化学物质可导致此病。

临床表现 典型患者临床可分为红斑期、斑块期及肿瘤期。早期皮肤损害通常发生在非日光暴露区处皮肤，称为“泳衣状”分布，皮肤损害为多形性，可表现为红斑、丘疹、风团、紫癜或呈水疱、苔藓样改变，表面伴鳞状脱屑，常伴顽固瘙痒，临床经过缓慢，可迁延数年甚至几十年。斑块期表现为正常皮肤上出现不规则浸润性斑块，呈暗红色，可高低不平。肿瘤期表现为在浸润性斑块边缘或外表正常的皮肤上出现皮下结节，呈半球形、分叶状或不规则形，直径 2~6cm，很少溃破，一旦形成溃疡，可致严重感染。晚期可侵及淋巴结、肝、脾、肺、外周血，骨髓受侵罕见。

辅助检查 皮肤损害部位特征性病理改变为肿瘤细胞小至中等大小、胞质少，核呈脑回状。单个散在或成巢聚集在表皮或表皮真皮交界处，有明显的嗜表皮性，单个瘤细胞侵入表皮或小灶性，称为 Pautrier 微脓肿。肿瘤细胞为 $CD2^+$、$CD3^+$、$TCR\beta^+$、$CD5^+$、$CD4^+$、$CD8^-$，偶见 $CD8^+$、$TCR\delta^+$、$CD7^-$，但全 T 细胞抗原 CD2、CD3、CD5 等丢失较常见，可作为诊断 MF 的参考指标。大部分病例可检测到 *TCR* 克隆性重排。瘤细胞可发生多种染色体异常，但无特异性改变。常见 10q－和 *CDKN2B*、*CDKN2A*、*TP53* 等抑癌基因异常，以及 *BCL7A*、*PTPRG* 和 *TP73* 等多种抑癌基因甲基化。

诊断 结合临床、组织学、免疫表型、基因重排等即可确诊。

鉴别诊断 ①嗜毛囊蕈样肉芽肿：病理学特征是不典型 $CD4^+$ 细胞浸润毛囊而非表皮。瘤细胞小或中等大小，有时可见染色质浓集的大细胞、核呈“脑回状”。汗腺浸润病例常伴秃头，称为嗜汗腺蕈样肉芽肿。瘤细胞免疫表型为 $CD3^+$、$CD4^+$、$CD8^-$。临床上多见于成人，表现为头或颈部的毛囊性丘疹、“痤疮样”的皮肤损害、质硬斑块或瘤块，伴严重瘙痒。②佩吉特样网状细胞增生症：特征为肿瘤性 T 细胞在上皮内增生，形成局灶型斑片或斑块。病理细胞形态学表现为高度增生的表皮伴明显浸润的异型细胞散在分布或排列成巢状。细胞免疫学为 $CD3^+$、$CD4^+$、$CD8^-$，或

$CD3^{+}$、$CD4^{-}$、$CD8^{+}$，CD30 通常阳性表达。临床病程缓慢，常出现实性“牛皮癣状”或高度角化的斑片/斑块，通常位于肢体末端。③肉芽肿性皮肤松弛症：组织病理学特征为明显进展的、密集的肉芽肿内大量异型 T 细胞浸润，伴巨噬细胞和分叶核巨细胞，可见弹力组织破坏。表皮可见异型小 T 细胞局灶性浸润。异型 T 细胞免疫表型为 $CD3^{+}$、$CD4^{+}$ 和 $CD8^{-}$。临床较罕见，表现为皮肤褶皱部位出现缓慢进展的皮肤松弛。约 1/3 患者伴发霍奇金淋巴瘤，或可与经典型 MF 伴存。

治疗 主要为局部治疗、放疗和系统治疗。

局部治疗 ①光疗：补骨脂素联合紫外线 A 照射用于早期 MF 浅表皮肤损害的治疗，最初每周照射 3 次，皮肤损害完全消退后长期维持治疗，期间每 2~4 周照射 1 次。长期治疗有导致过敏性皮炎和皮肤肿瘤的危险，故治疗时间不应超过 1 年。宽谱 UVB 照射及窄谱 UVB 照射也可用于治疗早期 MF。②局部糖皮质激素外用：主要用于ⅠA 期红斑皮肤损害患者。③局部氮芥外敷：有水溶液和油膏基质两种。④局部卡莫司汀外敷：药物吸收可导致骨髓抑制。⑤维 A 酸：1%贝沙罗汀软膏治疗早期 MF。

放疗 ⅡB 期以上患者多需全身治疗结合局部放疗。①局部 X 线放疗：对明显浸润性斑块或结节有效。②电子线放疗：对有较明显浸润的皮肤损害效果更好。③全身皮肤电子线照射：用于广泛皮肤损害患者。

系统治疗 ①干扰素：可单用或与局部治疗、化疗联合使用。起效时间为用药后 1~6 周，一般达完全缓解或部分缓解需 8 周左右。因干扰素有光敏作用，故起始联用 PUVA 的剂量应减低。②维 A 酸：用于治疗顽固性皮肤 T 细胞淋巴瘤的皮肤症状，也可与补骨脂素联合紫外线 A 照射、化疗或电子线放疗等联合治疗。③化疗：晚期患者的治疗或二线治疗，常用方案包括 MOPP（氮芥+长春新碱+丙卡巴肼+泼尼松）、COPP（环磷酰胺+长春新碱+丙卡巴肼+泼尼松）、CVP（环磷酰胺+长春新碱+泼尼松）、CHOP（环磷酰胺+多柔比星+长春新碱+泼尼松）方案等。

其他全身治疗如下。①体外光分离置换法：用于姑息治疗；口服光敏剂 8-甲氧基补骨脂素后 2 小时，抽全血行白细胞分离，淋巴细胞在体外接受紫外线 A 照射后重新回输给患者，6 个月后可观察到疗效。②阿仑单抗：有效率 50%以上，完全缓解率 32%。③对ⅡB 级患者还可选用脂质体多柔比星、吉西他滨、苯丁酸氮芥、喷司他丁、依托泊苷、环磷酰胺、甲氨蝶呤等。难治/复发患者还可选用自体或异体造血干细胞移植。

预后 较好，5 年总生存率 88%，伴局限性疾病者与正常人群的生存期相似。有皮肤外播散及其他器官累及者预后较差，是影响预后的重要因素，肿瘤负荷越大生存期越短。Ⅰ期、Ⅱ期、Ⅲ期和Ⅳ期患者的 5 年生存率分别为 80% ~ 90%、60% ~ 70%、40% ~ 50% 和 25% ~ 35%。年龄>60 岁，乳酸脱氢酶水平升高和母细胞数增加（>25%）是预后不良因素。

（达万明）

Sàizhālǐ zōnghézhēng

塞扎里综合征

塞扎里综合征（Sézary syndrome，SS） 外周血中存在脑回状核不典型 T 细胞的 T 细胞淋巴瘤。一般认为是*蕈样肉芽肿病*（mycosis fungoides，MF）的白血病变异型，也有学者认为它是不同于蕈样肉芽肿病的独立疾病。发病率占皮肤 T 细胞淋巴瘤的 5%以下，主要发生在成年男性，年龄多>60 岁。

SS 是由红皮病、淋巴结肿大及外周血中发现肿瘤性 T 细胞［又称塞扎里（Sézary）细胞］组成的特异性表现的疾病。皮肤病变与 MF 类似，特征性表现为红皮病及全身淋巴结肿大，其他表现如瘙痒、秃头、甲床萎缩和掌跖部位角化较常见。疾病晚期可侵及全身所有器官，如肝、脾、肺等，但骨髓受侵少见。免疫功能异常和循环中正常 $CD4^{+}$T 细胞减少，患者第二肿瘤的发生率较高。

病变皮肤和淋巴结主要组织学特征与 MF 类似，但 SS 中的浸润细胞成分更单一。累及的淋巴结可出现特征性弥漫、单一的 Sézary 细胞浸润，伴正常结构破坏。骨髓可受累，但浸润多位于间质，且呈灶性较分散。SS 免疫表型及分子生物学和细胞遗传学同 MF，但血循环中 Sézary 细胞常表现出 CD7 和 CD26 丢失。SS 中可有 AP-1 蛋白转录因子的 *JUNB* 基因有多重复制现象。血常规及外周血涂片、乳酸脱氢酶、$β_2$-微球蛋白检测也很重要。正电子发射体层显像计算机体层扫描（PET-CT）可明确肿瘤侵犯范围和除外其他肿瘤。

此病诊断应结合临床、组织学、免疫表型、基因重排等综合分析，要求具备以下 1 条或多条。①Sézary 细胞绝对值至少 > 1 × 10^{9}/L。②免疫表型异常：$CD4^{+}$T 细胞群增多导致的 $CD4^{+}$/$CD8^{+}$ 细胞比例>10，丢失任意一个或所有T细胞抗原，如CD2、CD3、CD4和CD5等。③通过分子生物学或细胞遗传学方法证实周围血中存在T细胞克隆性增生。尤其是外周血和皮肤中的肿瘤T细胞为同一克隆，并联合一个以上的细胞形态学或免疫表型方面的证据，才是诊断SS的可靠标准。

治疗方法有局部治疗、体外光分离置换法、小剂量化疗、干扰素治疗等，低剂量化疗方案可单独或与α-干扰素合用。α-干扰素可联合小剂量苯丁酸氮芥和泼尼松或甲氨蝶呤。总有效率约30%~80%，完全缓解率为4%~25%。对难治者，其他治疗非霍奇金淋巴瘤的二线方案，特别是T细胞淋巴瘤的方案及贝沙罗汀和阿仑单抗也可使用。皮肤病损者也可接受局部治疗，方法同MF。

此病临床进展快，预后较差，多数死于免疫抑制所致机会性感染。生存期为2~4年，5年生存率约20%。

（达万明）

yuánfāxìng pífū CD30 yángxìng T xìbāo línbā zēngzhíxìng jíbìng

原发性皮肤CD30阳性T细胞淋巴增殖性疾病（primary cutaneous $CD30^+$ T cell lymphoproliferative disorder） 表达CD30的皮肤T细胞淋巴瘤。约占皮肤T细胞淋巴瘤的30%。包括淋巴瘤样丘疹病和原发性皮肤间变性大细胞淋巴瘤。

（达万明）

línbāliúyàng qiūzhěnbìng

淋巴瘤样丘疹病（lymphomatoid papulosis，LyP） 有大的不典型间变细胞、免疫母细胞或霍奇金淋巴瘤R-S样细胞浸润的T细胞增殖性疾病。是一种慢性自限性反复发作的皮疹。成人多见，50~60岁高发，男性多于女性。

病因及发病机制 病因不明。约10%患者诊断前曾被诊断为蕈样肉芽肿病或霍奇金淋巴瘤，有的患者同时患有这三种疾病，提示LyP、蕈样肉芽肿病、霍奇金淋巴瘤在基因水平的发生上可能有相关性。尽管有许多LyP病例证实存在单克隆病变，但仍不属于恶性疾病。

临床表现 皮肤损害好发于四肢、躯干、臀部，表现为慢性、反复出现的多发红色丘疹结节或丘疹坏死，病灶常<3cm，常在3~12个月内自发消退，病程迁延，终身反复出现。典型自然病程分4个阶段。Ⅰ期：早期损害（皮肤红斑）；Ⅱ期：进展期（临床特征在Ⅰ期和Ⅲ期之间）；Ⅲ期：极期表现为出血性或溃疡坏死性或结痂的丘疹或淋巴结受累；Ⅳ期：消退期，通常残留小片天花样瘢痕或小块色素沉着区。

辅助检查 包括以下几方面。

组织病理学检查 典型LyP表现为楔形浸润，皮肤表面及深层均有血管周围淋巴样细胞浸润，主要是一种大的$CD30^+$的非典型细胞，可分散或呈簇状分布（2~5个细胞），有时出现类似于霍奇金淋巴瘤R-S样细胞，其背景为大量炎症细胞（中性粒细胞、嗜酸性粒细胞和组织细胞）。常分为3型。①A型：散在的小簇状$CD30^+$大细胞，有时是R-S样细胞伴数量不等的组织细胞、中性粒细胞及嗜酸性粒细胞等炎症细胞浸润。②B型：很少见（低于10%），表现为小的非典型淋巴细胞（脑回状细胞核）带状浸润，炎症细胞少见，缺乏大的非典型$CD30^+$细胞，形态学上与蕈样肉芽肿病类似。③C型：表现为大量弥漫增生$CD30^+$大细胞而炎症细胞很少。

免疫表型检查 A型中异型细胞与原发性皮肤间变性大细胞淋巴瘤（primary cutaneous anaplastic large cell lymphoma，PCALCL）中肿瘤细胞的免疫表型几乎相同。B型中异型脑回样细胞则为$CD3^+$，$CD4^+$，$CD8^-$，不表达CD30。各种细胞毒性颗粒相关蛋白为阳性（TIA1、穿孔素和颗粒酶B）。少数文献曾报道LyP细胞也可能呈自然杀伤细胞表型（$CD30^+$、$CD56^+$、$CD3^-$、$CD4^-$、$CD8^{+/-}$）。与蕈样肉芽肿病或经典型霍奇金淋巴瘤相关的LyP还可能表达CD15。在这类疾病中EB病毒检测也阴性。

遗传学检查 T细胞克隆性重排在A型中很少见。与系统性间变性大细胞淋巴瘤不同，$CD30^+$原发性皮肤淋巴增殖性疾病中无t（2；5）。

其他检查 血常规多无异常，血清乳酸脱氢酶、β_2-微球蛋白等与疾病受累程度有关。

诊断与鉴别诊断 LyP的诊断必须结合临床表现、组织学和免疫组化特征，甚至有时在不能确定时还需对病例进行仔细和密切随访。发生在面部者诊断相对容易。此病主要与PC-ALCL鉴别，后者异型大细胞量较多，细胞核更具多形性，间变性大细胞相互黏附、成簇排列，弥漫浸润于真皮及皮下脂肪组织中。

治疗 尚无标准治疗。大多数治疗方法可改善临床症状，但不能治愈。①观察等待：大多数患者可观察等待。若出现恶性转化征象，需进一步活检确诊，决定下一步治疗。②补骨脂素联合紫外线A照射治疗：通常对皮肤病变效果良好。③小剂量甲氨蝶呤：以能够控制疾病活动的最小剂量为佳。不适用于肝功能受损和造血功能差者。④糖皮质激素：可使皮疹部分消退，但其应用仍存在争议。⑤其他药物：化疗药如卡莫司汀、氮芥常用于LyP合并有蕈样肉芽肿病者，可使其病变获得缓解。鉴于药物的毒副作用，儿童患者常用口服抗生素或糖皮质激素治疗。⑥生物治疗：如细胞因子（γ-干扰素）、抗CD30单抗、维A酸等。

预后 表现为良性病程，预后较好，5年生存率为100%，超过20%患者进展转化为其他类型淋巴瘤，转化类型包括霍奇金淋巴瘤、蕈样肉芽肿病和原发性皮肤间变性大细胞淋巴瘤。随生存期延长，转化为淋巴瘤的概率增加，需长期随访。

（达万明）

yuánfāxìng pífū jiānbiànxìng dàxìbāo línbāliú

原发性皮肤间变性大细胞淋巴瘤

原发性皮肤间变性大细胞淋巴瘤（primary cutaneous anaplastic large cell lymphoma，PC-ALCL） 肿瘤细胞较大，具间变及多形性，多数表达CD30抗原的原发于皮肤的T细胞增殖性疾病。又称原发性皮肤$CD30^+$大细胞淋巴瘤。多见于老年人，中位发病年龄为60岁，男性多于女性。

病因及发病机制 尚不明确，可能与人T细胞白血病病毒-1和EB病毒感染有关。

临床表现 好发于躯干、面部、四肢、臀部等，多为孤立性或多发结节或小肿块，有时呈一个或数个丘疹样或一个巨大的溃疡性肿瘤。约20%患者皮肤损害范围广泛，呈多灶性。约10%病例皮损可自发性部分甚至全部消退。皮肤外侵犯少见，常出现于病灶局部引流区的淋巴结。约25%患者最终发展为全身性疾病。

辅助检查 包括以下几部分。

组织病理学检查 形态学特征与原发性系统性间变性大细胞淋巴瘤相似，但细胞核更具多形性，呈圆形、卵圆形或不规则形。细胞体积大，细胞质丰富、嗜双色性，核呈空泡状伴一个或数个嗜酸性核仁，核分裂象易见。镜下多表现为$CD30^+$间变性大细胞相互黏附、成簇排列，弥漫浸润于真皮及皮下脂肪组织中，极少有嗜表皮性。部分瘤细胞可见坏死。表皮破溃处可呈假上皮瘤样增生。

免疫表型检查 肿瘤细胞通常$CD4^+$，个别病例$CD8^+$，皮肤淋巴细胞相关抗原（CLA）常阳性。>75%病例瘤细胞$CD30^+$，以核膜与核旁高尔基体区点状阳性为特异。TIA-1、颗粒酶B可在70%病例中表达。肿瘤细胞表面经常出现某个T细胞抗原丢失如CD2、CD5甚至CD3。与原发性系统性间变性大细胞淋巴瘤不同的是原发于皮肤的一般EMA^-、ALK^-。B细胞抗原和单核-巨噬细胞相关抗原及CD15均阴性。

遗传学检查 约60%病例有*TCR*克隆性重排，常发生t（2；5）（p23；q35）基因易位。

其他检查 血常规多无异常，血清乳酸脱氢酶（LDH）、$β_2$-微球蛋白等与疾病受累程度有关。

诊断 具有典型临床表现，结合组织病理学、免疫表型、分子遗传学检查，同时排除并发淋巴瘤样丘疹病、蕈样肉芽肿病或其他类型皮肤淋巴瘤，可以诊断。一般初诊时及以后6个月内无皮肤外器官受累证据。

鉴别诊断 与其他主要原发性皮肤$CD30^+$淋巴增殖性疾病的鉴别诊断如下。

原发性系统性间变性大细胞淋巴瘤 二者免疫表型不完全相同，PC-ALCL的瘤细胞皮肤淋巴瘤抗原（HECA452）常阳性，EMA偶见阳性，几乎不表达ALK-1，罕见t（2；5）染色体易位。临床上成人多见，<20岁少见，年龄分布无双峰曲线，通常预后较好。原发性系统性间变性大细胞淋巴瘤儿童和青少年常见，年龄分布呈双峰曲线，ALK阳性者预后良好，阴性者预后不良。

淋巴瘤样丘疹病 皮肤损害为区域性多发或对称性泛发的皮肤丘疹或小结节，数目多而损害小，病灶大小常<3cm，很少累及皮下组织，能自愈，消退后多次复发，复发间隔时间不一。临床进程良性，组织学具有淋巴瘤特点，表现为瘤细胞在真皮浅层呈楔形浸润，围绕血管分布，夹杂有众多小淋巴细胞，伴中性粒细胞和嗜酸性粒细胞。免疫组化$CD30^+$，呈散在或小簇分布，50%可检测到浸润细胞的单克隆性。淋巴瘤样丘疹病可与PC-ALCL在临床表现和组织学上有重叠。<5%的淋巴瘤样丘疹病可最终进展为$CD3^+$T细胞淋巴瘤。

交界性病变 经临床和病理仔细分析后仍无法定义的PC-ALCL和淋巴瘤样丘疹病的病变，占皮肤T细胞淋巴瘤（cutaneous T cell lymphoma，CTCL）的第二位，约为30%。这组疾病在组织病理和免疫表型上有交叉，同属CTCL的一种类型。$CD30^+$皮肤T细胞淋巴瘤和淋巴瘤样丘疹病是连续性疾病谱，有时疾病呈交界性状态，很难下明确诊断。只有根据患者皮肤病灶的转归，确诊为PC-ALCL或淋巴瘤样丘疹病后，再选择适当的治疗方案。

继发性$CD30^+$皮肤大T细胞

淋巴瘤 主要根据以下几点鉴别：①无淋巴瘤样丘疹病、蕈样肉芽肿病或其他器官淋巴瘤病史。②免疫组化标记中 CD30$^+$ 大细胞>75%，不表达 EMA，也基本不表达 ALK，缺乏 t（2；5）（p23；q35）染色体易位。③极少扩散到淋巴结，复发通常在原处或他处皮肤。

治疗 ①观察等待：病灶有自发消长的患者可不做任何治疗。②放疗：用于孤立性或局限性的短期内不消退而有进展的皮肤病灶。③小剂量甲氨蝶呤或补骨脂素联合紫外线 A 照射治疗：针对无皮肤外病变，皮肤病变广泛且无自发消退趋势者。④联合化疗：仅适用于诊断时已存在或以后发展成皮肤外病灶者，化疗方案多选用以蒽环类为基础的方案如 CHOP 方案（环磷酰胺+多柔比星+长春新碱+泼尼松），复发/耐药者可用高剂量化疗加造血干细胞移植。

预后 病程进展缓慢，预后良好，不良预后因素包括皮肤损害部位、泛发和累及皮肤以外的器官组织。10 年生存率 80%～90%，伴系统损害的 CD30$^+$ 间变性大细胞淋巴瘤 5 年生存率仅为 20%～30%。

（达万明）

yuánfāxìng pífū γδ T xìbāo línbāliú

原发性皮肤 γδT 细胞淋巴瘤

（primary cutaneous γδ T cell lymphoma，PCGD-TCL） 有细胞毒表型的成熟活性 γδT 细胞克隆性增殖性肿瘤。是原发性皮肤外周 T 细胞淋巴瘤的少见亚型，包括 γδ 皮下脂膜炎样 T 细胞淋巴瘤。某些病变可能原发于黏膜部位。此病是否仅包括皮肤和黏膜 γδT 细胞淋巴瘤仍不明确。发病率低，约占所有皮肤 T 细胞淋巴瘤的 1%。大多数发生于成人。

其发生可能与慢性抗原刺激导致的免疫缺陷有关。常出现广泛性皮肤损害，特别易发于四肢皮肤。疾病表现多样化，主要为嗜表皮性，表现为皮肤淤斑等。有些患者表现为深部皮肤和皮下肿瘤，伴或不伴表皮坏死和溃疡。也可见向黏膜及其他结外器官播散，淋巴结、脾和骨髓累及很少见。脂膜炎样肿瘤患者易出现噬血细胞综合征。多数患者有发热、盗汗及体重减轻等 B 症状。

辅助检查如下。①组织病理学检查：可观察到 3 种类型的形态学改变，为嗜表皮型、真皮型及皮下组织型。通常同一个患者的不同取材部位可出现 1 种以上的形态学类型。嗜表皮的程度不同，可以是轻度，也可以似佩吉特样网状细胞浸润。累及皮下组织的病例中，肿瘤细胞围绕脂肪细胞排列，类似于皮下脂膜炎样 T 细胞淋巴瘤、αβT 细胞型，但此病通常伴表皮和真皮的累及。瘤细胞体积中等偏大，染色质呈粗块状。空泡状核及核仁明显的母细胞不明显。凋亡、坏死和侵犯血管现象常见。②免疫表型检查：肿瘤细胞 βF1$^-$、CD3$^+$、CD2$^+$、CD5$^-$、CD7$^{+/-}$、CD56$^+$，强表达 TIA1。CD4 和 CD8 一般为阴性。③遗传学：*TCRγδ* 基因克隆性重排。

诊断必须结合临床表现、组织病理学和免疫组化特征。主要与皮肤自然杀伤细胞/T 细胞淋巴瘤鉴别，后者肿瘤细胞累及范围与此病类似，但可见坏死，呈血管中心性生长并破坏血管，胞质 CD3、CD56 及 EBV 编码的 RNA（EBER）检测阳性。

治疗可参考其他皮肤 T 细胞淋巴瘤，但 PCGD-TCL 易对联合化疗及放疗产生耐药。此病侵袭性强，对化疗或放疗不敏感，预后较差，5 年生存率为 33%，中位生存期约为 15 个月。预后不良因素包括肿瘤累及皮下脂肪组织和表达 TCRδ1。

（达万明）

yuánfāxìng pífū CD8 yángxìng qīnxíxìng shìbiǎopí xìbāo dúxìng T xìbāo línbāliú

原发性皮肤 CD8 阳性侵袭性嗜表皮细胞毒性 T 细胞淋巴瘤

（primary cutaneous aggressive epidermotropic CD8$^+$ cytotoxic T cell lymphoma） 以出现嗜表皮的 αβ CD8 阳性细胞毒性 T 细胞增殖和侵袭性临床进程为主要特征的皮肤 T 细胞淋巴瘤。占所有细胞毒 T 细胞淋巴瘤的 1%，好发于成年人。

病因及发病机制尚不清楚。常呈急性暴发性起病，多侵犯皮肤，也可播散到内脏，如肺、睾丸、中枢神经系统、口腔黏膜，但淋巴结通常不受累。皮肤损害呈局限性或播散性分布，表现为局部或弥漫性丘疹、结节或肿块，皮疹中心可出现中心性溃疡或坏死，部分出现中心消退，或表现为表浅、过度角化的斑片或斑块。

辅助检查如下。①组织病理学检查：呈明显多样性，可表现为苔藓样浸润伴佩吉特样嗜表皮性，或表皮下不同程度水肿，也可结节状生长。表皮棘皮瘤样增生或萎缩，常伴坏死或水疱形成。肿瘤细胞小至中等大小，核多形性，常浸润并破坏皮肤附属器。②免疫表型检查：肿瘤细胞表达 βF1、CD3、CD8、颗粒酶 B、穿孔素、TIA1，CD4、CD5、CD2 为阴性。③遗传学：肿瘤细胞表现为克隆性 *TCR* 基因重排，EB 病毒阴性。

诊断根据临床表现及组织病理学检查，同时需与下列疾病鉴别。①坏疽性脓皮病：也可表现为全身多发进行性溃疡，组织病理学也可见皮下大量异型淋巴细胞浸润。但此病无内脏受累表现，浸润淋巴细胞为多克隆性，借此易与皮肤原发性侵袭性嗜表皮CD8阳性细胞毒性T细胞淋巴瘤鉴别。②结外自然杀伤细胞/T细胞淋巴瘤，鼻型：以鼻腔和皮肤为最主要受累部位，与EB病毒感染有关，临床表现为面中线部位破坏性的溃疡或四肢躯干多发斑块及肿瘤，溃疡形成较常见。病理表现为真皮及皮下脂肪层弥漫的中等大小异形淋巴细胞浸润，也可有嗜表皮性及血管中心性。肿瘤细胞表达CD3ε、CD56，常不表达CD2、CD5等。大部分病例可检出EB病毒。③皮下脂膜炎样T细胞淋巴瘤：可发生在成年人，也可出现于儿童，临床进展较慢，病变以下肢为主，表现多发皮下结节及斑块。组织学上虽也是CD8阳性细胞毒性T细胞的弥漫浸润为主，但主要集中在皮下脂肪层，不累及表皮及真皮层。预后比原发性皮肤CD8阳性侵袭性嗜表皮细胞毒性T细胞淋巴瘤好。④原发性皮肤γδT细胞淋巴瘤：病变以四肢为著，泛发的斑块、溃疡坏死性结节和肿瘤，常见黏膜及结外器官侵犯，并可出现噬血细胞综合征。病理改变可同时或单独出现嗜表皮性、真皮及皮下脂肪的浸润而非仅有嗜表皮浸润。肿瘤细胞大部分不表达CD8，且TCRγ强阳性。⑤蕈样肉芽肿病：肿瘤细胞也表现为嗜表皮性，但起源于$CD4^+$的辅助性T细胞，CD8多为阴性，结合临床易鉴别。

根据病情可给予α-干扰素或光化学疗法治疗，也可联合化疗加局部放疗，联合化疗多用以多柔比星为基础的多药联合化疗方案，有条件者可行自体或异基因造血干细胞移植。

此病临床病程呈高度侵袭性，中位生存期约为32个月。形态学上浸润细胞的大小与预后无关。

（达万明）

yuánfāxìng pífū CD4 yángxìng xiǎo huò zhōngděng dàxiǎo T xìbāo línbāliú

原发性皮肤CD4阳性小或中等大小T细胞淋巴瘤

原发性皮肤CD4阳性小或中等大小T细胞淋巴瘤（primary cutaneous small/medium $CD4^+$ T cell lymphoma） 以CD4阳性多形性T细胞浸润为主要特点的原发性皮肤T细胞淋巴瘤。约占所有皮肤T细胞淋巴瘤的2%。多见于成年人或老年人，也可见于青少年，无性别差异。

皮肤损害多为孤立性浸润性红斑、结节、肿块，很少破溃，好发于面部、颈部、上肢、躯干上部。皮肤损害多发或侵及下肢者少见。无典型蕈样肉芽肿病所见脱屑、斑块等表现。

辅助检查包括：①组织病理学检查：肿瘤细胞在真皮内呈弥漫、致密或结节状浸润，有向皮下脂肪侵犯的趋势。局灶有嗜表皮性，若广泛出现嗜表皮现象，则需考虑蕈样肉芽肿病。肿瘤细胞大部分小至中等大小，多形性明显，约30%为大细胞。反应性小T细胞和组织细胞多见。有些病例可见嗜酸性粒细胞。②免疫表型检查：肿瘤细胞$CD3^+$、$CD4^+$、$CD8^-$、$CD30^-$，不表达细胞毒性颗粒相关蛋白，部分病例出现全T细胞标志物丢失。③遗传学检查：可检测到*TCR*基因的克隆性重排。EB病毒检测阴性。

根据临床表现及病理学、免疫表型及细胞遗传学检查确诊，同时需与下列疾病鉴别。①蕈样肉芽肿病：多发生于青壮年，临床呈惰性病程，可见3期皮肤损害，全身多发。原发性皮肤CD4阳性小或中等大小T细胞淋巴瘤无典型的斑块期样皮肤损害表现。②原发性皮肤CD8阳性侵袭性嗜表皮细胞毒性T细胞淋巴瘤：起病较急，皮肤损害为全身多发性，可有内脏器官受累。组织病理上可见小至中等大及中至大淋巴细胞浸润，嗜表皮性为其显著特点，免疫表型$CD8^+$而$CD4^-$。③原发性皮肤间变性大细胞淋巴瘤：此病也可表现为孤立和局限性皮肤损害，可表现为结节和肿块，临床进展相对较慢。故临床表现与原发性皮肤$CD4^+$小或中等T细胞淋巴瘤相似。组织病理学上瘤细胞体积大、间变型，无嗜表皮性，免疫组化提示$CD30^+$，常表达细胞毒性颗粒相关蛋白。④假性淋巴瘤：增生细胞较混杂，可见T细胞、B细胞、组织细胞、浆细胞等多种细胞浸润，细胞虽有较幼稚性，但大部分细胞成熟。无*TCR-IGH*克隆性重排。

根据临床病情，对单发病灶可局部切除或局部放疗。对多发病灶可用联合化疗或α-干扰素，也可做自体或异基因造血干细胞移植。

此病预后相对较好，估计5年生存率接近80%。病灶单发、局限者预后更好。

（达万明）

miǎnyì quēxiàn xiāngguānxìng línbā zēngzhíxìng jíbìng

免疫缺陷相关性淋巴增殖性疾病

免疫缺陷相关性淋巴增殖性疾病（immunodeficiency-associated lymphoproliferative disorder） 先天性或获得性免疫缺陷、免疫功能紊乱基础上发生的淋巴增殖性疾病。临床流行病学研究表明，在免疫功能受损的人群，淋巴增殖性疾病的发病率明显高于免疫功能健全的人群。世界卫生组织（WHO）将免疫缺陷相关性淋巴增殖性疾病分为4类：①原发性免疫缺陷病相关性淋巴增殖性疾病。②人类免疫缺陷病毒感染相关性淋巴瘤。③移植后淋巴增殖性疾病。④其他医源性免疫缺陷相关性淋巴增殖性疾病。上述各种类型的淋巴增殖性疾病，由于原发病和发病机制的异质性，其发病率、临床特点不尽相同。除移植后淋巴增殖性疾病外，大多数病例的表现与散发性淋巴增殖性疾病相似，但其预后明显差于后者。

（刘启发）

yuánfāxìng miǎnyìxìng jíbìng xiāngguānxìng línbā zēngzhíxìng jíbìng

原发性免疫性疾病相关性淋巴增殖性疾病（lymphoproliferative disorder associated with primary immune disorder） 原发性免疫缺陷或免疫调节功能异常基础上发生的淋巴增殖性疾病。因原发病是一组高度异质性疾病，故其伴发的淋巴增殖性疾病（lymphoproliferative disorder，LPD）也多种多样。原发性免疫缺陷病（primary immunodeficiency disease，PID）是一组罕见病，故PID相关性LPD发病率也很低。中国各类PID的确切发病率尚不清楚，国外报道最常见的常见变异型免疫缺陷病发病率为1/10万~1/5万，重度联合免疫缺陷病的发病率为1/10万。PID患者发生LPD的危险度与原有PID种类密切相关，是正常人群LPD发生率的10~200倍。PID相关性LPD以男性多见，绝大部分患者儿童时期发病，这主要是由于大多数遗传学异常是X连锁（表）。

病因及发病机制 病因与其原发病免疫缺陷有关，大多数PID相关性LPD患者EB病毒（Epstein-Barr virus，EBV）阳性。不同PID免疫缺陷机制不同，其发病机制存在差异。相关机制涉及T细胞和B细胞功能异常，细胞信号转导异常和DNA修复功能异常。在EBV阳性的PLD患者其可能的发病机制是：EBV感染的宿主细胞表达*EBV*基因产物如EBNA2和LMP1蛋白，这些基因产物是宿主细胞增殖的信号。免疫功能正常时，表达上述病毒产物的宿主细胞可被机体免疫监视的T细胞清除，而PID患者存在免疫监视缺陷，使病毒产物持续存在，促进宿主细胞持续增殖，诱发LPD发生。这种免疫监视完全缺失可导致致死性传染性单核细胞增多症，部分缺失则导致其他类型LPD。高IgM综合征源于CD40或CD40配体基因突变，影响T细胞与B细胞的相互作用，阻碍B细胞有效分化为浆细胞。

自身免疫性淋巴增殖综合征患者中因*FAS*基因突变、*CASP8*或*CASP10*基因缺陷，抑制T细胞凋亡，导致淋巴样细胞累积而引起LPD。共济失调毛细血管扩张症患者存在*ATM*基因突变，使DNA修复功能异常，导致PID发生。常见变异型免疫缺陷病患者存在抗体功能缺陷，易伴消化道和呼吸道慢性炎症，在抗原反复刺激下，淋巴组织过度增生，部分患者出现恶性转化，导致LPD发生。

临床表现 PID相关临床表现：发病多在婴幼儿期，表现为频繁感染，常以反复呼吸道感染起始，皮肤黏膜感染也常见，淋巴结偶可肿大、化脓。免疫缺陷常表现为慢性病态如苍白、营养不良，至成人可有肝脾大、消瘦等。PID患者也可存在各自自身一些特征性临床表现，如重症联合性免疫缺陷病可出现斑丘疹、秃发；威斯科特-奥尔德里奇（Wiskott-Aldrich）综合征可出现黑粪、反复湿疹；共济失调毛细血管扩张症可有反复肺炎、毛细血管扩张、神经变性；常见变异型免疫缺陷病常伴消化吸收不良、脾大、自身免疫病；高IgM综合征患者可出现自身免疫性溶血性贫血等。

LPD临床表现：其临床特征受PID类型影响，也有少数患者以LPD为PID的首发表现如X连锁淋巴细胞异常增生症。多数患者有LPD的共同特点，但多在儿

表 PID种类与LPD类型

PID种类	LPD类型
自身免疫性淋巴增殖综合征	T细胞非霍奇金淋巴瘤，霍奇金淋巴瘤
共济失调毛细血管扩张症	弥漫性大B细胞淋巴瘤，前T细胞急性淋巴细胞白血病，T淋巴母细胞淋巴瘤，霍奇金淋巴瘤
常见变异型免疫缺陷病	弥漫性大B细胞淋巴瘤，T细胞增生症
高IgM综合征	产IgM的浆细胞增生症/浆细胞瘤
奈梅亨（Nijmegn）破损综合征	弥漫性大B细胞淋巴瘤
重症联合性免疫缺陷病	致死性传染性单核细胞增生症
威斯科特-奥尔德里奇（Wiskott-Aldrich）综合征	弥漫性大B细胞淋巴瘤，淋巴瘤样肉芽肿，霍奇金淋巴瘤
X连锁淋巴细胞异常增生症	致死性传染性单核细胞增生症

童时期发病，大部分患者以结外病变起病。最常见累及的是胃肠道，少数出现在中枢神经系统、肺、肝和肾。致死性传染性单核细胞增多症患者，除表现为发热、皮疹、全身淋巴结肿大、肝脾大以外，常出现严重全血细胞减少、嗜血细胞综合征、多器官功能障碍综合征等。

辅助检查 包括以下几方面。

血象 血细胞分类、计数及形态检查对诊断 LPD 和 PID 均有提示意义，如淋巴细胞总数减少提示 T 细胞免疫缺陷，异形淋巴细胞提示 EBV 感染，高 IgM 综合征患者可出现溶血性贫血的血象改变。

影像学检查 包括 B 超、X 线、CT、放射性核素显像、正电子发射体层显像计算机体层扫描（PET-CT）检查等。这些检查是发现 LPD 病灶、临床分期、判断预后、评价疗效的重要手段。

组织病理学检查 是确定是否为 LPD 及病变细胞来源的必需检查。多数 PID 相关性 LPD 为 B 细胞来源，表达特异性 B 细胞分化阶段抗原标志如 CD20、CD19 和 CD79a。EBV 感染相关性 PLD 在肿物组织中可检出 EBV 基因产物如 EBNA2 和 LMP1 蛋白。PID 患者可出现各种类型的淋巴瘤和其他 LPD，其中弥漫性大 B 细胞淋巴瘤最常见，也可见霍奇金淋巴瘤和多形性淋巴瘤增殖性疾病（类似移植后淋巴增殖性疾病），B 细胞小细胞淋巴瘤不多见。

大部分 PID 相关性 PLD 存在 EBV 感染，血液、肿瘤组织和 PLD 累及组织中 EBV 阳性。

PID 相关筛查试验包括免疫球蛋白测定、抗体功能测定、T 细胞和 T 细胞亚群计数等。确诊主要依赖于分子遗传学检查。

免疫表型检查 PID 相关性 LPD 多伴 EBV 感染，故其免疫表型有一定特点。多数为 B 细胞性，表达 B 细胞相关分化阶段的抗原，但 EBV 感染的 B 细胞可导致 B 细胞抗原减弱，CD20、CD19 和 CD79a 可阴性，或仅部分肿瘤细胞表达。EBV 也导致多数病例表达 CD30 和表达 EBV 基因产物，如 EBNA2 和 LMP1 蛋白。出现浆细胞分化表现的病例中，可证实其存在单克隆的胞质免疫球蛋白。

诊断 PID 诊断：婴幼儿发病、反复不易控制的感染病史是 PID 诊断的重要线索，结合某些特异性临床表现，可对许多 PID 作出初步诊断。对初步诊断患者进行筛查实验和遗传学检查进一步确诊。对婴幼儿、少年发生的恶性肿瘤，尤其是造血淋巴系统肿瘤患者，应疑诊 PID。

LPD 诊断：PID 相关性 LPD 所包含类型相当广泛，其中最常见的是弥漫性大 B 细胞淋巴瘤，其他还有伯基特淋巴瘤、前 T 细胞淋巴瘤/白血病、T 细胞非霍奇金淋巴瘤、霍奇金淋巴瘤及尚不能称为肿瘤的多克隆，甚至单克隆淋巴细胞增殖的癌前病变和淋巴样肉芽肿病、浆细胞增多症、致死性传染性单核细胞增多症等 B 细胞增殖。大部分类型的 LPD 与免疫功能正常人群的 LPD 病程表现相符。诊断和分期原则同一般散发性 LPD。多数 PID 相关性 LPD 伴 EBV 感染，EBV 阳性患者对诊断 PID 相关性 LPD 有指导价值。

鉴别诊断 主要与散发性 LPD 和继发性免疫功能缺陷相关性 LPD 进行鉴别。通过发病年龄、易感染病史，PID 相关的特异性表现等进行鉴别。还需与一些感染所致淋巴细胞反应性增生疾病鉴别。

治疗 针对 LPD 的同时兼顾 PID。患者伴免疫缺陷，好发各种严重感染，对强烈化疗耐受性差，缓解后患者易复发。治疗措施应是综合性治疗，包括感染防治、化疗、替代治疗、免疫治疗和原发病治疗等。

化疗 是治疗 LPD 的主要方法，以联合化疗为主，根据 LPD 的不同类型选择不同化疗方案。对 CD20 阳性的 LPD，可选用抗 CD20 单抗（利妥昔单抗）与化疗联合或单独抗 CD20 单抗治疗，但单独抗体治疗其缓解率低于抗体与化疗联合，单独抗体治疗主要针对不能耐受化疗者。对于癌前病变可等待观察。致死性传染性单核细胞增多症特别是伴噬血细胞综合征者，用依托泊苷联合糖皮质激素或环孢素的治疗方案，完全缓解率可达 75%，但缓解后易复发。

替代治疗 对 PID 可有暂行缓解症状的作用，最主要的措施是补充丙种球蛋白。

免疫治疗 α-干扰素有抗病毒和强化 T 细胞功能的作用，临床应用 α-干扰素尤其是与化疗联合应用有一定疗效。EBV 特异性细胞毒性 T 细胞对 EBV 相关性 LPD 也有一定疗效。

PID 治疗 异基因造血干细胞移植既可重建 PID 患者免疫功能，又可通过移植预处理方案的放化疗清除肿瘤细胞，是唯一可治愈 PID 及 PID 相关性 LPD 的方法。已有近 2000 例 PID 患者接受造血干细胞移植后其成功率达 50%的报道。

预后 与患者 PID 和 LPD 类型有关。易伴发 LPD 的患者多数存在严重免疫缺陷，预后差。PID 相关性 LPD 患者多数为高度侵袭性恶性疾病，且对化疗耐受性差，复发率高，预后比散发性LPD差。PID和伴发的LPD病种多样性，其预后判断应充分个体化。异基因造血干细胞移植、抗CD20单抗和EBV特异性细胞毒性T细胞的治疗可在一定程度上改善患者预后。

（刘启发）

rénlèi miǎnyì quēxiàn bìngdú gǎnrǎn xiāngguānxìng línbāliú

人类免疫缺陷病毒感染相关性淋巴瘤（lymphoma associated with infection by the human immuneodeficiency virus） 人类免疫缺陷病毒感染引起人体免疫功能缺陷，继此之后发生的淋巴瘤。又称艾滋病相关性淋巴瘤。有三类肿瘤可能与人类免疫缺陷病毒（human immunodeficiency virus，HIV）感染有关，即卡波西肉瘤（Kaposi sarcoma，KS）、淋巴瘤和宫颈癌，其中KS最常见，其次是淋巴瘤。在HIV阳性患者中，各种类型淋巴瘤的发病率比正常人群增加60~200倍，特别是随着高效抗反转录病毒治疗（highly active antiretroviral therapy，HAART）广泛应用，HIV感染患者生存期延长，原发性中枢神经系统淋巴瘤和伯基特淋巴瘤（Burkitt lymphoma，BL）发病率比正常人群增加1000倍，霍奇金淋巴瘤（Hodgkin lymphoma，HL）发病率增加8倍，使恶性肿瘤成为获得性免疫缺陷综合征（acquired immunodeficiency syndrome，AIDS）晚期死亡的主要原因之一。HIV感染相关性淋巴瘤主要是侵袭性B细胞淋巴瘤，在部分病例被看作是诊断AIDS的条件和AIDS患者的首发表现。这组淋巴瘤呈异质性，可表现不同组织学类型，有些与免疫功能健全者发生的淋巴瘤相似，有些则为HIV感染者特有。最常见的HIV感染相关性淋巴瘤包括BL、弥漫性大B细胞淋巴瘤（diffuse large B cell lymphoma，DLBCL）、原发性渗出性淋巴瘤（primary exudative lymphoma，PEL）和口腔浆母细胞淋巴瘤，少数患者为HL。

病因及发病机制 HIV感染相关性淋巴瘤种类的多样性，导致其发病机制存在多样性，包括：HIV诱导的免疫抑制或缺陷、慢性抗原刺激、基因异常、细胞因子失调和病毒因素，如EB病毒（Epstein-Barr virus，EBV）和人类卡波西肉瘤病毒8等。可归纳为：①HIV侵入人体后首先与细胞表面含有CD4受体的$CD4^+$T细胞结合，进入细胞内进行复制，部分整合于细胞染色体DNA或为潜伏期。②感染初期由于机体细胞和体液免疫对HIV的抵抗作用，使HIV在低水平复制。③在其他因素作用下，潜伏的HIV被激活而大量复制，广泛侵入$CD4^+$T细胞，使$CD4^+$T细胞、单核-巨噬细胞、B细胞、$CD8^+$T细胞和自然杀伤细胞（NK细胞）等功能受损，导致整个机体免疫功能缺陷，最终导致一系列顽固性机会感染包括病毒感染。④机体免疫功能缺陷、不能发挥免疫监视作用，对发生基因改变的细胞不能进行有效清除，导致肿瘤发生。

EBV感染的B细胞表达基因产物如EBER和LMP1，是宿主细胞增殖的信号，可使B细胞诱导生长因子和细胞活素持续释放，导致正在发生癌基因或抑癌基因改变的B细胞克隆性增殖。在约60%的HIV感染相关性淋巴瘤中，其瘤细胞内可检测到EBV，检出率与病变部位和组织学类型有关。在原发性中枢神经系统淋巴瘤和PEL的检出率为100%。80%有免疫母细胞特征的DLBCL和30%~50%的BL病例可检测到EBV，几乎所有的HIV感染相关性HL与EBV有关。人类卡波西肉瘤病毒8特异性与PEL有关。

临床表现 多数HIV感染相关性淋巴瘤出现在AIDS晚期，部分病例出现在AIDS早期，甚至为首发表现。80%以上确诊时已为临床Ⅳ期。发病时约1/3患者有淋巴结浸润，大多数患者表现淋巴结迅速肿大，淋巴结外肿块，伴严重全身症状，如发热、盗汗、消瘦等。这些淋巴瘤多侵犯结外部位，如中枢神经系统、胃肠道、肝和骨髓等，少见受累部位有口腔、下颌、肺、皮肤、睾丸、心脏和乳腺等。PEL见于严重免疫抑制患者，是HIV的晚期并发症，常表现为胸膜、腹膜渗出，无肿块。累及中枢神经系统的淋巴瘤可出现神经精神症状和体征。绝大多数属于高度侵袭性。

辅助检查 包括以下几方面。

血象 发病时除非骨髓受累，大部分患者外周血白细胞、红细胞和血小板计数多正常，分类计数淋巴细胞显著减少。有骨髓浸润者可见异常淋巴细胞。

免疫学检查 ①细胞免疫缺陷：$CD4^+$ T细胞减少，$CD4^+$/$CD8^+$比值<1.0（正常人为1.25~2.10），Th/Ts比值减低，迟发型变态反应皮试阴性，对有丝分裂原刺激反应低下。②B细胞功能：多克隆性高球蛋白血症，循环免疫复合物形成和自身抗体形成。③NK细胞活性下降。

病毒学检查 包括外周血和肿瘤组织内的HIV、EBV和人类卡波西肉瘤病毒等检查。HIV主要检测方法有：①酶联免疫吸附试验。②明胶颗粒凝集试验。

③免疫荧光法。④蛋白质印迹法。⑤放射免疫沉淀法。⑥聚合酶链反应检测 HIV。前 5 种方法用于检测病毒抗体，后 1 种方法用于测定病毒，其中①②③常用于筛选试验，④⑤用于确诊试验。

脑脊液检查 由于 HIV 感染相关性淋巴瘤侵犯中枢神经系统的发生率高，诊断时脑脊液检查应列为基本检查项目，包括 EBV 检查。

影像学检查 CT、正电子发射体层显像计算机体层扫描（PET-CT）对确定病期、判断病变范围、制订治疗计划、评估疗效有重要意义。

组织病理学检查 尽管 HIV 阳性患者可发生多种类型淋巴瘤，但组织类型主要是 BL 和 DLBCL，约占 90%。HIV 感染的是 $CD4^+$T 细胞，但至少 95% 的淋巴瘤是 B 细胞来源。

根据细胞形态学 BL 可分为 3 种亚型。①典型 BL：占 HIV 感染相关性淋巴瘤的 30%，约 30% 患者 EBV 阳性。镜下可见单一、一致的核，增生细胞中等大少。②伴浆细胞样分化的 BL：是 AIDS 患者相对特殊的一种类型，约占 20%，50%～70% 患者 EBV 阳性。形态学特点是由中等大小细胞组成、富含嗜碱性胞质、核偏心，常含一个明显的核仁，位于核中心，胞质 Ig 阳性。③伯基特样淋巴瘤：此亚型比前两种亚型发病率低，30%～50% 的患者 EBV 阳性。此类瘤细胞核与典型 BL 相似，但细胞大小和形态有多样性，核仁更明显。

根据细胞形态学 DLBCL 可分为两个亚型。①中心母细胞型：占大多数，其形态学特点为肿瘤组织含大量中心母细胞，混合的免疫母细胞数量在个体间差异较大，约占 HIV 感染相关性淋巴瘤的 25%，约 30% 病例 EBV 阳性。②免疫母细胞型：形态学特点是免疫母细胞占 90% 以上，常伴浆细胞样形态特征，约占 HIV 感染相关性淋巴瘤的 10%，90% 病例与 EBV 有关。

免疫表型检查 免疫表型取决于组织学类型。BL 细胞表达 CD19、CD20、CD79a、CD10。DLBCL 中的免疫母细胞常丢失 CD20 的表达，而表达一些细胞激活相关抗原如 EMA、CD30、CD38、CD71 等。在周围 T 细胞淋巴瘤细胞均表达 T 细胞相关的抗原如 CD2、CD3、CD5 或 CD8、CD16 或 CD56，可存在一个或多个 T 细胞抗原的丢失。PEL 可表达胞质 CD3，PEL 和原浆细胞淋巴瘤可表达浆细胞标志如 CD138 和 VS38c。真性 T 细胞淋巴瘤不多见，成熟 T 细胞淋巴瘤表达 T 细胞相关抗原，如 CD2、CD3、CD5、CD4，或 CD8、CD16，或 CD56，可存在一个或多个抗原丢失。

诊断 根据患者血清学 HIV 阳性、$CD4^+$T 细胞减少，免疫功能受损，发生机会性感染，或有 KS 等 AIDS 的其他表现，若出现淋巴结肿大或局部压迫、脏器浸润症状应高度疑诊 HIV 感染相关淋巴瘤。其诊断依据：①AIDS 流行病学和临床表现。②AIDS 实验室检查。③HIV 抗体检测。④聚合酶链反应检测 HIV。⑤组织病理诊断为淋巴瘤。⑥外周血 EBV 载量有助于诊断。对于中枢神经系统淋巴瘤，若磁共振成像 MRI 显示有颅内病灶，可进一步行脑脊液的 EBV DNA 检测以协助诊断。若仍不能确诊，需做脑组织活检。

鉴别诊断 ①原发性免疫缺陷病：原发性免疫缺陷病和原发性免疫相关淋巴瘤多在儿童起病，HIV 检查阴性和特异性遗传学异常有助于鉴别。②其他继发性免疫缺陷病：糖皮质激素、化疗、放疗或造血干细胞移植所致免疫缺陷和（或）继发淋巴瘤，病史和 HIV 相关检查有助于鉴别。③特发性 $CD4^+$T 细胞减少症：临床表现酷似 AIDS，但无 HIV 感染。④其他淋巴结肿大疾病，如原发性 KS、淋巴瘤或其他血液病，该类疾病 HIV 相关检查阴性。

治疗 需采取综合性治疗措施，包括抗病毒、预防肺孢子菌病、联合化疗等。不宜手术或放疗。

抗 HIV 治疗 抑制 HIV 复制药物主要有 3 种，包括核苷反转录酶抑制剂、非核苷逆反转录酶抑制剂和蛋白酶抑制剂。HAART 是指合理且有效联合 3 种或 3 种以上抗 HIV 药物，又称“鸡尾酒疗法”。HAART 不能彻底清除患者体内 HIV，但能改善 $CD4^+$T 细胞功能并减少病毒载量，延长患者生存期。HAART 是否与化疗药同时使用尚存在争论。经 HAART 治疗后患者能耐受标准剂量化疗，未发现毒性反应扩大。

化疗 在 HAART 应用抗 HIV 治疗前，Ⅱ期、Ⅲ期临床试验显示小剂量 mBACOMD（甲氨蝶呤+博来霉素+多柔比星+环磷酰胺+长春新碱+地塞米松）与标准剂量相比，疗效上无显著差异，且毒性较小。应用 HAART 和粒细胞集落刺激因子后，患者对化疗药剂量的耐受性增加，其标准剂量联合化疗疗效明显优于小剂量联合化疗。常用标准剂量化疗方案有 CHOP（环磷酰胺+长春新碱+多柔比星+泼尼松）方案和 CDE（环磷酰胺+多柔比星+依托泊苷）方案。对可耐受更强化疗药者，

选用强烈的化疗方案EPOCH（依托泊苷+泼尼松+长春新碱+环磷酰胺+多柔比星）治疗HIV感染相关性淋巴瘤，其完全缓解率可高达70%以上。小剂量联合化疗主要用于晚期和不能耐受标准剂量化疗者。EBV阳性淋巴瘤患者易发生中枢神经系统转移，必须接受预防性鞘内化疗。

免疫化疗 利妥昔单抗为抗CD20的单克隆抗体，不主张单独应用治疗HIV感染相关性淋巴瘤，利妥昔单抗与化疗药联合治疗能否使患者受益尚存在争论。对不能耐受化疗者用大剂量干扰素联合丙种球蛋白治疗可使部分患者受益。干扰素可在化疗间歇期应用。其他免疫增强剂如白介素-2、灵杆菌素也可试用。

造血干细胞移植 适用于复杂性或顽固性患者，自体或人类白细胞抗原相合的同胞异基因造血干细胞移植均可选用。

放疗 对巨大淋巴瘤或为控制肿瘤所致严重压迫症状可用局部放疗。

预后 总体预后较差，尽管在HAART后应用联合化疗可使约50%患者获得完全缓解，但大部分患者中位生存期<1年。单因素分析显示DLBCL患者2年生存率显著低于BL。国际预后指数（International Prognostic Index，IPI）可作为判断预后的可靠指标，免疫缺陷程度与IPI积分呈正相关。预后不良因素包括：年龄>35岁，静脉用药史，淋巴瘤分期为Ⅲ期或Ⅳ期，$CD4^+$ T细胞计数<100个/μl等。

预防 关键是预防HIV感染，对HIV感染者在适宜时机给予HAART。HIV感染综合预防措施方法包括：①普及宣传艾滋病的预防知识，了解传播途径、临床表现及预防方法。②加强道德教育，禁止滥交。③避免与HIV感染者、艾滋病患者及高危人群发生性接触，提倡使用安全套，避免肛交，严防HIV传播。④禁止与静脉药瘾者共用注射器、针头。⑤供血者严格排选，做到检测HIV阴性方能供血，使用血液制品做到HIV检测。⑥捐献器官、组织及精液者应做HIV检测。⑦建立艾滋病检测中心。⑧艾滋病或HIV感染者应避免妊娠。

根据国际艾滋病协会（International AIDS Society，IAS）2006年8月发布的治疗指南与美国卫生福利部达成共识，下列情况可对HIV感染者进行HAART：①$CD4^+$T细胞计数越低，越接近200个/μl，越应尽早开始治疗，尤其是病毒载量较高（>10^5copies/ml）或$CD4^+$T细胞计数下降速度较快（每年下降>100个/μl）者。②$CD4^+$ T细胞计数为350～500个/μl，且病毒载量较高（>10^5 copies/ml）或$CD4^+$T细胞计数下降速度较快（每年下降>100个/μl）。

HIV感染患者$CD4^+$T细胞减少，联合化疗后其白细胞计数进一步减少，机会性感染的风险更高，故合理预防感染十分必要。感染预防措施包括：①应用粒细胞集落刺激因子。②预防性抗细菌及真菌。③预防肺孢子菌肺炎。

（刘启发）

yízhíhòu línbā zēngzhíxìng jíbìng

移植后淋巴增殖性疾病（post-transplant lymphoproliferative disease，PTLD） 接受实体器官移植或造血干细胞移植的患者因免疫功能受抑而发生的由淋巴增殖到肿瘤性的一组淋巴系统增殖性疾病。是组织器官移植后的严重并发症。PTLD是一组潜在性致死性淋巴增殖性疾病。发病风险取决于移植类型及使用的免疫抑制方案。在实体器官移植（solid organ transplantation，SOT）中总体发病率约2%，不同器官移植患者以小肠移植发病率最高约在20%，其次是肺移植4.2%～10.0%，心脏移植1.0%～6.3%，肝移植1.0%～2.8%，肾移植最低约为1%，联合器官移植发病率高于单一器官移植。在造血干细胞移植（hematopoietic stem cell transplantation，HSCT）中，同种异基因造血干细胞移植（allo-HSCT）后发病率高于自体造血干细胞移植（auto-HSCT），在allo-HSCT中总体发病率为1%～2%，在去T细胞的allo-HSCT移植中发病率可高达20%以上；auto-HSCT后主要发生在接受$CD34^+$细胞筛选的auto-HSCT或原发病为自身免疫病接受auto-HSCT的患者。

病因及发病机制 尚不明确，但一般认为与EB病毒（Epstein-Barr virus，EBV）感染、免疫功能受抑制、免疫监视缺失、免疫抑制剂的致瘤性、移植物的慢性抗原刺激等因素有关，尤其是EBV感染可能在PTLD发病中起十分重要的作用。EBV属疱疹病毒，可感染淋巴细胞，尤其是B细胞，并使其永生化。正常健康成人中约95%有EBV感染史。免疫功能正常者EBV特异性T细胞能控制感染EBV的B细胞增殖，若机体免疫低下或缺陷，由于缺乏控制B细胞增殖的T细胞，导致感染EBV的B细胞出现增殖失控、过度增生，随后发生恶变。移植后EBV致PTLD多为潜伏在淋巴细胞内的EBV被激活。原发性EBV感染所致PTLD罕见。约20%的EBV阴性患者发生PTLD，尤其是移植后5年发生的PTLD

大多数为EBV阴性患者，这类患者其病因可能与其他原因有关，发病机制不清楚，特点是组织形态恶性度更高，更有侵袭性和生存期短。

临床表现 呈多样性，与移植类型、免疫抑制预防方案及病理类型有关。PTLD的发病时间与移植类型和免疫抑制剂预防方案有关。在SOT中，中位发病时间为移植后6个月，使用硫唑嘌呤预防者是48个月、环孢素者为15个月。allo-HSCT发病为移植后70~90天，使用抗胸腺细胞球蛋白预防移植物抗宿主病（graft versus host disease，GVHD）者发病早于未使用抗胸腺细胞球蛋白者。EBV阳性患者发生PTLD时间早于阴性患者。

受累部位也与移植类型和免疫抑制预防方案有关。HSCT患者通常表现广泛淋巴结和结外组织受累，包括肝、脾、胃肠道、肺和中枢神经系统，尤其是发生在移植后6个月内的受者。在SOT中接受以硫唑嘌呤为主的免疫抑制剂方案，常累及结外器官如移植物和中枢神经系统；以环孢素或他克莫司为主的方案多累及淋巴结和胃肠道。

移植早期出现的PTLD多为急性起病，淋巴瘤B症状重；晚期发生PTLD者起病相对缓慢，B症状轻，多为受累组织器官的症状与体征。通常表现为不明原因发热、疼痛、体重下降，淋巴结肿大或肝脾大，脏器浸润性肿块，移植器官功能障碍或丧失，造血系统受累患者可见血细胞减少。

辅助检查 包括以下几方面。

血象 传染性单核细胞增多症（infectious mononucleosis，IM）样PTLD患者外周血可出现异型性单核细胞或淋巴细胞，PTLD累及骨髓可出现一系或多系血细胞减少，部分患者出现白细胞增多。

EBV检测 80%以上PTLD患者为外周血EBV阳性。EBV检查包括血清学查EBV抗体和聚合酶链反应检测EBV DNA，定量监测外周血EBV DNA载量对EBV相关性PTLD的诊断和疾病进展有指导意义。PTLD发病前数周外周血EBV DNA载量即开始增高，在PTLD诊断成立时达到高峰，且EBV载量与PTLD病情严重程度呈正相关，所以对高危患者建议每周监测EBV DNA载量。一旦迅速增高，预示发生PTLD的可能性大，应早期干预。对受累组织器官进行EBV检测有确诊价值。

抗原受体基因检测 浆细胞增生（plasmacytic hyperplasia，PH）和IM样PTLD有多克隆*IGH*基因重排，多形性和单形性PTLD患者可见克隆性*IGH*或*TCR*基因重排。

影像学检查 包括B超、X线片、CT、磁共振成像（MRI）和正电子发射体层显像计算机体层扫描（PET-CT）等，对早期发现累及组织器官有指导意见。

组织病理学检查 是确诊PTLD的金标准。EBV相关性PTLD在瘤组织含大量EBER阳性细胞（EBV早期RNA）、EBV相关性抗原EBNA2和LMP1阳性。

SOT后的PTLD来源于受者淋巴细胞，而在allo-HSCT中则通常起源于供者淋巴细胞。绝大多数PTLD为B细胞来源（>85%），少数源于T细胞（<15%）。B细胞来源的PTLD多数呈EBV阳性，而T细胞来源的PTLD仅约1/3患者呈EBV阳性。世界卫生组织（WHO）的造血及淋巴组织肿瘤分类方案中将PTLD分为四大类：早期病变、多形性PTLD、单形性PTLD和霍奇金淋巴瘤（Hodgkin lymphoma，HL）/HL样PTLD（表）。

表 PTLD组织病理分类（WHO 2008）与临床特征

类型	临床特征
早期病变	
反应性浆细胞增生	更常见于青少年。淋巴结、扁桃体和腺样体受累多见，常自发或减量免疫抑制剂后消退。有可能演变成多形或单形性PTLD
传染性单核细胞增多症样PTLD	
PTLD	
多形性PTLD	占总病例的20%~80%。部分病例可在减量免疫抑制剂后消退，其他则进展为淋巴瘤，需按淋巴瘤进行化疗
单形性PTLD	
单形性B细胞PTLD	
弥漫性大B细胞淋巴瘤	占单形性B细胞PTLD的大部分
伯基特淋巴瘤	少数病例
浆细胞骨髓瘤	罕见，$EBV^{+/-}$，减量免疫抑制剂治疗无效
浆细胞瘤样PTLD	罕见，可累及胃肠道、淋巴结或结外组织器官
单形性T细胞PTLD	占PTLD的4%~14%。T细胞PTLD进展为淋巴瘤的间期长于B细胞PTLD，且减量免疫抑制基本无效。多为EBV阴性
霍奇金淋巴病/霍奇金淋巴病样PTLD	均为EBV阳性。常规霍奇金淋巴瘤治疗方案对部分患者有效，有些患者病情进展迅速

诊断 依据临床表现、实验室检查和组织病理学相结合。诊断要点包括：①组织器官移植后出现不明原因发热、盗汗、体重下降等，抗感染治疗无效。②淋巴结肿大或肝脾大等组织器官受累表现。③*IGH* 或 *TCR* 基因重排，血液中 EBV DNA 载量增高，意义未明单克隆丙种球蛋白血症。④组织病理特征是确诊 PTLD 的金标准。

鉴别诊断 大部分移植后 PTLD 患者以发热、盗汗等中毒症状起病，需与感染性疾病鉴别，尤其是侵袭性真菌感染；在 SOT 后，PTLD 需与器官移植排斥反应鉴别；HSCT 后 PTLD 需与疾病复发，尤其是白血病髓外复发鉴别。组织病理活检有助于与真菌感染和器官移植物排斥反应鉴别。在白血病移植后髓外复发，尤其是急性淋巴细胞白血病髓外复发的患者，对瘤细胞源于受者还是供者有助于鉴别 PTLD 与髓外复发，PTLD 多来源于供者型细胞而白血病复发来源于受者型，除非供者型白血病复发。

治疗 包括免疫抑制剂减量或停药、抗病毒治疗、化疗、放疗、手术切除和免疫治疗。

减量或停用免疫抑制剂 是首选措施，部分患者可获自行缓解，但这种选择会增大移植物排斥反应发生率和 GVHD 发生率。对肾移植患者，血液透析可作为出现排斥反应后的补救措施，排斥反应不会危及患者生命，可尝试停用免疫抑制剂；对其他类型移植患者停用免疫抑制剂后，移植物排斥反应或 GVHD 可能是致命的，减量免疫抑制剂应适度，且需密切控制。

抗病毒药物治疗 在高危 SOT 受者中尝试用更昔洛韦或阿昔洛韦预防 PTLD，研究显示对 EBV 无效。临床上常大剂量抗病毒药联合其他治疗措施治疗 PTLD，尚无法判定该法是否具有协同作用。

化疗 对病变范围较广泛、免疫抑制剂减量和抗病毒药治疗无效者，可考虑使用化疗，联合化疗优于单药化疗。化疗方案类似于散发性非霍奇金淋巴瘤化疗方案如 CHOP（环磷酰胺+多柔比星+长春新碱+泼尼松）、CHOP-B（环磷酰胺+多柔比星+长春新碱+泼尼松+博来霉素）、CVP（环磷酰胺+长春新碱+泼尼松）、MACOP（环磷酰胺+多柔比星+长春新碱+甲氨蝶呤+泼尼松）方案等。化疗不仅可抑制 PTLD，还能控制移植后排斥反应和 GVHD。对 PTLD 尤其是发生在移植后早期的 PTLD 患者，用淋巴瘤的传统化疗剂量可导致较多脏器出现不良反应，并增加感染概率，应适量降低剂量。

免疫治疗 包括抗 B 细胞单抗、大剂量丙种球蛋白、α-干扰素、白介素-2 及 EBV 特异性供者 T 细胞输注等。对于 B 细胞来源的 PTLD，单用抗 B 细胞单抗（抗 CD20 单抗）其有效率约为 60%，单抗与化疗药联合应用其有效率可达到 80%。大剂量丙种球蛋白、α-干扰素、白介素-2 单用对 PTLD 疗效有限，常与其他方法联合应用。对于 EBV 阳性的 allo-HSCT 患者，EBV 特异性供者 T 细胞输注对 PTLD 的有效率约 80%。虽然不分选的供者淋巴细胞输注有效率也可达到 80%，但存在输注后 GVHD 风险，在缺乏获得 EBV 特异性的供者 T 细胞情况下，供者淋巴细胞输注也是可选择的有效方法之一。SOT 或 auto-HSCT 的 PTLD 多为受者来源 B 细胞，不宜使用供者细胞进行过继免疫治疗，但可用选择自体体外 EBV 激活的特异性 T 细胞输注，其有效率约 50%。

其他治疗 对病灶局限或有明显压迫症状者，可选择局部放疗或手术切除。

预后 因基础疾病、PTLD 的异质性、治疗手段等不同，很难揭示 PTLD 的总病死率。SOT 后 PTLD 的病死率为 60%。抗 CD20 单抗和 EBV 特异性 T 细胞在 HSCT 后 PTLD 的应用，使其病死率降为 50%。早期和 IM 样病变在通过减量免疫抑制剂后易消退，若无移植排斥反应则预后极佳，尤其是儿童患者。

预防 近 80% 的 PTLD 与 EBV 有关，尤其是发生在移植后 1 年的 PTLD 患者，移植后定期监测外周血 EBV 载量，对高载量者用抗 CD20 单抗抢先治疗，可明显降低 PTLD 发病率。

（刘启发）

jiāngxìbāo guòdù zēngshēngyàng yízhíhòu línbā zēngzhíxìng jíbìng

浆细胞过度增生样移植后淋巴增殖性疾病（plasmacytic hyperplasia-like post-transplant lymphoproliferative disease） 表现为多量浆细胞和少量免疫母细胞增生的移植后淋巴增殖性疾病。是移植后淋巴增殖性疾病（post-transplant lymphoproliferative disease, PTLD）的早期病变。浆细胞过度增生（plasmacytic hyperplasia, PH）样 PTLD 与传染性单核细胞增多症样 PTLD 类似，特点是受累组织一定程度上保留其结构，淋巴结窦或扁桃体隐窝仍保留，部分病例有残存的反应性生发中心，但又不同于典型的滤泡性反应性增生。PH 样 PTLD 与其他 PTLD 相比更常发生在儿童和实体器官移植的成人，倾向累及淋巴结而非结外组织。所有患者均为EB病毒阳性，多为原发性感染而非潜伏病毒再激活。早期病变可自发消退或在减少免疫抑制剂后消退，也可演变为多形性或单形性PTLD，伴结外组织累及的传染性单核细胞增多症样病变者可以是致死性。早期病变免疫表型可表现为B细胞、浆细胞和T细胞多克隆混合表型，免疫母细胞为典型LMP1阳性。临床表现、诊断、鉴别诊断、预后及预防见移植后淋巴增殖性疾病。

（刘启发）

chuánrǎnxìng dānhéxìbāo zēngduōzhèngyàng yízhíhòu línbā zēngzhíxìng jíbìng

传染性单核细胞增多症样移植后淋巴增殖性疾病（infectious mononucleosis-like post-transplant lymphoproliferative disease） 表现为T细胞和浆细胞背景下出现副皮质层扩大和大量免疫母细胞的移植后淋巴增殖性疾病。是移植后淋巴增殖性疾病（post-transplant lymphoproliferative disease，PTLD）的早期病变。传染性单核细胞增多症（infectious mononucleosis，IM）样PTLD与浆细胞过度增生样PTLD类似，特点是受累组织一定程度上保留其结构，淋巴结窦或扁桃体隐窝仍保留，部分病例有残存的反应性生发中心，但又不同于典型的滤泡性反应性增生。PH样PTLD与其他PTLD相比更常发生在儿童和实体器官移植的成人，倾向累及淋巴结而非结外组织。所有患者均为EB病毒阳性，多为原发性感染而非潜伏病毒再激活。早期病变可自发消退或在减少免疫抑制剂后消退。早期病变免疫表型表现为B细胞、浆细胞和T细胞多克隆混合表型，免疫母细胞为典型的LMP1阳性。临床表现、诊断、鉴别诊断、预后及预防见移植后淋巴增殖性疾病。

（刘启发）

duōxíngxìng yízhíhòu línbā zēngzhíxìng jíbìng

多形性移植后淋巴增殖性疾病（polymorphic post-transplant lymphoproliferative disease） 由免疫母细胞、浆细胞和中等大小淋巴细胞组成，破坏淋巴结结构或形成结外破坏性生长肿块的移植后淋巴增殖性疾病。又称多形性B细胞增生、多形性B细胞淋巴瘤。是儿童移植后淋巴增殖性疾病（post-transplant lymphoproliferative disease，PTLD）的最常见类型。主要侵犯淋巴结和结外组织。与传染性单核细胞增多症样病变相比，多形性PTLD的组织结构破坏，但与淋巴瘤相比，B细胞呈全谱系变化。大多数瘤组织EB病毒阳性，在儿童多见于原发性EB病毒感染，部分患者可检测到*IGH*基因重排，免疫表型为B细胞和T细胞混合类型，膜表面和胞质Ig可为多同种型和单同种型，多数免疫母细胞可检测到LMP1和EBNA-2表达。减量免疫抑制剂仅对少部分患者有效，需用综合治疗措施。

（刘启发）

dānxíngxìng yízhíhòu línbā zēngzhíxìng jíbìng

单形性移植后淋巴增殖性疾病（monomorphic post-transplant lymphoproliferative disease） 源于典型淋巴瘤，覆盖B细胞、自然杀伤（NK）细胞/T细胞的淋巴瘤。是移植后淋巴增殖性疾病的最常见类型。B细胞肿瘤谱系中，大多数为弥漫性大B细胞淋巴瘤，偶见多发性骨髓瘤、伯基特淋巴瘤/伯基特样淋巴瘤、间变性大细胞淋巴瘤。浆细胞瘤样损害约15%为NK/T细胞淋巴瘤。单形性T细胞移植后淋巴增殖性疾病表现覆盖整个T细胞肿瘤谱系，包括皮下脂膜样T细胞淋巴瘤、肝脾γδT细胞淋巴瘤、NK/T细胞淋巴瘤、T细胞大颗粒淋巴细胞白血病和非特殊型的外周T细胞淋巴瘤。大多数B细胞淋巴瘤是EB病毒阳性，大多数NK/T细胞淋巴瘤是EBV阴性。EB病毒阴性病例发病晚、预后差。免疫表型为表达B细胞相关抗原（CD19、CD20、CD22、CD79a和Pax5等）的一种或数种，50%以上患者可检测到*IGH*基因重排。多数病例表达活化标志物CD30，但与霍奇金淋巴瘤不同，CD15常呈阴性。偶尔单形性病变具有间变性细胞，形态上与间变性大细胞淋巴瘤不能鉴别，表达一种或多种B细胞抗原，T细胞抗原阴性可确定B细胞淋巴瘤的诊断。治疗需应用综合治疗措施，其化疗参照普通淋巴瘤的治疗。

（刘启发）

jīngdiǎnxíng Huòqíjīn línbāliúyàng yízhíhòu línbā zēngzhíxìng jíbìng

经典型霍奇金淋巴瘤样移植后淋巴增殖性疾病（classical Hodgkin lymphoma type post-transplant lymphoproliferative disease，CHL-PTLD） 表现覆盖所有霍奇金淋巴瘤类型的移植后淋巴增殖性疾病。较少见，多发生在移植后晚期，以肾移植后最常见。与免疫正常人群相比，CHL-PTLD几乎均是混合细胞型或淋巴细胞消减型，后者则以结节硬化型最常见。所有CHL-PTLD患者血清学为EB病毒阳性。典型霍奇金淋巴瘤表达CD15

和 CD30，而 CHL-PTLD 常有不典型 B 细胞表达抗原。治疗上参照普通霍奇金淋巴瘤，但对治疗反应明显差于普通霍奇金淋巴瘤。

（刘启发）

yīyuánxìng miǎnyì quēxiàn xiāngguānxìng línbā zēngshēngxìng jíbìng

医源性免疫缺陷相关性淋巴增生性疾病（iatrogenic immunodeficiency-associated lymphoproliferative disorder） 用免疫抑制剂治疗除组织器官移植以外疾病致机体免疫缺陷，表现为从类似移植后淋巴增殖性疾病中多形性增殖到各种类型淋巴瘤的一组异质性疾病。最常见于甲氨蝶呤用于自身免疫病（类风湿关节炎、银屑病和皮肌炎）治疗后，约占 85%。发病率尚不清楚。

病因及发病机制 约 50% 淋巴增殖性疾病患者 EB 病毒（Epstein-Barr virus，EBV）阳性。其感染概率在不同组织类型间存在差异，霍奇金淋巴瘤比非霍奇金淋巴瘤更常见。EBV 阳性率在弥漫性大 B 细胞淋巴瘤患者为 50%，霍奇金淋巴瘤/霍奇金淋巴瘤样淋巴瘤为 75%，淋巴浆细胞浸润和滤泡性淋巴瘤为 40%。除 EBV 感染外，炎症因子、慢性抗原刺激和遗传易感性也可能在发病中起作用。90% 甲氨蝶呤相关性淋巴瘤中有 *TP53* 基因表达增加。

临床表现 淋巴增殖性疾病患者从原发病诊断到出现淋巴瘤的时间与应用免疫抑制剂种类和原发病有关（表）。其临床表现与免疫功能正常人群发生的淋巴瘤相似，40% 以上甲氨蝶呤相关性淋巴瘤患者发生结外浸润，包括消化道、皮肤、肝、脾、肺、肾、甲状腺、骨髓和软组织。

诊断 患者有接受免疫抑制剂治疗原发病的病史，若出现淋巴瘤表现，应及时进行组织病理学活检以确诊。常见的是 DLBCL（35%）和霍奇金淋巴瘤（25%）/霍奇金淋巴瘤样病变（8%），滤泡性淋巴瘤（10%）、伯基特淋巴瘤（4%）和外周 T 细胞淋巴瘤（4%）较少见。免疫表型与普通散发淋巴瘤相似。诊断为霍奇金淋巴瘤样病变中肿瘤细胞 $CD20^+$、$CD30^+$、$CD15^-$，诊断为霍奇金淋巴瘤的病例中大细胞 $CD15^+$。

治疗 对病情进展缓慢者，若原发病允许，化疗前先停用免疫抑制剂，观察 2~3 个月，部分患者病情可自行缓解。化疗方案与免疫功能正常人群淋巴瘤方案相同。

预后 此病与其他免疫缺陷相关性淋巴增殖性疾病相比，预后明显优于后者。预后与所致病药物和病理组织类型相关，约 60% 甲氨蝶呤相关性淋巴增殖性疾病在停用甲氨蝶呤后可获得部分缓解，大多数缓解病例为 EB 病毒阳性患者。约 40% 弥漫性大 B 细胞淋巴瘤患者可缓解，60% 患者则需细胞毒性药物治疗，总生存率约 50%；约 30% 霍奇金淋巴瘤和 100% 霍奇金淋巴瘤样病变患者可恢复，霍奇金淋巴瘤总生存率为 75%。淋巴浆细胞样细胞浸润或淋巴浆细胞淋巴瘤患者停用甲氨蝶呤后大多可恢复，生存率亦为 75%。英夫利昔单抗相关肝脾 T 细胞淋巴瘤通常是致死性的。

（刘启发）

Lǎnggéhànsīxìbāo zǔzhīxìbāo zēngshēngzhèng

朗格汉斯细胞组织细胞增生症（Langerhans cell histiocytosis，LCH） 表达 CD1a、朗格汉斯细胞特异蛋白和 S-100 蛋白的郎格汉斯细胞克隆性肿瘤性增殖性疾病。是一组异质性疾病。曾认为此病是组织细胞来源，曾称组织细胞增生症 X、嗜酸性粒细胞肉芽肿。常见累及部位是骨与骨骼毗邻软组织，如颅骨、股骨、脊柱、骨盆与肋骨。少见的发病部位是淋巴结、皮肤和肺。国际组织细胞协会（Histolocyte Society）在 1983 年将 LCH 分成单系统疾病和多系统疾病两大类型，前者分类如下。①单部位型：单骨损害；孤立性皮肤病变；孤立性淋巴结受累。②多部位型：多部

表 免疫抑制剂种类与淋巴增殖性疾病

药物	基础疾病	治疗时间	LPD 类型
甲氨蝶呤	自身免疫病，银屑病	3 年（0.5~5 年）	DLBCL，HL，多形性 LPD，PTCL
英夫利昔单抗	自身免疫病，克罗恩病（年轻患者）	6 周（2~44 周）	DLBCL，其他类型 HSTL，其他类型
阿达木单抗	自身免疫病	NA	任何类型
依那西普	自身免疫病	8 周（2~52 周）	任何类型

注：NA：不适用；LPD：淋巴增殖性疾病；DLBCL：弥漫性大 B 细胞淋巴瘤；HL：霍奇金淋巴瘤；PTCL：外周 T 细胞淋巴瘤；HSTL：肝脾 T 细胞淋巴瘤

位骨损害；多部位淋巴结受累。多系统疾病指多器官受累。在北欧血统的白种人中更常见，黑种人罕见。年发病率约为5/百万，大多是儿童，5~10岁为发病高峰，男女比例为3.7∶1。

病因及发病机制 病因尚不明确。LCH有一定的家族聚集性，同卵双胎共同发病明显多于双卵双胎，未发现垂直遗传。郎格汉斯细胞（Langerhans cell，LC）是一种正常散在分布于皮肤、口腔、阴道、食管黏膜的树突状细胞，也存在于淋巴结、胸腺和脾等处。胞质丰富，核形不规则，有切迹或分叶状。电镜下可见特征性细胞器，称为伯贝克（Birbeck）颗粒，是一种呈杆状的管状结构，中央有一纵行条纹和平行排列的周期性条纹，形似一条小拉链。有时一端有泡状膨大似网球拍状。LC是一种抗原提呈细胞，存在于表皮内，与Thy-1阳性细胞和角质细胞共同承担屏障和参与免疫反应的作用。这些细胞能产生某些蛋白或糖蛋白作为免疫调节因子，通过在靶细胞上的特异性受体调节细胞生长和分化。细胞因子对LC有很强的效应性，这些免疫介质可能与LCH的LC增生有密切关系。

尽管尚未找到LCH中细胞因子关联反应的特殊途径，但下述结果提示LCH的可能病因。LCH骨病变中的细胞可自发的产生白介素（interleukin，IL）-1和前列腺素E_2（prostaglandin E_2，PGE_2），有人认为在骨病变部位的LC，通过局部分泌IL-1或直接引起骨的吸收，或通过邻近细胞产生PGE_2起作用。这可能是患者多脏器遭受溶解性损害的原因。施泰纳（Steiner）等通过对7例LCH皮肤的免疫组化研究发现，LCH的LC存在IL-2受体，而在正常皮肤中的LC无此受体，证明LCH的LC已被活化，有可能加速其增生过程。科克（Koch）等证明由角质细胞释放的肿瘤坏死因子-α（tumor necrosis factor α，TNF-α）与IL-1和粒细胞-巨噬细胞集落刺激因子（granulocyte-macrophage colony-stimulating factor，GM-CSF）可能共同构成表皮内LC活化的信号。GM-CSF与TNF-α的协同作用对CD34造血前体细胞向LC的转化起关键性作用。研究发现LCH患者病变组织内某些细胞因子的含量增加，提示这些因子对诱发LC表型的变化起重要作用，LC表型的变化促进LCH的发生发展。

临床表现 表现多样，轻者为孤立无痛性骨病变，重者为广泛脏器浸润伴发热和体重减轻。根据发病年龄和临床特点，分为急性进行性、慢性进行性和惰性3种不同形式。①勒-雪（Letterer-Siwe）病：是最严重的一型LCH，约占1%。多见于2岁以下的幼儿，1岁以内为发病高峰，偶见于成年人。主要临床表现为皮疹，主要分布于躯干、头皮发际、耳后，开始为斑丘疹，随后发生渗出，可伴出血，之后结痂，最后留有色素白斑，白斑长时间不易消散，各期皮疹可同时存在，皮疹中有LC浸润。大多数患者表现为多系统病灶，累及骨、皮肤、肝、脾和淋巴结，可有发热、皮肤改变、肝脾大、淋巴结肿大，骨病变和贫血。也可累及肺。②韩-薛-柯（Hand-Schüller-Christian）病：占LCH的15%~40%。发生在2~5岁儿童，亦见于一些大龄儿童和成人。临床表现为骨质缺损，眼眶部位肿块可引起突眼，视神经或眼球肌受侵犯导致视力减退或斜视，牙龈和下颌浸润而引起牙齿松动和脱落。骨质侵犯最常见的部位是扁骨（如颅骨、肋骨、骨盆和肩胛骨），长骨、腰椎和骶骨较少受累。常有患儿表现为早熟性出牙，源于牙龈萎缩、未成熟牙质暴露。颞骨乳突和岩状部位受累所致慢性中耳炎和外耳炎常见。5%~50%病例可发生尿崩症，主要见于有全身性疾病和眼眶及颅骨受侵犯的患儿。40%系统性LCH患儿表现为侏儒。下丘脑浸润可引起高泌乳素血症和低促性腺激素血症。同时有颅骨缺损、尿崩症和眼球突出者称为韩-薛-柯三联征。③骨嗜酸性粒细胞肉芽肿：占LCH的60%~80%。主要发生在大龄儿童和青年（常接近30岁），发病高峰出现在5~10岁。该型特征为LC在骨髓腔中积聚，病灶呈膨胀性，破坏骨质，伴嗜酸性粒细胞、淋巴细胞、浆细胞、中性粒细胞。病变可发生于任何骨，但最常见为颅骨、肋骨和股骨。皮肤、肺、肝或胃也可见相似病变，可单发或多发。单发性病灶可无症状或有骨痛，严重者发生病理性骨折。放射线检查见病损通常边缘清楚，呈圆形或椭圆形，伴锯齿状边缘。

诊断 病理诊断是确诊的重要依据，同时可结合其他辅助检查诊断。

组织病理学检查 确诊的重要依据，各种类型LCH光镜下均可见LC的增生，伴嗜酸性粒细胞、淋巴细胞、中性粒细胞、泡沫状巨噬细胞、多核巨细胞和成纤维细胞，并有局限性纤维化。LC中等大小，直径15~24μm。胞质丰富，边界清楚，淡嗜酸性。核稍圆，有凹陷、折叠、扭曲或分叶。核仁小，单个。核膜薄，染色质细。早期病变以LC和嗜酸性粒细胞为主；陈旧性病变泡沫状巨噬细胞和多核巨细胞增多，嗜酸性粒细胞减少；晚期病变则有明显纤维化，LC减少，但仍可见巨噬细胞和其他细胞成分。免疫组织化学染色：增生细胞呈CD1a抗原和S-100蛋白阳性反应，LCH对α-D-甘露糖酶、ATP酶和花生凝集素有反应。电镜下胞质见到Birbeck颗粒，对LCH诊断有决定性意义。

其他检查 ①血象：全身弥散型LCH常有中至重度贫血，网织红细胞和白细胞可轻度增多，血小板减少，少数病例可有白细胞减少。②骨髓象：LCH患者大多数骨髓增生正常，少数可呈增生活跃或减低。少数有骨髓侵犯，表现贫血和血小板减少。③红细胞沉降率：部分病例增快。④肝肾功能：部分病例有肝功能异常，血清天冬氨酸转氨酶、丙氨酸转氨酶、碱性磷酸酶和胆红素增高，血浆蛋白减低，提示预后不良。⑤凝血功能：部分病例有凝血酶原时间延长、纤维蛋白原含量和部分凝血活酶生成试验减低等。⑥尿比重、尿渗透压和限水试验：适用于尿崩症者。⑦胸部X线检查：多为肺纹理呈网状或网点状阴影颗粒边缘模糊，不按气管分支排列。有的肺野呈磨玻璃样，但多数病例肺透光度增加，常见小囊状气肿，重者呈蜂窝肺样可伴间质气肿、纵隔气肿、皮下气肿或气胸，不少患者可合并肺炎，此时更易发生肺囊性改变，肺炎消退后囊性变可消失，但网粒状改变更明显，久病者可出现肺纤维化。⑧血气分析：若出现明显低氧血症提示有肺功能受损。⑨肺功能检查：肺部病变严重者可出现不同程度的肺功能不全，多提示预后不良。⑩免疫学检查：T亚群表型分析示T细胞亚群数量异常，辅助性T细胞与抑制性T细胞比例失常。⑪组织活检：有新出现皮疹者应做皮疹压片及皮肤活检。有淋巴结肿大者可做淋巴结活检。有骨质破坏者可做肿物刮除，同时将刮除物送病理，或在骨质破坏处用粗针穿刺抽液涂片送检。

鉴别诊断 应与以下疾病进行鉴别。

与其他疾病鉴别 ①骨骼系统：LCH骨病变如不规则破坏、软组织肿胀、硬化和骨膜反应，也可见于骨髓炎、尤因（Ewing）肉瘤、成骨肉瘤、骨巨细胞瘤等骨肿瘤和成神经细胞瘤的骨髓转移，应鉴别。②单核-巨噬细胞系统：肝、脾和淋巴结肿大需与结核、霍奇金淋巴瘤、白血病、慢性肉芽肿病、尼曼-皮克（Niemann-Pick）病、戈谢（Gaucher）病和海蓝组织细胞增生症等鉴别。③皮肤病：应与脂溢性皮炎、特应性皮炎、脓皮病、原发性免疫性血小板减少症等鉴别。皮肤念珠菌感染可能与此病鳞屑样皮疹混淆，但皮肤损害愈合后形成小的瘢痕和色素脱失为此症特点。④呼吸系统：应与粟粒性结核进行鉴别。

与其他组织细胞增生症鉴别 ①窦性组织细胞增生症伴块状淋巴结肿大：其发生率远比LCH低，常表现为颈部双侧淋巴结无痛性肿大，余处淋巴结或结外病变如皮肤、软组织和骨损害可见于40%以上患者，皮肤病变常为黄色或黄色瘤样，骨病变亦为溶骨性损害，X线检查很难与LCH鉴别。组织学特点为组织细胞群的窦性增生，并与其他淋巴样细胞和浆细胞相混合，病变细胞缺乏典型的LC细胞核凹陷特点，且CD1a抗原阴性。超微结构检查缺乏Birbeck颗粒，有别于诊断LCH。②噬血细胞性淋巴组织细胞增生症：分为家族性噬血细胞性淋巴组织细胞增生症与病毒相关性噬血细胞综合征，是一组以发热、全血细胞减少和肝脾大为特征的临床综合征，诊断依据偏重于骨髓、淋巴结、肝脾和脑膜病变。高甘油三酯血症、低纤维蛋白原和脑脊液中淋巴细胞增多为此病的典型改变。

治疗 应个体化。小部分患者可自发缓解，大多数患者需治疗。年龄、病变范围及重要脏器有无功能损害是选择治疗方法的主要依据。治疗措施如下。

病灶清除术 对局灶性骨嗜酸性粒细胞肉芽肿首选病灶清除术，也可在术后再加用局部放疗。效果均十分满意，大多能根治，复发率低。孤立淋巴结或皮肤病变也可参照骨嗜酸性粒细胞肉芽肿的处理原则进行。有时复发的无症状局灶病变，经数周至数月可自行消退。

放疗 随着对LCH了解的深化及化疗的发展，放疗应用已明显减少。适应证为局限性骨病灶，在临床观察下有扩大趋势，负重部位骨病灶，病变累及或压迫重要脏器可能造成严重功能损害，且上述病变难以手术清除者。对局限性骨病灶有效率达90%以上。18岁以上者放疗后易复发，宜加大剂量。对新近出现症状的尿崩症患者，下丘脑-垂体区放疗效果较好。全部尿崩症患者的放疗有效率仅38%，但治疗后加压素用量可明显减少。症状开始后1周内即行放疗的早期患者，放疗后大多不需用加压素。经CT或磁共振成像（MRI）证实下丘脑-垂体

有肿块病灶的早期尿崩症患者，放疗效果最为肯定。有多灶或广泛皮肤病变、内脏病变者不适合放疗。经全身化疗后少数未消退的局限性病灶，可试合并放疗，如乳突或局限椎体病变。放疗总量<20Gy 者急性或亚急性并发症罕见，但生长发育障碍、继发性肿瘤等晚期并发症屡有报道，应严格掌握适应证。

化疗 LCH 是否为肿瘤性疾病尚有争论，同时考虑到化疗的不良反应，故应从严掌握适应证。化疗主要适应证为病变累及多脏器、多部位。年龄小的儿童有潜在发展为全身性病变的趋势，也常选用化疗。若按分期积分系统评价，则分期差、积分高者应选化疗。部分学者认为 LCH 是一种免疫性疾病，应予免疫抑制剂，实际上这与化疗药有很大重叠。单药或联合化疗意见不一，但较多报告联合化疗效果并不优于单药化疗。

常用化疗药有长春花生物碱（长春新碱、硫酸长春碱）、巯嘌呤、甲氨蝶呤、柔红霉素等。依托泊苷或替尼泊苷疗效更好，较多被选用。核苷类似物氟达拉滨、地西他滨及喷司他丁对其他化疗药无效的 LCH 也有效。有报道对地西他滨耐药者，改用合并阿糖胞苷联合治疗，部分患者有效。所有化疗药剂量一般宜低于治疗肿瘤用量，疗效评价在停药 1~2 个月后进行。治疗或观察期间病情有明显进展者可更换药物。上述化疗药也常与糖皮质激素合用，部分病例单用糖皮质激素也有疗效，忌长期应用。化疗的疗效，长期及暂时有效率为 30%~65%，生存率为 62%~67%，各家报道有一定差异。获缓解的病例是否需维持治疗，意见尚不一致。大多数复发者再次用以往有反应的药物，大多仍有效。

免疫治疗 早在 20 世纪 80 年代即有报告，应用从天然胸腺浸出物连续分级分离片段获得的胸腺激素制剂抑素治疗 LCH，认为它可特异性诱导抑制性 T 细胞分化和成熟，总有效率为 51%，H_2 受体阳性的 T 细胞明显降低者，疗效高达 75%，但此后的临床试验中疗效未被肯定。环孢素治疗 LCH 可通过抑制性 T 细胞的回升发挥疗效，隔天口服一定剂量的环孢素，8 个月后部分患者病变有明显消退。α-干扰素全身或局部病灶内注射，有报道取得一定疗效，环孢素和 α-干扰素的确切疗效有待扩大临床应用后再做评价。有多系统累及者经异基因造血干移植取得满意效果的个案报道，肝功能严重损害并发肝衰竭者行异体肝移植，也有成功的个例报道。

预后 LCH 各型间、个体间的预后相差甚大。孤立性骨、皮肤损害者，预后最好。多发骨病损者，预后也良好，均无致死报告。即使有多脏器累及，若化疗后 6 周有良好反应者，预后也好。2 岁以内发病、有广泛内脏及皮肤受累者预后较差，若不治疗多于 4~6 个月内死亡。即使经治疗控制病情后，也可发生一次或多次复发。血细胞减少、肝功能明显异常、脾大及婴儿生长停止，也是不良预后因素。LCH 的自然死亡率约为 70%，经充分治疗病例死亡率约 27%。呼吸衰竭是重要死因，占 70% 以上，其他死因为感染、肝衰竭。国外大宗病例报告全部 LCH 患者的 8 年生存率约为 60%。治疗有效者的后遗症有尿崩症、下丘脑-垂体轴功能不全、智力障碍、发育不良、性成熟障碍、肺纤维化及肝硬化等。

（金 洁 佟红艳）

Lǎnggéhànsīxìbāo ròuliú

朗格汉斯细胞肉瘤（Langerhans cell sarcoma） 有明显恶性细胞征象和朗格汉斯细胞表型的高度恶性肿瘤。曾称树突/组织细胞肉瘤、朗格汉斯细胞类型、恶性组织细胞增生症 X。自 1997 年以后，世界卫生组织（WHO）新分类中才有朗格汉斯细胞肉瘤的命名。属朗格汉斯细胞组织细胞增生症（Langerhans cell histiocytosis，LCH）的高级别变异型，可以原发，也可以从 LCH 发展而来。属罕见病。可发生在各个年龄段，成年人多见，中位发病年龄为 39 岁，与 LCH 比较，女性多见，男女比例为 2∶1。

病因及发病机制 尚未明确。

临床表现 多系统发病者，常有发热、感染等。查体时见颈部和腹股沟甚至全身淋巴结肿大、肝脾大及相应脏器病变体征。血常规和骨髓检查提示有贫血和血小板减少。X 线检查常可见头骨、股骨、椎骨等溶骨性改变，重者可导致病理性骨折。此型病变发展快、病情重、病死率高。单系统发病者，常累及骨骼系统如颅骨、躯干骨和股骨，或累及局部淋巴结致肿大和疼痛。还有报道累及消化系统、呼吸系统和生殖系统者。

诊断 表现为致命的类似白血病的功能紊乱及一些溶骨性病变，且有明显恶性细胞学特征及较快有丝分裂速度者，应考虑此病。确诊依据病理诊断：电镜下朗格汉斯细胞（Langerhans cell，LC）大量增生，有明显恶性形态，体积较大，异染色质显著，核仁突出，多形性明显，少数细胞有核沟，核分裂率高，一般 50

个/10HP。嗜酸性粒细胞极少，缺乏 LCH 多种细胞浸润的特征。淋巴结病变主要表现窦浸润。免疫组化特征与 LCH 相同，S-100 蛋白或 CD1a 阳性。电镜下胞质内找到伯贝克（Birbeck）颗粒和不同数量的溶酶体。

鉴别诊断 ①霍奇金淋巴瘤：该病淋巴结结构被破坏，淋巴窦内充满大量单核、双核或多核瘤巨细胞。其中多核瘤巨细胞体积大，胞质丰富，嗜酸性或双色性，核大，双核或多核，并有嗜伊红的大核仁（相当于 1 个淋巴细胞或 1 个红细胞大小）。间质还有嗜酸性粒细胞、浆细胞和淋巴细胞浸润，有时尚有坏死和纤维化，这与大圆细胞为主、细胞异型明显、坏死明显的朗格汉斯细胞肉瘤相似。霍奇金淋巴瘤免疫组化示 S-100 蛋白和 CD1a 阴性可鉴别。②间变性大细胞淋巴瘤：瘤细胞体积大，圆形或椭圆形。胞质丰富，嗜双色性或偏淡，可见核旁空晕。核圆或卵圆，单个或多个，染色质浓集，核仁明显。易见畸形多核瘤巨细胞。易与朗格汉斯细胞肉瘤混淆，仅凭常规切片鉴别较困难，主要依靠免疫组化。间变性大细胞淋巴瘤的免疫组化示 T 细胞标志阳性，Ki-1 抗体阳性。③恶性纤维组织细胞瘤：瘤组织中有成纤维细胞、组织细胞、巨细胞、黄色瘤细胞和炎症细胞。上述各种细胞不同组合形成的各种亚型，如黄色瘤型伴浓密炎症细胞浸润，巨细胞型大量破骨细胞样的多核巨细胞散布于瘤组织中伴出血、坏死，均与朗格汉斯细胞肉瘤相似。免疫组化示 α_1-AT、α_1-ACT 和 Mac387 阳性，LCA 阴性，这些可与朗格汉斯细胞肉瘤鉴别。④嗜酸性粒细胞淋巴肉芽肿：淋巴结结构大致保存，滤泡反应性增生，大量嗜酸性粒细胞浸润，可呈微脓肿状。晚期可累及淋巴滤泡伴成纤维细胞增生。免疫组化示 CD1a 阴性，S-100 蛋白阴性，Mac387 阳性，CD15 阴性或阳性。

治疗 尚无公认的完全有效的治疗方案。①化疗：主要是基于蒽环类药的方案，如 CHOP（环磷酰胺+多柔比星+长春新碱+泼尼松）和 ABVD（多柔比星+博来霉素+长春花碱+达卡巴嗪）等方案，但疗效均欠佳。②局部治疗：仅以手术切除为主，对局限性病变者如皮肤病变可用氮芥治疗，累及椎体可分次局部放疗。对复发性或进展性病变，有报道称单独采用泼尼松或长春新碱和阿糖胞苷联合化疗较满意。

预后 此病是一种高度恶性的肿瘤，患者生存率低，预后较差。在发展过程中可能转化为白血病。总生存率近 50%。

（金　洁　佟红艳）

zhītū shùtūzhuàng xìbāo ròuliú

指突树突状细胞肉瘤（interdigitating dendritc cell sarcoma，IDCS）

表型与指突树突状细胞相似的梭形细胞和卵圆形细胞增殖性恶性肿瘤。曾称网状组织细胞肉瘤/肿瘤、交错树突细胞肉瘤、交指树突细胞肉瘤、并指树突细胞肉瘤。非常罕见，国外报道 51 例，大部分研究为个案报道或小系列病例报道。迄今为止，最大系列的病例报道仅为 4 例。成人多见，儿童也有个别报道，男性略多于女性。

病因及发病机制 尚不明确。偶发病例被报道与低级别 B 细胞淋巴瘤相关，极少数被认为与 T 细胞淋巴瘤相关。*BCL2* 基因染色体易位不是 IDCS 的一般特征。巴韦尔（Barwell）等报道人类疱疹病毒 8 型或 EB 病毒与 IDCS 发病无关。有报道 1 例肝癌患者肝移植后发生 IDCS，认为 IDCS 的发生与免疫抑制有关。

临床表现 无特异性。以单个淋巴结受累常见，也可发生在脾、扁桃体、膀胱、腮腺、十二指肠、睾丸等结外部位，尤其是皮肤和软组织。无痛性颈部淋巴结肿大较常见，肿块发生在结外部位时可引起相应症状。全身性症状如乏力、发热、盗汗等少有报道，罕见广泛淋巴结肿大和肝脾大。

辅助检查 ①血象及骨髓象：通常正常，病变累及骨髓者外周血可见白细胞、红细胞和血小板不同程度下降，而淋巴细胞比例增高，甚至可见异形淋巴细胞。部分病例乳酸脱氢酶水平增高。②形态学检查：肿瘤大体上呈分叶状外观，质密，切面呈棕灰色、棕褐色，有时伴有灶性坏死和出血。淋巴结病灶位于副皮质区并伴残存的淋巴滤泡，可见梭形-卵圆形细胞瘤性增生呈束状、席纹状和漩涡状。束状的圆形细胞偶可发现。肿瘤细胞呈组织细胞样，通常胞质丰富，轻度嗜酸性，多分界不清。细胞核也呈梭形或卵圆形，可见压痕，偶见双核细胞。染色质常呈泡沫状，并见小到大的明显核仁。各病例间细胞形态呈异型性，核分裂象较低（<5 个/10HP）。坏死少见。常有多量淋巴细胞混合，浆细胞少见。组织学表现有时与滤泡状树突状细胞不易区别，免疫表型分析对于确诊十分必要。③超微结构：肿瘤细胞呈复杂的指突状细胞特点，但无完整的桥粒连接，可见散在溶酶体，伯贝克（Birbeck）颗粒不易见。④免疫表型检查：肿瘤细胞恒定表达 S-100 蛋白和波形

蛋白，不表达 CD1a 和朗格汉斯细胞特异蛋白。肌成束蛋白常阳性，CD68、溶酶体酶和 CD45 呈多样性弱阳性。细胞核 P53 染色强阳性。肿瘤细胞不表达滤泡状树突状细胞标志抗原（如 CD21、CD23 和 CD35）、MPO、CD34、B 细胞和 T 细胞相关特异性抗原、CD30、EMA 和角蛋白。Ki-67 指数通常为 10%～20%。混合的小淋巴细胞多为 T 细胞系，几乎无 B 细胞系。

诊断 IDCS 的临床症状及病理形态缺乏特异性，确诊多依靠高度排他性和免疫组化及电镜检查，尚无公认诊断标准。也有研究认为肿瘤细胞混杂不同数量的反应性淋巴细胞、浆细胞背景，兼有胶原及玻璃样变。埃里克（Erich）等认为 IDCS 最低诊断标准应是在上述组织学特点前提下 CD45RB、S-100、CD68 均阳性，在 CDRB 阴性时超微结构检查对确诊是必需的。

鉴别诊断 ①滤泡树突状细胞肉瘤：组织学相似，不易鉴别。IDCS 较其异型性显著，强表达 S-100，不表达 CD21、CD35，而滤泡状树突状细胞肉瘤与其相反。电镜下滤泡状树突状细胞肉瘤可见桥粒连接，而 IDCS 则无。②朗格汉斯细胞肉瘤：淋巴结病变常累及淋巴窦先于副皮质区，由朗格汉斯细胞组成，常有多核巨细胞及嗜酸性粒细胞背景。肿瘤细胞表达 CD1a、S-100，电镜下可见 Birbeck 颗粒。③恶性黑色素瘤：肿瘤细胞表达 HMB45，电镜下可见黑色素小体。④其他：需与炎性假瘤、间变性大细胞淋巴瘤等疾病鉴别。

治疗 尚无统一的标准治疗方案。治疗包括手术切除和联合化疗，也可辅助放疗。已报道化疗方案多用非霍奇金淋巴瘤化疗方案如 CHOP（环磷酰胺+多柔比星+长春新碱+泼尼松）、DHAP（顺铂+阿糖胞苷+地塞米松）、EPOCH（依托泊苷+长春新碱+吡柔比星+环磷酰胺+泼尼松）、ICE（异环磷酰胺+卡铂+依托泊苷）方案等。仅见到用治疗霍奇金淋巴瘤的 ABVD（多柔比星+博来霉素+长春花碱+达卡巴嗪）化疗方案治愈 IDCS 的报道。

预后 病程呈进展性。转移脏器多为肝、脾、肾和肺。病程可能是重要的预后因素，组织学特点与临床预后无关。一般认为孤立性病变预后较好，多发或多器官累及者预后差。也有认为病理出现点灶状坏死、多形核、病理性核分裂象增多、Ki-67 指数升高提示侵袭性临床行为。文献报道 45 例 IDCS 的中位生存期为 25 个月。

（金　洁　朱志娟）

lǜpào shùtūzhuàng xìbāo ròuliú

滤泡树突状细胞肉瘤（follicular dendritic cell sarcoma，FDCS）

肿瘤细胞形态呈纺锤形、卵圆形，有滤泡树突状细胞形态学和免疫表型特征的肿瘤。又称树突网状细胞肉瘤。属罕见病。可发生于各年龄段，中位发病年龄 44 岁，男女发病率无明显差异，但炎性假瘤样 FDCS 在女性多发。卡斯特曼病（Castleman disease，CD）透明血管型的小部分病例可伴发此病。在这些病例中，CD 可发生在 FDCS 之前，也可与 FDCS 同时出现。

病因及发病机制 大部分病例无明确病因。10%～20%的 FDCS 发病与透明血管型 CD 有关，认为 CD 可能为此病的前驱病变，而 *TP53* 基因在 CD 向 FDCS 的转化中可能起作用，但尚需进一步研究确定。在无 CD 的 FDCS 病例中，检测到低水平的 *TP53* 基因，但未发现 *TP53* 基因突变。肝或脾 FDCS 患者 EB 病毒检出率高。在几乎所有的纺锤形肿瘤细胞中，检测到 EB 病毒编码的 RNA（EVER）可证实炎性假瘤样 FDCS 与 EB 病毒相关，DNA 印迹法也证实该病毒以游离单克隆形式存在。癌前病变在 CD 的小部分病例中，滤泡外可见滤泡树突状细胞成簇或片状增生，提示 FDCS 可能由这些滤泡树突状细胞高度增生和过度增殖进展而来。

临床表现 1/2～2/3 的 FDCS 病例以淋巴结病为表现，常先发生于颈部单一淋巴结，其次为腋窝、锁骨上淋巴结。也可累及多个结外部位，以口咽部多见，扁桃体、鼻咽、皮肤及软组织、腮腺、乳腺、纵隔、肺、脊柱、颅内、胃肠、肝、脾、肠系膜等部位均有报道。淋巴结、肝和肺是常见转移部位。临床表现多与肿瘤发生部位有关。大多数患者表现为缓慢增长、无痛性肿块，肿块一般较大，平均 5cm。累及腹部者可表现为腹胀、腹痛、恶心、呕吐等；发生在口腔者可有扁桃体、软腭等局部软组织肿胀；发生在颈部软组织、甲状腺、颌下的可表现为局部缓慢生长包块；发生在口咽、鼻咽者表现为无痛性息肉、鼻塞、鼻出血等，鲜有患者出现副肿瘤性天疱疮的皮肤表现。典型的滤泡树突状细胞肉瘤全身症状少见，但炎性假瘤样 FDCS 可有全身症状，如体重减轻、发热、乏力等，并有溶血性贫血的报道。

辅助检查 包括以下几方面。

组织病理学检查　大体观察肿瘤体积大，多边界清楚，呈结节或分叶状，切面呈灰白色或粉红色，肿瘤直径不等，一般头颈部的包块较小，腹内及纵隔的包块较大。镜下肿瘤组织由纺锤形、卵圆形、多形性细胞组成。这些细胞呈滤泡状、席纹状、丛生状、漩涡状、小梁状排列，淋巴结呈弥漫片状或模糊不清。肿瘤细胞界限不清，有中等量嗜酸性胞质。细胞核呈卵圆形、长形，染色质细致，空泡样或颗粒状分布，核仁小、明显，核膜薄，细胞核不均一分布，呈聚集状。细胞核普遍有假性包涵体。双核多核细胞多见。细胞特征通常平淡无奇，有些病例可见细胞不典型增生。虽然多形性细胞越多，有丝分裂率越高（>30 个/10HP），但通常有丝分裂率为（0～10）个/10HP。不典型有丝分裂和凝固性坏死易见。典型肿瘤组织可见小淋巴细胞浸润，有时聚集在血管周围。

少见形态学特征包括：类上皮肿瘤细胞，胞质透明、细胞清澈、嗜酸性、黏液性基质、充满液体的囊性空间、突出的纤维隔、破骨巨细胞混杂其间。罕见病例中，大肿瘤细胞散在分布于小淋巴细胞之间，类似霍奇金淋巴瘤；有些肿瘤细胞呈分叶状，似拼图样，并可见血管周围间隙，类胸腺瘤或胸腺样肿瘤；肿瘤血管周围硬化，骨基质沉积，类似骨肉瘤表现。

炎性假瘤样 FDCS 好发于腹腔内脏器，尤其以肝脾多见。大体病理表现：孤立，肉质，体积较大，切面灰白质韧，中央有出血和坏死。镜下：大量淋巴细胞、浆细胞浸润，其间可见弥散分布的滤泡树突状细胞，形似炎性假瘤；高倍镜下滤泡树突状细胞呈卵圆形或纺锤形，胞质淡染，胞界不清，染色质空泡样或点彩状，中央小的紫色核仁清晰可见。部分瘤细胞异型性明显，表现为增大、不规则折叠、细胞核深染、核膜皱褶、染色质粗糙，一些细胞核形态怪异，似 R-S 细胞。血管壁常有纤维样物质沉积。

肿瘤细胞有狭长的细胞核，胞质常内陷，可见大量狭长的绒毛突起，由散在分布的、成熟的桥粒连接，细胞内伯贝克（Birbeck）颗粒和大量溶酶体现象少见。

免疫表型检查 滤泡树突状细胞肉瘤常有一个及多个滤泡树突状细胞标志。最敏感和特异的标志有 CD21、CD35、CD23 和波形蛋白，其他高度特异性免疫组化标志有 R4-23、KiM4、KiM4p、Ki-FDRC1p，敏感特异但多变的标志有 D2-40、EMA、波形蛋白。非特异性标志有桥粒斑蛋白、平滑肌肌动蛋白、NSE、CD68、Bcl-2 和 P53。凝集素几乎总是强阳性，而在其他树突细胞肿瘤中则为阴性或弱表达。桥粒斑蛋白、波形蛋白、肌成束蛋白、表皮生长因子受体和 HLA-DR 通常阳性。EMA、S-100 蛋白和 CD68 表达不稳定。细胞角蛋白、CD45、CD20 可能表达。CD1a、溶酶体、MPO、CD34、CD3、CD79a、CD30 和 HMB45 染色阴性。Ki-67 指数 1%～25%（均数 13%）表达。混杂滤泡树突状细胞间的小淋巴细胞主要为 B 细胞，部分为 T 细胞，也有 B 细胞和 T 细胞的混合型。

组织来源 为淋巴样滤泡的滤泡树突状细胞。滤泡树突状细胞属间充质细胞，大多数来源于骨髓多能干细胞，少部分由单核细胞在细胞因子诱导下分化形成，主要分布于初级和次级淋巴滤泡内。主要功能有支撑淋巴结结构、免疫俘获和免疫稳定、抗原提呈及活化淋巴细胞。

诊断 主要依据临床表现及辅助检查。

治疗 FDCS 生物学行为与低中危软组织肉瘤酷似，为惰性。大多数单发部位的 FDCS 可经手术根治，也可辅以放疗或化疗。无固定化疗方案，可采取 CHOP 方案（环磷酰胺+多柔比星+长春新碱+泼尼松）。

预后 50%以上病例治疗后出现局部复发，约 25%病例发生转移。复发和转移也可迟至多年后发生。至少 10%～20%的病例可获长期生存。高危患者（明显细胞不典型增生、广泛凝固性坏死、高增殖指数）、肿瘤体积大（>6cm）和肿瘤位于腹腔内者，生存期较短。腹内肿瘤呈侵袭性过程，预后不佳。

（金　洁　曹莉红）

chéngxiānwéixìbāoxìng wǎngzhuàng xìbāo zhǒngliú

成纤维细胞性网状细胞肿瘤

(fibroblastic reticular cell tumour)

肿瘤细胞具有成肌纤维细胞样形态学特征，免疫组化波形蛋白、平滑肌肌动蛋白和结蛋白阳性，CD21、CD35 和 S-100 阴性的肿瘤。成纤维细胞性网状细胞是基质支持细胞，位于滤泡旁区域、淋巴结副皮质区及部分脾和扁桃体的小结节中。肿瘤的组织学行为与滤泡树突状细胞肉瘤或指突树突状细胞肉瘤相似，但缺少相应免疫表型，滤泡树突状细胞来源的肿瘤 CD21 和 CD35 阳性，指突树突状细胞来源的肿瘤 S-100 阳性，此为三者鉴别要点。在超微结构上，成纤维细胞性网状细胞与成肌纤维细胞酷似，电镜下呈纺锤形，背景有纤细的胶原纤维，有细长的胞质突起和基底层样物质，胞质内有丰富的粗面内质网，内质网中内容丰富，有桥粒样连接，还可见微管、微丝。成纤维细胞性网状细胞肿瘤的病例数极少，肿瘤的预后多变，有些患者甚至死于该病，预测疾病的临床预后非常困难。根据现有病例，肿瘤复发主要表现在局部复发，很少发生血行转移，所以将这类肿瘤更多归类于低度恶性肉瘤，而非淋巴瘤。肿瘤细胞的形态学中，若有丝分裂计数≥5个/10HP，出现坏死细胞、异型细胞可认为是最有价值的预后不良提示。

（金　洁）

bùquèdìngxíng shùtūzhuàng xìbāo zhǒngliú

不确定型树突状细胞肿瘤（indeterminate cell tumour，ICT）　又称不确定类型的组织细胞增多症。首次报道在1982年，极其罕见。ICT在组织学和发病机制上均非常不明确，主要属于排他性诊断。

形态学上与郎格汉斯细胞组织细胞增生症（Langerhans cell histiocytosis，LCH）相似，电镜下胞质丰富，可见多核巨细胞，有些呈纺锤形细胞，有丝分裂速率各不相同，无桥粒，缺乏LCH特征性伯贝克（Birbeck）颗粒，这是二者的最主要区别。与LCH相比，ICT的病变通常位于真皮层，真皮组织被树突状细胞、淋巴细胞弥漫性浸润并可见不规则的核沟核裂，但缺少典型的嗜酸性粒细胞浸润，这种病变甚至可能延伸至皮下脂肪组织。免疫组化上ICT也与LGH相似，CD1a和S-100均阳性。B细胞、T细胞标志CD30阴性，组织细胞标志CD163阴性，滤泡树突状细胞标志CD21、CD23、CD35均阴性。其他树突状细胞和组织细胞标志CD43、CD163、CD124、CD4在各个ICT病例中表现不一致。有些病例的胰岛蛋白染色阴性。

ICT可表现为单个皮肤损害，也可表现为多灶性散发性皮肤损害。散发性皮肤损害为四肢、手足、面部、头颈部皮肤出现多个丘疹、结节、斑块。一般局限于皮肤，但系统损害和皮肤外受累也有报道，如淋巴结、骨骼、眼角膜、生殖器受累。

ICT的临床转归大不相同，多数呈现良性临床表现可自愈，有少数病例快速进展，尚无任何可预测转归的因素。有报道5例ICT，其中3例患者病灶局限于皮肤，2例伴淋巴结受累与低度恶性B细胞淋巴瘤相关，可能是未知机制作用下的B细胞异常分化。

（金　洁）

chūxuèxìng jíbìng

出血性疾病（hemorrhagic disease）　正常止血、凝血及纤维蛋白溶解（简称纤溶）系统功能障碍或失常所致以自发性出血或创伤后出血不止为主要表现的一组疾病。

正常止血和凝血机制　正常止血与凝血有赖于血管壁、血小板、凝血因子、抗凝因子、纤溶系统、血液流变学的完整性及它们之间的生理性调节和平衡。生理性止血机制主要包括血管收缩、血小板血栓形成及纤维蛋白凝块形成与维持三个时相。

血管因素　血管壁及其周围组织结构和功能的完整性对防止出血发挥重要作用。当血管受损时，通过交感神经传导引起反应性血管收缩，血小板黏附于受损伤部位并释放5-羟色胺及血栓素A_2等，进一步引起血管收缩。血液流到血管外间隙，压力增高将小血管压闭。

血小板因素　血管受损或受刺激时，血小板通过血小板膜糖蛋白Ⅰb-Ⅸ-Ⅴ复合体经血管性血友病因子（von Willebrand factor，vWF）的介导黏附于暴露的血管内皮细胞下组织，血小板膜糖蛋白Ⅱb/Ⅲa经纤维蛋白原介导发生聚集。局部微环境释出的一些兴奋剂如凝血酶、腺苷二磷酸（ADP）促使血小板分泌。血小板内致密体颗粒释放ADP、5-羟色胺、vWF等活性物质，可加速血小板聚集反应。此时，血小板膜的磷脂酰丝氨酸由血小板质膜内侧转向外侧，为凝血反应提供催化表面，加速凝血酶原酶和凝血酶形成。血小板释出的血栓素A_2、5-羟色胺可收缩血管。血小板伸出伪足，凝血块中的纤维蛋白网发生收缩，网眼中的血清外溢，凝血块变得更坚固。

凝血机制　血液凝固涉及12个经典的凝血因子、激肽释放酶原和高分子量激肽原。凝血酶和纤维蛋白凝块通过内源性、外源性及凝血共同途径三种途径形成。血管壁损伤后，内皮下组织暴露，内源性凝血途径中因子Ⅻ（FⅫ）被激活为FⅫa，少量FⅫa通过激肽释放酶，反馈激活大量FⅫ。FⅫa再激活FⅪ，FⅪa与Ca^{2+}再激活FⅨ。FⅨa与Ca^{2+}、FⅧa、血小板3因子（PF3）共同形成复合物，该复合物激活FⅩ为FⅩa。细胞表面组织因子（tissue factor，TF）和FⅦa之间形成的复合物启动外源性凝血途径。TF-FⅦa复合物可激活FⅩ，产生FⅩa，最终通过一系列反应，形成纤维蛋白凝块。凝血共同途径为FⅩa、PF3、Ca^{2+}和FⅤa（被凝血酶激活）形成复合物，即凝血酶原酶。凝血酶原酶使凝血酶原转变为凝血酶。凝血酶促使纤维蛋白原转变为可溶性纤维蛋白单体；凝血酶激活 FⅩⅢ，FⅩⅢa 使可溶性纤维蛋白单体发生分子交联，形成不溶性稳定的纤维蛋白，血液凝固。

抗凝机制　抗凝系统主要组成如下。①抗凝血酶Ⅲ（AT-Ⅲ）：是体内主要的抗凝物质，属肝素依赖的丝氨酸蛋白酶抑制物，肝素与AT-Ⅲ结合，引起AT-Ⅲ构型改变，暴露出活性中心，灭活凝血酶、FⅩa、FⅫa、FⅪa、FⅨa等。②蛋白C系统：包括蛋白C（protein C，PC）、蛋白S（protein S，PS）、血栓调节蛋白（thrombomodulin，TM）及活化蛋白C（activited protein C，APC）抑制物。凝血酶与TM结合，促使PC生成APC。APC在PS辅助下，形成FPS-APC-磷脂复合物，灭活FⅤa、FⅧa，抑制FⅩa与血小板结合，激活纤溶系统，增强AT-Ⅲ的抗凝作用。③其他抗凝物质：包括组织因子途径抑制物、肝素等。

纤溶系统　主要由纤溶酶原激活剂、纤溶酶原、纤溶抑制剂、纤维蛋白（原）降解产物和D-二聚体等组成。纤溶因子激活单链纤溶酶原，转变为纤溶酶。但是，纤溶酶原激活抑制剂可灭活纤溶酶原激活剂。

出血性疾病分类　出血性疾病可被简单地分为遗传性和获得性两大类，后者以血小板减少症最常见，其次为血管结构及功能异常性疾病，由因子缺陷所致者较少见。按病因可分为以下几类。

血管因素　可分为先天性和获得性两类。前者如遗传性出血性毛细血管扩张症、巨大海绵状血管瘤；后者分类如下。①感染：如败血症。②过敏：如过敏性紫癜。③营养不良：如维生素C及维生素B_3缺乏症。④代谢及内分泌障碍：如糖尿病、异常球蛋白血症。⑤化学物质及药物：如药物性紫癜。⑥其他：如结缔组织病、机械性紫癜。

血小板因素　包括血小板数量和功能异常两类。

血小板数量异常　包括血小板减少及血小板数量增多伴血小板功能异常两类。

血小板减少分类如下。①血小板生成减少：可分为遗传性和获得性两类。前者如范科尼（Fanconi）贫血；后者如病毒感染、肿瘤性骨髓浸润（白血病等）、各种理化生物因素所致巨核细胞及血小板生成受抑。②血小板破坏增加：可分为免疫性破坏增多和非免疫性破坏增多。前者如原发免疫性血小板减少症、结缔组织病，后者如血栓性血小板减少性紫癜、妊娠、肝素相关期血小板减少性紫癜性血小板减少症。③血小板分布异常：如脾功能亢进。④血小板丢失：如出血、血液透析。⑤其他：假性血小板减少症。

血小板数量增多伴血小板功能异常：可分为原发性血小板增多症和继发性血小板增多症，后者又包括反应性血小板增多症（如恶性肿瘤、炎症性疾病）和克隆性血小板增多症（如慢性髓细胞性白血病、骨髓增生异常综合征）。

血小板功能缺陷　可分为遗传性和获得性血小板功能缺陷两类。前者如巨血小板综合征、血小板无力症。后者包括以下几种。①药物引起，如阿司匹林、磺吡酮。②肝病。③免疫性破坏：如原发性免疫性血小板减少症、系统性红斑狼疮。④血小板功能缺陷症：如异常球蛋白血症、骨髓增殖性肿瘤。⑤其他：如尿毒症、弥散性血管内凝血（disseminated intravascular coagulation，DIC）等。

凝血因子数量及质量异常　可分为遗传性和获得性凝血因子异常两类。

遗传性凝血因子异常　①血友病：如血友病A（FⅧ缺乏）。②其他凝血因子异常：如纤维蛋白原疾病、FⅦ缺乏症。

获得性凝血因子异常　①肝病性凝血因子缺乏：如缺乏纤维蛋白原、FⅦ等。②维生素K依赖性凝血因子缺陷：可分为营养性、肝胆疾病性、药物性和肠源性等数种。③其他疾病引起：如淀粉样变性、肾病综合征、抗磷脂综合征等。

纤维蛋白溶解亢进　可分为遗传性和获得性纤维蛋白溶解亢进两类。

遗传性纤溶亢进　①遗传性α_2-纤溶酶抑制物缺乏症。②先天性纤溶酶原活化剂抑制物-1缺乏症。

获得性纤溶亢进　①原发性纤溶亢进：如肝病、恶性肿瘤。②继发性纤溶亢进：如DIC、严重肝病。

病理性循环抗凝物质　①获得性FⅧ抑制物。②获得性其他凝血因子抑制物：如FⅨ抑制物、FⅪ抑制物3、狼疮样抗凝物质。③高肝素血症：分为先天性和获得性。

综合因素　如DIC、肝病所致凝血功能障碍，其发病机制包括：凝血功能紊乱、纤溶亢进、维生素K和维生素K依赖性凝血因子缺陷、血小板量与质改变、血管壁异常等。

出血表现评估　应从询问病史和体格检查开始，但确诊或排除出血性疾病大多需经实验室检查。通过详细了解病史、个人史和家族史，为诊断和鉴别诊断获取第一手资料。出血相关病史采集应包括首次出血年龄、性别、出血诱因、出血频度、营养状况、伴随疾病和家族史等。

临床评估　对一个以出血就诊的患者，首先应分析是急性出血还是慢性出血、估计出血量、判断有无严重缺血、缺氧表现。对急性大出血和任何伴严重缺氧表现或生命体征不稳定的出血患者，应首先纠正缺血、缺氧，维持生命体征。按出血部位一般分为皮肤黏膜出血、深部组织出血和内脏出血。皮肤黏膜出血包括出血点、淤斑、紫癜、血疱等。深部组织出血包括血肿、关节出血、浆膜腔出血等。有些深部组织出血初起表现并无特异性，如肌间血肿，初起可能表现为肿胀和疼痛，数日后皮肤才呈现出青紫。内脏出血可见于各内脏器官，最严重的是颅内出血。

出血性疾病的分类和病因诊断　可通过以下试验辅助诊断血性疾病的种类和病因。

止血功能筛查试验　临床上实用的筛查试验包括血小板计数、凝血常规（活化部分凝血活酶时间、凝血酶原时间、凝血酶时间和纤维蛋白原浓度）和出血时间。通过筛查试验可明确临床初步判断的出血性疾病分类是否正确。血小板减少和出血时间延长者多为血小板减少性疾病；血小板计数、出血时间正常而凝血常规异常通常提示凝血因子缺陷。筛查试验均正常者可能为血管本身因素所致出血性疾病，但需除外血小板功能异常。

病因确诊试验　①血管异常：毛细血管镜检查、内镜检查有助于诊断遗传性出血性毛细血管扩张症。②血小板减少：需多次核实血小板计数并血涂片检查，排除假性血小板减少；行自身抗体谱筛查包括特异性血小板相关抗体等检测，以诊断免疫性血小板减少症；排除肝病、脾功能亢进、合并血小板减少的其他血液系统疾病等，必要时需借助骨髓检查等。③血小板功能异常：血小板形态、血小板黏附和聚集试验、血小板膜糖蛋白检测等，除外先天性血小板疾病。还需除外药物、肝肾功能异常、异常免疫球蛋白血症和自身抗体等所致获得性血小板功能异常。④内源性途径凝血异常：通常单纯表现为活化部分凝血活酶时间（activated partial thromboplastin time，APTT）异常。首先行APTT纠正试验，若能纠正，选择性检测内源性凝血因子活性，明确是否为血友病A（FⅧ缺陷）、血友病B（FⅨ缺陷）、FⅪ和FⅫ缺陷症；若不能被纠正，需除外抗磷脂抗体和内源性凝血因子抑制物，进行相应检测。⑤外源性途径凝血异常：通常单纯表现为凝血酶原时间（prothrombin time，PT）延长。可行PT纠正试验，若可纠正，常见原因为维生素K依赖性凝血因子缺陷，酌情检测FⅡ、FⅦ、FⅩ活性，但需排除药物（如口服抗凝药治疗）影响。若PT不能被纠正，可筛查FⅦ抑制物。⑥多源或共同通路凝血异常：PT、APTT均延长，需考虑肝病、香豆素类口服抗凝药过量和抗凝血类鼠药中毒等，排除少见的FⅤ缺乏症或FⅩ缺乏症；不可纠正者可筛查FⅤ和FⅩ抑制物。⑦肝素及肝素样循环抗凝物：PT、APTT和凝血酶时间（thrombin time，TT）均延长且不被正常血浆纠正，TT可被甲苯胺蓝、鱼精蛋白纠正。⑧纤溶异常：纤维蛋白降解产物（fibrin degradation product，FDP）是纤维蛋白和纤维蛋白原的降解产物，而D-二聚体是交联的纤维蛋白产物。原发纤溶时FDP可明显升高，D-二聚体基本正常，而继发纤溶（如DIC）时，FDP和D-二聚体明显均升高。⑨复合因素致止血异常：通常上述止血功能筛查试验均正常，常见于失代偿DIC、严重肝病等，可检测D-二聚体、FDP、肝功能、FⅧ等进行鉴别。

特殊试验　某些遗传性及一些特殊、少见的出血性疾病，除上述试验，可能还需进行一些特殊检测，如蛋白质结构分析、氨基酸测序、基因分析等。

出血性疾病治疗原则　理想治疗方法是针对病因治疗。获得性出血性疾病经去除诱因、积极治疗原发疾病并辅以对症及支持治疗后，止血异常大多可消除或得到控制。

局部止血　包括物理止血和局部使用药物，是各类出血性疾病的辅助治疗手段。其方法包括制动、压迫或加压包扎、冷敷、内镜下局部止血、局部烧灼等。

降低血管壁脆性和通透性　使用收缩血管、降低毛细血管通透性的药物，如路丁、卡巴克络、酚磺乙胺、维生素C、糖皮质激素等。其中糖皮质激素短期应用可降低毛细血管脆性及通透性，但长期应用反而可导致类固醇性紫癜。

促进血小板生成和补充血小板　血小板减少症应由病因决定是否使用促血小板生成药物。不同病因所致血小板减少症补充血小板的指征也不尽相同。

血小板生成素受体激动剂　重组人血小板生成素，其适应证为化疗后的血小板减少症和难治性原发性免疫性血小板减少症。

白介素-11 主要用于肿瘤化疗后血小板减少症的治疗和预防，也可试用于其他伴血小板减少的血液系统疾病，如原发性免疫性血小板减少性症、再生障碍性贫血和骨髓增生异常综合征等。

血小板输注 中国的血小板制品主要有机采血小板和袋采浓缩血小板两种。临床上血小板输注分为治疗性输注和预防性输注。治疗性血小板输注的适应证为：①血小板减少并导致出血，如骨髓抑制所致血小板减少。②先天性或获得性血小板病伴明显出血症状。

预防性血小板输注用以预防颅内出血和内脏出血等严重出血并发症。其输注适应证为：①血小板减少或血小板功能异常，伴出血高风险。②血小板减少或血小板功能异常，拟接受有创操作或手术。各种有创操作的血小板计数安全参考值为：轻微有创操作血小板$>20\times10^9/L$，留置导管、胸腔穿刺、肝活检、经支气管活检等血小板$>50\times10^9/L$。腰椎穿刺血小板$>50\times10^9/L$（成人急性白血病$>20\times10^9/L$，儿童急性淋巴细胞白血病$>10\times10^9/L$，大多可承受腰椎穿刺而无严重出血并发症）。血小板减少症骨髓穿刺和活检操作前一般不需输注血小板，但术后应充分压迫。

各种手术的血小板计数安全参考值为：拔牙或补牙$\geq50\times10^9/L$，小手术、硬膜外麻醉$(50\sim80)\times10^9/L$，大手术$(80\sim100)\times10^9/L$，正常阴道分娩$\geq50\times10^9/L$，剖宫产$\geq80\times10^9/L$。

纠正凝血障碍和补充凝血因子 根据发病机制，凝血障碍性疾病可分别采取补充维生素K（凝血酶原、FⅦ、FⅨ、FⅩ缺乏）及补充血浆及血液制品（先天性凝血因子缺乏症）等治疗方法。

纠正纤溶亢进 主要方法为给予纤溶抑制剂，常用的有氨基己酸、氨甲环酸和氨甲苯酸。纤溶抑制剂主要用于全身或局部性纤溶亢进所致出血，也可用于某些非纤溶亢进所致出血，不主张预防性和长疗程使用。

（阮长耿）

xuèguǎn yìcháng suǒzhì chūxuèxìng jíbìng

血管异常所致出血性疾病

（bleeding associated with vascular disorder） 血管壁及周围组织结构异常或功能缺陷所致出血性疾病。大多无血小板数量或功能异常及血液凝固障碍。血液从血管内流出到皮肤或皮下组织引起的损害称为紫癜，故此类疾病又常称为血管性紫癜。除皮肤出血，还可伴其他软组织和内脏出血。

此类可分为先天性和获得性两大类。先天性或遗传性血管异常又分为血管发育畸形和结缔组织发育异常。前者为血管壁本身结构发育异常，见于遗传性出血性毛细血管扩张症和血管瘤等，后者主要为胶原或其他结构蛋白分子异常，见于埃勒斯-当洛斯（Ehlers-Danlos）综合征、弹性假黄瘤、马方（Marfan）综合征、成骨不全等。获得性血管异常所致出血性疾病主要有血管炎性紫癜，包括过敏性紫癜、结缔组织病（系统性红斑狼疮、类风湿关节炎、结节性多动脉炎、青斑脉管炎、肉芽肿性血管炎）、异常蛋白血症，以及肿瘤、感染和药物相关血管炎等。其他获得性血管异常所致出血性疾病包括单纯性紫癜、老年性紫癜、机械性紫癜、类固醇性紫癜、维生素C缺乏症等。

（赵永强）

guòmǐnxìng zǐdiàn

过敏性紫癜

（anaphylactoid purpura） 源于病原体感染、某些药物作用、过敏等因素，体内形成IgA或IgG类循环免疫复合物沉积于真皮上层毛细血管所致血管炎。是最常见的血管性紫癜，其基本病理特征为血管炎。1808年威兰（Willan）首先描述此病。1837年许蓝（Schönlein）提出此病的三联征，即紫癜样皮疹、关节炎和尿沉渣异常。1874年亨诺（Henoch）在上述三联征基础上添加腹痛和便血，故又称许蓝-亨诺（Schönlein-Henoch）紫癜或亨诺-许蓝（Henoch-Schönlein）紫癜。主要见于7~14岁儿童，但也可发生于成人。发病无明显性别差异。冬春季为发病高峰期。

病因及发病机制 病因尚不完全清楚。可能的诱因或致敏因素较多，但常难以确定，如感染（细菌、病毒、寄生虫等）为常见的可能诱因之一。细菌感染包括乙型溶血性链球菌、葡萄球菌、结核分枝杆菌、肺炎链球菌等感染。可能相关的病毒感染包括水痘、风疹、流感、麻疹、丙型病毒性肝炎等。可能致敏因素有食物（牛奶、鸡蛋、鱼、虾等）、花粉、昆虫叮咬、药物或化合物（磺胺类、抗生素、解热镇痛药、噻嗪类、碘、汞、铋等）和预防接种等。

一般认为，在诱发因素或致敏因素作用下，机体产生速发型变态反应或抗原-抗体复合物反应而致血管炎。除少数患者可找到食物、昆虫、药物或化学药物等抗原，大多查不到变应原。有研究表明某些内源性抗原（如血管壁的某些成分）或许是诱发反应的自身抗原。患者血清中可测出抗原-抗体复合物，皮肤、肠道、关节、肾脏等受累组织和器官有IgA和C3等组成的复合物沉积，这些均支持此病是由抗原-抗体复合物介导的观点。抗原-抗体复合物可能是通过替代途径激活补体而致组织和器官损伤。

过敏性紫癜的皮肤损害主要是IgA和C3组成的抗原-抗体复合物沉积于真皮层的毛细血管引起的血管炎。除毛细血管外，也可累及微动脉和微静脉。受累血管及其周围有中性粒细胞、嗜酸性粒细胞浸润，血管壁可有纤维素样坏死，故归属白细胞裂解性血管炎。血管内皮的损伤促使血小板活化，释放活性物质，形成微血栓，堵塞管腔，加重局部缺血和组织水肿。与皮肤损害有所不同，循环IgG型自身抗体可能在过敏性紫癜肾损害中起重要作用。C2、C4a和C4b等补体成分缺乏也可能与肾损害有关。肾脏改变多为局灶性肾小球病变，但严重时整个肾小球均可受累，呈弥漫性肾小球肾炎改变。荧光显微镜可显示肾小球毛细血管膜性或广泛增生性改变，并可见IgG、C3及颗粒纤维蛋白沉积。肠道病理改变主要是黏膜下出血和水肿，严重者可发生黏膜溃疡。关节受累者可见滑膜片状出血。

临床表现 大多起病急骤，特征性表现包括对称性紫癜、关节痛、腹痛、黑粪和血尿。患者大多以皮肤紫癜为首发症状，部分患者发病前1~3周可有明确的上呼吸道感染史。也有以不规则发热、乏力、食欲缺乏、头痛、腹痛及关节痛等症状起病者，此时紫癜轻微或缺如。根据突出的临床表现，有学者将此病分为皮肤型（单纯紫癜型）、腹型、关节型、肾炎型，若有两种以上并存称为混合型。

皮肤受累 最初表现为荨麻疹或紫癜，微痒。紫癜呈红色或紫红色，可为斑疹或高出皮面的丘疹，可融合成片，重者可为出血性疱疹、皮肤溃疡或坏死。紫癜多呈对称性分布，以四肢（尤其是下肢）的伸侧和臀部多见，且常是踝部和膝部的皮疹最密集，较少累及面部、掌、跖和躯干。紫癜一般于1~2周内消退，不留痕迹。紫癜有分批出现的倾向，每批间隔数日至数周不等。但也可重叠出现，迁延数周或数月。

关节受累 部分患者因关节渗血、积液而致关节痛，伴关节及关节周围肿胀和触痛，疼痛较剧烈时可影响活动。受累关节多为大关节，最常见的是膝关节、踝关节，其次为肘关节、腕关节和指间关节。关节痛和肿胀为非对称性和非游走性，持续时间短，一般于数日后减轻或消退，无后遗症或畸形，但可反复出现。

消化道受累 约65%患者（大多为儿童）出现急性腹痛，多为阵发性脐周绞痛，可伴恶心、呕吐、黑粪或上消化道出血，腹部检查可有弥漫性压痛，但一般无腹肌紧张或反跳痛。半数以上腹痛出现在皮肤紫癜1周内，约40%患者可先出现腹痛和关节痛，2周后才出现皮肤紫癜。男性患者腹痛的同时可并发阴囊痛和水肿。腹部症状常酷似急腹症，易误行手术治疗，但确有少数患者（尤其是儿童）并发肠套叠、肠穿孔、肠坏死、胰腺炎等，需仔细鉴别。绝大多患者的腹部症状于1周内自然消退。

肾脏受累 约30%患者有肾损害，多见于男性及儿童。表现为肉眼或镜下血尿，伴蛋白尿、管型尿和血压升高，个别患者可出现肾功能不全。半数以上患者的肾损害可自愈，持久不愈者常遗留蛋白尿、高血压和肌酐升高等。

中枢神经系统受累 可致轻瘫、抽搐、脑神经麻痹、昏迷、蛛网膜下腔出血、视神经炎及吉兰-巴雷（Guillain-Barré）综合征等。

肺部受累 较罕见，主要表现为肺出血和间质病变。肺出血多在过敏性紫癜发病数年后出现，女性较多。患者可出现呼吸困难、胸痛和咯血等。有肺出血者死亡率较高。肺间质病变通常较轻，主要是弥散功能减弱。

其他部位受累 少见，可有肌肉出血、结膜出血、鼻出血、腮腺炎、心肌炎及睾丸炎等。

辅助检查 一般无贫血，血小板计数正常，部分患者白细胞计数增高伴中性粒细胞核左移。常规凝血试验正常，毛细血管脆性试验可阳性。红细胞沉降率可加快，C反应蛋白大多升高。约1/3患者出现抗链球菌溶血素O试验效价升高。抗核抗体等自身抗体及类风湿因子一般阴性，少数患者抗心磷脂抗体阳性。约半数患者在急性期时血清IgA、IgM水平升高。肾脏受累者可有血尿和蛋白尿。肾功能不全者血清肌酐和尿素氮升高。肠道受影响者可出现粪便隐血试验阳性或便血。

诊断与鉴别诊断 有典型临床表现者（如典型皮肤紫癜伴关节痛、腹痛、黑粪、血尿），诊断大多不困难。非典型者通常需与其他疾病鉴别。例如，单纯皮肤型需与免疫性血小板减少症、血栓性血小板减少性紫癜、药物性紫癜等鉴别。仔细询问病史和诱因，结合系统体格检查和必要的实验室检查，鉴别一般不难。脑膜炎球菌感染和亚急性细菌性心内膜炎时也可出现紫癜样皮疹，但紫癜中心部位常有坏死，患者一般情况较差，常有发热等其他相应临床表现。对于未出现典型皮疹而先有消化道出血，尤其是结肠、直肠出血者，内镜下肠黏膜活检可能有助于诊断。肾炎型患者需与急性肾小球肾炎、IgA肾病等鉴别，必要时需行肾穿刺活检及免疫荧光检查。以阴囊水肿、紫癜和睾丸疼痛为首发表现者需与睾丸扭转鉴别。女性患者需除外系统性红斑狼疮。成年患者还需除外各种异常蛋白血症所致紫癜。

治疗 一般不需积极治疗，也无特效疗法，大多仅需支持和对症治疗。①急性期卧床休息极为必要，可减轻皮肤紫癜的严重度。②消化道出血者，若腹痛不重，仅粪便隐血试验阳性者仍可用流食，静脉滴注西咪替丁等药物。腹痛者可应用解痉挛药。③以上呼吸道感染（如扁桃体炎、咽炎）为诱因者，可给予青霉素等有效抗生素治疗。④皮肤紫癜反复发作者需注意排查以避免接触可疑的致敏因素，阻断复发。有荨麻疹或血管神经性水肿者可应用抗组胺药和钙剂。⑤糖皮质激素不能消除皮疹，也不能减轻肾损害程度，且不能缩短病程及减少复发，一般情况下不需使用。若皮肤、关节病变较重和严重消化道病变（如消化道出血）时，糖皮质激素或可减轻皮肤和肠道出血及水肿，缓解腹痛及关节痛，可短期使用（一般不超过2周）。虽然糖皮质激素对肾脏病变无显著疗效，但有人主张严重肾脏病变者可使用甲泼尼龙冲击疗法，确切疗效仍有待进一步证实。⑥免疫抑制剂（如硫唑嘌呤和环磷酰胺）适用于肾炎型紫癜患者。雷公藤已广泛用于肾炎型紫癜患者，疗效较好。⑦尿激酶或抗血小板药（如阿司匹林）治疗肾炎型紫癜、大剂量静脉丙种球蛋白冲击疗法治疗重症紫癜型肾炎、血浆置换治疗肾炎型紫癜所致急进性肾小球肾炎及小剂量肝素预防紫癜型肾炎等，仍待进一步证实。

预后 此病通常呈自限性，95%以上患者预后良好。多数患者于1~2月内自行缓解，仅少数患者可转为慢性，于数年内出现一次或多次复发，复发间隔时间数周至数月不等。肾脏是否受损及其严重程度是决定预后的关键因素。轻度肾损害者，大多能逐渐恢复，约2%肾脏受损者进展至终末期肾病。

（赵永强）

fēiguòmǐnxìng zǐdiàn

非过敏性紫癜

（non-anaphylactoid purpura） 血小板减少性紫癜和过敏性紫癜以外的血管性紫癜。包括先天性和获得性两类，前者又分为血管发育畸形和结缔组织发育异常，包括遗传性出血性毛细血管扩张症和海绵状血管瘤等；后者主要有结缔组织病、异常蛋白血症、肿瘤、感染和药物等因素所致的血管炎性紫癜，其他紫癜包括单纯性紫癜、老年性紫癜、机械性紫癜、类固醇性紫癜、维生素C缺乏症等。

遗传性出血性毛细血管扩张症 见遗传性出血性毛细血管扩张症。

海绵状血管瘤 静脉性血窦增生形成的血管瘤。又称卡萨巴赫-梅里特（Kasabach-Merritt）综合征。是一种先天性血管壁良性肿瘤。病变由扩张的薄壁小静脉组成。可见于任何年龄，包括新生儿。血管瘤常见于皮肤，可穿透皮肤与皮下组织连接。偶可累及内脏，如肝、脾。由于纤维蛋白原和血小板的消耗，巨大的内脏血管瘤患者可出现轻度弥散性血管内凝血的表现。出血见于受累部位或呈全身性。部分患者的血管瘤可于数年之后自发消退。手术、放疗、糖皮质激素和纤溶抑制剂（氨甲苯酸或氨甲环酸）可使瘤块缩小。病程中出现急性弥散性血管内凝血者可应用肝素治疗。

埃勒斯-当洛斯综合征 血管周围胶原缺乏、弹性纤维增多使毛细血管结构异常所致遗传性结缔组织病。罕见，属常染色体显性遗传，但也可以常染色体隐性或X连锁方式遗传。特征性临床表现有皮肤伸展过度、易破溃及损伤后愈合较慢。关节运动过度、关节松弛及慢性脱位。出血倾向可相当严重，表现为易出现皮肤青紫和紫癜、拔牙后出血、胃肠道出血和咯血。患者可有血小板功能异常，表现为毛细血管脆性试验阳性、出血时间延长、血小板黏附聚集试验异常及血小板超微结构异常。尚有合并因子Ⅻ、Ⅷ和Ⅸ缺乏及血管性血友病因子缺乏的报道。此病无特效疗法。应注意预防外伤。若有出血可用局部止血措施。因患者有多种止血功能缺陷、组织脆弱和伤口愈合延迟的可能，故应尽量避免手术。

弹性假黄瘤 一种罕见的弹性纤维缺陷症，大多属常染色体隐性遗传。患者的特征性外表为颈部、面部、腋窝和腹股沟区的皮肤皱褶过多。颈部和腋窝常有黄褐色小丘疹，眼底有典型的血管样纹。血管弹力纤维的缺陷导致自发性出血，常见于皮肤、视网膜、肾、关节、子宫、鼻、膀胱等部位。通常伤口不出现愈合延迟。尚有大动脉血栓形成伴足坏疽的报道。此病无特异性治疗方法。顽固的严重出血，若能明确出血部位并能切除可考虑手术治疗。常见死亡原因是蛛网膜下腔出血和胃肠道出血。

马方综合征 细胞外基质弹性组织中一种糖蛋白减少或有缺陷的结缔组织病。发病率为1/万。属常染色体显性遗传典型的临床表现为明显骨骼异常（长肢体）、心血管异常（主动脉缺损）和眼睛缺陷（晶体脱位）。具有上述两项加家族史可诊断此病。出血表现为易出现青紫和手术时过度出血。血小板功能可轻度异常，也有合并因子Ⅷ缺乏的报道。中位死亡年龄为35岁，主要死于主动脉根部扩张和破裂。

成骨不全 常染色体显性遗传的结缔组织病。基本病理改变可能是胶原纤维中氨基酸成分的缺陷，骨基质的斑片状缺损引起骨骼畸形和骨质脆弱。个别患者有出血，表现为青紫、鼻出血、咯血和颅内出血。有报道少数患者出血时间延长、束臂试验阳性和血小板功能异常。无特殊治疗方法。

单纯性紫癜 多见于正常女性，尤其是年轻女性，因此有人称之为女性易青紫综合征。紫癜的出现常与月经周期有关，提示可能与激素对血管和（或）周围组织的作用有关。偶有明显家族史。临床表现为反复皮肤青紫，多见于四肢、乳房、臀部和下肢。青紫的直径一般不超过2cm，消退迅速。青紫的出现通常与外伤无关，不出现内脏出血和手术时过度失血。使用非甾体抗炎药可抑制血小板功能，加重出血倾向。毛细血管脆性试验可阳性。血小板计数、血小板功能和凝血功能检查正常。临床上应与轻型血小板病、血管性血友病或药物引起的血小板功能异常鉴别。此病呈良性过程，一般不需治疗。各类药物对紫癜的预防和消除无效。患者应避免服用非甾体抗炎药。

老年性紫癜 见于老年人，年龄越大发病的机会也越大。男性多于女性。可能源于小血管中胶原减少，伴皮下脂肪和弹性纤维减少，血管脆性增加。表现为前臂伸侧、手背（偶尔面部、颈部）等部位自发或轻微损伤后出现紫癜。紫癜可持续数周，初时呈深红色，消退后常残留棕色斑。除毛细血管脆性增加外，其他各项出凝血试验正常。患者静脉也较脆弱，常规静脉穿刺后应注意局部压迫，以利止血。此病无特殊治疗方法。

维生素C缺乏症 又称坏血病。曾是最常见的出血性疾病，如今在经济欠发达地区仍可见。维生素C是形成胶原和皮肤基质所必需，因此维生素C缺乏时正常胶原数量减少及质量异常，可致严重出血。营养不良、挑食、嗜酒、老年人、透析治疗易引起维生素C缺乏。维生素C摄入不足2~3个月后可出现维生素C缺乏，表现为毛囊角化、皮肤毛囊周围出血和肌肉出血，严重者可出现皮肤大片淤斑和内脏出血，尤其是胃肠道和脑出血。也可出现口炎和出血性牙龈炎。骨膜下出血是婴儿型维生素C缺乏症的特征，罕见于成人。实验室检查表明患者毛细血管脆性增加，偶有血小板减少、血小板功能尤其是黏附功能缺陷、出血时间延长。诊断可依据估算维生素C摄入量和测定白细胞维生素C水平。最简便的诊断方法是试验性治疗，即给予维生素C后出血表现迅速改善。

类固醇性紫癜 库欣（Cushing）综合征和长期使用糖皮质激素治疗后皮肤结缔组织萎缩，对渗出的红细胞缺乏吞噬能力，易出现青紫和淤点，尤其多见于四肢。内脏出血多见于胃肠道。使用糖皮质激素者，无论是静脉注射、口服或吸入，其出血表现均相似。治疗原发病或停服糖皮质激素后紫癜可消失。

异常蛋白血症 见异常蛋白血症。

淀粉样变性 淀粉样物质在血管壁、皮肤和皮下组织的广泛浸润致血管脆性增加，引起紫癜和皮肤出血。可为原发性，也可继发于慢性感染（如结核、骨髓炎、支气管扩张）、结缔组织病（如类风湿关节炎、系统性红斑狼疮、系统性硬化症、皮肌炎）、多发性骨髓瘤、淋巴瘤、肾癌、克罗恩病、溃疡性结肠炎等。皮肤加压、咳嗽或用力过度均可诱发紫癜。紫癜可出现于任何部位，以易受伤、摩擦部位和低垂部位的皮肤常见。眼眶周围紫癜是系统性淀粉样变的特征性表现，原因不明。偶有内脏（肺、膀胱、胃等）出血，甚至自发性肝或脾破裂。淀粉样变性除影响血管壁，还可致获得性凝血因子缺乏，如因子Ⅹ、Ⅸ、Ⅴ、Ⅶ和纤维蛋白原缺乏，这可能也与出血有关。继发性淀粉样变性远多于原发性者，应积极寻找和治疗原发病。

机械性紫癜 机械因素在血管损伤中起重要作用。血管内压力显著增加可引起血管损伤而致出血。产生血管损伤所需压力随年龄增长而减小，因此老年人的血管更易受机械性损伤。胸腔内压力急剧增加可引起面部、颈部、上胸部的细小淤点，见于剧烈咳嗽和呕吐、分娩、举重、剧烈运动等。这是由于血液从心脏反流至上腔静脉和头颈部的大静脉，使毛细血管扩张，完整性受损。裤袜过紧、站立过久可引起下肢静脉淤滞，血管内压力增加而致下肢淤点，尤其多见于老年人。体表施加负压，如心电图的胸导联吸头、儿童玩具的橡胶吸头、中医的拔火罐、束皮带甚至过度吸吮皮肤，均可引起相应部位出血，通常其边界清楚，外形与致伤物品的形状相吻合。登山运动员攀登至海拔3800米以上时可出现皮肤淤点，源于血管外压力降低，透壁压增加。

感染相关性血管性紫癜 许多细菌、病毒、立克次体或原虫等感染可伴紫癜。最常见的细菌是脑膜炎球菌、链球菌、铜绿假单胞菌、伤寒杆菌、白喉杆菌等。病毒感染包括流感、麻疹、天花等。立克次体感染包括斑疹伤寒、流行性出血热等。原虫感染见于疟疾和丝虫病等。其发病机制多为复合性，包括病原体或毒素对内皮细胞的直接损伤、免疫复合物性血管炎、败血性栓塞、弥散性血管内凝血、血小板减少等。肿瘤坏死因子、白介素-1等细胞因子水平高低与病情严重程度呈正相关。紫癜多出现于感染的急性期，亦可见于恢复期。虽然有些病原体的感染可出现特征性紫癜，但更多见的是不同病原体引起相似的皮肤出血表现。毛细血管脆性试验常呈阳性，偶尔血小板计数可降低。治疗应针对原发病及其并发症。

药物性血管性紫癜 药物可通过以下几种途径对血管产生影响：①产生特异性抗血管抗体。②产生免疫复合物。③改变血管通透性。已知许多药物可通过影响血管功能而导致紫癜，如解热镇痛抗炎药（阿司匹林、吲哚美辛、非那西丁）、镇静催眠药（巴比妥类、水合氯醛、甲丙氨酯）、抗感染药（青霉素、氯霉素、磺胺类、异烟肼、哌嗪、奎宁）、利尿药（双氯噻嗪、呋塞米）、解痉剂（阿托品、颠茄）、降压药（甲基多巴、利舍平）、降糖药（氯磺丙脲、甲苯磺丁脲），以及氰化亚金钾、汞剂、砷剂、碘化物、香豆素类、地高辛、奎尼丁、普鲁卡因、雌激素、别嘌呤醇等。这种紫癜多见于四肢，表现为淤点或淤斑，很少有其他出血表现。由于血小板和血管内皮细胞可能存在共同抗原，在上述药物中，有些也可通过免疫机制使血小板减少而引起紫癜。有无血小板减少是两者的主要鉴别依据。怀疑药物性血管性紫癜时应立即停药，停药后紫癜大多很快消退，此后应避免再次使用此药。

自身红细胞敏感性紫癜 源于对自身红细胞膜的某一组份敏感。属罕见病。由加德纳（Gardner）和戴蒙德（Diamond）于1955年首先报道，又称加德纳-戴蒙德综合征。主要见于女性（>95%），且多数患者存在心理性疾病，如癔症、受虐狂、抑郁症和焦虑症等。心理应激增加时可出现新的病损，因此该病是一种“心因性紫癜”。患者反复成批出现痛性淤斑伴周围水肿，多分布于肢体，尤其是手部。也可出现鼻出血、胃肠道和泌尿道出血及月经过多，还可出现腹痛、腹泻、恶心、呕吐、胸痛、头痛、晕厥等。约半数患者在发病前数周至数月有外伤或手术史。皮下注射自身红细胞可诱发此病的皮肤损害，但已不建议采用此方法协助诊断。尚无特效治疗措施，某些患者接受心理治疗有效。

自身DNA敏感性紫癜 源于对自身DNA敏感。由莱文（Levin）和平库斯（Pinkus）于1961年首先报道。皮下注射自身裂解白细胞悬液或DNA可迅速诱发紫癜，而用自身血浆或红细胞等做皮肤（或皮内）敏感试验则阴性。临床过程与自身红细胞敏感性紫癜相似，也多见于女性，最初为疼痛性风团或结节，迅速发展为疼痛性淤斑，重者可出现大疱。病变可单独或成批出现，多分布于四肢，亦可见于面部或躯干。病变于数日或2~3周消退，但可反复发作，迁延数年。氯喹对此病有效，但停药后易复发。心理治疗也有一定疗效。总体预后良好。

（赵永强）

yíchuánxìng chūxuèxìng máoxìxuèguǎn kuòzhāngzhèng

遗传性出血性毛细血管扩张症（hereditary hemorrhagic telangiectasia，HHT） 基因突变致血管结构异常所致出血性疾病。1864年由萨顿（Sutton）首次报道，1909年黑尼斯（Hanes）将此病命名为遗传性出血性毛细血管扩张症，沿用至今。由于朗迪（Rendu）、奥斯勒（Osler）和韦伯（Weber）曾相继对此病进行详细阐述，故又称朗迪-奥斯勒-韦伯病（Rendu-Osler-Weber disease）。HHT分布存在地区差异。欧美国家发病率较高，法国约为1/2500，丹麦约为1/3500，美国约为1/6500，北爱尔兰约为1/39 000。黑种人和阿拉伯人罕见。HHT在中国并非罕见。

病因及发病机制 HHT属常

染色体显性遗传，男女发病机会均等。与疾病发生相关的突变基因主要有两个，均为转化生长因子的受体，一个为*ENG*，定位于9q34.1，有15个外显子，属第三类转化生长因子受体；另一个为*ACVRL1*，定位于12q13，有10个外显子，属第一类转化生长因子受体。两种突变所致临床表现不同，故将前一种突变所致称为Ⅰ型，后一种称为Ⅱ型。这两种基因突变占临床病例的80%以上，另约20%的病例源于其他类型基因突变。已发现600多种基因突变。

HHT基本病理变化为皮肤、黏膜和内脏毛细血管、小动脉及小静脉管壁结构缺陷，变得异常菲薄，有的部位仅有一层内皮细胞，外围包裹一层疏松结缔组织，缺乏正常血管壁的弹力纤维及平滑肌成分。同时血管壁失去对交感神经和血管壁活性物质调节的反应能力，缺乏正常的舒缩功能，以致在血流冲击下，病变部位的血管发生结节状和瘤状扩张，严重者可形成动静脉瘘和动静脉瘤。

临床表现 基本病变是局部毛细血管扩张，70%以上位于体表部位，常见于鼻、面部、口唇、舌、耳、手掌和足底等处。典型的毛细血管扩张病灶通常较小，直径1~3mm，扁平状，红色或紫红色，压之褪色，边界清楚，周围无分支（不同于蜘蛛痣），局部表皮无过度角化征。在皮肤较薄处（如阴囊）常稍隆起。25%的毛细血管扩张累及内脏，部分患者可累及两个或更多的内脏。动静脉畸形是另一种常见血管异常，可导致动静脉瘘。

扩张的毛细血管可致出血。出血虽然可在儿童期发病，但初发年龄的高峰在20~30岁。出血可累及一个或多个部位，且大多随年龄增长而加重，于40~60岁达到高峰。约20%患者无明确家族史。若父母均患有此病，患者出血大多较重且范围广泛，并常于早年夭亡。虽然男女发病机会均等，但总体上女性患者出血的程度较轻。

鼻出血最常见，发生率高达96%。部分患者可以内脏出血为首发症状。内脏受累的比例及其受累的部位随年龄增长而明显增多。30岁以前仅见于约3%患者，至60岁则达43%。胃肠道是最常受累的内脏，发生率约为15%。胃肠道出血常较隐袭，患者可反复或持续出现小细胞低色素性贫血。肝受累约占8%。约4%患者有中枢神经系统受累，部分患者可因此发生脑卒中，此并发症多见于年轻患者。也可出现血尿、月经过多和分娩时大出血等表现。

动静脉畸形最常见于肺，尤其是女性患者。肺动静脉瘘的发生率为4.6%~7%，临床表现为咯血、反复肺部感染、呼吸困难、发绀、杵状指等。约30%患者可发生肝动静脉畸形，10%患者可发生脑动静脉畸形。肺和脑的动静脉畸形多见于Ⅰ型患者，而肝动静脉畸形则多见于Ⅱ型患者。临床上的脑动静脉畸形仅10%与HHT有关，主要集中于有肺动静脉畸形的家族。脑动静脉畸形主要发生在新生儿与儿童时期，可因脑血管破裂致死亡。

诊断 HHT虽有一些实验室检测异常（如毛细血管脆性试验常阳性、出血时间延长），但缺乏诊断特异性。一般根据一个或多个部位反复出血、多部位典型的皮肤或黏膜毛细血管扩张和阳性家族史，而血小板功能和凝血功能检测基本正常即可诊断。约20%患者无明确家族史。

仔细检查皮肤、鼻和口腔对诊断至关重要，但临床上通常被忽视。若体表未发现典型皮肤或黏膜毛细血管扩张而临床上又不能除外此病，可行甲襞毛细血管镜检查，可见病变部位的小血管管壁菲薄、扩张和扭曲，并可聚集成团。对于反复鼻出血而尚无明显毛细血管扩张者，尤其是儿童，还可通过寻找并检查有反复出血史的其他家系成员以辅助诊断。

内脏受累者可能需借助内镜、血管造影等查明。胃肠道毛细血管扩张者内镜下可见胃肠道黏膜的点状血管扩张。肺内血管病变者X线胸片可见血管束与肺门相连的硬币样致密影。

治疗 尚无特效治疗措施和根治方法，主要是对症支持治疗。①止血药可选用卡巴克络、氨甲环酸等。有人试用雌激素（如雌二醇）或与黄体酮联用，疗效并不满意，且使用后鼻黏膜变得干硬。②鼻出血可用纱条、明胶海绵等行局部填塞，或凝血酶等表面止血剂。鼻黏膜烧灼有应急作用，但反复使用可致黏膜萎缩和鼻中隔穿孔。反复发生鼻出血者，若上述措施无效可考虑鼻中隔成形术。③反复胃肠道出血可用内镜确定出血部位后用激光局部烧灼，必要时切除病变部位。④肺部病变较难处理，尤其是肺部多发病变和有肺动静脉瘘者。手术切除对于大多数肺动静脉瘘患者有效，手术过程中应争取彻底切除动静脉交通短路，尽可能少地切除肺组织，但仍可能复发。手术止血或因其他原因接受手术应注意防止扩张的毛细血管术中和术后发生出血。⑤合并凝血因子缺乏者可适量输新鲜血或血浆。

⑥反复失血致缺铁性贫血时应补充铁剂，必要时输血。

预后 大多良好，并发肺和（或）肝动静脉瘘者治疗较困难，预后欠佳。偶尔可有严重出血，但死于大失血者少见（约5%）。女性患者妊娠分娩时出血概率明显高于正常人。

（赵永强）

yìchángdànbáixuèzhèng

异常蛋白血症（dysproteinemia） 包括冷球蛋白血症、冷纤维蛋白原血症、良性高球蛋白血症、巨球蛋白血症和多发性骨髓瘤等。出血并不少见。

冷球蛋白血症 可为原发性或伴发于高球蛋白血症、巨球蛋白血症、多发性骨髓瘤、淋巴瘤、组织细胞增多症、结缔组织病等。冷球蛋白为血浆中的冷沉淀蛋白，既可为单一型，也可为混合型。单一型冷球蛋白可为IgG、IgM或IgA。混合型通常是由IgG及其抗体组成的复合物。遇冷时血浆中的冷球蛋白形成凝胶状物，阻塞微循环血流，引起微循环障碍和血管脆性增加。免疫复合物的形成可引起白细胞裂解性血管炎。临床上可出现各种皮肤表现，包括雷诺现象、网状青斑、多形性红斑、荨麻疹等。出血表现以紫癜为最多见，大多出现于肢体远端。慢性紫癜可有色素沉着。还可见指（趾）甲下出血、血疱、滤泡样脓疱性紫癜和术后出血过多。除出血外，还可引发动脉血栓形成，致指（趾）、鼻或耳的坏疽和下肢溃疡。治疗以控制原发病为主。血浆置换术去除冷球蛋白有效，但疗效短暂，且费用较高。寒冷可诱发紫癜，患者应注意保暖，避免受凉。

冷纤维蛋白原血症 患者血液中存在一种异常冷沉淀蛋白，可能是由纤维蛋白、纤维蛋白原及纤维连接蛋白组成的复合物。此症可为原发性或继发于肿瘤、血栓栓塞性疾病和感染性疾病。常见皮肤表现有雷诺现象、发绀、网状青斑、红斑、荨麻疹、紫癜、血肿、溃疡、坏疽等，多见于肢体远端、臀部、鼻和耳。寒冷为常见诱因。患者还可有视网膜出血及视网膜静脉血栓形成。治疗原则与冷球蛋白血症相同。

良性高球蛋白血症 常发生中青年女性。多见于干燥综合征、系统性红斑狼疮、多发性肌炎、类风湿关节炎、多发性硬化、囊性纤维化、胸腺瘤等疾病。病理改变也属于白细胞裂解性血管炎。临床特点为反复出现紫癜，主要分布在双下肢，发作频率数日至数月不等。诱发因素有静水压力增加和低温等。紫癜出现前局部可有触痛、刺痛和瘙痒等前驱症状，主要分布于下肢（腿部和踝部），偶见于股部、腹部和手臂，散在分布或融合成片，与过敏性紫癜相似，但不同是此症消退后留有色素沉着。常伴原发病表现，如关节炎、淋巴结肿大、肝脾大、口眼干燥等。血中IgG、IgA和IgM水平均升高，以IgG最明显。循环中可检测到IgG、IgA或IgM与抗IgG形成的免疫复合物，此点有助于此病与进行性色素沉着性紫癜鉴别。与巨球蛋白血症也不难鉴别，后者血中为单克隆IgM升高。对良性高球蛋白血症者应积极寻找和治疗原发病。

巨球蛋白血症和多发性骨髓瘤 患者也可出血皮肤紫癜、鼻出血、牙龈出血和视网膜出血。其原因在于单克隆免疫球蛋白异常升高，影响血小板功能；伴高黏滞综合征者，因血流减慢和静水压的升高引起组织缺氧，毛细血管通透性增加；异常球蛋白浸润和损伤血管壁。治疗以控制原发病为主。

（赵永强）

yuánfāxìng miǎnyìxìng xuèxiǎobǎn jiǎnshǎozhèng

原发性免疫性血小板减少症（primary immune thrombocytopenia） 原发性血小板减少所致以皮肤、黏膜出血为主的自身免疫病。曾称特发性血小板减少性紫癜（idiopathic thrombocytopenic purpura，ITP）。是一种获得性自身免疫性出血性疾病，约占出血性疾病总数的1/3。根据发病年龄、临床表现、血小板减少的持续时间分为急性型和慢性型，前者多见于儿童，后者多见于成人。育龄期女性发病率高于男性，60岁以上老年人是高发群体。

病因及发病机制 病因不明。主要发病机制：①体液和细胞免疫介导的血小板过度破坏。1951年哈林顿（Harrington）等首次证实ITP患者血小板减少是血小板抗体所致。他们将ITP患者的血浆输入健康志愿者体内，受血者产生严重血小板减少。1982年研究人员发现ITP患者自身抗体不能与缺乏血小板膜糖蛋白Ⅱb/Ⅲa患者（血小板无力症）的血小板结合，由此发现了第一个血小板自身抗体的靶抗原。大部分血小板自身抗体为IgG型，也有IgM和IgA型。抗体包被的血小板通过Fcγ受体与抗原提呈细胞（antigen presenting cell，APC）结合，活化的APC提呈血小板抗原，激活$CD4^+$T细胞克隆和抗原特异性T细胞克隆，诱导不同B细胞克隆产生针对不同血小板抗原的抗体。$CD8^+$细胞毒性T细胞通过细胞介导的血小板破坏，参与ITP发病。②体液和细胞免疫介导的巨核细胞数量和质量异常，血小板生成不足。血小板膜糖蛋白特异性自身抗体影响巨核细胞成熟，使血小板生成减少。$CD8^+$细胞毒性T细胞通过抑制巨核细胞凋亡而导致ITP患者血小板生成障碍。

临床表现 以皮肤、黏膜出血为主，严重者可有内脏出血，甚至颅内出血（发生率<1%），出血风险随年龄而增加。部分患者仅有血小板减少，无出血症状。ITP的出血表现常为皮肤黏膜淤点、淤斑，呈全身非对称性分布。黏膜出血包括鼻出血、牙龈出血、口腔黏膜出血及血尿；部分女性患者以月经过多为唯一表现。慢性ITP呈反复发作过程，自发性缓解少见。ITP患者一般无脾大。除非大量出血，一般不伴贫血。

诊断 ITP的诊断是临床排除性诊断，诊断要点：①至少2次化验血小板计数减少，血细胞形态无异常。②脾一般不大。③骨髓巨核细胞数增多或正常，有成熟障碍。④排除其他继发性血小板减少症，如其他自身免疫病、甲状腺疾病、药物诱导的血小板减少、同种免疫性血小板减少、淋巴系统增殖性疾病、骨髓增生异常（再生障碍性贫血和骨髓增生异常综合征）、恶性血液病、慢性肝病脾功能亢进、血小板消耗性减少、妊娠血小板减少、感染等所致继发性血小板减少、假性血小板减少及先天性血小板减少等。⑤诊断ITP的特殊实验室检查包括血小板抗体检测和血小板生成素（thrombopoietin，TPO）的检测，前者可用于鉴别免疫性与非免疫性血小板减少，但不能鉴别ITP与继发性免疫性血小板减少症；后者可用于ITP与不典型再生障碍性贫血或低增生性骨髓增生异常综合征鉴别。ITP患者血浆TPO水平正常或仅轻度增加，而后两者血浆TPO水平明显升高。

满足以下所有3个条件的患者可确诊为ITP：①脾切除术后无效或复发。②仍需治疗以降低出血危险。③除外其他引起血小板减少症的原因。

根据发病时间及治疗情况ITP分期如下。①新诊断ITP：确诊后3个月以内的ITP患者。②持续性ITP：确诊后3~12个月血小板持续减少的ITP患者。包括无自发缓解或停止治疗后不能维持完全缓解的患者。③慢性ITP：血小板减少持续超过12个月的ITP患者。④重症ITP：血小板$<10\times10^9/L$，且就诊时存在需要治疗的出血症状或常规治疗中发生新的出血症状，且需用其他升高血小板药物治疗或增加现有治疗药物剂量。⑤难治性ITP。

治疗 原则：①成人ITP患者血小板计数$\geqslant30\times10^9/L$，无出血表现，且不从事增加患者出血危险的工作或活动，发生出血的危险性比较小，可予以观察和随访。②下述危险因素增加出血风险，应予治疗。年龄和患病时间，随患者年龄增加和患病时间延长，出血风险增加；血小板功能缺陷；凝血因子缺陷；未被控制的高血压；外科手术或外伤；感染；必须服用阿司匹林、非甾体抗炎药、华法林等抗凝药。③若患者有出血症状，无论血小板减少程度如何，均应积极治疗。

紧急治疗 对重症ITP（血小板计数$<10\times10^9/L$），伴胃肠道、泌尿生殖道、中枢神经系统或其他部位的活动性出血或需急诊手术者，应迅速提高血小板计数至$50\times10^9/L$以上。对病情危急，需立即提升血小板数的患者应给予随机供者的血小板输注。尚可选用静脉输注免疫球蛋白和（或）甲泼尼龙。其他治疗措施包括停用抑制血小板功能药、控制高血压、局部加压止血、口服避孕药控制月经过多及应用纤溶抑制剂（如氨甲环酸、氨基己酸）等。若上述治疗仍不能控制出血，可考虑用重组人活化因子Ⅶ。

新诊断ITP的一线治疗 ①糖皮质激素：可选用泼尼松，病情严重者用等效剂量地塞米松、甲泼尼龙等非胃肠道给药方式，待病情好转改为口服。稳定后剂量逐渐减少。若泼尼松治疗4周仍无反应，说明泼尼松治疗无效，应迅速减量至停用。除泼尼松外，也可口服大剂量地塞米松。无效者可在半个月后重复1次。应用时注意监测血压、血糖变化，预防感染，保护胃黏膜。糖皮质激素治疗时应充分考虑药物长期应用可能出现的副作用。部分患者可出现骨质疏松、股骨头坏死，应及时检查并给予二膦酸盐预防治疗。长期应用糖皮质激素还可出现高血压、糖尿病、急性胃黏膜病变等副作用，也应及时检查处理。乙型肝炎病毒DNA复制水平较高者慎用糖皮质激素。②静脉注射免疫球蛋白：主要用于ITP的紧急治疗；不能耐受糖皮质激素或拟行脾切除术前准备；合并妊娠或分娩前；部分慢作用药（如达那唑或硫唑嘌呤）发挥疗效前。IgA缺乏、糖尿病和肾功能不全患者应慎用。

成人ITP的二线治疗 ①脾切除术：脾切除前必须对ITP的诊断作出重新评价。脾切除术适用于正规糖皮质激素治疗4~6周无效；泼尼松治疗有效，但维持量>30mg/d；有使用糖皮质激素的禁忌证。脾切除术禁忌证：年龄<16 岁；妊娠早期和晚期；因其他疾病不能手术。②药物治疗：可选用免疫抑制剂如硫唑嘌呤、环孢素、达那唑、长春碱类（长春新碱或长春地辛）及抗 CD20 单抗（利妥昔单抗）。也可应用重组 TPO 及血小板生成素拟肽罗米司亭（Romiplostim）或 TPO 受体激动剂艾曲波帕（Promacta）。

一线和二线治疗失败 ITP 的治疗　应个体化，可选用环磷酰胺、联合化疗、吗替麦考酚酯及干细胞移植等。

疗效标准　在定义疗效时，应至少检测血小板计数两次，其间至少间隔 7 天。其疗效标准如下。①完全反应：治疗后血小板计数 ≥ 100×10^9/L 且无出血。②有效：治疗后血小板计数≥30×10^9/L 且至少比基础血小板计数增加 2 倍，且无出血。③无效：治疗后血小板计数<30×10^9/L 或血小板计数增加不到基础值的 2 倍或有出血。

（侯　明）

jìfāxìng miǎnyìxìng xuèxiǎobǎn jiǎnshǎozhèng

继发性免疫性血小板减少症

（secondary immune thrombocytopenia）　除原发性免疫性血小板减少症以外所有形式的自身免疫介导的血小板减少症。曾称继发性自身免疫性血小板减少性紫癜。包括自身免疫病、某些药物性血小板减少症（如阿司匹林、青霉素、奎宁、肝素等所致血小板减少），淋巴细胞增殖性疾病（包括慢性淋巴细胞白血病、霍奇金淋巴瘤、非霍奇金淋巴瘤、大颗粒淋巴细胞白血病）等。

很多自身免疫病可引起血小板减少，如系统性红斑狼疮、抗磷脂综合征、干燥综合征、多发性肌炎或皮肌炎、系统性硬化症等。继发性免疫性血小板减少症患者血小板减少主要是自身抗体 IgG 与血小板表面相应抗原结合，Fc 受体介导巨噬细胞吞噬血小板。IgG 免疫复合物与血小板 FcγRⅡ非特异性结合而活化补体也可使血小板溶解。自身免疫因素在继发性免疫性血小板减少症中占主要地位，但其机制尚未明了，可能涉及抗心磷脂抗体、血小板相关抗体、抗巨核细胞抗体等对血小板、巨核细胞或巨核细胞前体细胞的免疫破坏。

继发性免疫性血小板减少症的出血表现与原发性免疫性血小板减少症相同。除出血的临床表现，尚有原发病的临床表现。其诊断包括：①原发病诊断。②免疫性血小板减少的诊断，包括患者有出血的临床表现，至少 2 次化验血小板计数降低，骨髓巨核细胞增多或正常，有成熟障碍。诊断继发性免疫性血小板减少症应说明原因，如继发性免疫性血小板减少症（药物诱导）、继发性免疫性血小板减少症（狼疮相关性）等。

治疗首先针对原发病。对于血小板减少的治疗，糖皮质激素仍是基础治疗手段，对大多数患者有效，但维持时间短且撤药困难。对无效或难以减量者，可采取大剂量甲泼尼龙、长春新碱、硫唑嘌呤、环磷酰胺、环孢素、大剂量静脉注射丙种球蛋白或脾切除术等与原发性免疫性血小板减少症相同的治疗手段。

（侯　明）

xīnshēng'ér tóngzhǒng miǎnyìxìng xuèxiǎobǎn jiǎnshǎoxìng zǐdiàn

新生儿同种免疫性血小板减少性紫癜

（neonatal alloimmune thrombocytopenia，NAIT）

胎儿/新生儿血小板被母亲的同种异体抗体破坏所致出血性疾病。是引起胎儿和新生儿严重血小板减少的最常见病因，病死率较高，以母子的血小板血型不合最常见。

病因及发病机制　发病机制是免疫介导的胎儿/新生儿血小板被母亲的同种异体抗体破坏。母体产生的血小板特异性抗体可透过胎盘进入胎儿体内，与胎儿相应的血小板特异性抗原结合并导致胎儿或新生儿发病。IgG 型同种抗体于妊娠 14 周即可通过胎盘，并随孕龄增加而升高。已发现与 NAIT 有关的抗原有：人类血小板抗原（human platelet antigen，HPA）-1a、HPA-1b、HPA-5b、HPA-2a、HPA-4、HPA-3a、HPA-7a、HPA-8a、HPA-8b、HPA-9b、Gov[a]、Gov[b] 等。高加索人群中，80%～90% 的病例由 HPA-1a 引起，由于母亲为 HPA-1a 阴性，父亲为 HPA-1a 阳性，母亲对 HPA-1a 阳性血小板免疫而产生 HPA-1a 抗体，透过胎盘后破坏胎儿和新生儿 HPA-1a 阳性的血小板。因 HPA-1a 抗原在中国人群中属高频率，尚未发现 HPA-1a 阴性，推断 NAIT 在中国人群中的发病抗原与高加索人不同。在日本人中，HPA-4a 是主要致病抗原，约占 80%，其次为 HPA-3a，占 15%。

临床表现　包括皮肤紫癜、淤点、淤斑、血肿、黑粪、咯血、血尿、呕血及颅内出血等。颅内出血是 NAIT 最严重的并发症，发生于 10%～20% 的患儿，死亡率达 5%～10%，颅内出血可发生在妊娠的任何阶段，引起胎儿宫内窘迫、死亡、脑水肿、脑软化、颅内囊肿等。大多数发生颅内出血的新生儿血小板计数 < 20×10^9/L。

诊断　与新生儿溶血不同，

NAIT在第一胎新生儿即可发生。一旦顺产的新生儿出现出血和血小板减少，应疑诊NAIT。确诊需多个检查结果。母亲与新生儿之间应有HPA不相容，通常以父亲的检测代替胎儿，鉴定母亲的抗血小板抗体是关键，更重要的是，这些抗体应与父亲的血小板结合，而非与母亲的血小板结合。通过血小板抗原分型鉴定和血小板抗体检查进行实验室诊断。所有血小板计数<50×10^9/L的新生儿均应筛查NAIT。对父母杂合性的病例，可在妊娠前3个月用羊水细胞DNA做产前胎儿HPA基因分型，以预备适当治疗或密切产前监护。

治疗 ①患儿治疗：给患儿输入母体同种抗体无反应性的血小板，也可进行血浆置换治疗，纠正患儿血小板减少。严重血小板减少（血小板计数<20×10^9/L）的新生儿，若发生颅内出血，其治疗为紧急增加血小板，可静脉注射免疫球蛋白（intravenous immunoglobulin，IVIg）的同时输注血小板。输注ABO、RhD相容的血小板是治疗首选，若不能获得HPA相容的血小板，可考虑使用HPA不相容的血小板。若患儿无颅内出血，则开始IVIg治疗。也可用糖皮质激素治疗，但新生儿不宜使用。②继续妊娠的治疗：对有NAIT患儿妊娠史的母亲，若再次妊娠应进行经皮脐血采样，测定胎儿血小板计数，以确定出现严重血小板减少和患儿出血的可能性。若发现严重血小板减少，可对母亲做血浆置换治疗，降低其血浆抗体含量，也可输注IVIg，或同时联用糖皮质激素，减少对胎儿和新生儿的影响。对于血小板<20×10^9/L的胎儿，给予脐静脉穿刺，宫内连续输注血小板。

（侯　明）

shūxuèhòu zǐdiàn

输血后紫癜（post-transfusion purpura，PTP） 输血后1周左右发生严重血小板减少所致出血性疾病。又称输血后血小板减少。较少见，患者多为经产妇。

PTP患者体内可检测到抗血小板抗原（human platelet antigen，HPA）-1a的抗体。该抗原位于血小板膜糖蛋白Ⅲa，人群中97.6%为HPA阳性，少数为阴性。阴性者妊娠或输入HPA-1a阳性的血液后即被致敏，产生抗HPA-1a抗体，若再次输注HPA-1a阳性的血小板，体内抗体与供者血小板抗原结合，通过同种免疫机制破坏供者血小板。另有部分无妊娠及输血史的女性患者，以及无输血史的男性患者也可发病，但具体机制不明。

主要表现为寒战、高热、荨麻疹、呼吸困难，血小板急剧减少，出现不同程度的出血。皮肤出现紫癜、淤斑，口腔黏膜出现血疱、牙龈渗血，鼻出血，可有咯血、消化道出血及血尿。女性患者出现月经增多。严重患者可因颅内出血或大出血休克而危及生命，死亡率10%。

患者血小板重度减少（血小板计数可降至10×10^9/L以下），骨髓巨核细胞正常或增多，体内可检测到抗HPA-1a抗体或其他血小板特异性抗原的抗体。

治疗方法如下。①全血或血浆置换：PTP患者血小板显著减少，出现严重出血时，应迅速进行全血或血浆置换，去除患者血浆中的抗血小板抗体。一次交换65%~85%的全血或血浆量，平均在2天内可使患者出血症状缓解，血小板计数回升。②静脉注射大剂量丙种球蛋白：可使血小板计数迅速回升，改善患者出血症状，可用于替代全血或血浆置换。③输注血小板：仅在血小板严重减少的病例谨慎使用，易发生严重输血反应。糖皮质激素治疗对此病无效。

PTP病程呈自限性，多在2~6周自然缓解。少数病例可再次发作，出血症状较重。

（侯　明）

yàowùxìng xuèxiǎobǎn jiǎnshǎozhèng

药物性血小板减少症（drug-induced thrombocytopenia） 药物所致血小板减少的疾病。又称药物性血小板减少性紫癜。可分为抑制性血小板减少症和免疫性血小板减少症。许多药物具有双重机制。

药物抑制性血小板减少症 药物抑制骨髓巨核细胞，致血小板生成障碍。①抗肿瘤药：包括烷化剂，如氮芥、美法仑、环磷酰胺、柔红霉素、多柔比星、阿糖胞苷、甲氨蝶呤、巯嘌呤、硫鸟嘌呤等。②抗生素：如氯霉素、链霉素、磺胺类、两性霉素B等。③抗甲状腺药：如甲巯咪唑、丙硫氧嘧啶、卡比马唑等。④降糖药：如甲苯磺丁脲、氯磺丙脲等。⑤抗癫痫药：如苯妥英钠、美芬妥因、扑米酮、三甲双酮等。⑥镇静药：如地西泮、甲丙氨酯、氯氮䓬、氯丙嗪等。⑦利尿药：如乙酰唑胺、氯噻嗪等。⑧解热镇痛类药：如保泰松、氰化亚金钾、吲哚美辛、秋水仙碱、阿司匹林等。⑨其他：如西咪替丁、雌激素类、别嘌呤醇等。

临床表现的严重程度与用药剂量相关。药物导致的骨髓抑制，血小板减少的同时常伴其他白细胞和红细胞减少的临床表现。白细胞寿命最短，此类药物先引起白细胞减少，然后血小板减少，最后才引起全血细胞减少。骨髓细胞学检查显示骨髓增生低下或活跃，巨核细胞极度减少或缺如，可与免疫性血小板减少症鉴别，后者骨髓中巨核细胞正常或增多，有成熟障碍。

治疗首要措施是停用一切可疑药物，如原发病急需治疗可换其他替代药品。一般停药约1周后血小板计数可恢复。重型（有内脏出血，血小板计数 $<10\times10^9/L$）患者应输注血小板悬液，也可应用白介素-1或人重组血小板生成素。

药物免疫性血小板减少症 发生率较低。下列药物可引起免疫性血小板减少。①解热镇痛药：如安乃近、吡罗昔康、对乙酰氨基酚、布洛芬、双氯酚酸、非诺洛芬、保泰松、阿司匹林、水杨酸钠、吲哚美辛。②抗疟剂：如奎宁、氯喹。③镇静、安眠、抗惊厥药：如苯妥英钠、卡马西平、苯巴比妥、氯丙嗪、格鲁米特等。④抗生素：如头孢菌素、新生霉素、青霉素、链霉素、磺胺类、利福平、异烟肼、乙胺丁醇、红霉素、诺氟沙星、两性毒素B、万古霉素等。⑤降糖药：如格列本脲、氯磺丙脲、甲苯磺丁脲。⑥利尿药：如乙酰唑胺、螺内酯、氢氯噻嗪、呋塞米、氯噻嗪等。⑦其他：如铋剂、地高辛、氰化亚金钾、甲基多巴、百日咳疫苗、破伤风类毒素、丙硫氧嘧啶、卡托普利等。

药物通过免疫机制引起血小板破坏。①半抗原型：药物作为半抗原，与血小板表面的膜蛋白结合使之具有免疫原性，使体内形成抗体，抗体吸附于药物-血小板复合物上，与抗原结合后被单核-巨噬细胞系统吞噬破坏。这种抗体是特异性抗体，只破坏有对应药物结合的血小板，而不破坏正常血小板，也不引起补体激活，故通常对血小板只引起轻度破坏，临床通常呈亚急性过程。②免疫复合物型：药物先与抗体结合成牢固的复合物，然后附着于血小板膜上，激活补体而导致血小板破坏。这种免疫反应常突然发病，甚至仅服用小剂量药物，即出现严重血小板减少。③自身免疫型：药物改变正常血小板的抗原性或直接影响机体的免疫功能，诱发机体产生IgG型的血小板自身抗体，抗体与血小板膜糖蛋白结合，通过单核-巨噬细胞系统吞噬破坏血小板。此型血小板减少起病缓慢，病情较轻。一般在服药数月至1年发病，停药后大多在1~2周内好转。

表现为皮肤淤点、淤斑、鼻出血、牙龈出血等，口腔黏膜可出现血疱，有时导致消化道和泌尿道出血。实验室检查血小板计数明显减少，严重者 $<10\times10^9/L$，失血过多或伴溶血性贫血的病例可出现红细胞减少。骨髓巨核细胞数正常或增多，伴巨核细胞成熟障碍。体外检测抗血小板抗体用患者血清或血浆、正常人血小板和相关药物组成混合物，进行凝集试验、溶解试验、补体结合试验和血小板3因子释放试验等，后两种试验方法更敏感。

治疗首要措施是停用一切可疑药物，若因病情需要不宜停药，可选用分子结构与原来药物无关的药物继续治疗。多数患者特别是轻型患者，一般停药约1周可恢复。对重型（有内脏出血，血小板计数 $<10\times10^9/L$）患者应输注浓缩血小板。糖皮质激素对药物免疫性血小板减少症的疗效有限，但可通过降低血管脆性而缓解出血症状。大剂量静脉注射免疫球蛋白对奎尼丁、可卡因等免疫机制导致的血小板减少疗效较好。血浆置换可去除抗体，也可用于严重血小板减少者。重金属如氰化亚金钾和砷剂引起血小板减少，可用二巯丙醇、二巯丁二钠等药物加速致病药物排泄。

（侯 明）

gānsù xiāngguānxìng xuèxiǎobǎn jiǎnshǎozhèng

肝素相关性血小板减少症

（heparin-induced thrombocytopenia，HIT） 应用肝素后发生的血小板减少和血栓形成的疾病。又称肝素诱导的血小板减少症。发生率为1%~30%，一般约5%。HIT的发生与肝素剂量、用药途径无关。低分子量肝素亦可导致血小板减少，但发生率较低。

病因及发病机制 HIT有两种类型，即Ⅰ型和Ⅱ型，发病机制不同。①Ⅰ型HIT与免疫无关，发生于约20%接受肝素治疗的患者，与肝素剂型及给药方式无关，一般在应用肝素后4天以内（通常48小时）发生，表现为轻度血小板减少，无论是否继续应用肝素，均可自发完全缓解，患者通常无临床症状。此型患者在临床上最多见，不妨碍患者再次使用肝素。②Ⅱ型HIT是肝素诱发的一种免疫介导的血小板减少伴高血栓倾向的临床综合征，发病机制较复杂，由针对肝素-血小板4因子（heparin platelet factor 4，H-PF4）复合物的IgG型抗体介导。血小板4因子（platelet factor 4，PF4）是人体内正常存在、可抑制肝素抗凝活性的物质，存在于血小板α颗粒内。血小板被激活后释放PF4，与肝素结合，形成H-PF4大分子复合物，肝素失去活性，这是体内肝素灭活的途径之一。肝素和PF4均不是抗原，形成H-PF4复合物后二者构象发生改变，PF4构象变得松散，在第3、4半胱氨酸残基之间暴露出多个抗原表位，导致机体内发生免疫反应，产生抗体，抗体直接与H-PF4作用形成IgG型H-PF4复合物。该复合物结合到血小板膜上，引起大量血小板激活、聚集，血小板计数下降。血小板广泛激活后释放微颗粒，激活凝血系统，凝血酶形成增加，活化的血小板与凝血因子相互作用最终导致血栓形成。

临床表现 血小板数数量进行性下降是HIT的首发症状，常于应用肝素5天后（5~14天）出现，若曾接受肝素治疗，则可能在再次应用肝素的2~3天内出现血小板数量下降。血栓形成是HIT最常见并发症，静脉血栓多于动脉血栓，以四肢深静脉最常见，其次为肺血栓栓塞症和大脑静脉窦血栓形成。动脉血栓大多发生于四肢，引起四肢缺血甚至坏疽，少数为脑卒中、心肌梗死和肾动脉血栓形成。其他临床表现包括皮肤损害（表现为肝素注射部位疼痛、皮肤红斑甚至坏死），以及肾上腺静脉血栓形成所致肾上腺出血性梗死等。罕见症状有急性一过性遗忘。

诊断与鉴别诊断 尚无可靠的确诊方法。主要根据肝素应用时间、临床表现结合HIT抗体检测而确诊。确诊HIT的实验结果通常不能立即获得，临床医师必须根据临床表现作出初步诊断，确定治疗方案。诊断标准：①肝素使用5~14天后发生血小板减少。②排除可引起血小板减少的其他原因（败血症或其他药物）。③停用肝素后血小板减少症消除。④患者血清可检出肝素依赖性血小板抗体。实际上，无论Ⅰ型还是Ⅱ型HIT的诊断，只需满足①②条标准，③④条标准只是在患者接受多种药物治疗的情况下，用以判断血小板减少确为肝素所致。

HIT下列特征有助于其与其他原因所致血小板减少鉴别：①血小板减少的开始时间在肝素治疗后5~14天。②轻至中度的血小板减少，一般不发生出血。③大静脉或动脉血栓形成，静脉血栓更常见。④出现HIT的独特表现，包括华法林相关的肢体坏疽、双侧肾上腺出血性梗死、肝素导致的皮肤坏死或静脉应用肝素后出现急性全身性反应，如发热、寒战、短暂失忆等。

治疗 临床上高度怀疑HIT者，应立即停用肝素，改用其他抗凝药。由于普通肝素和低分子量肝素均可诱发HIT，因此在应用普通肝素过程中若怀疑或确定发生HIT，不可用低分子量肝素替代普通肝素。血小板恢复正常前避免或延迟使用香豆素类抗凝药，避免输注血小板。直接凝血酶抑制剂如重组水蛭素（Hirudin）和阿加曲班（Argatroban），其分子结构与肝素类药物完全不同，不会诱发HIT，常用作肝素类药物的替代抗凝药。

预防 接受肝素治疗的患者，应定期复查血小板计数，及时发现HIT，有条件的单位应检测HIT抗体以确诊。约8%接受肝素治疗的患者体内可检测到肝素依赖性抗体，多无症状，其中仅3%发展成有临床症状的HIT。抗体阳性对无症状患者是否会发展成有症状的HIT的预测价值不大，不建议对无症状者做过筛实验。

（侯 明）

rènshēnqī xuèxiǎobǎn jiǎnshǎoxìng zǐdiàn

妊娠期血小板减少性紫癜

（gestational thrombocytopenia，GT） 妊娠期首次发现血小板计数低于正常（$<100\times10^9$/L）的出血性疾病。又称妊娠相关性血小板减少症、良性妊娠期血小板减少。

其发病机制尚不明确。妊娠前无血小板减少的病史。GT为排除性诊断，排除其他疾病所致的血小板减少（如内外科疾病、药物性血小板减少症等）。主要诊断标准有：①多发生于妊娠中晚期，无血小板减少的病史，妊娠期首次发现血小板计数低于正常（$<100\times10^9$/L）。②抗血小板抗体阴性，肝肾功能及凝血功能正常，自身抗体系列检测阴性，骨髓巨核细胞形态及数量无异常。③血小板减少只发生在妊娠期，分娩后血小板计数恢复正常。④不引起胎儿和新生儿血小板减少和出血。⑤多无皮肤淤点、淤斑、牙龈出血、鼻出血等临床表现。

此病需与以下疾病进行鉴别。①妊娠合并原发性免疫性血小板减少症：孕前即可发生，分娩后不能完全恢复正常，尚有骨髓象改变、抗血小板抗体阳性等。GT患者的血小板减少只出现在妊娠期，常在妊娠中晚期出现，分娩后血小板恢复正常。二者均为排除性诊断，在缺乏患者妊娠前血小板计数资料时，鉴别诊断非常困难。②溶血合并高肝酶及低血小板综合征：除血小板减少外，尚有溶血和肝酶升高，与GT不难鉴别。

GT一般为轻度血小板减少，分娩后血小板计数即可恢复，不需处理。新生儿一般无血小板减少的症状，不需特殊治疗。对重度血小板减少及有出血倾向者可在分娩当天输注血小板。

（侯　明）

rénlèi miǎnyì quēxiàn bìngdú suǒzhì xuèxiǎobǎn jiǎnshǎoxìng zǐdiàn

人类免疫缺陷病毒所致血小板减少性紫癜（human immunodeficiency virus-related thrombocytopenic purpura）　人类免疫缺陷病毒感染致血小板减少的出血性疾病。是人类免疫缺陷病毒（human immunodeficiency virus，HIV）感染的常见并发症，可见于无症状的HIV感染者，亦可见于急性HIV感染者。

HIV患者发生血小板减少的原因很多，铟标记自体血小板试验发现，伴血小板减少的HIV患者，其血小板生存期明显缩短，间接证明血小板破坏加速。①脾阻留和（或）破坏血小板。②非特异性补体和免疫复合物沉积于血小板表面。HIV感染者中血小板表面结合的免疫球蛋白和补体比原发免疫性血小板减少症患者的4倍还多。已从感染HIV的血小板减少患者体内检测到抗血小板膜糖蛋白（glycoprotein，GP）Ⅲa抗体，这些抗体与GPⅢa分子的特定区域发生应答，该区域位于GPⅢa的49~66位氨基酸。③血小板生成减少。已经观察到HIV相关血小板减少患者骨髓巨核系祖细胞数量减少。尚不清楚巨核细胞减少的机制。抗病毒治疗的反应提示病毒感染骨髓中的巨核细胞或巨核系祖细胞。已从感染HIV的巨核细胞分离出HIV RNA和病毒蛋白。巨核细胞直接被HIV感染引起血小板造血无效，出现血小板减少。

HIV感染所致血小板减少为轻至中度，其血小板计数很少 $<50\times10^9/L$，一般无自发性出血，部分患者有淤斑、紫癜或出血的临床表现。抗反转录病毒治疗是最有效措施，可降低患者HIV病毒水平，使患者血小板计数得到改善。经典原发性免疫性血小板减少症治疗方案对HIV感染相关血小板减少性紫癜同样有效，包括糖皮质激素、脾切除术、静脉注射免疫球蛋白、达那唑、血小板生成素及其类似物。对初始患者应用泼尼松治疗；难治和复发患者采取脾切除术及其他治疗。HIV感染患者脾切除术后病死率并不增高。静脉注射免疫球蛋白能迅速改善血小板计数，可作为紧急或支持措施。

（侯　明）

zhōuqīxìng xuèxiǎobǎn jiǎnshǎozhèng

周期性血小板减少症（cyclic thrombocytopenia，CTP）　间断出现不同程度的血小板减少，有时随后出现未经治疗的反跳性血小板增多的获得性血小板减少症。属少见病，每一个间歇周期一般为3~6周，育龄期女性较多见。发病机制不明确。出血倾向增加，可出现淤点、淤斑、牙龈出血、鼻出血，女性出现月经量过多，严重患者出现消化道出血和中枢神经系统出血。部分报道女性患者的血小板减少随月经周期发生变化。部分患者发作期骨髓巨核细胞减少或消失，但也有报道部分患者发生血小板减少时，骨髓中巨核细胞增多。CTP多被误诊为原发性免疫性血小板减少症。CTP患者对糖皮质激素、脾切除术和静脉注射免疫球蛋白等治疗均无效，对以上治疗无效且伴反跳性血小板升高的原发性免疫性血小板减少症患者，应考虑CTP诊断。重度血小板减少伴出血者可予输注血小板。

（侯　明）

xiāntiānxìng xuèxiǎobǎn jiǎnshǎozhèng

先天性血小板减少症（congenital thrombocytopenia）　婴儿期、儿童期甚至成年期出现血小板减少性出血，常伴血小板功能缺陷，可伴白细胞或其他系统异常的一组遗传性疾病。属少见病。这组疾病包括*MYH9*相关血小板减少综合征、威斯科特-奥尔德里奇（Wiskott-Aldrich）综合征、地中海巨血小板减少症、急性髓细胞性白血病相关家族性血小板综合征、10号染色体相关常染色体显性遗传的血小板减少症、帕里斯-特鲁瑟（Paris-Trousseau）综合征、桡骨-尺骨骨连结伴血小板减少症、先天性无巨核细胞性血小板减少症、X连锁遗传伴异常红系造血的血小板减少症和范科尼（Fanconi）贫血等，易被误诊为免疫性血小板减少症。

***MYH9*相关血小板减少综合征**　包括梅-赫格琳（May-Hegglin）异常、费希特纳（Fechtner）综合征、塞巴斯蒂安（Sebastian）综合征和爱泼斯坦（Epstein）综合征，源于位于22q12-q13的*MYH9*基因突变，为常染色体显性遗传的巨血小板减少症。*MYH9*基因编码非肌性肌球蛋白重链（non-muscle myosin heavy chain，NMMHC）-ⅡA，表达于血小板、肾、白细胞和耳蜗。该基因启动子区突变可导致严重的血小板减少，早期（40岁前）即可出现肾炎和耳聋，而基因终止区突变表现为轻度血小板减少，亚临床状态的听力损害和肾损害，或老年时出现肾小球肾炎和耳聋。NMMHC-ⅡA蛋白是重要的造血细胞骨架收缩蛋白。*MYH9*基因突变导致巨核细胞骨架蛋白结构不稳定。*MYH9*基因缺陷的干细胞产

生的巨核细胞数量正常，但由于巨核细胞成熟障碍，导致血小板减少。患者典型三联征包括血小板减少、巨大血小板和白细胞中杜勒（Döhle）小体（球形包涵体）。Epstein 综合征患者的白细胞无包涵体。患者可伴不同程度的高频感音神经性聋、白内障和肾小球肾炎。部分患者表现为选择性高频听力丧失和白内障，部分患者出现血尿和蛋白尿。患者可有轻度出血史。*MYH9* 相关疾病的一个特征性表现为血涂片上可见嗜中性蓝色包涵体（由 NMM-HC-ⅡA 胞质聚集物构成）。主要给予支持治疗，有难以控制的出血、大手术前、难产等特殊情况给予血小板输注。术前和术后 24 小时可予去氨加压素和氨甲环酸预防出血。血小板功能障碍者术后仍有静脉血栓形成风险，故对于高危患者，术后仍需预防血栓。对贫血患者应纠正贫血。封闭肾素-血管紧张素系统可减轻蛋白尿和肾功能损害，预防肾脏病变。

威斯科特-奥尔德里奇综合征 一种罕见的 X 染色体连锁的免疫缺陷性疾病。又称 X 连锁的血小板减少。威斯科特-奥尔德里奇综合征（Wiskott-Aldrich syndrome，WAS）特征为血小板轻度减少、湿疹、反复感染、T 细胞缺乏、易进展为自身免疫病和淋巴系统增殖性疾病。WAS 源于位于 Xp11.22 的 *WAS* 基因突变。*WAS* 基因产物为 WAS 蛋白，后者调节肌动蛋白聚合和重组。血小板轻度减少是 WAS 相关性疾病最普遍的表现，但血小板生成减少和大小异常的机制不甚明确。临床上，基因突变引起细胞和体液免疫缺陷，自身免疫病高发，甚至发展为血液系统恶性肿瘤。突变位点和类型不同，疾病的临床表现多样。已发现超过 300 种突变，其共同的临床表现是轻度血小板减少。造血干细胞移植可治愈重症 WAS 患者，纠正血小板减少和免疫缺陷。因存在发展为造血系统恶性肿瘤的风险，轻型患者亦应考虑造血干细胞移植。支持治疗包括出血时的血小板输注、感染时使用抗生素、严重湿疹时全身性应用糖皮质激素。对严重血小板减少者脾切除术有效，但有免疫缺陷者术后感染风险增高。泼尼松或甲泼尼龙冲击可短暂性提高某些患者的血小板数量，静脉注射免疫球蛋白治疗无效。

地中海巨血小板减少症 一种轻型先天性血小板减少症，属常染色体显性遗传。此病最初发现于意大利和巴尔干半岛，故得名。其中许多患者具有和杂合型伯-苏（Bernard-Soulier）综合征相同的临床和分子生物学特点。基因连锁分析显示 *GP1BA* 基因有杂合型 Ala156Val 错义突变。患者临床表现多样，出血严重程度与血小板数量和功能相关。

另一相关综合征表现为口形红细胞增多和溶血（地中海口形红细胞增多/巨血小板减少），为常染色体隐性遗传，源于 *ABCG5* 和 *ABCG8* 基因突变。这两个基因编码肠道甾醇腺苷三磷酸结合盒转运体的两个亚基。由于肠道无限制吸收胆固醇和植物固醇，患者表现为不同程度的植物固醇血症（谷固醇血症）。除溶血外，患者还存在瑞斯托霉素（Ristocetin）介导的血小板聚集障碍，可能源于血小板内甾醇异常影响 GPⅠb/Ⅸ/Ⅴ复合物的功能，也反映巨核细胞的 GPⅠb/Ⅸ/Ⅴ复合物功能异常。

急性髓细胞性白血病相关家族性血小板综合征 一种罕见的常染色体显性遗传病，其特点为血小板功能和数量缺陷，临床表现为出血，易发展为急性髓细胞性白血病。可能与转录蛋白 *RUNX1* 突变有关。Runx-1 结合转录复合物，调节许多重要造血基因。血小板减少的原因不明，可能与 Runx-1 和巨核细胞转录蛋白 GATA-1 和 Fli-1 的相互作用有关。患者表现为轻至中度血小板减少，血小板形态正常，但功能缺陷，导致出血时间延长或出血症状。骨髓中巨核细胞祖细胞可减少。

10 号染色体相关常染色体显性遗传的血小板减少症 位于 10p11-p12 的基因缺陷可导致常染色体显性遗传的血小板减少症。其发病机制与基因 *FLJ14813*a 中出现错义突变，编码功能不明的酪氨酸激酶有关。新的激酶影响巨核细胞核内有丝分裂并最终导致成熟障碍。患者终生存在中度血小板减少，出血风险与血小板减少的程度成比例，但不会进展为造血系统恶性肿瘤或再生障碍性贫血。

帕里斯-特鲁瑟综合征 此综合征及其变异体雅各布森（Jacobsen）综合征的患者有先天畸形，表现为特征性的三角形头颅、面部畸形、心脏缺陷和精神发育迟缓，通常有轻度出血症状。这两种疾病源于 11q23 缺失，帕里斯-特鲁瑟（Paris-Trousseau）综合征属常染色体显性遗传。患者有轻至中度血小板减少和血小板功能异常。血涂片显示部分血小板中可见巨大的 α 颗粒。骨髓检查显示巨核细胞分为两个亚群，一群为未成熟的巨核细胞，一群为小巨核细胞。

桡骨-尺骨骨连结伴血小板减少症 患者出生时即有严重的血小板减少、骨髓中无巨核细胞、近端桡-尺骨骨性结合及其他骨骼异常，如指（趾）弯曲和浅髋臼。出血程度与血小板减少程度成比例。部分患者可发展为再生障碍性贫血和全血细胞减少。遗传分析显示 *HOXA11* 基因突变，其功能是帮助调节转录活性。该功能缺乏是否影响人类血小板生成仍不清楚，但伴发的再生障碍性贫血提示造血干细胞水平有缺陷。

先天性无巨核细胞性血小板减少症 一种罕见病，大多数患儿在出生时有显著的血小板减少，但无临床出血表现。少数患儿可有出血表现。患儿在3~5岁前发展成为再生障碍性贫血。此病源于血小板生成素（thrombopoietin，TPO）受体 *MPL* 突变，引起TPO减少（Ⅰ型）或功能降低（Ⅱ型）。TPO受体基因突变显著影响巨核细胞生成，导致患儿出生时骨髓中巨核细胞前体细胞减少。TPO不但作用于巨核细胞，也影响多能造血干/祖细胞。随着年龄增长，患儿血液和骨髓中 $CD34^{+}$T细胞和造血祖细胞逐渐减少，最终出现造血衰竭。骨髓移植是治愈此病的唯一方法。

血小板减少-桡骨缺失 属罕见病，发病率为1/（5~10）万。遗传类型不明。特征为双侧桡骨缺失和血小板减少，而双侧拇指正常。部分患者还有下肢短小畸形、肾脏异常、心脏异常和乳糖不耐受。患者常表现为中度血小板减少，血小板数量约为 $50\times10^{9}/L$。偶有早期血小板显著减少，导致低龄患儿死亡。随着年龄增长，患者的血小板数量多可升高。因此，若有典型的临床症状，不能以单次血小板数量正常而轻易排除。此病血小板减少的原因不明，多数研究认为病变直接影响巨核细胞，使巨核细胞在早期停滞，引起巨核细胞数量减少，或未发育成熟。

（阮长耿）

huòdéxìng chúnjùhéxìbāo zàishēng zhàng'àixìng xuèxiǎobǎn jiǎnshǎoxìng zǐdiàn

获得性纯巨核细胞再生障碍性血小板减少性紫癜（acquired pure amegakaryocytic thrombocutopenic purpura，APATP）

以骨髓中巨核细胞减少或缺如致血小板减少而其他系细胞均正常为特征的出血性疾病。又称获得性无巨核细胞性血小板减少性紫癜。较少见。

APATP可原发，也可继发于其他疾病（再生障碍性贫血、骨髓增生异常综合征、系统性红斑狼疮、系统性硬化症、病毒感染），以及药物、毒物、酗酒等。血小板减少的原因是血小板生成不足，而非血小板破坏加速。APATP可作为再生障碍性贫血或骨髓增生异常综合征的早期表现，患者首先表现为巨核系增生减低，随后才出现其他两系异常。病毒感染可导致骨髓衰竭，已报道丙型病毒性肝炎并发APATP，但其发病是病毒对巨核系祖细胞的直接抑制还是免疫反应尚不清楚。系统性红斑狼疮患者也可并发此病，提示抗体在APATP的发病中也起一定作用。已在APATP患者体内检测到IgG型自身抗体，可抑制正常骨髓巨核细胞的集落形成。部分APATP患者体内检测到抗血小板生成素（thrombopoietin，TPO）抗体，体外研究发现该抗体能够抑制正常骨髓巨核细胞的集落形成。

临床主要是出血表现，如淤点、淤斑、牙龈出血、鼻出血，女性患者出现月经量过多。一般无贫血表现，大量失血或长期慢性失血可出现贫血。继发性APATP患者可伴原发病的临床表现。

APATP的诊断为排除性诊断。患者有出血的临床表现，全血细胞计数仅血小板减少，白细胞及红细胞计数及形态均正常。骨髓增生活跃，巨核细胞明显减少或缺如，红系及粒系增生正常。其中骨髓中巨核细胞的数量是重要诊断依据，需进行多部位多次穿刺以排除穿刺部位或操作误差导致的巨核细胞减少。还需排除其他原因导致的继发性APATP，如自身免疫病、病毒感染、骨髓增生异常综合征等。

尚无标准治疗方案。对于继发性APATP，首先治疗原发病，去除诱因。药物所致APATP应停用可疑药物。严重血小板减少伴出血者，输注血小板悬液。对原发性APATP可选用糖皮质激素、环孢素、长春新碱等免疫抑制剂，或TPO和TPO类似物等促进巨核细胞增殖分化的药物。

此病病程较长，严重血小板减少者可因颅内出血死亡。部分患者可进展为再生障碍性贫血或骨髓增生异常综合征，少数患者转变为急性白血病。

（侯　明）

xuèshuānxìng xuèxiǎobǎn jiǎnshǎoxìng zǐdiàn

血栓性血小板减少性紫癜（thrombotic thrombocytopenic purpura，TTP）

体内缺乏活性ADAMTS13酶所致的微血管血栓综合征。ADAMTS13酶是一种可酶解血管性血友病因子（von Willebrand factor，vWF）多聚体结构的金属蛋白酶，因其在金属蛋白酶家族中列第13位，故得名。1924年莫斯科维茨（Moschowitz）首次报道。美国TTP的发病率为4.5/百万。20岁前较少发病，其高发期集中在30~50岁，男女发病比例约为2∶1。女性在妊娠后期或围生期极易发生TTP。遗传性与继发性TTP的发病率无明显性别差异。

病因及发病机制 ①获得性TTP：患者体内存在抑制ADAMTS13活性的多克隆抗体。此类抗体通常结合于ADAMTS13酶的富含半胱氨酸域或间隔域，亦常结合于该酶的CUB域与凝血酶敏感蛋白Ⅰ域，较少结合于该酶的凝血酶敏感蛋白Ⅰ2-8域及金属蛋白酶域与前导肽域。在TTP患者中，亦鉴定出非抑制ADAMTS13酶活性的IgG与IgM型抗体，但其生物学意义不详。②遗传性TTP：是*ADAMTS13*基因突变引起，属常染色体隐性遗传，该类突变为纯合子或杂合子型。此类突变常阻碍ADAMTS13在细胞内的合成或分泌。③继发性血栓性微血管病变：病因多样，多与转移癌、感染、器官移植、化疗及使用某些药物有关，常是其他疾病的并发症表现。患者体内ADAMTS13酶活性正常，血浆置换治疗通常无效。内皮细胞损伤是其共性。尸检发现，部分继发性血栓性微血管病变患者微血管血栓仅局限于肾。

异常vWF介导的血小板血栓栓塞是遗传性及获得性TTP的致病原因。超大分子量vWF通过锚定内皮下结缔组织与血小板膜糖蛋白Ⅰb结合，介导血小板黏附于血管壁受损部位。在血流高剪切力状况下，血小板黏附于vWF蛋白并导致vWF多聚体结构舒展，此时位于vWF蛋白A2区的底物酶切位点Tyr1605-Met1606得以暴露并被ADAMTS13所酶解，释放出黏附的血小板。TTP患者体内ADAMTS13酶活性缺乏，黏附的血小板无法释放，导致微小血管部位血小板血栓栓塞。

在TTP患者中，其体内损伤部位的病理组成成分与vWF介导的血小板血栓栓塞病理机制一致。TTP患者小动脉和毛细血管中均有散在分布的血栓及内皮下玻璃状透明斑，在心脏、胰腺、肾、肾上腺及脑部尤为明显，而肝与肺较少累及。此类血栓富含血小板与vWF，而较少含纤维蛋白及炎性细胞，其内皮细胞在病灶处可极度增生。

TTP的其他易感因素包括非洲裔、肥胖、人类白细胞抗原-DR53（6）及因子Ⅴ基因Leiden突变。

临床表现 TTP可急性起病或隐性发作，其潜伏期可达数周。典型临床表现为五联征：①发热。②微血管病性溶血性贫血。③血小板减少。④中枢神经系统损害。⑤肾损伤。约1/3患者可有贫血表现。血小板减少可导致患者皮肤淤斑或紫癜。在此类患者中，口腔、消化道或泌尿道出血少见，一旦出血则非常严重。此类患者微血管血栓可累及任何脏器，其中肾脏累及最普遍，但出现急性肾衰竭者不到10%。神经系统表现可为一过性或持续性，可有为头痛、视物模糊、眩晕、人格改变、意识模糊、嗜睡、晕厥、昏迷、癫痫、失语、轻度偏瘫等，多数患者有高热。

在TTP起病或复发期，患者临床表现有时并不明显。在未见贫血情况下，患者体内血小板减少通常是此类疾病发作的前兆。发生TTP前数天或数月，少数患者可有视物模糊、胰腺炎、脑卒中及其他血栓症状。微血管血栓累及心脏，患者可有胸痛、心肌梗死、充血性心力衰竭或心律失常；累及肺部，患者可出现急性呼吸窘迫综合征；累及消化道最常见，患者可有腹痛、恶心、呕吐及腹泻，体检可发现患者患有急性胰腺炎或肠系膜血管缺血症。约1/5的此类患者可有肝大或脾大。

除发病年龄差异外，遗传性TTP患者临床表现基本相似。在遗传性TTP小儿患者中，常有新生儿黄疸及溶血表现，但并无ABO血型或Rh血型不合。约半数患儿从婴儿期即有长期反复发作，而另一半患儿可在十几岁或二十几岁时才首次发病。女性通常在其首次妊娠时起病，这可能与妊娠期vWF含量增高有关。无论是在儿童期还是成人期，感染、手术或其他炎症刺激均可导致TTP的急性发作。绝大部分遗传性TTP患者肾损伤最常见，患者可有蛋白尿、血尿、血清肌酐轻度增高等表现。多次复发患者可出现慢性肾衰竭。

继发性血栓性微血管病变临床表现由其基础疾病决定。

辅助检查 外周血检查提示几乎所有TTP患者均有贫血，约1/3患者血红蛋白<60g/L，约1/2患者血小板计数<20×10^9/L，且网织红细胞与血清乳酸脱氢酶（LDH）水平增高伴低血清结合珠蛋白，LDH平均值约为1200U/L。库姆斯（Coombs）试验常阴性。

外周血涂片检查提示此类患者有高比例的破碎红细胞。凝血常规检查提示血浆纤维蛋白原、凝血酶原时间（prothrombin time，PT）及活化部分凝血活酶时间（activated partial thromboplastin time，APTT）基本正常，D-二聚体可略有增加。心肌损伤较普遍，其相应的肌钙蛋白T指标明显升高。

ADAMTS13 酶活性检测是诊断 TTP 的特异性实验室指标，遗传性及获得性 TTP 患者该酶活性一般<5%，且血浆中 ADAMTS13 活性水平与 vWF 含量成不同程度的反比关系。在新生儿、妊娠期、手术后、肝硬化、慢性肾功能不全、急性炎症期及各类血栓性疾病中，ADAMTS13 酶活性正常或略有降低；在急性病毒性肝炎、重度肝硬化及干细胞移植所导致的肝静脉闭塞病中可有一过性 ADAMTS13 酶活性降低（<5%），这与 ADAMTS13 酶是由肝细胞合成分泌有关。

临床检测 ADAMTS13 酶活性所用血浆抗凝剂通常选择枸橼酸钠，选用乙二酸四乙酸（EDTA）作为抗凝剂可不可逆地抑制该酶活性。ADAMTS13 酶抗体的检测可选择使用血浆或血清。检测 ADAMTS13 酶活性的方法较多，一种方法是基于在尿素或盐酸胍催化下，ADAMTS13 酶解 vWF 多聚体成小分子结构，通过残余胶原结合实验、血小板聚集或直接通过 vWF 多聚体电泳判别该酶活性。另一种方法是用重组 vWF 底物短肽或通过化学合成荧光底物方法检测 ADAMTS13 酶活性，此类方法较精确。

诊断 若患者有微血管溶血性贫血及血小板减少，无明显弥散性血管内凝血或溶血尿毒症综合征（hemolytic uremic syndrome，HUS）的证据，应疑诊 TTP，但以此为诊断依据过于粗略，因为许多与继发性血栓性微血管病变相关疾病亦具有溶血性贫血及血小板减少等，所以鉴别诊断在 TTP 的临床诊断中具有极重要的意义。

典型 TTP 患者外周血涂片破碎红细胞占 1%~18%，但破碎红细胞亦可见于其他病因状况下，如正常人外周血涂片中破碎红细胞所占比例约为 0~0.27%，平均比例为 0.05%；慢性肾衰竭、先兆子痫或装置人工心脏瓣膜患者，其破碎红细胞比例可高达 0.6%；机械心脏瓣膜缺损患者，其破碎红细胞比例更高；约 10% 接受骨髓移植患者外周血破碎红细胞所占比例至少为 1.3%，此类患者极易误诊为血栓性微血管病变。

鉴别诊断 应与以下疾病鉴别。

肺炎相关性血栓性微血管病变 在感染肺炎链球菌患儿中，极少发生血栓性微血管病变合并急性肾衰竭。患者除有链球菌肺炎或脑炎表现外，凝血常规检查提示有正常的血浆纤维蛋白原含量及正常或轻度延长的 PT 与 APTT。此类肺炎感染患者出现血栓性微血管病变源于患者体内肺炎链球菌及其他致病菌释放唾液酸酶。由于唾液酸的保护，正常人体中 T 抗原无法被本身识别补体系统的抗体所识别，而致病菌所释放的唾液酸酶可酶解细胞表面糖蛋白唾液酸侧链，暴露出 T 抗原，被本身抗体所识别，导致溶血及肾脏微血管损伤。

器官移植相关性血栓性微血管病变 接受器官移植患者，由于免疫抑制剂环孢素或他克莫司的使用，患者可出现血栓性微血管病变。此类药物可直接导致肾脏内皮细胞损伤及神经毒性，使患者出现类似 TTP 的表现。接受造血干细胞移植患者，由于大剂量放疗、化疗及免疫抑制剂的使用，加上移植物抗宿主病（graft-versus-host disease，GVHD）或感染，此类患者亦可出现血栓性微血管病变。上述患者 ADAMTS13 酶活性正常，血浆置换治疗通常无效。

肿瘤相关性血栓性微血管病变 在各类肿瘤（特别是在胰腺癌、肺癌、前列腺癌、胃癌、结肠癌、卵巢癌、乳腺癌）中，可有小部分患者出现血栓性微血管病变伴癌细胞扩散，此类患者亦表现出特鲁索（Trousseau）综合征或癌旁组织高凝状态。患者可有动脉血栓栓塞、无菌性血栓性心内膜炎、静脉血栓及出血表现。绝大部分患者可有不同程度的 PT 及 APTT 延长伴 D-二聚体升高，但这些弥散性血管内凝血所具有的特征只是间断地出现在病程的不同阶段，使患者极有可能被诊断为 TTP。临床研究显示应用肝素治疗 Trousseau 综合征所致静脉血栓疗效极佳。急性白血病患者外周血涂片中破碎红细胞所占比例极高。在肿瘤相关性血栓性微血管病变患者中，其 ADAMTS13 酶活性均较正常，此类患者血浆置换治疗通常无效。

妊娠相关性血栓性微血管病变 妊娠期血栓性微血管病变可由下列因素引起：先兆子痫、子痫、溶血合并高肝酶及低血小板综合征、妊娠期急性脂肪肝、胎盘早剥、羊水栓塞。妊娠可诱发遗传性及获得性 TTP 的发生，起病期一般在妊娠晚期或分娩后。溶血合并高肝酶及低血小板综合征患者 ADAMTS13 酶活性正常，其活性检测有助于其与 TTP 鉴别。定期血浆输注可使遗传性 TTP 女性顺利度过妊娠期。

免疫相关性血栓性微血管病变 一旦自身抗体介导的免疫性血小板减少症患者中出现微血管溶血性贫血，临床很难与 TTP 鉴别。伊文思（Evans）综合征患者 Coombs 试验阳性，其外周血涂片中球形红细胞远多于破碎红细胞，

通过这些指标可将 Evans 综合征与 TTP 鉴别。肝素介导的血小板减少症患者临床症状与 TTP 极其相似，患者可有血小板减少及弥漫性动脉与静脉栓塞。系统性红斑狼疮可引起自身免疫性溶血及血小板减少，狼疮性血管炎可引起微血管病变伴肾功能受损及神经功能改变，此类病变与 TTP 表现酷似。血管炎合并自身免疫病同样可有上述病理性改变，给临床诊断带来困难。在极少数系统性红斑狼疮患者中可有抗 ADAMTS13 酶自身抗体，此类患者用血浆置换治疗可取得满意效果。在获得性 TTP 患者中，除存在 ADAMTS13 酶自身抗体外，还可存在抗核抗体或合并其他类型的免疫性疾病（如多关节炎、盘状红斑狼疮、溃疡性结肠炎）。

药物相关性血栓性微血管病变 在引起血栓性微血管病变的药物中，抗血小板药噻氯匹定与氯吡格雷较特殊，二者可诱导患者机体产生抗 ADAMTS13 酶抗体，导致 TTP 的发生。服用噻氯匹定 2~12 周内，（200~625）/百万患者出现血栓性微血管病变，此时患者体内可检测到 IgG 型抗 ADAMTS13 酶抗体，血浆置换治疗可取得满意疗效，通常在停药后 2 周内患者可康复且基本无复发；服用氯吡格雷诱发 TTP 的发病率较低，约 10/百万，通常患者在服药 2 周内可诱发，血浆置换治疗效果不佳。其他引起血栓性微血管病变的药物并不会导致 ADAMTS13 酶活性缺乏，如环孢素、他克莫司、奎宁等。

HUS TTP 与 HUS 在临床表现上酷似。HUS 可发生于任何年龄，但好发于 10 岁以下儿童中。80%的 HUS 患者由食用大肠埃希菌 O157：H7 污染的食物所致。患者一般在食用污染物约 3 天后出现腹泻，发展为血性腹泻。起病时患者可有微血管溶血性贫血、血小板减少及肾功能损伤。肾功能损伤可表现为蛋白尿、血尿、高血压、少尿或无尿。通常此类患者 PT 及 APTT 正常或轻度延长，血浆纤维蛋白原含量正常或增多伴 D-二聚体升高。HUS 患者 ADAMTS13 酶活性正常。

弥散性血管内凝血 最大特征是其凝血常规结果极度异常，而 TTP 中凝血常规基本正常。

治疗 包括以下方法。

血浆置换 获得性 TTP 治疗首选血浆置换，去除患者体内 ADAMTS13 酶抗体，补充外源性 ADAMTS13 酶活性，但此法在 ADAMTS13 酶活性正常的血栓性微血管病变患者中无治疗效果。临床工作中，由于 HUS 或继发性血栓性微血管病变患者其临床表现极难与 TTP 鉴别，在此情形下，对疑似 TTP 的患者亦可选择血浆置换治疗。对疑似 TTP 患者，血浆置换应尽早进行。对于顽固性 TTP，血浆置换频率可增加为每天 2 次。通常置换用血浆可为新鲜冷冻血浆、冷沉淀上清或各种病毒灭活血浆制品。冷沉淀上清中缺乏大分子量 vWF 多聚体结构，但含有正常的 ADAMTS13 酶量，所以冷沉淀上清更适合治疗 TTP。小规模的临床治疗研究发现新鲜冷冻血浆与冷沉淀上清对于治疗 TTP 具有同等的疗效。约 26%患者在血浆置换后可出现气胸及出血、心脏穿孔、静脉血栓、导管相关性血栓、细菌或真菌感染等并发症。血浆置换应持续到患者康复为止，其康复指标包括：血小板计数$>150\times10^9$/L；LDH 值在正常范围；神经系统症状缓解。患者康复后还需坚持进行血浆置换至少 2 天，之后可逐步减少血浆置换频率（每周 2 次）直至完全康复。遗传性 TTP 可定期输注新鲜或病毒灭活血浆。

糖皮质激素 获得性 TTP 为自身免疫病，可应用糖皮质激素治疗。

抗血小板药 其在治疗 TTP 中的使用存在争议。临床上常在进行血浆置换时合并使用阿司匹林和双嘧达莫，但并未改变 TTP 的疗效和进程。

血小板输注 可使患者病情急剧恶化并引起死亡，除非患者因大出血危及生命，输注血小板应非常慎重。

免疫抑制剂治疗 适用于血浆置换治疗效果不佳的获得性 TTP 患者。环孢素虽可引起继发性血栓性微血管病变，但其治疗顽固性 TTP 疗效极佳。利妥昔单抗是抗 CD20 的单克隆抗体，约 95%的 TTP 患者在应用利妥昔单抗 1~3 周内病情可完全康复，患者体内 ADAMTS13 酶活性恢复正常并伴 ADAMTS13 抗体消失。约 10%的 TTP 患者在应用利妥昔单抗治疗后，病情可复发。此类患者可再次用利妥昔单抗。部分 TTP 患者在康复 1~2 年后可第三次复发，利妥昔单抗治疗仍有效。其他免疫抑制包括使用环磷酰胺、多柔比星、长春新碱及泼尼松联合 CHOP 方案化疗，口服环磷酰胺或硫唑嘌呤。

脾切除术 适用于血浆置换或使用免疫抑制剂治疗无效的顽固性 TTP 患者，可使患者获得永久性缓解或减少 TTP 复发。

支持疗法 在治疗 TTP 过程中，应重点监测患者以下指标：血小板计数、LDH、电解质、pH、血尿素氮及血肌酐。长期监测心电图，定期检测心肌酶，补充叶

酸，并及时接种乙肝疫苗。

预后 TTP死亡率为10%～20%，其中绝大部分患者可在发病数天后死亡。其病程不定，患者在血浆置换治疗后2～40天病情可完全缓解。25%～50%患者在病情缓解后2周内可出现病情恶化，有些患者甚至在其后数月病情多次恶化。对于曾患过TTP的患者，若出现任何血栓性微血管病变的症状，特别是在感染、外科手术或妊娠情况下，均应考虑TTP复发。TTP后遗症多样，部分患者可有认知功能缺陷，5%～13%患者可有较严重的神经功能障碍，约25%可有肾功能不全，6%～8%可有肾衰竭。

（阮长耿）

yíchuánxìng xuèxiǎobǎn gōngnéng yìchángxìng jíbìng

遗传性血小板功能异常性疾病（hereditary qualitative platelet disorders） 血小板黏附功能、聚集功能、贮存颗粒、信号转导和分泌及凝血活性异常等所致遗传性出血性疾病。血小板在正常止血过程中发挥着重要作用，血小板功能异常是出血的主要原因之一。血小板止血功能与血小板质膜、血小板贮存颗粒、血小板信号转导和分泌及血小板凝血活性等密切相关，上述任一环节发生异常均可引起血小板功能障碍而导致出血。因此，根据血小板的功能缺陷将其分为：①黏附功能异常：如巨血小板综合征、血小板型假性血管性血友病等。②聚集功能异常：如血小板无力症等。③贮存颗粒异常：贮存池病。④信号转导和分泌异常：如血小板诱聚剂受体异常、G蛋白活化异常、磷脂酰肌醇代谢异常、钙动员异常、蛋白质磷酸化异常等。⑤凝血活性异常：血小板3因子缺乏。

除血小板本身结构异常外，内皮下结缔组织结构异常如埃勒斯-当洛斯（Ehlors-Danlos）综合征、血浆血管性血友病因子异常如血管性血友病和血浆纤维蛋白原质与量的改变（如无纤维蛋白原血症）均可影响血小板黏附或聚集功能，但这些疾病无血小板本身的缺陷。

血小板功能异常性疾病的临床表现主要是皮肤黏膜出血，如淤点、淤斑、鼻出血、牙龈出血、月经增多等。自1918年格兰茨曼（Glanzmann）首先报道血小板无力症以来，各种先天性血小板功能障碍性疾病逐渐被人们所认识。对疾病分子机制的深入研究也推动了止血机制的了解。

（胡 豫）

xuèxiǎobǎn wúlìzhèng

血小板无力症（thrombocytasthenia） 血小板膜糖蛋白Ⅱb和（或）Ⅲa质或量异常致血小板膜糖蛋白Ⅱb/Ⅲa受体功能缺如，表现为出血倾向的遗传性血小板功能缺陷性疾病。由格兰茨曼（Glanzmann）于1918年首先报道，故又称格兰茨曼病（Glanzmann thrombasthenia）。属罕见病。

病因及发病机制 此病属常染色体隐性遗传，血小板膜糖蛋白（glycoprotein，GP）Ⅱb和GPⅢa由不同基因编码，位于17q21-q23共260kb的区域。大部分基因异常累及GPⅡb和（或）GPⅢa而引起GPⅡb/Ⅲa复合物膜表达量缺乏，仅少数基因异常引起该复合物功能下降而表达量基本正常。20世纪90年代后对此病基因缺陷的研究进展很快，已发现的基因突变达100种以上。

GPⅡb/Ⅲa复合物是钙依赖性多聚体，可结合纤维蛋白原、血管性血友病因子、纤维连接蛋白等，在各种生理诱聚剂如腺苷二磷酸（ADP）、肾上腺素、凝血酶、胶原和血栓素A_2（TXA_2）的作用下介导血小板聚集。受体异常可导致血管损伤处血小板血栓不能形成而发生出血不止或淤斑。GPⅡb/Ⅲa也能帮助血小板α颗粒摄取纤维蛋白原，患者血小板纤维蛋白原的水平显著下降。GPⅡb/Ⅲa复合物是连接膜外侧的纤维蛋白和膜内侧的肌动蛋白丝主要附着点，参与血块回缩功能，故患者常出现血块回缩不良。

GPⅡb与GPⅢa在粗面内质网内合成后，在高尔基体形成GPⅡb/Ⅲa复合物，单个分子无法在细胞表面表达。GPⅡb和GPⅢa均为血小板受体功能所必需，两者之一的缺陷可导致相同的血小板功能障碍。

临床表现 杂合子患者一般无出血表现，纯合子患者出血明显，幼年期即有出血表现，如皮肤淤斑、鼻出血、牙龈出血。外伤、手术和分娩异常可引起严重出血，但深部血肿罕见。关节积血和自发性颅内出血少见。月经过多是女性患者的最常见症状，也是许多患者的就诊原因，出血可随年龄增加而减少。

此病出血严重程度差异很大，与血小板功能缺陷程度不成比例。即使基因缺陷类型相同，出血情况也不同。同一患者不同时期的出血程度也不同。出血严重程度和频度与GPⅡb/Ⅲa缺失的程度也无明显关系。说明出血风险与血小板功能缺陷外的其他因素也有关系。

辅助检查 包括以下几项。

血小板计数 血小板计数和血小板形态正常。

出血时间 明显延长。

血小板功能检查　①血小板聚集试验：对ADP、肾上腺素、凝血酶、胶原和TXA_2诱导的聚集无反应或反应减低；对瑞斯托霉素（Ristocetin）诱导的聚集反应正常或减低。②血块回缩：缺如或不良。③血小板滞留试验：缺如或减低。④血小板释放试验：肾上腺素和低剂量ADP诱导时减低，高剂量凝血酶和胶原诱导时正常。⑤血小板促凝活性：正常或减低。

GPⅡb/Ⅲa和$\alpha_V\beta_3$受体数量和功能检测　①GPⅡb/Ⅲa和$\alpha_V\beta_3$受体数量检测：通过放射标记或荧光标记的单克隆抗体特异性结合，利用放射免疫法或流式细胞仪可准确测定GPⅡb/Ⅲa和$\alpha_V\beta_3$受体数量；免疫印迹、聚丙烯酰胺凝胶电泳分析血小板蛋白可清晰直观地反映血小板膜上各种糖蛋白含量的变化。患者GPⅡb/Ⅲa减少、缺乏或结构异常；$\alpha_V\beta_3$含量在GPⅢa缺陷时降低，GPⅡb缺陷时正常或增高。②纤维蛋白原结合试验：放射标记或荧光标记的纤维蛋白原和其他黏附蛋白可通过GPⅡb/Ⅲa结合于血小板，检测其标记活性可了解激活GPⅡb/Ⅲa复合物功能。患者表现为降低或缺乏。③血小板纤维蛋白原含量：多明显减少。

DNA分析　对已知的缺陷类型，DNA分析可准确检测出携带者，聚合酶链反应技术可用于分析筛查人群尿样中细胞的DNA。

诊断　①临床表现：自幼有出血症状，表现为中或重度皮肤黏膜出血，可有月经过多、外伤后出血不止。②实验室检查：血小板计数正常，血涂片上血小板散在分布，不聚集成堆；出血时间延长；血块回缩不良；ADP、肾上腺素、胶原、凝血酶均不能诱导血小板聚集，瑞斯托霉素诱导血小板聚集试验正常或减低；血小板黏附试验减低；GPⅡb/Ⅲa或$\alpha_V\beta_3$有量或质异常。③携带者诊断：杂合子患者通常无出血症状和血小板聚集功能缺陷，但其血小板膜GPⅡb/Ⅲa含量仅为正常的50%，且有纤维蛋白原结合障碍。可通过基因多态性分析检验携带者。④产前诊断：通过检测胎儿GPⅡb/Ⅲa或间接检测人类血小板抗原可做产前诊断，甚至可检测出杂合体胎儿。GPⅡb/Ⅲa含量正常或接近正常者需进行血小板聚集功能和纤维蛋白原结合能力分析。对胎儿的操作可能引起胎儿持续出血导致死亡，应慎重。

鉴别诊断　①血友病：黏膜出血合并关节、肌肉出血多见，因子Ⅷ或因子Ⅸ活性检测有助于鉴别。②血小板数量异常：进行血小板计数鉴别。③血管性血友病：因子Ⅷ、血管性血友病因子和血小板功能进行检测可鉴别。④无纤维蛋白原血症：除黏膜出血外，可有脐带残端出血、腹腔内出血、肌肉出血，血浆纤维蛋白原检测可鉴别。⑤部分灰色血小板综合征：有血块退缩不良，但血小板聚集功能基本正常，且无血小板α颗粒分泌蛋白。

治疗　①防止出血措施：包括加强口腔卫生，减少牙龈出血；避免使用抗血小板药物及注射后延长压迫时间等。②处理出血事件：出现局部出血时可试用压迫止血，亦可使用凝血酶及抗纤溶制剂；避孕药可用于控制经期出血；出血严重或手术前预防出血可输注血小板，但多次输注可引起同种免疫反应，因此最好输注去除白细胞的人类白细胞抗原配型血小板；亦可使用重组活化因子Ⅶ。有应用异基因造血干细胞移植成功治疗血小板无力症的报道。

预防　警惕近亲婚配，开展遗传咨询和产前检查，避免外伤和手术。

（胡　豫）

jùxuèxiǎobǎn zōnghézhēng

巨血小板综合征（hemorrhagiparous thrombocytic dystrophy）

血小板膜糖蛋白Ⅰb/Ⅸ/Ⅴ复合物缺乏致血小板轻至中度减少、巨大血小板、出血时间延长、血小板黏附缺陷的遗传性疾病。又称伯纳德-苏利耶综合征（Bernard-Soulier syndrome，BBS）。发病率在1/百万以下。

病因及发病机制　BSS多为常染色体隐性遗传，亦有常染色体显性遗传的病例。病因是血小板膜糖蛋白（glycoprotein，GP）Ⅰb/Ⅸ/Ⅴ复合物缺乏。该复合物存在于血小板表面，为血小板黏附所必需。GPⅠb由α和β两条多肽链组成，是血小板黏附的主要受体，GPⅤ对复合物表达起稳定作用。编码GPⅠbα和GPⅠbβ的基因定位于17p12和22q11，编码GPⅨ和GPⅤ的基因分别位于3q21和3q29。已发现的分子缺陷有GPⅨ、GPⅠbα和GPⅠbβ缺陷，未发现GPⅤ缺陷。其中近半数累及糖蛋白亚基的富亮氨酸区。血小板通过GPⅠbα与血管性血友病因子（von Willebrand factor，vWF）结合而黏附于皮下组织。BSS患者GPⅠb/Ⅸ/Ⅴ复合物缺乏，导致血小板黏附功能异常，瑞斯托霉素（Ristocetin）诱导的聚集反应亦减低，导致止血障碍。凝血酶是血小板的主要生理激活剂之一，可与GPⅠbα结合，而GPⅤ是凝血酶的底物，故BBS的血小板对凝血酶特别是低浓度凝血酶的反应降低。

GPⅨ和GPⅤ在BBS患者血小板中含量减低，并与GPⅠbα和GPⅠbβ下降相平行，提示这四种蛋白基因的表达可能有协同作用。转染实验研究表明，细胞表面完整的复合物表达，必须有GPⅨ、GPⅠbα和GPⅠbβ三种cDNA同时存在，其中任何一种基因异常都可能引起复合物异常，导致BSS。血小板减少原因不明，此病出血程度与血小板减少程度不平行，更证实血小板质的异常是引起出血的重要因素。

BSS患者血小板体积增大（直径>4μm），大似淋巴细胞，接近球形，变形性差，巨核细胞分界膜系统异常，可能与血小板减少及巨大血小板形成有关。电镜下发现巨核细胞膜系统明显异常，细胞内空泡，表面连接系统、致密管道系统、微管系统及膜复合物增多，巨大血小板内致密颗粒增多。

临床表现 杂合子可有血小板体积增大等生物学异常，但无出血症状。纯合子多有中至重度出血，以皮肤黏膜自发性出血为主，如鼻出血、淤点、淤斑、牙龈出血、月经过多、胃肠道出血等。其出血程度难以预测，不同患者或同一患者不同时期出血程度差异很大。

诊断 男女均可患病，有轻至重度皮肤黏膜出血，无肝脾大，结合以下辅助检查可确诊：①血小板轻至中度减少，少数可正常。②外周血涂片示血小板体积增大，1/3以上血小板直径>3.5μm，有的可达淋巴细胞大小。超微结构显示异常，如细胞内空泡，表面连接系统、致密管道系统、微管系统及膜复合物增多。③出血时间不同程度延长。④血小板聚集试验：对瑞斯托霉素诱导的聚集存在缺陷，且不能被正常的vWF纠正；对凝血酶诱导的聚集反应呈剂量依赖性，高剂量时反应正常，低剂量时表现为停滞期延长和反应减弱；对腺苷二磷酸、肾上腺素、胶原诱导的聚集反应正常。⑤血块退缩试验、血浆vWF水平及骨髓象均正常。⑥血小板GPⅨ、GPⅠbα和GPⅠbβ的缺陷为肯定的诊断依据，少数变异型GPⅠb/Ⅸ/Ⅴ减少不明显，但因构型改变而不能与vWF结合。

鉴别诊断 ①梅-赫格林（May-Hegglin）异常：是一种罕见的常染色体显性遗传病，表现为血小板增大、不同程度的血小板减少、粒细胞中有杜勒（Döhle）小体、血小板功能和GP正常，大多数患者即使有中度血小板减少，也无出血症状。②爱泼斯坦（Epstein）综合征：是一种常染色体显性遗传病，表现为肾小球肾炎及神经性聋伴血小板减少和巨大血小板，出血时间延长，部分患者血小板对胶原和肾上腺素反应异常。③α-贮存池缺陷症：是一种少见的遗传性疾病，多为常染色体隐性遗传，表现为轻度血小板减少伴巨大血小板，GP正常，但血小板α颗粒内容物（特别是内源合成的蛋白）减少。④其他：如费克特（Fechter）综合征、蒙特利尔（Montreal）血小板综合征及地中海巨大血小板减少症等。⑤其他遗传性血小板功能性疾病，特别是血小板无力症，两者临床表现及遗传方式相似。⑥继发性巨血小板症。

治疗 尚无有效治疗方法。脾切除术和糖皮质激素无效。出血时可输注血小板悬液，但应警惕血小板输注引起的超敏反应。口服避孕药有助于控制月经过多，亦有使用重组活化因子Ⅶ的成功案例。精氨酸加压素对缩短出血时间的疗效并不确定。注重口腔卫生，对女性患者应注意预防缺铁。

（胡　豫）

xuèxiǎobǎnxíng jiǎxìng xuèguǎnxìng xuèyǒubìng

血小板型假性血管性血友病

（platelet type von Willebrand disease，PT-vWD） 以血小板体积增大、数量减少和血浆高分子量血管性血友病因子多聚体减少为特征的出血性疾病。又称假性血管性血友病或血小板型血管性血友病。属罕见病，尚缺乏流行病学资料，较难诊断且极易误诊。

病因及发病机制 此病大多呈常染色体显性遗传，其发病机制是GPⅠb基因缺陷导致血小板膜糖蛋白（glycoprotein，GP）Ⅰb与高分子量血管性血友病因子（von Willebrand factor，vWF）多聚体过度结合，导致血浆高分子量vWF耗竭，引起不同程度的出血；同时血小板与vWF的结合可能导致血小板易被循环清除，造成血小板不同程度减少。已报道在数个家系中发现GPⅠb基因组DNA的两种不同的杂合子点突变，分别为Gly233→Val、Gly233→Ser和Met239→Val。这些突变位于富亮氨酸重复序列羧基端序列的一个β发夹环中。该区域是与vWF结合的重要区域，可导致GPⅠb/Ⅸ复合物与血浆正常的vWF相互作用增加，在低浓度瑞斯托霉素（Ristocetin）存在时表现为血小板聚集高于正常。另有研究发现，GPⅠb糖肽区一个27对碱基缺失可增强其与vWF的亲和力，导致PT-vWD。

临床表现 患者多为轻至中

度皮肤黏膜出血，表现为淤点、鼻出血、牙龈出血、月经过多等，伴不同程度的血小板减少，妊娠期可加重，具有家族遗传特点。

诊断与鉴别诊断 患者有出血家族史，轻至中度皮肤黏膜出血，表现为鼻出血、牙龈出血、皮肤淤斑及外伤后出血等，结合实验室检查可诊断：①血小板计数减少，血小板体积增大。②出血时间延长，偶可正常。③血浆vWF水平和高分子量vWF多聚体呈不同比例下降。④低浓度瑞斯托霉素诱导下，血小板聚集功能增强。⑤正常的vWF可诱导血小板发生聚集。

此病需与2B型血管性血友病鉴别，后者源于选择性血浆高分子量vWF多聚物缺乏。两者的遗传方式相同，临床症状相似（表）。

治疗 压迫止血、抗纤溶剂治疗等对症支持治疗；避免使用阿司匹林和非甾体抗炎药等对正常止血有干扰的药物；输注冷沉淀（富含vWF）、因子Ⅷ/vWF浓缩剂或去氨加压素等有加重血小板减少的风险，应评估风险后方可使用。重组活化因子Ⅶ输注可能有效，其优势在于不增加血浆vWF水平，避免vWF与患者血小板过度反应。若血小板计数过低，可输注血小板。

预后 良好，适当预防措施及对症治疗可减少或减轻出血症状，维持患者正常生活。

预防 避免使用阿司匹林和非甾体抗炎药等对正常止血有干扰的药物。加强口腔护理，减轻牙龈出血、减少拔牙概率。

（胡 豫）

zhùcúnchíbìng

贮存池病（platelet storage pool deficiency，SPD） 血小板缺乏贮存颗粒内容物或内容物释放障碍致出血倾向、次级血小板聚集异常的异质性疾病。包括δ-贮存池缺陷症、α-贮存池缺陷症及αδ-贮存池联合缺陷症。发病率低，可伴发其他系统疾病，如δ-贮存池缺陷症可伴发赫曼斯基-普德拉克（Hermansky-Pudlak）综合征、白细胞异常色素减退综合征（Chediak-Higashi syndrome，HPS）、威斯科特-奥尔德里奇（Wiskott-Aldrich）综合征、血小板减少伴桡骨缺失综合征及唐氏（Down）综合征。SPD异质性大，可能是某种多系统疾病的组成部分。

病因及发病机制 遗传方式尚未明确，部分患者表现为常染色体显性遗传。HPS相关的δ-贮存池缺陷症患者，至少有15种基因与之相关。疾病的确切分子机制尚不清楚，主要与血小板颗粒的形成和释放有关。δ颗粒缺陷或释放障碍，致密体内源性腺苷二磷酸（ADP）缺乏使血小板第二相聚集波减弱或消失，使血小板对激活剂不敏感，不能较好引发生理性止血反应。α颗粒不能包装及保留血小板4因子（platelet factor 4，PF4）与β-血小板球蛋白（β-thromboglobulin，β-TG）和血小板衍生生长因子（platelet-derived growth factor，PDGF），致血浆PF4、β-TG浓度升高，以及PDGF直接释放进骨髓基质，理论上可能与患者骨髓纤维化、肺纤维化相关。

临床表现 δ-贮存池缺陷症临床出血症状轻至中度不等，皮肤黏膜出血最常见，患者也可有拔牙、外科手术或分娩出血。服用阿司匹林等抗血小板药明显加重出血。伴HPS的患者可有严重甚至是致命性出血。α-贮存池缺陷症患者终生有皮肤黏膜出血，出血表现通常轻微。αδ-贮存池联合缺陷症临床表现与上述两种贮存池病临床症状类似。

诊断 有家族遗传特点，以皮肤黏膜出血为表现，结合辅助检查可确诊。①δ-贮存池缺陷症：对ADP、肾上腺素初级聚集波正常而无次级聚集波；血小板3因子活性降低；血小板计数正常或轻度减少；出血时间延长；血小

表 PT-vWD和2B型血管性血友病的鉴别要点

鉴别要点	PT-vWD	2B型vWD
主要缺陷	GPⅠb异常	vWF异常
血小板计数	通常减少，有波动	正常或减少
血小板体积	增大	正常
RIPA	增高	增高
患者PRP+正常vWF或冷沉淀vWF结合反应	聚集	无反应
患者vWF+正常血小板	正常或减少	增加
患者血小板+正常vWF	增高	减低
vWF高分子多聚物		
血浆	异常	异常
血小板	正常	正常
血小板GPⅠb	质和量异常	正常

注：RIPA：瑞斯托霉素诱导的血小板聚集反应；PRP：富含血小板血浆

板对玻珠黏附性减低；电镜染色致密体或 α 颗粒减少、缺乏有助于证实诊断。②α-贮存池缺陷症：血小板轻至中度减少，大小不一，平均直径略有增加，在多嗜性染色的血涂片中呈灰色鬼影样，卵圆形；出血时间延长；骨髓象呈网状蛋白纤维化；血浆 PF4 及 β-TG 浓度正常或升高；血小板对 ADP、肾上腺素、瑞斯托霉素（Ristocetin）等诱导的聚集反应正常或接近正常，对胶原或凝血酶聚集反应常缺乏；血小板 α 颗粒内容物 PF4、β-TG、纤维蛋白原、血管性血友病因子、因子Ⅴ，致密颗粒内容物 5-羟色胺、腺苷三磷酸、ADP 正常。

鉴别诊断 此病应与其他血小板功能性疾病鉴别。①血小板无力症：发病基础主要为血小板膜糖蛋白Ⅱb 或Ⅲa 数量或质量异常。②巨血小板综合征：发病基础为血小板膜糖蛋白Ⅰb/Ⅸ复合物缺乏或功能障碍，以出血时间延长、血小板减少、巨大血小板为特征。③继发性血小板无力症：由伊文思（Evans）综合征、淋巴增殖性疾病、白血病、多发性骨髓瘤等原发病引起。④凝血功能障碍性疾病：如血友病 A、血管性血友病等，通过凝血功能检查及 vWF 水平检测可确诊。

治疗 局部出血可压迫止血。去氨加压素、抗纤溶治疗（如氨甲环酸）对多数患者有效，可增强止血功能。糖皮质激素可能增加血小板数目，促成止血。很少需行血小板输注（严重出血者应给予）。有研究表明冷沉淀输注亦可纠正患者止血时间。有报道重组活化因子Ⅶ对严重出血有效。

预后 一般良好。

预防 患者接受外科手术或分娩前预防性使用去氨加压素、血小板输注、氨甲环酸等可预防出血。避免使用阿司匹林或其他抗血小板药。

（胡 豫）

xuèxiǎobǎn cùníng huóxìng yìcháng

血小板促凝活性异常

（abnormality of platelet coagulation activity） 以单纯血小板促凝活性缺陷为特征的疾病。1979 年魏斯（Weiss）等首次报道此病的患者名为斯科特（Scott），故又称斯科特综合征。至今仅有数例报道，呈常染色体隐性遗传，发病机制主要为：血小板促凝活性受损，不能对各种生理或病理性刺激作出反应生成微囊泡；患者血小板活化时磷脂酰丝氨酸外翻至血小板膜外侧的功能受损，导致血小板无法发挥促凝功能。

此病与其他非皮肤黏膜为主要出血表现的血小板功能缺陷的疾病有所不同，可能表现为拔牙后严重出血、月经过多、产后大出血及自发盆腔血肿等，也可能表现出皮肤黏膜的出血、易青紫，一般无严重出血征象。

根据其临床表现，即有遗传家族史、易出血、常缺乏特征性皮肤黏膜出血和实验室检查可诊断此病：①出血时间正常，凝血酶原时间延长。②血小板 3 因子活性降低，凝血酶原活性降低。③血小板数目、形态、黏附、释放和聚集功能均正常。其中①是筛选试验。此病应与其他血小板功能缺陷性疾病鉴别。

输注血小板、凝血酶原复合物可有效改善出血症状，但有发生血栓的风险，使用时应权衡利弊。预后一般良好。血小板输注可有效预防出血。适当预防及对症治疗可降低出血发生率，减轻出血症状。

（胡 豫）

xuèxiǎobǎn xìnxī chuándǎo yǔ fēnmì yìcháng

血小板信息传导与分泌异常

（abnormality of platelet signaling and secretion） 血小板活化是一个非常复杂的过程，涉及血小板诱聚剂与其受体的结合、G 蛋白偶联受体及其他膜受体介导的信号传递、磷酸肌醇代谢引起的钙离子动员，以及靶蛋白的磷酸化、花生四烯酸代谢引起的血栓素 A_2（TXA_2）生成。任何一个环节缺陷均可引起血小板功能异常。

其发病可能与以下异常相关。①血小板诱聚剂受体或特异信号转导异常：TXA_2 受体突变；腺苷二磷酸（ADP）受体（$P2Y_{12}$、$P2Y_1$、$P2X_1$）异常，包括错义突变、碱基置换或缺失等。ADP 诱导的血小板聚集需要 $P2Y_{12}$ 及 $P2Y_1$ 受体活化；血小板活化因子受体及其信号转导缺陷。②G 蛋白异常：G 蛋白由三种亚单位组成（α、β 和 γ），有报道 Gαq、Gαs 和 Gαi1 蛋白亚组异常表达在人类血小板上。③磷脂酶 C-β_2 及磷脂酶 C 活化缺陷：磷脂酶 C 可催化质膜磷脂酰肌醇二磷酸水解生成三磷酸肌醇和三酰甘油，前者可促进肌质网或内质网储存的 Ca^{2+} 释放。Ca^{2+} 可作为第二信使启动多种细胞反应，引起一系列血小板形态及功能变化。④蛋白激酶 C 缺陷：1996 年报道了一例人类血小板蛋白激酶 C 同工酶缺乏症。研究发现，在转录因子、核结合因子 A_2 中存在杂合子突变。⑤花生四烯酸代谢及血栓素产生障碍：花生四烯酸释放缺陷，TXA_2 合成的起始及限速步骤是在磷脂酶 A_2 介导作用下花生四烯酸从磷脂中释放。曾有学者报道花生四烯酸释放缺陷病例，这些患者的血小板对 ADP、肾上腺素、胶原等多种诱聚剂的释放反应减弱；环加氧酶缺乏，这类患者不能从花生四烯酸产生血栓素，但能从环过氧化物产生；血栓素合成酶缺乏，此病非常罕见，首先由梅斯特尔（Mestel）于1980年报道，患者不能由环过氧化物产生 TXA_2。

相当一部分患者表现为形式多样的皮肤与黏膜下出血，多数情况下症状较轻。详细询问病史及家族调查有助于诊断此病。若正常血小板计数、出血时间延长，除外获得性血小板功能障碍、血管性血友病者，应疑诊此病。血小板聚集功能、血小板形态、基因学及遗传学分析有助于与其他遗传性血小板功能障碍鉴别。

出血症状较轻者可用抗纤溶药；出血严重者可用重组活化因子Ⅶ。伴血小板减少者，补充血小板有助于改善出血症状。

（胡　豫）

jìfāxìng xuèxiǎobǎn gōngnéng yìcháng

继发性血小板功能异常（acquired qualitative platelet disorders）

继发性血小板功能缺陷是血小板功能异常及出血时间延长常见的原因之一，其发生率远高于先天性血小板功能缺陷，发病机制更复杂。根据病因大致分为药物性、血液系统疾病及全身系统性疾病三大类（表）。其中，药物是继发性血小板功能缺陷的最常见原因。阿司匹林使环加氧酶发生不可逆的乙酰化作用而影响血小板功能，且广泛应用于临床，已成为药物性血小板功能缺陷的代表性药物。血液系统疾病中，骨髓增生异常综合征、骨髓增殖性肿瘤、异常球蛋白血症及获得性血管性血友病等患者常伴血小板功能异常。在系统性疾病中，肾功能不全与血小板功能缺陷关系最显著，其发病机制主要是抑制血小板的混合物在血浆中滞留。血小板功能缺陷还可见于血小板相关抗体存在的情况下，如免疫性血小板减少症、系统性红斑狼疮等，亦可见于肝病及弥散性血管内凝血。通常情况下，获得性血小板功能缺陷临床出血表现相对较轻，常在合并血小板减少或其他止血缺陷时才有严重出血表现。

（胡　豫）

表　继发性血小板功能异常性疾病

影响血小板功能药物	噻吩吡啶类（噻氯匹定、氯吡格雷等）、血小板膜糖蛋白Ⅱb/Ⅲa受体拮抗剂
增加血小板环腺苷酸药物	β-内酰胺类抗生素、抗凝药、抗纤溶药、心血管药物、血浆扩容药、精神药品及麻醉药、抗肿瘤药、食品添加剂等
血液系统疾病	慢性骨髓增殖性肿瘤、急性髓细胞性白血病、骨髓增生异常综合征、异常球蛋白血症、获得性血管性血友病、免疫性血小板减少症
伴随血小板功能异常的系统性疾病	尿毒症、系统性红斑狼疮、肝病等

yàowùxìng xuèxiǎobǎn gōngnéng zhàng'ài

药物性血小板功能障碍（drug-related qualitative platelet disorders）

药物是引起血小板功能异常最常见的原因。药物导致的血小板功能障碍机制多样，但临床表现多以出血为基本特征。某些药物可导致出血时间延长，且引起或加剧出血倾向，某些药物导致出血时间延长却不引起出血，有些只是在体外引起血小板功能异常。

病因及发病机制　不同药物通过不同机制影响血小板功能。

影响前列腺素合成　非甾体抗炎药（如阿司匹林）可使环加氧酶发生不可逆的乙酰化作用，作用于血小板及内皮细胞而分别抑制血栓素 A_2（TXA_2）和前列环素（PGI_2）的生成。低剂量阿司匹林仅对血小板内环氧化酶有影响，减少 TXA_2 生成而影响血小板功能，对内皮细胞的环加氧酶影响较小，它还可引起纤维蛋白原和凝血酶乙酰化而干扰纤维蛋白的形成及加速纤溶，影响止血过程。

增加血小板内环腺苷酸浓度　PGI_2 及其类似物如前列腺素 E_1 和前列腺素 D_2 通过刺激腺苷酸环化酶，双嘧达莫通过抑制磷酸二酯酶，均可使环腺苷酸增加而抑制血小板功能。

特异性抑制腺苷二磷酸活化或血小板膜糖蛋白Ⅱb/Ⅲa　噻氯匹定和氯吡格雷均选择性且不可逆地抑制血小板腺苷二磷酸（ADP）受体中的P2Y12受体，抑制多种诱导剂特别是ADP诱导的血小板膜糖蛋白（glycoprotein，GP）Ⅱb/Ⅲa与纤维蛋白原结合，抑制血小板聚集。GPⅡb/Ⅲa受体拮抗剂阻断其作为纤维蛋白原受体的功能，抑制血小板活化的共同通路，临床上可产生类似于血小板无力症样表现，有较明显的皮肤、黏膜出血症状。若与肝素或阿司匹林联合使用，出血发生率更高。

抗凝药及纤溶药　肝素可能通过抑制凝血酶产生及活化而影响血小板功能，大剂量肝素还可能通过结合血管性血友病因子（von Willebrand factor，vWF）肝素结合区而影响血小板功能。纤

溶酶可水解 GP Ⅰb 及纤维蛋白原，影响血小板与 vWF 的相互作用，还可通过抑制血小板膜释放花生四烯酸，影响 TXA_2 合成，抑制血小板功能。

β-内酰胺类抗生素　使用β-内酰胺类抗生素 1~3 天后能最大限度地影响血小板的聚集及分泌，停药后该作用还可持续数天，对伴低蛋白血症的慢性患者影响尤为明显。抗生素可能通过亲脂机制与血小板膜结合，干扰 ADP、肾上腺素及 vWF 与其相应受体结合及相应的偶联反应，抑制血小板功能。体内大剂量青霉素还可能抑制凝血酶及花生四烯酸诱导的血小板 Ca^{2+} 内流。

血浆扩容药　右旋糖酐通过吸附于血小板表面，影响血小板聚集、分泌及促凝活性，还可降低血浆 vWF 浓度及瑞斯托霉素（Ristocetin）辅因子活性。

心血管药　硝普钠、硝酸甘油、普萘洛尔等通过降低血小板聚集及分泌影响血小板功能。钙通道拮抗剂如维拉帕米，作为血小板 α_2 受体拮抗剂而抑制血小板聚集。

临床表现　大多数药物在药理剂量下并不引起出血症状，剂量过大或合并血小板减少、凝血功能异常、纤溶解亢进，或血管内皮损伤、外伤或手术，才引起明显出血。出血表现程度不一，轻者表现为皮肤淤斑、鼻出血、月经过多，严重者可出现消化道出血，甚至颅内出血。

诊断与鉴别诊断　详细询问患者的发病经过及家族史对于诊断血小板功能障碍性疾病至关重要。使用可疑药物后出血倾向或出血症状加重者，均应考虑药物性血小板功能障碍。实验室检查发现出血时间延长、血小板聚集功能异常，停药后出血症状可逐渐减轻或消失。

此病应主要与遗传性血小板功能障碍、其他获得性血小板功能障碍及血小板数量异常、凝血因子缺乏等引发的出血性疾病鉴别。全血细胞计数、血浆凝血酶原时间、活化部分凝血活酶时间及 vWF 水平测定有助于鉴别诊断。

治疗　怀疑药物性血小板功能障碍的患者，需及时停用相关药物。出血症状较轻者（如鼻出血、口腔出血）可使用抗纤溶药物；出血严重者可加用重组活化因子Ⅶ。伴血小板减少者补充血小板有助于改善出血症状。

预防　对既往有严重出血倾向或出血史的患者，应避免使用影响血小板功能的药物。确实需要使用者，应严密监测。

（胡　豫）

yíchuánxìng xuèxiǎobǎn zēngduōzhèng

遗传性血小板增多症（hereditary thrombocytosis）　以巨核细胞持续增殖、血小板过度生成、出现血栓或出血并发症为特征的遗传性疾病。多为常染色体显性遗传，有家族聚集性。此病源于 3 号染色体上 *THPO* 基因或 1 号染色体上 *MPL* 基因突变。临床特征与散发的原发性血小板增多症类似。部分患者无症状。主要为动静脉血栓形成事件，如脑卒中、短暂性脑缺血发作、深静脉血栓、流产等，偶有出血事件发生。若外周血表现为单纯血小板持续增多，不伴白细胞和红细胞增多，骨髓巨核细胞增多，基因检测发现 *THPO* 或 *MPL* 突变，伴或不伴血栓形成及出血等并发症，即可诊断。此病需与原发性血小板增多症和反应性血小板增多症鉴别。前者为造血干细胞克隆性疾病，约 50%~70% 患者有 *JAK2* V617F 基因突变，可伴白细胞和红细胞增多；反应性血小板增多症可由急性或慢性感染、炎症状态、缺铁、急性失血、溶血及肿瘤导致，病因去除后可恢复正常。治疗以应用抗血小板药为主，难治性及复发性血栓患者加用骨髓抑制药，亦有应用α-干扰素的报道，尚无统一治疗策略。一般认为遗传性血小板增多症是一种良性疾病，其血栓、出血风险类似原发性血小板增多症，但发病年龄更早。

（胡　豫）

jiāzúxìng xuèxiǎobǎn zēngduōzhèng

家族性血小板增多症（familial thrombocytosis）　具有家族聚集特征的血小板增多症。分为两大类：第一类为遗传综合征（即遗传性血小板增多症），多为常染色体显性遗传，仅影响巨核细胞系，具有高外显率和多克隆血细胞生成的特征；第二类对 Ph 染色体阴性的骨髓增殖性肿瘤有遗传易感性，且具有较低外显率、克隆性血细胞生成及存在体细胞突变（如 *JAK2* V617F）的特征，其诊断和治疗同原发性血小板增多症。

（胡　豫）

yíchuánxìng níngxuè yīnzǐ yìcháng

遗传性凝血因子异常（hereditary coagulation factor deficiency）　各种凝血因子的合成缺陷或功能异常所致疾病。既有单一凝血因子遗传缺陷如血友病甲、血友病乙、纤维蛋白原缺乏症及遗传性因子Ⅱ、Ⅴ、Ⅶ、Ⅹ、Ⅺ、Ⅻ、ⅩⅢ缺乏等，也有遗传性联合凝血因子缺乏。这类疾病的基因缺陷基本已阐明。临床表现各异，可表现为出血如脐带残端出血、皮肤淤斑、皮下血肿、关节出血等，出血倾向的轻重与因子缺乏类型和严重程度有关。部分患者如遗传性因子Ⅻ缺乏可表现为血栓形成。诊断依赖于凝血检查、凝血因子测定和排除循环抗凝物。家系研究和实验室检查需仔细评价，以与循环抗凝物鉴别。尚无法治愈这类疾病，主要为对症处理，根据所缺乏的凝血因子进行替代治疗（补充患者缺乏的凝血因子）达到正常止血。治疗制剂根据所缺乏的凝血因子选择，如新鲜血浆、新鲜冷冻血浆、冷沉淀、因子Ⅷ、凝血酶原复合物等。

（杨仁池）

xuèyǒubìng A

血友病 A（hemophilia A） 因子Ⅷ质或量的异常所致遗传性出血性疾病。根据 1990 年世界卫生组织（WHO）和世界血友病联盟（World Federation of Hemophilia，WFH）联合会议的报告，血友病的发病率为（15～20）/10 万，欧美各国统计为（5～10）/10 万。1990 年统计中国血友病的发病率为 2.73/10 万，其中血友病 A 占 80%～85%。

病因及发病机制 此病属 X 连锁隐性遗传，一般情况下女性为携带者，男性发病，但有以下情况之一者，女性可患病：①血友病 A 携带者不含致病基因的 X 染色体失活。②血友病 A 患者与血友病 A 携带者结婚后，其纯合子女性后代。③特纳（Turner）综合征。④无家族史的女性一条 X 染色体失活，另一条 X 染色体发生与血友病相同的突变。血友病 A 是因子Ⅷ（FⅧ）基因突变，使 FⅧ活性降低或功能下降所致，FⅧ蛋白量或质的异常均可导致 FⅧ活性降低。FⅧ定位于 Xq28，长 186kb，由 26 个外显子和 25 个内含子组成。FⅧ基因点突变、缺失、插入和重排/倒位等均可见于血友病 A 患者，点突变是最常见的基因缺陷，约存在于 90%患者，但均为散发。已发现的突变热点是内含子 22 倒位，约见于 42%重型血友病 A（其中近端倒位占 35%，远端倒位占 7%）。

临床表现 外伤或手术后延迟性出血是此病特征。出血频率与部位取决于患者体内 FⅧ活性水平。根据 FⅧ的活性水平血友病 A 分成 3 种类型（表）。

关节出血 最常见，约占所有出血的 75%。经常受累的关节依次为膝关节、肘关节、踝关节、肩关节、髋关节和腕关节。反复出血可导致关节软骨广泛破坏、滑膜增生和其他邻近骨骼和组织的反应性改变，关节变形，骨质疏松，关节腔变窄，最终可能发生关节强直，肌肉萎缩和软组织挛缩。

血肿 也是血友病常见体征之一，皮下、肌肉、腹膜后、咽部和咽后部等血肿。血肿压迫局部组织和器官可导致相应病理改变（如肌肉挛缩、肌肉萎缩、神经麻痹、气道堵塞和肾积水等）。若不及时治疗还可形成假肿瘤。

皮肤出血 特点是呈片状淤斑，常伴皮下硬结（系真皮层以下部位出血形成的小血肿，常因轻微创伤引起）。患者也可发生黏膜出血。重型患者可有泌尿道出血，出血部位一般在肾实质，多为单侧，也可双侧同时出血。

颅内出血 血友病 A 患者致死的重要原因，外伤是其常见诱因。出血部位可在硬膜外、硬膜下及脑组织。可表现为逐渐加重的头痛、逐渐发生昏迷及颅内压增高症状和定位体征。

诊断 通过详细询问患者出血病史、家族史及实验室检查可确诊。①筛选试验：除活化部分凝血活酶时间（activated partial thromboplastin time，APTT）延长外，其他筛选试验如凝血酶原时间、凝血酶时间、出血时间、血小板计数、血小板功能及 FⅩⅢ筛选试验等均正常。②确诊试验：患者 FⅧ活性（FⅧ：C）下降，vWF：Ag 水平正常。若疑诊合并 FⅧ抑制物，则应进行抑制物筛选试验和抑制物效价测定以确定 FⅧ抑制物是否存在。③基因诊断试验：主要用于携带者检测和产前诊断，用于基因分析的方法主要有 DNA 印迹法、寡核苷酸探针杂交法、聚合酶链反应、核苷酸序列分析法等。血友病 A 产前诊断可在妊娠 8～10 周进行绒毛膜活检确定胎儿性别及通过胎儿 DNA 检测致病基因，或在妊娠 15 周左右可行羊水穿刺进行基因诊断。若上述方法失败，在妊娠 20 周左右，于胎儿镜下取脐带静脉血，测定 FⅧ水平和活性以确诊。

鉴别诊断 ①血友病 B：与血友病 A 的临床出血表现和家族遗传形式类似，两者 APTT 皆延长，但血友病 B 患者 FⅨ：C 下降，而 FⅧ：C 和 vWF：Ag 正常。

表 血友病 A 临床分型

因子活性水平（%）	临床分型	出血症状
≥5	轻型	手术或外伤可致出血
1～5	中间型	小手术/外伤后可有严重出血，偶有自发出血
<1	重型	肌肉或关节自发性出血，血肿

注：1ml 正常血浆所含的因子的总量被定义为 1 个单位的因子。用活性百分数表示因子水平，即 100%的水平（1U/ml）等于 1ml 正常血浆中因子活性

②获得性 FⅧ缺乏症：临床表现和血友病 A 相似，但以皮肤、黏膜出血多见，关节或肌肉出血少见，较多发生在妊娠女性、恶性肿瘤和自身免疫病患者。APTT 延长、FⅧ：C 降低、vWF：Ag 正常，但抑制物检测为阳性。③血管性血友病：男女均可发病，患者常见症状是皮肤、黏膜出血，FⅧ：C 降低，vWF：Ag 可减少或正常。

治疗 应遵循早治、足量和维持足够时间的原则，最佳治疗措施是以替代治疗为主的综合性治疗：①加强自我保护，避免肌内注射，预防损伤出血。②尽早有效处理出血，避免并发症的发生和发展。③禁服阿司匹林、非甾体抗炎药及其他可能干扰血小板聚集的药物。

替代治疗 预防和治疗患者出血的主要方法，即在需要时输注凝血因子制剂，包括血源性 FⅧ制剂、基因重组 FⅧ制剂、冷沉淀和新鲜冷冻血浆等。剂量可按以下公式计算：所需 FⅧ总量=（欲达到的 FⅧ：C 水平%－现 FⅧ：C 水平%）×0.5×患者体重（kg）。有条件者可进行预防性替代治疗。重型患者预防性使用 FⅧ可阻止关节损伤和减少关节及其他出血的发生频率。预防性治疗通常只能预防自发性出血，治疗外伤所致出血应额外加量。血友病患者凡行外科手术，不论是择期手术还是急诊手术，均应做好充分的术前准备。术前必须确诊，检测是否存在因子抑制物，并准备充足的血源和 FⅧ制剂。术中和术后应有适当的监测和康复措施。

替代治疗并发症如下。①输血相关性病毒感染：在基因重组因子制剂出现之前，血友病患者主要使用血浆来源因子进行替代治疗，因此血友病患者是输血相关性病毒感染的高危人群，包括人类免疫缺陷病毒（human immunodeficiency virus，HIV）、乙型肝炎病毒（hepatitis B virus，HBV）、丙型肝炎病毒（hepatitis C virus，HCV）及微小病毒 B19 等。在使用病毒灭活措施前，几乎所有接受替代治疗的血友病患者感染过 HBV（表面抗体阳性），其中约 5% 为慢性携带者（表面抗原阳性）。随着病毒灭活因子制剂的广泛应用、HBV 疫苗的使用及献血者 HBV 表面抗原的严格检测，HBV 感染已不再是血友病患者的主要问题。国外报道在 1985 年以前，使用血浆来源的因子制剂作为替代治疗的血友病患者，90% 以上感染过 HCV。HCV 感染可致无症状的转氨酶升高，随后可演变成为持续携带病毒状态。研究显示，HCV 阳性患者 20 年内肝衰竭的发生率为 10%～15%；若合并 HIV 感染，则肝衰竭发生率是单纯 HCV 阳性者的 20 倍。HIV 发现于 20 世纪 70 年代，到 20 世纪 80 年代欧美国家血浆来源因子浓缩制剂已被广泛污染。美国一项研究显示，血友病患者中位预期寿命从 20 世纪 70 年代的 68 岁下降到 80 年代的 40 岁，HIV 感染的血友病患者死亡率显著升高。随着灭活病毒的因子制剂及基因重组产品的广泛应用，血友病 A 患者感染经血液传播病毒的机会逐渐降低。②免疫功能抑制：体外混合淋巴细胞培养发现，中等纯度的 FⅦ比超高纯度的 FⅦ对淋巴细胞增殖和细胞因子产生的抑制作用更明显，这可能与两者中转化生长因子-β 浓度的不同有关。若用超高纯度的单克隆抗体纯化的因子，HIV 血清阳性患者 $CD4^{+}$T 细胞计数较稳定。FⅧ纯度和使用时间长短与血友病 A 患者免疫功能抑制相关。③同种抗体：约 20%的血友病 A 患者可产生同种抗体。

家庭治疗 在血友病治疗史中有划时代的意义。除有抑制性抗体、病情不稳定、<3 岁的患儿外，均可使用家庭治疗。血友病患者及其家属应接受有关疾病的病理、生理、诊断及治疗知识教育，并在专业医师的指导下进行注射技术培训，熟练掌握操作技术，以便在患者出血时能尽早实施因子治疗，以防大血肿的形成、畸形或残疾发生。并应有专业医师定期随访、咨询和指导。

辅助治疗 ①去氨加压素：是一种半合成的抗利尿激素，可促进内皮细胞［主要在怀布尔-帕拉德（Weibel-Palade）小体］释放贮存的 vWF 和 FⅧ，也可促进组织型纤溶酶原激活剂和组织型纤溶酶原激活剂抑制剂释放，价格便宜、易获得和无血源性传播性疾病风险。该药也可皮下或鼻腔给药，可用于家庭治疗。适用于治疗轻型和中间型血友病 A 患者。副作用主要为颜面潮红、轻度心动过速及一过性头痛，源于其血管活性，减慢输注速度可减少此类副作用。去氨加压素有抗利尿作用，可致水钠潴留。儿童患者使用偶可发生水中毒和癫痫。②抗纤维蛋白溶解药：血友病 A 患者黏膜出血可能与局部纤溶亢进有关，抗纤溶药对口腔、舌、扁桃体和咽喉部出血及拔牙所致出血有效，对关节腔、深部肌肉和内脏出血效果差。③糖皮质激素：可降低血管通透性，减轻关节、肌肉出血所致炎症反应，加速血肿吸收。适用于关节腔、肾、腹腔、咽喉部、脑内出血以及拔

牙所致出血等，也适用于产生抗FⅧ抗体者。

血友病A合并抑制物的治疗 ①止血治疗：约60%获得性FⅧ抑制物患者为高反应，即抑制物效价高于基线以上5BU或输注FⅧ后抑制物效价升高5BU以上。长期未用FⅧ治疗的高反应者体内抑制物效价可能持续在高水平，也可能很低而难以检测到。低反应患者指即使用过FⅧ后，抑制物效价仍<10BU。对于低反应型（抗体效价<5BU）患者，可使用大剂量FⅧ制剂中和FⅧ抑制物。对大剂量FⅧ替代治疗无效或止血效果不佳者可用旁路治疗，此类制剂主要包括凝血酶原复合物、激活的凝血酶原复合物及重组人活化Ⅶ。②抑制物清除治疗：可用糖皮质激素，同时可用细胞毒药如环磷酰胺等。必要时可进行血浆置换。诱导免疫耐受有望根除获得性抑制物。

（杨仁池）

xuèyǒubìng B

血友病B

血友病B（hemophilia B） 因子Ⅸ质或量的异常所致遗传性出血性疾病。根据1990年世界卫生组织（WHO）和世界血友病联盟（World Federation of Hemophilia，WHF）联合会议的报告，血友病的发病率约为（15～20）/10万，欧美各国统计为（5～10）/10万。1990年统计中国血友病的患病率为2.73/10万，其中血友病B占15%～20%。

病因及发病机制 此病属X连锁隐性遗传，源于因子Ⅸ（FⅨ）基因突变使FⅨ活性降低或功能下降。FⅨ基因位于Xq27，长约为34kb，含8个外显子，最长的外显子仅为1935kb。转录子含有2803碱基，包含一个短的5′端非翻译区（29个碱基）、一个含终止密码子的开放阅读框架（1382碱基）和一个3′端非翻译区（1390碱基）。在FⅨ基因突变中，点突变、缺失、插入和重排/倒位均可见。点突变最常见，约在90%的患者中存在；缺失是第二位常见的基因缺陷，在5%～10%的患者中存在。

临床表现 比血友病A轻，但出血部位和特点类似，表现为延迟、持续、缓慢渗血，出血频度与部位取决于患者体内的凝血因子水平。以肌肉出血和关节腔出血最常见。内脏出血少见，但病情常较重。根据FⅨ活性（FⅨ：C）水平将血友病分为3型（见*血友病A*）。重型血友病B可有自发性出血，患儿学步前无关节出血，以软组织出血多见，开始走路后关节出血经常发生。中间型血友病B可有明确创伤性血肿和关节出血。少数可有关节畸形，但很少在成年前出现。轻型血友病B极少有关节出血，无关节畸形，出血也不易发生，常由创伤引起，许多患者仅有轻微易忽略的出血病史，常因手术引起出血而得到诊断。

诊断 通过询问出血病史、家族史及实验室检查可确诊。其中实验室检查尤为重要。①筛选试验：除活化部分凝血活酶时间延长外，其他筛选试验如凝血酶原时间、凝血酶时间、出血时间、血小板计数、血小板功能及FⅩⅢ筛选试验等均正常。②确诊试验：FⅨ：C下降，FⅨ抗原（FⅨ：Ag）正常。有些患者可做抗体筛选试验和抗体效价测定，以诊断FⅨ抑制物是否存在。③基因诊断试验：进行产前诊断和携带者检测时还需进行基因诊断试验。

鉴别诊断 需与血友病A和获得性因子缺乏症鉴别。获得性因子缺乏症常见的是获得性FⅧ缺乏症，获得性FⅨ缺乏症少见，临床表现和血友病相似，但关节出血少见，较多发生在妊娠女性、恶性肿瘤、自身免疫病患者，活化部分凝血活酶时间延长，少量正常血浆不能纠正，测定抑制物效价可确诊。

治疗 原则是以替代治疗为主的综合性治疗：①加强自我保护，避免肌内注射，预防损伤出血。②尽早有效处理血友病患者的出血，避免并发症的发生和发展。③禁服阿司匹林、非甾体抗炎药及其他可能干扰血小板聚集的药物。

替代治疗 制品有基因重组FⅨ制品和凝血酶原复合物，后者含凝血酶原（FⅡ）、FⅦ、FⅨ、FⅩ等。每公斤体重输注1U FⅨ可使体内FⅨ：C提高1%。应根据因子在体内的清除、半衰期及体内分布计算替代治疗剂量，同时还应考虑出血部位和严重程度。FⅨ半衰期18～24小时。治疗血友病B出血时，应遵循早治、足量和维持足够时间的原则。使用剂量可根据以下公式计算：需FⅨ的总量=（欲达到的血浆FⅨ：C%－现测到的血浆FⅨ：C%）×患者体重（kg）。有条件者可进行预防性替代治疗和家庭治疗。术中和术后应有适当的监测和康复措施。血友病患者手术前应给予足量FⅨ，术中和术后也应进行FⅨ替代治疗。替代治疗的并发症主要有输血相关性病毒（如乙型肝炎病毒、丙型肝炎病毒和人类免疫缺陷病毒等）感染、同种抗体产生、过敏反应和血栓等。

血友病B合并抑制物的治疗 同血友病A。

（杨仁池）

yíchuánxìng níngxuèméiyuán quēfázhèng

遗传性凝血酶原缺乏症（hereditary prothrombinemia）

凝血酶原基因突变所致出血性疾病。属罕见病，发病率为0.5/百万。分类如下。①低凝血酶原血症：因功能正常的蛋白质合成降低所引起者，交叉反应物质阴性。②异常凝血酶原血症：因异常蛋白质分子合成引起者，交叉反应物质阳性。此病呈常染色体隐性遗传，男女患病机会均等，少数患者双亲为近亲婚配。

病因及发病机制 凝血酶原基因位于11p11-q12，基因长21kb，有14个外显子和13个内含子，其mRNA为2kb。合成622个氨基酸的肽链，其中前导肽43个氨基酸，在分泌过程中裂解。虽然正常凝血酶原的核苷酸顺序和氨基酸顺序已阐明，但是其基因变异的研究不及因子Ⅷ和Ⅸ深入。凝血酶原异常有Ca^{2+}联结部位缺陷、活化因子X裂解缺陷及生成凝血酶活性缺陷。与因子Ⅷ和Ⅸ相似，发生在CpG二核苷酸序列的突变更多见，单个氨基酸的取代可发生在影响被活化因子X裂解部位、酶活性部位及Ca^{2+}联结部位。

凝血酶原在凝血机制中起中心作用。在活化因子V和由血小板或其他细胞提供的磷脂表面存在条件下，活化因子X激活形成凝血酶。凝血酶是一种蛋白水解酶，对多种凝血因子具有水解作用。凝血酶使纤维蛋白原转变成纤维蛋白，还具有以下作用：①诱导血小板聚集。②激活因子XIII。③使纤溶酶原转变成纤溶酶，激活纤溶系统。④激活由凝血酶激活的纤溶抑制物。⑤激活因子V、Ⅷ、XI，生成更多的凝血酶。⑥激活蛋白C系统。⑦促进伤口愈合。因此，凝血酶原缺乏或结构异常必然导致凝血机制异常。

临床表现 表现为程度不同的出血症状，出血倾向的严重性与血浆凝血酶原活性相关。杂合子一般无出血症状，偶有鼻出血、月经过多、皮肤淤斑、血尿、拔牙后出血、创伤或手术后出血。可发生血肿、脐带残端出血及关节出血，但少见。

辅助检查 凝血酶原时间、活化部分凝血活酶时间均延长，用血清或吸附血浆均不能纠正，用正常新鲜血浆或贮存血浆均能纠正。凝血酶时间正常。凝血酶原活性（FⅡ：C）测定显示纯合子患者FⅡ：C水平约为正常人水平的2%～20%。杂合子患者FⅡ：C为40%～50%，凝血酶原时间和活化部分凝血活酶时间正常。用免疫学方法测定凝血酶原抗原（FⅡ：Ag）。FⅡ：Ag和FⅡ：C平行明显降低者为低凝血酶原血症，FⅡ：Ag正常或略低而FⅡ：C显著降低者为异常凝血酶原血症。

诊断与鉴别诊断 诊断根据病史（包括家族史）、临床表现和实验室检查结果，除凝血酶原外的其他维生素K依赖因子均正常。诊断此病前应排除由维生素K缺乏引起的获得性凝血酶原缺乏。肝病、双香豆素类药及长期使用抗生素等其他可能导致维生素K缺乏而引起的凝血酶原缺乏应与此病鉴别。系统性红斑狼疮所致获得性循环抗凝血酶原抗体也需与此病鉴别，此种抗体和凝血酶原形成的复合物从循环血液中快速清除，可导致获得性低凝血酶原血症，但结合系统性红斑狼疮的其他临床表现和实验室检查，鉴别并不困难。

治疗 对出血患者用替代治疗。凝血酶原体内半衰期60小时以上。对出血不严重病例可输注新鲜血浆、冷冻血浆或4℃保存血浆。严重出血或手术患者可用凝血酶原复合物，但应注意可能引起血栓和弥散性血管内凝血，在达到有效止血条件下剂量宜小。由于半衰期长，偶尔使用血浆的患者常可达到预防目的，但一般不需预防治疗。对严重创伤或手术患者，血浆凝血酶原水平应提高并维持在40%以上，直至伤口愈合。维生素K对此病无治疗作用。

预后 取决于出血倾向的严重性及是否发生替代治疗并发症（如病毒性肝炎、获得性免疫缺陷综合征等）。

（杨仁池）

yíchuánxìng yīnzǐ V quēfázhèng

遗传性因子V缺乏症（hereditary factor V deficiency）

因子V基因突变致其活性降低或功能下降的遗传性出血性疾病。由奥伦（Owren）于1947年首先报道，又称奥伦病（Owren disease）或副血友病。属罕见病，累积病例200余例。估计发病率为1/百万。男女患病机会均等，少数病例双亲系近亲婚配。

病因及发病机制 此病为常染色体隐性遗传。因子V（FV）又称易变因子或前加速因子，其基因定位于1q24.2。基因长74.5kb，mRNA为6.8kb，有24个内含子和25个外显子。FV是由肝脏和巨核细胞合成的单链糖蛋白，血浆浓度7ng/L，半衰期12～15小时。除存在于血浆外，巨核细胞和血小板α颗粒中也存在。血小板FV约占血液FV的20%。成熟FV为2196个氨基酸残基组成的单链糖蛋白，分子量

330kD。其结构与因子Ⅷ（FⅧ）相似，排列方式也为 A_1-A_2-B-A_3-C_1-C_2。A 和 C 区氨基酸顺序约40%与FⅧ相应的区同源。B 区与FⅧ的B区不同源，在FⅤ激活过程中，B区丢失。在凝血过程中，活化因子Ⅴ（FⅤa）与 Ca^{2+} 和磷脂一起作为辅因子显著加速FⅩa对凝血酶原的酶作用，生成凝血酶。作为辅因子FⅩ需由凝血酶裂解成为以钙桥联结的双链分子FⅤa。其裂解位点共3个，为精氨酸[709]－丝氨酸[710]、精氨酸[1018]－丝氨酸[1019]和精氨酸[1545]－丝氨酸[1546]。轻链（A_3-C_1-C_2）有磷脂、凝血酶原和活化蛋白C（activated protein C，APC）结合位点；重链（A_1-A_2）和轻链在连接FⅩa上均是必需的。存在蛋白S、Ca^{2+}和磷脂时FⅤa被APC灭活。

FⅤ抗原测定表明大多数纯合子缺乏FⅤ，仅少数有功能异常的FⅤ。一些突变引起FⅤ缺乏。错义突变丙氨酸[221]－缬氨酸使FV活性（FⅤ：C）降低。外显子16中nt5509G>A产生的丙氨酸[1779]－苏氨酸替代导致FⅤ的部分缺乏。另一种突变为外显子13中4个碱基的缺失导致停止密码的出现，使合成的FⅤ缺失部分B、A_3、C_1和C_2区。FⅤ精氨酸[506]－谷氨酸突变，遗传性APC抵抗大部分与这种分子缺陷的杂合子有关。其双重杂合子尽管FⅤ活性降低，但止血正常，由于是APC抵抗的表型，可能出现血栓形成。

临床表现 仅纯合子患者有出血症状，其FⅤ：C常<10%。表现为皮肤淤斑、鼻出血、牙龈出血、月经过多、创伤或拔牙后出血，手术后可出现严重出血，血尿和消化道出血也有发生。肌肉和关节出血少见，脑出血罕见。

辅助检查 纯合子患者凝血酶原时间（prothrombin time，PT）和活化部分凝血活酶时间（activated partial thromboplastin time，APTT）均延长，均可用吸附血浆纠正。凝血酶时间正常。少数患者可有出血时间延长，可能与血小板FⅤ缺乏有关。杂合子除FⅤ：C减少外，其他试验均正常。诊断需测定FⅤ：C。出血严重的纯合子常低于正常人的1%，有出血症状者常<10%，纯合子FⅤ：C可达20%。杂合子FⅤ：C常为30%～60%。存在FⅤ抗原（FⅤ：Ag）异常的病例也有报道，提示与其他遗传凝血因子疾病相似，FⅤ缺乏症也存在异质性。

诊断 根据病史、临床表现和实验室检查可诊断此病，FⅤ：C测定具有诊断意义。

鉴别诊断 需与以下疾病进行鉴别。

联合FⅤ和FⅧ缺乏症 一种罕见的常染色体隐性遗传性凝血功能障碍性疾病，中东地区发病率最高，约为1/10万。已证实此病源于 *LMAN1* 基因或 *MCFD2* 基因突变。患者常表现为始于儿童时期的自发性出血，包括牙龈出血、鼻出血、女性月经过多等，多为轻至中度出血，过量出血常见于外伤或医源性创伤（如拔牙、外科手术）或产后。血浆FⅤ、FⅧ水平降低，介于正常水平的5%～30%，<1%或高至50%的病例也有报道。PT、APTT均延长。

获得性FⅤ抑制物 可发生于手术后和用抗生素治疗的患者。常呈暂时性，但可引起出血症状。严重肝病和弥散性血管内凝血病例也可发生FⅤ缺乏。

魁北克（Quebec）血小板病 尿激酶纤溶酶原激活剂表达和贮存增多所致的出血性疾病，为常染色体显性遗传。表现为延迟性出血，出血症状严重。血小板FⅤ：C为正常的2%～4%，血浆FⅤ水平在正常的26%～60%，无出血症状。

治疗 出血严重者需替代治疗。尚不明确能维持正常止血机制的血浆FⅤ水平，一般认为达到25%可进行手术。FⅤ在4℃不稳定，应输注新鲜血浆或新鲜冷冻血浆，也可输注浓缩血小板，其FⅤ约占总量的20%。冷沉淀中FⅤ的浓缩效果不如FⅧ。一般输注新鲜血浆15～25ml/kg可提高血浆FⅤ水平15%～30%，可根据FⅤ：C测定结果和止血效果调整。除进行手术外，预防治疗一般不需要。输注浓缩血小板一般用于急性出血时，需注意血小板抗体的产生。鼻出血、牙龈出血等轻度出血可用氨基己酸和局部止血，效果良好。

预后 与出血严重程度有关，严重病例预后与血友病相似。

（杨仁池）

yíchuánxìng yīnzǐ Ⅶ quēfázhèng

遗传性因子Ⅶ缺乏症（hereditary factor Ⅶ deficiency）

因子Ⅶ基因突变致其活性降低或功能下降的遗传性出血性疾病。因子Ⅶ（FⅦ）曾称稳定因子。1951年由亚历山大（Alexander）首先报道。此病罕见，发病率约为1/50万。分为FⅦ缺乏症和FⅦ异常血症，前者FⅦ活性（FⅦ：C）和蛋白质均缺乏，称交叉反应物质阴性型（CRM-）；后者FⅦ：C缺乏而蛋白质存在，称交叉反应物质阳性型（CRM+）。两型的遗传方式和临床表现相似。男女均可患病，约18%的病例其双亲有亲缘关系。杂合子接近正常的一半。

病因及发病机制 此病呈常

染色体隐性遗传。FⅦ是维生素K依赖性凝血因子之一，由肝脏合成，正常情况下以酶原形式存在于循环血液中，浓度仅为0.5ng/L，半衰期4~6小时。是406个氨基酸组成的分子量为50kD的单链糖蛋白，N末端含10个γ-羧基谷氨酸残基。基因位于13q34，长度为12.8kb。FⅦ包括3个主要功能区，即N端的γ-羧基谷氨酸（Gla）区，中央的生长因子区和C端的丝氨酸蛋白酶区。活化FⅦ（FⅦa）是含有Gla区的轻链和含催化区的重链组成的双链结构。FⅦ和其辅因子组织因子结合后被快速激活，而形成的FⅦa和组织因子的复合物催化活力可增强1000倍，FⅦa和组织因子复合物激活FX，也可激活FⅨ。以这种方式激活FX的速率比由FⅨa、FⅧa、磷脂和Ca^{2+}复合物激活的速率慢50倍。组织因子通常在暴露于血液的细胞表面不表达，而常在血管外的细胞表面有表达，并存在于细胞外的基质中。FⅦ和组织因子复合物的活性作用受组织因子抑制物的调节，FⅦ缺乏导致凝血机制外源途径的缺陷。许多FⅦ缺乏症的分子缺陷已阐明，最多见的突变为单个碱基的取代，其中错义突变最多，还有拼接部位和无义突变，断臂缺失也有报道。

临床表现 杂合子患者一般无出血症状。出血严重性一般不与FⅦ活性（FⅦ：C）水平成比例。纯合子患者有轻微出血症状者FⅦ：C<10%。常见出血症状有鼻出血、皮肤淤斑、脐带残端出血、牙龈出血、月经过多、腹膜后血肿、消化道出血及外伤后出血等。FⅦ：C<1%的患者出血与重型血友病A和血友病B相似，可有反复关节出血、慢性致残性关节病、巨大的危险性血肿，也可发生致命的脑出血。

诊断与鉴别诊断 根据出血病史、临床表现和实验室检查，诊断不难。典型病例呈活化部分凝血活酶时间正常、凝血酶原时间（prothrombin time，PT）延长、蛇毒时间正常。PT延长可被血清纠正。有的变异型如FⅦ Padua Ⅰ用兔脑凝血活酶则PT正常，而用牛脑凝血活酶则PT延长。FⅦ：C定量测定可确诊，并可区别纯合子与杂合子，前者FⅦ：C常<10%，后者在40%~60%。鉴别诊断应排除获得性FⅦ缺乏症、肝病、应用双香豆素类药物，以及继发于吸收障碍或长期使用抗生素所致维生素K缺乏。

治疗 原则与血友病B相似。血浆中FⅦ含量很少，严重出血者需输注凝血酶原复合物，维持血浆FⅦ：C在25%以上，达到止血要求，但也有FⅦ：C仅10%时进行手术成功的报道。输注量可根据出血是否已有效控制和患者FⅦ：C进行调整。维生素K治疗无效。少数患者可因输注凝血酶原复合物导致血栓形成。国外已有基因重组FⅦa制剂。

（杨仁池）

yíchuánxìng yīnzǐ X quēfázhèng

遗传性因子X缺乏症（hereditary factor X deficiency） 因子X基因大片段缺失或突变致其活性降低或功能下降的遗传性出血性疾病。1956年霍乌杰（Hougie）和特尔弗（Telfer）最早分别报道1例名为斯图尔特（Stuart）的男性和1例名为普劳厄（Prower）的女性，故因子X（FX）又称斯图尔特-普劳厄因子（Stuart-Prower factor）。分为FX缺乏症或FX异常血症（FX分子结构异常）。此病罕见，发病率<1/百万。男女均可患病，部分病例双亲有亲缘关系。

病因及发病机制 此病为常染色体隐性遗传。FX是维生素K依赖性凝血因子之一，由肝脏合成，分子量为55kD，半衰期30~40小时。成熟FX含448个氨基酸残基，合成时为一单链糖蛋白，但在血浆中以双链形式存在，轻链1~139和重链143~448由二硫键连接。γ-羧基谷氨酸（Gla）区在轻链肽段，含11个谷氨酸残基。激活肽和丝氨酸蛋白酶区位于重链。FX由活化FⅨ（FⅨa）或FⅦ和组织因子复合物激活后，形成由轻链丙氨酸[1]-精氨酸[139]和重链异亮氨酸[195]-赖氨酸[448]组成的FXa。FXa为丝氨酸蛋白酶，在辅因子FV存在时，激活凝血酶原生成凝血酶。因此，FX缺乏导致凝血酶生成迟缓。FX基因位于13q34-q[ter]，邻近FⅦ基因。基因长25kb，含8个外显子。基因大片段缺失或突变可能是此病原因。

临床表现 纯合子患者FX活性（FX：C）可<2%，杂合子患者FX：C一般在40%~70%。杂合子临床无出血症状，纯合子患者可有血肿形成。黏膜和皮肤出血常见，可有鼻出血、血尿、胃肠道出血、月经过多等。重型患者（FX：C<1%）可有中枢神经系统出血、脐带残端出血、关节出血等。

诊断与鉴别诊断 诊断应根据临床表现和实验室检查。纯合子病例活化部分凝血活酶时间、凝血酶原时间、蛇毒时间均明显延长，FX：C一般<14%。杂合子上述三项试验均可能正常。FX异常血症者其FX：C降低而FX：Ag可正常。鉴别诊断应排除维生素K缺乏所致获得性维生素K缺乏症，以及肝病、慢性腹

泻、使用双香豆素类药和某些抗生素可能引起的获得性FX缺乏。

治疗 主要为替代治疗。一般认为FX：C达10%可达到正常凝血过程，手术患者应达到40%~50%。制剂可选择新鲜血浆、新鲜冷冻血浆及凝血酶原复合物。尽管十分少见，但仍应注意凝血酶原复合物已有血栓形成和弥散性血管内凝血的报道。治疗副作用主要为血液传播病毒，如各型肝炎病毒和人类免疫缺陷病毒。维生素K对此病无治疗作用。

（杨仁池）

yíchuánxìng yīnzǐ Ⅺ quēfázhèng

遗传性因子Ⅺ缺乏症（hereditary factor Ⅺ deficiency） 因子Ⅺ基因突变致其活性降低或功能下降的遗传性出血性疾病。又称血友病C。1953年由罗森塔尔（Rosenthal）等首先报道。此病多见于德裔犹太人，其杂合子发生率可达2%~13%，纯合子发生率约0.1%。在美国约半数因子Ⅺ（FⅪ）缺乏症无犹太血统。人群中此病发生率差别很大，估计约为1/10万。中国1986~1988年24个省市37个地区调查发现FⅪ缺乏症13例，标准化患病率为0.08/10万。男女患病机会均等。

病因及发病机制 此病呈常染色体隐性遗传。FⅪ曾称凝血活酶前质，是由两个相同的亚单位通过两对二硫键连接组成的丝氨酸蛋白酶，分子量为160kD。每个亚单位由607个氨基酸残基组成。在肝脏合成，在循环血液中以共价键与高分子量激肽原（high-molecular-weight kininogen，HMWK）形成复合物。FⅪ是接触因子之一，其他接触因子为FⅫ、激肽释放酶原和HMWK。在接触负电荷表面激活后，FⅫa激活FⅪ，FⅪa在Ca^{2+}存在时激活FⅨ。FⅪ激活时在FⅫa的作用下，在亚单位肽链精氨酸[369]-异亮氨酸[370]处裂解，产生具有酶解活性的C末端异亮氨酸[370]-缬氨酸[607]的轻链和N末端谷氨酸[1]-精氨酸[369]的重链。轻链为FⅪ的酶催化区，而重链是FⅪ与HMWK和底物FⅨ与的连接所必需。FⅪa的重链与激肽释放酶的重链其结构相似，约有67个氨基酸顺序相同，具有激肽酶样活性，可激活FⅫ、FⅦ和纤溶酶原，但作用弱。α_1-抗胰蛋白酶为FⅪa的主要抑制物，抗凝血酶Ⅲ也能抑制FⅪa。

FⅪ基因位于4q32-q35，长23kb，含15个外显子和14个内含子。已报道有3种类型的FⅪ缺乏：Ⅰ型突变发生在剪切部位，导致拼接混乱；Ⅱ型突变形成终止密码，生成无活性的截短分子；Ⅲ型为错义突变，形成氨基酸置换的功能异常的FⅪ。上述基因缺陷均导致FⅪ活性降低，大部分FⅪ缺乏症患者为Ⅱ型或Ⅲ型。Ⅱ型患者出血倾向最严重。

在4个接触因子中仅有FⅪ缺乏可导致出血，但临床出血症状和FⅪ水平之间缺少相关性，可能机制：①存在FⅪ激活的另外途径即组织因子和FⅦ复合物，也能激活FⅪ，使部分患者FⅪ缺乏得到代偿。②血小板中存在FⅪ样分子，完全缺乏FⅪ的患者也有“血小板因子Ⅺ”。③其他因素导致出血，在纤溶活性增强的手术（如拔牙或子宫手术）易使FⅪ缺乏的患者出血，阿司匹林也易引起出血症状。

临床表现 虽然FⅪ水平低下导致出血，但出血严重性与FⅪ水平低下无相关，有些FⅪ水平低下者很少出血。约半数患者有异常出血表现，自发出血不常见，关节出血罕见。仅纯合子患者有出血症状，杂合子无出血倾向。出血比血友病A和血友病B轻，多发生于创伤和手术后，表现为皮肤淤斑、鼻出血、月经过多，偶尔可发生泌尿道出血，但关节出血和血肿很少发生。创伤、手术和拔牙后可发生较严重出血，但也有手术后无异常出血的病例。FⅪ水平达20%者可能发生严重出血。

诊断 依据临床出血症状、遗传类型和实验室检查。凝血酶原时间（prothrombin time，PT）和凝血酶时间正常。活化部分凝血活酶时间（activated partial thromboplastin time，APTT）延长。Biggs凝血活酶生成不佳，吸附血浆和血清均能纠正，出血时间正常。FⅪ活性（FⅪ：C）测定具有诊断意义。FⅪ：C正常范围72%~130%，FⅪ：C<15%为FⅪ缺乏的纯合子，杂合子FⅪ：C为20%~70%。FⅪ：C测定误差较大，必要时需重新测定。由于冷冻和溶解均可激活接触因子，测定FⅪ和APTT应使用新鲜血浆。FⅪ：C测定或Biggs凝血活酶生成试验可确诊。

鉴别诊断 此病应与PT正常、APTT延长的其他出血性疾病鉴别，Biggs凝血活酶生成试验可与血友病A和血友病B鉴别。狼疮抗凝物可使APTT延长、PT正常，狼疮抗凝物的实验室检查可鉴别。获得性FⅪ缺乏症的鉴别在于此类患者存在自身抗体，可用抗体筛选试验鉴别，常发生于系统性红斑狼疮患者。

治疗 替代治疗是主要方法。轻微出血者不需治疗。外伤后严重出血、手术后出血均需替代治疗。FⅪ半衰期约52小时，隔日输注1次即可维持血浆水平。FⅪ弥散率低，易提高血浆水平。中国尚无浓缩 FⅪ制剂，可用新鲜血浆或新鲜冷冻血浆，也可用去除冷沉淀的上清血浆。血库全血在1周内损失约80%的FⅪ，不能使用。FⅪ水平上升至25%～50%可达到有效止血效果。外科手术正常止血所需确切FⅪ水平并不清楚，一般认为应≥50%。术前输注30ml/kg新鲜血浆可达到此水平，术后5ml/（kg·d）新鲜血浆直至伤口愈合。国外已有浓缩FⅪ制剂。治疗并发症主要为肝炎病毒及人类免疫缺陷病毒等的传播。输注血制品后产生FⅪ抑制物（同种抗体）者出血严重，血浆替代治疗止血无效，激活的凝血酶原复合物可能有效。

预后 此病一般出血轻微，出血所致死亡率很低。预后取决于病例出血的严重性和替代治疗并发症，出血轻微者预后良好。

（杨仁池）

yíchuánxìng yīnzǐ Ⅻ quēfázhèng

遗传性因子Ⅻ缺乏症（hereditary factor Ⅻ deficiency） 因子Ⅻ活性降低的遗传性出血性疾病。又称哈格曼（Hageman）征。由1955年拉脱诺夫（Ratnoff）首先报道该病的患者名字为Hageman而得名。此病呈常染色体隐性遗传，男女均可患病，已有数百例报道。少数患者父母有亲缘关系。因子Ⅻ（FⅫ）又称Hageman因子。FⅫ是一单链糖蛋白，分子量80kD，由596个氨基酸组成，在肝脏合成。FⅫ基因位于5q33，基因长11.913kb，含13个内含子和14个外显子。FⅫ在精氨酸[353]-缬氨酸[354]肽键处裂解形成FⅫa，两者均有相同的生物活性。FⅫa是一种丝氨酸蛋白酶，酶三联体由组氨酸[393]、天门冬氨酸[442]和丝氨酸[544]残基组成。除激活FⅪ外，也激活纤溶系统和补体系统。

患者一般无出血症状，术中或术后的异常出血也无报道。部分患者发生血栓栓塞，首例患者Hageman即死于肺栓塞。除内源性凝血途径筛选试验异常外，FⅫ活性降低是诊断此病的主要依据。杂合子FⅫ活性为15%～80%，纯合子常<1%。不需替代治疗，即使进行手术也不必治疗。有血栓形成者应给予相应治疗。

（杨仁池）

yíchuánxìng yīnzǐ ⅩⅢ quēfázhèng

遗传性因子ⅩⅢ缺乏症（hereditary factor ⅩⅢ deficiency） 因子ⅩⅢ质或量的异常所致遗传性出血性疾病。其发病率为1/300万～1/100万，约1/3病例双亲有亲缘关系。

病因及发病机制 此病属常染色体隐性遗传。因子ⅩⅢ（FⅩⅢ）是两条α亚单位和两条β亚单位组成的四聚体糖蛋白，即$\alpha_2\beta_2$，分子量约为340kD。α链蛋白质有活性位点半胱氨酸起转酰胺酶作用，β链无酶作用而有载体蛋白的功能。凝血酶裂解α链的精氨酸[37]-甘氨酸[38]肽键，暴露活性位点，半胱氨酸使FⅩⅢ激活。激活的FⅩⅢ（FⅩⅢa）是一种转酰胺酶，在Ca^{2+}参与下，催化纤维蛋白单体和多聚体之间的氢链连接，转变为以共价键酰胺键连接，即形成γ-谷氨酰胺-ε-赖氨酸键。这种交联连接使纤维蛋白凝块的稳定性增加。FⅩⅢa通过纤维蛋白的α链交联和抑制连接于交联纤维蛋白的纤溶酶原，对纤溶具有抵抗作用。FⅩⅢa也将α_2-抗纤溶酶交联于纤维蛋白，这也增加纤溶酶原抵抗。FⅩⅢ严重缺乏使纤维蛋白不稳固而易溶解，并减弱抑制纤溶酶原和交联α_2-抗纤溶酶的作用，使对血块溶解的抵抗减弱，引起出血。其特点是创伤后迟缓发生。

FⅩⅢ不仅在血浆中存在，在血小板、巨核细胞和单核-巨噬细胞系统中也存在。血浆FⅩⅢ为$\alpha_2\beta_2$结构，而在上述细胞内的FⅩⅢ无β链，分子呈α_2结构。FⅩⅢ多表型表达可能与这种分布不同及分子结构不同有关。虽然缺少β链，细胞内形成的α_2 FⅩⅢ也有纤维蛋白交联作用。细胞内FⅩⅢ的特效功能仍未确切了解。输注治疗提示其生理功能。输注FⅩⅢ后出血症状停止，血浆FⅩⅢ活性上升，但不能产生完全正常的血凝块。原因是一些患者血浆和细胞内缺乏FⅩⅢ，输注治疗只能纠正血浆FⅩⅢ的缺乏。表明细胞内FⅩⅢ可能在生成正常血凝块中起作用。

编码α链基因位于6p24-p25，有15个外显子，mRNA长3.9kb；β链基因位于1q31-q32.1，有12个外显子，mRNA长2kb。血浆中除四聚体FⅩⅢ外，也存在未结合的游离β链蛋白质。游离β蛋白质的浓度在正常人、杂合子及纯合子患者中几乎恒定。因此FⅩⅢ的缺乏是由于α链蛋白质的缺乏，α链的变化也引起$\alpha_2\beta_2$复合物中β链浓度的改变，但游离β链仍接近恒定。杂合子患者有这些FⅩⅢ的蛋白质，止血机制正常。FⅩⅢ活性<1%才发生临床出血症状，2%～3%即可使出血停止。FⅩⅢ半衰期约10天，因此输注少量血浆即可达到治疗目的。β链蛋白质缺乏引起FⅩⅢ缺乏的病例仅有3例报道。许多α链基因缺陷已经阐明，错义突变最常见，也有无义突变、插入突变、碱基缺失等。

临床表现 杂合子无出血临床表现，仅纯合子患者有出血症状，出血患者血浆FⅩⅢ水平常<正

常人的1%。出血严重程度可为中等严重，甚至危及生命。脐带残端出血最常见，几乎所有报道的病例均发生过。特点是重复出血，即脐带剪断后血凝块形成，但24~36小时后血凝块破裂导致再次出血。虽然局部处理可暂时止血，但是若不进行输血治疗，出血反复发生。挫伤出血和皮下血肿也不少见，常见创伤数小时后出血明显。消化道出血、血尿、月经过多、自发性关节出血等较少见。手术后出血不多见，可能与术中或术前输血治疗有关。伤口愈合不良约占25%。中枢神经系统出血发生率高，表现为自发性出血或轻微外伤后出血。30%以上病例有中枢神经系统出血记录，死亡病例中约50%源于中枢神经系统出血。女性患者妊娠经常发生自发性流产。出血可发生在其他部位，特别是创伤后，但发生率不高。

诊断 根据病史、临床表现和实验室检查诊断不难。所有常用凝血筛选试验均正常。这些试验均以纤维蛋白凝块形成为终点，FⅩⅢ不参与凝块形成（即纤维蛋白原成为纤维蛋白）及以前阶段的凝血过程。常用筛选FⅩⅢ缺乏的实验室检查是凝块稳定性试验：将纤维蛋白凝块置于5mol/L尿素溶液或2%乙酸或1%单氯乙酸溶液中，24小时内凝块溶解表明FⅩⅢ严重缺乏（<1%）或α_2-抗纤溶酶严重缺乏。该试验阴性常造成FⅩⅢ低下但没有完全缺乏（≥1%）及一些FⅩⅢ抑制物患者的漏诊，亦不能鉴别杂合子。

进一步应做证实试验测定酶的活性和蛋白浓度，并对FⅩⅢ缺乏进行分型。可对患者纤维蛋白凝块用放射标记胺类物质渗入蛋白质（如酪蛋白）的方法、免疫化学方法和扫描以定量γ链和α链的交联形成。上述方法精确敏感，也用于测定治疗制品在体内的半衰期以辅助治疗。FⅩⅢ缺乏症有两种类型。①最常见类型：纯合子α蛋白质和酶活性均测不到（<1%），β蛋白质约为正常水平的50%；杂合子α蛋白质约为正常的50%，β蛋白质约80%。最常见类型中仅有少数病例（<3%）可测到低水平α蛋白质。②少见类型：见于日本人和意大利人，特点是β蛋白质缺乏和α蛋白质低水平。

鉴别诊断 ①获得性FⅩⅢ缺乏症：常见于炎症性肠病活动期。此外，溃疡性结肠炎和克罗恩（Crohn）病患者的FⅩⅢ的$\alpha_2\beta_2$四聚体和α亚单位可明显减少。这类患者可以是FⅩⅢ合成减少或产生抑制物所致（见获得性因子ⅩⅢ抑制物）。②先天性α_2-抗纤溶酶缺乏症及先天性纤溶酶原激活物抑制剂-1缺乏症：这两种疾病也呈常染色体隐性遗传，出血症状与FⅩⅢ缺乏症相似，但均存在纤溶亢进、纤维蛋白原降低，单用抗纤溶药如氨基已酸疗效较好。

治疗 若患者有出血，一般输注新鲜冷冻血浆，也可用冷沉淀。国外还有从胎盘提取物或血浆制备的FⅩⅢ浓缩剂。胎盘制品仅含α_2蛋白质，在体内与β链结合，使用安全，传播肝炎病毒和人类免疫缺陷病毒的风险低。血浆制品FⅩⅢ浓缩剂1U相当于1ml血浆具有的FⅩⅢ活性，FⅩⅢ半衰期约10天，有效止血仅需少量FⅩⅢ，故上述替代治疗可达到满意疗效。

儿童病例应进行预防性治疗，因发生脑出血的可能性很大。任何头部外伤均应积极治疗，即使无脑出血也应进行预防治疗，因为此病出血常呈迟缓性。成人患者是否进行预防治疗尚有争议。预防治疗根据α链半衰期及FⅩⅢ低水平可达止血效果，8~14天输注1次，每次300~600ml（相当于300~600U FⅩⅢ）或5~10ml/kg新鲜冷冻血浆。尽管推荐剂量可使血浆FⅩⅢ水平达到5%~10%，但达到2%~3%也常使出血停止。女性患者妊娠和拔牙治疗期间应进行预防治疗。出血时治疗方案与预防治疗相同。2006年开始了人重组ⅩⅢ-A_2治疗遗传性FⅩⅢ缺乏症的Ⅰ期临床试验，获得良好效果，且未发现不良反应。抗纤溶药单独使用止血效果不佳，与替代治疗合用可能有一定作用。

（杨仁池）

yíchuánxìng liánhé níngxuè yīnzǐ quēfázhèng

遗传性联合凝血因子缺乏症

（hereditary combined coagulation factor deficiency） 两种以上凝血因子质或量的异常所致遗传性出血性疾病。又称家族性多凝血因子缺乏症（familial multiple coagulation factor deficiency，FMCFD）。根据缺乏凝血因子的组合，FMCFD可分为多种类型（表）。起源于单一遗传缺陷的FMCFD的基因缺陷已阐明，如因子Ⅴ和Ⅷ联合缺陷源于*LMAN1*或*MCFD2*基因突变；维生素K依赖性凝血因子联合缺陷源于*GGCX*或*VKORC1*基因突变；先天性糖基化异常性疾病源于*PMM2*基因突变；努南（Noonan）综合征源于*PTPN1*、*SOS1*、*KRAS*和*RAF1*等基因突变；肝脏合成功能或胆汁分泌先天性缺陷源于*GALT*基因突变。FMCFD罕见，所报道病例均有出血症状，如脐带出血、皮肤淤斑、皮下血肿、关节出血等，出血倾向轻重与因子缺乏和异常的严重性有关。诊断依赖于凝血检查、因子测定和排除循环抗凝物质。家系研究和实验室检查需仔细评价，以与循环抗凝物质鉴别。自身免疫病（如系统性红斑狼疮）、恶性疾病和药物反应有时可引起循环抗凝物质。治疗原则与各种凝血因子缺乏症相同，根据所缺乏的凝血因子种类进行替代治疗（补充凝血因子）达到正常止血。替代治疗可选用新鲜血浆、新鲜冷冻血浆、冷沉淀、凝血酶原复合物等。

表　FMCFD 分类

起源于单一凝血因子缺乏巧合的 FMCFD
血管性血友病合并因子Ⅺ缺乏症
血管性血友病合并血友病 A
血管性血友病合并血友病 B
血友病 A 合并因子Ⅺ缺乏症
其他罕见的巧合的 FMCFD
起源于单一遗传缺陷的 FMCFD
以出血为主要表现的 FMCFD
因子Ⅴ和Ⅷ联合缺陷
维生素 K 依赖性凝血因子联合缺陷
以出血为部分临床表现的 FMCFD
先天性糖基化异常性疾病
努南综合征
肝脏合成功能或胆汁分泌先天性缺陷
13q34 缺失综合征（因子Ⅶ和Ⅹ联合缺陷）

（杨仁池）

yíchuánxìng jītàishìfàngméiyuán quēfázhèng

遗传性激肽释放酶原缺乏症（hereditary prekallikrein deficiency）　激肽释放酶原缺乏所致遗传性凝血异常性疾病。激肽释放酶原（prekallikrein，PK）缺乏症首次报道于 1965 年。由于首先在弗莱彻（Fletcher）家族中发现此病，PK 又称 Fletcher 因子。此病十分罕见，仅报道 81 例。有两种类型，Ⅰ型患者 PK 活性和抗原均降低或缺乏，交叉反应物质阴性；Ⅱ型患者 PK 活性减少，但抗原存在，交叉反应阳性。有些病例双亲有亲缘关系。

此病为常染色体隐性遗传，但也有常染色体显性遗传，源于 *PK* 基因突变。*PK* 基因位于 4 号染色体，含 15 个外显子和 14 个内含子。PK 是一种糖蛋白，分子量 85kD 和 88kD 两种形式，在肝脏合成。参与内源性凝血途径、纤溶系统激活、激肽生成和炎症反应等多种生理性或病理性过程。PK 激活成激肽释放酶，也是一种丝氨酸蛋白酶。PK 在凝血中的作用主要是生成激肽释放酶，激活 FⅫ加快接触激活的速度。

患者无出血倾向。杂合子 PK 在 40% ~ 70% 之间，纯合子可 < 1%，一般在 1% ~ 10%。PK 活性测定需用无 PK 的血浆进行。活化部分凝血活酶时间延长，若加入高岭土温育 10 分钟，可明显缩短，这种现象在遗传性因子Ⅻ缺乏症和遗传性高分子量激肽原缺乏症中不会出现。此病不需治疗。

（杨仁池）

yíchuánxìng gāofēnzǐliàng jītàiyuán quēfázhèng

遗传性高分子量激肽原缺乏症（hereditary high-molecular-weight kininogen deficiency）　高分子量激肽原缺乏或活性下降的遗传性疾病。属罕见病。1974 年首次报道，已报道约 35 例。高分子量激肽原（high-molecular-weight kininogen，HMWK）又称菲茨杰拉德（Fitzgerald）因子，分子量为 210kD，由 626 个氨基酸组成，在肝脏合成。在血浆中与因子Ⅺ（FⅪ）和激肽释放酶原形成复合物。凝血过程中作为辅因子参与接触相激活，促进 FⅫ的接触和裂解，加速 FⅪ激活，其本身无蛋白酶活性，HMWK 也不是凝血过程中必不可少的凝血因子。此病无出血倾向，有血栓形成的报道。患者常因活化部分凝血活酶时间延长而诊断。HMWK 活性测定是诊断依据，需不含 HMWK 的血浆作为基质血浆，也可测定缓激肽。此病 HMWK 血浆水平为正常人的 10% ~ 45%。一般不需要治疗。

（杨仁池）

wéishēngsù K yīlàixìng níngxuèyīnzǐ quēxiànzhèng

维生素 K 依赖性凝血因子缺陷症（vitamin K-dependent coagulation factor deficiency）　维生素 K 依赖性凝血因子缺乏所致出血性疾病。由于食品安全等方面的原因，此病有增多趋势。

病因及发病机制　此病常见于新生儿、鼠药中毒和各种原因导致长期不能进食者，特别是接受全胃肠外营养并缺乏足量维生素 K 补充的患者，少数患者可有遗传性维生素 K 依赖性凝血因子缺乏。

维生素 K 依赖性凝血因子包括因子Ⅱ、Ⅶ、Ⅸ、Ⅹ，以及蛋白 C 和蛋白 S。凝血酶原 N 末端开始 40 个氨基酸中有 10 个谷氨酸残基，这些谷氨酸残基的 γ 羧基化必需维生素 K 参与，其他维生素 K 依赖性凝血因子也有类似的谷氨酸残基。这种维生素 K 参与的 γ 羧化反应在内质网进行，还原形式的维生素 K 作为辅因子参与反应，在羧化酶的作用下，谷氨酸残基转变成为 γ 羧基谷氨酸。γ 羧基谷氨酸与 Ca^{2+} 结合，通过“钙桥”黏附在磷脂表面，这是维生素 K 依赖性凝血因子参与凝血机制反应所必需的过程。维生素 K 缺乏影响 γ 羧基化，使这些凝血因子中谷氨酸不能成为 γ 羧基谷氨酸残基，成为不能参与凝血反应的异常因子，表现为凝血因子活性降低。维生素 K 依赖性凝血因子在肝脏合成，其减少程度与肝脏损害严重程度有一定关系。华法林和双香豆素作为常用口服抗凝药广泛用于血栓性疾病和人工脏器患者以预防血栓形成。双香豆素结构与维生素 K 相似，竞争性抑制维生素 K 的还原，使维生素 K 参与谷氨酸 γ 羧基化形成 γ-羧基谷氨酸受到干扰，产生拮抗剂诱导生成的蛋白质，使维生素 K 依赖性凝血因子活性降低。这是抗凝治疗的依据，也是双香豆素药物引起出血的原因。这种作用因以下影响维生素 K 吸收情况的影响：食物中维生素 K 量的高低，肠道疾病及胆道疾病时吸收不良，使用抗生素影响维生素 K 的体内吸收。

维生素 K 的基本结构为甲萘醌。天然维生素 K 有维生素 K_1（叶绿醌）和维生素 K_2（甲基醌），均为脂溶性。前者来源于植物，后者由肠道菌群合成。人工合成的纤维素 K_3（亚硫酸氢钠甲萘醌）和维生素 k_4（乙酰甲萘醌）均为水溶性。正常情况下，人体维生素 K 的需要量很少，约 1μg/(kg · d)，婴儿每日仅需 1μg，主要来自食物，部分来自肠道菌群。

肠道吸收维生素 K 有两条途径：维生素 K_1 在胆盐帮助下由十二指肠和近段空肠主动吸收；维生素 K_2 通过结肠和回肠末段肠壁被动吸收。维生素 K_1 不能从结肠吸收。食物中维生素 K 的吸收需要胆盐及胰液才能进行。除非患者不进食物，否则杀灭肠道细菌菌群的抗生素治疗不会导致有临床意义的维生素 K 缺乏。

新生儿体内无维生素 K 贮存，仅在出生前从母体获得一部分。新生儿肠道缺乏正常细菌菌群，不能合成维生素 K_2。其体内的维生素 K 约 3 天可消耗殆尽，此时可发生暂时性维生素 K 缺乏症。

临床表现 以皮肤黏膜出血多见，出血程度轻，表现为淤斑和淤点。外伤或手术后渗血、牙龈出血、血尿、月经过多或消化道出血也不少见。少数患者可因严重出血而需要输注红细胞或全血。除出血症状外，尚有导致不能进食或需抗菌治疗的原发病的临床表现。新生儿出血大多在分娩后 2~3 天突然发生，可发生在脐带、胃肠道、泌尿道、注射或手术部位。严重者可有内脏广泛出血，包括颅内和肾上腺等部位出血。轻症者常在 4~5 天后出血自然停止。

诊断 根据病史、临床表现及实验室检查，诊断不难。实验室检查可有凝血酶原时间和活化部分凝血活酶时间延长，因子Ⅱ、Ⅶ、Ⅸ和Ⅹ活性降低。

鉴别诊断 ①弥散性血管内凝血：可有血小板减少、纤维蛋白原降低及其他纤溶检查的异常。②肝病所致出血：一般也有血小板和纤维蛋白原减少及因子Ⅴ活性降低。食物性维生素 K 缺乏症患者的血小板计数、纤维蛋白原和因子Ⅴ活性也正常。与其他出血性疾病的鉴别也不困难。③遗传性维生素 K 依赖性凝血因子缺乏症：呈常染色体隐性遗传，致病基因定位于 16p12-q21。患者口服维生素 K 可使凝血因子活性完全恢复。

治疗 应积极治疗原发病，补充凝血因子或辅以维生素 K 治疗。维生素 K_1、维生素 K_2、维生素 K_3 均可使用。替代治疗可选用凝血酶原复合物、新鲜冷冻血浆等。抗纤溶药对控制鼻出血或牙龈出血非常有效。

（杨仁池）

huòdéxìng níngxuè yīnzǐ yìzhìwù

获得性凝血因子抑制物

（acquired coagulation factor inhibitor） 以血循环中出现可直接作用于某一特异性凝血因子，影响血液凝固反应的病理性大分子为特征的出血性疾病。通常是免疫球蛋白，可以是一种自身抗体，也可以是一种同种抗体，后者见于遗传性凝血因子缺乏患者。获得性凝血因子抑制物可见于许多疾病，临床上以获得性因子Ⅷ抑制物最常见，约 15% 重型血友病 A 患者在反复接受替代治疗后可产生同种抗体。约 3% 的重型血友病 B 或重型血管性血友病患者在反复接受替代治疗后可产生同种抗体。其他遗传性凝血因子缺乏患者极少产生同种抗体。凝血因子的自身抗体，总体发生率不清楚，但仍以因子Ⅷ最常见，发生率约为（0.2~1.0）/百万。此类疾病的诊断依赖于凝血酶原时间和（或）活化部分凝血活酶时间纠正试验，若不能纠正则提示可能存在抑制物，确诊应测定血浆相应缺乏凝血因子抑制物效价，尚应除外肝素样抗凝物和狼疮抗凝物。获得性凝血因子抑制物的特点、相关疾病和治疗措施（表）。

（杨仁池）

huòdéxìng yīnzǐ Ⅷ yìzhìwù

获得性因子Ⅷ抑制物

（acquired factor Ⅷ inhibitor） 以血循环中出现抗因子Ⅷ的自身抗体为特征的出血性疾病。又称获得性血友病 A（acquired hemophilia A，AHA）。属少见病，发病率约 1.48/百万，20~40 岁和 60 岁以上患者多见。男女发病率相当，但 20~40 岁的人群中女性高于男性。

病因及发病机制 约 50% 患者伴自身免疫病、实体瘤、淋巴

表　获得性凝血因子抑制物特点、相关疾病与治疗

凝血因子	抗体特征	最常见相关疾病或药物	治疗措施
Ⅷ	IgG	自身免疫病，恶性肿瘤，特发性	PCC，基因重组 FⅦa，免疫抑制剂
Ⅰ	IgG、IgA、IgM	自身免疫病，干扰素治疗	PCC，基因重组 FⅦa，免疫抑制剂
Ⅱ	IgG	外用凝血酶，特发性，自身免疫病，普鲁卡因	血浆置换，免疫抑制剂，PCC
Ⅴ	IgG	淋巴增殖性疾病，腺癌，结核，氨基糖苷类药，外用凝血酶	血小板输注，FFP/PCC，血浆置换，免疫抑制剂
Ⅶ	IgG	支气管癌，特发性	血浆置换，免疫抑制剂，PCC
Ⅸ	IgG4	自身免疫病，分娩后	PCC，基因重组 FⅦa，免疫抑制剂
Ⅹ	IgG	淀粉样变性，肿瘤，抗真菌药，特发性自身免疫病	PCC，基因重组 FⅦa
Ⅺ	IgG	前列腺癌，慢性淋巴细胞白血病	FFP/PCC，免疫抑制剂
ⅩⅢ	IgG	自身免疫病，意义未明单克隆球蛋白血症，异烟肼，青霉素	糖皮质激素，重组 FⅦa，免疫抑制剂，因子ⅩⅢ浓缩剂，FFP/冷沉淀

注：FFC：新鲜冷冻血浆；PCC：凝血酶原复合物

细胞增殖性疾病和妊娠等，另外半数患者无明确诱因。此病源于针对因子Ⅷ（FⅧ）的多克隆自身抗体，主要是 IgG1 和 IgG4，多针对 FⅧ的 A2 或 C2 结构域。

临床表现　出血症状有异质性，临床表现从致命性外伤出血到轻微出血，甚至无出血倾向等。临床上以皮肤和黏膜出血为主，如皮肤淤斑、血尿等，常为自发性或轻微损伤所致。关节出血少见。该病致命性出血发生率很高，发生率为 22%～31%。患病第一周内死亡主要源于消化道出血和肺出血，后期死亡主要源于颅内出血和腹膜后大出血。致命性出血可发生在首次临床症状发生的 5 个月后，若自身抗体未清除，出血相关死亡发生率仍然相当高。

辅助检查　除活化部分凝血活酶时间（activated partial thromboplastin time，APTT）延长和 FⅧ活性降低，FⅧ抑制物呈时间和温度依赖性。FⅧ自身抗体的典型特征为患者血浆和正常人血浆混合温育 1～2 小时后 APTT 比即刻测定明显延长。若患者临床表现很典型，即刻混合实验 APTT 被纠正并不能排除获得性 FⅧ抑制物的诊断。

APTT 延长或有典型特征的患者应检测 FⅧ、Ⅸ、Ⅺ、Ⅻ活性水平。有些病例全部凝血因子活性均降低，原因可能是体外人工制品导致抑制物而引起血浆底物中 FⅧ消耗。由于试验中磷脂的抑制作用，狼疮抗凝物也可能导致凝血因子的人为降低，所以应做特异性狼疮抗凝物检测试验。凝血因子测定应在一系列稀释的血浆中重复检测，减少抑制物和狼疮抗凝物的干扰。

抑制物效价的定量用 Bethesda 试验。获得性 FⅧ抑制物显示复杂、非线性的二型动力学特征，所以 Bethesda 试验并不能估计自发性抗体的真实效价。

诊断　任何无出血病史的患者出现急性或近期出血症状（尤其是老年人和分娩后患者），以及不能解释的单纯 APTT 延长均提示可能存在此病，需进一步检查 FⅧ活性和抑制物效价等确诊。

鉴别诊断　需与狼疮抗凝物进行鉴别。狼疮抗凝物也可能与不能被正常血浆纠正的 APTT 延长、内源性凝血因子活性水平降低和 Bethesda 试验阳性相关。狼疮抗凝物是非时间依赖性的，应行特异性狼疮抗凝物检测试验鉴别。抗因子Ⅷ的自身抗体和狼疮抗凝物可能出现于同一个患者或复杂的病例，酶联免疫吸附试验可鉴别 FⅧ抑制物和狼疮抗凝物。APTT 试剂对狼疮抗凝物不敏感，这可能对能检测到的狼疮抗凝物活性或 FⅨ、FⅪ、FⅫ水平降低的患者有用。

治疗　包括止血治疗和清除 FⅧ抑制物治疗。

止血治疗　主要针对急性出血期。①一线治疗药：包括人基因重组活化 FⅦ（rFⅦa）和人活化凝血酶原复合物（active prothrombin complex concentrate，aPCC）。关于二者诱发血栓形成的证据尚有限。对老年人、有冠心病病史或有血栓并发症危险因素的患者应谨慎使用。中国已有 rFⅦa，但价格昂贵，一般患者无力负担；aPCC 尚无，但在临床上使用人凝血酶原复合物（prothrombin complex concentrates，PCC）止血效果也不错，提示在 PCC 生产过程中部分凝血因子可能被激活。PCC 的使用同血友病 B 患者，不可每天多次输注，以免引起血栓。②可选治疗（若旁路治疗无效）：人源 FⅧ或去氨加压素。③可选治疗（若一线治疗

无效）：免疫吸附或血浆置换。对发生致命性或严重出血者，旁路治疗不应列为绝对禁忌证。

若抑制物效价极低、出血表现轻微或潜在出血风险较小且无旁路治疗制剂，建议用血源性或基因重组 FⅧ浓缩剂。尚无前瞻性、随机、对照临床研究证实该治疗方案在此病中的有效性。特殊情况下，包括难治性出血事件或需要外科干预时，可用血浆置换或免疫吸附法快速除去血浆中抑制物以达到有效止血。某些部位（鼻黏膜、口腔溃疡、皮肤缺损、手术部位等）出血可用凝血酶或纤维胶人工压迫辅助止血。

尚无任何实验室检查可判定临床疗效，应基于临床的出血倾向、血肿大小、血红蛋白或血细胞比容稳定和血肿所致疼痛程度判定。治疗失败的标准：①显性出血，或单位时间内失血量不变。②虽输注红细胞，血红蛋白不变或继续降低。③影像学检查显示内出血增加。④采取恰当治疗 48 小时后仍有继续出血的证据（重要部位 24 小时）。⑤止血治疗的同时有新发出血部位。⑥止血治疗的同时血肿相关疼痛增加。最初出血控制后，再次出血或某个出血部位重新出血并非治疗无效的必要标志。

清除因子Ⅷ抑制物　确诊后应立即进行该治疗以恢复正常止血机制。抑制物水平不能预测出血危险性，不能以其水平判定是否应采取免疫抑制治疗，但可预测患者对免疫抑制治疗的反应。尚未确定最佳治疗方案。通常起始治疗包括单用糖皮质激素，或联合环磷酰胺，特别是患者已使用糖皮质激素治疗其他伴随疾病。若治疗 4～6 周后无反应，应考虑单用新型制剂利妥昔单抗或联合糖皮质激素作为候选治疗方案。治疗成功或更换二线治疗后，应逐渐减少糖皮质激素剂量。环磷酰胺的使用应根据血象的耐受程度且不超过 6 周，因为继续治疗可增加副作用的发生率。

治疗禁忌证或延迟使用或调整治疗方案的情况包括：不明原因发热、脓毒血症或严重感染、高龄和危及生命的严重合并症。建议根据患者的情况个性化判定免疫抑制治疗的益处和潜在风险，如产前女性患者不应用环磷酰胺或其他烷化剂治疗，因为可增加不孕症风险。患者大多数是老年人，且可能伴发其他疾病，选择治疗方案时应权衡快速清除抑制物降低出血风险和由免疫抑制治疗带来的副作用。

完全性抑制物清除：不能检测到抑制物和 FⅧ活性正常。持续缓解：免疫抑制治疗后不能检测到抑制物（<0.6BU）和 FⅧ活性>50%。

（杨仁池）

huòdéxìng yīnzǐ ⅩⅢ yìzhìwù

获得性因子ⅩⅢ抑制物（acquired factor ⅩⅢ inhibitor）　以血循环中出现抗因子ⅩⅢ的自身抗体为特征的出血性疾病。抗体多为 IgG 型，绝大多数特异性作用于因子ⅩⅢ（FⅩⅢ）中 a 亚单位的不同部位，并直接抑制 FⅩⅢ活性。极其罕见，至今有 37 例报道。其中 2 例发生在 FⅩⅢ缺乏症多次输注治疗后，其余病例部分在长期使用异烟肼、苯妥英钠或青霉素后，部分伴其他免疫系统异常，铅中毒引起者也有报道，多数病例无明显诱因。

患者既往无出血异常病史，出血表现与遗传性 FⅩⅢ缺乏症相似。约半数死于严重出血，半数病例自发缓解。混合血浆形成凝块的稳固性试验可判断抑制物的存在：若患者血浆 1 份与正常血浆 1 份或 2 份等量混合形成的凝块可溶于 5mol/L 尿素溶液，则指示存在 FⅩⅢ抑制物。

此病应与获得性 FⅩⅢ缺乏症鉴别，后者指 FⅩⅢ抑制物以外其他疾病所致 FⅩⅢ活性降低，一般约为正常人的 50%，与遗传性 FⅩⅢ缺乏症杂合子水平相仿。这些疾病常有临床型或亚临床型弥散性血管内凝血。已报道的疾病有克罗恩（Crohn）病、白血病、溃疡性结肠炎及腹部和颅内手术。白血病 FⅩⅢ活性降低可能是弹性蛋白酶的释放所引起，但这种降低的临床意义尚不清楚。健康杂合子 FⅩⅢ活性水平与这些疾病患者的水平相似，而临床表现上完全正常。也可能在原发病情况下与健康杂合子临床表现有所差别。曾有报道，给白血病患者输注 FⅩⅢ浓缩剂以纠正 FⅩⅢ活性水平，这一治疗对以后发生的出血和输血要求无影响。也有报道，用 FⅩⅢ治疗过敏性紫癜可改善严重腹痛和消化道出血。有报道，FⅩⅢ治疗可改善系统性硬化症的皮肤症状。也有推荐在早产儿心室内出血时用 FⅩⅢ治疗。这些疾病中 FⅩⅢ治疗的机制不明，可以设想 FⅩⅢ的升高可能以一种尚不明确的方式有助于伤口愈合和血管的不渗性。总之在有潜在弥散性血管内凝血的疾病中，FⅩⅢ活性下降 50%，其原因可能与活化 FⅩⅢ与纤维蛋白结合有关，而这种降低临床意义不明。在过敏性紫癜、系统性硬化症、大手术、心室内出血，用 FⅩⅢ浓缩剂治疗有一定疗效，可能与促进伤口愈合有关。

此病对血浆置换、FⅩⅢ浓缩剂及输注浓缩血小板疗效不佳，泼尼松和环磷酰胺均有治疗成功的报道。

（杨仁池）

huòdéxìng xuèguǎnxìng xuèyǒubìng yīnzǐ yìzhìwù

获得性血管性血友病因子抑制物（acquired von Willebrand factor inhibitor） 继发于其他疾病，临床表现和实验室检查与血管性血友病类似，以血浆血管性血友病因子水平降低为特征的出血性疾病。属罕见病。1999年前全球仅报道266例。2000年国际血栓与止血学会（International Society on Thrombosis and Haemostasis，ISTH）进行的一项回顾性登记报道了186例。德国一个参比实验室2年内从5014例出血性疾病患者血浆标本中诊断了187例。

此病常见于淋巴增殖性疾病、心血管疾病、骨髓增殖性肿瘤和自身免疫病患者。发病机制异质性较大，大多数患者血管性血友病因子（von Willebrand factor，vWF）的合成正常甚至增加，血浆vWF水平降低源于其从血浆中清除过快。主要有以下三种机制：①特异或非特异性自身抗体与vWF形成循环免疫复合物，使vWF失活。②恶性细胞克隆吸附vWF。③在高剪切力作用下，高分子量vWF多聚体丢失。此外，甲状腺功能减退症患者可有vWF合成减少；部分患者可因特异性或非特异性蛋白酶（如纤溶酶）致vWF蛋白降解增加。

多数患者有获得性出血，表现为皮肤和（或）黏膜出血（鼻出血、月经增多等）。此病诊断依据病史、临床表现和实验室检查。无任何单一实验室检查指标足以肯定或排除此病。出血时间和活化部分凝血活酶时间可能延长，因子Ⅷ活性（FⅧ：C）、vWF抗原（vWF：Ag）、vWF瑞斯托霉素辅因子活性（vWF：RCo）和vWF胶原结合活性（vWF：CB）有时降低，尤其是在淋巴增殖性疾病患者。此病应与血管性血友病和获得性血友病鉴别。

治疗旨在控制出血，应结合原发病的治疗。可使用的药物有精氨酸加压素、含vWF的FⅧ浓缩剂、人静脉免疫球蛋白和基因重组活化FⅦ等。可辅以抗纤溶药，疗效不佳者可用血浆单采以清除自身抗体或其他副蛋白。

（杨仁池）

yíchuánxìng xiānwéidànbáiyuán yìcháng

遗传性纤维蛋白原异常（inherited fibrinogen deficiency） 纤维蛋白原质或量异常所致一类遗传性疾病。患者可发生出血或血栓。根据患者血浆纤维蛋白原的浓度分为两类：Ⅰ类即数量异常，包括遗传性无纤维蛋白原血症和遗传性低纤维蛋白原血症；Ⅱ类即质量异常，包括遗传性异常纤维蛋白原血症和遗传性低-异常纤维蛋白原血症。

纤维蛋白原是血浆中循环分子量为340kD的一种糖蛋白，其浓度是1.6~4.0g/L，半衰期约4天。人纤维蛋白原主要在肝细胞中表达，血小板纤维蛋白原储存于α颗粒中。纤维蛋白原是二硫键将两个相同的异质三联体连接的六聚体，异质三联体分别包括一个Aα、一个Bβ和一个γ链，分子量分别为67（610个残基）、57（461个残基）和47kD（411个残基）。三条链通过平行基因编码（平行基因*FGA*、*FGB*和*FGG*分别编码Aα、Bβ和γ链）在4q31.3的50kb区簇生。*FGA*基因包括6个外显子，跨度为7.5kb，位于*FGG*（10个外显子，8.5kb）和*FGB*（8个外显子，8kb）之间，*FGB*基因从相反方向转录。通过纤维蛋白肽A和纤维蛋白肽B的凝血酶从Aα和Bβ链的N末端分别除去精氨酸[16]-甘氨酸[17]和精氨酸[14]-甘氨酸[15]键后，纤维蛋白原转变成纤维蛋白。上述过程纤维蛋白肽A比纤维蛋白肽B发生得早、快，且足够形成血块。这些相关的不稳定结构通过因子ⅩⅢ介导的转谷氨酰胺酶转变成由共价键相连的稳定的纤维蛋白凝块。纤维蛋白原是纤维蛋白凝块的底物，同时支持血小板聚集。

（杨仁池）

yíchuánxìng xiānwéidànbáiyuán quēfá xuèzhèng

遗传性纤维蛋白原缺乏血症（hereditary afibrinogenemia） 以纤维蛋白原缺乏或水平极低（<0.2g/L）为特征的遗传性出血性疾病。可分为遗传性无纤维蛋白原血症和遗传性低纤维蛋白原血症，前者由德国学者拉贝（Rabe）和索洛缅（Solomen）等于1920年首先报道，迄今报道已逾150个家系，在一些欧美国家发病率约为1/百万，呈常染色体不完全隐性遗传，两性发病机会均等，多数有近亲婚配的家族史；后者可视为前者的杂合子状态，纤维蛋白原低于正常水平，估计发病率为1/百万。

病因及发病机制 纤维蛋白原是纤维蛋白的前体，主要由肝脏合成，由Aα、Bβ和g三个肽链组成。编码这三个肽链的基因分别为*FGA*、*FGB*和*FGG*，均位于4号染色体。此病源于纤维蛋白原基因突变。突变类型包括大片段缺失、点突变和错义突变等。大片段缺失在此病并不常见。已鉴定的*FGA*基因所有点突变均源于移码或无义替换致可变区C末端被平切。几乎所有的频发突变会引起一定程度的纤维蛋白原缺乏，包括无纤维蛋白原血症的最常见的突变IVS4+1A>G。在65例无纤维蛋白原血症先症者中，有11例存在IVS4+1A>G突变，发生率为17%；在纯合子患者中有7例，杂合子中有4例。

在荧光素酶报告检测中，定位于FGA启动子区的-1138C>T突变引起转录活性降低。结合纤维蛋白原基因在编码区，外显子和内含子交界区不存在其他突变，这些数据提示，-1138C>T突变是引起遗传性低纤维蛋白原血症的原因之一。

已报道*FGB*基因有21个点突变，其中9个是错义突变。突变谱分布不均匀，最末端的两个外显子中多见。这一特点反映在蛋白水平集中于纤维蛋白原Bβ链的C末端球形D结构域（残基198-461）。这尤其会出现在存在错义突变的情况下，几乎全部（8个中的7个）定位在D结构域内，仅跨越2.5nm（三聚纤维蛋白原约有23nm）。体外表达研究显示，错义突变常损伤纤维蛋白原分子的分泌过程，在所有情况中均未发现重组蛋白的聚集。无纤维蛋白原血症患者的肝组织学、超微结构、免疫细胞化学特点也证明了这一结果。

错义突变是*FGG*突变谱的特征。其中，两个错义突变（153位的半胱氨酸突变为精氨酸和284位的甘氨酸突变为精氨酸）已有相关的表达研究显示，突变蛋白的产生正常但无法分泌。

临床表现 遗传性无纤维蛋白原血症患者终身有不同程度的出血症状，表现为出生时脐带出血或包皮环切时出血不止、鼻出血、皮下出血、乳牙脱落时严重出血、伤口愈合延迟等。任何器官均可出血，但大的淤斑和突发性胃肠道出血更常见，可有自发性出血，自发性脾破裂也有报道。约20%患者可有类似血友病血肿，骨内出血导致骨囊肿形成是较特异的影像学表现。心包反复出血可导致严重缩窄性心包炎。外伤后和手术后大量出血是其典型特点。产钳分娩或其他轻微损伤可致脑出血。硬膜外血肿形成亦有报道。女性患者可有月经量增多。有特异性染色体异常者可反复发生早期流产。

遗传性低纤维蛋白原血症患者通常在纤维蛋白原水平<0.5g/L时才发生出血，较轻的自发性出血与手术后严重出血也不少见。产科并发症常见，有大出血、自发性流产或胎盘早剥。还可发生血栓并发症。

诊断 主要依据临床表现和纤维蛋白原测定。遗传性无纤维蛋白原血症患者所有以纤维蛋白原转化为纤维蛋白为终点的筛选试验均延长，且加入正常血浆或纤维蛋白原均能纠正。所有理化方法或功能检测通常检测不到患者血浆及血小板中的纤维蛋白原，但用免疫学方法可测到微量的纤维蛋白原。红细胞沉降率一般为0mm/h。凝血活酶生成试验和凝血酶原消耗试验正常。

部分无或低纤维蛋白原血症患者可有轻至中度血小板减少，并可自发缓解。1/3患者出血时间延长。遗传性无纤维蛋白原血症患者ADP、胶原、肾上腺素和凝血酶诱导的血小板聚集可正常或降低。血浆纤维蛋白原可明显增强ADP诱导的血小板聚集，血小板聚集速度因血浆纤维蛋白原浓度不同而异，加入纤维蛋白原可部分或完全纠正血小板异常，也可纠正玻珠柱法血小板黏附异常。

鉴别诊断 ①肝细胞纤维蛋白原贮存病：一种内质网储存病，可能源于细胞内纤维蛋白原分子转化和分泌缺陷，以肝功能异常、低纤维蛋白原血症、肝活检病理可见胞质内球形纤维蛋白原包涵体形成的磨玻璃样特征性改变。②家族性噬血淋巴组织细胞增多症：以全血细胞减少、高甘油三酯血症、肝功能异常及活化组织细胞摄取纤维蛋白原增多为特征。③家族性冷纤维蛋白原血症：该病患者纤维蛋白原在35℃时沉淀，实验室检测时操作不当可与遗传性低纤维蛋白原血症混淆。④获得性纤维蛋白原缺乏症：抗凝药（如肝素）、有抑制物或纤维蛋白原降解产物存在、苏拉明或给予外源性硫酸皮肤素等均可使功能性凝血试验时间延长。丙戊酸钠、门冬酰胺酶、抗胸腺细胞球蛋白、大剂量糖皮质激素等药物可导致中至重度低纤维蛋白血症。己酮可可碱和他莫昔芬也可导致纤维蛋白原浓度下降。蛇咬伤可致急性去纤维蛋白血症。胎盘早剥、羊水栓塞等可导致去纤维蛋白血症或弥散性血管内凝血，根据临床表现和实验室检查可鉴别。

治疗 有活动性出血或外科手术前应予治疗。纤维蛋白原水平在0.5~1.0g/L时即能维持正常止血，纤维蛋白原水平>0.6g/L方可维持正常妊娠。妊娠及儿童时期长期预防性应用已有成功的报道，但尚需随机性研究证实。脾破裂单用纤维蛋白原替代治疗也有成功的报道。

已有报道，遗传性无纤维蛋白原血症患者因输注纤维蛋白原而产生抗纤维蛋白原抗体，导致严重的输注反应，并使输注的纤维蛋白原半衰期缩短。部分患者可因输注纤维蛋白原而发生血栓。同时应用低分子量肝素可能避免血栓发生。替代制剂包括经过病毒灭活的纤维蛋白原制剂、冷沉淀等。每单位冷沉淀含 200~250ml 纤维蛋白原，纤维蛋白原的半衰期为96~144 小时，替代治疗可每 3~4 天给 1 次。

（杨仁池）

yíchuánxìng yìcháng xiānwéidànbáiyuánxuèzhèng

遗传性异常纤维蛋白原血症（hereditary dysfibrinogenemia）

纤维蛋白原结构异常导致其功能改变所致遗传性出血性疾病。若伴纤维蛋白原水平降低则称遗传性低-异常纤维蛋白原血症。以女性多见。

病因及发病机制 此病多数呈常染色体显性遗传，与多种纤维蛋白结构缺陷相关，影响纤维蛋白不同的功能，其中包括纤维蛋白肽的释放、聚合、交联和溶解作用。超过 300 种异常纤维蛋白原血症变异体与报道的约 100 种遍布三个纤维蛋白原基因的不同突变点相关。尽管结构内缺失和突变导致后续链的截断，尤其是 Aα 链，但这些突变主要是由单位点的替换导致的错义突变组成。多数患者是杂合子，致病突变导致的循环中的纤维蛋白包括正常和突变的异源二聚体和同源二聚体。在研究纤维蛋白异常血症三条链的基因突变时，大多数患者的突变发生在所谓的“热点”即 Aα 链精氨酸[16] 和 γ 链精氨酸[275]。

此病最常见原因是 Aα 链上高度保守的氨基末端区域中精氨酸被组氨酸或半胱氨酸替换。分析已报道的变异体表明，这些氨基酸替换的发生率相同，且约 40%患者源于氨基酸突变。63%患者是 Aα 链的精氨酸[16] 位点突变，55%是 Aα 精氨酸[16] 转为组氨酸，8%是 Aα 精氨酸[16] 转为半胱氨酸。Aα 精氨酸[16] 是凝血酶切割位点的一部分。替换这个残基后纤维蛋白肽 A 的释放显著延迟（Aα 精氨酸[16] 组氨酸）或停止（Aα 精氨酸[16] 半胱氨酸），使后续的聚合作用延迟。麦克多纳（McDonagh）在对 Aα 精氨酸[16] 替换的患者回顾性的分析中显示，大部分带有这些变异体的患者无任何临床症状，25%患者有轻度出血，5%患者有已知危险因素的血栓症，3%患者有潜在危险因素的血栓症，9%患者经历过伴随出血的自发性流产或产后血栓症。

γ 链精氨酸[275] 位点处氨基酸替换是此病第二个常见原因。其中 γ 链精氨酸[275] 半胱氨酸和 γ 链精氨酸[275]His 最多见，在报道的异常纤维蛋白原血症的纤维蛋白原变异体中约占 12%。γ 链精氨酸[275] 半胱氨酸或大部分 γ 链精氨酸[275]His 突变所致纤维蛋白原异常的患者常无症状。虽然有报道在有 γ 链精氨酸[275] 半胱氨酸突变的几个家族中有血栓形成情况，但这些通常伴遗传性血栓危险因素。

临床表现 约半数患者无症状，多数是手术常规筛选试验异常而被发现。出血症状与血栓症状之比约 2∶1。出血倾向较常见于纤维蛋白肽释放异常及纤维蛋白单体交联异常。血栓形成较常见于多聚化异常。出血症状多较轻，表现为鼻出血、月经量过多、术后轻至中度出血。

辅助检查 爬虫酶时间和凝血酶时间多延长，约 66%患者凝血酶原时间延长，活化部分凝血活酶时间和凝血时间多正常，但亦可延长，纤维蛋白原水平因检测方法不同差异较大。

诊断与鉴别诊断 所有导致纤维蛋白原转变为纤维蛋白延迟的原因均应考虑：①纤维蛋白原结构改变。②其他血浆蛋白或药物对纤维蛋白形成的影响。③纤维蛋白原浓度降低。获得性异常纤维蛋白原血症见于肝病（以唾液酸水平升高和纤维蛋白原寿命缩短为特征）、急性胰腺炎、恶性肿瘤（尤其是原发性或继发性肝癌、肾细胞腺癌及某些类型的淋巴瘤）。

治疗 一般不需治疗，手术或急性出血者需进行替代治疗。纤维蛋白原浓缩剂有传播病毒性肝炎和获得性免疫缺陷综合征的危险，现多用冷沉淀或新鲜血浆，所需剂量因人而异。氨基己酸对在防治出血可能有效，对发生血栓者可予以肝素和口服抗凝药，对反复发生静脉血栓或肺栓塞者应长期使用抗凝药。

（杨仁池）

xuèguǎnxìng xuèyǒubìng

血管性血友病（von Willebrand disease，vWD）

血管性血友病因子异常所致遗传性出血性疾病。最常见。中国发病率较低，为(4~10)/10 万；国外有学者统计，普通人群中 vWD 的发生率高达 1%，临床症状明显的患者发病率接近 1/1000。男女均可发病，多数患者有家族史。

病因及发病机制 此病属常染色体遗传。血管性血友病因子（von Willebrand factor，vWF）在止血中发挥两大重要作用。首先，在高剪切力下，vWF 与血管壁上暴露的胶原结合，促使 vWF 与血小板膜糖蛋白（glycoprotein，GP）Ⅰb 结合，引起血小板黏附、聚集；其次，vWF 作为因子Ⅷ载体，稳定和延长其寿命，便于凝血酶的产生和纤维蛋白凝块形成。

vWF在内皮细胞和巨核细胞内合成。vWF单体合成后，通过C末端二硫键连接形成二聚体，通过N末端二硫键连接形成多聚体。多聚体的黏附功能最强，储存于血小板α颗粒和内皮细胞的怀布尔-帕拉德（Weibel-Palade）小体。血浆中vWF浓度约为10mg/L，血小板池中vWF量约为循环量的15%。金属蛋白酶ADAMTS-13降解vWF，减少血浆中大分子的vWF多聚物。影响vWF水平的因素包括ABO血型、雌激素、甲状腺激素、年龄和压力等。

临床表现 出血倾向是此病突出表现。其出血有以下特点：①出血以皮肤黏膜为主，如鼻出血、皮肤淤斑、月经过多、牙龈出血，甚至胃肠道出血，外伤或手术后出血也较常见。②出血可随年龄增长而减轻，可能与随年龄增长vWF活性增高有关。③自发性关节、肌肉出血较少见。

辅助检查 基本检测如下。①因子Ⅷ活性：因子Ⅷ一般随血浆vWF水平下降而下降。1型和2型（2N型除外）变化较大，因子Ⅷ通常仅有轻度或中度降低。2N型因子Ⅷ水平下降明显，但很少<5%。3型患者因子Ⅷ水平最低，可<1%。②vWF抗原（vWF：Ag）：1型患者vWF抗原水平常与瑞斯托霉素辅因子活性测定相平行，但前者特异性和敏感性低于后者。③瑞斯托霉素辅因子（vWF：Rco）：是vWD最敏感和最特异的诊断试验之一。1型和3型患者的vWF：Rco通常伴随vWF抗原和因子Ⅷ水平平行下降。2型患者vWF：Rco和vWF的下降不成比例。vWF：Rco/vWF抗原的比值可用于区分1型和2型。若vWF：Rco/vWF抗原<0.7，表示有vWF质的缺陷，需考虑2型vWD。若患者vWF抗原水平很低，该比值不可靠。④出血时间：出血时间延长是vWD最常见的实验室异常，常需与其他血小板疾病鉴别。

进一步检测如下。①瑞斯托霉素诱导的血小板聚集（Ristocetin-induced platelet aggregation，RIPA）：检测由瑞斯托霉素诱导的vWF结合GPⅠbα引起的血小板聚集。大部分患者（2B型除外）RIPA反应性降低，2B型患者RIPA反应性增高。②vWF胶原结合试验（vWF：CB）：用酶联免疫吸附试验检测vWF结合胶原（Ⅰ型、Ⅲ型、Ⅵ型或混合型）的能力，降低反映大分子量vWF多聚体缺失。③血浆vWF多聚体分析：对于vWD的诊断和分型很关键。通过琼脂糖凝胶电泳，正常vWF多聚体呈梯状分布。每一个正常多聚体均由1个主带和2~4个卫星条带组成。2A型可见中、大分子vWF多聚体条带缺乏。④vWF：因子Ⅷ结合试验：是2N型的确诊试验。

诊断 患者有临床出血症状，家族史符合常染色体遗传规律，出血时间延长，vWF抗原减少，瑞斯托霉素诱导的血小板聚集障碍，血浆vWF抗原缺乏或结构异常，排除血小板功能缺陷性疾病，应诊断vWD，并进一步分型。vWD分为1型、2型和3型，其中2型又分为2A、2B、2M和2N四个亚型。1型表现为vWF数量减少（正常水平的20%~50%），结构正常；2型表现为vWF结构和（或）功能异常；3型表现为vWF重度降低或缺如。2B型是vWF分子上与GPⅠb结合的A1区域发生突变，导致vWF与GPⅠb结合异常增高，vWF因与血小板自发性结合而被清除，血浆中缺乏大分子量的vWF多聚体。

1型vWD 呈常染色体显性遗传，发病率为（1~30）/1000。表现为vWF数量减少（正常水平的20%~50%），结构正常。其特征为因子Ⅷ活性、vWF：Rco和vWF：Ag成比例减少，一般为正常水平的20%~50%，RIPA下降或正常，vWF多聚体分布正常。

2A型vWD vWF依赖的血小板黏附降低，呈常染色体显性遗传，2型中最常见亚型，占有明显临床表现vWD的10%~15%。其特征为因子Ⅷ活性下降或正常，vWF：Ag常低，vWF：Rco显著降低，RIPA下降，血浆中选择性地缺失大、中分子vWF多聚体。2A型又可进一步分为两组，第一组为基因突变导致vWF多聚体合成与分泌障碍；第二组则为突变的vWF对ADAMTS-13异常敏感而被降解。

2B型vWD vWF分子上与GPⅠb结合的A1区域发生突变，导致vWF与GPⅠb结合异常增高，vWF因与血小板自发性结合而被清除，血浆中缺乏大分子量的vWF多聚体。通常呈常染色体显性遗传，占有临床表现的vWD<5%。因子Ⅷ活性下降或正常，vWF：Ag常低，vWF：Rco下降或正常，血小板减少，大分子vWF多聚体缺失，RIPA增加，患者血浆能在更低浓度的瑞斯托霉素下与正常人血小板结合。

2M型vWD vWF的A1区突变，导致vWF和GPⅠb结合能力下降，呈常染色体显性遗传，罕见。因子Ⅷ活性、vWF：Ag、vWF：Rco及RIPA均有不同程度下降，血浆vWF多聚体分析正常或偶有超大分子的多聚体。

2N型vWD vWF与因子Ⅷ

结合部位发生突变，失去对因子Ⅷ的保护作用，表现为轻至中度的因子Ⅷ降低，呈常染色体隐性遗传，不常见（某些人群中杂合子可能更多见）。患者临床表现与轻型血友病A相似。因子Ⅷ活性下降，vWF：Ag、vWF：Rco、RIPA及血浆vWF多聚体分析均正常。

3型vWD　vWF严重不足或缺失，呈常染色体隐性遗传，发病率为1.5/百万。患者通常在年幼时即发生严重出血，血浆和血小板中vWF：Ag和vWF：Rco极低或缺如，因子Ⅷ活性显著下降，RIPA缺如，通常也缺乏vWF多聚体。

鉴别诊断　应与以下疾病进行鉴别。

血小板型假性vWD　是血小板GPⅠbα链突变导致血小板功能缺陷，临床表型类似于vWD。患者血浆中缺乏大分子vWF多聚体，低浓度的瑞斯托霉素时RIPA增高，伴血小板减少。2B型vWD需与血小板型假性vWD鉴别。正常的含vWF血浆或冷沉淀加入血小板型假性vWD患者的富血小板血浆，会引起RIPA增高；反之，加入2B型vWD患者的富血小板血浆则RIPA正常。此外，2B型vWD的血浆可使正常人血小板的RIPA增高，而血小板型假性vWD患者血浆与正常血小板的相互作用则正常。

获得性vWD　较少见，可继发于骨髓增殖性肿瘤、淀粉样变性、淋巴增殖性疾病、甲状腺功能减退症、自身免疫病、某些实体瘤（尤其是肾母细胞瘤）、心血管缺陷（特别是主动脉狭窄）或与某些药物相关（如环丙沙星、丙戊酸）。表现为迟发性出血，既往无出血史，无阳性家族出血史，因子Ⅷ、vWF：Ag和vWF：Rco水平普遍降低，vWF多聚体可异常。其发病机制与抗vWF自身抗体产生、vWF合成减少、vWF选择性吸附于肿瘤细胞、vWF破坏或蛋白水解加速等有关。临床上区分获得性vWD和遗传性vWD较困难，通常依据疾病的迟发性、有无阳性家族史及相关基础疾病。获得性vWD的治疗通常针对基础疾病。难治性患者的治疗包括糖皮质激素、血浆置换、静脉丙种球蛋白、去氨加压素及输注含vWF的因子Ⅷ浓缩剂。

治疗　主要治疗方案包括输注去氨加压素和含vWF的浓缩剂的替代治疗。治疗方案可根据vWD分型、临床出血严重程度和止血要求选择。1型vWD患者大多仅用去氨加压素治疗，2A型患者采用去氨加压素和含vWF的因子Ⅷ产品的联合治疗，2N型和3型患者只能使用含vWF的浓缩剂治疗。既往外伤或手术史和既往的成功治疗史是评估出血风险的重要参数。除非有出血风险，否则通常不进行预防性治疗。

去氨加压素　是一种血管加压素类似物，作用于2型血管加压素受体，促进内皮细胞释放因子Ⅷ和vWF，可提高因子Ⅷ活性、vWF：Ag和vWF：Rco至基础水平的2～5倍，对1型和部分2A型患者有效。2B型禁用（因可引起血小板减少），2N型和3型患者无效。常见副作用有发热、面色潮红、心动过速、麻刺感、血压升高和头痛。潜在不良反应有稀释性低钠血症，尤其见于老年人和小孩，此时应限制液体摄入。不稳定冠心病患者禁用。

替代治疗　对3型及对去氨加压素无反应的患者，可选用新鲜全血、新鲜冷冻血浆、冷沉淀及含vWF的因子Ⅷ浓缩剂。所有重组因子Ⅷ产品因缺乏vWF，治疗vWD无效。实际应用中，vWD替代治疗的剂量和时间很大程度依赖于经验。治疗旨在提高因子Ⅷ和vWF活性直至出血停止、伤口愈合。对于大的外伤、外科手术或中枢神经系统出血，替代治疗的目标是因子Ⅷ活性和vWF活性50%～80%；对于分娩和产后期应>50%；对于拔牙和小手术应为30%～50%；对于黏膜出血或月经过应为20%～80%。应监测治疗后因子Ⅷ活性和vWF水平，避免过度治疗（剂量>200%），增加血栓形成风险。伴血小板减少的vWD患者，若输注因子Ⅷ浓缩剂后临床仍有出血，可考虑输注血小板。3型患者接受多次输注后可能产生抗vWF的抗体，此时使用含vWF的浓缩剂治疗无效。

妊娠期治疗　1型患者妊娠期间因子Ⅷ和瑞斯托霉素辅因子活性通常升高50%，这些患者在分娩时一般不需特殊处理。因子Ⅷ活性≤30%或2型患者在分娩前可能需输注去氨加压素或血浆进行预防性治疗。分娩后最初几天的出血可能源于因子Ⅷ和vWF活性迅速降至孕前水平。在所有类型的vWD中，产后1个月仍可能发生产后出血，因此在孕期和产后2周应动态监测因子Ⅷ和vWF活性。

非替代治疗　月经过多者可口服雌激素或避孕药，黏膜出血或拔牙的患者使用抗纤溶药如氨基己酸或氨甲环酸。抗纤溶药可单独使用，也可联合去氨加压素或vWF替代品进行治疗。抗纤溶药通常有较好的耐受性，但禁用于伴肉眼血尿者。vWF替代治疗无效且有严重出血及存在抗vWF抗体的出血患者可选择活化重组因子Ⅶ。

（阮长耿）

xiānwéidànbái róngjiě kàngjìn

纤维蛋白溶解亢进（hyperfibribolysis） 纤溶系统活性异常增强致纤维蛋白过早、过度破坏和（或）纤维蛋白原等凝血因子大量降解所致出血性疾病。简称纤溶亢进。纤维蛋白溶解系统（简称纤溶系统）组成：①纤溶酶原和纤溶酶。②纤溶酶原激活剂，包括组织型纤溶酶原激活剂（tissue-type plasminogen activator, t-PA）和尿激酶型纤溶酶原激活剂（urokinase-type plasminogen activator, u-PA）。③纤溶系统抑制物，包括作用于纤溶酶原激活剂（plasminogen activator, PA）的纤溶酶原活化抑制物（plasminogen activator inhibitor, PAI）和作用于纤溶酶的 α_2-抗纤溶酶（α_2-antiplasmin, α_2-AP）等。生理情况下，纤溶系统的主要作用是溶解沉积在血管内止血血栓中的纤维蛋白，维持血液流通。

病因及发病机制 纤溶亢进一般分为原发性纤维蛋白溶解（原发性纤溶）和继发性纤维蛋白溶解（继发性纤溶）。前者指在无异常凝血的情况下，纤溶活性异常增高，导致纤维蛋白原等血浆蛋白的大量溶解；后者指继发于血管内凝血的纤溶亢进，主要见于弥散性血管内凝血（disseminated intravascular coagulation, DIC）。二者主要区别在于原发性纤溶仅有纤溶酶的大量生成，大多源于纤溶酶原活化物增多，继发性纤溶则是在凝血酶大量生成的基础上出现纤溶酶的生成。实际上，真正含义上的原发性纤溶较少。

原发性纤溶又可分为先天性和获得性，临床上以后者居多：①严重肝病为最常见原因，尤其肝硬化时，因蛋白合成功能受损等原因，一些与纤溶有关的蛋白如纤溶酶原、α_2-AP 水平明显降低。肝脏清除 t-PA、u-PA 和 t-PA-PAI-1 复合物的功能受损，致血浆 t-PA、u-PA 水平升高，PAI-1 水平降低。这可部分解释肝硬化时纤溶酶原降低却可出现纤溶增强。②腺癌（尤其是前列腺癌、胰腺癌）、急性早幼粒细胞白血病（acute promyelocytic leukemia, APL）等肿瘤细胞可释放纤溶酶原活化物，其中以 u-PA 常见，致大量纤溶酶生成，消耗 α_2-AP 致纤溶亢进。肿瘤患者的 α_2-AP 水平比正常人低 50% 以上，纤溶酶-α_2-AP 复合物水平增加，伴纤维蛋白和纤维蛋白原降解产物增多，说明存在全身性纤溶。既往认为 APL 的出血倾向主要源于 DIC 继发纤溶。研究表明，虽然 APL 的白血病细胞可释放具有促凝活性的物质，但是无凝血酶形成致纤维蛋白原等凝血因子大量消耗的确切证据，血管内凝血并不严重，而全身性纤溶更明显。与 DIC 继发性纤溶不同的是，APL 患者纤溶酶的形成大多与 u-PA 有关，DIC 大多是内皮细胞损伤、大量 t-PA 释放入血所致。APL 的早幼粒细胞除释放 u-PA，还可释放能灭活 α_2-AP 的白细胞弹性蛋白酶。③手术和创伤也可致原发性纤溶。前列腺、胰腺、子宫、卵巢、胎盘、肺、甲状腺等组织中富含 t-PA，这些器官发生肿瘤、创伤或进行手术时，因 t-PA 释放入血而诱发纤溶。泌尿生殖道的创伤和手术可因 u-PA 释放入血而引起纤溶。④有些毒蛇的毒液有直接激活纤溶的作用，或有蛋白水解酶活性，通过降解纤维蛋白原和 α_2-AP 改变纤溶系统活性，被其咬伤后可迅速出现严重出血表现。⑤羊水有较强的促凝和促纤溶活性，羊水栓塞可出现以纤溶亢进为主要原因的出血。⑥体外循环可诱发原发性纤溶，其机制不详，可能是体外循环器材、异常血管表面及加速的血流使纤溶系统活化。⑦低血压及休克时，血流淤滞和组织缺氧等可促使内皮细胞释放 t-PA，也是导致纤溶亢进的可能原因。⑧溶栓治疗时，如 t-PA、尿激酶或链激酶过量，可致医源性原发性纤溶。超量产生的纤溶酶降解循环中的纤维蛋白原，引发出血并发症。

先天性原发性纤溶可见于以下疾病。①先天性 α_2-AP 缺乏：一种罕见的常染色体隐性遗传出血性疾病，自 1989 年首例报道以来，累积报道的病例仅约 10 例。纯合子患者因 α_2-AP 抗原和活性几近丧失，体内纤溶酶活性异常增高，止血血栓过早溶解，故具有较高的出血倾向。也有 α_2-AP 分子功能异常的报道，即 α_2-AP 基因突变致血浆中 α_2-AP 的抗原水平正常，但其抑制纤溶酶的活性明显降低。②先天性 PAI-1 缺乏：仅有数例报道，包括 PAI-1 抗原水平正常但缺乏活性、PAI-1 抗原和活性均缺乏及血浆 PAI-1 抗原和活性缺乏但血小板 PAI-1 抗原和活性正常或部分缺乏。③先天性纤溶酶原活化物增多：报道更少，仅见先天性 t-PA 水平升高的个例报道，遗传类型尚不清楚。尚无先天性 u-PA 水平升高的报道。

临床表现 主要为出血，大多为全身多部位自发性或轻微外伤后出血，特点为皮肤大片淤斑，穿刺部位、手术创面和拔牙后牙床渗血不止，常伴黏膜出血，如鼻出血、牙龈出血。严重者可有内脏出血如呕血、便血、咯血、血尿、阴道出血，甚至颅内出血。除出血表现外，获得性原发性纤溶的患者尚有原发病的相应临床表现。先天性原发性纤溶的患者常自幼即反复出现轻微外伤或手术后出血，部分患者有异常出血的家族史，纯合子患者若出血通常较重，而杂合子患者大多无症状或仅有轻度出血。

辅助检查 以下试验操作简便，可在数小时内得到结果，但无法区分原发性纤溶和继发性纤溶。①全血凝块溶解时间：检测纤溶活性增强的最简单的试验。若血凝块过早、过快出现溶解现象，提示全身性纤溶活性增强，但此法不能区分纤溶亢进源于血浆中存在高水平的纤溶酶原激活剂还是游离纤溶酶。②优球蛋白凝块溶解时间：优球蛋白含纤维蛋白原、纤溶酶原、纤溶酶原激活剂等纤溶系统的活性成分。优球蛋白凝块溶解时间明显缩短也是纤溶亢进的佐证。此法优于全血凝块溶解时间试验。在测定标本中加入低浓度氨基已酸，若优球蛋白凝块溶解时间的缩短得以纠正，说明纤溶亢进可能源于纤溶酶原激活剂增多；若不能纠正，则提示游离纤溶酶增多。③纤维蛋白平板溶解试验：该试验更直接，将被检血浆加到纤维蛋白平板上观察纤维蛋白板被溶解的面积，与加入正常人血浆的纤维蛋白平板对照，判断有无纤溶亢进。在纤维蛋白平板中加入或不加纤溶酶原还可区分纤溶亢进是源于纤溶酶原激活剂增多所致还是游离纤溶酶增多。④纤维蛋白（原）降解产物测定：原发性纤溶仅有纤溶酶的大量生成，此时循环血中可检测出游离纤溶酶，纤溶酶原水平明显降低，纤溶酶-α_2-AP复合物明显增多，α_2-AP减少。纤维蛋白（原）降解产物是纤溶酶降解纤维蛋白或纤维蛋白原的产物，故其增多提示新近有纤溶酶生成。

可鉴别原发性纤溶和继发性纤溶的试验如下。①D-二聚体测定：与原发性纤溶不同，继发性纤溶兼有凝血酶和纤溶酶大量生成。原发性纤溶时主要反映凝血酶生成和凝血因子消耗的试验一般正常。例如，血浆中片段1+2（凝血酶原活化时的降解产物）和纤维蛋白肽A（凝血酶降解纤维蛋白原产生的片段）不出现升高，抗凝血酶水平正常，鱼精蛋白副凝固试验阴性或可溶性纤维蛋白单体水平不升高。D-二聚体是纤溶酶降解交联的纤维蛋白所生成的片段，故原发性纤溶时D-二聚体一般不增多。②t-PA、u-PA和PAI-1等抗原和活性测定：难作为临床常规试验，但对诊断先天性纤溶亢进尤为重要。

诊断 首先应确定是否有纤溶亢进，然后确定是否为原发性纤溶。肝硬化时纤溶亢进易被忽视，原因是纤溶增强的表现常被其他止血异常掩盖，如凝血因子水平降低和血小板减少等。若肝硬化患者出现严重出血，尤其是在新鲜冷冻血浆、冷沉淀物、血小板等输注无效，应检测纤溶活性。既往有严重出血的肝硬化患者手术前也应检测。

治疗 原发性纤溶的治疗原则包括治疗原发病、去除诱因和抗纤溶治疗。抗纤溶治疗主要是使用纤溶抑制剂。常用纤溶抑制剂有氨基已酸、氨甲环酸和氨甲苯酸等。它们主要通过与纤溶酶原活化物竞争性结合，抑制纤溶酶原活化，抑制纤溶活性，起到止血效果。氨基已酸在高浓度下还可非竞争性直接抑制纤溶酶。静脉使用纤溶抑制剂时，注射速度不宜过快。肝肾功能不全、既往有血栓栓塞性疾病、有血栓倾向的患者应慎用或禁用纤溶抑制剂。有肉眼血尿的患者禁用纤溶抑制剂，以防血块堵塞泌尿道。妊娠妇女应尽量避免使用氨基已酸类抗纤溶药。对于原发性纤溶，采用纤溶抑制剂大多可取得良好效果。抗纤溶治疗是治疗先天性纤维蛋白溶解唯一有效的方法，大多数患者需终身治疗。医源性原发性纤溶多为自限性，停用纤溶药物后一般可很快恢复，仅少数情况需抗纤溶治疗。纤维蛋白原明显降低者在使用纤溶抑制剂的基础上可补充纤维蛋白原。

（赵永强）

mísànxìng xuèguǎnnèi níngxuè

弥散性血管内凝血（disseminated intravascular coagulation，DIC） 在许多疾病基础上，致病因素损伤微血管体系导致凝血活化，全身微血管血栓形成、凝血因子大量消耗并继发纤溶亢进，引起以出血及微循环衰竭为特征的临床综合征。

病因及发病机制 病因来自于基础疾病。感染性疾病和恶性疾病约占2/3，产科灾难和外伤也是DIC的主要病因。诱发DIC的基础疾病包括：①全身感染或严重感染：细菌、病毒、寄生虫、立克次体等。②外伤：多发性创伤、大面积烧伤、脂肪栓塞等。③器官损害：重症急性胰腺炎等。④恶性肿瘤：各种实体瘤、白血病、骨髓增殖性肿瘤等。⑤产科灾难：羊水栓塞、胎盘早剥、死胎综合征等。⑥其他：如严重肝衰竭、严重中毒或蛇咬伤、输血反应、器官移植排斥反应等。

临床表现 与基础疾病有关。

DIC时何种蛋白溶解过程（凝血或纤溶）处于优势，将在很大程度上决定临床表现的特征。以凝血为主者可只表现为血栓栓塞性DIC；以纤溶为主者可发展为急性消耗性出血。也可在上述之间呈现一种广谱、涉及不同类型的DIC临床表现。

出血　多部位出血常预示急性DIC。以皮肤紫癜、淤斑及穿刺部位或注射部位渗血多见。手术中或术后伤口部位不断渗血及血液不凝固。

血栓栓塞　小动脉、毛细血管或小静脉内血栓引起各种器官微血栓形成，导致器官灌注不足、缺血或坏死。表现为皮肤末端出血性坏死斑、指（趾）坏疽。

休克　基础疾病和DIC本身均可诱发休克。

器官功能受损　①肾脏受损：占25%～67%，表现为血尿、少尿甚至无尿。②中枢神经功能障碍：表现为意识改变、抽搐或昏迷。③呼吸功能受损：表现为肺出血、不同程度的低氧血症。④消化系统受损：表现为消化道出血等。⑤肝功能受损：占22%～57%，表现为黄疸、肝衰竭。

辅助检查　①止血功能变化：如凝血酶原时间（prothrombin time，PT）、活化部分凝血活酶时间（activated partial thromboplastin time，APTT）或血小板计数，可反映凝血因子消耗程度和活化程度。②纤溶系统活化：用纤维蛋白降解产物（如D-二聚体）间接评价。

血小板计数　血小板数减少或进行性下降是诊断DIC敏感但非特异的指标，98%的DIC存在血小板减少，其中约50%血小板计数<50×10^9/L。血小板计数低与凝血酶生成密切相关，因血小板消耗是凝血酶诱导的血小板聚集所致。单次血小板计数意义不大，进行性下降对诊断DIC更有价值。

纤维蛋白降解产物及D-二聚体　反映继发性纤溶亢进的指标中，临床最常用的是纤维蛋白降解产物（fibrin degradation product，FDP）和D-二聚体测定。FDP是纤维蛋白原（fibrinogen，Fbg）和交联纤维蛋白单体的降解产物，D-二聚体仅为交联纤维蛋白单体被纤溶酶降解的产物，故后者对诊断DIC更有特异性。外伤、近期手术或静脉血栓栓塞时FDP和D-二聚体均会升高，且FDP可经肝代谢与肾脏分泌，肝肾功能异常可干扰FDP的水平，这两项指标不宜单独作为诊断DIC的标准，必须结合血小板计数与凝血时间检查才能作出正确判断。

PT和APTT　由于凝血因子消耗与合成减少（肝功能异常、维生素K缺乏、合成蛋白减少、大量出血），50%～60%的DIC某一阶段存在PT和APTT延长，但近半数DIC患者PT和APTT正常或缩短，源于活化的凝血因子（如凝血酶或因子Ⅹa）。因此，PT和APTT正常并不能排除凝血系统的激活，必须进行动态监测。凝血酶时间（thrombin time，TT）并未包含于国际血栓与止血学会（International Society on Thrombosis and Hemostasis，ISTH）评分系统，但可与蕲蛇毒时间一起用于鉴别APTT的延长是否为肝素污染所致。

Fbg　其测定对DIC的诊断意义不大，因Fbg属急性期蛋白，尽管持续消耗，但其血浆水平仍可在正常范围。临床上低Fbg的敏感性在DIC中为28%，且仅在极严重的DIC患者存在低Fbg血症。高达57%的DIC患者Fbg处于正常水平。

血栓弹力图　可反映止血功能异常。有报道败血症时血栓弹力图也有改变，但对诊断DIC的特异性与敏感性均不清楚。

其他止血分子标志物　抗凝血酶（antithrombin，AT）和蛋白C（protein C，PC）通常降低且有预后意义。

诊断　DIC的诊断不能依靠单一的实验室检测指标，需密切观察临床表现，结合并分析实验室检测结果进行综合判断（表1）。

2012年中国DIC诊断标准作出调整，具体如下：新的诊断标准中依旧强调基础疾病和临床表现的重要性，但鉴于国际上对抗凝治疗尚存在争论，因此删除临床表现中“抗凝治疗有效”这一条，且通过临床实践和总结，对存在基础疾病的患者，只要出现多部位自发出血、难以纠正的微循环障碍、多发微血管栓塞这3种特征性的临床表现之一，即可高度疑诊DIC。因此将标准中“满足两项以上临床表现”修改为“满足1项以上”。诊断标准中部分实验室检查指标（如AT、FⅧ：C及凝血、纤溶、血小板活化分子标志物等）在中国有些医院不能得到有效开展，且诊断的敏感性和特异性有限，故进行删除；保留经循证医学验证、简单易行的检测项目，包括血小板计数、PT、APTT、Fbg含量、纤溶系统活化的相关指标。

鉴别诊断　包括以下疾病。

原发性纤溶亢进　无血管内凝血，故不存在血小板活化，血小板计数一般正常，也缺乏微血管溶血性贫血表现，D-二聚体水平正常，鱼精蛋白副凝固试验即3P试验阴性。据此可鉴别DIC与

表1 中国DIC诊断标准修订方案
（第八届全国血栓与止血学术会议，2001年，中国武汉）

一般标准

1. 存在易引起DIC基础疾病：如感染、恶性肿瘤、病理产科、大手术及创伤等
2. 有下列两项以上临床表现：①严重或多发性出血倾向。②不易用原发病解释的微循环障碍或休克。③多发性微血管栓塞症状和体征，如广泛性皮肤、黏膜栓塞，灶性缺血性坏死、脱落及溃疡形成，或不明原因肺、肾、脑等器官功能衰竭。④抗凝治疗有效
3. 实验室检查符合下列标准（同时有3项以上异常）：①血小板<100×10^9/L或呈进行性下降。②血浆Fbg含量<1.5g/L或呈进行性下降，或>4.0g/L。③3P试验阳性或血浆FDP>20mg/L或D-二聚体水平升高（阳性）。④PT缩短或延长3秒以上或呈动态性变化，或APTT延长5秒以上。⑤疑难或其他特殊患者，可考虑行AT、因子Ⅷ活性及凝血、纤溶、血小板活化分子标志物测定：血浆纤溶酶原<300mg/L；AT活性<60%或PC活性降低；血浆内皮素-1含量>8pg/ml或凝血酶调节蛋白增高；血浆凝血酶碎片1+2（F_{1+2}）、凝血酶-抗凝血酶复合物或纤维蛋白肽水平增高；血浆可溶性纤维蛋白单体复合物含量增高；血浆纤溶酶-纤溶酶抑制复合物水平增高；血浆组织因子水平增高或组织因子途径抑制物水平下降

肝病合并DIC实验室诊断标准

1. 血小板<50×10^9/L或呈进行性下降，或血小板活化，代谢产物升高
2. 血浆Fbg含量<1.0g/L
3. 血浆因子Ⅷ活性<50%（必备）
4. PT延长5秒以上
5. 3P试验阳性或血浆FDP>60mg/L或D-二聚体水平升高（阳性）

白血病合并DIC实验室诊断标准

1. 血小板<50×10^9/L或呈进行性下降，或血小板活化，代谢产物升高
2. 血浆Fbg含量<1.8g/L
3. PT延长5秒以上或进行性延长
4. 3P试验阳性或血浆FDP>60mg/L或D-二聚体水平升高（阳性）

原发性纤溶亢进。

血栓性血小板减少性紫癜 以血小板减少和微血管病性溶血为突出表现，可伴发热、神经系统症状、肾损害，但缺乏凝血因子消耗性降低及纤溶亢进等依据。

严重肝病 有出血倾向、血Fbg浓度和多种凝血因子活性下降、血小板减少、PT延长及肝脏对FDP和蛋白酶抑制物清除降低，这些表现与DIC类似，鉴别诊断较困难。严重肝病者多有肝病病史，黄疸、肝功能损害症状较突出，血小板减少程度较轻、较少，因子Ⅷ活性正常或升高，纤溶亢进与微血管病性溶血表现较少等可作为鉴别诊断参考，但需注意严重肝病合并DIC的情况。

抗磷脂综合征 其特点是：①临床表现有血栓形成、习惯性流产、神经症状（脑卒中、癫痫、偏头痛、舞蹈症）、肺动脉高压、皮肤表现（网状皮斑、下肢溃疡、皮肤坏死、肢端坏疽）等。②实验室检查：抗磷脂抗体阳性，抗心磷脂抗体阳性，狼疮抗凝物阳性，梅毒血清假阳性试验（BFP-STS）相关抗体假阳性，库姆斯（Coombs）试验阳性，血小板计数减少及凝血时间延长。

治疗 原发病的治疗是终止DIC病理过程最关键和根本措施。在某些情况下，凡是病因能迅速去除或控制的DIC患者，凝血功能紊乱通常可自行纠正。但多数情况下，相应的支持治疗，特别是纠正凝血功能紊乱的治疗是缓解疾病的重要措施。主要治疗措施：①去除产生DIC的诱因。②阻断血管内凝血过程。③恢复正常血小板和血浆凝血因子水平。④抗纤溶治疗。⑤溶栓治疗。⑥对症和支持治疗。

治疗原发病和消除诱因 凡是病因能迅速去除或控制的DIC患者，其治疗较易获得疗效。例如感染，特别是细菌感染导致的败血症是DIC最常见病因，对于重症感染诱发的DIC，主张采取“重锤出击”的抗感染策略，抗生素应用宜早期、广谱、足量，经验性用药则应采取“降阶梯”原则，尽早减轻感染对微血管系统的损害；又如在胎盘早剥等病理产科导致DIC发生的患者，终止妊娠通常能有效扭转病情。相反，原发病不予去除或难以控制者，DIC虽经积极治疗，仍难控制其病情发展或易复发。感染、休克、酸中毒及缺氧状态等是导致或促发DIC的重要因素，积极消除这些因素，可预防或阻止DIC发生、发展，为人体凝血-抗凝血平衡恢复正常创造条件。

干预DIC病理生理过程的治疗措施 DIC是一种处于不断发展变化中的病理过程，即使是对同一病例，亦必须根据DIC不同型、期及其变化，有针对性地采取不同治疗措施，故DIC治疗宜采取分期治疗原则。临床所见下述DIC分期多存在一定重叠，故在治疗上需紧密结合患者临床过程及实验室改变进行判断，采取综合措施。首先应判断临床分期，评估DIC的严重程度（表2）。关于DIC严重程度，尚无理想的判断标准。一般认为严重程度的判断应主要根据血浆Fbg含量、血小板计数与症状体征情况。中度与重度DIC通常伴不同程度活动性出血或栓塞表现。轻度DIC可无明显临床表现（表3）。然后，根据DIC临床分期进行分层治疗。

DIC早期 即弥散性微血栓形成期，以微血栓形成为主，此

表 2 DIC 分期判定

项目	早期	中期	后期
血小板计数	正常或升高	降低（进行性）	降低（非进行性）
Fbg	正常或增多	减少（进行性）	减少（非进行性）
PT	正常或缩短	延长（进行性）	延长（非进行性）
3P 试验	阴性或弱阳性	阳性	强阳性
D-二聚体	正常	中度增多	显著增多

表 3 DIC 严重程度判断指标

严重程度	Fbg（g/L）	PLT（$\times10^9$/L）
轻度	>1.0	>50
中度	0.5~1.0	20~50
重度	<0.5	<20

期治疗旨在抑制广泛性微血栓形成，防止血小板及各种凝血因子进一步消耗，因此治疗以抗凝为主，未进行充分抗凝治疗的 DIC 患者，不宜单纯补充血小板和凝血因子。无明显继发性纤溶亢进者，不论是否已进行肝素或其他抗凝治疗，不宜应用抗纤维蛋白溶解药。

肝素自 1959 年即开始用于 DIC 抗凝治疗。肝素使用适应证：①DIC 早期，血液处于高凝血状态，采血极易凝固的情况时，凝血时间、PT、APTT 缩短。②血小板和血浆凝血因子急骤或进行性下降，迅速出现紫癜、淤斑和其他部位出血倾向。③明显多发性栓塞现象，如皮肤、黏膜栓塞性坏死，急性肾衰竭，呼吸衰竭等。④顽固性休克伴其他循环衰竭症状和体征，常规抗休克治疗效果不明显。

临床上使用的肝素分为标准肝素和低分子量肝素。标准肝素又称普通肝素，沿用已久，使用必须进行血液学监测，APTT 检测操作简单、采血量少、敏感性高、重复性好，已成为标准肝素抗凝治疗主要血液学监测指标。APTT 比正常对照值延长 1.5~2.5 倍表明标准肝素用量合适。低分子量肝素为一组由标准肝素经酶解法获得的裂解或分离出的低分子碎片，分子量为 3~6kD。由于其具有某些药物学优势，已广泛应用于临床，并有取代标准肝素的趋势。其适应证及禁忌证基本同标准肝素，但尺度可适当放宽。感染、重症肝病所致 DIC 和新生儿 DIC 时标准肝素的使用仍存在争议。

丹参和低分子右旋糖酐等其他抗凝药亦可用于 DIC 的抗凝治疗，有如下作用：在轻症或亚急性、慢性 DIC 患者或病因可很快去除的 DIC 患者中，可单独作为抗凝血治疗的主要药物；在有肝素应用禁忌或血液学监护条件较差的单位，作为肝素的替代药物；与肝素合并使用，可增强抗凝血效果，减少肝素用量，减轻肝素不良反应；在肝素治疗取得满意疗效后，用这类抗凝血剂代替肝素作维持治疗。

DIC 中期　即消耗性低凝血期，此期微血栓形成仍在继续，抗凝治疗仍然必不可少，但因凝血因子进行性消耗，临床中引发出血情况，故在充分抗凝基础上，应进行补充血小板和凝血因子的替代治疗。推荐的替代治疗制剂包括输注血浆（包括新鲜血浆、新鲜冷冻血浆、冷沉淀、凝血酶原复合物）和血小板等。各类替代治疗制剂的疗效评估主要是观察出血症状有无改善，实验室检测仅作为参考。DIC 患者血小板和凝血因子的补充应在充分抗凝治疗基础上进行。DIC 时，尤其是在早期，若未行抗凝治疗而单纯补充血小板及凝血因子，通常可加重病情。

新鲜血浆所含凝血因子与新鲜全血相似，并可减少输入液体总量、避免红细胞破坏产生膜磷脂等促凝因子进入患者体内，是 DIC 患者较理想的凝血因子的补充制剂。血浆输入还有助于纠正休克和微循环。Fbg 适用于急性 DIC 有明显低 Fbg 血症或出血极严重者。未出血患者血小板计数<20×10⁹/L，或存在活动性出血且血小板计数<50×10⁹/L 的 DIC 患者，需紧急输注血小板悬液。血小板输注要求足量，首次用量至少在 1 成人单位。在病情需要和条件许可的情况下，可酌用凝血酶原复合物、因子Ⅷ浓缩剂、维生素 K 等。

DIC 晚期　即继发性纤溶亢进期，此期微血栓形成已基本停止，继发性纤溶亢进为主要矛盾。若临床确认纤溶亢进是出血首要原因，则可适量应用抗纤溶药。积极补充消耗的凝血因子和血小板。鉴于抗纤溶制剂作为止血药已在临床上广泛使用，对有出血倾向而未排除 DIC，或怀疑为 DIC 所致患者，不宜将抗纤溶制剂作为首选止血药，以免诱发或加重 DIC 发展。少数以原发性或继发性纤溶亢进占优势的疾病，如急性早幼粒细胞白血病或某些继发于恶性肿瘤的DIC可考虑使用抗纤溶药。但需要注意的是，急性早幼粒细胞白血病的标准诱导分化治疗（全反式维A酸）可增加血栓形成的风险，以上患者使用氨甲环酸应特别谨慎。

抗纤溶制剂主要适应证为：①DIC的病因及诱因已去除或基本控制，已行有效抗凝治疗和补充血小板、凝血因子，出血仍难控制。②纤溶亢进为主型DIC。③DIC后期纤溶亢进已成为DIC主要病理过程和再发性出血或出血加重的主要原因。④DIC时纤溶实验指标证实有明显继发性纤溶亢进。

溶栓治疗用于DIC的治疗尚在试验探索阶段。有人认为DIC是出血性疾病中唯一的溶栓治疗适应证：①血栓形成为主型DIC，经前述治疗未能有效纠正者。②DIC后期，凝血和纤溶过程已基本终止，而脏器功能恢复缓慢或欠佳者。③有明显血栓栓塞临床和辅助检查证据者。

其他治疗手段及进展　包括以下几种。

蛋白C系统　蛋白C系统受抑在DIC的发病机制中起重要作用。因此，补充活化蛋白C（activated protein C，APC）对DIC治疗可能有益。在败血症动物模型研究中，APC制剂显示可有效降低病死率和减少器官功能衰竭。关于蛋白C对严重败血症临床效果的一项大样本随机对照研究中，应用APC的实验组和对照组病死率分别为24.7%和30.8%。APC在严重败血症中能使凝血活化状态趋于正常。但研究表明APC的作用在疾病严重组的效应更显著。APC制剂已通过美国食品药品监督局批准用于治疗严重败血症。美国及欧洲使用APC治疗严重败血症的试验已超过18 000例，能降低病死率的结论已被认可。

AT　是一种重要的凝血抑制物，AT消耗性降低见于80%急性DIC患者，标准肝素治疗又可加剧AT的减少，这不仅加速、加重DIC病理过程，也导致肝素疗效不佳和出血并发症增多。高于生理浓度的AT可降低败血症相关病死率。在败血症患者中开展的几项对照试验研究中，AT对改善DIC诊治及提高器官功能方面有益。对上述试验结果进行荟萃分析，显示病死率由56%降为44%，研究结论是AT能改善DIC，但其对于临床治疗效果的益处还未得到确认。

组织因子　组织因子在DIC凝血启动中起关键作用，抑制其活性对于DIC治疗可能有价值。在动物实验中，注射内毒素的实验动物立即给予重组组织因子途径抑制物（tissue factor pathway inhibitor，TFPI），可显著抑制凝血因子和血小板消耗。在败血症患者中开展TFPI Ⅱ期临床试验显示预期的治疗效果，但在Ⅲ期临床试验中，经TFPI治疗的患者生存率未显示有显著改善。

尿蛋白C抑制物　实验研究观察到尿蛋白C抑制物可预防DIC动物模型中的高凝状态、继发性纤溶和器官功能衰竭，且治疗DIC的效果比低分子量肝素更好，且无出血不良反应。提示尿蛋白C抑制物有可能作为临床治疗DIC的方法。

重组活化因子Ⅶ　莫斯卡多（Moscardo）等报道1例剖宫产术后腹腔内出血患者，使用冷冻血浆、Fbg、血小板输注后仍持续出血，用重组活化因子Ⅶ静脉给药后迅速起效，无不良反应，提出重组活化因子Ⅶ除用于治疗血友病外，也可用于与DIC有关严重、顽固出血。

凝血酶调节蛋白　凝血块结合的活化凝血酶在凝血系统激活过程中起时间及空间上的弥散作用，而凝血酶调节蛋白则可与凝血酶结合成复合物并激活蛋白C，体外研究及动物模型均显示，重组人凝血酶调节蛋白可显著增加凝血块激活蛋白C，抑制凝血酶活性，在DIC治疗中十分有效。日本进行的临床治疗试验已取得满意效果。

抗细胞因子　已有实验证明，白介素-1受体拮抗剂能阻断败血症DIC患者的凝血及纤溶过程。帕伊克尔特（Pajkrt）等发现具有抗炎作用的白介素-10可完全阻断受试者凝血与纤溶系统的改变。

（胡　豫）

xuèshuānxìng jíbìng

血栓性疾病（thrombotic disorder）　各种原因致血管或心脏内形成血栓或血栓栓塞，血流持久受阻，导致相应组织和器官功能障碍的一组疾病。血管的完整性受到破坏时，受损部位的血液发生凝固，堵塞血管的破损处以止血。血液形成凝块的过程称为血栓形成，血液凝块称为血栓。在形成血栓的同时，纤维蛋白溶解系统即开始溶解血栓，使血管及时再通，受损的血管也得以修复。生理情况下，既不会因不能有效止血而导致过度出血，也不会因血栓形成过度而持续阻断血流，这有赖于机体的促凝血与抗凝血调控机制之间的有效平衡。

血栓由血小板、白细胞、红细胞和纤维蛋白等成分组成。因血管部位、血流条件、原发病的类别不同，血栓的组成也存在差异。按组成分为血小板血栓、白色血栓、红色血栓、混合血栓和微血栓。血小板血栓主要由聚集的血小板组成，仅含少量纤维蛋白，通常发生于微血管内。白色血栓富含血小板、白细胞、纤维蛋白及少量红细胞，因外观呈灰白色而得名，多见于动脉壁损伤后形成的附壁血栓。红色血栓外观呈暗红色，含红细胞、白细胞和纤维蛋白及少量血小板，多见于血流淤滞的静脉。混合血栓由头、体、尾3部分组成，头部为附着于受损血管壁的白色血栓，体部由白色血栓和红色血栓组成，尾部则为红色血栓。微血栓主要成分为紧密的纤维蛋白束，外观透明，又称透明血栓，主要发生于小动脉、前毛细血管及小静脉内。有些病理状态下形成的血栓其组成成分具有特殊性，如感染性血栓中的白细胞更丰富，栓子中可有细菌的猬集。中性粒细胞胞外诱捕网（neutrophil extracellular traps，NETs）也参与构成栓子。NETs是中性粒细胞的核小体DNA和抗微生物蛋白等组成的网状结构，外观酷似纤维蛋白网。

血栓按形成部位分为动脉血栓、静脉血栓和微血管血栓。血栓部分或全部脱落形成的栓子顺着血流迁移至下游血管，使其堵塞，称为栓塞。临床上常见且危害较大的动脉血栓栓塞症包括急性心肌梗死、脑血栓形成及脑栓塞、外周动脉血栓栓塞，静脉血栓栓塞症包括深静脉血栓和肺血栓栓塞，微血管血栓包括弥散性血管内凝血。

病因及发病机制 关于血栓形成机制，仍沿用18世纪德国病理学家魏尔啸（Virchow）提出的血管壁、血流和血液成分的三元论。三者之间的动态平衡维系着正常的生理性止血。血管壁损伤、血流改变和血液成分异常的独立或复合存在均会打破止血的生理性平衡，引发病理性血栓形成。

正常情况下，完整的血管内皮细胞通过合成及释放活性物质发挥抗血栓作用。内皮细胞释放的抑制血小板活化和血管舒张的活性物质有前列环素、内皮细胞衍生的血管舒张因子（endothelium-derived relaxing factor，EDRF）和ADP酶等，增强机体抗凝作用的包括凝血酶调节蛋白、类肝素物质、组织因子途径抑制物等，促进纤维蛋白溶解的分子有组织型纤溶酶原激活剂等。内皮细胞受损或功能异常时，丧失了正常的抗栓功能，转而促进血栓形成。例如，暴露的胶原、血管性血友病因子等可与血小板相互反应，促使血小板活化；合成的前列环素和EDRF减少，降低了对血小板活化的抑制作用；表达组织因子和因子V，激活凝血系统；下调凝血酶调节蛋白，使蛋白C抗凝系统活性降低；增加血浆纤溶酶原活化抑制物分泌，抑制纤溶系统活化。

在正常血液流变学下，血液呈层流，红细胞占据高流速的中心层流，血小板则在邻近血管壁的低速流层流动，这有利于血小板在血管受损的即刻参与初期止血，且形成的血小板血栓承受较小的血流冲击。止血还受切变率的影响。大静脉或静脉瓣处的切变率低，有利于纤维蛋白沉着。中动脉具有中切变率，血小板和纤维蛋白均易沉积。微血管具有高切变率，以血小板沉积为主。动脉粥样硬化部位的血管内膜在高流速及高剪切力下易受损，高剪切力还可激活血小板，释放多种介质加重内膜损伤。内膜受损处一旦形成白色血栓头，扰乱层流，使局部剪切力增强，进一步加重内皮损伤及血小板黏附与活化。继续增长的栓子使局部产生涡流并使血流减缓，形成红色血栓尾，堵塞血管。各种原因致静脉血流减慢或淤积时，因局部内皮功能异常诱发静脉血栓。典型的低流速性静脉血栓为富含纤维蛋白原和红细胞的红色血栓。

血液成分的异常包括血细胞的异常和血浆蛋白的异常。所谓的易栓症基本涵盖此类异常。易栓症并非一个独立疾病，顾名思义是指机体存在高血栓形成倾向，其原因一般为抗凝蛋白、凝血因子、纤溶蛋白等的遗传性或获得性缺陷，或存在获得性易栓性疾病或易栓性因素。主要因血液成分异常的遗传性易栓症如下。①天然抗凝蛋白缺陷：如遗传性抗凝血酶缺陷症、遗传性蛋白C缺陷症、遗传性蛋白S缺陷症。②凝血因子缺陷：如遗传性抗活化的蛋白C症（因子V Leiden突变）、凝血酶原G20210A基因突变、异常纤维蛋白原血症。③纤溶蛋白缺陷：如异常纤溶酶原血症、组织型纤溶酶原激活剂缺乏症、血浆纤溶酶原活化抑制物-1增多症和凝血酶活化的纤维蛋白溶解抑制物增多症。④代谢缺陷：如高同型半胱氨酸血症、高脂蛋白a血症。主要因血液成分异常的获得性易栓症有抗磷脂综合征、恶性肿瘤、真性红细胞增多症、原发性血小板增多症、阵发性睡眠性血红蛋白尿症、肾病综合征、糖尿病等。各种易栓症因抗凝活性降低、促凝活性增强或纤维蛋白溶解活性降低导致高血栓形成倾向。易栓症的血栓栓塞类型主要为静脉血栓栓塞，但也可表现为动脉血栓栓塞和微血栓形成。

各种血栓危险因素也是通过引起血管壁损伤、血流改变或血液成分异常导致血栓形成，或在原有血管壁损伤、血流改变或血液成分异常的基础上诱发血栓形成。常见的生理性或病理性血栓危险因素有高龄、肥胖、长时间制动、创伤、手术、妊娠、分娩、口服避孕药、雌激素替代疗法、D-二聚体水平持续升高、严重感染、肿瘤放化疗、中心静脉插管、使用造血生长因子治疗等。

诊断 确定是否存在血栓栓塞主要通过影像学检查，常用的有血管造影、超声检查和CT血管造影等。血液中D-二聚体是纤溶酶降解交联后的纤维蛋白形成的特异性产物，新鲜血栓形成时明显升高。许多生理性情况（如妊娠）和其他病理性情况（如肿瘤、肝炎）时D-二聚体也可明显升高，故D-二聚体在血栓性疾病诊断中的主要意义在于新旧血栓的鉴别，D-二聚体不升高有助于排除新的血栓形成。动态观察D-二聚体还有助于判定抗血栓治疗的疗效和疗程。血栓栓塞的原发性疾病也需予以明确，如冠心病、心房颤动、脑血管病和周围血管病等。

治疗 需积极治疗原发病，并酌情采用抗血栓治疗。应根据血栓栓塞的性质、部位、器官或肢体功能损害程度，权衡出血与血栓进展或复发风险，以及近期和远期并发症，采用不同的抗血栓治疗方法。①抗血小板治疗：主要用于动脉血栓栓塞症的治疗和预防。研究证实，它对某些疾病时预防静脉血栓栓塞也有效。抗血小板药物包括血栓素 A_2 抑制剂（如阿司匹林）、磷酸二酯酶抑制剂（如双嘧达莫、西洛他唑）、二磷酸腺苷受体阻断药（如氯吡格雷、普拉格雷、替格瑞洛）、血小板纤维蛋白原受体阻断药（如替罗非班）、血栓素 A_2 合成酶抑制剂（如奥扎格雷）、血栓烷 A_2/前列腺素 H_2 受体阻断药（如塞曲司特）、前列环素受体阻断药（沙格雷酯）等。②抗凝治疗：主要用于各种静脉血栓栓塞症和某些动脉血栓栓塞性疾病的治疗和预防。抗凝药物一般包括肝素类（如普通肝素和低分子量肝素）和戊糖类（如磺达肝癸钠），通过增强体内抗凝血酶的活性发挥抗凝作用；香豆素类（如华法林），通过抑制因子Ⅱ、Ⅶ、Ⅸ、Ⅹ的合成起到抗凝作用；直接凝血酶抑制剂，其作用不依赖体内的抗凝血酶。静脉制剂有水蛭素类和阿加曲班，口服制剂有达比加群酯等；直接活化因子Ⅹ抑制剂，其作用也不依赖体内的抗凝血酶。上市的有口服制剂阿哌沙班和利伐沙班等。③溶栓治疗：主要用于急性血栓栓塞。常用溶栓药物有天然提取制剂，如从β溶血性链球菌培养液中提取的链激酶、从肾组织细胞培养液中提取的尿激酶，以及基因重组制剂，如重组组织型纤溶酶原激活剂等。④手术治疗：主要包括血栓抽吸术、手术取栓术及下腔静脉滤器植入术。⑤物理治疗：包括穿弹力袜、间歇气囊压迫等，主要用于下肢深静脉血栓的预防。

（赵永强）

kàngníngxuèméi quēxiànzhèng

抗凝血酶缺陷症（antithrombin deficiency） 血浆中抗凝血酶含量和（或）活性降低致高血栓形成倾向的疾病。包括遗传性抗凝血酶（antithrombin，AT）缺陷症和获得性AT缺陷症。据欧美国家报道，遗传性AT缺陷症在总人群中的检出率为0.02%～0.05%，即使采用较敏感的肝素辅因子试验，在4000名苏格兰献血者的检出率也仅为0.3%，中国一项在3000余例健康汉族人的调查显示，遗传性AT缺陷症的检出率为2.29%，明显高于高加索人群。

病因及发病机制 AT是一种肝脏合成的单链糖蛋白，含432个氨基酸，分子量为58.2kD，血浆半衰期为72小时。AT是维持机体止血平衡最重要的天然抗凝物之一，能中和被激活的凝血因子，主要中和凝血酶和因子Ⅹa，也可中和因子Ⅸa和Ⅺa等丝氨酸蛋白酶。AT中和凝血因子时与丝氨酸蛋白酶活化中心以共价键形成1∶1的复合物，使酶失去活性。在无肝素存在时，AT灭活凝血酶或因子Ⅹa的过程很慢。在肝素存在下，肝素链的戊糖序列与AT结合成复合物，AT发生构型改变，更易与丝氨酸蛋白酶活化中心结合，中和速率可增加1000倍以上。

遗传性AT缺陷症属常染色体显性遗传，源于AT基因突变，以杂合子多见，男女患病机会相等。AT基因位于1q23-q25，长度为19kb，含7个外显子和6个内含子。现已报道的基因突变逾250种。获得性AT缺陷症见于以下情况。①某些生理情况：如早产儿、营养不良。②某些疾病：如消耗性凝血病（弥散性血管内凝血、外科手术、子痫）、肝功能不全（急性肝衰竭、肝硬化等）、肾功能不全（肾病综合征、溶血尿毒症综合征等）、肿瘤（急性早幼粒细胞白血病等）、胃肠道疾病（炎症性肠病、肠道吸收不良等）、糖尿病、感染、血管炎。③某些治疗：如雌激素替代治疗、肝素抗凝、门冬酰胺酶化疗、输注凝血酶原复合物后、血液透析和血浆置换。AT 缺陷症时，机体对凝血酶、因子Ⅹa、因子Ⅸa 和因子Ⅺa 的灭活减弱，出现高血栓倾向。

临床表现 多数遗传性 AT 缺陷症患者终生无症状，仅少数患者发生血栓栓塞，以静脉血栓栓塞为主，包括深静脉血栓和肺栓塞。深静脉血栓的常见部位是下肢深静脉、髂静脉，其次是腔静脉、肠系膜静脉、肝静脉和门静脉，少见部位有肾静脉、腋静脉、肱静脉和脑部静脉。偶可发生动脉血栓。

AT 缺陷症在高加索人种的静脉血栓栓塞患者中占 1%～4%，在汉族等蒙古人种的静脉血栓栓塞患者中占 5%～10%。约 2/3 血栓栓塞患者的初次发病年龄为 10～35 岁（中位年龄 20 岁），常于妊娠、分娩、长期卧床、雌激素避孕或替代治疗、手术、创伤、感染等诱因下发生，约 1/3 血栓栓塞事件无明显诱因。一旦有过一次血栓栓塞事件，50% 以上的患者会再发，甚至反复发作。纯合子 AT 缺陷症患者很少能活到成年。

诊断 通过检测 AT 抗原含量和 AT 活性。根据检测结果分为Ⅰ型和Ⅱ型。Ⅰ型为 AT 量的缺乏，特征为 AT 抗原含量和 AT 活性均低下。Ⅱ型为 AT 质的缺陷，即 AT 抗原含量正常，而 AT 活性降低。根据活性降低，Ⅱ型分为 3 个亚型：Ⅱa 型为 AT 活性和肝素结合活性均降低；Ⅱb 型仅为 AT 活性降低；Ⅱc 型仅为肝素结合活性降低。

治疗 遗传性 AT 缺陷症尚无特效治疗方法。获得性 AT 缺陷症的治疗主要为去除或治疗原发病。AT 缺陷症患者若发生急性血栓栓塞，需用抗凝治疗，少数患者需合用溶栓治疗。急性期过后仍需继续口服抗凝药，有些患者需终生抗凝治疗，以预防血栓复发。AT 缺陷症发生急性静脉血栓栓塞症时，给予治疗量的肝素可使 AT 进一步下降约 20%，少数患者可出现肝素耐药或无效。此时，肝素可与 AT 浓缩剂合用，或停用肝素，试用不依赖 AT 的凝血酶直接抑制剂或因子Ⅹa 直接抑制剂。

（赵永强）

dànbái C quēfázhèng

蛋白 C 缺乏症（protein C deficiency） 血浆中蛋白 C 含量和（或）活性降低致高血栓形成倾向的疾病。包括遗传性蛋白 C（protein C，PC）缺乏症和获得性 PC 缺乏症。前者在欧美人群中的检出率为 0.2%～0.4%，中国汉族人群约为 1%，纯合子的发生率较低，为 1/75 万～1/50 万。

病因及发病机制 PC 是一种依赖维生素 K 的抗凝蛋白，在肝脏合成，由一条轻链和一条重链以单一的二硫键相连而成，含 461 个氨基酸，分子量 62kD，血浆半衰期 7～9 小时。PC 抗凝系统主要包括凝血酶调节蛋白（thrombomodulin，TM）、PC 和蛋白 S（protein S，PS），PC 是核心成分。凝血酶是 PC 的唯一生理激活物。凝血酶必须与 TM 形成复合物才能使 PC 激活为活化蛋白 C（activated protein C，APC）。APC 可灭活因子Ⅴa 及因子Ⅷa，发挥抗凝作用。APC 的辅因子 PS 能促进 APC 与磷脂表面结合，加速 APC 对因子Ⅴa 及因子Ⅷa 的灭活。

遗传性 PC 缺乏症呈常染色体隐性或显性遗传。致病基因位于 2q14-q21，源于基因缺失和突变，以杂合子多见。获得性 PC 缺乏症见于以下情况。①某些生理情况：如新生儿、早产儿、妊娠后期。②某些疾病：如肝病、维生素 K 缺乏症、糖尿病、肾病综合征、病毒或细菌感染、感染性休克、弥散性血管内凝血、急性呼吸窘迫综合征、急性静脉血栓栓塞。③某些治疗：如华法林抗凝治疗、化疗（环磷酰胺、甲氨蝶呤、氟尿嘧啶或门冬酰胺酶等）、血浆置换、手术后。PC 缺乏症时主要因体内因子Ⅴa 及因子Ⅷa 的灭活受抑而出现高血栓倾向。

临床表现 主要是血栓栓塞，以静脉血栓栓塞为主，也可发生动脉血栓。在静脉血栓栓塞症患者中，PC 缺乏症的检出率在高加索人种中为 3%～5%，在汉族等蒙古人种中则可达 20%。遗传性 PC 缺乏症患者中有家族性静脉血栓史者仅约 10%。有血栓家族史的杂合子患者多在 20 岁后发病，到 50 岁 75%～80% 至少有过一次静脉血栓栓塞发作，常见的为下肢深静脉血栓和肺栓塞，少见的为腹腔内静脉血栓（如肠系膜静脉和门静脉血栓）和颅内静脉窦血栓。仅 30% 的血栓事件存在触发因素，如妊娠、分娩、口服避孕药、手术、外伤、口服华法林抗凝治疗等。65% 的静脉血栓栓塞患者可出现血栓栓塞复发。极少数患者发生脑动脉血栓或心肌梗死。纯合子 PC 缺乏症患者血浆中 PC 活性水平＜20%，少数患者＜1% 或测不到，大多于新生儿期即死于严重血栓栓塞，表现为皮肤暴发性紫癜（坏疽）、弥散性血管内凝血、脑血栓等。

诊断 通过 PC 抗原含量和 PC 活性检测。根据检测结果，分为Ⅰ型和Ⅱ型，两型均可有杂合子或纯合子遗传状态，但以杂合子状态多见。Ⅰ型 PC 缺乏症的特征为 PC 含量和活性均＜50%。Ⅱ型 PC 缺乏症为 PC 分子存在功能异常，含量基本正常，活性水平或蛋白酶功能水平低下，通常PC活性<50%。

治疗 遗传性PC缺乏症尚无特效治疗方法。获得性PC缺乏症的治疗主要为去除或治疗原发病。PC缺乏症患者若发生急性血栓栓塞，需用抗凝治疗，有些患者需溶栓治疗。急性期过后仍需继续口服抗凝药，预防血栓复发。

（赵永强）

dànbái S quēfázhèng

蛋白S缺乏症（protein S deficiency）

血浆中蛋白S含量和（或）活性降低致高血栓形成倾向的疾病。包括遗传性蛋白S（protein S，PS）缺乏症和获得性PS缺乏症。前者发病率在西方为0.7%～2.3%，在汉族人群约为1.5%。

病因及发病机制 PS是一种依赖维生素K的抗凝蛋白，由肝细胞、内皮细胞、巨核细胞等细胞合成。PS为一种单链糖蛋白，含653个氨基酸，分子量69kD，血浆半衰期约70小时。血浆中PS有两种形式，游离PS占40%，为其活性形式，是活化蛋白C（activated protein C，APC）的辅因子，能促进活化蛋白C与磷脂表面结合，加速APC对因子Ⅴa及因子Ⅷa灭活，起到抗凝作用。另一种为与补体C4b结合蛋白（C4bP）结合而无功能的结合型PS，占60%。血小板中也含少量PS。研究提示，PS也可能直接结合并抑制因子Ⅴa、因子Ⅷa和因子Ⅹa。

遗传性PS缺乏症呈常染色体显性遗传，源于*PS*基因缺失和突变。*PS*基因位于3号染色体，有*PSβ*基因和*PSα*基因两种，前者为静止基因，后者为表达基因，全长80kb，含15个外显子和14个内含子，其cDNA已克隆。已发现超过100种与血栓形成相关的基因突变。

获得性PS缺乏症可见于妊娠、先兆子痫、口服避孕药、口服维生素K拮抗剂（如华法林）、肾病综合征、某些病毒感染、失代偿弥散性血管内凝血、急性血栓栓塞症等。血栓栓塞时C4bp增多，致血中游离型PS降低。肾病综合征时C4bp增多且游离型PS自肾排出增多，致血中PS活性降低。维生素K拮抗剂可抑制PS合成。

临床表现 主要为血栓栓塞，以静脉血栓栓塞为主，也可发生动脉血栓栓塞。在静脉血栓栓塞症患者中，PS缺乏症的检出率在高加索人群约为2%～3%，在汉族等蒙古人种中则可高达30%。静脉血栓栓塞大多为下肢深静脉血栓和肺栓塞，少数表现为上肢、肠系膜、前矢状窦等部位的静脉血栓形成。静脉血栓栓塞首次发病年龄大多<40岁，半数以上找不到血栓栓塞的触发因素。双重杂合子或纯合子型遗传性PS缺乏症常反复发生静脉血栓栓塞。也可发生动脉血栓栓塞，且有报道其发生率高于其他遗传性易栓症。

诊断 PS缺乏症的诊断需通过检测总PS含量、游离型PS含量和游离型PS活性。根据检测结果，分为3型：Ⅰ型为总PS和游离型PS含量及游离型PS活性均降低；Ⅱ型为总PS和游离型PS含量正常，游离型PS活性降低；Ⅲ型为总PS含量正常，游离型PS含量及其活性均降低。

治疗 遗传性PS缺乏症无特效治疗方法。获得性PS缺乏症的治疗主要为去除原发病。PS缺乏症患者若发生急性血栓栓塞，需用抗凝治疗，个别患者可能需溶栓治疗。急性期过后仍需继续口服抗凝药，以预防血栓复发。

（赵永强）

huóhuàdànbái C dǐkàngzhèng

活化蛋白C抵抗症（activated protein C resistance，APC-R）

基因突变生成的变异型活化因子Ⅴ（因子Ⅴa）对活化蛋白C的降解作用不敏感，使因子Ⅴa活性增高，引起体内高血栓形成倾向的疾病。活化蛋白C（activated protein C，APC）主要灭活因子Ⅴa和因子Ⅷa。1993年瑞典的达尔巴克（Dahlback）等在原先诊断为蛋白C缺陷症、蛋白S缺陷症的一组患者中发现，血浆加入APC后不能使凝血酶原时间和活化部分凝血活酶时间（activated partial thromboplastin time，APTT）延长，即加入的APC无正常情况下明显增强抗凝作用，遂将此现象命名为APC-R。

病因及发病机制 1994年贝尔蒂娜（Bertina）等对APC-R患者进行基因分析，发现患者因子Ⅴ第1691位存在点突变（G→A），导致蛋白分子第506位的精氨酸被谷氨酰胺取代。发现这种基因突变的城市在荷兰的Leiden，故命名为因子Ⅴ Leiden突变。已证实因子Ⅴ突变是高加索人群中引起APC-R的最常见原因，约占90%。该症是高加索人群中最常见的遗传性易栓缺陷，普通人群中的总检出率高达5%，个别欧洲地区的检出率可达15%，在静脉血栓患者中的检出率平均为20%。

该症为常染色体显性遗传，分为纯合子型和杂合子型。杂合子静脉血栓的危险性升高3～8倍，纯合子者升高50～80倍。在包括中国大陆、台湾和香港在内的汉族人群中虽可检测到APC-R，且可能与血栓性疾病相关，但罕有与因子Ⅴ Leiden 突变相关的报道，在日本、韩国、泰国等亚洲国家尚未发现。提示亚洲人群的 APC-R 可能存在其他类型的因子Ⅴ基因突变。1998 年香港报道两例 APC-R 阳性伴静脉血栓的患者，存在一种新的因子Ⅴ突变，即因子Ⅴ Hong Kong（精氨酸→甘氨酸），但其临床意义难以肯定。中国大陆高加索血统的少数民族中的因子Ⅴ Leiden 突变的检出率与欧洲人群相近。

获得性 APC-R 最常见于抗磷脂综合征。抗磷脂抗体可作用于细胞表面与磷脂结合的 PC，使 PC 不能灭活因子Ⅴa，形成获得性 APC-R。

临床表现 主要为静脉血栓形成及栓塞，下肢深静脉血栓形成和肺血栓栓塞常见，少见部位的血栓形成可见于腹腔内静脉血栓和颅内静脉血栓。此症也可与巴德-基亚里（Budd-Chiari）综合征和反复流产等密切相关。初次血栓事件的年龄在 18~50 岁，平均为 28 岁。妊娠、外伤、手术、口服避孕药及雌激素替代治疗等是血栓发作的诱因。

诊断 遗传性 APC-R 的诊断需借助实验室检查。在进行体外 APTT 试验时，患者的血浆加入 APC 后不能使 APTT 延长。筛查和确诊 APC-R 的各项实验室检测基本上均基于此原理。新一代的 APC-R 检测增加排除肝素和抗磷脂抗体等干扰因素的步骤，进一步提高了诊断的特异性。APC-R 阳性者可行相应基因检测以明确基因突变类型。

治疗 主要是尽可能避免诱发血栓形成的危险因素，如久坐、长期卧床、外伤、手术、口服避孕药和雌激素替代治疗等。若诱因不可避免（如妊娠），需采取预防静脉血栓的措施。一旦发生静脉血栓，按静脉血栓进行治疗。

（赵永强）

索　引

条目标题汉字笔画索引

说　明

一、本索引供读者按条目标题的汉字笔画查检条目。

二、条目标题按第一字的笔画由少到多的顺序排列，按画数和起笔笔形横（一）、竖（丨）、撇（丿）、点（、）、折（乛，包括亅乚く等）的顺序排列。笔画数和起笔笔形相同的字，按字形结构排列，先左右形字，再上下形字，后整体字。第一字相同的，依次按后面各字的笔画数和起笔笔形顺序排列。

三、以拉丁字母、希腊字母和阿拉伯数字、罗马数字开头的条目标题，依次排在汉字条目标题的后面。

一　画

二　画

三　画

四　画

五 画

六 画

七 画

八　画

九　画

十　画

十一 画

十二 画

十三　画

十四　画

十五　画

十六　画

十七　画

十八　画

二十一　画

拉丁字母

希腊字母

阿拉伯数字

条目外文标题索引

A

B

C

D

E

F

G

H

I

J

L

M

N

O

P

R

S

T

U

V

W

X

希腊字母

内 容 索 引

说 明

一、本索引是本卷条目和条目内容的主题分析索引。索引款目按汉语拼音字母顺序并辅以汉字笔画、起笔笔形顺序排列。同音时，按汉字笔画由少到多的顺序排列，笔画数相同的按起笔笔形横（一）、竖（丨）、撇（丿）、点（丶）、折（乛，包括亅乚く等）的顺序排列。第一字相同时，按第二字，余类推。索引标目中夹有拉丁字母、希腊字母、阿拉伯数字和罗马数字的，依次排在相应的汉字索引款目之后。标点符号不作为排序单元。

二、设有条目的款目用黑体字，未设条目的款目用宋体字。

三、不同概念（含人物）具有同一标目名称时，分别设置索引款目；未设条目的同名索引标目后括注简单说明或所属类别，以利检索。

四、索引标目之后的阿拉伯数字是标目内容所在的页码，数字之后的小写拉丁字母表示索引内容所在的版面区域。本书正文的版面区域划分如右图。

a	c	e
b	d	f

C

E

F

H

K

M

N

P

Q

R

S

T

W

X

Y

Z

拉丁字母

希腊字母

阿拉伯数字

罗马数字

本卷主要编辑、出版人员

执行总编　谢　阳

编　　审　陈永生

责任编辑　沈冰冰　戴申倩

文字编辑　陈　佩

索引编辑　张　安

名词术语编辑　刘　婷

汉语拼音编辑　王　颖

外文编辑　顾良军

参见编辑　陈　佩

美术编辑　刘秀秀

责任校对　李爱平

责任印制　陈　楠

装帧设计　雅昌设计中心·北京